"十二五"普通高等教育本科国家级规划教材

科学出版社"十三五"普通高等教育本科规划教材

全国高等医学院校教材

供基础、预防、临床、口腔医学类等专业使用

病原生物学
（第六版）

罗恩杰　主编

U0252354

科学出版社

北　京

内 容 简 介

本书是对"十二五"普通高等教育本科国家级规划教材《病原生物学》的全面修订与数字化升级，由中国医科大学罗恩杰教授主编，全国 28 所高校的 49 位专家教授共同参与编写。

全书分为医学微生物学、人体寄生虫学上下两卷，包括细菌学、病毒学、真菌学、医学蠕虫学、医学原虫学和医学节肢动物学，共 6 篇 47 章。本书主要介绍了各类病原生物的生物学性状、致病性与免疫性、病原学诊断及流行与防治等病原生物学知识，并着重阐述了各类病原生物的致病机制、遗传与变异、机体抗感染免疫及消毒与灭菌等内容。本书通过对各类病原生物的对比分析、系统阐述，可以为学生此后临床课程的学习与实践打下基础，提供指导。为了丰富相关知识、方便学生学习，本书在第五版的基础上增加了数字交互内容，以期对近年来病原生物学发展过程中出现的新知识、新技术及病原生物学相关的重大事件做有益的补充。

本书可作为医学院校本科生教材，还可供临床医学、医学检验及其他医学相关专业科研人员及研究生等参考。

图书在版编目（CIP）数据

病原生物学 / 罗恩杰主编 . — 6 版 . —北京：科学出版社，2020.7
"十二五"普通高等教育本科国家级规划教材
科学出版社"十三五"普通高等教育本科规划教材
全国高等医学院校教材
ISBN 978-7-03-065327-7

Ⅰ. ①病… Ⅱ. ①罗… Ⅲ. ①病原微生物 - 医学院校 - 教材 Ⅳ. ①R37

中国版本图书馆 CIP 数据核字（2020）第 091117 号

责任编辑：刘 畅 / 责任校对：严 娜
责任印制：师艳茹 / 封面设计：铭轩堂

科学出版社 出版
北京东黄城根北街 16 号
邮政编码：100717
http://www.sciencep.com
天津市新科印刷有限公司印刷
科学出版社发行 各地新华书店经销
*
2016 年 2 月第 五 版 开本：880×1230 1/16
2020 年 7 月第 六 版 印张：26 1/2 插页：2
2025 年 2 月第十次印刷 字数：936 000
定价：98.00 元
（如有印装质量问题，我社负责调换）

《病原生物学》（第六版）
编写委员会

主　　编　罗恩杰

副 主 编　唐小云　崔　晶　何群力　王　斯

主　　审　贾文祥

编　　委（以姓氏汉语拼音为序）

曹　婧（大连医科大学）　　　　　王　舰（中国医科大学）

崔　晶（郑州大学）　　　　　　　王　岚（沈阳医学院）

崔　昱（大连医科大学）　　　　　王　斯（中国医科大学）

陈盛霞（江苏大学）　　　　　　　王艾琳（北华大学医学
技术学院）

杜　峰（济宁医学院）

何群力（郑州工业应用
技术学院医学院）　　　　王继春（中国医科大学）

何深一（山东大学）　　　　　　　王美莲（中国医科大学）

何玉林（桂林医学院）　　　　　　王雪莲（中国医科大学）

姜　鹏（郑州大学）　　　　　　　王中全（郑州大学）

蒋立平（中南大学）　　　　　　　徐　佳（沈阳医学院）

金　红（中国医科大学）　　　　　徐大刚（上海交通大学
医学院）

金桂花（延边大学医学院）

李婉宜（四川大学华西
医学中心）　　　　　　　寻　萌（西安交通大学）

李永刚（锦州医科大学）　　　　　杨　春（重庆医科大学）

刘　希（北华大学医学院）　　　　杨　帆（新乡医学院）

刘北星（中国医科大学）　　　　　杨维青（广东医科大学）

吕　刚（海南医学院）　　　　　　叶　彬（重庆医科大学）

罗恩杰（中国医科大学）　　　　　张晓莉（牡丹江医学院）

潘卫东（郑州大学）　　　　　　　张轶博（锦州医科大学）

强　华（福建医科大学）　　　　　赵　臣（吉林医药学院）

唐小云（牡丹江医学院）　　　　　赵洪礼（辽宁何氏医学院）

汪世平（中南大学）　　　　　　　赵玉敏（桂林医学院）

周晓茵（牡丹江医学院）

编委秘书　贾夕彤（中国医科大学）

第六版前言

按照教育部"十二五"普通高等教育本科国家级规划教材的编写要求；为了更好地贯彻《中国医学教育改革和发展纲要》；以教育部"质量工程"精神为导向，以培养创新型、实用型医学人才为目标，以打造精品教材为任务，以提高医学教育质量为责任，我们汇集了国内 28 所高校的 49 位专家教授，深入交流、集思广益，在总结了上一版教材近四年来在各医学院校使用的经验体会及意见、建议的基础上，对《病原生物学》（第五版）做了重新修订。

本书在修订过程中以三基（基础理论、基本知识和基本技能）、六性（思想性、科学性、先进性、启发性、系统性和适用性）为基本原则，以临床医学、口腔医学、检验医学、基础医学、预防医学、法医学、护理学、药学等医学相关专业本科教学工作为主要对象，在综合考虑各医学院校病原生物学课程设置情况的前提下，将全书内容分为医学微生物学（包括细菌学、病毒学和真菌学）、人体寄生虫学（包括医学蠕虫学、医学原虫学和医学节肢动物学）上下两卷，共 6 篇 47 章，并新增加了数字交互内容，通过补充近年来病原生物学发展过程中出现的新知识、新技术及病原生物学相关的重大事件，以期丰富教材内容，拓展知识范围。修订过程中参考了 *Jawetz, Melnick, & Adelberg's Medical Microbiology*（28e，2019）、*Sherris Medical Microbiology*（7e，2018）、*Textbook of Diagnostic Microbiology*（6e，2016）、*Review of Medical Microbiology and Immunology*（15e，2018）及 *Human Parasitology*（4e，2013）等外文文献。

本书编委是在上一版教材编委的基础上做了一定的增补，在保证教材内容连续性的前提下，增加了若干名来自兄弟医学院校的新编委。所有编委均来自教学一线，均具有丰富的教学经验及教材编写经验。经过全体编委一年的共同努力，克服了许多困难，本书终于得以再版。在此，特别感谢贾文祥教授、陈佩惠教授对本书内容的审阅及校对工作，并对科学出版社及中国医科大学在本书修订过程中的鼎力支持表示诚挚的谢意。由于时间紧迫、编者水平有限，书中难免存在一些不足之处，恳请广大师生和读者批评指正。

在本书修订期间，第一、二版主编周正任教授，第五版及本版编委李向群教授不幸辞世。在此，谨以本书的正式出版，表达对他们深切的悼念。

罗恩杰

2020 年 5 月 5 日

目　录

第一章 绪 论

病原生物（pathogenic organism）是指自然界中能够给人类、动植物造成危害的生物。这类生物数量不等、种类不一，广泛地分布在土壤、空气和水中，以及植物、人类和动物的体表及与外界相通的腔道如消化道、呼吸道等。人体的病原生物主要涵盖病原微生物与人体寄生虫两大类，可引起一系列人体感染性疾病及寄生虫病。

病原生物学（pathogen biology）是研究病原生物的生物学规律、致病机制及其与宿主之间相互作用的科学。其是基础医学中非常重要的一门学科，与感染病学、临床免疫学、肿瘤学等临床学科有着紧密的联系；主要包括经典的医学微生物学与人体寄生虫学两部分。

第一节 微生物与微生物学

一、微生物与微生物学的基本概念

微生物（microorganism，microbe）是指个体微小，肉眼不可见，需要借助显微镜才能观察到的微小生物的总称，包括细菌、放线菌、病毒、真菌、立克次体、支原体、衣原体、螺旋体及少量藻类等。微生物具有个体微小、繁殖快、适应强、易变异、分布广、种类多等特点。微生物中的病原微生物是指可以侵犯人体，引起感染甚至传染性疾病的微生物，也可称为病原体，其中以细菌和病毒的危害最大。

根据微生物细胞的结构特点，将其分为三种类型，即以病毒为代表的非细胞型微生物、以细菌为代表的原核细胞型微生物和以真菌为代表的真核细胞型微生物。

1. 非细胞型微生物 非细胞型微生物（acellular microbe）是最小的一类微生物，无典型的细胞结构，由核心和蛋白质衣壳组成，核心中只有 RNA 或 DNA 一种核酸，无产生能量的酶系统，只能在活细胞内生长繁殖。病毒为其代表。

2. 原核细胞型微生物 原核细胞型微生物（prokaryotic microbe）细胞核的分化程度较低，仅有裸 DNA 团块、呈环状结构的原始核质，无核膜和核仁；胞质内细胞器不完善，仅有核糖体。这类微生物包括细菌、支原体、衣原体、立克次体、螺旋体和放线菌。根据核糖体 RNA（16S rRNA）序列分析将这 6 类原核细胞型微生物归属于广义的细菌，统称为真细菌。

3. 真核细胞型微生物 真核细胞型微生物（eukaryotic microbe）细胞核的分化程度高，有核膜和核仁；胞质内细胞器完整。真菌属于此类微生物。

微生物学（microbiology）是研究各类微小生物生命活动规律和生物学特性的科学。通过研究微生物的形态结构、生理生化、遗传变异、生态分布和分类进化等生命活动规律，进而将其应用于工业、医学、生物和环境等领域。现代基因工程、细胞工程、酶工程及发酵工程等技术就是在微生物学原理与技术的基础上形成和发展起来的。在微生物学的发展过程中，又形成了许多分支学科，如研究微生物基本理论的普通微生物学、微生物生理学、微生物遗传学、细胞微生物学等，以及研究特定领域微生物的医学微生物学、兽医微生物学、工业微生物学、农业微生物学、食品微生物学等。

二、医学微生物学的发展

医学微生物学（medical microbiology）是人类在长期对感染性疾病病原体的认知过程和对疾病的防治过程中形成的一门科学，是微生物学的一个分支。它主要研究与人类疾病有关的病原微生物的形态、结构、代谢活动、遗传变异、致病机理、机体抗感染免疫、实验室诊断及特异性预防等内容。具有致病性的各种病原微生物，是医学微生物学研究的主要对象。医学微生物学的发展过程中，又逐步形成了医学细菌学、医学病毒学、医学真菌学及医学免疫学等分支学科。

医学微生物学的发展过程大致可分为以下三个时期。

1. 经验微生物学时期 古代人类在当时落后的条件下虽未观察到微生物，但已懂得将微生物学知识用于工农业生产和疾病防治中。公元前2000多年的夏禹时代，就有仪狄酿酒的记载。北魏（386～534年）《齐民要术》一书中详细记载了制醋的方法。北宋（960～1127年）刘真人提出肺痨是由小虫引起的。意大利人Fracastoro（1483～1553年）认为各种流行病是由不同的、能迅速繁殖的微小物体引起的。我国的师道南在《天愚集》中生动地描述了1792～1793年鼠疫流行的凄惨景况，并指出鼠疫与鼠的关系。明代李时珍（1518～1593年）在《本草纲目》中曾指出，将患者的衣服蒸过后再穿就不会染上疾病，说明当时古人就已经有消毒灭菌的意识。在东晋医药学家葛洪（284～364年）所著的《肘后备急方》中还有关于防治狂犬病的记载。古代中国人也很早就认识到天花是一种烈性传染病，并发现了其在人体内感染所产生的免疫现象。明代《治痘十全》和清代《痘疹定论》中都记载了宋人王旦之子种痘的故事。改进的人痘接种法在明代隆庆年间（1567～1572年）已被广泛采用，后传至俄国、朝鲜、日本、土耳其和英国。

2. 实验微生物学时期 1674年，荷兰人安东尼·列文虎克（Antony van Leeuwenhoek，1632～1723年）用自制的显微镜第一次观察到微生物，对微生物的存在给予了肯定的客观证实，为此后微生物学的发展奠定了基础。法国化学家巴斯德（Louis Pasteur，1822～1895年）在解决葡萄酒变质问题的研究中，证实了有机物的发酵与腐败是由微生物引起的。巴斯德还首次研制成炭疽菌苗、狂犬病疫苗，成为现代微生物学和免疫学的奠基人。在巴斯德的影响下，英国外科医生李斯特（Joseph Lister，1827～1912年）采用苯酚喷洒手术室和煮沸法处理手术器械防止术后感染，创立了无菌手术。德国医生科赫（Robert Koch，1843～1910年）发明了固体培养基和细菌染色技术，使得病原菌的分离培养和鉴定成为可能。科赫还先后发现了炭疽芽胞杆菌（1876年）、结核分枝杆菌（1882年）和霍乱弧菌（1883年），并于1884年发表了确定病原菌的"科赫法则"。

1892年，俄国学者伊凡诺夫斯基（Dmitri Ivanovsky，1864～1920年）发现患烟草花叶病的烟叶汁经细菌滤器过滤后，仍具有感染性。这个发现是人类认识病毒的开端。1890年，德国细菌学家贝林（Emil Adolf von Behring，1854～1917年）和日本细菌学家北里柴三郎（Beili Chaisanlang Kitasato Shibasaburo，1852～1931年）发现了白喉抗毒素。1891年，贝林用动物免疫血清治愈了一名患白喉的女孩儿，这是被动免疫治疗的首个病例。此后，科

学家纷纷从血清中寻找杀菌物质，并由此建立了血清学。1901年，美国科学家瓦尔特·里德（Walter Reed，1851～1902年）首先分离出黄热病毒。1929年，英国人弗莱明（Alexander Fleming，1881～1955年）发现青霉菌的代谢产物青霉素能抑制金黄色葡萄球菌的生长，以青霉素为代表的抗生素的发现是迄今为止人类最伟大的发现之一，拯救了无数人的生命。

3. 现代微生物学时期 近几十年来，随着生物化学、遗传学、免疫学、细胞生物学、分子生物学等学科的发展，以及电子显微镜、免疫荧光、同位素标记、电子计算机、单克隆抗体等新技术的应用，医学微生物学得到了迅速发展，主要表现在以下几个方面：①不断发现新的病原生物，其中具有代表性的是1983年法国Montagnier和美国Gallo等从艾滋病患者体内分离出人类免疫缺陷病毒（human immunodeficiency virus，HIV），从而阐明了艾滋病的病因学。1982年，美国学者Prusiner等分离出一种只含蛋白质、无核酸组分的传染性蛋白因子，将其称为朊粒（prion），它可引起慢性致死性中枢神经系统疾病（库鲁病、疯牛病）。②微生物全基因组测序工作已经启动，2017年，在北京召开的"第世届七界微生物数据中心学术研讨会"上，由世界微生物数据中心和中国科学院微生物研究所牵头，联合12个国家的微生物资源保藏中心共同宣布，全球微生物模式菌株基因组和微生物组测序合作计划正式启动。③新型疫苗的研究发展迅速，科学家应用基因工程技术构建出乙型肝炎病毒表面抗原（HBsAg）等疫苗。1993年，Ulmer等发明的核酸疫苗被誉为疫苗学的新纪元。④微生物学诊断技术有了快速发展，建立起免疫荧光、放射性核素和酶联免疫吸附法三大标记技术，使临床微生物学的检验向快速、微量和自动化的方向发展。⑤新的抗细菌和抗病毒药物的研究不断取得进展，第四代头孢菌素和抗逆转录病毒药物都是近年来取得的研究成果。

在诺贝尔奖历史中，有近50位中外学者因微生物或相关领域研究成果获奖（表1-1）。此外，我国学者黄祯祥（1910～1987年）首创的病毒体外细胞培养技术，为现代病毒学奠定了基础；1955年，汤飞凡（1897～1958年）在世界上首次分离出沙眼衣原体，被誉为"衣原体之父"；朱既明在世界上首次将流感病毒裂解为有生物活性的亚单位，并先后发现了引起世界性流行的甲型流感病毒的三个亚型；2002年，金奇等完成了中国流行的痢疾杆菌优势株——痢疾杆菌福氏2a 301株全基因组序列测定与分析工作；2010年，李德新等发现一种名为发热伴血小板减少综合征布尼亚病毒（SFTSV）的新型病毒；2015年，屠呦呦因青蒿素的发现而获得诺贝尔生理学或医学奖，成为首位获得此奖的中国本土科学家。

表 1-1　与病原生物学相关的历届诺贝尔奖获得者

年份	诺贝尔奖获得者	成就
1901 年	Emil Adolf von Behring（贝林 德国）	制备白喉抗毒素血清，建立白喉血清疗法
1902 年	Ronald Ross（罗斯 英国）	证实疟疾是由蚊传播的
1905 年	Robert Koch（科赫 德国）	1882 年，分离出结核分枝杆菌，提出了确定病原体的原则
1907 年	Charles Louis Alphonse Laveran（拉韦朗 法国）	1896 年，发现并阐明了原生动物在引起疾病中的作用
1928 年	Charles Nicolle（尼科尔 法国）	1910 年，发现斑疹伤寒的传播媒介是体虱
1939 年	Gerhard Domagk（多马克 德国）	1935 年，发现了磺胺的抗菌作用
1945 年	Alexander Fleming（弗莱明 英国） Emst Chain（钱恩 英国） Howard Florey（弗洛里 澳大利亚）	1929 年，Fleming 发现青霉素及其抗菌作用； 1940 年，Chain 和 Florey 批量纯化了青霉素，开创了抗生素时代
1946 年	Wendell Stanley（斯坦利 美国） John Northrop（诺斯罗普 美国）	1935 年，提纯并结晶了烟草花叶病毒
1948 年	Paul Hermann Miller（米勒 瑞士）	1944 年，发现并合成了高效有机杀虫剂滴滴涕（DDT）
1951 年	Max Theiler（蒂勒 南非）	1937 年，研发黄热病疫苗
1952 年	Selman Waksman（瓦克斯曼 美国）	1944 年，发现链霉素
1954 年	John Enders（恩德斯 美国） Thomas Weller（韦勒 美国） Frederick Robbins（罗宾斯 美国）	1949 年，建立脊髓灰质炎病毒体外培养方法
1958 年	Joshua Lederberg（莱德伯格 美国）	1952 年，发现细菌遗传物质的自发变异
1965 年	Francois Jacob（雅各布 法国） Jacques Monod（莫诺 法国）	1960 年，发现并提出乳糖操纵子模型
1966 年	Peyton Rous（劳斯 美国）	发现鸡肉瘤病毒，提出 Rous 病毒可致肿瘤学说
1969 年	Max Delbruck（德尔布吕克 美国） Alfred Hershey（赫尔 美国） Salvador Luria（卢里亚 美国）	1943 年，通过噬菌体研究，提出病毒的感染机制
1975 年	David Baltimore（巴尔迪摩 美国） Renato Dulbecco（杜尔贝科 美国） Howard Temin（特明 美国）	1970 年，发现某些肿瘤病毒含逆转录酶，遗传信息可从 RNA 传递到 DNA
1976 年	Baruch Blumberg（布卢姆伯格 美国）	1963 年，发现"肝炎相关抗原"，后证实为乙型肝炎病毒表面抗原
	Carleton Gajdusek（盖达塞克 美国）	发现库鲁病和羊瘙痒病是由慢病毒引起的
1978 年	Daniel Nathans（那森斯 美国） Wemet Arber（亚伯 瑞士） Hamilton Smith（史密斯 美国）	1962 年，Nathans 用培养的大肠埃希菌（E. coli）培养提取物表达 f2 噬菌体衣壳蛋白；1967 年，Arber 发现细菌 DNA 甲基化酶；1970 年，Smith 发现细菌内切酶，并被广泛应用在分子生物学方面
1980 年	Paul Berg（伯格 美国）	1972 年，将 λ 噬菌体基因和大肠埃希菌的半乳糖操纵子插入 SV40 DNA 中，开创了基因重组技术
1989 年	J. Mechael Bioshop（毕晓普 美国） Harold Varmus（瓦慕斯 美国）	1976 年，在动物和人类细胞中发现了 Rous 鸡肉瘤病毒的癌基因，提出"原癌基因"概念
1993 年	Kary Mullis（穆利斯 美国）	1988 年，从嗜热菌中分离出耐热 DNA 多聚酶（Taq DNA 聚合酶），创立了 PCR 技术
1997 年	Stanley Prusiner（普鲁西纳 美国）	1982 年，发现了一种蛋白致病因子——朊粒，提出朊粒是羊瘙痒病和疯牛病的病原
2005 年	Barry Marshall（马歇尔 澳大利亚） Robin Warren（沃伦 澳大利亚）	1983 年，分离出并证实幽门螺杆菌是胃炎和消化道溃疡的病原菌
2008 年	Harald Zur Hausen（豪森 德国）	发现人乳头瘤病毒是宫颈癌的病原体
	Francoise Barre-Sinoussi（西诺西 法国） Luc Montagnier（蒙塔尼尔 法国）	1983 年，分离到获得性免疫缺陷综合征（AIDS）的病原体——HIV
2011 年	Bruce A. Beutler（博伊特勒 美国） Jules A. Hoffmann（哈弗曼 法国） Ralph M. Steinman（斯特曼 加拿大）	发现识别微生物的 Toll 样受体（TLR），该受体可参与宿主抗病原生物的防御反应；发现了树突状细胞在适应性免疫中的作用
2015 年	屠呦呦（中国） William C. Campbell（坎贝尔 爱尔兰） Satoshi ōmura（大村智 日本）	分离出新型结构的抗疟有效成分青蒿素； 发现了一种名为阿维菌素的新药，其衍生物从根本上降低了河盲症和象皮病的发病率

人类生产生活方式的不断变化也在影响着病原微生物的传播、流行，主要表现为"新病原体不断出现，旧病原体死灰复燃"。一方面，过去已经被控制得很好的病原体因变异、耐药等原因重新流行，导致再现传染病，如结核。另一方面，新的病原体出现，引发新的传染性疾病。例如，2003 年在中国和其他一些国家暴发的急性重症呼吸综合征（severe acute respiratory syndrome，SARS）和 2015 年在韩国暴发的中东呼吸综合征（Middle East respiratory syndrome，MERS）等（表 1-2）。

表 1-2　1973 年以来发现的重要病原微生物

病原微生物	疾病	发现年份
轮状病毒（rotavirus）	婴儿腹泻	1973
细小病毒 B19（parvovirus B19）	慢性溶血性贫血	1975
嗜肺军团菌（Legionella pneumophila）	军团菌病	1977
埃博拉病毒（Ebola virus）	出血热	1977
空肠弯曲菌（Campylobacter jejuni）	肠炎	1977
汉坦病毒（hantavirus）	肾综合征出血热	1978
人类嗜 T 细胞病毒 Ⅰ 型（HTLV-Ⅰ）	人类 T 细胞淋巴瘤白血病	1980
金黄色葡萄球菌产毒株（TSST-1）	中毒性休克综合征	1981
大肠埃希菌 O157 H7（EHEC）	出血性肠炎等	1982
人类嗜 T 细胞病毒 Ⅱ 型（HTLV-Ⅱ）	毛细胞白血病	1982
伯氏疏螺旋体（Borrelia burgdorferi）	莱姆病	1982
人类免疫缺陷病毒（HIV）	AIDS	1983
肺炎衣原体（Chlamydiae pneumoniae）	肺炎衣原体病	1983
幽门螺杆菌（Helicobacter pylori）	胃炎、消化道溃疡	1983
朊粒（prion）	疯牛病、克-雅病	1986
人疱疹病毒 -6 型（HHV-6）	幼儿急疹	1986
戊型肝炎病毒（HEV）	戊型肝炎	1988
丙型肝炎病毒（HCV）	丙型肝炎	1989
Guanarito 病毒（Guanarito virus）	委内瑞拉出血热	1991
O139 霍乱弧菌	霍乱	1992
汉赛巴尔通体（Bartonella henselae）	猫抓病；杆菌性血管瘤	1992
Sin nomber 病毒（Sin nomber virus）	成人呼吸窘迫综合征	1993
Sabia 病毒（Sabia virus）	巴西出血热	1994
庚型肝炎病毒（HGV）	庚型肝炎	1995
西尼罗病毒（West Nile virus）	西尼罗热	1999
尼派病毒（Nipah virus）	病毒性脑炎	1999
SARS 冠状病毒（SARS coronavirus）	SARS	2002
高致病性禽流感病毒 H5N1	人禽流感	2004
变异猪链球菌	猪链球菌病	2006
新甲型 H1N1 流感病毒	甲型 H1N1 流感	2009
发热伴血小板减少综合征布尼亚病毒（SFTSV）	发热伴血小板减少综合征	2010
中东呼吸综合征冠状病毒（MERS coronavirus）	MERS	2012
H7N9 禽流感病毒	H7N9 禽流感	2013

第二节　寄生虫与寄生虫学

一、寄生虫与寄生虫学的基本概念

寄生虫（parasite）是一大类营寄生生活的多细胞、无脊椎的低等动物和单细胞的原生生物。其中可引起人体感染的寄生虫称为人体寄生虫。大多数人体寄生虫属于原生生物、线形生物、扁形生物、环节生物和节肢生物。习惯上把原生生物称为原虫（protozoa），把线形生物和扁形生物合称为蠕虫（helminthes）。

人体寄生虫学（human parasitology）又称医学寄生虫学（medical parasitology），是一门研究与医学有关的寄生虫及其与宿主关系的科学。其主要研究寄生虫的形态结构、生态规律、寄生虫与人体及外界因素的相互关系，并从病原学和病原种群动力学角度，揭示寄生虫发病机制及流行规律，为控制、预防与消灭寄生虫病提供病原学的依据。作为病原生物学的重要组成部分，人体寄生虫学是预防医学及临床医学的基础课程。人体寄生虫学由医学原虫学、医学蠕虫学和医学节肢动物学三部分组成。研究对象包括寄生性原虫、吸虫、绦虫、线虫及医学节肢动物等。

二、人体寄生虫学的发展

1. 人体寄生虫学萌芽时期　有关寄生虫的报道最早可追溯至 1626 年，Redi 将肉眼可见的蠕虫称为"在活动物内见到的活动物"，使之成为最早知道的寄生性蠕虫。但是，直到 19 世纪初才出现研究肠蠕虫的学科——内动物学，1860 年被蠕虫学所替代。1681 年，Leeuwenhoek 用自制显微镜在自己的粪便中观察到一种与红细胞大小相仿且可活动的生物，将其称为"animalcules"，这种生物就是今天我们所说的原虫。遗憾的是，在其报道 100 多年后，寄生性原虫的研究陷入停滞状态。

2. 近代人体寄生虫学时期　19 世纪中叶至 20 世纪初，蠕虫学的研究进入快速发展时期。1900 ～ 1918 年是人体寄生虫学发展的重要阶段，热带医学研究的兴起是这一阶段的重要标志。这一时期是当时欧洲国家在全世界建立殖民地的高潮时期，这些殖民地大多数位于热带与亚热带，而这些地区也是寄生虫病流行最严重的地区。当时殖民地政府所组织的针对这些地区流行寄生虫的研究，推动了近代寄生虫学的发展进入一个新的阶段。1863 年，Demarquay 发现了丝虫的幼虫。1880 年，Laveran 发现了疟原虫。1897 年，Grassi 和 Ross 描述了疟原虫的生活史。随后，又有学者相继发现了锥虫病和利什曼病。随着一系列研究成果的出现，热带病研究取得了长足进步，推动了人体寄生虫学的发展。此后，由于热带病研究趋于常规，大部分重要的热带寄生虫形态与生活史均已明确，人体寄生虫学在很长一段时间内处于发展相对滞缓的时期，寄生虫病也成为对人类健康仍有威胁但易被忽略的疾病。

3. 现代人体寄生虫学时期　近几十年来，受诸多社会、自然因素的影响，一些传统的寄生虫病仍然肆虐，如疟疾、血吸虫病仍是威胁人类健康的重要疾病；而一些新兴学科的发展及新技术的应用将寄生虫研究上升到一个新的高度，如基因工程技术与寄生虫疫苗，细胞分子生物学与寄生虫致病机制研究，生物化学与抗寄生虫药物及寄生虫基因组计划。一些国家和国际组织也因此开始重新审视寄生虫研究的意义。人体寄生虫学研究在此基础上也进入一个新的发展时期。

（王　斯　罗恩杰）

上卷　医学微生物学

第二章 细菌的基本性状

细菌（bacterium）是一类具有细胞壁，以无性二分裂方式进行繁殖的原核细胞型微生物。在一定条件下，细菌具有相对恒定的形态与结构。了解细菌的形态与结构，对鉴别细菌、防治细菌性疾病，以及研究细菌的生物学性状、致病机制和免疫学特征等具有重要意义。

第一节 细菌的形态与结构

一、细菌的形态与大小

细菌是人类肉眼观察不到的微小生物，测量其大小所用的单位是微米（μm），常用显微镜观察其形态与结构。细菌按其外形可分为球形、杆形和螺形三种基本形态，分别称为球菌、杆菌和螺形菌（图2-1）。

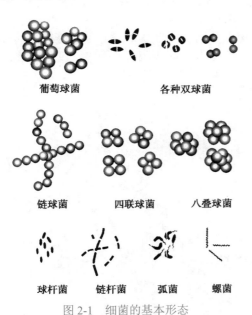

葡萄球菌　　　各种双球菌

链球菌　　　四联球菌　　　八叠球菌

球杆菌　　链杆菌　　弧菌　　螺菌

图 2-1　细菌的基本形态

1. 球菌　球菌（coccus）外形呈球形或近似球形，直径为 0.8～1.2μm。根据细菌分裂的平面和菌体之间的排列方式可分为以下6种类型。

（1）单球菌（single coccus）　细胞沿一个平面进行分裂，分裂后的细胞分散而单独存在，如尿素微球菌（*Micrococcus ureae*）。

（2）双球菌（diplococcus）　细胞沿一个平面分裂，分裂后两个子代细胞成双排列，如淋病奈瑟球菌（*Neisseria gonorrhoeae*）。

（3）链球菌（Streptococcus）　细胞沿一个平面分裂，分裂后子代细胞呈链状排列，如唾液链球菌（*Streptococcus salivarius*）。

（4）四联球菌（tetracoccus）　细胞沿两个相互垂直的平面分裂，分裂后4个子代细胞黏附在一起，呈"田"字形排列，如四联微球菌（*Micrococcus tetragenus*）。

（5）八叠球菌（Sarcina）　细胞在三个相互垂直的平面上分裂，分裂后8个子代细胞黏附成包裹状立方体，如藤黄八叠球菌（*Sarcina lutea*）。

（6）葡萄球菌（Staphylococcus）　细胞在多个不规则的平面上分裂，分裂后子代细胞无规则地黏附在一起，呈葡萄串状排列，如金黄色葡萄球菌（*Staphylococcus aureus*）。

2. 杆菌　杆菌（bacillus）外形呈杆状。各种杆菌的大小、长短与粗细差异较大。大杆菌长4～10μm，如炭疽芽胞杆菌；中等大小杆菌长2～3μm，如大肠埃希菌；小杆菌长 0.6～1.5μm，如布鲁斯菌。菌体两端大多数呈钝圆形，少数两端平齐（如炭疽芽胞杆菌）或两端尖细（如梭杆菌）。有的菌体较短，称为球杆菌（coccobacillus）；有的末端膨大呈棒状，称为棒状杆菌；有的呈链状，称为链杆菌。除个别细菌如炭疽芽胞杆菌呈链状排列，白喉棒状杆菌呈栅栏状或如"V""Y""L"等字形排列外，多数杆菌分散排列。

3. 螺形菌　螺形菌（spirilla bacterium）根据菌体的弯曲程度分为以下三类。

（1）弧菌（vibrio）　菌体只有一个弯曲，呈弧形或逗点状，如霍乱弧菌。

（2）螺菌（spirillum）　菌体有几个弯曲、较僵硬，如鼠咬热螺菌。

（3）螺杆菌（helicobacterium）　菌体细长弯曲呈弧形或螺旋形，如幽门螺杆菌。

细菌的形态受温度、pH、培养基成分及培养时间等因素的影响，只有在生长条件适宜时才能呈现典型形态。细菌若在不适宜的环境中生长或培养时间过长时，其基本形态可发生变化，常出现梨形、气球形和分枝形等不规则形态，称为多形性（polymorphism）。若将细菌转移到新鲜培养基或重新获得适宜培养条件后，其又能恢复原来的正常形态。因此，观察和研究细菌的大小和形态时，必须选用在适宜培养基中生长旺盛的细菌；分离和鉴定临床标本中的细菌时，也应注意细菌因来自机体或环境因素的影响所致的形态变化。

二、细菌的结构

细菌细胞具有多种结构及功能（图 2-2）。各种细菌都有的细胞壁、细胞膜、细胞质、核质等成分，称为细菌的基本结构。而仅某些细菌才具有的荚膜、鞭毛、芽胞、菌毛等，称为细菌的特殊结构。

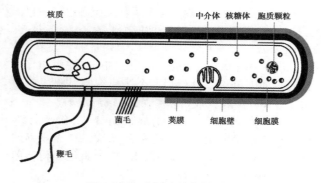

核质　中介体　核糖体　胞质颗粒

菌毛　荚膜　细胞壁　细胞膜

鞭毛

图 2-2　细菌细胞结构模式图

（一）细菌的基本结构

1. 细胞壁　细胞壁（cell wall）位于细菌细胞膜的外侧，是一种膜状结构，坚韧有弹性，厚度因菌种而异，平均为 12 ～ 20nm，占菌体干重的 10% ～ 25%。

细胞壁的主要功能是：①保护细胞，使其免受渗透压变化引起的细胞破裂；②维持细菌的固有形态；③参与细胞的生长、分裂和鞭毛运动；④细胞

壁呈多孔性，水和直径小于 1nm 的物质可以自由通过，故有一定的通透性和机械阻挡作用；⑤细胞壁上带有多种抗原表位，决定菌体的抗原性；⑥是多种抗生素的作用靶点。此外，细菌的细胞壁还与细菌的致病性及其对噬菌体的敏感性有关。

用革兰氏染色法可将细菌分为革兰氏阳性菌（G^+）和革兰氏阴性菌（G^-）两大类。两类细菌的细胞壁除共有的肽聚糖成分之外，各自还有特殊组分。

（1）肽聚糖（peptidoglycan）　又称胞壁质（murein）、黏肽（mucopeptide）或糖肽（glycopeptide），为原核生物细胞所特有的物质。G^+ 的肽聚糖由聚糖骨架、四肽侧链和五肽交联桥三部分组成，G^- 的肽聚糖仅由聚糖骨架和四肽侧链两部分组成。

聚糖骨架由 N- 乙酰葡糖胺（N-acetylglucosamine，G）和 N- 乙酰胞壁酸（N-acetylmuramic acid，M）两种糖衍生物交替间隔排列，经 β-1,4-糖苷键连接而成。各种细菌细胞壁的聚糖骨架均相同，但四肽侧链的组成和连接方式因菌种而异。例如，金黄色葡萄球菌（G^+）细胞壁四肽侧链的氨基酸依次为 L- 丙氨酸、D- 谷氨酸（或 D- 异谷氨酰胺）、L- 赖氨酸和 D- 丙氨酸。第 3 位的 L- 赖氨酸通过一个由 5 个甘氨酸组成的交联桥连接于相邻聚糖骨架上四肽侧链第 4 位的 D- 丙氨酸上构成机械强度十分坚韧的三维立体结构（图 2-3）。而在大肠埃希菌（G^-）的四肽侧链中，第 3 位的氨基酸为二氨基庚二酸（diaminopimelic acid，DAP），因无五肽交联桥，其中多数侧链呈游离状态，只有部分由 DAP 与相邻四肽侧链中的 D- 丙氨酸直接连接，形成二维结构，为单层平面较疏松的网络，没有金黄色葡萄球菌的肽聚糖坚固（图 2-4）。

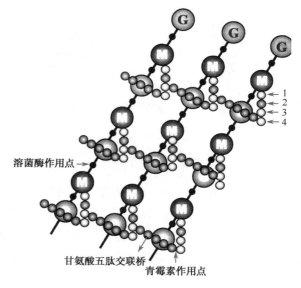

溶菌酶作用点

甘氨酸五肽交联桥　青霉素作用点

图 2-3　金黄色葡萄球菌细胞壁肽聚糖结构

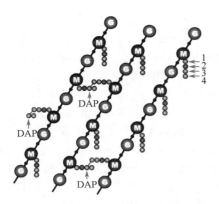

图 2-4　大肠埃希菌细胞壁肽聚糖结构

肽聚糖是保证细菌细胞壁机械强度十分坚韧的化学成分，凡能破坏肽聚糖结构或抑制其合成的物质，均能损伤细胞壁而使细菌变形或裂解。例如，溶菌酶（lysozyme）能切断 N- 乙酰葡糖胺与 N- 乙酰胞壁酸之间的 β-1,4- 糖苷键的分子连接，破坏聚糖骨架，引起细菌裂解。青霉素能干扰五肽交联桥的甘氨酸与四肽侧链上 D- 丙氨酸之间的连接，使细菌不能合成完整的细胞壁，也可导致细菌死亡。人与动物的细胞无细胞壁，也无肽聚糖结构，故溶菌酶和青霉素对人体细胞均无毒性作用。

（2）革兰氏阳性菌细胞壁特殊组分　　革兰氏阳性菌细胞壁除含有 15 ～ 50 层、厚 20 ～ 80nm 的肽聚糖之外，还含有大量的磷壁酸（teichoic acid）。

磷壁酸是结合在革兰氏阳性菌细胞壁上的一种酸性多糖，为由核糖醇残基或甘油残基经磷酸二酯键互相连接而成的链状聚合物，其链状结构中的少数基团也可被氨基酸或糖基取代。磷壁酸按其结合部位不同可分为两种：①结合在细胞壁上的磷壁酸称为壁磷壁酸（wall teichoic acid），其长链的一端通过磷脂与肽聚糖上的胞壁酸共价连接，另一端则游离伸出细胞壁外；②结合在细胞膜上的磷壁酸则称为膜磷壁酸（membrane teichoic acid）或脂磷壁酸（lipoteichoic acid），其长链末端带有糖脂，与细胞膜外层上的糖脂共价连接，向外穿透肽聚糖层的网格而延伸到细胞壁的表面。磷壁酸分子的生理功能有：①储藏磷元素；②磷壁酸中的磷酸基团可结合环境中的阳离子，特别是 Mg^{2+}，可以提高细胞膜表面酶的活性；③构成细胞壁的表面抗原成分；④作为噬菌体吸附的特异性受体；⑤调节细胞内自溶素（autolysin）的活力，防止细胞因自溶而死亡；⑥伸出细胞壁外的磷壁酸可以增加细菌的黏附性（如 A 族链球菌），且与某些病原菌的致病性有关（图2-5）。

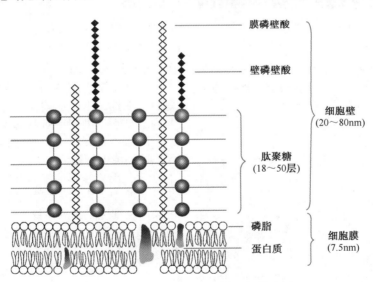

图 2-5　革兰氏阳性菌细胞壁结构模式图

此外，某些 G^+ 细胞壁表面还有一些特殊的表面蛋白。例如，A 族链球菌的 M 蛋白和金黄色葡萄球菌的 A 蛋白等，均与致病性和抗原性有关。

（3）革兰氏阴性菌细胞壁特殊组分　　革兰氏阴性菌的细胞壁较复杂，除含有 1 ～ 2 层、厚 2 ～ 7nm 的肽聚糖外，还有三种特殊组分，即脂蛋白、外膜和脂多糖，厚 7 ～ 8nm，占细胞壁干重的 80%（图2-6）。

1）脂蛋白（lipoprotein）：由脂质和蛋白质构成，

一端以蛋白质部分由共价键连接于肽聚糖的四肽侧链上；另一端则以脂质部分经非共价键连接于脂质双层的磷脂上。

2）外膜（outer membrane）：呈双层结构，与细胞膜类似，中间镶嵌有一些特殊功能的蛋白质，称为外膜蛋白。其包括孔蛋白（porin）、黏附素蛋白及炎症蛋白等。其功能主要有：进行细菌细胞内外的物质交换作用、通透性屏障作用、黏附作用、参与炎症反应等。某些细菌外膜上的孔蛋白是抗生素和其他药物进入菌体发挥作用的主要通道，如果其外膜上的孔蛋白发生缺失或减少，可导致细菌对相应的抗生素耐药。

3）脂多糖（lipopolysaccharide，LPS）：由外膜向细胞外伸出，是 G⁻ 的内毒素。脂多糖由三部分组成：①脂质 A（lipid A），为一种糖磷脂，是内毒素的毒性部分和主要成分，与细菌的致病性有关。因其无属特异性，故不同的 G⁻ 感染时，其内毒素引起的毒性作用大致相同。②核心多糖（core polysaccharide），位于脂类 A 的外层，具有属或组特异性，同一属或组细菌的核心多糖相同。③特异多糖（specific polysaccharide），位于脂多糖的最外层，是

由若干个重复的低聚糖单位构成的。每一个低聚糖单位由 3～5 个单糖组成。特异多糖即 G⁻ 的菌体抗原（O 抗原），不同种 G⁻ 的特异多糖的单糖种类、排列顺序不同，因而决定了细菌种或型的特异性。特异多糖可以缺失或丢失，导致细菌菌落从光滑（smooth，S）型转变为粗糙（rough，R）型。

G⁻ 的细胞膜和外膜的脂质双层之间有一层空隙，占细胞体积的 20%～40%，称为周质间隙（periplasmic space）。该间隙含有多种蛋白酶、核酸酶、解毒酶及特殊的结合蛋白，在细菌摄取营养、分解有害物质毒性等方面有重要作用。

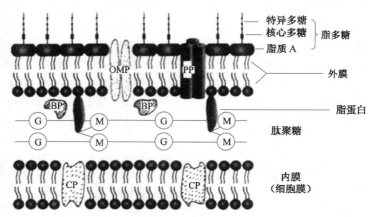

图 2-6 革兰氏阴性菌细胞壁结构模式图

OMP. 外膜蛋白；PP. 孔蛋白；BP. 结合蛋白；CP. 胞质蛋白

G⁺ 和 G⁻ 的细胞壁结构不同，导致这两类细菌在染色性、抗原性、毒性、对药物的敏感性等方面有很大差异。G⁺ 和 G⁻ 细胞壁的比较见表 2-1。

表 2-1 G⁺ 和 G⁻ 细胞壁的比较

细胞壁	G⁺	G⁻
强度	较坚韧	较疏松
厚度	厚，20～80nm	薄，10～15nm
肽聚糖组成	聚糖骨架、四肽侧链和五肽交联桥	聚糖骨架和四肽侧链
肽聚糖层数	多，可达 50 层	少，1～2 层
肽聚糖含量	多，占胞壁干重的 50%～80%	少，占胞壁干重的 10%～20%
糖类含量	多，约占胞壁干重的 45%	少，占胞壁干重的 15%～20%
脂类含量	少，占胞壁干重的 1%～4%	多，占胞壁干重的 11%～22%
特殊组分	磷壁酸	脂多糖、外膜、脂蛋白

（4）细胞壁缺陷型细菌（L 型细菌）　细菌在体内外受到各种直接或间接的理化或生物因素影响后，其细胞壁肽聚糖直接被破坏或合成被抑制，进而形成的一种细胞壁缺失或缺陷的细菌称为 L 型细

菌（L-form bacteria）。L 型可自发形成或经人工诱导产生，几乎所有的细菌、螺旋体、真菌都有变为 L 型的可能性。由于细菌体内有一定的渗透压，细菌变为 L 型后，细胞壁对其的保护作用减少或缺失，在一般渗透压环境中，可导致细菌死亡，但在高渗环境下细菌仍可存活。

革兰氏阳性菌的细胞壁主要由肽聚糖构成，细菌变为 L 型后，因为细胞壁完全缺失，细菌原生质仅被一层细胞膜包裹，称为原生质体（protoplast）。由于革兰氏阳性菌内的渗透压很高，原生质体必须保存在高渗环境中方可存活；革兰氏阴性菌的细胞壁肽聚糖含量较少，且有外膜保护，并且其体内的渗透压比革兰氏阳性菌低，故其在低渗环境中仍有一定的抵抗力，一般将源于革兰氏阴性菌的 L 型称为原生质球（spheroplast）。

L 型细菌的形态因细胞壁的缺失而呈高度多形性，有球状、杆状和丝状等，大小不一，着色不匀，不论原来是革兰氏阳性还是革兰氏阴性，形成 L 型后大多数呈革兰氏阴性。L 型细菌在低渗环境中很容易胀裂死亡，但在高渗、低琼脂含血清的培养基中能缓慢生长，2～7 天后形成中间厚、四周薄的"油煎蛋"状细小菌落。

有些 L 型细菌仍有致病能力，在临床上可引起

尿路感染、骨髓炎、心内膜炎等疾病，并常发生在使用作用于细胞壁的抗菌药物（青霉素、头孢菌素等）治疗过程中，但常规细菌学检查结果为阴性。因此，临床上遇有症状明显而标本常规培养为阴性时，应考虑 L 型细菌感染的可能性。

2. 细胞膜（cell membrane）　又称细胞质膜（cytoplasmic membrane），位于细胞壁内侧，紧密包绕在细胞质的外面，是一层半透性薄膜。其主要化学成分为脂类、蛋白质及少量的多糖。细菌细胞膜的结构和功能与真核细胞的细胞膜基本相同，只是不含有胆固醇。细胞膜的主要功能如下。

（1）渗透和运输作用　细胞膜上有许多微孔，具有选择性渗透作用，允许小分子可溶性物质通过；并向细胞外分泌水解酶，将大分子物质分解成简单的小分子化合物以有利于细胞吸收。细胞膜上的载体蛋白能在细胞膜外侧与特定的营养物质结合以逆浓度梯度运输到细胞内；菌体内的代谢产物则通过细胞膜排出体外。

（2）细胞呼吸作用　需氧菌的细胞膜上含有细胞色素和氧化还原酶类，可进行转运电子及氧化磷酸化作用，参与细胞呼吸过程，与能量的产生、储存和利用有关。

（3）生物合成作用　细胞膜上含有合成多种物质的酶类，菌体的许多成分如肽聚糖、磷壁酸、磷脂、脂多糖等均在细胞膜上合成。

（4）参与细菌分裂　细菌细胞膜向细胞质内陷，并折叠形成的囊状物称为中介体（mesosome）。中介体多见于 G⁺，一个细菌细胞内可有一个或数个中介体，常位于菌体侧面或靠近中部。在电子显微镜下发现，中介体一端连在细胞膜上，另一端与核质相连。当细菌分裂时，中介体也一分为二，各自带着复制好的一套核质移向横隔两侧，进入子代细胞，从而起着类似于真核细胞有丝分裂时纺锤丝的作用。由于中介体是细胞膜的延伸卷曲部分，它扩大了细胞膜的表面积，相应地增加了呼吸酶的含量，可为细菌提供大量的能量。其功能又类似于真核细胞的线粒体，故有拟线粒体（chondrioid）之称。

细胞膜中还有与细菌耐药性和致病性、蛋白质或多肽产物外分泌、应答环境变化的信号转导系统有关的多种蛋白质或酶类，如青霉素结合蛋白（PBP）、细菌蛋白分泌系统（SS）和双组分信号转导系统（TCS）相关蛋白等。

3. 细胞质及内含物　细胞质（cytoplasm），也称细胞质基质（cytoplasmic matrix），是细胞膜包围的除核区外的全部物质，为无色、半透明的胶状物。其主要成分有水（约占 80%）、蛋白质、核酸和脂类，并含有少量的糖和无机盐。细胞质内核糖核

酸的含量较高，可占菌体固形物的 15%～20%，生长旺盛的幼龄菌含量更高，因此细菌细胞都呈嗜碱性。细胞质是细菌的内环境，含有丰富的酶类，是细菌合成和分解代谢的主要场所。

（1）核糖体（ribosome）　是游离于细胞质中的亚微颗粒（10～20nm），由蛋白质和核糖体 RNA（rRNA）组成。原核细胞与真核细胞的核糖体结构不同，组成原核细胞核糖体的蛋白质亚基有两个，包括 50S 的大亚基和 30S 的小亚基，在一定浓度的 Mg²⁺ 存在时聚合成完整、有活性的 70S 核糖体，是合成蛋白质的场所；真核细胞核糖体蛋白的大亚基为 60S，小亚基为 40S，在合成蛋白质时组装成 80S 的活性单位，完成蛋白质的合成。由于两者之间存在差异，许多能有效作用于细菌核糖体的抗生素对人体无害。

（2）胞质颗粒　是细菌细胞内的一些颗粒状内含物，多数为能源性的贮藏物，也有的属于细菌的代谢产物。每种细菌细胞内的胞质颗粒种类不同，细菌在不同生长阶段所积累的颗粒浓度也不同，因此可以利用其作为鉴定细菌的参照依据。

1）聚 -β- 羟丁酸（poly-β-hydroxybutyrate，pHB）：是存在于许多细菌细胞质内的属于类脂性质的碳源类贮藏物，不溶于水，易被脂溶性染料如尼罗蓝或苏丹黑着色。由于其无毒、可塑、易降解，是生产医用塑料和生物降解塑料的良好原料。

2）异染颗粒（metachromatic granule）：又称迂回体（volutin granule），最早在迂回螺菌（*Spirillum volutans*）中被发现并可用亚甲蓝或甲苯胺蓝等染料染成红紫色。颗粒大小为 0.5～1.0μm，是无机偏磷酸的聚合物。白喉棒状杆菌（*Corynebacterium diphtheriae*）、鼠疫杆菌（*Yersinia pestis*）和结核分枝杆菌（*Mycobacterium tuberculosis*）细胞中都有比较典型的异染颗粒，在菌种鉴定时有一定的意义。

3）糖原粒与淀粉粒：均为碳源的贮藏物，用稀碘液可将糖原粒染成红褐色，淀粉粒则被染成蓝色。

（3）其他内含物　在一些特殊类型的细菌细胞中，还发现有气泡（gas vocuoles）、磁小体（megnetosome）及羧酶体（carboxysome）等结构，这些内含物往往具备一些独特的功能，使某些细菌能够在特殊的环境中生存。

4. 核质　原核生物与真核生物最明显的区别就是遗传物质的包裹方式不同。真核生物具有两条或两条以上的染色体，存在于有膜界定的细胞核中。而细菌属于原核生物，不具有膜界定的细胞核，也无核仁或有丝分裂器，其遗传物质称为核质（nuclear material）或拟核（nucleoid），集中于细胞质的某一区域，形状不规则。在电镜下可发现，一般细菌的核质由裸露的纤维状双股 DNA 组成，经

反复回旋、卷曲、盘绕而形成松散网状的结构。核质除含 DNA 外，还含有少量的 RNA、RNA 聚合酶及蛋白质。拟核具有染色体的功能，控制细菌的各种遗传性状，也称细菌染色体（bacterial chromosome）。

（二）细菌的特殊结构

有些细菌在细胞壁外尚有特殊结构，主要包括荚膜、鞭毛、菌毛和芽胞，其功能主要是保护菌体、黏附物体和运动等。

1. 荚膜 荚膜是某些细菌在生活过程中，向其细胞壁外分泌的一层疏松、透明、排列有序且不易被清除的黏液状物质。不同细菌的荚膜厚度各异，厚度为 200nm 以上者称为荚膜（capsule）；厚度小于 200nm 者称为微荚膜（microcapsule）；黏液性物质结构松散、排列无序且易被清除，则称为黏液层（slim layer）。许多菌体表面有一疏松纤维网状结构，厚度小于 40nm，由多糖或糖蛋白组成，称为糖萼（glycocalyx）。

（1）**荚膜的化学组成** 多数细菌的荚膜成分为多糖，如肺炎链球菌；少数为多肽，如炭疽芽胞杆菌。荚膜多糖的含水量达 95% 以上，与细菌细胞表面的磷脂或脂质 A 共价结合。荚膜多糖的分子组成和构型的多样化使其成为细菌血清学分型的基础。例如，肺炎链球菌可根据荚膜多糖抗原的不同分为 85 个血清型。

荚膜对一般碱性染料的亲和力低，不易着色，普通染色只能看到菌体周围有未着色的透明圈。如果用墨汁做负染色，则荚膜显现得更清楚。用特殊染色法可将荚膜染成与菌体不同的颜色。

（2）**荚膜的形成** 细菌荚膜的形成受遗传基因的控制和周围环境的影响，一般在动物体内和营养丰富的培养基中才能形成。例如，炭疽芽胞杆菌等病原菌在动物机体内很容易形成荚膜。失去荚膜后，细菌仍可正常生长，但可导致菌落特征发生变化。带有荚膜的细菌菌落表面湿润、光滑、黏液状，称为光滑型（smooth，S）；失去荚膜的细菌菌落表面干燥、粗糙，称为粗糙型（rough，R）。S 型菌落可因失去荚膜而转化为 R 型菌落。

（3）**荚膜的主要功能** ①保护菌体，丰富的含水量可使菌体增强抵抗干燥的能力；可使侵入动物机体内的病原菌免受吞噬细胞的吞噬和消化作用，免受溶菌酶和补体等物质的杀菌作用。②贮藏营养，以备缺乏时利用。③堆积某些代谢废物。④黏附作用：荚膜多糖可使细菌彼此相连，也可帮助菌体黏附于组织细胞或无生命物体的表面，参与生物膜（biofilm）的形成，是引起感染的重要因素。例如，某些链球菌的荚膜可黏附于牙齿，引起龋齿。

2. 鞭毛 鞭毛（flagellum）是某些细菌从细胞内向外伸出的一根或数根细长、波状弯曲的丝状体，是细菌的运动"器官"。鞭毛的长度为菌体的 4 ～ 6 倍，一般为 15 ～ 20μm，直径为 10 ～ 20nm。由于其很细，必须用电子显微镜观察，或经特殊染色法使鞭毛增粗后才能在普通光学显微镜下观察到。鞭毛的化学成分为蛋白质，是一种弹性纤维蛋白，其氨基酸的组成与骨骼肌的肌动蛋白相似，这点可能与鞭毛的运动有关。鞭毛具有特殊的抗原性，通称鞭毛（H）抗原。

（1）**鞭毛的种类** 根据细菌鞭毛的数量、排列和位置不同，可将其分为：①单鞭毛（monotrichous）细菌，只有一根鞭毛，如霍乱弧菌；②双鞭毛（amphitrichous）细菌，细菌的每一端均有一根鞭毛，如空肠弯曲菌；③丛鞭毛（lophotrichous）细菌，在细菌的一端或两端具有一簇鞭毛，如铜绿假单胞菌；④周鞭毛（peritrichous）细菌，在细菌整个表面都均匀地覆盖有鞭毛，如伤寒沙门菌。鞭毛的着生方式在细菌鉴定中是一项重要的指标。

（2）**鞭毛的结构** 鞭毛自细胞膜长出，游离于细胞外，由基体（basal body）、钩形鞘（hook）和鞭毛丝（filament）三部分组成。其中基体嵌入细菌的细胞壁和细胞膜内，钩形鞘和鞭毛丝伸出壁外。

细菌鞭毛丝的成分独特，由一种仅在原核生物中出现的蛋白质亚基组成，称为鞭毛蛋白（flagellin），有较强的免疫原性，又称鞭毛（H）抗原。由于不同菌种鞭毛蛋白的结构不同，依据鞭毛的抗原性可鉴别细菌。

（3）**鞭毛的功能** 鞭毛是细菌的运动器官，有鞭毛的细菌在液体环境中能快速泳动，趋向营养物质，避开有害物质。一些细菌的鞭毛与致病性有关。例如，霍乱弧菌、空肠弯曲菌等通过鞭毛运动穿越小肠黏膜表面的黏液层，使细菌到达并黏附于宿主细胞。鞭毛动力和鞭毛抗原性则可用于鉴定细菌。此外，一些细菌的鞭毛蛋白被证实有诱导炎症、黏附宿主细胞的功能。

细菌的鞭毛运动具有方向性或趋向性，受 Che（趋化的英文单词 chemotaxis 前三个字母）家族蛋白相关的双组分信号转导系统（TCS）的调控，如幽门螺杆菌的 CheA/CheY 等。当鞭毛顺时针旋转时，细菌呈原地翻转运动；当鞭毛逆时针旋转时，细菌呈定向直线趋化运动。鞭毛菌的趋化运动是不少细菌突破黏膜屏障的主要机制。

3. 菌毛 许多革兰氏阴性菌和少数革兰氏阳性菌体表具有的数量众多，比鞭毛更细、短、直，类似毛发样的丝状物，称为菌毛（pilus）。虽然一个菌体上可覆盖多达 1000 根以上的菌毛，但由于其个体微小，只能在电子显微镜下才可观察到。菌毛呈细管状，直径为 3 ～ 10nm，长度可达数微米，化学组成为蛋白，称为菌毛蛋白（pilin）。菌毛与细菌运动无关，是细菌的一种黏附结构，与细菌的致病性有关。根据其形态和功能可将菌毛分为普通菌毛和性菌毛两类。

（1）普通菌毛（common pili） 许多革兰氏阴性菌及少数革兰氏阳性菌的菌体细胞表面均匀着生有普通菌毛。数目众多，每菌有 100 ～ 1000 根。其短、直，长 0.2 ～ 2μm，宽 3 ～ 14nm。该类菌毛主要与细菌的黏附性有关，能与宿主细胞表面的相应受体结合，导致感染的发生。例如，大肠埃希菌的普通菌毛能黏附于肠道和下尿道黏膜上皮细胞，引发肠炎或尿道炎。

（2）性菌毛（sex pili） 存在于大肠埃希菌和其他肠道菌的雄性菌表面。性菌毛的长度和直径都比普通菌毛大，长 6 ～ 13.5μm，宽可达 20nm。每菌一般有 1 ～ 4 根。雄性菌的性菌毛末端突起可黏附至雌性菌而使两者结合（conjugation）。大肠埃希菌的性菌毛是由一种质粒控制的，该质粒称为致育因子（fertility factor，F factor），或简称 F 因子。细胞内有 F 因子的细菌为雄性菌，可写成 F^+，无 F 因子的为雌性菌，可写成 F^-。F^+ 菌株可借助其细胞表面的性菌毛与 F^- 菌株进行遗传物质的接合转移。性菌毛被认为是 DNA 转移的通道。由质粒基因控制的细菌抗药性、毒素等性状都可通过接合方式传递。此外，性菌毛也是一些噬菌体的吸附受体（图2-7）。

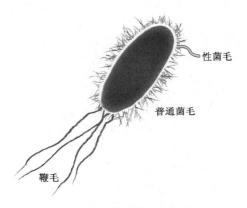

图 2-7 细菌的菌毛和鞭毛

4. 芽胞 很多革兰氏阳性菌在一定条件下，胞质脱水浓缩，在菌体内部形成具有多层膜包裹的圆形或卵圆形小体，称为芽胞（spore）。其是细菌代谢处于相对静止状态、维持生存、具有特殊抗性的休眠结构。

（1）芽胞的形成 芽胞的形成受多种因素影响，不仅受芽胞基因控制，也与环境因素密切相关。芽胞菌内都有控制芽胞形成的基因，当细菌生长环境

中营养物缺乏、有害代谢产物积累过多时，芽胞形成基因被激活，转录并翻译参与芽胞形成的酶和蛋白质，菌体内开始形成芽胞。不同细菌形成芽胞所需的条件不同，如炭疽芽胞杆菌在有氧条件下形成，而破伤风芽胞梭菌则在厌氧条件下形成。芽胞形成后，菌体即成为空壳，有些芽胞壳从菌体上脱落游离。

（2）芽胞的结构 芽胞含有多层保护结构（图2-8），由内向外依次为核心、皮质层、芽胞衣、胞外壁及芽胞囊。核心（core）又称芽胞原生质体，是芽胞有生命的部分，含水量很低（10% ～ 25%），是其耐热机制的关键，有利于抗热、抗化学药物和避免酶的失活。核心外面是保护层，由多层结构组成。皮质层（cortex）非常厚，可占芽胞体积的 36% ～ 60%。组成皮质层的主要成分是芽胞肽聚糖，呈纤维束状排列，交联度低，可被溶菌酶水解。此外，皮质层内还含有特有成分，如吡啶二羧酸钙盐（calcium dipicolinate，DPA-Ca）。DPA-Ca 的大量存在导致芽胞对热有较强的抗性。芽胞各层结构的共同点是含水量低、酶活性差、代谢处于停滞状态。

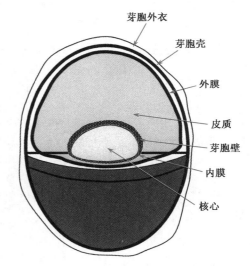

图 2-8 细菌的芽胞结构模式图

（3）芽胞的特点 芽胞折光性强，壁厚，不易着色，染色时需经媒染、加热等处理。芽胞的形状、大小、位置等因菌种不同而异，有重要的鉴别价值。芽胞形成后，若营养供应充足，并有热、酸等刺激物作用，芽胞皮质肽聚糖被自溶酶溶解，水分进入其内，芽胞发芽，形成新的菌体。一个细菌只形成一个芽胞，一个芽胞也只生成一个菌体。因细菌数量并未增加，故芽胞不是细菌的繁殖方式。与芽胞相比，未形成芽胞而具有繁殖能力的菌体称为繁殖体（vegetative form）。芽胞并不直接引起疾病，但当其发芽转化为繁殖体后，大量繁殖而致病。例如，土壤中常有破伤风梭菌的芽胞，一旦外伤深部创口被泥土污染，进入伤口的芽胞在适宜条

件下即可发芽成繁殖体再致病。

（4）芽胞的抵抗力　　芽胞对热、紫外线（UV）、γ射线、化学消毒剂和干燥等环境压力有超强的抵抗力。一般细菌繁殖体在80℃水中迅速死亡，而有芽胞的细菌可耐100℃沸水数小时。被炭疽芽胞杆

菌污染的草原，其传染性可保持20～30年。被污染的用具、敷料、手术器械等上的芽胞，用一般方法不易将其杀死。杀灭芽胞最可靠的方法是高压蒸汽灭菌。当进行消毒灭菌时，应以芽胞是否被杀死作为判断灭菌效果的指标。

第二节　细菌的生理学

细菌虽为单细胞生物，但也有独立的生命活动，其生理活动集中体现为对物质的新陈代谢。细菌的新陈代谢就是从周围环境中摄取营养，以获得能量和合成自身组分的原料，同时排出多种代谢产物的复杂过程。细菌在代谢过程中产生大量的代谢产物，其中有些对人类有益，如抗生素、维生素等；有些对人类有害，如毒素、侵袭性酶类；有些则有助于鉴别细菌，如色素、特殊的分解代谢产物等。了解细菌的新陈代谢和生长繁殖规律，对掌握细菌的培养特性、致病物质和致病机理及鉴定细菌具有重要的作用。

一、细菌的理化性状

（一）细菌的化学组成

细菌和其他生物细胞一样含有多种化学成分，包括水、无机盐、蛋白质、糖类、脂质和核酸等，用以构成菌细胞的各种结构，维持酶的活性和跨膜化学梯度。细菌还含有一些原核细胞型微生物所特有的化学成分，如肽聚糖、胞壁酸、磷壁酸、D型氨基酸、二氨基庚二酸、吡啶二羧酸等。这些物质在真核细胞中尚未发现。

（二）细菌的物理性状

1. 带电现象　　细菌固体成分的50%～80%是蛋白质，蛋白质由兼性离子氨基酸组成。革兰氏阳性菌的等电点（pI）为2～3，革兰氏阴性菌的为4～5，故在近中性或弱碱性环境中，细菌均带负电荷，尤以前者所带负电荷更多。细菌的带电现象与细菌的染色反应、凝集反应、抑菌和杀菌作用等都有密切关系。

2. 光学性质　　细菌为半透明体，当光线照射至细菌时，部分被吸收，部分被折射，故细菌悬液呈浑浊状态。菌数越多，其浊度越大，使用比浊法或分光光度计法可以粗略地估计细菌的数量。由于细菌具有这种光学性质，可用相差显微镜观察其形态和结构。

3. 表面积　　细菌体积微小，相对表面积大，

有利于同外界进行物质交换。例如，葡萄球菌的直径约为$1\mu m$，则$1cm^3$体积葡萄球菌的表面积可达$60\ 000cm^2$；直径为$1cm$的生物体，$1cm^3$体积的表面积仅$6cm^2$，两者相差1万倍。因此，细菌代谢旺盛，繁殖迅速。

4. 渗透压　　细菌体内含有高浓度的营养物质和无机盐，一般革兰氏阳性菌的渗透压高达20～25个大气压[①]，革兰氏阴性菌的为5～6个大气压。细菌所处的环境一般相对低渗，但有坚韧细胞壁的保护不致崩裂。若处于比菌内渗透压更高的环境中，菌体内水分逸出，胞质浓缩，细菌生长繁殖停滞。

5. 半透性　　细菌的细胞壁和细胞膜都有半透性，允许水及部分小分子物质通过，有利于吸收营养物质和排除代谢产物。

二、细菌的生长代谢

细菌的生长代谢（metabolism）是指细菌细胞内分解代谢（catabolism）和合成代谢（anabolism）的总和。其显著特点是代谢旺盛和代谢类型的多样化。

细菌的代谢过程以胞外酶水解外环境中的大分子营养物质开始，产生亚单位分子（单糖、短肽、脂肪酸），经主动或被动转运机制进入胞质内。这些亚单位分子在一系列酶的催化作用下，经过一种或多种途径转变为共同通用的中间产物丙酮酸；再从丙酮酸进一步分解产生能量或合成新的碳水化合物、氨基酸、脂类和核酸。在上述过程中，底物分解和转化为能量的过程称为分解代谢；所产生的能量用于细胞组分合成的过程称为合成代谢；将两者紧密结合在一起的过程称为中间代谢。伴随代谢过程，细菌还将产生许多在医学上有重要意义的代谢产物。

（一）细菌的能量代谢

细菌能量代谢活动中主要涉及ATP形式的化学能。细菌的有机物分解或无机物氧化过程中释放的能量通过底物磷酸化或氧化磷酸化合成ATP。

生物体能量代谢的基本生化反应是生物氧化。生物氧化的方式包括加氧、脱氢和脱电子反应，细菌则以脱氢或氢的传递更为常见。在有氧或无氧环

---

① 1个大气压 = 1.013×10^5 Pa

境中，各种细菌的生物氧化过程、代谢产物和产生能量的多少均有所不同。以有机物为受氢体的称为发酵（fermentation）；以无机物为受氢体的称为呼吸（respiration），其中以分子氧为受氢体的是有氧呼吸，以其他无机物（硝酸盐、硫酸盐等）为受氢体的是厌氧呼吸。需氧呼吸在有氧条件下进行，厌氧呼吸和发酵必须在无氧条件下进行。

病原菌合成细胞组分和获得能量的基质（生物氧化的底物）主要为糖类，通过糖的氧化或酵解释放能量，并以高能磷酸键的形式（ADP、ATP）储存能量。自然界中存在各种糖类，包括多聚糖（如淀粉、纤维素、几丁质、糖原等）、寡糖和各种单糖，其中最重要、最广泛存在的是葡萄糖。各种多聚糖和寡糖首先降解为相应的单糖。葡萄糖以外的单糖，多数也是先转化为葡萄糖或其磷酸化合物，再进一步降解。

（二）细菌的营养类型

由于酶系统和代谢活性的差异，各种细菌对营养物质的需求可有明显不同。根据细菌所利用的能源和碳源的不同，可将细菌分为两大营养类型。

1. 自养菌（autotroph）　能以简单的无机物为原料，如以 CO_2 作为碳源，以 N_2、NH_3 等作为氮源，合成菌体成分。合成代谢过程中所需能量来自无机物氧化的细菌，称为化能自养菌（chemoautotroph）；通过光合作用获得能量的细菌，称为光能自养菌（photoautotroph）。

2. 异养菌（heterotroph）　必须以蛋白质、糖类、脂类等多种有机物为原料，才能合成菌体成分并获得能量。其可分为腐生菌（saprophyte）和寄生菌（parasite）。腐生菌以动植物尸体、腐败食物等作为营养物。寄生菌寄生于宿主活体内，从宿主的有机物中获得营养。所有的病原菌均是异养菌，其中绝大部分是寄生菌。

（三）细菌的营养物质

细菌生长繁殖时，必须获得各种营养成分，包括水、碳源、氮源、无机盐和生长因子等。

1. 水　各种物质必须能溶于水才可被细菌吸收。细菌的新陈代谢也必须在有水的环境中才能进行。

2. 碳源　各种碳的无机物或有机物都能被细菌吸收和利用，用于合成菌体组分并作为能量的主要来源。糖类是病原菌的主要碳源。

3. 氮源　细菌对氮源的需要量仅次于碳源，其主要作用是作为合成菌体成分的原料。许多细菌可以利用有机氮化合物。病原菌主要从氨基酸、蛋白胨等获得氮源，克雷伯菌等少数病原菌也能利用硝酸盐甚至氮气，但利用率较低。

4. 无机盐　细菌需要多种无机盐以提供生长和繁殖过程中所需的各种元素。需要浓度在 $10^{-4} \sim 10^{-3}$ mol/L 的元素为大量元素，需要浓度在 $10^{-8} \sim 10^{-6}$ mol/L 的元素为微量元素。前者有磷、硫、钾、钠、镁、钙、铁等，后者有钴、锌、锰、铜、钼等。

5. 生长因子　许多细菌的生长还需一些自身不能合成的生长因子（growth factor），通常为有机化合物，包括维生素、嘌呤、嘧啶、某些氨基酸等。少数细菌还需特殊的生长因子。例如，流感嗜血杆菌需要 X、V 两种因子，X 因子是高铁血红素，V 因子是辅酶 I 或辅酶 II。

（四）细菌摄取营养物质的机制

营养物质进入菌体内的方式有被动扩散和主动转运两类。被动扩散是指营养物质从高浓度向低浓度的移动，其驱动力是不需能量的浓度梯度。其中不需细菌成分的协助，营养物质即可进入菌体内的过程称为简单扩散；需要细菌某些特殊蛋白质的协助，营养物质通过跨膜转运进入菌体内的过程称为易化扩散。主动转运是细菌吸收营养物质的主要方式，其特点是营养物质从低浓度向高浓度一侧的耗能运输。各种细菌营养物质的转运方式不同，不同细菌对同一营养物质的摄取方式也不一样。目前已知细菌有三种主要的主动转运系统。

1. 依赖于周质间隙结合蛋白的转运系统（periplasmic binding protein dependent transport system）　营养物质与周质间隙内的受体蛋白结合后，引起后者构型改变，继而将营养物质转送给细胞膜上的 ATP 结合盒型载体（ATP-binding cassette-type carrier），由 ATP 水解提供能量，营养物质通过细胞膜进入细胞质内。

2. 化学渗透驱动转运系统（chemiosmotic driven transport system）　利用膜内外两侧质子或离子浓度差产生的质子动力（proton motive force）或钠动力（sodium motive force）作为营养物质跨膜转移的能量。转运营养物质的载体是电化学离子梯度透性酶，此种酶类是能进行可逆性氧化还原反应的疏水性膜蛋白，即在氧化状态与营养物质结合，还原状态时发生构象变化而将结合的营养物质释放入细菌细胞质内。

3. 基团转移（group transfer）　营养物质在转运过程中被磷酸化，同时转运与代谢相结合，使能量得到更有效的利用。

（五）细菌的代谢产物

1. 分解性代谢产物和生化反应

（1）**糖的分解**　营养物质中的多糖类物质，

先经细菌分泌的胞外酶作用，分解为单糖（葡萄糖），再被吸收利用。葡萄糖是许多细菌的良好碳源和能源，各种细菌对多糖→单糖→丙酮酸的分解过程基本相同，但对丙酮酸的进一步代谢则因酶系统、对氧气需求的不同而有差异。需氧菌可将丙酮酸氧化脱羧后进入三羧酸循环，产生大量能量和中间代谢产物，为合成代谢提供必要的前体，最终将葡萄糖彻底氧化为二氧化碳和水。厌氧菌则发酵丙酮酸，产生各种酸类、酮类、醛类、醇类等代谢产物。

（2）蛋白质和氨基酸的分解　　细菌分泌的胞外酶先将复杂的蛋白质分解为短肽，吸收入菌细胞，再由胞内酶将短肽分解为氨基酸。能分解蛋白质的细菌很少，而蛋白酶的专一性又很强，因此分解蛋白质能力的有无有助于鉴别细菌。能分解氨基酸的细菌较多，其分解能力也各不相同，主要通过脱氨、脱羧两种方式来实现。

（3）细菌的生化反应　　由于不同种类细菌所具有的酶系统不同，对营养物质的分解能力也不一致，故其代谢产物也各异。根据此特点可以鉴别细菌。检测细菌对各种基质的代谢作用及代谢产物，借以区别和鉴别细菌种类的生化试验，称为细菌的生化反应（biochemical reaction）。

1）糖发酵试验：是鉴别细菌的重要方法，不同细菌分解糖类的能力和代谢产物不同。观察细菌对乳糖、葡萄糖、麦芽糖、甘露醇、蔗糖的发酵情况，有助于鉴别肠道细菌。大肠埃希菌分解乳糖，而致病性肠道杆菌不分解乳糖。即使两种细菌均可发酵同一糖类，其结果也不尽相同。例如，大肠埃希菌、伤寒沙门菌都能发酵葡萄糖，大肠埃希菌有甲酸脱氢酶，产酸并产气；伤寒沙门菌缺乏该酶，发酵葡萄糖仅产酸不产气。

2）吲哚（indol，I）试验：有些细菌如大肠埃希菌、变形杆菌、霍乱弧菌等能分解培养基中的色氨酸生成吲哚（靛基质），与试剂中的对二甲基氨基苯甲醛作用，生成玫瑰吲哚而呈红色，吲哚试验呈阳性。

3）甲基红（methyl red，M）试验：产气肠杆菌分解葡萄糖产生丙酮酸，经脱羧后生成中性乙酰甲基甲醇，故培养液的 pH > 5.4，甲基红试验呈阴性。大肠埃希菌分解葡萄糖产生丙酮酸，培养液的 pH ≤ 4.5，甲基红试验呈阳性。

4）VP（Voges-Proskauer）试验：大肠埃希菌和产气肠杆菌均能发酵葡萄糖，产酸产气两者不能区别。产气肠杆菌能使丙酮酸脱羧生成中性的乙酰甲基甲醇，后者在碱性溶液中被氧化生成二乙酰，二乙酰与含胍基化合物反应生成红色化合物，VP 试验呈阳性。大肠埃希菌不能生成乙酰甲基甲醇，VP 试验呈阴性。

5）枸橼酸盐利用（citrate utilization，C）试验：当某些细菌利用枸橼酸盐作为唯一碳源时，可在枸橼酸盐培养基上生长，分解枸橼酸盐生成碳酸盐，并分解铵盐生成氨，使培养基变成碱性，视为该试验呈阳性。大肠埃希菌不能利用枸橼酸盐，在该培养基上不能生长，枸橼酸盐试验呈阴性。

吲哚（I）、甲基红（M）、VP（V）和枸橼酸盐利用（C）4 种试验，常用于鉴定肠道杆菌，合称 IMViC 试验。

6）尿素酶试验：变形杆菌有尿素酶，能分解尿素产氨，使培养基向碱性转变，尿素酶试验呈阳性。

7）硫化氢试验：有些细菌如乙型副伤寒沙门菌和变形杆菌等能分解培养基中的含硫氨基酸生成硫化氢，硫化氢遇铅或铁离子生成黑色的硫化物，硫化氢试验呈阳性。

现代临床细菌学已普遍采用微量、快速的生化鉴定方法，形成以细菌生化反应为基础的各种数值编码鉴定系统。用细菌鉴定软件分析细菌的生化反应谱，使细菌生化鉴定自动化，能够快速确定细菌的种类。

2. 合成性代谢产物及其在医学上的意义　　细菌利用分解代谢中的产物和能量不断合成菌体自身成分，如细胞壁、多糖、蛋白质、脂肪酸、核酸等，同时还合成一些在医学上具有重要意义的代谢产物。

（1）热原质（pyrogen）　　或称致热原，是细菌合成的一种注入人体或动物体内能引起发热反应的物质。产生热原质的细菌大多数是革兰氏阴性菌，热原质即其细胞壁的脂多糖。

热原质耐高温，高压蒸汽灭菌（121℃、20min）不被破坏，250℃高温干烤才能被破坏。用吸附剂和特殊石棉滤板可除去液体中大部分热原质，蒸馏法的效果最好。因此，在制备和使用注射药品过程中应严格遵守无菌操作，防止细菌污染。

（2）毒素与侵袭性酶　　细菌在生长繁殖过程中可产生外毒素和内毒素两种毒素，这两种毒素在其致病过程中具有重要作用。外毒素（exotoxin）是多数革兰氏阳性菌和少数革兰氏阴性菌在生长繁殖过程中释放到菌体外的蛋白质；内毒素（endotoxin）是革兰氏阴性菌细胞壁的脂多糖，当菌体死亡崩解后游离出来。外毒素的毒性强于内毒素。

某些细菌还可产生具有侵袭性的酶类，损伤机体组织，促使细菌的侵袭和扩散，是细菌重要的致病物质。例如，产气荚膜梭菌产生的卵磷脂酶，链球菌产生的透明质酸酶等。

（3）色素　　某些细菌能产生不同颜色的色素，有助于鉴别细菌。细菌的色素有两类：一类为水溶性，能弥散到培养基或周围组织，如铜绿假单胞菌产生的色素使培养基或感染的脓汁呈绿色；另一类为脂溶性，不溶于水，只存在于菌体，使菌落显色而培养基颜色不变，如金黄色葡萄球菌的色素。

（4）抗生素　某些微生物代谢过程中产生的一类能抑制或杀死某些其他微生物或肿瘤细胞的物质，称为抗生素。抗生素大多数由放线菌和真菌产生，细菌产生的少，只有多黏菌素（polymyxin）、杆菌肽（bacitracin）等。

（5）细菌素　某些细菌产生的一类具有抗菌作用的蛋白质称为细菌素（bacteriocin）。细菌素与抗生素的不同点是其作用范围狭窄，仅对与产生菌有亲缘关系的细菌有杀伤作用。细菌素一般是通过在细胞膜上形成通道，增强其渗透性来杀死细菌。例如，大肠埃希菌产生的细菌素称为大肠菌素（colicin）。

（6）维生素　细菌能合成某些维生素，除供自身需要外，还能分泌至周围环境中。例如，人体肠道内的大肠埃希菌合成的 B 族维生素和维生素 K 也可被人体吸收利用。

（六）细菌生长繁殖的条件

细菌进行生长繁殖除需充足的营养物质使细菌获得所需原料和能量外，尚需有合适的酸碱度、适宜的温度和必要的气体环境。

1. 充足的营养物质　细菌要生长繁殖，需要一个平衡、充足的混合营养。体外培养细菌时，一般通过培养基提供细菌全部的营养物质，主要包括水、碳源、氮源、无机盐和生长因子等。

2. 合适的酸碱度　大多数细菌的最适酸碱度为中性或弱碱性，即 pH7.2～7.6，在此 pH 时细菌的酶活性最强。个别细菌在较碱性的环境中生长良好，如霍乱弧菌在 pH8.4～9.2 时生长最好；也有的细菌需要偏酸的环境，如结核分枝杆菌的 pH 为 6.5～6.8。许多细菌在代谢过程中分解糖类产酸，使培养基 pH 下降，影响细菌继续生长，故常在培养基中加入缓冲剂，以维持稳定的 pH。

3. 适宜的温度　各类细菌对温度的要求不同，病原菌的最适生长温度与人类体温相同，即 35～37℃。个别细菌如小肠结肠炎耶尔森菌的最适生长温度是 20～28℃，空肠弯曲菌的最适生长温度是 36～43℃。

4. 必要的气体环境　一般细菌生长繁殖时需要 CO_2，但细菌在代谢过程中产生的 CO_2 已足够满足其需要，且空气中还有微量的 CO_2，不必额外补充。只有少数细菌，如脑膜炎奈瑟菌、流感嗜血杆菌等，在初次分离培养时，必须将其生长环境中的 CO_2 浓度提高到 5%～10%，细菌才能生长。

细菌对 O_2 的需求因菌而异，可据此将细菌分为 4 类：①专性需氧菌（obligate aerobe），具有完善的呼吸酶系统，需要分子氧作为最后的受氢体，以完成呼吸作用，必须在有氧的环境下才能良好生长，如结核分枝杆菌；②微需氧菌（microaerophilic bacterium），在 5% 左右的低氧环境中生长最好，氧浓度＞10% 对其有抑制作用，如弯曲菌属和螺杆菌属；③兼性厌氧菌（facultative anaerobe），酶系统完善，既能进行有氧氧化又能进行无氧酵解，这类细菌在有氧或无氧环境中均能生长良好，大多数病原菌属于此类细菌；④专性厌氧菌（obligate anaerobe），缺乏完善的呼吸酶系统，不能利用分子氧，且游离氧对其有毒性作用，只能在无氧环境中进行无氧酵解，如破伤风梭菌、产气荚膜梭菌等。

（七）细菌生长繁殖的规律

1. 细菌生长繁殖的方式　细菌以简单的二分裂法（binary fission）进行无性繁殖。在适宜条件下，多数细菌的繁殖速度很快，分裂一次仅需 20～30min。个别细菌较慢，如结核分枝杆菌需 18～20h 才分裂一次。

2. 细菌的生长曲线　将一定量的细菌接种于合适的培养基中，在适宜的温度培养时，细菌的生长过程具有规律性。以细菌浓度的对数为纵坐标，生长时间为横坐标，画得的曲线叫作细菌的生长曲线（growth curve）。生长曲线可人为地分为 4 个时期（图 2-9）。

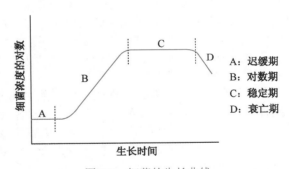

图 2-9　细菌的生长曲线

（1）迟缓期（lag phase）　是细菌被接种到培养基后最初的一段时间，也是细菌为适应新环境，并为持续不断地增殖作准备所需要的时间。处于迟缓期的细菌，其代谢活跃，体积增大，胞质内储积了足够量的酶、辅酶和中间代谢产物，但并不分裂繁殖。迟缓期的长短因接种细菌的数量而异，一般为 1～4h。

（2）对数期（logarithmic phase）　或称指数期（exponential phase），是细菌分裂繁殖较快的时期，细菌数以几何级数增长。在生长曲线上，活菌数的对数呈直线上升，达到巅峰状态。此期细菌的形态、染色性及生理活动都比较典型，对外界环境的影响也较为敏感。对数期一般在细菌培养后 8～18h 出现。

（3）稳定期（stationary phase）　对数期后，由于培养基中营养物质的消耗、酸性产物及 H_2O_2 等的积聚，细菌的繁殖数与死亡数几乎相等，生长曲线趋于平稳，活菌数保持稳定。此期的细菌在形态和生理活动等方面可出现多种变异。

许多细菌在稳定期并不呈现明显的形态变化，仅是细菌个体稍微减小，通常还伴有原生质体收缩

和拟核的压缩。更重要的变化是在基因表达和生理学方面，稳定期细菌处在饥饿状态，这些细菌常会产生一类饥饿蛋白，使细菌变得对饥饿损伤、温度变化、氧化和渗透的损伤及有毒化学品有更强的抵抗力。

（4）衰亡期（decline phase）　稳定期后，细菌的繁殖速度越来越慢，死亡菌数越来越多，死菌数超过活菌数。此期细菌的形态改变显著，出现多形态的衰退型，生理代谢活动也趋于停滞，细菌类型难以鉴定。

第三节　细菌的分类

细菌的分类（classification）是以特征相似性（如形态学特征、生理生化学特征、生态学特征、遗传学特征、抗原特征、化学组成特征等）或系统发育相关性为基础将细菌进行分群归类。命名（nomenclature）是按公认的法则给细菌一个反映其所属位置的名称。

一、分类单位与命名

1. 分类单位　细菌的分类单位与其他生物一样，依次为界（kingdom）、门（division）、纲（class）、目（order）、科（family）、属（genus）、种（species）。表型特征高度相似，亲缘关系极其接近、与同属内其他种有着明显差异的菌株构成种；性质相似或相关的各种组成属；性质相似的属合并为科，以此类推最后构成完整的分类系统。

在分类单位中，种是最基本的单位，微生物的种是客观存在的，具有相对稳定性。在对一个未知菌进行鉴定时，一般要确定到种。过去，人们主要依据细菌的表型及生理特征等指标进行综合分析来确定种，而现在更趋向于分析其基因序列。例如，可以将 DNA 同源性在 60% 以上，或 16S rRNA 序列同源性达 97% 以上的细菌定为一个种。

由于某些细菌可能介于两种性状之间，很难将其归为某个单位，可以在两个主要分类单位之间添加次要的分类单位，如亚界（subkingdom）、亚门（subdivision）、亚纲（subclass）、亚目（suborder）、亚科（subfamily）、亚属（subgenus）。当一个种内的不同细菌存在稳定的变异特征或遗传性状，而又不足以归为新种时，可将其称为亚种（subspecies）。

菌株（strain）是指从不同来源的标本中所得到的同属一个种的纯培养物。一般将具有典型特征的菌株称为该种细菌的标准株（standard strain），由菌

种保藏中心保藏并给予统一编号。在实验室中所获得的某种细菌的变异型也可以称为一个新的菌株。

群（group）常用于细菌和放线菌的分类，可以是在种基础上形成的类群，也可以代表属以上类群的集合。当某个分类单元过于庞大时，常再细分为群，使分类系统更为方便、实用。

型（type）一般指亚种以下的细分。当同种或同一亚种不同菌株之间的性状差异不足以分为新的亚种时，可以再分为不同的型。例如，按抗原特异性、对噬菌体的敏感性、产生的毒素等差异可分为相应的不同血清型、噬菌体型和毒素型等。

2. 命名　细菌的命名和其他生物一样，采用国际上通用的林奈（Linnaeus）双名法（binomial nomenclature）。双名是指属名和种名两部分，由此构成细菌的学名。具体命名规则是：①属名在前，种名在后；②属名描述该属的主要特征，种名描述种的个体特征；③属名和种名用拉丁词、希腊词或拉丁化的其他文字表示，并一律采用斜体形式；④属名为名词，首字母大写，种名为形容词，首字母小写。例如，结核分枝杆菌的学名为 *Mycobacterium tuberculosis*，其中 *Mycobacterium* 是分枝杆菌属的属名，*tuberculosis* 为种名。有时常在种名之后附以命名者的姓氏，如金黄色葡萄球菌学名的全称为 *Staphylococcus aureus* Rosenbach。

二、细菌的分类方法

在自然界中，细菌的种类繁多，不同类型的细菌在形态、结构、染色性、培养特性、生化反应、血清学反应等方面都存在着差异，这些差异是人类对细菌进行系统分类的基础。自 20 世纪 60 年代以来，由于分子生物学技术被不断地应用于细菌分类学领域，细菌的分类依据变得更为广泛、全面和客

观。现代常用的细菌分类法主要有数值分类法、化学分析法和核酸分析法。

1. 数值分类法　　这是一种随着计算机的应用而发展起来的分类方法。其特点是选择较多的特征进行分类。应用计算机对不同菌株的各个特征进行比较，计算出菌株间的相似程度，根据相似程度划分种和属，并确定它们的亲缘关系。例如，相似程度在 85% 以上的可视为同种；65% 以上的可视为同属。

2. 化学分析法　　主要是应用电泳、色谱、质谱等手段，对细菌细胞的化学组成、代谢产物及相应的图谱等特征进行分析，依据其成分差异对细菌进行分型或分类。例如，在放线菌的分类中，可以利用细胞壁组分分析对其进行分型鉴定。

3. 核酸分析法　　核酸分析包括 DNA 碱基组成、核酸分子杂交同源性和 16S rRNA 同源性分析，主要是通过比较细菌生物大分子如核酸、蛋白质等结构的同源程度进行分类，了解不同细菌间的亲缘关系和进化历程。这种以细菌发育关系为基础的细菌分类称为系统分类或种系分类，又称自然分类。由于 16S rRNA 在细菌的进化过程中非常稳定、保守，很少变异，是目前对细菌进行系统分类最重要的参数。通过比较不同细菌的 16S rRNA 的核苷酸序列，绘制系统进化树。

三、细菌分类系统

在 20 世纪 60 年代以前，许多细菌分类学家都曾对细菌做过全面的分类，提出了一些有影响的细菌分类系统。进入 70 年代后，以美国细菌学家伯杰（D. Bergey）为首的一些学者，通过广泛收集、归类，编写了《伯杰氏鉴定细菌学手册》。新出版的《伯杰氏系统细菌学手册》在原来基础上又进行了全面的调整，它更多地依据系统发育资料对细菌进行归类。其大体上将细菌分为五大类群、30 个组。

第三章 细菌的遗传与变异

遗传（heredity）是指生物子代与亲代之间性状的相同性；变异（variation）则是指生物子代与亲代之间性状的差异性。细菌和其他高等生物一样，具有遗传变异的特征。基因组（genome）是一个物种的单倍体的所有染色体及其所包含的遗传信息的总称。细菌的形态结构、生长繁殖、致病性、耐药性、免疫原性等性状都是由其基因组决定的。遗传使细菌的种属性状相对稳定，变异则使细菌产生变种和新种。

细菌的变异现象有遗传型变异和非遗传型变异两种类型。遗传型变异是细菌基因组发生改变导致的性状改变，又称基因型变异（genotypic variation），变异的性状可以稳定遗传给子代。非遗传型变异是细菌在环境诸多因素的影响下导致的细菌基因表达的改变而其基因组未改变，故又称表型变异（phenotypic variation），除去环境影响因素后，变异的性状在子代又可恢复为原有的性状。

在医学实践中，研究细菌的遗传和变异对感染性疾病的诊断、治疗和预防有重要意义。

第一节 细菌遗传变异的物质基础

细菌的遗传物质是染色体 DNA。随着科学研究的深入，人们发现在细菌的基因组内，除染色体外，有的细菌还存在着质粒、噬菌体、转座因子和整合子等，与细菌的遗传变异性状有关。

一、细菌染色体

细菌染色体（bacterial chromosome）是细菌主要的遗传物质，是一条环状双螺旋 DNA 链，反复卷曲形成松散的不规则小体，外无核膜包裹，附着在中介体或细胞膜上，又称拟核。与真核细胞染色体相比，细菌染色体具有以下特征：①DNA 分子质量小，非编码 DNA 序列很少；②基因是连续的，无内含子，转录后形成的 mRNA 不必再剪切、拼接，可直接翻译成多肽；③DNA 的复制是双向复制，从复制起点开始，在一条模板上按顺时针方向复制连续的大片段，在另一条模板上按逆时针方向复制若干断续的片段，再连接成长链，复制到 180° 时汇合；④无组蛋白包绕。

随着微生物基因组计划的实施，越来越多的细菌全基因组被诠释。例如，大肠埃希菌全基因组为 4.5 ~ 4.6Mb，约含 5000 个基因，编码 2000 多种酶及结构蛋白。1998 年，我国科学家完成结核分枝杆菌标准菌株 H37Rv 全基因组测序。微生物基因组的成功测序，为研究基因组的结构、基因的功能及进化关系等奠定了重要的理论基础，对研究细菌致病机制、耐药机制，以及感染性疾病的诊断和防治有着重大的意义。

二、质粒

质粒是细菌染色体外的遗传物质，是环状闭合的双链 DNA 分子，以超螺旋形式存在于细胞质中。质粒有大小两类，大质粒可含几百个基因，小质粒仅含 20 ~ 30 个基因。质粒也可能整合在染色体内，质粒 DNA 有以下特征。

1. 质粒具有自主复制的能力　质粒可独立于染色体自主复制。某些质粒的拷贝数只有 1 ~ 2 个，其复制往往与染色体的复制同步，称为严紧型质粒（stringent plasmid）；某些质粒的拷贝数较多，为 10 ~ 60 个或更多，与染色体的复制不同步，可随时自我复制，称为松弛型质粒（relaxed plasmid）。一般小质粒的拷贝数高。质粒复制后在细胞分裂时随着染色体一起分配到子代细胞中，继续存在并保持固有的拷贝数。

2. 质粒携带的基因往往赋予宿主细菌某些特殊的表型　例如，耐药质粒（resistance plasmid，R 质粒）使细菌对抗菌药物产生耐药性。致育质粒（fertility plasmid，F 质粒）编码细菌的性菌毛。带有 F 质粒的细菌能长出性菌毛，为雄性菌（F^+）；无 F 质粒的细菌无性菌毛，为雌性菌（F^-）。细菌素质粒，如大肠菌素质粒（colicinogenic plasmid，Col 质粒）使大肠埃希菌产生大肠菌素，来杀死同品系或近缘细菌。毒力质粒（virulence plasmid, Vi 质粒）有与致病性有关的毒力因子，某些金黄色葡萄球菌携带的质粒编码剥脱性毒素，引起烫伤样皮肤综合征；由致病性大肠埃希菌产生的肠毒素，也是由毒力质粒基因编码的。代谢质粒（metabolic plasmid）编码产生代谢相关的酶。

3. 质粒可以自行丢失与消除　质粒不是不可缺少的遗传物质，质粒基因组控制的性状并非细菌生长繁殖所必需的，因此当质粒携带的基因所编码的产物不存在时，并不影响细菌的生长繁殖，细菌仍可生存。细菌质粒可自行丢失或经高温、紫外线及吖啶类染料处理而消失。

4. 质粒可通过接合或转导等方式在细菌间转移　有的质粒能通过接合的方式在细菌间转移，称为接合性质粒，如 F 质粒和 R 质粒；有的质粒不能以接合的方式转移，但能经转化或噬菌体转导的方式转移，称为非接合性质粒，如金黄色葡萄球菌的青霉素酶质粒。非接合性质粒在一定条件下通过与其共存的接合质粒的诱动或转导而传递。

5. 质粒的相容性与不相容性　结构相似、复制调控机制密切相关的两种或两种以上的质粒不能稳定地共存于一个宿主菌体内的现象，称为质粒的不相容性；反之，能够稳定共存于一个宿主菌体内的现象称为质粒的相容性。

质粒与外源 DNA 重组转入受体菌后，能自我复制，即能在受体菌内扩增外源 DNA 或表达外源基因产物，因此质粒是基因工程中使用的重要基因载体。

三、噬菌体

噬菌体（phage）是感染细菌、真菌、放线菌或螺旋体等微生物的病毒，因部分能引起菌体的裂解，故得名。噬菌体分布广泛，凡有细菌的场所就可能有噬菌体。在人和动物的排泄物中，特别是被粪便污染的井水、河水中，常会有肠道细菌的噬菌体。由于噬菌体具有严格的宿主特异性，只能寄居在易感的宿主菌内，故流行病学可利用噬菌体进行细菌的鉴定和分型，以及追溯传染源。噬菌体的遗传物质不仅能随着其感染的宿主菌，在宿主菌之间及在宿主菌与噬菌体之间传递，还能赋予宿主菌某些新的生物学性状。噬菌体可导致细菌裂解，用噬菌体治疗细菌感染的临床研究正在大规模的进行。噬菌体结构简单、基因数量少，是分子生物学研究的重要工具。

（一）噬菌体的生物学特性

1. 形态结构　个体微小，需要用电子显微镜观察；其形态多为蝌蚪形，也有呈球形和杆状者。蝌

蝌形噬菌体分为头部和尾部两部分（图 3-1）。头部呈六边形，立体对称，由衣壳和核心组成，衣壳包绕核心。衣壳由蛋白质组成，核心为 DNA 或 RNA，为双链或单链，是噬菌体的遗传物质。尾部呈管状，成分是蛋白质，由一个中空的尾髓和包裹在外面的尾鞘组成，末端尚有尾板、尾刺和尾丝，头部和尾部连接处有尾领、尾髓结构，某些噬菌体尾部很短或缺失。尾部在感染细菌时起识别和吸附作用。

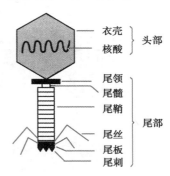

图 3-1　噬菌体结构示意图

2. 免疫原性　噬菌体具有免疫原性，能够刺激机体产生抗体。该抗体能抑制相应噬菌体对宿主菌的侵袭，但对已吸附或已进入宿主菌的噬菌体不起作用。

3. 抵抗力　噬菌体对理化因素的抵抗力比一般细菌繁殖体强，其在加热 70℃、30min 后仍不失活，在低温条件下能长期存活。大多数噬菌体能抵抗乙醚、三氯甲烷（氯仿）和乙醇；对紫外线和 X 射线敏感，受紫外线照射 10～15min 即失去活性。

（二）噬菌体与细菌的相互关系

噬菌体感染细菌后有两种后果：一是噬菌体增殖，细菌被裂解，建立溶菌性周期；二是噬菌体核酸与细菌染色体整合，细菌不被裂解，建立溶原状态。

1. 毒性噬菌体与溶菌性周期　能在宿主菌内复制增殖、产生许多子代噬菌体，并最终使细菌裂解的噬菌体称为毒性噬菌体（virulent phage）。毒性噬菌体在敏感宿主内的增殖过程包括吸附、穿入、生物合成、成熟与释放 4 个阶段。从吸附至细菌溶解称为噬菌体的复制周期或溶菌性周期（图 3-2）。

（1）吸附　是指噬菌体通过表面结构与细菌表面的受体发生特异结合的过程。多数噬菌体以尾刺、尾丝特异吸附到细菌细胞壁的相应受体上，如 G⁺ 细胞壁中的磷壁酸与 G⁻ 细胞壁中的脂多糖或蛋白质成分，某些细菌的菌毛也是噬菌体吸附的受体。

（2）穿入　是指吸附在细菌表面的噬菌体借助于尾部末端含有的一种类似溶菌酶的物质，在细胞壁上溶一小孔，然后通过尾鞘的收缩，将头部的核酸注入细菌体内，而蛋白质外壳留在菌细胞外。

（3）生物合成　　噬菌体核酸进入细菌后，通过早期转录产生早期蛋白，并复制子代核酸；再进行晚期转录，产生噬菌体的衣壳蛋白及溶解细菌的酶类。

（4）成熟与释放　　待噬菌体的衣壳蛋白与核酸分别合成后，二者在细胞质内按一定程序装配成完整的成熟噬菌体。当子代噬菌体达到一定数目时，由于噬菌体合成的酶类的溶解作用，菌细胞裂解，噬菌体全部被释放出，再感染其他细菌。

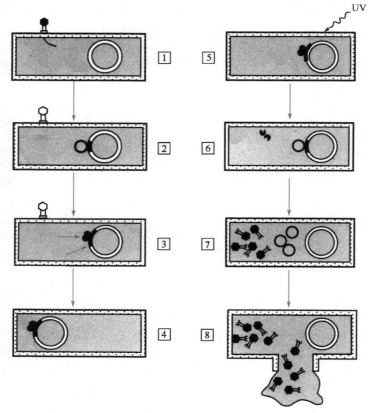

图 3-2　噬菌体溶原性周期和溶菌性周期示意图

1. 噬菌体感染细菌；2. 噬菌体 DNA 整合到细菌染色体，成为前噬菌体；3. 噬菌体 DNA 随着细菌传代与染色体一起复制；4. 溶原性细菌；
5. 某些因素作用于溶原性细菌；6. 溶原状态中断；7. 噬菌体增殖；8. 细菌被裂解

在液体培养基中，噬菌体裂解宿主菌可使浑浊的菌液变得澄清；而在固体培养基上，将适量的噬菌体和宿主菌液混合后接种培养，培养基表面可出现透亮的溶菌空斑，称为噬斑（plaque）。每一个噬斑一般是一个噬菌体复制增殖后形成的，即噬斑形成单位（plaque forming unit，pfu）。若将含噬菌体的液体按一定倍数稀释后感染细菌，通过计数噬斑形成单位，可计算出一定体积内的噬菌体的数目。

2. 温和噬菌体与溶原性周期　　溶原性周期是指有些噬菌体感染细菌后不增殖，不裂解细菌，其核酸整合到细菌染色体上，并能与染色体一起复制、传代。这类噬菌体称为温和噬菌体（temperate phage），其整合到宿主菌的基因组称为前噬菌体（prophage），染色体上带有前噬菌体的细菌称为溶原性细菌（lysogenic bacteria），建立溶原状态。整合到细菌染色体上的前噬菌体基因可改变溶原性细菌的基因序列或某些生物学性状，称为溶原性转换（lysogenic conversion），如白喉棒状杆菌、肉毒梭菌等，只有当整合前

噬菌体成为溶原性细菌时才产生外毒素进而致病。溶原状态通常十分稳定，但在某些因素（紫外线、X 射线照射及丝裂霉素等诱变剂）的作用下，溶原状态可中断而进入溶菌性周期，发生噬菌体的增殖和细菌的裂解。

四、转座因子

转座因子（transposable element）是存在于细菌染色体、质粒或噬菌体基因组分子上一段特异的具有转位特性的核苷酸序列，它可在 DNA 分子中移动，不断改变它们在基因组的位置，能从一个基因转移到另一个基因中。转座因子通过位移改变 DNA 的核苷酸序列，或影响插入点附近基因的表达，或转座因子本身携带一定的功能基因，赋予其新的功能。转座因子主要有以下三类。

1. 插入序列　　插入序列（insertion sequence，IS）是最小的转座因子，长度不超过 2000bp（表 3-1），除携带编码产生自身转位所需酶的基因外，不携带

其他任何已知功能的基因区域，往往是插入后与插入点附近的序列共同起作用，可能是细胞正常代谢的调节开关之一。

表 3-1 插入序列与转座子的特征

插入序列	长度 /bp	转座子	携带耐药或毒素基因
IS1	768	Tn1、Tn2、Tn3	*AP*（氨苄青霉素）
IS2	1327	Tn4	*AP*、*SM*（链霉素）、*Su*（磺胺）
IS3	1300	Tn5	*Km*（卡那霉素）
IS4	1426	Tn6	*Km*（卡那霉素）
IS5	1195	Tn7	*TMP*（甲氧苄氨嘧啶）、*SM*（链霉素）
IS8	约 1750	Tn9	*Cm*（氯霉素）
IS10-R	1329	Tn10	*Tc*（四环素）
IS50-R	1531	Tn55	*Em*（红霉素）
IS913-R	1000	Tn97	*Em*（红霉素）
		Tn1546	*Van*（万古霉素）
ISR1	约 1100	Tn1681	*E. coli ET*（肠毒素基因）

2. 转座子 转座子（transposon，Tn）序列的长度为 2000 ～ 8000bp，除携带与转位有关的基因外，还携带耐药性基因、抗金属基因、毒素基因等（表 3-1）。当 Tn 插入某一基因时，一方面可引起插入基因失活产生基因突变，另一方面可携带功能基因而使细菌获得新的性状。转座子与细菌的多重耐药性有关。

3. 转座噬菌体 某些前噬菌体具有转座功能，一方面，噬菌体基因组整合到细菌染色体上后，可改变溶原性细菌的某些生物学性状。另一方面，当前噬菌体从细菌染色体脱离时，可能连带有细菌的 DNA 片段，故它可能在遗传物质转移过程中起载体作用。

五、整合子

整合子（integrin）是细菌基因组中具有捕获和整合外源基因使之转变为功能性基因的、常以转座子或接合性质粒作为移动工具的转座子样的 DNA 元件。整合子存在于许多细菌的基因组中，定位于染色体和质粒或转座子上。所有已知的整合子的基本结构均包括两端的高度保守序列（conserved segment，CS）和中间的可变区。可变区含有一个或多个基因盒（gene cassette），但其并非是整合子的必需组成部分。基因盒是单一的可移动的 DNA 分子，也可以以环形独立的状态存在。基因盒含有一个结构基因，多数情况下为耐药基因。整合子含有整合酶基因、重组位点和启动子三个功能元件，均位于 5′ 保守端。整合酶催化基因盒在重组位点上的切除，也可将有利的基因盒整合到重组位点上；启动子负责基因盒的表达（图 3-3）。整合子可捕获多个耐药基因使细菌获得多重耐药性，同时也可使耐药基因在细菌之间水平传播。

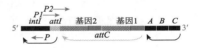

图 3-3 一类整合子结构示意图

intI. 整合酶基因；*P*. 启动子；*attI*、*attC*. 重复序列；*A*、*B* 和 *C*. 消毒剂基因

第二节 细菌遗传变异的机制

细菌的遗传型变异是细菌基因结构发生改变所致，细菌基因结构的改变主要包括基因突变、基因的转移与重组。

一、基因突变

突变（mutation）是由于遗传物质的结构突然改变而引起的细菌性状的遗传型变异。在细菌的生长繁殖过程中，突变是经常发生的。在自然界中如果发生突变现象，无论是由于自然界中突变剂的作用，还是突发的复制错误而保留下来，均称为自发突变。发生突变的菌株称为突变株（mutant strain）；未发生突变的原来的菌株称为野生株（wild strain），其表现型称为野生型（wild type）。

1. 突变类型 突变包括只有一个碱基对发生变化的点突变（point mutation）和有两个以上碱基对发生变化的多点突变（multiple mutation）。前者可以是碱基的置换、缺失或插入。碱基的置换包括嘌呤到嘌呤或嘧啶到嘧啶变化的转换（transition）和嘌呤到嘧啶或嘧啶到嘌呤变化的颠换（transversion）。碱基的插入和缺失突变是指较长的碱基序列的增加或缺少，引起移码突变（frameshift mutation）。多点突变则涉及较大范围的 DNA 结构的变化，包括缺失、易位、重复和倒位。

2. 基因突变机制 根据细菌突变发生的原因，可将其分为自发突变和诱发突变。

（1）自发突变 是指不经过人为处理而自然发生的 DNA 的变化导致的突变。其实自发突变并不是没有原因的，如宇宙间普遍存在的短波辐射、热及自然界存在的一些诱发物质是自发突变的可能原因。对于突变的细菌来说，它们自身也是一种突变因素，细菌在代谢中也可以产生一些具有致突变作用的物质，如过氧化氢。

（2）**诱发突变** 是人工应用各种诱变剂引起的基因突变，它和自发突变在表现型与遗传规律方面是相同的。诱变剂是指能显著提高突变频率的各种理化因素。常用的物理因素有高温、紫外线、辐射等；常用的化学因素包括各种碱基类似物、亚硝酸盐和烷化剂等。诱变剂不能定向诱导突变的类型。

3. 突变的规律 现以耐药性基因突变为例，说明细菌基因突变的规律。

（1）**基因突变的稀少性和随机性** 细菌自发突变的频率极低（$10^{-10} \sim 10^{-5}$），但由于细菌个体繁殖迅速，细菌的基因突变还是经常发生的。细菌的基因突变是随机的、不定向的，可以是各种类型的，耐药基因突变是各种突变类型中的一种。例如，巨大芽胞杆菌对异烟肼耐药的突变率是 5×10^{-5}，对于对氨基水杨酸的耐药突变率为 1×10^{-5}，同时对这两种药物的基因突变率约为 8×10^{-10}。

（2）**耐药基因的突变与选择** 影印培养试验（图3-4）证明耐药性突变株在接触药物之前即已出现，即细菌发生耐药性基因突变与抗菌药物的使用无关，抗菌药物主要起到选择作用，即在抗菌药物存在的环境中，只有耐药突变株能存活，而敏感株被抑制或杀死。抗菌药物是一种化学物质，在某种程度上也是基因突变的诱导剂。

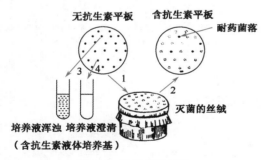

图3-4 影印培养试验

1. 将在无抗生素培养基生长有许多菌落（可达数百个）的母种培养皿倒置于包在圆柱上的灭菌丝绒布上（圆柱体的直径略小于培养皿）；2. 将丝绒布上的菌落像"盖印章"似的接种到含有某种抗生素的选择性培养基上，培养后观察到只有个别位置形成菌落；3. 观察在抗生素培养基上形成的菌落位置，寻找在无抗生素培养基上相同位置的菌落，将该菌落细菌接种在含有相同抗生素的液体培养基中，培养后观察到细菌有生长；4. 观察在抗生素培养基上没有形成菌落的位置，寻找在无抗生素培养基上相同位置的菌落，将该菌落细菌接种在含有相同抗生素的液体培养基中，培养后观察细菌没有生长

（3）**基因突变具有相对稳定性** 基因突变一经发生，突变株所具有的新表型就能稳定地遗传。敏感株经过基因突变成为耐药株后，即使在不含抗生素的培养基上，细菌的耐药性也可以保持许多代。

（4）**基因突变可发生回复突变** 细菌由野生型变为突变型是正向突变。有时突变型经再次突变

又可恢复野生型的表型，这一过程称为回复突变（backward mutation）。耐药株经回复突变后重新成为对该种药物敏感的敏感株，也可能是通过抑制基因的突变导致表型的恢复，因此性状的恢复并不意味着回复到原来的基因型。

4. DNA 的损伤修复 当细菌的 DNA 偶尔受到损伤时，细胞会用有效的 DNA 修复系统进行细致的修复，以使损伤降为最小，修复机制对细胞的生命极其重要。但损伤修复本身也会出现错误而造成细菌的变异。

二、基因的转移与重组

细菌需要不断进化才能适应环境而生存，除了突变外，细菌更多的是通过细菌之间发生基因转移和重组而获得外源性的遗传物质，引起细菌的遗传型变异。外源性遗传物质由供体菌转移至受体菌的过程称为基因转移（gene transfer）。但仅有基因转移尚不够，受体菌必须能容纳外源性基因。转移的外源性 DNA 整合于受体菌 DNA 中称为基因重组（gene recombination）。只有发生基因重组，才会使受体菌获得供体菌的某些特性，并稳定遗传。外源性遗传物质包括供体菌染色体 DNA 片段、质粒 DNA 及噬菌体基因等。细菌的基因转移和重组可通过转化、接合、转导、溶原性转换和原生质体融合等方式进行。

1. 转化 受体菌直接摄取供体菌的游离 DNA 片段并整合到自己的基因组中，从而获得新的遗传性状，称为转化（transformation）。1928 年，Griffith 将经加热杀死的Ⅲ型光滑型肺炎链球菌（ⅢS，有荚膜）和活的Ⅱ型粗糙型肺炎球菌（ⅡR，无荚膜）混合注射至小鼠体内，结果小鼠死于败血症，并从小鼠血液中分离到活的Ⅲ型光滑型肺炎链球菌，这是最先发现的细菌转化现象（图3-5）。1944 年，Avery 用Ⅲ型光滑型肺炎球菌的 DNA 代替加热杀死的Ⅲ型光滑型肺炎链球菌重复上述试验，得到相同的结果，最后确定引起Ⅱ型粗糙型肺炎链球菌转化的物质，是Ⅲ型光滑型肺炎链球菌的 DNA。

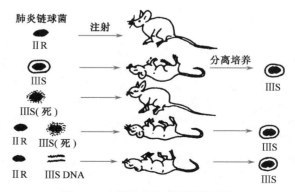

图3-5 小鼠肺炎链球菌转化试验

肺炎链球菌的转化过程大致分三个阶段：①供体菌游离的 DNA 结合到受体菌表面；②结合到细菌表面的 DNA 一条链进入受体菌，另一条链被受体菌细胞膜上的内切酶降解；③进入受体菌内的单链 DNA 置换受体菌 DNA 的一条链，两者部分碱基互补，在受体菌染色体上形成一段异源双链。当 DNA 复制时，两条链各自复制成两条不同的双链，细菌分裂成两个子代细菌后，其中的一个则带有一段供体菌的 DNA，成为转化菌。

2. 接合　接合（conjugation）是指细菌通过性菌毛相互连接沟通，将遗传物质（主要是质粒 DNA）从供体菌转移给受体菌，使受体菌获得新的遗传性状（图3-6）。接合可看作细菌的"有性生殖"过程，又称为细菌的杂交。具有 F 质粒或 R 质粒的细菌，能以接合的方式转移遗传物质。同一种属内转移频率高，而不同种属间转移频率低。

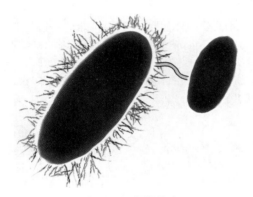

图 3-6　细菌的接合

（1）F 质粒的接合　　F 质粒也称性因子，首先

是在大肠埃希菌中被发现的。有 F 质粒的细菌为雄性菌，以 F⁺ 表示，其表面有 F 质粒基因编码的性菌毛，接合时作供体菌；无 F 质粒的为雌性菌，以 F⁻ 表示，无性菌毛，接合时作受体菌。F⁺ 和 F⁻ 接合时，两个菌体通过性菌毛出现暂时沟通，F 质粒 DNA 的一条链断裂，进入 F⁻ 内，F⁺ 与 F⁻ 各有一条 F 质粒 DNA 链，再经复制，结果两个菌体内均形成一条双链 F 质粒，F⁻ 变成 F⁺，也长出性菌毛（图3-7）。

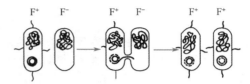

图 3-7　接合时 F 质粒的转移与复制

如果 F 质粒不是以游离方式存在于细菌胞质内，而是整合到细菌染色体上时，则该细菌能以较高的频率转移染色体基因，与受体菌 F⁻ 的染色体重组，故称为高频重组菌株（high frequency recombinant，Hfr）。Hfr 与 F⁻ 接合时，Hfr 染色体 DNA 的一条链在 F 质粒整合处断裂，由环形变成线形进入 F⁻ 内，并与 F⁻ 染色体 DNA 重组（图3-8）。最先转移的是 Hfr 的染色体 DNA，F 质粒 DNA 位于最后。在转移过程中，由于受各种因素的影响，Hfr 染色体 DNA 很易断裂，越是后端的基因越难转移，位于最后的 F 质粒几乎不能转移，因此 Hfr 与 F⁻ 接合，F⁻ 不能变成 F⁺。F 质粒在 Hfr 中的整合作用是一种可逆过程，有时也会脱离下来。从染色体上脱离下来的 F 质粒有时会携带相邻的染色体基因或 DNA 片段，称为 F′ 质粒。

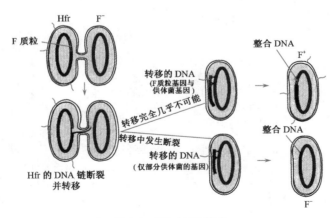

图 3-8　Hfr 与 F⁻ 接合

（2）R 质粒的接合　　R 质粒可分为两类：可通过接合在细菌间进行传递的，称接合性 R 质粒；不能通过接合传递的，称非接合性耐药质粒。R 质粒最先由日本学者在福氏痢疾杆菌耐药株内发现。R 质粒由两部分构成：一是耐药传递因子（resistance transfer

factor，RTF），其功能与 F 质粒相似，能编码性菌毛，使 R 质粒能以接合方式转移；二是耐药性决定子（resistance determinant，r 决定子），赋予宿主菌耐药性。一个 r 决定子可携带多个耐药基因，所以一种细菌可同时对多种抗菌药物产生耐药性。例如，痢疾志

贺菌、大肠埃希菌存在对链霉素、氯霉素、四环素、磺胺类等多种抗菌药物同时耐药的菌株（图3-9），给临床治疗带来了困难。r决定子可单独存在，为非接合性耐药质粒，可通过转导或转化在细菌间传递。

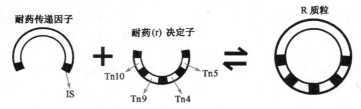

图3-9　R质粒结构示意图

3. 转导　以温和噬菌体为载体，将供体菌的一段DNA转移至受体菌内，使受体菌获得新的性状，称为转导（transduction）。由于噬菌体有宿主特异性，转导仅发生在同种细菌间。根据转导的基因片段性质和范围不同，可将其分为普遍性转导（generalized transduction）与局限性转导（restricted transduction）。

（1）普遍性转导　前噬菌体从溶原性细菌染色体上脱离，进行增殖，装配成新的子代噬菌体时，在 $10^5 \sim 10^7$ 次装配中发生一次错误，将供体菌DNA误装入噬菌体头部的蛋白质外壳中，当再度感染受体菌时，则将供体菌DNA带入受体菌体内。因供体菌染色体任何一个基因都有机会被转导，故称为普遍性转导。转导比转化可转移更大片段的DNA，而且由于包装在噬菌体的蛋白质外壳内，可免于被DNA酶降解，故比转化的效率高。

噬菌体携带的供体菌DNA片段进入受体菌后，只有少数能与受体菌染色体重组并同染色体一起复制，称为完全转导（complete transduction）；而绝大多数供体菌DNA片段是游离存在于受体菌细胞质内，不能复制，称为流产转导（abortive transduction）（图3-10）。

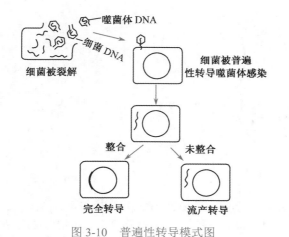

图3-10　普遍性转导模式图

（2）局限性转导　溶原性细菌经诱导后，前噬菌体从宿主菌染色体上脱离下来。通常前噬菌体的切离是准确的，但偶尔也会发生偏差，即前噬菌体将其两侧染色体上的特定基因与其一起脱落，并转移至受体菌，使受体菌的性状发生改变，称为局限性转导。例如，大肠埃希菌 $K_{12}\lambda$ 噬菌体感染大肠埃希菌，其DNA可插入大肠埃希菌染色体半乳糖苷酶基因（*gal*）和生物素基因（*bio*）之间，处于溶原性周期。λDNA从细菌染色体上脱离时也能发生偏差，大约 10^6 个噬菌体出现一个，与细菌染色体DNA进行部分交换，形成带有 *gal* 或 *bio* 基因的缺陷噬菌体（图3-11）。这种缺陷噬菌体感染受体菌时，可将供体菌DNA带入受体菌内，使受体菌具有 *gal* 或 *bio* 基因的特性。

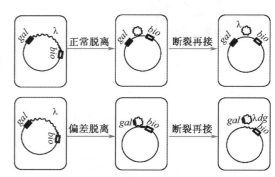

图3-11　局限性转导模式图

4. 溶原性转换　溶原性细菌因染色体上整合有前噬菌体，从而获得新的遗传性状，称为溶原性转换（lysogenic conversion）。溶原性转换可使某些细菌发生毒力变异或免疫原性变异。例如，不产生毒素的白喉杆菌被β-棒状杆菌噬菌体感染成为溶原性细菌时，便可产生白喉外毒素，如果该噬菌体从细菌中消除，则细菌产生毒素的能力也随之消失。同样，A族链球菌、产气荚膜梭菌和肉毒梭菌均可因溶原性转换分别产生红疹毒素、α毒素和肉毒毒素。

5. 原生质体融合　原生质体融合（protoplast fusion）是将两种不同的细菌经溶菌酶或青霉素等处理，失去细胞壁成为原生质体后进行彼此融合的过程。聚乙二醇可促使两种原生质体间的融合，两个细胞间产生胞质桥，此桥允许融合细胞的胞质混合及遗传物质的交换。原生质体融合可发生于同种或不同种类的细胞之间。

原生质体融合后，两个完整的染色体融合在一起形成二倍体。这种二倍体细胞寿命很短，在此期间染色体之间可以发生基因的交换和重组，获得多种不同表型的重组融合体。原生质体融合是一种人工基因转移系统，可使一些原来不具备基因转移条件的细菌实现基因的转移和重组，是一种有价值的遗传学实验工具。

第三节　细菌的变异现象

细菌的多种性状均可发生变异，主要包括形态结构变异、毒力变异、耐药性变异和菌落变异等。

一、形态结构变异

细菌在不同的生长时期或在生长中受外界条件影响，其大小可以改变，形态可由典型形态变异成多种多样的形态。例如，在药物的影响下，细菌可出现菌体膨大、呈梨形和丝状等，称衰残型。干扰细菌壁肽聚糖合成的药物可使细菌变成细胞壁缺陷型或 L 型细菌（因其 1935 年首先在 Lister 研究院发现而得名），L 型细菌的形态呈多样化。有荚膜、鞭毛或芽胞等特殊结构的细菌有时会失去这些特殊结构，但失去的特殊结构有的尚可恢复。例如，有鞭毛的变形杆菌在含 0.1% 苯酚的培养基上培养可失去鞭毛，但将此种失去鞭毛的细菌移种至一般培养基上培养，鞭毛又能再次形成，这种失去鞭毛的变异称 H-O 变异。肺炎链球菌在体内或血液培养基中能形成荚膜，在普通培养基上则易失去荚膜。

二、毒力变异

细菌的毒力变异包括毒力增强和毒力减弱。无毒力的白喉棒状杆菌常寄居在咽喉部，一般不致病，当它感染了 β- 棒状杆菌噬菌体后成为溶原性细菌，则获得产生白喉外毒素的能力，由无毒株变为有毒株。有毒株长期在人工培养基上传代培养，其毒力可减弱或消失。Calmette 和 Güerin 将有毒力的牛型分枝杆菌接种在含有胆汁、甘油的马铃薯培养基上，经过 13 年 230 次的传代，终于获得了一株毒力减弱但仍保持免疫原性的变异株，即用两位科学家的名字命名的卡介苗（bacillus of Calmette-Güerin，BCG），卡介苗的应用使结核病得到有效预防。

三、耐药性变异

细菌对某种抗菌药物由敏感变成耐受的变异称为耐药性变异。对药物耐药的菌株称为耐药菌，有的细菌同时对多种抗菌药物产生耐受性，称为多重耐药性（multiple drug resistance，MDR）。例如，耐甲氧西林金黄色葡萄球菌（methicillin-resistant *Staphylococcus aureus*，MRSA）对多种药物耐药。抗菌药物的广泛应用，使耐药菌日益增多，给临床抗感染治疗带来了很大的困难，已成为现代医学发展的重要问题。

四、菌落变异

细菌在固体培养基上形成的菌落可由光滑型（smooth，S 型）变为粗糙型（rough，R 型），称为 S-R 变异。该种变异可因失去细胞壁脂多糖的特异性多糖而引起，常见于肠道杆菌。菌落变异的同时，细菌的生化特性、免疫原性及毒力等其他性状也会发生变化。一般而言，S 型菌的致病性强，但也有少数的 R 型细菌致病性强，如结核分枝杆菌和炭疽杆菌等。

第四节　细菌遗传变异在医学中的应用

一、在疾病的诊断、预防和治疗方面的应用

细菌的变异可发生在形态结构、染色性、生化特性、毒力及免疫原性、耐药性等方面，导致生物学性状不典型，给病原菌的鉴定和治疗带来了困难。例如，绝大多数耐药性金黄色葡萄球菌所产生的色素由金黄色变为灰白色，而许多血浆凝固酶阴性的葡萄球菌也成为致病菌，因此改变了致病性葡萄球菌的判断指标。分离自伤寒患者的伤寒沙门菌中有 10% 的菌株不产生鞭毛，检查时无动力，患者也不产生抗鞭毛（H）抗体，进行血清学检查（肥达试验）时，不出现 H 凝集现象。由于变异常给病原菌的诊断和治疗带来困难，在病原学检查中不仅要熟悉病原菌的典型性状，还要了解病原菌的变异

现象和规律，只有这样才能对感染性疾病做出正确的病原学诊断并进行有效的防治。

细菌遗传变异的研究对感染性疾病的预防具有重要意义。为预防感染性疾病的发生，用人工诱变的方法减弱病原菌的毒力，制备出保留免疫原性的减毒活疫苗以用于某些感染性疾病的预防，如卡介苗用于结核病的预防。目前通过基因工程手段可获得病原菌新的变异株，以用于制备更理想的疫苗。

细菌耐药性现象越来越严重，是临床工作中必须注意的问题。为了确保治疗效果，在使用抗菌药物前，应做细菌的药物敏感试验，选用敏感的抗菌药物，用药时，要使用足够的剂量和疗程，使细菌在发生耐药性突变前就被杀死，避免为耐药性突变菌株提供选择和发展的条件。此外，必要时联合使用两种以上的抗菌药物，既可提高治疗效果，又可减少耐药菌株出现的机会。

二、在检测致癌物质中的应用

一般认为肿瘤是正常细胞的遗传物质发生了改变，使细胞转化所致。因此，凡能诱导基因突变的物质均有可能诱发细胞的基因突变，这些物质就有可能是致癌物质。Ames 等在 1975 年建立的沙门菌回复突变试验（也称 Ames 试验）已被用于致癌物的检测。鼠伤寒沙门菌（*Salmonella typhimurium*）的组氨酸营养缺陷型（his⁻）菌株，在含微量组氨酸的培养基中，除极少数自发回复突变的细胞外，一般只能分裂几次，形成在显微镜下才能见到的微菌落；受诱变剂作用后，大量细胞发生回复突变，可自行合成组氨酸，形成肉眼可见的菌落。鉴于化学物质的致突变作用与致癌作用之间密切相关，故此法广泛应用于致癌物的检测。

三、在流行病学中的应用

近年来，分子生物学的分析方法已被应用于流行病学研究，从基因水平追溯遗传物质的转移和传播。例如，质粒指纹图谱法是用琼脂糖凝胶电泳检查不同来源细菌所带质粒的大小；以及通过比较用同一种限制性内切核酸酶切割质粒所产生的片段数目和大小，调查引起某一疾病暴发流行的流行菌株与非流行菌株，也可用于调查医院内存在于多种细菌内的某种耐药质粒的传播扩散情况。

四、在基因工程中的应用

细菌的变异机制是基因工程技术的理论基础。基因工程的原理是在体外利用分子生物学的理论和技术将目的基因重组于载体（质粒或噬菌体）上，再通过载体将目的基因转入受体菌，使受体菌表达出目的基因的产物。目前应用基因工程技术已大量生产出用传统方法极难获得的胰岛素、干扰素（IFN）、生长激素、白介素（IL）及乙型肝炎病毒表面抗原等生物制品。

（杨维青）

第四章　细菌的耐药性

1935 年，磺胺类药物百浪多息作为第一个商品化的合成抗菌药首次用于临床，1940 年第一个抗生素——青霉素问世，随后各类抗菌药物先后被研发，并用于细菌感染性疾病的治疗，挽救了无数人的生命。与此同时，细菌的耐药性问题也开始出现。从最初报道的耐青霉素的葡萄球菌到现今临床检出率不断增加的多种耐药菌，甚至出现同时对三类或三类以上作用机制不同的抗菌药具有耐药性的多重耐药菌，耐药菌的产生和流行已成为全球范围内的重要公共卫生问题。深入研究细菌耐药机制，有效控制细菌耐药性及研发新的高效、低毒的抗菌药物是当今世界医学研究的重要内容。

第一节　细菌耐药的机制

一、细菌耐药的遗传机制

根据耐药的特点和遗传机制的不同，细菌耐药性分为固有耐药性（intrinsic resistance）及获得耐药性（acquired resistance）。

（一）固有耐药性

固有耐药性是指细菌对抗菌药物的天然不敏感性，也称为天然耐药性，是由细菌染色体基因决定的，能代代相传，具有种属特异性。固有耐药性是可以预测的。例如，氨基糖苷类抗生素须借助氧依赖的转运机制进入菌体内，而厌氧菌缺乏此机制，故对氨基糖苷类抗生素天然耐药。G^- 具有外膜通透性屏障，决定了这类细菌对抑制细胞壁合成的多种抗菌药物天然耐药。

（二）获得耐药性

获得耐药性是指细菌遗传物质发生改变而获得的耐药性。耐药性细菌的耐药基因来源于基因突变，或通过接合、转导或转化等方式获得的源自其他耐药菌的耐药基因。在原先对药物敏感的细菌群体中出现了对抗菌药物的耐药性，这是获得耐药性与固有耐药性的重要区别。影响细菌获得耐药性的因素包括细菌基因的自发突变率和耐药基因的转移状况。

1. 基因自发突变　　所有的细菌群体都会发生自发的随机突变，只是频率很低（$10^{-9} \sim 10^{-7}$），控制药物敏感性的相关基因发生的某些自发突变可赋予细菌耐药性。细菌通过该机制获得的耐药性以单一耐药性为主。广泛或滥用抗菌药物，增加了耐药突变株的选择压力，可筛选出耐药突变株。

2. 耐药基因的转移　　细菌的耐药性多是通过耐药基因的转移而获得的。携带耐药基因的可移动遗传元件如质粒、转座子、整合子等可通过多种方式在细菌间转移和传播。

（1）R 质粒的转移　　R 质粒广泛存在于多种细菌中，尤其是 G^- 杆菌，主要通过接合的方式在同一种属内或不同种属的细菌间进行传递，是耐药基因转移最常见的方式。一种质粒可带一种或多种耐药基因，获得的耐药质粒可随细菌分裂传递给后代，由质粒介导的耐药性传播在临床上占有非常重要的地位。

（2）转座子介导的耐药基因的转移　　转座子（transposon，Tn）又名跳跃基因，是比质粒更小的 DNA 片段，它可以在染色体、质粒之间跳跃移动，将携带的耐药基因在细菌内基因组间或细菌间转移或交换，导致耐药基因的传播。

（3）整合子与多重耐药　　整合子（integron）是染色体、转座子或质粒上的移动性 DNA 序列，它是可捕获和整合外源基因并使之转变为功能性基因的表达单位。整合子在细菌耐药性的获得和扩散中起到了重要的作用。同一类整合子可携带不同的耐药基因盒，同一个耐药基因又可出现在不同的整合子上。细菌的耐药基因在不同的整合子中移动，可介导多重耐药的形成。

二、细菌耐药的生物化学机制

细菌生长繁殖有赖于自身结构的完整和代谢功能的正常。微生物为了加强自身的防御能力以求得生存，对抗菌药物通过如下生化机制产生耐药性。

1. 产生灭活酶 灭活酶即钝化酶，是由耐药基因编码产生的、能破坏抗菌药物或使之失去抗菌活性的酶。产生灭活酶是细菌产生耐药性的重要机制。

（1）β- 内酰胺酶 β- 内酰胺酶（β-lactamase）通过破坏 β- 内酰胺类抗生素（如青霉素类和头孢菌素类）的 β- 内酰胺环而使其失去抗菌活性，是细菌对此类抗生素耐药的主要机制。最常用的 β- 内酰胺酶的分类方法有两种，即 Ambler 分子分类法和 Bush-Jacoby-Medeiros（简称 Bush 法，1995 年）分类法。前者基于氨基酸序列的同源性，分为 A ～ D 4 类；后者基于底物谱和抑制物谱，分为 1 ～ 4 类和若干亚类（表 4-1）。

表 4-1 β- 内酰胺酶的分类

分类		名称	对抑制物 CA 的敏感性	代表酶
Bush 法	Ambler 法			
1	C	头孢菌素类酶	−	AmpC（G⁻）
2a	A	青霉素类酶	+	青霉素酶（G⁺）
2b	A	广谱酶	+	TEM-1、TEM-2
				SHV-1
2be	A	超广谱 β- 内酰胺酶（ESBL）	+	TEM-3 ～ TEM-26
				SHV-2 ～ SHV-6
				K1 酶（克雷伯菌）
2br	A	耐酶抑制剂酶	±	TEM-30 ～ TEM-36
				TRC-1
2c	A	青霉素类、羧苄青霉素酶	±	PSE-1、PSE-2、PSE-4
2d	D	青霉素类、邻氯青霉素酶	±	OXA-1 ～ OXA-11
2e	A	头孢菌素类酶	+	诱导头孢菌素酶（变形杆菌）
2f	A	头孢菌素、青霉素及碳青霉烯酶	+	NMC-A、Sme-1
3	B	多数 β- 内酰胺类和碳青霉烯酶	−	含金属的酶
4	?	青霉素酶		青霉素酶（假单胞菌）

注：CA. 克拉维酸

β- 内酰胺酶可由细菌染色体编码产生，也可由质粒或 Tn 编码产生。葡萄球菌是 G⁺ 中能产生 β- 内酰胺酶的主要病原菌，肺炎链球菌和肠球菌也可通过合成此酶而产生对 β- 内酰胺类抗生素的抗性。G⁻ 产生的 β- 内酰胺酶远比 G⁺ 产生的多而广，主要水解头孢菌素类抗生素，其中以肠杆菌科细菌的大肠埃希菌、肺炎克雷伯菌及假单胞菌属中的铜绿假单胞菌最为突出。近年来，在医院感染中发现产 β- 内酰胺酶的肠杆菌科细菌（如肺炎克雷伯菌、鲍曼不动杆菌等）对碳青霉烯类抗生素（亚胺培南、美罗培南等）耐药。

（2）氨基糖苷类钝化酶 氨基糖苷类钝化酶（aminoglycoside modified enzyme）由细菌质粒或 Tn 编码，该酶能改变氨基糖苷类抗菌药的分子结构，使之不易或不能与细菌核糖体结合，从而失去抗菌活性。氨基糖苷类钝化酶的产生是病原菌对氨基糖苷类抗生素产生耐药性最重要的机制，主要有

三类：①使游离氨基乙酰化的乙酰转移酶（acetyl transferase，AAC）；②使游离羟基磷酸化的磷酸转移酶（phosphotransferase，APH）；③使游离羟基腺苷化的腺苷转移酶（adenyl transferase，AAD）。每类钝化酶又根据其所破坏的抗生素和作用部位不同分成许多种，每种酶还包括多种异构酶。由于不同抗菌药可能有相同酶的作用部位及一种抗菌药可能有多个酶的结合部位，因此同一种酶可钝化不同的氨基糖苷类抗菌药，一种氨基糖苷类抗菌药又可被多种酶所钝化。再加上氨基糖苷类抗菌药的分子结构相似，所以可能出现交叉耐药现象。能产生钝化酶的细菌包括 G⁻ 杆菌、金黄色葡萄球菌、淋病奈瑟菌及肠球菌等。

（3）氯霉素乙酰转移酶 氯霉素乙酰转移酶（chloramphenicol acetyl transferase）由细菌染色体或质粒基因编码产生，通过使氯霉素乙酰化而使其失

去抗菌作用。产生它的细菌包括 G⁻ 杆菌（主要为肠杆菌科细菌）、葡萄球菌及 D 组链球菌等。

（4）红霉素酯酶 红霉素酯酶（erythromycin esterase）可以水解红霉素等大环内酯类抗菌药结构中的内酯环而使其失去抗菌活性，是细菌对大环内酯类抗菌药耐药的机制之一。例如，对红霉素高度耐药的大肠埃希菌临床分离株可产生红霉素酯酶。此外，溶血性链球菌、金黄色葡萄球菌也可产生灭活酶，使大环内酯类、林可霉素及链阳霉素类抗生素核苷化、乙酰化或水解灭活而失去抗菌作用。

2. 改变靶位结构 细菌可通过多种途径改变抗菌药物作用的靶位结构而产生耐药性。

（1）改变细菌靶位 改变细菌靶位，降低其与抗菌药的亲和力，是细菌耐药的机制之一。红霉素等大环内酯类抗菌药的作用靶位是细菌核糖体的50S 亚基，两者结合后，抑制细菌蛋白质合成而发挥抗菌活性。某些细菌耐药性基因编码产生甲基化酶，可使细菌核糖体 50S 亚基的 23S rRNA 上的腺嘌呤残基甲基化，改变核糖体构象，导致大环内酯类药不能与其结合而耐药。由于大环内酯类（macrolides）、林可霉素类（lincomycins）及链阳霉素类（streptogramins）抗菌药的作用靶位相似，该靶位结构一旦改变，细菌可对这三类药物均产生耐药，此种耐药表型称为 MLS。磺胺类抗菌药的靶位是二氢蝶酸合成酶，通过干扰细菌叶酸合成而发挥抗菌作用。有的细菌通过改变其细胞内的二氢蝶酸合成酶，降低该酶与磺胺类药的亲和力而产生耐药。喹诺酮类药的主要作用部位是 DNA 促旋酶（DNA gyrase），其次是拓扑异构酶（topoisomerase）Ⅳ。这两个酶的编码基因分别为 *gyrA* 和 *parC*，位于喹诺酮类药物耐药决定区（quinolone resistant determining region，QRDR）。如果细菌发生 *gyrA* 基因突变，其编码的 DNA 促旋酶 A 亚基结构即发生改变，使该酶对喹诺酮类药物的亲和力降低而产生耐药。临床常见的耐喹诺酮类药物的细菌有假单胞菌、大肠埃希菌、肠球菌和金黄色葡萄球菌等。

（2）产生新的靶位 参与细菌细胞壁合成的青霉素结合蛋白（PBP）是 β- 内酰胺类抗菌药的作用靶位。细菌可通过产生新的低亲和力的 PBP 而产生耐药。这种 PBP 介导的耐药在葡萄球菌、肺炎链球菌、流感嗜血杆菌、脑膜炎奈瑟菌及淋病奈瑟菌等细菌中存在，其中最常见的是 MRSA。MRSA 菌株除了正常产生的 5 种 PBP（PBP1～PBP3、PBP3′、PBP4）外，还产生一种新的 PBP，即 PBP2a。PBP2a 与 β- 内酰胺类抗生素的亲和力极低，几乎不与该类抗生素结合；当高浓度抗生素存在时，PBP2a 可替代活性被抑制的正常 PBP，参与细菌细胞壁肽聚糖的合成，使细菌继续生长、繁殖，从而对 β- 内酰胺类抗生素产生耐药性。MRSA 不

仅对甲氧西林和其他 β- 内酰胺类抗生素耐药，而且对氨基糖苷类、红霉素等耐药，是医院感染常见的多重耐药菌。常用的治疗药物是万古霉素，但近年来，临床上出现了万古霉素敏感性下降的金黄色葡萄球菌，即万古霉素中介的金黄色葡萄球菌（vancomycin-intermediate *Staphylococcus aureus*，VISA），甚至万古霉素耐药的金黄色葡萄球菌（vancomycin-resistant *Staphylococcus aureus*，VRSA）。

3. 降低外膜的通透性 G⁻ 细胞壁的外膜是一种非常有效的非特异性屏障，不仅使细菌不易受到机体体液中的杀菌物质、肠道中的胆盐及消化酶等的作用，还可阻止某些疏水性抗菌药的进入，是细菌耐药的机制之一。G⁻ 的外膜屏障作用是由一类称为孔蛋白的外膜孔蛋白（均为亲水性抗菌药物的通道）所决定的。例如，孔蛋白 OmpF 丢失，可导致细菌对 β- 内酰胺类、四环素类、喹诺酮类或氯霉素等抗菌药物的多重耐药。铜绿假单胞菌的外膜对抗菌药的通透性差，这是该菌对多种抗菌药固有耐药的主要原因之一。铜绿假单胞菌外膜上还存在孔蛋白 OprD，该蛋白是亚胺培南进入菌体的通道，当该蛋白丢失时，可导致细菌对亚胺培南耐药。细菌接触抗菌药后，可通过改变孔蛋白的性质和数量来降低细菌外膜的通透性，阻止抗菌药进入菌体而产生耐药性。大肠埃希菌主要有 OmpF 和 OmpC 两种孔蛋白。

4. 加强主动外排系统 主动外排系统（active efflux system）由三种蛋白质组成，包括运输子、外膜蛋白和附加蛋白，三者缺一不可，也称为三联外排系统（tripartite efflux system）。其中运输子位于细菌质膜，起泵的作用；外膜蛋白位于 G⁻ 外膜或 G⁺ 细胞壁，是药物泵出的通道；附加蛋白位于运输子与外膜蛋白间，起桥梁作用。主动外排系统使抗菌药物外排，降低菌体内的药物浓度，是细菌耐药的重要机制。大肠埃希菌、葡萄球菌、铜绿假单胞菌、空肠弯曲菌和淋病奈瑟菌等均有主动外排系统。主动外排系统有广泛的外排底物，可引起细菌对四环素类、氟喹诺酮类、大环内酯类、氯霉素和疏水性 β- 内酰胺类等抗菌药物耐药，是细菌多重耐药的重要机制。

5. 形成细菌生物膜 生物膜是细菌生存的重要形式。有效浓度的抗菌药能迅速杀死浮游生长的细菌和生物膜表面的细菌，但不易杀死生物膜内的细菌。体外实验显示：同一株肺炎克雷伯菌对氨苄青霉素的最小抑菌浓度，浮游状态的细菌为 2mg/L，生物膜状态的细菌为 5000mg/L，是前者的 2500 倍。由生物膜细菌形成的耐药是引起临床难治性感染的原因之一。生物膜的耐药机制可能有如下两种。

（1）渗透限制学说 生物膜内的细菌合成和分泌大量的胞外多糖，形成了渗透性屏障，可阻止大多数抗菌药的渗入，不能达到有效的药物浓度。

（2）营养限制学说　　生物膜内的细菌外有渗透性屏障胞外多糖，使其难以获得充足的营养，代谢产物不能排出，生物膜内细菌生长缓慢，导致其对大多数抗菌药不敏感。另外，生物膜内的细菌之间紧密接触可传递信号和转移耐药基因，提高耐药水平或产生多重耐药。

6. 其他　　某些细菌可通过增加抗菌药拮抗物的产量而耐药，如耐磺胺药的细菌由于突变产生较多的对氨基苯甲酸（PABA，与磺胺药结构相似），发挥与磺胺药的竞争作用，使药物不能有效抑制菌体内二氢叶酸合成酶，从而不能阻止二氢叶酸的合成，故细菌可生长繁殖。耐磺胺药的金黄色葡萄球菌菌株产生 PABA 的量可达到敏感菌株的 20 倍以上。此外，细菌代谢状态的改变、营养缺陷及外界环境变化均可影响细菌的耐药性，如抗生素存在时可诱导某些耐药基因的表达，选择出耐药菌。

细菌耐药性的产生机制非常复杂，最重要的是产生灭活酶或钝化酶。许多菌株发生耐药并非由单一一种机制所致，而是涉及两种或两种以上的机制，形成对多种抗菌药的耐药。因此，针对细菌耐药发生机制，控制耐药菌的产生和蔓延已成为当下重要的研究内容。

第二节　细菌耐药的检测

细菌耐药的检测既是医院感染监测的一个重要项目，也是指导临床合理选择抗菌药、预测临床用药效果的依据之一。

一、表型检测法

表型检测法主要包括药物敏感试验和细菌耐药基因表达产物的检测。

药物敏感试验是指在体外测定细菌对抗菌药物的敏感或耐受程度的试验。目前常用的药物敏感试验方法有稀释法、扩散法和 E 试验。

1. 稀释法　　将一定浓度的抗菌药物作倍比稀释，与培养基混合后，接种定量待测菌，37℃孵育培养后观察细菌在不同浓度药物培养基中的生长情况，定量测定抗菌药物抑制或杀灭细菌的最小抑菌浓度（minimal inhibitory concentration，MIC）或最低杀菌浓度（minimal bactericidal concentration，MBC）。此法既定性，又定量，也较准确。其包括试管稀释法、微量肉汤稀释法及琼脂稀释法等。

2. 扩散法（纸片法）　　将含有一定量抗菌药物的纸片贴在涂有被测菌株的 MH 琼脂平板上，37℃孵育 18～24h 后，观察纸片周围有无抑菌环及其大小。K-B（Kirby-Bauer）法是世界卫生组织（WHO）推荐的标准化纸片法。采用此法测定时，结果的判断按照美国国家临床实验室标准委员会（NCCLS）推荐的标准，分为敏感（susceptibility）、中介（intermediate）和耐药（resistance）三级。敏感是指被测菌株在体内可被常规剂量所测定的抗菌药物抑制或杀灭，临床治疗有效。中介是指被测菌株的 MIC 与测定抗菌药常规剂量所能达到的血清和组织浓度相近。耐药是指被测菌株不能被常规剂量的测试药物所抑制，临床治疗效果不佳。纸片法虽不能定量但简便，是临床常用方法。

3. E 试验　　E 试验（epsilometer test，E-test）是一种结合稀释法和扩散法原理的直接定量的药物敏感试验。该法既具有扩散法操作简便的优点，同时又具有稀释法能直接定量测定出抗菌药物对被测菌的 MIC 的优点，结果比传统稀释法更准确、重复性好，因此该法是一种操作简便、结果准确的实用方法。

产生抗菌药物灭活酶是某些耐药菌产生耐药性的重要机制，因此通过检测被测菌株培养物有无这种酶即可判断是否为耐药菌。此外，应用免疫学技术检测 PBP2a 也是鉴定 MRSA 的重要方法之一。

二、耐药基因检测法

细菌耐药基因介导耐药性的产生，其表达受调节基因及外界因素等的影响。因此，应用 PCR 和探针杂交等分子生物学方法检测耐药基因较表型检测准确、快速、特异、敏感。

第三节　细菌耐药性的控制策略

一、合理应用抗菌药物

1. 正确选择抗菌药物　　每种抗菌药物有其相应的抗菌谱与适应证。例如，上呼吸道感染 90% 以上由病毒引起，如感冒、流感等，应用抗菌药物治疗无效。因此，在使用抗菌药物前要尽可能进行病原菌检测，明确诊断，并进行药物敏感试验。药物敏感试验结果与临床治疗效果的符合率为70%～80%，可为临床选择用药提供参考依据。

2. 合理安排治疗方案　给药剂量、次数、途径和疗程关系到血液或感染部位是否达到有效药物浓度和维持足够的时间，也是保证临床疗效和避免耐药产生的重要因素。剂量太小或疗程太短，不但不能有效控制感染，反而会使感染转为慢性或复发，同时可能筛选出耐药菌株；剂量过大或疗程太长，不但造成浪费和毒副作用增加，还可能导致微生态失调。因此应用抗菌药物治疗感染性疾病，要掌握好用药剂量、给药次数、途径及疗程。为了加强医护人员合理使用抗菌药物的知识教育，提高细菌性感染的抗菌治疗水平，保障患者用药安全及减少耐药菌的产生，应制订抗菌药物使用指南，供临床医师参考。

3. 严格掌握抗菌药物的局部使用　皮肤或黏膜局部应用抗菌药物，吸收有限，在血液或脏器不能达到有效浓度，反而容易引起过敏反应或选择出耐药菌。因此，在治疗全身感染或脏器感染时应避免局部使用抗菌药物。除新霉素、杆菌肽、莫匹罗星、磺胺乙酰钠等少数药物供局部应用外，一般不用其他抗菌药物局部治疗。

4. 严格掌握预防用药和联合用药　预防用药只限于少数情况，应严格掌握适应证。联合用药也须谨慎掌握使用原则与指征，权衡利弊。通常临床上感染应用一种抗菌药物即可控制，仅少数感染须联合用药。即使联合用药，一般二联即可，不必三联或四联使用，否则会增加毒副作用等。

5. 监测细菌耐药性　建立细菌耐药性监测网，掌握本地区乃至全球范围内细菌耐药情况，及早发现耐药菌，这对预控耐药菌引起的感染甚至暴发流行及临床合理用药具有重要的意义。

二、严格执行消毒灭菌隔离制度

医院感染的病原菌主要是机会致病菌（opportunistic pathogen），并常为耐药菌或多重耐药菌。因此，医院内严格执行消毒灭菌隔离制度对防止耐药菌的交叉感染显得格外重要。对感染耐药菌的患者要进行隔离，以防耐药菌传播引起院内感染的发生甚至暴发流行。医务人员检查患者后要及时、正确洗手，对与患者接触多的医生、护士和护理工人应定期检查自身带菌情况，以免将所携带的病原菌特别是耐药菌传播给易感患者，导致医院感染。

三、开发研制新的抗菌药物

根据细菌耐药性产生机制，研发具有抗菌活性，特别是对耐药菌有抗菌活性的新抗菌药物是控制细菌耐药性的重要策略。其研制思路主要有如下几个方面。

1. 发展耐酶抗生素或灭活酶抑制剂　天然青霉素存在不耐胃酸、口服无效及不耐青霉素酶等缺点，通过改变其侧链可获得耐酸、耐酶、抗菌谱广的一系列半合成青霉素，如阿莫西林等。临床使用的头孢菌素类是一类对β-内酰胺酶稳定的半合成抗生素，对通过产生β-内酰胺酶而耐药的细菌具有杀菌活性。目前用于临床的β-内酰胺酶抑制剂及其复合剂有克拉维酸、舒巴坦、克拉维酸/阿莫西林、舒巴坦/氨苄青霉素，以及亚胺培南/西司他丁等。

2. 抑制外排系统　细菌对四环素耐药主要是通过外排系统不断将进入菌体内的药物排出体外。设计与排出泵亲和力更强的四环素结构类似物，阻止泵排出四环素；或对四环素加以改造，抑制泵出蛋白的活性，或降低与外排泵的亲和力，阻止细菌对四环素的外排作用。例如，经化学改造的新型甘氨酰环素——替加环素（tigecycline）能克服细菌对四环素的外排作用，具有广谱的抗菌活性。

3. 增加与靶位的亲和力　研制与PBP2a有亲和力的β-内酰胺类抗生素，如新型碳青霉烯类L-695256和SM-17466。

4. 寻找细菌内抗菌作用的新靶位　利用微生物基因组学和蛋白质组学研究致病菌或耐药菌的生存过程或感染过程如涉及细胞分裂、代谢物转运、毒素等经常优先表达的因子，以这些因子作为药物筛选的新靶标，采用超高通量药物筛选系统，研制出针对性强且毒副作用小的新药物，这是解决较难治疗的耐药菌的最好办法。

5. 开发抗菌中药复方和天然抗微生物肽　中药复方成分复杂，杀菌机制和环节多，不易产生耐药性，有的还能调节机体的免疫功能，因此应加强对抗菌中药复方的研制与开发。来源于动物的抗菌肽具有广谱的抗菌活性，不易诱导耐药菌株的产生，有可能成为新一代的抗菌药物。

6. 其他　引入"以菌制菌"的微生态调节疗法。微生态制剂中的益生菌，如双歧杆菌、乳杆菌等，能通过占位性保护、营养争夺、产生代谢产物等多种机制拮抗某些致病菌，通过调整人体微生态平衡，提高宿主防御功能，防治感染性疾病。噬菌体作为能感染和杀灭细菌的病毒，可用于治疗细菌性感染。目前国内外已有应用噬菌体成功治疗耐药性细菌引起的感染的报道。

（王雪莲）

第五章　消毒灭菌与生物安全

预防病原微生物感染及其扩散的有效措施，就是合理应用消毒灭菌与生物安全技术。做好消毒与灭菌工作，可将病原微生物杀灭于外环境，阻断感染性疾病的传播，保护人类的健康；而生物安全则涉及病原微生物实验室的生物安全技术及对某些突发性公共卫生事件的处理过程。

第一节　消毒与灭菌

广泛存在于自然界的病原微生物由核酸、蛋白质、脂类及多糖等有机大分子组成，易受外界条件特别是物理和化学因素的影响。不同病原微生物对外界因素抵抗力大小的次序为细菌芽胞、分枝杆菌、不含脂类的小病毒、含脂类的特定大病毒、细菌繁殖体和真菌。消毒灭菌就是利用理化因素来杀灭或抑制病原微生物，其主要目的在于以下几个方面：切断疾病的传播途径，控制感染性疾病的发生和流行；建立无菌区域，以满足临床或科学实验所需要的无菌条件；通过抑制病原微生物的增殖，对药物、所吃食物进行防腐处理等。

一、常用术语及其概念

1. 消毒（disinfection）　消除和杀灭物体表面或环境中的病原微生物及其他有害因子，但不一定能杀死细菌芽胞和非病原微生物的方法。用于消毒的化学药物称为消毒剂（disinfectant）。一般消毒剂在常用浓度下，只能杀死细菌的繁殖体，对芽胞无杀灭作用。若增大浓度或延长作用的时间，有的消毒剂也可杀死芽胞。

2. 灭菌（sterilization）　杀死物体上所有微生物的方法。其要求比消毒高，以杀死细菌芽胞为指标，是预防手术感染或物品污染最常用的方法。

3. 抑菌（bacteriostasis）　抑制体内或体外细菌生长繁殖的方法。常用的抑菌剂（bacteriostatic agent）为各种抗生素，可抑制体内细菌的繁殖，也可用于体外抑菌试验以检测细菌对抗生素的敏感性。

4. 无菌（asepsis）　物体或局部环境中不存在活的微生物，多是灭菌的结果。防止外界微生物进入人体或污染物品和局部环境的操作技术，称为无菌操作（antiseptic technique），其主体行为就是消毒灭菌，以避免无菌物品的污染和机体的感染。

5. 防腐（antisepsis）　抑制微生物增殖的方法，以防止物品的腐败与变质。用于防腐的药品称为防腐剂（antiseptic），一些低浓度消毒剂就是防腐剂。防腐剂不能杀死细菌芽胞，只是抑制其生长繁殖。

6. 卫生处理（sanitation）　将被污染的无机物体表面的微生物减少至安全水平，通常指对住院患者污染用品的处理。

二、物理消毒灭菌法

物理消毒灭菌法是利用热力、紫外线、电离辐射、超声波、滤过及其他物理因素进行消毒灭菌的方法。

（一）热力消毒灭菌法

病原微生物对高温比较敏感。热力可致病原微生物蛋白质变性凝固、核酸崩解及细胞膜破坏等改变，因此可用于消毒灭菌。热力消毒灭菌法分为干热（dry heat）和湿热（moist heat）两种方法，在相同温度下，后者消毒灭菌效果更好，其原因为：①湿热中细菌菌体蛋白较易凝固变性；②湿热穿透力比干热大；③湿热的蒸汽有潜热效应存在，水由气态变为液态时放出潜热，可迅速提高被灭菌物体的温度。但要去除热原质，湿热灭菌法目前尚无法代替干热灭菌法。

1. 干热灭菌法　主要采用火焰、热空气或电磁波产热等方法，使微生物脱水、干燥和大分子变性而将其杀灭。

（1）焚烧（incineration）　　应用助燃剂直接点燃或在焚化炉内焚烧是一种彻底的灭菌方法，但仅适用于具有传染性的废弃物或尸体等。

（2）烧灼（flame）　　直接用火焰加热灭菌。适用于接种针、接种环、试管口和瓶塞等的灭菌。

（3）干烤或干热灭菌器（hot air sterilizer）　　应用制式干热灭菌器（俗称干烤箱）高温灭菌。一般加热至160℃、2h可杀死一切微生物，适用于玻璃和陶瓷器皿等的灭菌，并可破坏内毒素（热原质）。

（4）红外线（ultra-red ray）　　由波长为0.7～1000μm的电磁波产热，其中以1～10μm波长的热效应最强，但热效应只能在照射到的表面产生，故不能使物体均匀加热。该法多用于医疗器械和餐具的消毒灭菌。

（5）微波（microwave）　　波长为1～300nm的超高频电磁波的统称。微波不能穿透金属，但可穿透塑料薄膜、玻璃和陶瓷等。消毒常用2450MHz和915MHz两种微波，主要用于餐具和药杯等的消毒。

2. 湿热灭菌法　　湿热是以加热煮沸或产生水蒸气的热量进行消毒灭菌。一般温度达到60℃左右，作用30min就可杀死大多数病原微生物；80℃可杀死真菌菌丝和孢子及几乎所有的细菌繁殖体，但不能杀死芽胞。芽胞对热具有较强的抵抗力，如肉毒梭菌芽胞需要湿热100℃、3～5h才能被杀死。100℃、10min可杀死全部病毒。

（1）巴氏消毒法（pasteurization）　　由微生物学家Louis Pasteur首创。方法是在61.0～62.8℃加热30min，或在71.7℃加热15～30s，可分别杀死啤酒中的乳酸杆菌和牛奶中的结核分枝杆菌，起到防止啤酒酸化和牛奶消毒的作用，现广泛采用后一种方法。

（2）煮沸法（boiling water）　　在一个大气压下，水的沸点为100℃，此时作用5min可杀死一切细菌繁殖体，而细菌芽胞则需1～2h，个别细菌的芽胞甚至需5h才能被杀死。若在水中加入2%的碳酸钠，可提高沸点达105℃，既能相应缩短煮沸时间，又可防止金属器皿生锈。该法可用于餐具、金属器皿的消毒。高海拔地区可按海拔每升高300m增加2min的标准来延长消毒时间。

（3）流通蒸汽法（free-flowing steam）　　应用Arnold灭菌器或普通蒸笼在1个大气压下，利用水煮沸时产生的水蒸气进行消毒。细菌繁殖体经15～30min被杀死，但不易杀死芽胞。采用间歇灭菌法（fraction sterilization）可杀死芽胞。方法是将需要灭菌的物品放入Arnold灭菌器或蒸笼中，经100℃水蒸气处理15～30min后，降温至37℃，每日一次，连续三次，即可杀死芽胞。该法的原理为尚未杀死的芽胞在37℃条件下转变为繁殖体，再加热至100℃即可杀死，反复三次，可使物品中无芽胞存在，达到彻底灭菌的目的。

（4）高压蒸汽灭菌法（autoclaving or steam under pressure sterilization）　　最有效、最常用的灭菌方法。其原理是用密闭的高压蒸汽灭菌器（autoclave），当压力上升至103.4kPa（1.05kg/cm²）时，容器内温度可达到121.3℃，保持15～20min，即可杀死所有微生物。常用于细菌培养基、玻璃器皿、生理盐水、手术敷料、橡胶和聚丙乙烯等制品的灭菌。

（5）预真空高压灭菌法（fore vacuum autoclaving）　　原理同高压灭菌法，只是在加热前预先将高压灭菌器内抽成真空，排出冷空气，再加温加压，能缩短灭菌时间。

（二）辐射消毒灭菌法

辐射消毒灭菌法分为两种，即非电离辐射（日光、紫外线等）和电离辐射（α射线、β射线、γ射线和X射线）等。

1. 紫外线（ultraviolet ray，UV）　　波长为10～400nm，其中波长在265～266nm的紫外线消毒灭菌的作用最强。此波长也是DNA最大的吸收峰，紫外线作用于DNA，使一条DNA链上两个相邻的胸腺嘧啶以共价键结合形成双聚体，干扰DNA的转录复制，进而影响蛋白质合成而引起微生物的死亡。紫外线对细菌、真菌和病毒（主要是DNA病毒）等均有杀伤和灭活作用。紫外线的穿透能力弱，普通玻璃、纸张、蒸汽、尘埃等都可以阻挡紫外线，故一般仅用于手术室、传染病房、无菌实验室的空气消毒，或用于不耐热物品的表面消毒。

2. 电离辐射（ionizing radiation）　　可在瞬间产生大量的自由基，能破坏DNA的正常复制，损伤细胞膜；产生的H_2O_2对细菌有致死作用。X射线、高速电子、γ射线和β射线均可杀死微生物。^{60}Co可产生γ射线，其穿透力强，常用于一次性医用塑料制品、生物制品、药品和一些不耐热物品的消毒灭菌。

（三）滤过除菌法

滤过除菌法（filtration）是通过细菌滤器（bacteriological filter）除去液体或空气中的细菌，达到无菌的目的。其原理是滤器的滤板上有许多微孔（直径0.22μm左右），只允许液体或气体通过，而大于孔径的细菌等颗粒不能通过。病毒、支原体和有些L型细菌由于体积微小，可不受阻拦地通过滤器。滤过除菌法主要用于一些不耐高温灭菌的血清、细胞培养液、毒素、抗生素及空气等的除菌。目前常用的有：①薄膜滤器，由硝酸纤维素膜制成，依孔径大小分为多种规格，用于除菌的滤膜孔径为0.22μm；②玻璃滤器，采用玻璃细纱加热，压成圆板后将其固定在玻璃漏斗中，除菌时可选用G_5

和 G_6 两种规格；③高效空气颗粒滤器，为大型滤器，用于空气滤过除菌，如超净工作台、空气净化室和生物安全柜。

（四）超声波消毒灭菌法

超声波（ultrasonic vibration）是频率高于 20kHz/s 而不被人耳感受到的声波，其对病原微生物具有一定的杀灭作用。超声波裂解细菌的机制主要是当它通过水时所产生的空化作用（cavitation），在液体中造成压力改变，应力薄弱区形成许多小空腔，逐渐增大，最后崩破。超声波杀灭病原微生物不彻底，但能明显减少病原微生物数量，其最主要的用途不是杀灭病原微生物，而是破碎细胞，以分离提取组成细胞的各种亚细胞结构和组分。

（五）其他物理抑菌或杀菌方法

其他物理抑菌或杀菌方法包括低温、高渗和干燥。

1. 低温 低温可降低病原微生物的新陈代谢，抑制其生长繁殖，数量一般不增加，但不能杀死病原微生物，并且有利于病原微生物的长期存活，故低温可用于保存病原微生物。此外，反复多次的冻融可明显减少细菌的数量。实验室常用此原理制备细菌的可溶性抗原。为避免解冻时对细菌的损伤，可在低温状态下真空抽去水分，此方法称为冷冻真空干燥法（lyophilization），是目前保存菌种的最好方法，一般可保存微生物数年至数十年。

2. 高渗 高渗可造成病原微生物脱水，新陈代谢停止。常用食盐和糖等形成高渗环境，抑制病原微生物增殖，防止食品变质。

3. 干燥 有些病原微生物对干燥敏感，如脑膜炎奈瑟菌、淋病奈瑟菌、霍乱弧菌和流感病毒等。而一些病原微生物对干燥有抵抗力，如溶血性链球菌可存活 25 天；结核分枝杆菌可存活数月；细菌芽胞，尤其是炭疽芽胞杆菌的芽胞可存活 20 余年；真菌、衣原体和 HBV 等病毒也耐干燥。

三、化学消毒灭菌法

许多化学药物或制剂能影响病原微生物的结构、组成和生理活动，根据浓度变化可分别具有防腐、消毒和杀菌作用。

（一）消毒剂的分类

消毒剂种类很多，其化学性质、杀菌能力和作用机制不尽相同，因此用途也不同。消毒防腐药物一般都对人体组织有害，只能外用或用于环境的消毒，要根据不同的消毒对象选择不同种类的消毒剂，并要注意其毒性。消毒剂按照不同标准可作如下分类。

1. 按消毒剂杀灭病原微生物的能力 按照杀灭病原微生物的能力，一般可将消毒剂分为以下三级。

（1）高效消毒剂（high-level disinfectant） 可以杀灭包括细菌芽胞在内的所有种类的微生物，如戊二醛、甲醛、环氧乙烷和过氧乙烷等。

（2）中效消毒剂（intermediate-level disinfectant） 能杀灭包括结核分枝杆菌在内的细菌繁殖体及大多数种类的病毒和真菌，但不能杀死细菌芽胞，如乙醇、氯化二甲苯、酚和碘伏等。

（3）低效消毒剂（low-level disinfectant） 可以杀死大多数细菌繁殖体和亲脂性病毒，对真菌也有一定的作用，但对结核分枝杆菌和亲水性病毒无杀灭作用，如苯扎溴铵和氯乙锭等。

2. 按杀菌机制 依据杀菌机制的不同，消毒剂主要分为以下三类。

（1）促进蛋白质变性或凝固的消毒剂 如酚类（高浓度）、醇类、醛类、酸碱类、重金属盐类（高浓度）和氧化剂等。

（2）干扰酶系统和代谢的消毒剂 例如，某些氧化剂、重金属盐类（低浓度）与细菌代谢酶分子的—SH 结合，使相关酶失去活性。

（3）损伤细胞膜或包膜的消毒剂 例如，酚类（低浓度）、阳离子表面活性剂、脂溶剂等能降低细菌细胞膜和病毒包膜的表面张力并增加其通透性，胞外液体内渗，致使细菌破裂和病毒裂解。

（二）常用消毒剂的性质及用途

常用消毒剂的种类、浓度和用途见表 5-1。

表 5-1 常用消毒剂的种类、浓度和用途

类别	品名与用法	作用机理	主要用途	毒性作用
醇类	乙醇 70%～75%	溶解细胞膜，蛋白质变性凝固	皮肤、体温计、塑料培养板	微毒，对黏膜和伤口有烧灼感
酚类	苯酚 3%～5%	损伤细胞膜，灭活酶类，高浓度导致蛋白质凝固	皮肤、地面及患者排泄物	异味，有毒
	来苏 2%	损伤细胞膜，灭活酶类，高浓度导致蛋白质凝固	地面和患者排泄物	异味，有毒
己烷	洗必泰 0.01%～0.05%	损伤细胞膜，灭活酶类，高浓度导致蛋白质凝固	黏膜，如阴道冲洗、术前和无菌实验前后的洗手	有毒

续表

类别	品名与用法	作用机理	主要用途	毒性作用
表面活性剂	新洁尔灭 0.05%～0.1%	损伤细胞膜，灭活氧化酶活性，蛋白质变性	黏膜和皮肤，术前洗手，浸泡器械	有毒
	杜灭芬 0.05%～0.1%	损伤细胞膜，灭活氧化酶活性，蛋白质变性	伤口冲洗，金属、塑料、橡胶和纺织品	有毒
氧化剂	高锰酸钾 0.1%	氧化酶的—SH 为—S—S—	皮肤、尿道，清洗水果蔬菜	微毒
	过氧化氢 3%	氧化酶的—SH 为—S—S—	深部创伤、外耳道	微毒
	过氧乙酸 0.2%～0.5%	氧化酶的—SH 为—S—S—	塑料、玻璃和人造纤维	微毒
卤素类	氯 0.2～0.5ppm	氧化酶的—SH 为—S—S—	游泳池水和饮水	有毒，刺激性强
	漂白粉 10%～20%	氧化酶的—SH 为—S—S—	地面、厕所和排泄物	有毒
	氯胺 0.2%～0.5%	氧化酶的—SH 为—S—S—	空气、物体表面，衣服（0.1%）	有毒
	二氯异氰尿酸钠 4ppm	氧化酶的—SH 为—S—S—	饮水，空气及排泄物（3%）	有毒
	碘酒 2.5%	氧化酶的—SH 为—S—S—	皮肤和手术部位	有毒
	碘伏 1%（用时现配）	氧化酶的—SH 为—S—S—	皮肤和黏膜	有毒
重金属盐类	硝酸银 1%	氧化作用，蛋白质变性与沉淀，灭活酶活性	新生儿滴眼预防淋球菌感染	有毒，有腐蚀性
	蛋白银 1%～5%	氧化作用，蛋白质变性与沉淀，灭活酶活性	新生儿滴眼预防淋球菌感染	有毒
	升汞 0.05%～0.1%	氧化作用，蛋白质变性与沉淀，灭活酶活性	非金属器皿	有毒
	红汞 2%（勿与碘酒同用）	氧化作用，蛋白质变性与沉淀，灭活酶活性	皮肤、黏膜和小创面	有毒
	硫柳汞 0.1%	氧化作用，蛋白质变性与沉淀，灭活酶活性	皮肤和手术部位	有毒
烷基化合物	甲醛 10%	蛋白质核酸烷基化，抑制或灭活酶活性	房间、空气和物品	致癌，刺激性强
	戊二醛 2%	蛋白质核酸烷基化，抑制或灭活酶活性	精密仪器和内窥镜等	有毒
	环氧乙烷 50mg/L（氧化乙烯）	蛋白质核酸烷基化，抑制或灭活酶活性	手术器械和敷料等	有毒，致癌，易燃易爆
染料	龙胆紫 2%～4%	对核酸有亲和力，影响细菌繁殖，干扰氧化过程	浅表创伤，对葡萄球菌敏感	有毒
酸碱类	乙酸 5～10ml/m³（加等量水蒸发）	破坏细胞膜和细胞壁，蛋白质凝固	空气	微毒，有刺激性
	乳酸 1g/100m³	破坏细胞膜和细胞壁，蛋白质凝固	空气	微毒
	生石灰	破坏细胞膜和细胞壁，蛋白质凝固	厕所和地面	腐蚀性大

注：ppm. 百万分之一

（三）消毒剂对不同微生物的作用

由于各种化学消毒剂的作用机制不尽相同，不同种类的微生物对不同消毒剂的敏感性也有差异；同一种微生物的生长状态不同，对化学消毒剂的抵抗能力也不同。正确使用化学消毒剂既能提高消毒效果，又能减少毒性作用及不必要的浪费。

（四）影响消毒剂效果的因素

消毒灭菌的效果受环境、微生物种类、消毒剂本身和使用的方法等多种因素的影响。

1. 消毒剂的化学性质、作用浓度与时间　各种消毒剂的理化性质不同，对微生物的作用效果也有差异。例如，表面活性剂只对细菌繁殖体和某些病毒有效，不能杀死真菌和细菌芽胞；戊二醛对细菌繁殖体、芽胞、真菌和病毒都有强消毒作用，属广谱消毒剂。同一种消毒剂的浓度不同，其消毒效果也不同。绝大多数消毒剂在高浓度时杀菌作用大，当降低至一定浓度时只有抑菌作用，但乙醇例外，其 70% 的浓度消毒效果最好，因过高浓度的醇类使菌体蛋白质迅速脱水凝固，影响了醇类继续向内部渗入，降低了杀菌效果。一般而言，随着消毒剂浓度的增加，其杀菌作用所需时间缩短，有效作用时间延长。

2. 微生物的种类和数量　不同微生物对不同化学消毒剂的敏感性不同。通常情况下，革兰氏阳性菌比革兰氏阴性菌对消毒剂更敏感，结核分枝杆菌和细菌芽胞对消毒剂有较强的抵抗力，有包膜病毒较无包膜病毒对脂溶性消毒剂更为敏感。此外，消毒剂的作用效果受细菌数量的影响，细菌数量多，使用消毒剂的浓度就要有所增加，作用时间也要延长。

3. 环境温度和酸碱度　温度可提高消毒剂的灭菌效果，缩短所需时间。如使用 2% 戊二醛杀灭 10^4 个 /ml 的炭疽芽胞杆菌，56℃ 时仅需 1min，而 20℃ 时则需 15min。酸碱度直接影响消毒剂的杀菌效果，新洁尔灭和戊二醛在碱性条件下杀菌效果好，而碘伏则在酸性条件下杀菌作用好。

4. 有机物　消毒的对象若含有有机物，则影响消毒杀菌效果。例如，痰、脓汁和排泄物中的蛋白质可与消毒剂结合，会降低杀菌效果。

四、常用消毒灭菌的方法

1）空气：无菌室、手术室和烧伤病房可用紫外线和甲醛；肝炎病房用过氧乙酸（3g/m³、90min）消毒。

2）饮水：可用氯和漂白粉等消毒。

3）手：可用洗必泰、新洁尔灭和乙醇等消毒。

4）皮肤：可用碘酒、硫柳汞和乙醇等消毒。

5）黏膜：可用洗必泰、新洁尔灭和高锰酸钾等消毒。

6）地面：可用来苏和生石灰消毒。

7）厕所：可用生石灰和来苏消毒。

8）细胞培养板：可用同位素 γ 射线照射或 70% 乙醇浸泡后紫外线照射杀菌。

9）细胞培养基和含血清等不耐热成分：可滤过除菌后再添加庆大霉素。

10）玻璃器皿和聚丙乙烯制品等：可高压灭菌后烤干。

11）传染患者排泄物、分泌物和衣物：粪便、尿、脓汁、痰和呕吐物等应用来苏、漂白粉和生石灰等消毒；衣物用氯胺浸泡消毒或焚烧杀灭微生物。

12）治疗传染病的医疗垃圾：焚烧处理。

第二节　生物安全

生物安全（biosafety）是指预防危险生物因子造成实验室人员伤害，或预防危险生物因子污染环境、危害公众的综合措施。在医学研究工作中，当处理病原微生物及其代谢产物，或处理基因重组过程中产生的可能具有潜在生物危害的新基因时，病原微生物感染实验室工作人员的情况时有发生。如果病原微生物在实验室中泄漏，就有可能在实验室及外界公共环境中造成疾病的传播或流行，将会对社会造成严重的危害。基因工程技术在造福人类社会的同时，也可能引发病原微生物的基因突变从而使其致病性加强，这种病原微生物一旦从实验室泄漏则更加难以防治。世界卫生组织在 1983 年出版了《实验室生物安全手册》第 1 版，并分别于 1997 年和 2004 年出版了该手册的第 2 版和第 3 版。30 多年来，该手册提供的专家指导已逐渐成为统一的基本原则。

此外，生物危害还可能来自生物恐怖事件。应用基因工程的方法可以改造微生物，甚至制造出新的微生物，从而得到毒力、耐药性及感染性更强的"武器级"微生物。

一、常用术语及其概念

生物因子（biological factor）：微生物和生物活性物质。

气溶胶（aerosol）：悬浮于气体介质中粒径一般为 1nm ～ 100μm 的固态或液态微小粒子形成的相对稳定的分散体系。

危险废弃物（hazardous waste）：有潜在生物危险、可燃、易燃、腐蚀、有毒、有放射性和起破坏作用的对人、环境有害的一切废弃物。

个人防护装备（personal protective equipment，PPE）：用于防止人员受到化学和生物等有害因子伤害的器材和用品。

生物安全柜（biological safety cabinet，BSC）：负压过滤排风柜，防止操作者和环境暴露于实验过程中产生的生物气溶胶环境中。

实验室生物安全防护（biosafety protection for laboratory）：实验室工作人员所处理的实验对象含有致病的微生物及其毒素时，通过在实验室设计、建造、使用个体防护设置，严格遵从标准化的工作及操作程序和规程等方面采取综合措施，确保实验室工作人员不受实验对象侵染，确保周围环境不受其污染。

临床实验室生物安全（clinical laboratory biosafety）：保证临床实验室的生物安全条件和状态不低于容许水平，避免实验室人员、来访人员、社区及环境受到不可接受的损害，符合相关法规、标准等对临床实验室保证生物安全责任的要求。

二、病原微生物实验室生物安全

1. 病原微生物的危害程度分类及生物安全实验室的生物防护等级　2004 年 11 月，中华人民共和国国务院发布了《病原微生物实验室生物安全管理条例》，并分别于 2016 年 2 月和 2018 年 4 月对该条例进行了两次修订。根据病原微生物的传染性、感染后对个体或者群体的危害程度，将病原微生物分为4类，其中第一类、第二类病原微生物统称为高致病性病原微生物；在2006年1月中华人民共和国卫生部制定的《人间传染的病原微生物名录》中又明确界定了各类病原微生物的危害程度。

根据病原微生物的危害程度，实验室的生物安全等级（biosafety level，BSL）分为4级，分别以BSL-1（基础实验室）、BSL-2（基础实验室）、BSL-3（防护实验室）和BSL-4（最高防护实验室）来表示，见表5-2。

表 5-2　病原微生物危害程度分类及实验室生物安全等级

病原微生物危害程度分类	主要病原微生物	实验室等级及用途	安全设施
第一类：引起人类或者动物非常严重疾病的微生物，以及我国尚未发现或者已经宣布消灭的微生物	类天花病毒、克里米亚-刚果出血热病毒、埃博拉病毒、马尔堡病毒、黄热病毒等29种病毒	BSL-4：最高防护实验室，用于危险病原体研究	Ⅲ级生物安全柜，穿着正压防护服，双开门高压灭菌器（穿过墙壁墙体）和经过滤的空气
第二类：引起人类或者动物严重疾病，比较容易直接或者间接在人与人、动物与人、动物与动物间传播的微生物	口蹄疫病毒、汉坦病毒、高致病性禽流感病毒、人类免疫缺陷病毒、乙型脑炎病毒、狂犬病病毒、SARS冠状病毒等51种病毒；朊粒；炭疽芽胞杆菌、结核分枝杆菌、鼠疫耶尔森菌等10种细菌；粗球孢子菌、荚膜组织胞浆菌等4种真菌	BSL-3：防护实验室，用于专门特殊的诊断、研究	Ⅲ级或Ⅱ级生物安全柜，特殊防护服，准入制度和定向气流
第三类：引起人类或者动物疾病，但一般情况下对人、动物或者环境不构成严重危害，传播风险有限，实验室感染后很少引起严重疾病，并且具备有效治疗和预防措施的微生物	对人类致病的常见微生物，包括腺病毒、冠状病毒、柯萨奇病毒、巨细胞病毒、登革病毒、肠道病毒、EB病毒（Epstein-Barr virus）、肝炎病毒、单纯疱疹病毒等75种病毒；朊粒；破伤风梭菌、脑膜炎奈瑟菌、伤寒沙门菌、金黄色葡萄球菌、肺炎链球菌等145种细菌；黄曲霉、白假丝酵母菌、新生隐球菌等59种真菌	BSL-2：基础实验室，用于初级卫生服务；诊断、研究	Ⅱ级生物安全柜，防护服，生物危害标志和应急喷淋
第四类：在通常情况下不会引起人类或者动物疾病的微生物	豚鼠疱疹病毒等6种病毒	BSL-1：基础实验室，用于基础的教学、研究	开放实验台，无特殊要求

2. 生物安全实验室的个人防护装备　个人防护装备包括防护服（实验服、隔离衣、连体衣、围裙及正压防护服）、口罩、安全眼镜、防护面具、手套、防水鞋套等，必要时配备个体独立呼吸器（表5-3）。可产生含生物因子气溶胶的操作均应在生物安全柜中进行。不同等级的生物安全实验室应配备相应的生物安全柜。

表 5-3　个人防护装备

装备类型	装备名称	避免的危害	安全性特征
头面部防护装备	口罩	污染物喷溅	保护部分面部，单独使用不提供呼吸保护
	面罩	碰撞和污染物喷溅	罩住整个面部，发生意外时易于取下
	防护面具	气溶胶吸入	在设计上包括一次性使用的、整个面部或一半面部空气净化的、整个面部或加罩的动力空气净化的及供气的防毒面具
	防护帽	污染物喷溅	保护头部（头发）
眼部防护装备	护目镜	碰撞和污染物喷溅	防碰撞镜片（必须有视力校正或外戴视力校正眼镜），侧面有护罩
	安全眼镜	碰撞	防碰撞镜片（必须有视力校正），侧面有护罩
呼吸防护装备	个体独立呼吸器	污染物喷溅和气溶胶吸入	保护佩戴者免受气体、蒸汽、颗粒和微生物及气溶胶的损害
	正压面罩（头盔正压式呼吸防护系统）	污染物喷溅和气溶胶吸入	除对呼吸系统防护外，还提供对头面部和眼部的防护
手部防护装备	一次性乳胶、聚腈类或聚氯乙烯手套	强酸、强碱、有机溶剂及直接接触微生物	保护手部
	耐热材料（皮制品）制成的手套	高温物体	防止手部烫伤
	特殊的绝缘手套	极冷物体（干冰和液氮）	防止手部冻伤
	不锈钢网孔手套	尖锐器械	防止手部切割伤
躯体防护装备	实验服	血液、体液、组织等的污染/潜在污染	一般在BSL-1实验室使用，前面应能完全扣住
	隔离衣和连体防护服	接触大量血液或其他潜在感染性材料	一般在BSL-2和BSL-3实验室使用，长袖背开式，穿着时应保证颈部和腕部扎紧
	正压防护服	致死性生物危害物质或第一类生物危险因子	一般在BSL-4实验室使用，具有生命支持系统，包括提供超量清洁呼吸气体的正压供气装置，防护服内气压相对周围环境为持续正压
	围裙（塑料或橡胶制品）	污染物喷溅	在实验服或隔离衣外面加以保护
足部防护装备	鞋套	污染物喷溅	BSL-2和BSL-3实验室使用，防止足部损伤
	专用鞋	碰撞和污染物喷溅	BSL-3和BSL-4实验室使用，防止足部损伤

（王继春）

第六章 细菌感染与致病机制

感染是病原生物与宿主免疫防御机制相互作用的表现过程。感染的发生、发展与结局主要取决于病原生物的致病性和宿主的免疫防御功能，同时与环境等因素也有关系。了解细菌感染过程与致病机制，有助于控制和防治人类感染性疾病。

第一节 细菌的感染

自然界、人类的体表及与外界相通的腔道内存在着大量的细菌及其他微生物。细菌感染（bacterial infection）是指细菌侵入宿主体内后，经过生长繁殖、释放毒性物质并引起机体病理损伤的过程。能感染宿主并引起疾病的细菌称为致病菌或病原菌（pathogenic bacterium）；不能感染宿主，也不引起疾病的细菌称为非致病菌或非病原菌（nonpathogenic bacterium）。致病菌的致病性与其毒力、侵入机体的途径及入侵病原菌数量等因素有密切关系。不同病原菌可通过不同途径感染机体，并与机体的免疫系统相互作用而导致不同类型感染的发生和产生不同的结局。

一、感染的来源

引起机体感染的病原生物来源有外源性感染（exogenous infection）和内源性感染（endogenous infection）。

1. 外源性感染 由来自宿主体外的病原菌所引起的感染，来自其他宿主的病原生物感染称为传染。传染源主要包括传染病患者、恢复期患者、健康带菌者，以及病畜、带菌动物、媒介昆虫等。①患者：患者被感染后，病原生物以各种方式在人与人之间水平传播。②病原生物携带者（carrier）：携带有病原生物但未出现临床症状的感染者，由于其机体免疫力与病原生物致病性处于平衡状态，不表现临床症状，在一定时间内可持续向外排出病原。携带者不易被发觉，其危害性高于患者，是重要的传染源。③患病及携带致病菌的动物：某些致病菌可引起人畜共患病，致病菌可在人和动物中间传播，如炭疽杆菌、布鲁菌和鼠疫耶尔森菌等。对患者、病原生物携带者和患病动物应尽早诊断，控制传染源，切断传播途径，尽早治疗，隔离感染者控制外源性感染，消灭传染病。

2. 内源性感染 人体大概有 10^{13} 个细胞，而在人体内寄生的微生物却有 10^{14} 个以上。在人体各部位正常寄居而对人无害的细菌称为正常菌群（normal flora）。正常情况下，寄生于人体内的细菌，不引起疾病。当内环境平衡被打破时，原来体内不能致病的细菌受到环境的胁迫，代谢发生变化，开始分泌毒性因子，也可成为病原菌，攻击人体。正常时不致病的正常菌群中的细菌在一定条件下成为致病菌，这类细菌称为条件致病菌（conditional bacterium），也称机会性致病菌（opportunistic bacterium）。由机会性致病菌引起的感染称为机会性感染（opportunistic infection），当机体免疫力降低时，或者由于外界因素的影响，如老年人、癌症患者和免疫抑制剂使用者可并发体内细菌感染，由此而造成的感染称为内源性感染。

二、细菌感染的传播方式与途径

不同致病菌的生物学特性不同，入侵机体的途径也不同，各自在相对适应的不同系统和器官寄居、生长、繁殖并引起疾病。一种病原菌可以通过多种途径感染机体，多种病原生物又可经同一途径侵入机体，但每种病原体都有相对固定的主要感染途径，这与病原的生物学特性和侵入部位的微环境有关。了解病原生物感染途径，在病原鉴别诊断、指导临床用药和预防方面有重要意义。

（一）传播方式

1. 按病原生物进入机体的方式分类

1）直接方式，如吸入、食入病原菌。

2）间接方式，通过接触环境污染物或器具。

3）媒介方式，动物或昆虫叮咬，如鼠疫、斑疹伤寒的病原体。

2. 按病原生物在机体间的传播方式分类

1）水平传播（horizontal transmission）：病原生物在人群中不同个体之间的传播（也包括由媒介、动物参与的传播），主要通过呼吸道、消化道、皮肤或黏膜等途径进入人体，产生水平感染（horizontal infection）。例如，结核分枝杆菌通过呼吸道感染，沙门菌通过消化道感染，产气荚膜梭菌由破损皮肤黏膜侵入人体。

2）垂直传播（vertical transmission）：是指存在于母体的病原生物主要经胎盘或产道由亲代传播给子代的传播方式。这种方式产生的感染称为垂直感染（vertical infection）。例如，L 型金黄色葡萄球菌可造成先天性感染。

（二）感染途径

病原菌侵入机体的方式和途径影响感染的发生和发展。机体与外界相通的皮肤、口腔、鼻腔及泌尿生殖道等都是病原体入侵机体的门户。病原菌可经多种途径感染机体（表 6-1），病原菌感染机体后出现两种情况：有的只在皮肤、黏膜表面引起感染，不进入组织内部和血液，称为局部感染（local infection）或表面感染（surface infection）；另一些则先在局部引起轻微感染，再侵入皮肤、黏膜以内的其他组织引起感染。任何皮肤、黏膜的创伤和破损，均有利于病原菌通过人体皮肤、黏膜这一天然屏障，侵入机体首先在局部生长、繁殖并致病，进而经体液扩散到机体其他部位引起感染。从入侵部位经血流或神经系统到达远处其他部位，乃至播散全身，造成全身感染（systemic infection）。

1. 呼吸道感染　　许多病原体通过飞沫或气溶胶方式经呼吸道传播，感染鼻腔和呼吸道黏膜的易感细胞，常引起难以控制的流行，如结核分枝杆菌、肺炎链球菌等。

2. 消化道感染　　很多病原菌通过污染的水和饮食经口进入胃肠道，引起感染，流行病学称为粪-口途径。经消化道传播的病原体一般是抗酸和抗胆汁的，如肠道细菌等。

3. 泌尿生殖道感染　　病原菌经过性接触，经皮肤和黏膜损伤或破损处进入体内，导致入侵局

部和靶器官的感染，也可入血引起全身感染。由此传播的疾病称为性传播疾病（sexually transmitted disease，STD）。近些年，病原微生物通过性交活动引起的感染有上升趋势，应给予重视，如淋病奈瑟菌、梅毒螺旋体等。

4. 创伤性感染　　病原菌经皮肤破损处侵入引起感染，如化脓性球菌、厌氧细菌感染等。

5. 经血感染　　病原体经过输血、注射和使用血制品等方式进入机体引起感染，常产生细菌败血症等。

表 6-1　病原生物感染途径

途径	方式	疾病举例
呼吸道感染	痰、唾液或皮屑，气溶胶、飞沫吸入	肺结核、白喉、百日咳等
消化道感染	污染的水或食物，粪-口方式	伤寒、细菌性痢疾、食物中毒等
泌尿生殖道感染（经胎盘或产道）	性交或黏膜损伤、宫内、产道、哺乳	淋病、梅毒等
创伤性感染	皮肤、黏膜创伤、破损	皮肤化脓感染、破伤风等
经血感染	输血、注射、针刺、器官移植	细菌败血症等
虫媒和昆虫叮咬感染	昆虫吸血	鼠疫、沙门菌病
接触感染	接触（直接或间接）	沙眼、布鲁菌病
多途径感染	可经消化、呼吸、创伤等传入	结核及炭疽杆菌感染等

6. 虫媒和昆虫叮咬感染　　病原体以节肢动物为媒介，经叮咬进入人体引起感染，如斑疹伤寒病原体等。

7. 接触感染　　通过与已有临床症状的感染者、病原体携带者或中间宿主密切接触引起，如布氏杆菌、沙眼衣原体等的感染。

8. 多途径感染　　某些病原体可经多种途径进入人体引起感染。例如，结核分枝杆菌、炭疽杆菌可经呼吸道、密切接触等几个途径感染。

三、细菌的感染类型

（一）按感染的结局分型

感染的发生、发展和结局依病原体（毒力、数量等）和宿主（抵抗力）双方力量强弱而定，可产生多种结局。临床将其分为表 6-2 所示的几种感染类型。

表 6-2　病原菌的感染类型

感染类型	病原体毒力	宿主抗感染免疫	临床症状
隐性感染	菌量少，毒力弱	强	不出现或很弱
潜伏感染	致病性与抗感染免疫平衡		长期潜伏，症状轻
显性感染	菌量多，毒力强	弱	有症状，结构功能损害

续表

感染类型	病原体毒力	宿主抗感染免疫	临床症状
急性感染			发病急，病程短，数日或数月
慢性感染			发病慢，病程长，数年
局部感染	局限在一定部位		疖、痈
全身感染	扩散至全身		多种多样，出现毒、菌血症
携带状态	显性感染后病原体没有被完全消灭，与机体处于平衡状态	免疫力短暂	症状轻或不明显

（二）按感染发生的部位和临床症状分型

临床上常按感染发生的部位和呈现症状的不同，把细菌感染分为以下型别。

1. 局部感染 入侵的病原菌只局限在宿主一定部位生长、繁殖，引起局部病变的感染类型，如化脓性球菌所致的疖、痈等化脓性炎症。

2. 全身感染 感染发生后，病原菌或其毒性代谢产物向全身扩散，引起全身性症状。全身感染在临床上常见下列几种情况。

（1）**毒血症（toxemia）** 产生外毒素的病原菌只在局部生长、繁殖，病菌不进入血流，但其产生的外毒素进入血液循环，到达易感靶器官、引起组织损害，产生特殊的毒性症状，如白喉、破伤风等。

（2）**菌血症（bacteremia）** 病原菌侵入血流，但未在其中繁殖，只是短暂、一过性地经血液循环到达体内适宜部位再繁殖致病。例如，伤寒早期的菌血症，临床症状轻微。

（3）**败血症（septicemia）** 病原菌侵入血流后，在其中大量繁殖并产生毒性产物，引起严重的全身中毒症状，如高热、皮肤和黏膜瘀斑、肝脾肿大等。革兰氏阳性菌和革兰氏阴性菌均可引起败血症，如鼠疫耶尔森菌、炭疽芽胞杆菌等。

（4）**脓血症（pyemia）** 化脓性细菌侵入血流后，在其中大量繁殖，通过血流扩散到机体其他组织或器官，产生新的化脓性病灶。例如，金黄色葡萄球菌的脓血症常导致多发性肝脓肿、皮下脓肿、肺脓肿和肾脓肿等。

（5）**内毒素血症（endotoxemia）** 革兰氏阴性菌感染使宿主血液中出现内毒素引起的症状。可由病灶内大量革兰氏阴性菌死亡，释放内毒素入血所致，也可由侵入血中的革兰氏阴性菌的大量繁殖、死亡崩解后释放所致。症状因血中内毒素量的不同而异。轻则只有发热，重则可有弥散性血管内凝血（disseminated intravascular coagulation，DIC）、休克甚至死亡，如小儿急性中毒性菌痢。

上述全身性感染，除菌血症外临床表现都很严重，危害性极大。

3. 带菌状态 经过显性感染和隐性感染后，病原菌未被及时清除而在体内继续存在一定时期，与机体免疫力处于相对平衡状态，称为带菌状态（carrier state）。处于带菌状态的宿主称为带菌者（carrier）。例如，伤寒、白喉等病后常出现带菌者，因带菌者常间歇排出病原菌，是重要的传染源。因此，确定带菌者并采取正规治疗措施，消除其带菌状态，对控制传染病的流行有重要意义。

第二节 细菌的致病机制

病原菌的致病作用与其毒力的强弱、侵入机体细菌数量的多少、入侵部位是否合适及环境等因素密切相关。病原菌的致病性是细菌的固有特性，具有种和宿主的特异性。病原菌能感染或引起宿主疾病，但有的只对人类致病，有的只对动物致病，而有的则对人和动物都有致病性。不同病原菌对同一宿主可引起不同的感染类型和不同的病理过程，而同种不同型或不同株病原菌的致病性也有差异。细菌致病性具有质的概念。例如，鼠疫耶尔森菌引起鼠疫，结核分枝杆菌引起结核。细菌致病性的强弱程度称为细菌的毒力（virulence），是量的概念。

细菌的致病作用及过程包括：①侵入机体并定居于一定的组织；②适应宿主环境，进行繁殖和扩散；③抵抗宿主的防御机能；④产生并释放细菌毒素（toxin）引起损伤。构成病原菌毒力的主要因素有两个方面：一是病原菌有突破宿主皮肤、黏膜生理屏障等免疫防御机制，进入机体定居、繁殖和扩散的能力；二是产生能损害宿主组织、器官并引起生理功能紊乱的大分子有毒成分。两方面致病的物质基础是细菌的特殊结构组分和相关生物大分子，这些致病物质统称毒力因子（virulence factor），也称病原菌的毒力物质。毒力因子是病原菌致病和感染宿主的必需物质。

各种细菌的毒力不同，并可因宿主种类及环境条件不同而发生变化。同一种细菌也有强毒、弱毒与无毒菌株之分。细菌的毒力常用半数致死量（median lethal dose，LD_{50}）或半数感染量（median infective dose，ID_{50}）表示，其含义是在单位时间内，通过一定途径，使一定体重的某种实验动物半数死亡或被感染所需最少量的细菌数或细菌毒素量。显然，构成病原菌毒力的主要因素是侵袭力和细菌毒素。

一、侵袭力

侵袭力（invasiveness）是细菌突破机体的防御机能，在体内定居、繁殖及扩散、蔓延的能力。其物质基础包括菌体的表面结构（菌毛和荚膜）、释放的侵袭酶类和分泌的细胞外蛋白（如黏附素和侵袭性物质）等，侵袭力在感染早期发挥关键作用。

（一）黏附定植物质

细菌必须黏附（adherence）于宿主的皮肤和腔道等处的上皮细胞之后，在局部定居繁殖、聚集毒力因子才能形成感染。所以细菌的黏附作用是引起感染的首要条件，与致病性密切相关。黏附的实质是：细菌表面特殊结构和（或）相关蛋白质经过与细胞表面受体相互作用，使菌体黏附到靶细胞表面。这些细菌表面物质称为黏附因子（adhesive factor）或黏附素（adhesin），包括菌毛、菌体成分等其他因素。

1. 菌毛蛋白 细菌菌毛蛋白通过与宿主表面相应受体相互作用使细菌吸附于细胞表面而定居，故有些菌毛又称定居因子（colonization factor）。菌毛蛋白的黏附作用具有选择性，这与宿主细胞表面的特殊受体有关。G^- 的受体是糖类，G^+ 的受体是蛋白质或糖蛋白。

2. 细胞壁成分 又称非菌毛黏附物质（afimbrial adhesin），A 群链球菌的脂磷壁酸（LTA）等可介导黏附，LTA 的活性部分为疏水性脂肪酸，它与宿主细胞膜上 LTA 受体结合使细菌黏附于细胞。该受体的化学成分为糖蛋白，称纤维结合蛋白或纤维粘连蛋白（fibronectin）。

3. 其他因素 细菌还可通过生化反应使细菌黏附到人体细胞或组织，并进行定植。例如，乳杆菌可发酵蔗糖产酸，导致牙釉质被损害和脱钙，产生龋损。

黏附作用与病原菌的致病性密切相关，它具有抵抗黏液冲刷、细胞纤毛运动和肠蠕动等清除作用，有利于病原菌定居。抗特异性菌毛抗体对病原菌感染有预防作用。例如，肠产毒型大肠埃希菌的菌毛疫苗已用于兽医界，用于预防动物腹泻。黏附物质的致病机制有：①借助黏附激活被黏附细胞的信号转导系统，使其不同程度地释放不同种类的细胞因子，导致炎性反应性损伤。②某些黏附因子与受体作用，激活细胞凋亡控制系统，引起细胞凋亡（apoptosis）。炎症损伤和细胞凋亡有利于细菌生长、繁殖和扩散。

（二）侵袭性酶类和侵袭素

细菌黏附于细胞表面后，有的仅在表面生长、繁殖引起疾病，如霍乱弧菌。有的黏附之后进入细胞内繁殖、产生毒素造成浅表组织损伤，不扩散，如痢疾志贺菌的感染。还有些病原菌能释放侵袭性胞外酶类，这些酶类一般不具有毒性，但可协助病原菌抗吞噬和向全身扩散。例如，致病性葡萄球菌产生的血浆凝固酶的抗吞噬作用，A 群链球菌的透明质酸酶、链激酶有利于细菌在组织中扩散。有些细菌还能产生协助细菌定植、繁殖和扩散的蛋白质。某些细菌的基因编码一些具有侵袭功能的蛋白多肽，促使该菌向邻近组织扩散。例如，肠侵袭型大肠埃希菌质粒基因编码的侵袭素（invasin），促使该菌入侵上皮细胞。

（三）抵抗宿主的防御机能

侵袭力还包括病原菌所具有的抗吞噬、抗调理、抗局部免疫作用的分泌型免疫球蛋白 A（sIgA）的能力，以及形成细菌生物膜的功能。

1. 抗吞噬作用 细菌的一些成分具有抗吞噬作用：①荚膜和微荚膜，荚膜具有抗吞噬和阻挠杀菌物质的作用，使病原菌得以在宿主体内大量繁殖，产生病变。例如，有荚膜的肺炎链球菌、炭疽芽胞杆菌不易被吞噬细胞吞噬杀灭。有些细菌表面有类似荚膜的物质，如 A 群链球菌的 M 蛋白、伤寒沙门菌的 Vi 抗原及大肠埃希菌的 K 抗原，这些物质位于细胞壁外层，称微荚膜，除具有抗吞噬作用外，还有抵抗抗菌抗体和补体的作用。这类细菌表面结构的功能主要是抵抗和突破宿主防御机能，使细菌迅速繁殖。②金黄色葡萄球菌和化脓性链球菌产生溶血素、杀白细胞素，有抑制粒细胞趋化及杀伤粒细胞的作用，对巨噬细胞也有毒性。

2. 抗调理作用 细菌的一些成分具有抗调理作用：①荚膜多糖中的唾液酸与血清中的旁路调节因子（H 因子）有高度的亲和力，两者结合后，使补体旁路途径 C3 转化酶解离，不能继续活化旁路途径，使细菌逃避了宿主的防御功能；②金黄色葡萄球菌的 A 蛋白（SPA）与免疫球蛋白 G（IgG）类抗体的 Fc 段结合，具有抗调理作用。

3. 抗 sIgA 作用 变形杆菌和淋病奈瑟菌可以产生免疫球蛋白 A（IgA）蛋白酶，使 sIgA 裂解，降低了机体的局部防御力。

4. 细菌生物膜 细菌的菌群与黏膜上皮细胞紧密结合，在定植（colonization）处形成一层细菌生物膜（bacterial biofilm，BF），又称生物膜（biofilm）。细菌生物膜实质上是细菌在物体表面（有生命或无生命）附着生长形成的高度组织化的细菌复合膜状结构。

细菌生物膜是细菌在生长过程中为了适应生存环境而形成的一种群体黏附定植方式，是一种与游离、悬浮细菌相对应的存在方式。其形成过程：细菌首先在内腔或物体表面定植、繁殖并形成微菌落（microcolony），然后以一种或多种细菌的微菌落为基础，由细菌分泌的菌体外多聚物（extracellular polymeric substance，EPS）包裹组成膜状。细菌生物膜组成成分主要是：菌体外多聚物（多糖基质、纤维蛋白和脂蛋白）和微菌落。菌体外多聚物把微菌落和生物膜彼此黏附，细菌的其他黏附素也参与作用形成膜状。细菌生物膜中的细菌，其形态结构、生理生化特性及对抗菌药物的敏感性等都同浮游生长的细菌显著不同，致病特点也不同。临床上容易形成生物膜的致病菌主要有铜绿假单胞菌、金黄色葡萄球菌、表皮葡萄球菌、大肠埃希菌和肠球菌等。

细菌生物膜的生物学意义有两个方面，一方面对机体起占位性生物屏障作用，寄居的正常菌群，通过空间和营养竞争，以及产生有害代谢产物抵制病原菌定植或将其杀死，一定程度上对机体有利。另一方面，细菌生物膜对于细菌生长和感染意义更大：①是细菌的保护性生长方式，单个或浮游细菌易于脱落，群体易于黏附、定植于支持物表面。②细菌生物膜下细菌代谢水平低下，呈"亚冬眠状态"，有较强的抵抗力。它增加了细菌群体抵抗宿主免疫细胞、分子和抗菌药物的能力，保护细菌逃逸宿主免疫和抗菌药物的杀伤作用，使游离菌致死的抗菌药物剂量往往对 BF 中的细菌无效。生物膜中的致病菌也可脱落扩散到其他部位引起感染。③细菌生物膜增强了细菌毒力基因和耐药基因的传递和交换，已成为临床耐药的重要因素。④细菌生物膜已成为医源性感染和难治愈慢性感染的重要原因。

临床上现已提出了细菌生物膜病的概念，其特点：①致病菌主要来自机体皮肤和内外环境，以金黄色葡萄球菌、表皮葡萄球菌、肠球菌、大肠埃希菌和铜绿假单胞菌多见。②发病与临床治疗生物材料和细菌生物膜相关。③病程有相互转换化的静止期和发作期，导致迁延不愈。④抗生素治疗早期有效，以后失效出现耐药性。例如，医疗性植入物继发感染、慢性前列腺炎等疾病均属于细菌生物膜病。

二、细菌毒素

致病菌具有产毒性（toxigenicity），能产生一种或多种细菌毒素（bacterial toxin），直接作用于机体并引起宿主的损伤。细菌毒素是细菌在黏附、定居及生长、繁殖过程中合成并释放的多种对宿主细胞结构和功能有损害作用的毒性物质。依据毒素产生的来源、性质和作用的不同，其可分为外毒素（exotoxin）和内毒素（endotoxin）。

（一）外毒素

1. 来源、化学成分及结构特点 外毒素是 G^+ 和部分 G^- 产生并释放到菌体外的毒性蛋白质。例如，G^+ 的破伤风梭菌、肉毒梭菌、白喉棒状杆菌、产气荚膜杆菌、金黄色葡萄球菌等；G^- 的痢疾志贺菌、耶尔森菌、霍乱弧菌、肠产毒型大肠埃希菌、铜绿假单胞菌等。也可存在于菌体内，待细菌溶解崩溃后释放出来，如痢疾志贺菌的外毒素。外毒素的化学本质是蛋白质：其分子结构多由 A 和 B 两个亚单位组成，A 亚单位是外毒素的活性部分，决定毒性效应；B 亚单位是结合亚单位，没有毒性但免疫原性强，与宿主靶细胞表面特殊受体结合，介导 A 亚单位进入细胞。外毒素的致病作用依赖毒素分子结构完整，各亚单位单独对宿主无致病作用。提纯的结合亚单位可作为疫苗，预防外毒素所致疾病。

2. 外毒素基因 外毒素基因编码产物包括外毒素、菌毛、溶血素、分泌系统、信号转导及调节系统有关成分。编码外毒素的基因有三类：①细菌染色体基因，大部分细菌的外毒素基因位于染色体上，如霍乱肠毒素；②质粒基因，细菌质粒上也常携带外毒素基因，如金黄色葡萄球菌剥脱毒素、炭疽毒素和破伤风痉挛毒素等；③前噬菌体毒素基因，有些整合的温和噬菌体基因上携带有外毒素基因，如白喉外毒素、红疹毒素和一些型别的肉毒毒素。

3. 外毒素的共同特征 包括：①毒性作用强，1mg 肉毒毒素纯品能杀死 2 亿只小鼠，毒性比氰化钾强 1 万倍。②选择性强，外毒素因对靶细胞特定受体有亲和作用，只针对特定组织、器官并造成选择损害，引起特殊病症。例如，肉毒毒素可阻断胆碱能神经末梢释放乙酰胆碱，使眼和咽肌麻痹，引起眼睑下垂、复视、吞咽困难等。③理化稳定性差，多不耐热，$60 \sim 80℃$、30min 可被破坏，对化学因素不稳定。但葡萄球菌肠毒素是例外，能耐 100℃、30min 处理。④抗原性强，外毒素在 $0.3\% \sim 0.4\%$ 甲醛作用下，经一定时间改变 A 亚单位活性后使之脱去毒性，但保留了具有保护性抗原的 B 亚单位，制成无毒的外毒素生物制品类毒素（toxoid），用于人工主动免疫预防相关疾病。类毒素注入机体可刺激其产生具有中和外毒素作用的抗外毒素抗体［简称抗毒素（antitoxin）］，抗毒素用于治疗和紧急预防，两者均可用于防治一些传染病。

4. 外毒素的种类及生物学作用　外毒素的种类多，按对宿主细胞的亲和性及作用方式可分成神经毒素（neurotoxin）、细胞毒素（cytotoxin）、肠毒素（enterotoxin）和其他四大类（表6-3）。

表6-3　外毒素的种类和作用

类型	细菌	外毒素	编码基因	疾病	作用机制	症状和体征
神经毒素	破伤风梭菌	痉挛毒素	质粒	破伤风	阻断上下神经元间正常的抑制性神经冲动传递	骨骼肌强直性痉挛
	肉毒梭菌	肉毒毒素	前噬菌体	肉毒中毒	抑制胆碱能运动神经释放乙酰胆碱	肌肉松弛性麻痹
细胞毒素	白喉棒状杆菌	白喉外毒素	前噬菌体	白喉	抑制细胞蛋白质合成，作用于细胞代谢的一些环节，致细胞损伤或死亡	肾上腺出血、心肌损伤、外周神经麻痹
肠毒素	霍乱弧菌	肠毒素	染色体	霍乱	激活肠黏膜腺苷酸环化酶，增加细胞内cAMP水平	小肠上皮细胞内水分和钠离子大量丢失、腹泻、呕吐
	产毒型大肠埃希菌	肠毒素	质粒	腹泻	不耐热肠毒素作用同霍乱肠毒素，耐热肠毒素使细胞内cGMP增加	呕吐、腹泻
	金黄色葡萄球菌	肠毒素	染色体/质粒	食物中毒	作用于呕吐中枢及刺激肠壁	呕吐为主、腹泻
其他	A群链球菌	红疹毒素	前噬菌体	猩红热	破坏毛细血管内皮细胞	猩红热皮疹
	产气荚膜梭菌	α毒素	染色体	气性坏疽	分解细胞膜上卵磷脂	细胞坏死、溶血
	炭疽芽胞杆菌	毒性复合物	质粒	全身衰竭	血管通透性改变	水肿、出血

5. 外毒素的致病机制　可有多种不同方式：①与特异性受体结合，通过信号转导系统，改变细胞内外离子平衡。例如，耶尔森菌能使细胞内的钠离子和水分大量丢失。②与受体结合，进入细胞质，抑制宿主细胞蛋白质合成从而导致细胞死亡，如白喉外毒素、炭疽毒素等。③与受体结合后直接改变细胞膜结构，形成通道，导致细胞裂解，如金黄色葡萄球菌α毒素。④外毒素本身具有酶活性，如葡萄球菌β毒素为磷脂酶C，可分解细胞膜上磷脂使细胞膜结构被损害。⑤与受体结合，直接由细菌的毒素破坏细胞，如链球菌溶血素、蜡样芽胞杆菌溶细胞素等（图6-1）。

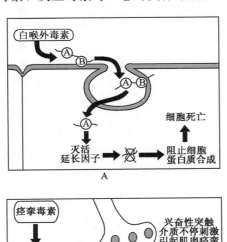
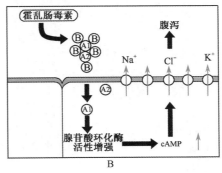
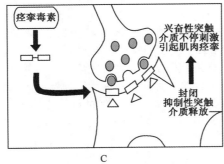
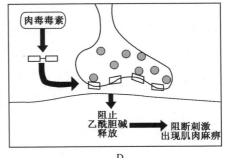

图6-1　细菌外毒素作用机制示意图

一些细菌的成分和代谢产物如外毒素分子属于超抗原（superantigen），超抗原与普通抗原的不同之处为：①能以高亲和力与MHC Ⅱ类分子结合；②它在体内不需要预先进行抗原处理；③不受MHC

限制；④只需极低浓度的超抗原就能够活化大量 T 细胞，释放大量的 IFN-γ、IL-2 等细胞因子，激起机体免疫应答。超抗原也可通过 T 细胞和 B 细胞之间的相互作用，激活多克隆 B 细胞产生自身抗体，导致自身免疫病。金黄色葡萄球菌毒性休克综合征毒素、链球菌的 M 蛋白都是超抗原，它们与一些原发性皮肤病和自身免疫性疾病密切相关，如金黄色葡萄球菌毒性休克综合征，链球菌所致风湿热、风湿性和类风湿性关节炎、肾小球肾炎、多发性硬化症及银屑病等。

（二）内毒素

1. 来源及理化特性　　内毒素是 G⁻ 细胞壁中的脂多糖（lipopolysaccharide，LPS）组分，只有当菌体裂解（细菌死亡或人工破坏）后才释放出来。螺旋体、衣原体、支原体、立克次体也有类似的 LPS，具有内毒素活性。内毒素是 G⁻ 病原菌的主要毒力物质，各种细菌内毒素的成分基本相同，其相对分子质量大于 10 万，分子结构由三部分组成（图 6-2）：脂质 A、非特异的核心多糖和最外层的特异多糖（O 型抗原决定簇）。脂质 A 是一种特殊的糖磷脂，也是内毒素的主要毒性成分，决定内毒素的生物活性，所引起的毒性作用大致类同。与外毒素相比，内毒素较稳定，耐热，160℃、2～4h 才被破坏，或用强酸、强碱、强氧化剂煮沸 30min 才被灭活。不能用甲醛液脱毒成为类毒素。但是，紫外线、超声波和氢化铝锂可使内毒素的毒性降低，

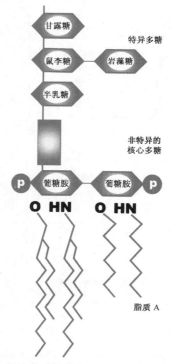

图 6-2　革兰氏阴性菌细胞壁内毒素结构模式图

抗原性仍然保存，成为减毒的内毒素。内毒素的免疫原性相对较弱，注射入机体后可产生相应抗体，但中和作用不高。在 G⁻ 感染早期使用抗内毒素抗体，能大大降低病死率。

2. 内毒素的生物学作用　　内毒素的生物学作用有以下几种。①发热反应：微量（1ng/kg）内毒素就能引起健康人体温上升。其致热反应（pyrogenicity）机制是 LPS 激活巨噬细胞释放 IL-1、肿瘤坏死因子 -α（TNF-α）及 IL-6 这些具有内源性致热原（endogenous pyrogen）作用的细胞因子。这些细胞因子能作用于宿主的下丘脑体温调节中枢，促使体温升高。②白细胞反应：LPS 注入血液循环后，血液白细胞数骤减。1～2h 后，LPS 诱生的中性粒细胞释放因子刺激骨髓释放中性粒细胞进入血流，使其数量显著增加，并有核左移现象。只有伤寒沙门菌内毒素例外，血流中白细胞总数始终减少，机制不明。③内毒素血症与内毒性休克：在病灶内或血液中病原菌释放大量内毒素入血时，或者输入大量内毒素污染液体时，机体出现内毒素血症，严重时可引起内毒素休克。主要是 LPS 诱生大量 TNF-α、IL-1 和组胺、前列腺素及激肽等血管活性介质，使全身小血管舒缩功能紊乱，出现血流循环障碍，表现为血压降低，有效循环量减少，组织器官毛细血管灌注不足，缺氧、酸中毒等，严重者可出现微循环衰竭和低血压为特征的内毒素休克。④ Shwartzman 现象与弥散性血管内凝血：Shwartzman 现象是观察内毒素致病作用时动物出现的反应情况，实验是在家兔皮内注射 G⁻ 菌液，8～24h 后再静脉注射同一种或另一种 G⁻ 的菌液，约 10h 后发现在第一次注射的局部皮肤呈现出血和坏死的局部反应，是局部 Shwartzman 现象。若两次均静脉注射休克剂量菌液，则动物两侧肾上腺皮质坏死，全身广泛出血，最终死亡，称全身性 Shwartzman 现象。在人类，严重 G⁻ 感染时常出现 DIC，其病理变化与动物全身性 Shwartzman 现象相同。

3. 内毒素的致病机制　　内毒素的致病机制较复杂，主要与细胞因子及补体的协同作用密切相关。内毒素 LPS 能刺激单核巨噬细胞、血管内皮细胞产生 IL-1、IL-6、TNF-α 及趋化因子等。少量 LPS 诱生的这些细胞因子，对宿主能产生有益的炎性反应。但当病原菌进入血液循环发生败血症时，释放的大量内毒素可刺激免疫细胞产生过量细胞因子，如 TNF-α、IL-1 等能活化凝血系统，可诱发 DIC，导致内毒素休克甚至死亡。研究表明，体内 TNF-α 水平的高低与患者病死率的高低呈正相关关系。体外实验证实，TNF-α 可直接产生致细胞病变作用。TNF-α 和 IL-1 可协同作用引起血管扩张和白细胞介导的组织坏死，从而导致器官衰竭。TNF-α 和 IL-1 又可激活其他炎性细胞

因子，如 IL-6、IL-8、血小板激活因子和前列腺素等的产生，并有激活补体替代途径的作用（图6-3）。

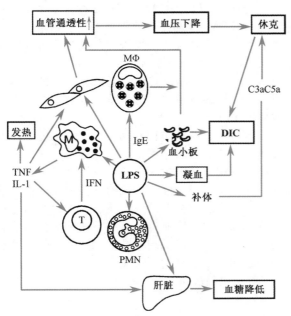

图 6-3　LPS 活性作用示意图

MΦ. 巨噬细胞；PMN. 中性粒细胞；IFN. 干扰素

4. 内毒素的检测　采取患者血液、尿液和脊髓液做鲎试验（limulus test）检测内毒素。把鲎血中的变形细胞进行冻融，获得的细胞溶解物称为鲎试剂。内毒素可激活其中的凝固酶原成为凝固酶，后者把可凝固蛋白凝结成凝胶状态。用此试剂可检测药物、注射液及生物制品是否被内毒素污染。该试验是最敏感的内毒素检测方法，比家兔热原试验敏感近 100 倍，可测出 0.01～1.0ng/mg 的内毒素。

细菌毒素对机体并非只有致病作用，对人也有有益作用。现已证实，应用小剂量 LPS 可增强机体非特异性抵抗力，有增强抗感染免疫和抗肿瘤免疫作用。其作用机制可能与激活一系列免疫细胞及体液免疫系统有关，并有增强网状内皮系统的功能和增加佐剂活性的作用。细菌外毒素在医药上的应用更受重视：①把外毒素与单克隆抗体连接，制备免疫毒素和重组毒素作为导向药物治疗肿瘤。②外毒素是强力丝裂原，有刺激多种细胞因子产生的作用。利用外毒素这一特性，可将其作为免疫调节剂用于增强宿主抵抗力。③有些外毒素如肉毒毒素可作为药物应用，肉毒毒素可直接治疗功能性失明的眼肌痉挛及内斜视，临床治疗效果较为理想。细菌外毒素与内毒素的主要区别见表6-4。

表 6-4　细菌外毒素与内毒素的主要区别

区别要点	外毒素	内毒素
来源	革兰氏阳性菌与部分革兰氏阴性菌	革兰氏阴性菌
存在部位	从活菌分泌出，少数细菌崩解后释出	细胞壁组分，菌体裂解后释出
化学成分	蛋白质	脂多糖
稳定性	60～80℃、30min 被破坏	160℃、2～4h 被破坏
作用方式	与细胞的特异受体结合	刺激宿主细胞分泌细胞因子、血管活性物质
毒性作用	强，对组织器官有选择性毒害效应，引起特殊临床表现	较弱，各菌的毒性效应大致相同，引起发热、白细胞增多、微循环障碍、休克、DIC 等
抗原性	强，刺激机体产生抗毒素；甲醛液处理脱毒形成类毒素	弱，刺激机体产生的中和抗体作用弱；甲醛液处理脱毒不形成类毒素
基因控制	质粒、前噬菌体和（或）染色体	染色体基因

第三节　细菌感染的影响因素

细菌的感染主要与自身的毒力（侵袭力和细菌毒素）密切相关，但其能否感染宿主、感染的状态和结局如何还受到多种因素的影响。这些因素包括除了细菌毒力之外的细菌方面的因素、环境因素和宿主机体免疫力及内环境方面的因素。

一、细菌因素

1. 细菌侵入的数量　病原菌除了必须有一定

的毒力物质外，还需有足够数量才能导致感染。导致感染的菌量，取决于致病菌毒力强弱和宿主免疫力高低两方面。细菌毒力愈强，引起感染的细菌量愈小；反之细菌量则大。例如，毒力强大的鼠疫耶尔森菌，在无特异性免疫力的机体中，有数个细菌侵入就可发生感染；而毒力弱的某些引起食物中毒的沙门菌，需摄入数亿个细菌才引起急性胃肠炎。

2. 细菌侵入的部位　具有一定毒力物质和足

够数量的致病菌，必须侵入易感机体的适宜部位才能引起感染。例如，破伤风梭菌的芽胞进入深部创伤处，在厌氧环境才能发芽；脑膜炎奈瑟菌经呼吸道吸入；伤寒沙门菌必须经口进入等。也有一些致病菌的适宜入侵部位不止一种。例如，结核分枝杆菌经呼吸道、消化道、皮肤创伤等部位都可以造成感染。不同致病菌有其不同的特定侵入部位，这与致病菌需要特定的生长繁殖微环境有关。

3. 某些细菌的免疫病理作用 病原菌致病机制除与毒力强弱、侵入机体细菌量和入侵部位是否合适三大因素有关外，还有其他一些环境等因素影响其致病机制，包括：例如，A群乙型溶血性链球菌在感染的同时或感染康复后诱发免疫病理反应，损伤宿主正常结构和生理功能，引起急性风湿热和急性肾小球肾炎。反复发作风湿热又可导致风湿性心脏病。此外，某些细菌能产生一类高活性蛋白质分子，不需抗原递呈就可激发机体以T细胞为主的免疫反应，活化的T细胞分泌大量白介素、TNF和IFN等细胞因子，引起一些急性和慢性疾病，有的引起自身免疫性疾病（如类风湿关节炎、多发性硬化症）。

4. 毒力的基因调控 所有细菌的毒力因子（包括侵袭性毒力物质和毒素）均受遗传控制。病原菌的毒力基因可存在于染色体、质粒、转座子或前噬菌体中，这些基因也可在不同株、不同菌种间自行发生转移。病原菌的毒力基因具有特定结构，这种决定细菌毒力的、可移动的特定DNA序列称为致病岛（pathogenicity island），也称毒力岛（virulence island）。致病岛主要见于决定侵袭力和外毒素的基因，致病岛能通过某种方式完整地转移到无毒的菌株，使其成为毒力菌株。病原菌也可通过基因突变及基因重排等机制改变毒力物质的组成和抗原性，逃避宿主免疫压力，增强自身毒力。

5. 细菌分泌系统 细菌具有的许多分泌蛋白和外露蛋白，必须依赖分泌通路进行跨胞膜转运并实现功能。细菌中将菌体合成的功能蛋白运输到外环境或宿主体内的转运结构，就称为分泌系统（secretion system，SS）。细菌分泌系统是由特殊功能蛋白和多肽组成的管道系统，是细菌生存、代谢和繁殖不可缺少的结构。其还与细菌致病有关，致病菌通过分泌系统把外毒素、侵袭性胞外酶或毒素转运到宿主细胞，导致疾病的发生。此外，其还可介导细菌黏附和侵入宿主细胞。

细菌分泌系统的研究主要集中在革兰氏阴性菌中。按照外膜分泌机制的不同，目前发现细菌存在多种类型的分泌系统（type SS，TSS），结构和功能基本明确的有T1SS～T9SS。按分泌是否利用信号肽可将其分为两大类：一类是依赖信号肽转位酶和N端信号序列的经典分泌系统（又称二步分泌系统），包括Ⅱ、Ⅴ、Ⅶ、Ⅷ和Ⅸ型5种分泌系统，其分泌蛋白必须在N端信号肽引导下转运到胞外。另一类是不依赖信号肽转位酶和N端信号序列的非经典分泌系统（又称一步分泌系统），包括Ⅰ、Ⅲ、Ⅳ和Ⅵ型4种分泌系统，其分泌蛋白不需要N端信号肽引导，直接通过各自分泌系统释放到胞外或直接注入宿主体内。

细菌分泌系统的结构和功能在一定程度上对细菌的致病性有着决定作用，细菌分泌系统编码基因突变和蛋白质结构发生改变会影响细菌的生存及致病性。深入研究细菌分泌系统的结构和功能将有助于深入认识及了解细菌的生存状态、生存能力与对环境变化的应激反应能力；有利于理解和揭示致病菌的致病过程与致病机制；有助于临床对感染性疾病的诊断和治疗；将为针对细菌分泌系统研发新型抗菌药物提供新思路及潜在靶标。

二、宿主

宿主的生理状态、免疫系统功能等都影响感染的发生和发展。例如，年龄、性别、疲劳、药物使用情况和有无疾病等均对感染有影响（详见抗感染免疫章节）。此外，细菌所处的宿主内环境不但影响细菌的生长和繁殖，同时也影响细菌的基因表达，包括其毒力基因的表达水平。机体内（包括细胞内外环境）的温度、湿度、水分、离子强度、渗透压、碳源、氧分压等都在不断地影响着细菌，细菌和机体在物质、能量和信息三个方面相互作用从不间断。所以，细菌的感染必然受到机体整体和局部生理、病理条件的影响与作用。因此，正确理解细菌的致病机制不能只停留在细菌毒力物质和宿主免疫防御功能的相互作用上，应从两者在整体、细胞和分子多个水平上的相互作用，从物质、能量和生物信息多个层次上的彼此影响去理解和探索。

三、自然环境

病原菌的感染和致病机制除涉及宿主和病原菌两个方面外，环境因素也对感染有一定的影响作用。自然因素包括气候、季节、温度和地理条件等可影响感染的发生和发展。例如，自然疫源性传染病和人畜共患传染病的发生与流行就充分说明了环境因素的重要性。环境因素包括社会因素，如战争、恐怖活动、灾荒、生活水平和生活条件等在感染和疾病的流行中也起着很大的作用。

第四节 医院感染

医院感染（nosocomial infection，hospital infection）是指在医院特定环境内患者和医务人员获得的感染。医院感染又称院内感染或医院获得性感染，包括在住院期间发生的感染和在医院内获得出院后发生的感染，但不包括入院前已开始或者入院时已处于潜伏期的感染。医院内各种患者聚集，病原体种类多、密度大，感染机会增加；患者抵抗力降低也增加了易感性；而医护人员造成的医源性感染更增加了感染概率。医院感染随医疗事业的规模化发展更加复杂化，已成为国内外面临的重要公共卫生问题。研究其发生发展规律和有效的防控措施已成为医学微生物学的重要内容和重大课题。

一、医院感染的类型

根据感染来源不同，医院感染分为内源性医院感染（endogenous nosocomial infection）和外源性医院感染（exogenous nosocomial infection）。

1. 内源性医院感染 又称自身感染（self-infection），是指各种原因引起的患者在医院内遭受自身携带病原体侵袭而发生的医院感染。内源性病原体通常为寄居在患者体内的正常菌群，在个体免疫功能受损、抵抗力下降时，条件致病菌引起感染。

2. 外源性医院感染 是指各种原因引起的患者在医院内遭受非自身携带的病原体侵袭而发生的感染。又分为：①交叉感染（cross infection），包括患者间、患者与医务人员之间密切接触发生的从个体到个体的直接传播或者通过物品间接感染。②环境感染（environmental infection），在医院环境内，因吸入污染空气、接触受污染的院内设施获得感染。③医源性感染（nosocomial infection），是指在诊断、治疗或预防过程中，由所用器械等消毒不严造成的感染，以及滥用抗生素及应用免疫制剂等而引起的感染。

二、医院感染的特征

1. 医院感染的病原生物学特征

（1）条件性致病菌为主 医院感染的病原体中细菌占90%以上，其中主要是条件致病菌，也可能是常见致病菌。条件致病菌造成的感染流行和二重感染已成为医院感染的重要问题。引起医院感染的病原体种类多，来源广泛，常见病原体见表6-5。

表6-5 引起医院感染的常见病原体

感染类型	常见病原体	备注
泌尿道感染	革兰氏阴性杆菌：大肠埃希菌、变形杆菌、铜绿假单胞菌、克雷伯菌、沙雷菌 革兰氏阳性球菌：凝固酶阴性葡萄球菌、肠球菌、链球菌等 真菌：白假丝酵母菌等	易耐药，败血症 发病率升高 发病率升高
肺部感染	革兰氏阴性杆菌：克雷伯菌、铜绿假单胞菌、流感嗜血杆菌、分枝杆菌、军团菌 革兰氏阳性球菌：肺炎链球菌、金黄色葡萄球菌等 真菌：白假丝酵母菌、曲菌等 其他：呼吸道病毒、沙眼衣原体、卡氏肺包子虫等	可混合感染 婴幼儿多为呼吸道合胞病毒感染
伤口感染	革兰氏阳性球菌：金黄色葡萄球菌、链球菌、凝固酶阴性葡萄球菌等 革兰氏阴性杆菌：大肠埃希菌、变形杆菌、铜绿假单胞菌等	腹部手术脆弱杆菌 妇科手术类杆菌多
胃肠道感染	胃肠炎：沙门氏菌、致病大肠杆菌、志贺菌属、葡萄球菌、肠道病毒、阿米巴 假膜性肠炎：难辨梭状芽胞杆菌 病毒性肝炎：病毒性肝炎病毒（甲、乙、丙、戊型）	
败血症	革兰氏阳性球菌：金黄色葡萄球菌、表皮葡萄球菌、肠球菌等 革兰氏阴性杆菌：大肠埃希菌、肠杆菌、克雷伯菌、沙雷菌等 真菌：白假丝酵母菌、拟酵母菌等	散发，常见 多见于新生儿 多见于侵入性诊疗术

（2）病原体具有耐药性 医院感染的病原体常具有耐药性，有的还具多重耐药性。

（3）病原体的种类常发生变化 医院感染的病原体种类随使用的抗生素的变化而改变。例如，19世纪60年代以革兰氏阳性球菌为主，到80年代后转变为以革兰氏阴性杆菌为主。

（4）微生态平衡常失衡 患者常因微生态失衡发生菌群失调和移位。

2. 医院感染的流行病学特征

（1）发病率有升高趋势 医院感染的发病率不断升高，尤其是不适当的放化疗及免疫抑制剂、激素和抗生素的过度使用促使医源性感染的发生，对社会、经济和医疗卫生事业的影响很大。

（2）医院是医院感染发生的集中地　医院是老弱病残和免疫功能低下等易感者集中之地。流行病学的传染源、传播途径和易感者在医院同时存在又联系紧密。

（3）常侵犯免疫功能低下的宿主　医院感染者多为抵抗力低下和接受侵入性诊疗操作患者。易感人群集中，感染后病死率高。

3. 医院感染的临床特征

1）医院感染流行形式多。散发、流行和暴发均可发生。

2）医院感染类型多，临床表现多样。常见的有泌尿道感染、下呼吸道感染、胃肠道感染、心血管感染、烧伤感染、术后伤口感染、皮肤感染、腹腔内感染等。医院感染最常见的疾病依次为：败血症、胃肠道感染、皮肤感染、肺炎、手术切口感染、肝炎、泌尿道感染、脑膜炎及其他。

3）处理困难，死亡率高，后果严重。

三、医院感染的防控原则

1. 加强医院感染的管理　要依据国家的法规，严格制定防控医院感染的各项管理制度，有效落实各项防控措施、规定和标准。健全保障体系，特别是监测体系，要对特殊单位、人群、操作和特殊病原体进行常规监测，责任到人。要加强医院感染知识的普及和教育。

2. 严格消毒灭菌　对供应室、手术室、各科诊疗操作室的人员、环境和所用器具进行严格消毒灭菌。

3. 隔离预防　结合医院感染的病原体的特点和易感者的状态制定措施，切断感染的传播途径。

4. 合理适度使用治疗药物　正确合理使用抗菌药物是防控医院感染发生的重要措施。对影响机体免疫力的诊治措施（如放疗、化疗、免疫抑制剂和激素等）要适度，正确并控制侵入性诊疗措施的使用。

（寻　萌）

第七章　抗细菌感染免疫

抗感染免疫是指机体免疫系统识别和清除病原体侵入的能力。其包括固有免疫（innate immunity）和适应性免疫（adaptive immunity）两大类，两者相互配合，共同完成机体的防御功能。病原体侵入人体后，首先遇到的是固有免疫的防御，固有免疫作用迅速、稳定而广泛，是机体抗感染的第一道防线，为适应性免疫的建立赢得时间。适应性免疫一般在 7～10 天后开始，是病原体及其代谢产物等抗原物质诱导机体产生的，是针对感染靶位点的特异性免疫机制，可通过抗体、致敏淋巴细胞及细胞因子等发挥防御作用。根据所针对的病原体类别不同，抗感染免疫主要包括抗细菌感染免疫、抗病毒感染免疫、抗真菌感染免疫和抗寄生虫感染免疫等类型。

第一节　固有免疫

固有免疫也称非特异性免疫（non-specific immunity），是生物在长期种系进化过程中形成的一系列防御机制。该系统在个体出生时即具备，可对侵入的病原体迅速产生应答，发挥非特异性抗感染效应。固有免疫包括屏障结构、吞噬细胞及正常组织和体液中的抗菌物质等。

一、屏障结构

1. 皮肤和黏膜

（1）机械的阻挡和排出作用　　健康和完整的皮肤与黏膜能有效地阻挡细菌的侵入。例如，呼吸道黏膜上皮细胞的纤毛运动、正常的肠蠕动及尿液的冲洗等使病原菌难以定植而被排出。皮肤黏膜受损时，病原菌易入侵引起感染。

（2）分泌多种杀菌物质　　不同部位的皮肤黏膜可分泌不同的抗菌物质。例如，汗腺分泌的乳酸，皮脂腺分泌的脂肪酸，胃液中的胃酸，泪液和唾液的溶菌酶等均有一定的抗菌作用。

（3）正常菌群的拮抗作用　　正常寄居在人体表和与外界相通的腔道中的正常菌群，可通过与病原体竞争受体或营养物质及产生抗菌物质等方式，拮抗病原菌入侵。例如，皮肤上的痤疮丙酸菌能产生抗菌性脂类，抑制金黄色葡萄球菌和化脓性链球菌在皮肤上生长；肠道中的某些厌氧菌能产生脂肪酸阻止沙门菌在局部生存。当正常菌群数量、种类发生变化时，这种拮抗作用受影响，则可发生菌群失调症。

2. 血脑屏障　　血脑屏障由软脑膜、脉络膜、脑毛细血管和星状胶质细胞等组成。通过脑毛细血管内皮细胞层的紧密连接和吞饮作用，阻挡病原体及其毒性产物从血流进入脑组织或脑脊液，从而保护中枢神经系统。婴幼儿的血脑屏障发育不完善，故易发生中枢神经系统感染。

3. 胎盘屏障　　胎盘屏障由母体子宫内膜的基蜕膜和胎儿绒毛膜共同组成。该屏障可阻止母体内的病原体进入胎儿，保护胎儿免受感染。在妊娠 3 个月内，胎盘屏障发育不完善，此时若母体发生感染，病原体有可能通过胎盘进入胎儿，引起胎儿感染、畸形甚至死亡。药物也可通过发育不完善的胎盘影响胎儿。因此，在妊娠期间，尤其是早期，应尽量防止感染并尽可能不用或少用副作用大的药物。

二、吞噬细胞

病原菌突破皮肤或黏膜屏障侵入机体后，首先遭遇吞噬细胞的吞噬作用，这是机体固有免疫防御机制的重要环节。吞噬细胞分为两类：一类是小吞噬细胞，主要是指血液中的中性粒细胞；另一类是大吞噬细胞，即单核吞噬细胞系统（mononuclear phagocyte system，MPS），包括血液的单核细胞和各种组织器官中的巨噬细胞。中性粒细胞在血液中仅

病原生物学

存留 10h 左右即进入组织，一般存活 2～3 天。单核细胞在血液中存留 2～3 天后进入组织，在组织中进一步分化发育成为游离或固定的细胞。不同组织器官中的巨噬细胞有不同名称，如在肺内称尘细胞，在肝内称库普弗细胞。当细菌感染时，中性粒细胞受趋化因子的作用聚集于炎症部位，构成机体抗细菌感染

的前线，对胞外菌进行吞噬、杀灭。若细菌不被杀死则进入淋巴组织，在淋巴组织中的吞噬细胞进一步将其吞噬杀死。一般只有毒力强、数量多的致病菌才有可能不被完全阻挡而进入血液或其他器官，再由血液、肝、脾或骨髓等处的吞噬细胞继续吞噬杀灭（图 7-1）。

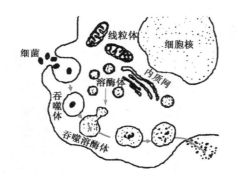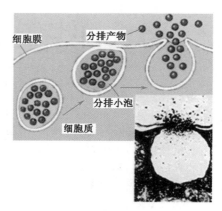

图 7-1　吞噬细胞吞噬细菌及外排作用

1. 吞噬细胞对病原菌的识别　吞噬细胞通过模式识别（pattern recognition）来实现对病原菌的识别。模式识别受体（pattern-recognition receptor，PRR）是指存在于免疫活性细胞表面上能够直接识别病原菌或凋亡细胞和衰老损伤细胞表面某些共有的特定分子结构的受体。病原体相关模式分子（pathogen associated molecule pattern，PAMP）是指某些病原菌内存在一些进化上高度保守的与致病性相关的组分，可被模式识别受体识别结合。病原体相关模式分子的种类有限，在病原体中广泛分布，不表达于正常细胞表面，吞噬细胞可通过 PRR 对 PAMP 的识别，区别"自己"和"非己"，并对病原体及其产物发生抗感染应答反应。

2. 吞噬和杀菌的过程

（1）趋化　细菌感染时，入侵的致病菌可刺激吞噬细胞、内皮细胞等产生趋化因子。趋化因子募集吞噬细胞穿过毛细血管壁，定向聚集到局部炎症部位。常见的趋化因子包括补体活化产物 C5a、C3a、C567，细胞因子和细菌成分等。

（2）识别与黏附　吞噬细胞的识别依赖其模式识别受体识别病原体相关模式分子，并与之结合，使病原体附着在吞噬细胞表面，从而捕获细菌。例如，血清中脂多糖结合蛋白（LBP）能与 LPS 结合，再与吞噬细胞膜上的 CD14 分子结合，形成 LPS-LBP-CD14 复合物，可被吞噬细胞 TLR4-MD2 所识别，可增强吞噬细胞的吞噬作用。另外，中性粒细胞和单核吞噬细胞表面均有 IgG Fc 受体和补体 C3b 受体，借助抗体的 Fc 调理和补体的

C3b 调理作用，吞噬细胞的吞噬和杀伤作用明显增强（图 7-2）。

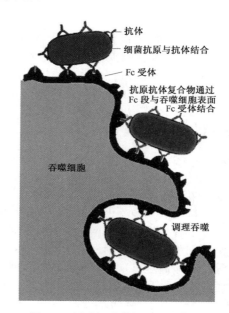

图 7-2　巨噬细胞的调理吞噬作用

（3）吞入　吞噬细胞识别并结合病原体后，细胞膜内陷，伸出伪足将病原体包围并摄入细胞质内，形成由部分细胞膜包绕的吞噬体（phagosome），称为吞噬（phagocytosis）。对病毒等较小的病原微生物，其结合处的细胞膜向细胞质内陷，将病毒等包裹在内，称为吞饮（pinocytosis）。

（4）杀灭与消化　当吞噬体形成后，与吞噬细胞质中的溶酶体靠近并融合，形成吞噬溶酶体

（phagolysosome），启动杀菌过程。吞噬细胞的杀菌机制包括氧依赖性杀菌和非氧依赖性杀菌两类系统。氧依赖性杀菌系统主要通过氧化酶和其他酶类的作用，使分子氧活化成为多种活性氧中介物（如过氧化氢、超氧阴离子）和活性氮中介物（如一氧化氮、亚硝酸盐），这两类物质均有高效的杀伤活性，对细菌等病原体有直接杀伤作用；也可通过髓过氧化物酶（myeloperoxidase，MPO）和卤化物的协同而杀灭病原体。非氧依赖性杀菌系统主要通过溶菌酶、碱性磷酸酶、酸性磷酸酶及杀菌性蛋白等发挥杀菌作用。被杀死的病原体通过蛋白酶、核酸酶、酯酶等消化、降解，最后将残渣排出吞噬细胞外（图7-3）。

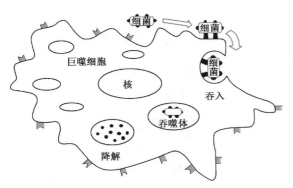

图 7-3　巨噬细胞吞噬杀灭细菌的过程

3. 吞噬作用的后果　　吞噬细胞吞噬病原体后，随病原体种类、毒力和人体的免疫力不同，可出现不同后果。

（1）**完全吞噬**　　病原体在吞噬溶酶体中被杀死和消化，未消化的残渣被排出胞外，此为完全吞噬。例如，大多数的化脓性球菌被中性粒细胞吞噬后，5 ~ 10min 死亡，30 ~ 60min 被完全破坏。

（2）**不完全吞噬**　　是指某些细胞内寄生菌（如结核分枝杆菌、嗜肺军团菌）等病原体在免疫力低下的机体中，病原体被吞噬却不被杀死，称为不完全吞噬。不完全吞噬可使病原体在吞噬细胞内得到保护，免受体液中的抗菌物质和抗菌药物的作用；同时有些病原体还可在吞噬细胞内生长繁殖，

导致吞噬细胞死亡或随吞噬细胞游走、经淋巴或血液扩散到机体的其他部位，引起感染扩散。

（3）**组织损伤**　　吞噬细胞在吞噬杀菌的过程中，可由溶酶体释放多种蛋白水解酶，破坏邻近的正常组织细胞，造成组织损伤和炎症反应。

（4）**抗原提呈**　　吞噬细胞吞噬、消化处理病原菌后，可将某些有效的抗原决定簇经过加工、处理，提呈给 T 细胞，启动适应性免疫。

三、体液因素

机体正常组织和体液中存在多种抗菌物质，常配合其他杀菌因素发挥作用。

1. 补体　　补体（complement）是存在于正常体液中的一组球蛋白，由巨噬细胞、肠上皮细胞、肝细胞和脾细胞等产生。补体系统主要通过经典途径和旁路途径被激活。补体系统活化后产生多种生物学活性分子，通过不同的机制发挥抗感染免疫作用。例如，补体活化产物 C3a、C5a 具有趋化作用，可吸引吞噬细胞到达炎症部位；C3b、C4b 具有调理作用，促进吞噬细胞的吞噬活性；膜攻击复合物 C5b6789 能破坏某些革兰氏阴性菌和包膜病毒。在感染早期抗体出现前，补体可以通过旁路途径激活而发挥趋化、调理、溶菌、溶细胞等防御作用，故是一种重要的抗感染天然免疫机制。

2. 溶菌酶　　溶菌酶（lysozyme）为一种碱性蛋白，主要来源于吞噬细胞，广泛分布于血清、唾液、泪液、乳汁和黏膜分泌液中。溶菌酶作用于革兰氏阳性菌的胞壁肽聚糖，使之裂解而溶菌。革兰氏阴性菌对溶菌酶不敏感，但在特异性抗体的参与下，溶菌酶也可破坏革兰氏阴性菌。

3. 防御素　　防御素（defensin）为一类富含精氨酸的小分子多肽，主要存在于中性粒细胞的嗜天青颗粒中，也存在于人的肠细胞中，主要作用于胞外菌。其杀菌机制主要是破坏细菌细胞膜的完整性，使细菌溶解死亡。

正常体液中尚有乙型溶素、吞噬细胞杀菌素、组蛋白、乳素、正常调理素等杀菌或抑菌物质。

第二节　正常菌群和机会致病菌

一、正常菌群与微生态平衡

1. 正常菌群　　正常菌群（normal flora）是指正

常寄居在人体体表和与外界相通的腔道中的不同种类及数量的微生物群的总称。当人体免疫功能正常时，其不致病且与机体处于共生状态。人体常见的正常菌群见表 7-1。

表 7-1 人体常见的正常菌群

部位	主要菌群
皮肤	葡萄球菌、链球菌、铜绿假单胞菌、白假丝酵母菌、丙酸杆菌、类白喉杆菌、非致病性分枝杆菌
眼结膜	葡萄球菌、干燥杆菌、非致病性奈瑟菌
外耳道	葡萄球菌、类白喉杆菌、铜绿假单胞菌、非致病性分枝杆菌
鼻咽腔	葡萄球菌、甲型链球菌、丙型链球菌、肺炎链球菌、非致病性奈瑟菌、类杆菌
口腔	葡萄球菌、甲型和丙型链球菌、类白喉杆菌、非致病性奈瑟菌、肺炎链球菌、乳杆菌、梭杆菌、螺旋体、放线菌、白假丝酵母菌
肠道	大肠埃希菌、乳杆菌、双歧杆菌、产气肠杆菌、变形杆菌、铜绿假单胞菌、葡萄球菌、厌氧性细菌、肠球菌、白假丝酵母菌
尿道	葡萄球菌、类白喉杆菌、非致病性分枝杆菌
阴道	乳杆菌、白假丝酵母菌、类白喉杆菌、非致病性奈瑟菌

2. 正常菌群的生理作用 正常菌群与宿主之间相互依存，目前已知正常菌群对宿主的生理作用有以下 4 种。

（1）生物拮抗作用 正常菌群与黏膜上皮细胞紧密结合，在定植处形成一层细菌生物膜或膜菌群，对机体起占位性生物屏障作用。其机制是寄居的正常菌群，通过空间占位、营养竞争及产生有害代谢产物以抵制病原菌定植或将其杀死。抗生素使用不当将会破坏这一保护作用，导致病原菌的侵入。

（2）营养作用 正常菌群在生命活动中，能影响和参与人体物质代谢、营养转化与合成。例如，肠道正常菌群能促进营养物质吸收，能合成维生素 K 和 B 族维生素供宿主吸收。此外，正常菌群还参与人体的胆汁代谢、胆固醇代谢及激素转化等过程。

（3）免疫作用 正常菌群可促进宿主免疫器官发育，刺激免疫系统的成熟与免疫应答。产生的免疫物质对具有交叉抗原组分的致病菌有一定程度的抑制和杀灭作用。机体的抗感染免疫力与其受内环境定居细菌抗原的刺激有密切关系。例如，肠道中乳杆菌和双歧杆菌能诱导分泌型 IgA 的产生，激活免疫细胞产生细胞因子，对胃肠道抗感染免疫的功能具有重要作用。

（4）抗衰老作用 研究表明，人一生的不同阶段，肠道正常菌群的构成和数量是不一样的，它与人体的发育、成熟和衰老有一定的关联。例如，健康新生儿肠道中的细菌约 80% 是双歧杆菌，成年后这类菌逐渐减少，老年后产生有害物质的芽胞杆菌类增多。这是肠道菌群与人体肠道相互作用的结果。如果人体肠道能够维持一个有利于机体健康的生态内环境，对人体的健康和长寿是有益的。此外，正常菌群也具有抗肿瘤作用和排毒作用。

3. 微生态平衡与失调 正常寄居在人体体表和与外界相通的腔道黏膜表面的微生物之间、微生物与人体之间及微生物与环境之间形成了一种微生

态关系，这种微生态环境处于一个相对平衡状态。微生态学（microecology）是从细胞水平或分子水平上研究微生物、宿主及环境三者之间相互关系的综合性学科。医学微生态学（medical microecology）是微生态学的一个分支学科，主要研究寄居在人体体表和与外界相通的腔道黏膜表面的微生物与微生物、微生物与人体，以及微生物和人体与外界环境相互依存、相互制约关系的学科。

微生态平衡（microeubiosis）是指在正常情况下，微生态系统中微生物与微生物、微生物与宿主，以及微生物与环境之间处于稳定、有效的平衡状态。这种平衡是在自然条件下，通过长期进化过程而自然形成的生理性动态平衡。微生态平衡始终处于动态变化之中，不同年龄、不同发育阶段、不同生态环境都有着特定的微生态平衡，在一定阶段存在着相对的平衡与稳定。当此平衡因正常微生物群（种类、数量、位置等）、宿主（免疫、营养及代谢等）或外界环境（理化和生物）因素变化而被打破时，新的平衡又可形成，周而复始地进行自我调节。

微生态失调（microdysbiosis）是指正常微生物群之间及正常微生物群与其宿主之间的微生态平衡在外界环境的影响下，由生理性组合转变为病理性组合的状态。菌群失调是最常见的微生态失调。微生态失调的诱发因素包括一切干扰宿主及正常微生物群的因素，无论是物理的、化学的，还是生物的，均能引起微生态失调。在临床工作中，不规范使用抗生素、免疫抑制剂、激素和肿瘤化疗药物，以及手术和插管等侵入性诊疗操作均有可能引起微生态失调，导致感染。

近年来有关人体肠道菌群的研究表明，成年人肠道内存在着 1000 种以上的细菌，其基因的总量大约是人体基因量的 100 倍，故肠道菌群又被称为人体的第二基因组。在肠道菌群中有 160 多种细菌构成了核心的细菌种类，其中主要包括厚壁菌门、拟

杆菌门、变形菌门和放线菌门的细菌。肠道菌群与宿主之间的相互作用便形成了机体内最大的微生态系统，当人类肠道菌群的种类和数量及内外环境发生变化时，机体可能会出现代谢功能紊乱、慢性炎症、自身免疫性疾病、心血管疾病和肿瘤等。

二、机会致病菌

正常菌群与宿主之间维持着良好的生态平衡，在一定条件下这种平衡关系被打破，原来在正常时不致病的正常菌群中的细菌成为致病菌，这类细菌称为条件致病菌（conditional bacterium），也称机会性致病菌（opportunistic bacterium）。由机会性致病菌引起的感染称为机会性感染（opportunistic infection），主要由宿主的抗感染能力降低所致。机会致病菌产生的主要条件有以下几种。

1. 定居部位改变　某些细菌离开正常寄居部位，进入其他部位生长、繁殖，进而感染致病。例如，大肠埃希菌从寄居的肠道进入泌尿道引起尿道炎、膀胱炎，或通过手术进入腹腔引起腹膜炎等。

2. 机体免疫功能低下　应用大剂量皮质激素、抗肿瘤药物、放射治疗及 AIDS 患者晚期等，可导致机体免疫功能低下，使正常菌群在寄居部位引起感染灶，进而穿透黏膜屏障进入组织或血液扩散。

3. 菌群失调　正常寄居在某部位的微生物种群发生改变或各种群数量比例发生大幅度的变化，称为菌群失调（dysbacteriosis）。由此产生的病症，称为菌群失调症或菌群交替症。临床上长期大量应用广谱抗生素后，大多数敏感菌和正常菌群被抑制或杀灭，而耐药菌则获得生存优势而大量繁殖致病。菌群失调时，可引起二重感染或重叠感染（superinfection），即在原发感染的治疗中，发生了另一种新致病菌的感染。引起二重感染的常见细菌有金黄色葡萄球菌、白假丝酵母菌、艰难梭菌及某些革兰氏阴性杆菌，临床表现有假膜性肠炎、鹅口疮、阴道炎及败血症等。

第三节　适应性免疫

适应性免疫也称获得性免疫（acquired immunity），是个体出生后，在生活过程中与病原体及其产物等抗原分子接触后产生的一系列免疫防御功能。其特点是特异性强，只对引发免疫的抗原发挥作用；不能通过遗传获得；具有免疫记忆性，当再次接受相同抗原刺激时免疫效应明显增强。

适应性免疫主要包括体液免疫、细胞免疫和黏膜免疫。体液免疫是由特异性抗体介导的免疫应答，主要作用于胞外菌及其毒素。在抗菌免疫中，抗体可分为抗菌抗体和抗毒素抗体。细胞免疫是以 T 细胞介导的免疫应答，在抵御胞内菌感染中起主要作用，细胞免疫的效应细胞主要是 $CD4^+$ Th_1 细胞和细胞毒性 T 细胞（cytotoxic T lymphocyte，CTL）。黏膜免疫：人体与外界接触的黏膜表面（如消化系统和呼吸系统）是微生物最常见的侵入门户，分布在消化道和呼吸道及其他部位黏膜下的淋巴样组织，形成机体黏膜防御系统（mucosal immune system，MIS）。黏膜免疫系统的主要功能是产生具有局部免疫作用的分泌型免疫球蛋白 A（sIgA），sIgA 可与微生物或毒素结合，阻断它们对宿主细胞的黏附和定植。

细菌在人体内的寄生环境可分为细胞外环境与细胞内环境，导致的感染分别为胞外菌感染和胞内菌感染。抗胞外菌感染的免疫以体液免疫为主，抗胞内菌感染的免疫以细胞免疫为主。

一、抗胞外菌感染的免疫

胞外菌是指寄居在细胞外的细菌，主要寄居在宿主细胞表面、组织间隙，血液、淋巴液及组织液等体液中，引起的感染属于胞外菌感染。多数致病菌是胞外菌，如葡萄球菌、链球菌、脑膜炎奈瑟菌、肺炎链球菌、大肠埃希菌、霍乱弧菌、白喉棒状杆菌、破伤风梭菌和流感嗜血杆菌等。胞外菌的致病机制主要是通过内、外毒素等致病物质，引起感染部位局部或全身损伤。抗胞外菌的免疫中，固有免疫有一定的防御作用，体液免疫和黏膜免疫起到主要作用，通过抗体、补体的调理作用发挥杀菌作用及抗毒素的中和作用，从而达到抗胞外菌感染的作用。

1. 吞噬细胞的吞噬作用　中性粒细胞、单核巨噬细胞等吞噬细胞是清除胞外菌的主要细胞，数量少、毒力低的胞外菌可很快被吞噬细胞吞噬杀灭。胞外菌主要是被中性粒细胞吞噬，且易于被杀灭和消化。巨噬细胞杀灭胞外菌的作用不及中性粒细胞，但活化后的巨噬细胞吞噬和杀菌作用增强。

2. 抗体和补体的作用

（1）阻止细菌黏附　病原菌黏附到黏膜上皮细胞是感染发生的第一步。黏膜表面的 sIgA 在防止病原菌在黏膜上皮细胞表面黏附与定植中具有重要的作用。例如，唾液中的 sIgA 能阻止链球菌黏附于口颊黏膜，泌尿生殖道的sIgA能阻止淋病奈瑟菌黏附，肠道内的sIgA能阻止霍乱弧菌黏附。

（2）调理吞噬作用 抗体和补体增强吞噬细胞吞噬与杀伤病原体的作用，称为调理作用。中性粒细胞和单核吞噬细胞表面具有IgG的Fc受体。当IgG通过其特异性抗原结合部位（Fab）与细菌表面相应抗原结合后，其Fc段可与吞噬细胞表面相应Fc受体结合，即可在细菌与吞噬细胞间形成抗体"桥梁"，这不仅能促进吞噬细胞对细菌的吞噬，而且有助于增强细胞内的杀菌作用。中性粒细胞和单核细胞表面还有C3b受体，因此，细菌与所有能结合补体的抗体（IgG、IgM）形成的复合物，均可激活补体形成活化产物C3b，从而发挥调理吞噬作用。

（3）中和细菌外毒素 机体针对毒素产生的特异性抗体，称为抗毒素。抗毒素和外毒素结合后，可阻断外毒素与靶细胞上的特异性受体结合，或者是封闭毒素的毒性活性部位，使毒素失去毒性作用。

（4）抗体和补体的联合溶菌作用 在许多细菌感染中，机体能产生相应抗体（IgG、IgM、IgA），细菌表面抗原和IgG、IgM结合形成免疫复合物通过经典途径激活补体，最终导致溶菌。

3. 细胞免疫的作用 细胞免疫在某些胞外菌感染的免疫中也起到一定的作用。参与的细胞主要为CD4$^+$ h$_2$细胞。它们除辅助B细胞产生抗体外，还能产生多种细胞因子，引起局部炎症，增强巨噬细胞的吞噬和杀伤能力。

二、抗胞内菌感染的免疫

胞内菌是指寄居在细胞内的细菌，分为兼性胞内菌和专性胞内菌两类。兼性胞内菌既可在宿主细胞内寄居，也可在细胞外环境中生长、繁殖，如结核分枝杆菌、伤寒沙门菌。专性胞内菌则必须在活细胞内生长、繁殖，如立克次体、衣原体等。由于抗体不能进入细胞内，体液免疫对这类细菌感染的作用受到限制，对胞内感染的防御功能主要靠细胞免疫。

1. 吞噬细胞的吞噬作用 胞内菌主要被单核吞噬细胞吞噬，活化的单核吞噬细胞产生活性氧中介物、活性氮中介物的能力增强，能更有效地杀伤多种胞内菌。此外，中性粒细胞在感染早期有一定的作用，自然杀伤细胞（NK细胞）可直接杀伤感染的靶细胞。

2. 细胞免疫的作用 抗胞内菌感染的细胞免疫主要依赖CD4$^+$ Th$_1$细胞和CTL来完成。CD4$^+$ Th$_1$细胞分泌IL-2、IL-12、IFN-γ和TNF-β等多种细胞因子，活化巨噬细胞，增强其吞噬杀菌能力。CTL通过释放穿孔素和颗粒酶等发挥细胞毒作用，破坏靶细胞；或通过Fas和Fas配体作用介导被感染的靶细胞凋亡等。

3. 特异性抗体对胞内菌的作用 抗体虽然不能进入细胞内，但大多数胞内菌侵入机体内时，黏膜表面的sIgA抗体可以干扰细菌在黏膜上皮细胞的黏附与定植，使细菌不能侵入细胞内。同时，抗体在阻断胞内菌感染的扩散上有一定的作用。

（杨　春）

第八章　细菌感染的诊断和防治

细菌感染的诊断除可根据临床症状、体征和一般检查结果外，还需要做细菌学和血清学鉴定，必要时做药物敏感试验，其目的是为临床病原学诊断提供依据并合理指导防治。

获得性免疫包括主动免疫（active immunization）和被动免疫（passive immunization），其中又分为自然和人工两种方法。人工主动免疫是采用人工的方法，将疫苗、类毒素等免疫原接种于人体，使之产生特异性免疫力，从而预防感染。人工被动免疫是给人体注射含特异性抗体的免疫血清或细胞因子等制剂以治疗或紧急预防感染的措施。人工制备的主动免疫制剂（疫苗、类毒素）、被动免疫制剂（抗毒素等）及诊断制剂（诊断血清、诊断菌液）等统称为生物制品（bioproduct）。对细菌感染性疾病的治疗主要是使用抗生素等抗菌药物。

第一节　细菌感染的诊断

一、标本的采集与送检

标本的采集与送检过程是细菌诊断的重要环节，直接关系到检验结果的正确性或可靠性，必须遵循下列几个原则：①严格无菌操作，尽量避免标本被杂菌污染。②根据不同疾病及同一疾病不同时期采集不同的标本。例如，流行性脑脊髓膜炎根据病程可分别采取血淤斑液、血液、脑脊液；可疑肠热症患者则应在发病1～2周内取血液，2～3周取粪便或尿液，疾病全程可取骨髓。③标本采集应尽可能在使用抗菌药物前，否则应加药物拮抗剂。例如，使用磺胺药者须加对氨基苯甲酸，使用青霉素者应加青霉素酶等。④标本必须新鲜，尽快送检。⑤根据病原菌特点，多数病原菌可冷藏输送，特殊菌种如脑膜炎球菌对温度敏感，应尽可能床边接种，送检应保温。对烈性传染病标本，严格按规定包装冷藏、专人递送。此外，如厌氧菌、L型细菌等感染，应用不同方法采取标本。⑥标本做好标记，并在相应化验单详细填写检验目的、标本种类、临床诊断和其他常规项目。

二、病原菌的检验程序

病原菌的检验程序主要包括细菌的形态学检查、分离培养、生化反应、药物敏感试验和血清学试验等。近年来由于分子生物学的发展，细菌学快速检验技术如气相色谱、核酸杂交和聚合酶链反应得到了应用。

（一）病原学诊断

1. 细菌形态学检查　凡在形态和染色性上具有特征的致病菌，直接涂片染色后用显微镜观察有助于初步诊断。例如，取患者脑脊液或淤血点涂片镜检，如见到白细胞内有革兰氏阴性双球菌时即可初步诊断脑膜炎奈瑟菌感染。痰中查见抗酸染色阳性、细长、有分枝状的细菌可初步诊断为结核分枝杆菌。直接涂片进行细菌形态学观察，还可应用免疫荧光技术，因特异性荧光抗体与相应细菌结合在荧光显微镜下可见发荧光的菌体，也可做出快速诊断。例如，检测粪便中的志贺菌、霍乱弧菌等。很多细菌仅凭形态学不能做出确切诊断，需经细菌的分离培养，并对其进行生化反应和血清学等进一步鉴定，才能明确感染的细菌种类。

（1）显微镜放大法　细菌形态微小，肉眼不能直接看到，必须借助显微镜放大后才能观察。普通光学显微镜（light microscope）能将细菌放大至1000倍，可以观察到细菌的基本形态及部分特殊构造。电子显微镜（electron microscope）的放大倍数可高达数十万倍，主要用于观察细菌内部的超微结构。

（2）细菌染色检查法　常用的细菌染色检查法主要包括革兰氏染色法、抗酸染色法等。

1）革兰氏染色法（Gram stain）：是细菌学中最经典的染色方法，至今仍有临床诊断价值。革兰氏染色法的原理尚未完全阐明，但与细菌细胞壁结构密切相关。染色结果还受菌龄、染料脱色时间、pH等多种因素的影响。革兰氏染色法的医学意义如下：①鉴别细菌，革兰氏染色可将细菌分为革兰氏阳性菌和革兰氏阴性菌两大类；②与初步判定细菌的致病性有关，大多数革兰氏阳性菌以外毒素为主要致病物质，而革兰氏阴性菌主要以内毒素致病；③供选择抗菌药物参考，大多数革兰氏阳性菌对青霉素、头孢霉素、龙胆紫等敏感，大多数革兰氏阴性菌对氨基糖苷类抗生素如链霉素、庆大霉素和氯霉素类等敏感。

2）抗酸染色法（acid-fast stain）：是检查结核分枝杆菌和麻风分枝杆菌的重要方法。抗酸性细菌如结核分枝杆菌等分枝杆菌属细菌，细菌胞壁富含脂类物质，一旦着色，能够抵抗盐酸乙醇的脱色作用，而使菌体保持红色，故称为抗酸染色阳性。而一般的细菌容易脱色，再经亚甲蓝复染呈现蓝色。若在痰中检出抗酸染色阳性的杆状细菌，则可初步诊断患者有结核分枝杆菌感染。

此外，借助于暗视野显微镜观察、制作悬滴标本可检查不染色活菌、螺旋体及其动力，还可用相差显微镜观察活细菌的某些内部构造。

2. 细菌的分离培养 细菌在分离培养时应选择适宜的培养基、pH、培养时间、温度等，以提供特定细菌生长所需的必要条件。通常由无菌部位采集的标本如血液、脑脊液等，可直接接种至营养丰富的液体或固体培养基。取自正常菌群部位的标本应接种至选择培养基或鉴别培养基。分离培养后根据菌落的大小、形态、颜色、表面性状、透明度和溶血性等对细菌做出初步识别。同时取单个菌落再次进行革兰氏染色镜检观察。此外，细菌在液体培养基中的生长状态及在半固体培养基中是否表现出动力，也是鉴别某些细菌的重要依据。如果遇到白喉、急性菌痢等急性传染病时，可根据患者特殊临床症状和直接涂片镜检所见做出初步诊断并及时治疗，不必等待分离培养结果报告，以免贻误治疗。

3. 细菌的生化反应 细菌的生化反应是依据各种细菌具有不同的酶系统，对营养物质的分解所产生的代谢产物有别来鉴别细菌。这对于一些在形态和培养特性上不能区别而代谢产物不同的细菌尤为重要。例如，肠道杆菌种类很多，一般为革兰氏阴性菌，它们的染色性、镜下形态和菌落特征基本相同，因此，利用生化反应对肠道杆菌进行鉴定是不可缺少的。随着现代化技术的发展，细菌检测的技术水平也在不断提高。目前多种微量、快速、半自动和全自动的细菌检测系统及仪器已广泛应用于临床，能准确鉴定出一般医院常见的致病菌，而且适用于难以培养细菌的鉴定及药物敏感试验。

4. 血清学鉴定 血清学鉴定是根据相应抗原与抗体反应的特异性，采用含有已知特异抗体的免疫血清如用沙门菌属、志贺菌属等特异性多价和单价诊断血清，对分离的待检菌进行属、种和血清型鉴定的方法。常用方法是玻片凝集试验，在数分钟内即可得出结果。免疫荧光技术、协同凝集、对流免疫电泳、酶免疫技术、乳胶凝集等试验的敏感性强，可快速检测标本中的微量病原菌特异性抗原。

5. 动物实验 一般不作为临床标本的细菌学常规检查技术，但对测定细菌的毒力或致病性有重要意义，也可分离病原菌。故可选敏感动物用于疑难的病原菌分离或微生物学的研究。常用于病原菌检查的动物有小鼠、豚鼠和家兔等。细菌的毒力或致病性测定有毒素中和试验等，如大肠埃希菌的耐热肠毒素、破伤风梭菌神经毒素作用的测定等。鲎试验（limulus test）可用于细菌内毒素或热原质的检测。

6. 药物敏感试验 药物敏感试验（drug susceptibility test）对指导临床正确有效地选择用药，及时控制感染有重要意义。尤其是在已确定患者所感染的病原菌后，临床按常规用药又没有明显疗效时，有必要做药物敏感试验。其方法有纸片法、小杯法、凹孔法和试管法等，以纸片法和试管法较常用。纸片法是依据药纸片周围是否出现抑菌圈及其大小来判定试验菌对该抗菌药物耐药或敏感。试管法是以抗菌药物的最高稀释度仍能抑制细菌生长管为终点，该管含药浓度即为试验菌株的敏感度。现在已有检测药物敏感试验的全自动仪器。

（二）病原菌成分检测

1. 抗原检测 多种免疫学实验技术可用于细菌抗原的检测。常用的方法有玻片凝集试验、协同凝集试验、乳胶凝集试验、间接血凝试验、对流免疫电泳、酶免疫技术、免疫荧光技术和放射性核素标记技术等。免疫学检测技术的优点是特异、敏感、简便、快速，既可直接检测标本中的微量抗原，也可检测细菌分离培养物。例如，在采集标本前患者使用了抗生素，对细菌的培养不易成功，但细菌的抗原仍能被检测出来。因此抗原的检测是检查病原菌的常用技术。

2. 核酸检测 随着分子生物学技术的发展，微生物学的检测技术从细菌生物学检查发展到细菌分子生物学的鉴定。此法比免疫学技术更加特异和敏感。因不同种的细菌具有不同的基因或碱基序列，故可通过检测细菌的特异性基因序列的存在与否，来判断细菌性感染，也称基因诊断。常用的方法主要有核酸分子杂交（nucleic acid hybridization）和聚合酶链反应（polymerase chain reaction，PCR）等。一般而言，分子生物学诊断技术常用于检测不能在体外培养或目前的培养技术不敏感、费用高昂或耗时长的病原体。

（1）核酸分子杂交技术 核酸分子杂交是根据 DNA 双螺旋分子的碱基互补原理而设计的。标记病原体特异的基因序列作为探针，与待检标本中的核酸进行杂交，若待检标本中有与探针序列完全互补的核酸片段，根据碱基互补原则，探针和相对应的核酸片段互相结合，标记的化学发光物质、辣根过氧化物酶、地高辛或放射性物质的探针经不同的方法即可被检测出来，使标本中有无相应的病原体基因及其分子大小显示出来。核酸分子杂交技术包括印迹杂交、斑点杂交和原位杂交等。这些技术具备了碱基互补的高度特异性和标记技术的敏感性，其敏感性已经达到 0.05pg/μl 水平。由于它们具有快速、敏感、特异及样本量少的优点，对尚不能或难分离培养的病原体尤为适用。现已将此技术应用于诊断结核分枝杆菌、军团菌、幽门螺杆菌、空肠弯曲菌和致病性大肠埃希菌等致病菌。

（2）PCR 是一种选择性 DNA 或 RNA 体外合成放大技术。其基本原理是在 DNA 模板（含被检测的基因序列）、引物、耐热 DNA 多聚酶、脱氧核苷酸 4 种主要材料存在的情况下，经加温变性（模板解链）、降温复性（退火）、延伸等几个步骤的重复多次循环，使目的 DNA 片段得到扩增。PCR 技术整个循环过程需在特殊的 DNA 扩增仪进行，仅需要几小时，因此具有快速、敏感、特异和简便的优点。

PCR 经常在下列情况用于病原体的检查：①形态和生化反应不典型的病原微生物的鉴定；②解决混合标本问题，当病原菌与大量正常菌群成员混合在一起时，分离鉴定耗时费力，PCR 技术克服了上述问题，目前已用于肠道病原菌的快速诊断；③生长缓慢或难以培养的病原体鉴定，如幽门螺杆菌、分枝杆菌等；④难以鉴定的病原体诊断，如淋病奈瑟菌、脑膜炎奈瑟菌等。脑膜炎奈瑟菌感染病情进展迅速，用细菌培养法耗时且检出率低，用 PCR 技术可快速检出脑脊液中的特异 DNA，因此 PCR 可作为流行性脑膜炎病原学的快速诊断方法。

但应注意的是，由于 PCR 技术的敏感性极高，极微量的污染即可造成非特异性扩增，容易出现假阳性结果，要严格操作，消除污染。现在已有实时 PCR（real-time PCR）技术可以检测出病原微生物核酸的拷贝数，从而进行细菌定量。

（3）16S rRNA 基因序列分析 16S rRNA 基因由保守区和可变区组成。所有细菌的保守区基因都是相同的，而可变区的基因却有属或种的特异性，因此可以制备通用引物或特异探针，用于检测细菌样本中的 16S rRNA 基因序列，然后与 16S rRNA 数据库中的序列信息进行对比，就可能鉴定样本中的细菌种类。该技术已经广泛用于细菌培养困难或用常规检测方法难以区别的致病菌。

3. 细菌其他成分检测 用气 - 液相色谱法（chromatography）可检测细菌在代谢过程中产生的挥发性脂肪酸谱以诊断厌氧菌感染。气相色谱、液相色谱技术主要用于分析微生物研究中。

（三）血清学诊断

病原菌侵入机体能刺激免疫系统产生特异性抗菌抗体，抗体存在于血清和体液中。用已知的细菌或其特异性抗原检测患者血清或其他体液中有无相应特异抗体和其效价的动态变化，可作为某些传染病的辅助诊断。因需采取患者的血清进行此类试验，故称为血清学诊断（serological diagnosis）。血清学诊断主要适用于抗原性较强的致病菌和病程较长的感染性疾病。机体血清中出现某种抗体，除患与该抗体相应的疾病外，也可由曾受该菌隐性感染或近期预防接种所致。因此必须有抗体效价明显高于正常人的水平或随病程递增才有诊断价值。血清学诊断试验最好取患者急性期和恢复期双份血清标本，当后者的抗体效价比前者升高≥4 倍者方有意义。常用于细菌性感染的血清学诊断种类有直接凝集试验（伤寒、副伤寒的肥达试验，立克次体的外斐试验，钩端螺旋体病的显微镜凝集试验等）；乳胶凝集试验（检测脑膜炎奈瑟菌、流感嗜血杆菌等抗体）；沉淀试验［梅毒的性病研究实验室玻片试验（VDRI）、快速血浆反应素环状卡片试验（RPR）等］；补体结合试验（检测 Q 热柯克斯体等抗体）；中和试验（风湿病的抗 O 试验等）和酶联免疫吸附试验（ELISA）等。其中，ELISA 技术已广泛应用于多种病原体特异性抗体的检测。由于其特异、灵敏、快速，且可自动化检测大量标本，已得到广泛应用。

近年来，随着医学及其相关技术的发展，一些新技术、新方法已在临床微生物检验中得到应用，微生物学检验技术已深入细胞、分子和基因水平。非培养的快速检验技术已成为一条新的诊断途径。

第二节 细菌感染的防治

一、细菌感染的预防

（一）人工主动免疫

1. 疫苗（vaccine） 是用各种微生物制备的用于预防相应传染病的抗原性生物制品。疫苗接种（vaccination）可使未感染过某种病原体的机体产生特异性抗体和细胞免疫应答。其可使机体获得特异性免疫记忆的能力，即当机体感染相应病原体时，其迅速产生的免疫应答，可以有效地抵抗病原微生物的侵袭。

疫苗接种目前已经成为人们预防传染病最重要、最有效的手段。至今，已有 20 余种疫苗用于预防人类疾病。其中半数以上是病毒疫苗。由于疫苗的广泛使用，曾经严重危害人类生命与健康的急性传染病，如天花、小儿麻痹、麻疹、白喉等疾病的流行得到了有效的控制，其中天花已被消灭，世界卫生组织于 1980 年 5 月正式宣布全球天花业已绝迹。在自然界中消灭一种病原微生物的这一医学奇迹，正是应用疫苗接种的结果。

用于人工主动免疫的疫苗，可分成传统疫苗和新型疫苗两类。传统疫苗包括灭活疫苗、减毒活疫苗和用天然微生物的某些成分制成的亚单位疫苗。新型疫苗主要是指利用基因工程技术生产的疫苗，包括基因工程亚单位疫苗、基因工程载体活疫苗、核酸疫苗等。预防细菌感染常用的主要有减毒活疫苗、灭活疫苗、亚单位疫苗、基因工程疫苗和核酸疫苗等。

（1）减毒活疫苗 也称活疫苗，是通过人工培养使病原菌毒力发生变异或由自然界直接筛选出弱毒或无毒但仍保留抗原性且遗传性稳定的活菌制成，如预防结核的卡介苗（BCG）和预防鼠疫的鼠疫耶尔森菌低毒株疫苗。

活疫苗接种后，在机体内有一定的生长、繁殖能力，机体可发生类似隐性感染或轻症感染的过程，使机体获得特异性免疫力。活疫苗的优点是用量小，副作用轻微，一般只需接种一次，免疫效果好，免疫力持久。其主要缺点是需冷藏保存，且保存期短。

（2）灭活疫苗 也称死疫苗，是将病原菌经人工大量培养后，用物理或化学方法将其杀死而制成的。常用的有伤寒、百日咳、霍乱和流脑等灭活疫苗。灭活疫苗的优点是易于保存，一般 4℃ 可保存 1 年。其缺点是需多次接种，用量较大，注射局部和全身可出现一定的反应。为减少接种次数和获得广泛的免疫效果，可将不同种类的死疫苗适当混合，制成联合疫苗使用。目前应用的有伤寒沙门菌与甲、乙型副伤寒沙门菌混合的三联疫苗等。现将两种疫苗对比如下（表 8-1）。

表 8-1 减毒活疫苗和灭活疫苗的区别要点

区别要点	减毒活疫苗	灭活疫苗
制剂特点	活病原微生物的无毒或减毒株	死的病原微生物
接种途径	天然、注射	注射
接种量及次数	量较小，1 次	量较大，多次
免疫维持时间	3～5 年甚至更长	半年至 1 年
抗体应答	IgG、IgA	IgG
细胞免疫	良好	差
毒力恢复	可能（但少见）	无
保存	4℃条件下数周后失败；冷冻干燥可保存较长时间	易保存，4℃条件下有效期 1 年

（3）亚单位疫苗 是去除病原菌中与激发保护性免疫无关的甚至有害的成分，保留有效免疫原成分，用化学方法提取或经基因工程生产制作的疫苗。例如，提取细菌多糖成分制作成脑膜炎奈瑟菌、肺炎链球菌等多糖亚单位疫苗。

亚单位疫苗的特点和灭活疫苗类似，但这些亚单位分子的免疫原性较差，有些甚至是半抗原，需要与蛋白质载体偶联后使用。例如，荚膜多糖亚单位疫苗的免疫原性较弱，可与破伤风类毒素、白喉类毒素等结合成偶联疫苗。偶联疫苗用蛋白质作为载体以增强多糖的免疫原性，同时可预防两种以上相应细菌的感染。

（4）基因工程疫苗 是利用 DNA 重组技术制备的只含保护性抗原的纯化疫苗。例如，预防痢疾的遗传重组活疫苗即由福氏志贺菌 2a 株与大肠埃希菌 MH 株经基因重组后获得的杂交株疫苗；以带有可表达志贺菌表面抗原质粒的伤寒 Ty21a 株为载体的活疫苗，既可预防志贺菌又可预防沙门菌的感染。

（5）核酸疫苗 也称 DNA 疫苗，是由编码病原体某种抗原的基因和作为载体的质粒 DNA 组成的，然后将重组的质粒 DNA 直接注射到机体内，使外源基因在活体细胞内表达，表达的抗原激发机体的免疫应答。核酸疫苗不仅能诱导特异性体液免疫，而且能诱导具有细胞毒杀伤功能的 T 细胞，可有效预防胞内寄生菌等引起的传染病。美国食品药品监督管理局（FDA）已批准结核、流感、乙型肝炎等数种核酸疫苗做临床应用试验，其中结核核酸疫苗获准生产。我国目前也有 10 余种核酸疫苗进入了临床前研究阶段。

2. 类毒素　细菌外毒素经 0.4% 甲醛液处理后，其毒性消失而仍保留抗原性的生物制品，即为类毒素（toxoid）。在类毒素中加入适量的磷酸铝或氢氧化铝等吸附型佐剂，可使类毒素在体内缓慢吸收，能较长时间刺激机体产生特异的抗体（抗毒素），以增强免疫效果。常用的类毒素有白喉类毒素、破伤风类毒素等。类毒素也可与死疫苗混合后制成联合疫苗，如由百日咳死疫苗、白喉类毒素和破伤风类毒素混合制备的白、百、破三联疫苗。应用这种混合疫苗不仅可同时预防三种疾病，还由于百日咳鲍特菌有佐剂作用，能增强类毒素的免疫效果。

另外，随着抗生素滥用问题日益严重，耐药细菌不断出现并呈全球化流行趋势。耐药细菌疫苗的研发是对抗细菌耐药的重要举措。耐药细菌疫苗的优势与特点主要为：①疫苗的使用不受临床现有细菌耐药机制的影响。②疫苗可以大大降低细菌的感染，从而减少抗生素的使用。抗生素使用的减少将降低抗生素耐药的选择压力，进而延缓细菌耐药的出现和传播，打破了"抗生素使用→耐药，抗生素滥用→泛耐药"的恶性循环。③疫苗具有非常强的特异性，仅仅针对特定的病原菌，不会对人体的正常菌群产生影响，克服了抗生素使用导致菌群失调的副作用。因此，耐药细菌疫苗研发已被 WHO 及欧美国家政府所重视。

（二）人工被动免疫

人工被动免疫是注射含有特异性抗体的免疫血清或细胞因子等细胞免疫制剂，使机体被动获得特异性免疫力的方法。因其作用发生快，可用于某些疾病的治疗或紧急预防。但由于输入的免疫物质不是机体自己产生的，故维持时间短。常使用的制剂主要有抗毒素、免疫球蛋白、单克隆抗体和细胞因子等。

1. 抗毒素　抗毒素（antitoxin）是将细菌类毒素或外毒素给马进行免疫后，取其免疫血清提取免疫球蛋白并精制而成的，主要用于外毒素所致疾病的治疗和应急预防。抗毒素注入机体与外毒素结合，可中和其毒性作用，阻止其扩散及与靶细胞的结合，临床可用于细菌外毒素所致疾病的治疗和紧急预防。常用的有破伤风抗毒素、白喉抗毒素等。

2. 免疫球蛋白　免疫球蛋白（immunoglobulin）主要有胎盘丙种球蛋白和人血清丙种球蛋白两种制剂。前者是从健康产妇胎盘和脐带血中提取、纯化制成的；后者是从健康人血清中提取制备的。正常人一般都经历过多种病原微生物的隐性或显性感染，故血清中含有多种相应抗体，因此免疫球蛋白制剂对多种病原微生物的感染均有一定的预防作用。临床上其可用于某些烧伤或长期化疗患者，以防治各种常见细菌的感染，也可用于某些病毒性疾病（如麻疹、甲型肝炎、脊髓灰质炎等）的紧急预防，还可用于丙种球蛋白缺乏症的治疗。

3. 细胞免疫制剂　参与细胞免疫的有关细胞和细胞因子较多，相互间的调控关系复杂。因此，细胞免疫制剂在抗菌感染免疫中的应用不多，而主要应用于一些病毒性疾病和肿瘤的治疗，如转移因子（transfer factor，TF）、干扰素、IL-2、淋巴因子激活的杀伤细胞（LAK 细胞）等。

二、细菌感染的治疗

抗菌药物（antibacterial agent）是指天然或人工合成的化学制剂，包括人工合成的磺胺 / 喹诺酮类化学药物及微生物合成的抗生素类药物。自从人类发明青霉素以来，大量针对不同细菌的抗生素类药物不断问世。但由于细菌发生变异，又会对抗生素产生耐药性且愈演愈烈，使抗生素失去药效，迫使人类不断地寻找新的抗菌药物。

（一）抗菌药物的种类

1. 抗生素　抗生素（antibiotic）是由真菌、放线菌或细菌等微生物产生的，约 80% 的抗生素由放线菌产生，如链霉素、卡那霉素、四环素、红霉素等。由真菌产生的抗生素如青霉素及头孢菌素。由细菌产生的抗生素如多黏菌素和杆菌肽。

2. 化学合成抗菌药物的种类　人工合成的抗菌药主要有喹诺酮类（quinolone）、磺胺类（sulfonamide）、硝基呋喃类（nitrofuran）、硝基咪唑类（nitromidazole）。

（二）抗菌药物的作用机制

抗菌药物的作用机制包括影响细菌细胞壁的合成、影响细菌细胞膜的功能、影响细菌细胞蛋白质的合成和影响细菌核酸的合成等。

1. 影响细胞壁的合成　以青霉素为代表的这类抗生素，对生长旺盛的细菌效果明显，对静息的细菌无效。细菌胞质膜上有青霉素结合蛋白（penicillin bidding protein，PBP）。PBP 是青霉素的受体，本身又具有不同的酶活性。其中的转肽酶在肽聚糖的形成中起重要作用。由于青霉素的结构与 D-Ala-D-Ala 相似，能把 β-内酰胺环的酰胺键打开，竞争性地与转肽酶结合，影响此酶的正常功能从而阻止肽聚糖的合成。

2. 影响细胞膜的功能 多肽类抗生素多黏菌素分子由亲水性多肽端与亲脂性脂肪酸端构成。脂肪酸一端与胞膜中磷脂结合，多肽端则插入膜的蛋白质部分，使胞膜被分层裂开，导致胞质成分泄漏，菌体死亡。多黏菌素对革兰氏阴性菌的作用较革兰氏阳性菌强，因为前者胞壁上 β 脂类含量多于后者。作用于真菌的二性霉素 B 也是多烯类抗生素，可与固醇类形成复合物，破坏膜的结构，导致胞质泄漏而杀死真菌。真菌胞膜中含有大量固醇类物质，而细菌细胞膜缺乏固醇类，因而二性霉素 B 对细菌无作用。

3. 影响蛋白质的合成 此类抗生素的种类很多，但作用的靶位不同。

（1）作用于 30S 亚基的抗生素 氨基糖苷类抗生素包括链霉素、新霉素、卡那霉素、巴龙霉素、庆大霉素及半合成抗生素丁胺卡那霉素等，都能与30S 亚基结合，抑制蛋白质合成的起始及密码子识别阶段，造成密码的错读，合成错读的或无活性的蛋白质。四环素类抗生素如四环素、金霉素、土霉素及其半合成的脱氧土霉素也能与 30S 亚基结合，使 mRNA 上密码子的识别受阻。

（2）作用于 50S 亚基的抗生素 氯霉素、林可霉素和大环内酯类抗生素（红霉素、阿齐霉素和罗红霉素）等属于此类抗生素。

4. 影响核酸代谢的药物 喹诺酮类药物抑制 DNA 的合成；利福平抑制以 DNA 为模板的 DNA 聚合酶；而磺胺类药物则因其结构类似于对氨基苯甲酸（PABA），故可与 PABA 竞争二氢叶酸合成酶，阻碍二氢叶酸的合成，从而影响核酸的合成，抑制细菌生长、繁殖。

在抗感染的过程中，细菌对抗菌药物产生的耐药性乃至多重耐药性已严重影响临床治疗效果，应引起高度重视。正确遵守抗菌药物的应用原则十分重要。要选择合适的药物，使用药物的剂量要适当，应选择不同的药物交替使用，合理地联合用药，既可发挥药物的协同抗菌作用，又可减少或延迟耐药菌株的出现。

（王　舰）

第九章 化脓性细菌

化脓性细菌（pyogenic bacteria）是引起机体化脓性炎症的细菌，常引起皮肤、皮下软组织、深部组织及内脏器官的化脓性感染。化脓性细菌种类繁多，根据革兰氏染色性的不同，有革兰氏阳性菌和革兰氏阴性菌两种类型。前者主要有葡萄球菌属、链球菌属和肠球菌属等；后者主要有奈瑟菌属、莫拉菌属（卡他布兰汉菌）、假单胞菌属、埃希菌属、变形杆菌属、无芽胞厌氧菌（如拟杆菌）等。

第一节 葡萄球菌

葡萄球菌属（*Staphylococcus*）是化脓性细菌中最常见的一群革兰氏阳性球菌，广泛分布于自然界及人与动物的皮肤、黏膜表面，大多数是不致病的腐生菌，而金黄色葡萄球菌的致病性较强，能引起多种化脓性疾病和毒素性疾病。

一、生物学性状

1. 形态与染色 菌体呈球形或椭圆形，直径约 1.0μm，常呈葡萄串样排列（图 9-1）。无芽胞，无鞭毛，在机体内可形成荚膜样物质，体外培养一般不形成荚膜。在固体培养基上常呈典型葡萄串样排列，在脓汁或液体培养基中常呈单个、成双或短链状排列；革兰氏染色阳性，在青霉素等破坏细胞壁的抗生素的作用下可变为 L 型细菌，革兰氏染色转为阴性（彩图 I-1）。

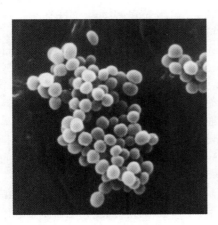

图 9-1 葡萄球菌电镜照片（13 500×）

2. 培养特性与生化反应 需氧或兼性厌氧，营养要求不高，耐盐性强，在含 10%～15% NaCl 的培养基中仍能生长，此培养基可作其选择培养基；在普通培养基上，形成直径为 1～3mm 的不透明光滑型菌落，不同菌株产生不同颜色的脂溶性色素，可呈金黄色、白色或柠檬色，分别称作金黄色葡萄球菌、白色葡萄球菌或柠檬色葡萄球菌；在血液琼脂平板上，金黄色葡萄球菌菌落周围可形成完全透明的溶血环（β 溶血）。多数菌株能分解葡萄糖、蔗糖、麦芽糖，产酸不产气，触酶试验阳性。金黄色葡萄球菌可分解甘露醇，而非致病菌株不能分解。

3. 抗原结构 金黄色葡萄球菌具有多种抗原，比较重要的有以下几种。

（1）葡萄球菌 A 蛋白 金黄色葡萄球菌细胞壁上存在葡萄球菌 A 蛋白（staphylococcal protein A，SPA），而其他非致病葡萄球菌不存在 SPA。SPA 具有属特异性，是一条单链多肽，与细胞壁肽聚糖共价连接，末端游离于细胞外。SPA 可与人和动物 IgG_1、IgG_2、IgG_4 的 Fc 段非特异性结合，从而抑制吞噬细胞的调理吞噬作用。临床上可用具有 SPA 的葡萄球菌作为载体进行协同凝集试验，用于多种微生物抗原的检出。此外，SPA 与 IgG 结合的复合物有促细胞分裂、引起超敏反应、损伤血小板等多种生物学活性。

（2）磷壁酸 具有群特异性，是半抗原，免疫原性弱，当与肽聚糖结合后，可刺激机体产生抗体。金黄色葡萄球菌的磷壁酸是 A 多糖（*N*-乙酰葡糖胺核糖醇型磷壁酸）；表皮葡萄球菌的磷壁酸是 B 多糖（*N*-乙酰葡糖胺甘油型磷壁酸）。磷壁酸能与细胞表面的纤维粘连蛋白结合，介导葡萄球菌对黏膜表面的黏附。

（3）肽聚糖　　能刺激机体产生调理性抗体，促进吞噬细胞的吞噬功能，也能吸引中性粒细胞到感染局部，促进脓肿的形成，还可活化补体及诱导免疫细胞产生炎性细胞因子。

另外，金黄色葡萄球菌在宿主体内可形成荚膜多糖抗原，有利于细菌的黏附。

4. 分类

1）根据 16S rRNA 不同，可将葡萄球菌属分为48 个种和亚种。

2）根据是否能产生凝固酶可将其分为凝固酶阳性及凝固酶阴性葡萄球菌。凝固酶阳性葡萄球菌的致病性强，可引起多种化脓性和毒素性疾病。凝固酶阴性葡萄球菌是人体皮肤、黏膜的正常菌群，近年来从感染标本中已分离出表皮葡萄球菌、腐生葡萄球菌、人葡萄球菌、溶血葡萄球菌、头葡萄球菌、木糖葡萄球菌、猿类葡萄球菌等 10 余种凝固酶阴性葡萄球菌。凝固酶阴性葡萄球菌已成为医院感染的常见病原菌，而且耐药株也日益增多。凝固酶阴性葡萄球菌不产生金黄色色素，血平板上不形成溶血环，不能分解甘露醇。

3）凝固酶阳性葡萄球菌可被特异性噬菌体裂解，据此可将其分为 4 个噬菌体群和 23 个噬菌体型。噬菌体分型在流行病学调查、追查感染源及研究菌型与疾病的关系上有重要作用，如噬菌体 I 群 52、52A、80、81 型是医院中严重败血症的常见流行株；II 群 71 型产生剥脱性毒素，可致皮肤烫伤样综合征；III 群某些菌株可产生肠毒素，引起食物中毒。

4）按照传统分类，根据葡萄球菌产生的色素、生化反应、致病性等特点可将其分为 30 多个种，其中金黄色葡萄球菌、表皮葡萄球菌和腐生葡萄球菌最具有代表性（表 9-1）。

表 9-1　三种葡萄球菌主要性状的比较

性状	金黄色葡萄球菌	表皮葡萄球菌	腐生葡萄球菌
菌落颜色	金黄色	白色	白色或柠檬色
甘露醇发酵	+	−	−
SPA	+	−	−
噬菌体分型	+	−	−
血浆凝固酶	+	−	−
α 溶血素	+	−	−
耐热核酸酶	+	−	−
致病性	强	弱	弱或无

5. 抵抗力　　葡萄球菌是无芽胞细菌中抵抗力最强的。在干燥脓汁、痰液中可存活 2 ～ 3 个月；加热 60℃需 1h 或 80℃需 30min 才被杀死。近年来耐药菌株迅速增多，尤其是耐甲氧西林金黄色葡萄球菌已经成为医院内感染最常见的致病菌。

二、致病性与免疫性

（一）致病物质

金黄色葡萄球菌的致病性最强，可产生多种致病物质，而表皮葡萄球菌和腐生葡萄球菌在特殊条件下可成为机会致病菌。

1. 菌体成分　　金黄色葡萄球菌的 SPA 和荚膜多糖具有抗吞噬作用。荚膜多糖和磷壁酸具有黏附作用。肽聚糖等抗原物质能刺激炎症反应，促进脓肿形成。

2. 凝固酶　　凝固酶（coagulase）是判断葡萄球菌有无致病性的重要指标。凝固酶有两种：一种是分泌至菌体外的游离凝固酶，可被血浆中的凝固酶反应因子激活，而使血浆凝固成胶冻状，可用试管法检测；另一种是结合于菌体表面的结合凝固酶或称凝聚因子（clumping factor），能与纤维蛋白原结合，使纤维蛋白原变成固态的纤维蛋白而使细菌凝聚成颗粒状，可用玻片法检测。葡萄球菌感染时，产生的凝固酶能使纤维蛋白凝聚于菌体表面，从而阻止体内吞噬细胞的吞噬或胞内消化作用，也能保护细菌不被体内的杀菌物质破坏。金黄色葡萄球菌引起的感染易于局限化和形成血栓，也与凝固酶的产生有关。

3. 葡萄球菌溶血素　　葡萄球菌溶血素（staphy-lolysin）有 α、β、γ、δ 四种，对人类具有致病作用的主要是 α 溶血素。α 溶血素是蛋白质，不耐热，是外毒素，可经甲醛处理制成类毒素。α 溶血素除对多种哺乳动物红细胞有溶血作用外，对白细胞、血小板、肝细胞、成纤维细胞等均有毒性作用，其机制可能是毒素分子插入细胞膜疏水区，破坏膜的完整性导致细胞溶解；β 溶血素能水解细胞膜磷脂而损伤细胞；γ 溶血素具有去污剂样作用，可裂解细胞膜；δ 溶血素类似杀白细胞素。

4. 杀白细胞素　　杀白细胞素（leukocidin）又称为 Panton-Valentine（PV）杀白细胞素，有 F（电泳移动快成分）和 S（电泳移动慢成分）两个组分，两者必须协同才有作用。杀白细胞素选择性作用于中性粒细胞和巨噬细胞，能与胞膜上的受体结合，导致胞膜上三磷酸肌醇发生构型变化，胞膜通透性增加，最终导致吞噬细胞大量死亡，死亡的细胞可形成脓栓。

5. 肠毒素　　肠毒素（enterotoxin）的编码基因位于染色体上。临床分离的金黄色葡萄球菌有 30% ～ 50% 可产生肠毒素。已鉴定的血清型有 A、B、C1 ～

C3、D、E、G 和 H，以 A 型、D 型多见。肠毒素是可溶性蛋白质，也是一种超抗原。肠毒素耐热，100℃、30min 不被破坏，能抵抗胃肠道蛋白酶的水解作用。摄入含肠毒素的食物后，毒素可与肠壁神经细胞受体结合，刺激腹部内脏反射，通过迷走神经传导到脑干呕吐中枢，引起以呕吐为主要症状的食物中毒。

6. 表皮剥脱毒素　表皮剥脱毒素（exfoliatin）也称表皮溶解毒素（epidermolytic toxin），有两个血清型：A 型耐热，由前噬菌体编码；B 型不耐热，由 RW002 质粒编码。表皮剥脱毒素与皮肤 GM4 样糖脂结合，发挥丝氨酸蛋白酶功能，裂解表皮组织棘状颗粒层细胞间桥小体，使表皮和真皮脱离，引起葡萄球菌烫伤样皮肤综合征（staphylococcal scalded skin syndrome，SSSS），又称剥脱性皮炎，多发生于新生儿、幼儿和免疫功能低下的成人。

7. 毒性休克综合征毒素 -1　毒性休克综合征毒素 -1（toxic shock syndrome toxin-1，TSST-1）是外毒素，由细菌染色体编码，可诱导单核细胞产生 IL-1、TNF 等引起发热反应，造成组织损伤。TSST-1 是一种超抗原，可激活大量的 T 细胞，并可增加机体对内毒素的敏感性而加重休克状态。

8. 其他酶类　葡萄球菌可产生葡激酶（staphylokinase）［也称葡萄球菌溶纤维蛋白酶（staphylococcal fibrinolysin）］，以及耐热核酸酶（heat-stable nuclease）、透明质酸酶（hyaluronidase）、脂酶（lipase）、过氧化氢酶（catalase）等，这些酶均有利于细菌在机体内的扩散。

凝固酶阴性葡萄球菌不产生凝固酶和 α 溶血素等，其致病物质主要为细菌胞壁外的黏液物质及 β 溶血素和 δ 溶血素，在细菌黏附、抗吞噬和抵抗宿主的免疫防御机制中起重要的作用。

（二）所致疾病

金黄色葡萄球菌可引起侵袭性和毒素性两种类型的疾病。

1. 侵袭性疾病　葡萄球菌可通过多种途径侵入机体，引起皮肤化脓性感染、内脏器官感染和全身感染。

（1）皮肤化脓性感染　包括疖、痈、毛囊炎、蜂窝组织炎、伤口化脓等软组织感染。

（2）内脏器官感染　包括气管炎、肺炎、脓胸、中耳炎、心包炎、心内膜炎等。

（3）全身感染　若皮肤原发性化脓性病灶受到外力挤压，或机体抵抗力降低，金黄色葡萄球菌可入血引起败血症和脓毒血症。新生儿或少数免疫功能低下者也可由表皮葡萄球菌引起。

2. 毒素性疾病　由金黄色葡萄球菌产生的有关外毒素引起。

（1）食物中毒　葡萄球菌引起的食物中毒是世界上最多见的食源性疾病之一。进食被葡萄球菌肠毒素污染的食物 1～6h 后，患者可出现恶心、呕吐、上腹痛，继以腹泻等急性胃肠炎症状，其中呕吐最为突出，多数患者于 1～2 天内恢复。

（2）烫伤样皮肤综合征　由产生表皮剥脱毒素的金黄色葡萄球菌引起，也称作剥脱性皮炎，多见于新生儿、幼儿和免疫功能低下的成人。病变部位皮肤最初有弥漫性红斑，1～2 天后起皱，继而出现大疱，导致表皮大片脱落。如果治疗不及时，可继发感染，病死率可达 20%。

（3）毒性休克综合征　主要由产生 TSST-1 的金黄色葡萄球菌引起，好发生于月经期尤其使用月经塞的妇女。主要表现为急性高热、低血压、呕吐、腹泻、猩红热样皮疹伴脱屑，严重时出现心肾衰竭和休克。

凝固酶阴性葡萄球菌在机体免疫功能低下者中或进入非正常寄居部位时，可引起膀胱炎、败血症及手术后（如心瓣膜置换、骨和关节修补术、器官移植、长期腹膜透析等）感染。在各类感染中的比例仅次于大肠埃希菌，其中以表皮葡萄球菌和腐生葡萄球菌的感染最为常见。

（三）免疫性

人类对葡萄球菌有一定的天然免疫力。当皮肤黏膜受伤后或宿主免疫力降低时易引起感染。患病恢复后获得的免疫力难以防止再次感染。

三、微生物学检查

1. 标本　侵袭性疾病可采集脓汁、渗出液、血液、脑脊液、穿刺液、分泌物等。

2. 直接涂片染色镜检　根据光学显微镜下观察到的细菌形态、排列方式和染色性可做出初步诊断。

3. 分离培养和鉴定　将脓汁等标本接种至血琼脂平板（血液等标本要先经肉汤培养基增菌，再接种血琼脂平板）培养 18～24h 后，挑取可疑菌落（金黄色、有溶血环）通过革兰氏染色并镜检、甘露醇发酵、血浆凝固酶试验、耐热核酸酶试验、触酶试验等进行鉴定。由于凝固酶阴性葡萄球菌也可能导致感染，具体鉴定还要结合临床表现。

4. 食物中毒的检查　发现食物中毒应采集剩余食物、患者呕吐物、粪便等标本，接种肉汤培养基，培养后取滤液注射于 6～8 周龄幼猫腹腔，如 4h 内发病，出现呕吐、腹泻、发热等现象，提示存在葡萄球菌肠毒素的可能性大。目前多用 ELISA、PCR 等方法检测葡萄球菌肠毒素。

四、防治原则

注意个人卫生，及时处理皮肤黏膜创伤，避免创伤性感染；对食品或饮食服务业，加强卫生监督管理，有皮肤化脓性感染者不宜从事食品加工和饮食服务行业，以防止引起食物中毒；医院内做好消毒隔离措施，防止医源性感染；慢性反复发作疖病的患者，可采用自身菌苗疗法；目前耐药菌株日益增多，治疗时要根据药物敏感试验结果，选用最佳抗菌药物。

第二节 链 球 菌

链球菌属（Streptococcus）是化脓性细菌中的一大类常见细菌，典型的呈链状排列，广泛分布于自然界、人及动物的粪便和健康人的鼻咽部，大多数不致病，仅少数致病的链球菌可引起化脓性炎症、猩红热，以及肾小球肾炎和风湿热等超敏反应性疾病。

一、生物学性状

1. 形态与染色 菌体呈球形或卵圆形，直径 0.6～1.0μm，呈链状排列，在液体培养基中一般形成长链，在固体培养基和临床标本里可见成对或短链排列（彩图Ⅰ-2）。无芽胞，无鞭毛，细胞壁外有菌毛样结构。培养早期（2～4h）可形成透明质酸荚膜，随培养时间的延长，因自身产生透明质酸酶而使荚膜消失。

革兰氏染色呈阳性，但在陈旧培养物或脓液标本中，或被吞噬细胞吞噬后革兰氏染色常呈阴性。

2. 培养特性与生化反应 需氧或兼性厌氧。营养要求较高，在普通培养基上生长不良，需补充血液、血清、葡萄糖等。在血清肉汤中易形成长链，管底呈絮状沉淀。在血琼脂平板上，形成灰白色光滑型的细小菌落，不同菌株溶血现象不同。

链球菌一般不分解菊糖，不被胆汁溶解，可与肺炎链球菌鉴别；触酶试验呈阴性，可依此与葡萄球菌鉴别。

3. 抗原结构 抗原结构较复杂，主要有以下三种。

（1）核蛋白抗原 或称P抗原，各种链球菌均相同，与葡萄球菌有交叉。

（2）多糖抗原 或称C抗原，是细胞壁的多糖组分，具有群特异性，是分群的依据。

（3）蛋白质抗原 或称表面抗原，是细胞壁的蛋白质组分，位于C抗原外层，具有型特异性。A群链球菌有M、T、R和S四种，其中M蛋白与人的心肌、关节滑膜和肾小球基底膜等有共同抗原，与链球菌引起的风湿热和肾小球肾炎的发病有关。

4. 分类 主要有以下两种分类方式。

（1）根据溶血性可分为以下三类 ①甲型溶血性链球菌（α-hemolytic streptococcus）：菌落周围形成 1～2mm 宽的草绿色溶血环，称甲（α）型溶血。溶血环中的红细胞并未完全溶解，也称草绿色链球菌（streptococcus viridans），这类链球菌多为条件致病菌。②乙型溶血性链球菌（β-hemolytic streptococcus）：菌落周围形成 2～4mm 宽的完全透明的溶血环，称乙（β）型溶血。溶血环中的红细胞完全溶解，也称溶血性链球菌（streptococcus hemolytic），这类链球菌的致病力强，常引起人类和动物的多种疾病。③丙型链球菌（γ-hemolytic streptococcus）：菌落周围无溶血环，因而也称非溶血性链球菌（non-hemolytic streptococcus），一般不致病，常存在于乳类和粪便中。

（2）根据抗原结构分类 按链球菌细胞壁中多糖抗原的不同，可分成 A～H、K～T 和 U、V 共 20 群。对人致病的链球菌 90% 属 A 群，B、C、D、G 群偶见。同一群链球菌因表面抗原不同，又可分若干型。例如，A 群根据其 M 抗原不同可分 100 多个型，B 群分 4 个型，C 群分 13 个型等。链球菌的群别与溶血性间无平行关系，但对人类致病的 A 群链球菌多数呈乙型溶血。

5. 抵抗力 本菌的抵抗力不强，60℃、30min即被杀死，在干燥尘埃中能生存数月，对一般的消毒剂和抗生素敏感，青霉素是链球菌感染的首选药物，极少有耐药株被发现。

二、致病性与免疫性

（一）致病物质

A 群链球菌的致病性强，其致病物质包括某些菌体成分、外毒素和侵袭性酶类。

1. 菌体致病成分 主要有脂磷壁酸、F 蛋白、M 蛋白等。

（1）脂磷壁酸 脂磷壁酸（lipoteichoic acid, LTA）具有黏附作用，能黏附多种哺乳动物细胞，如人类口腔上皮细胞、血细胞等。

（2）F 蛋白 位于链球菌细胞壁内，其结合区暴露于菌体表面，能与上皮细胞表面的纤维粘连蛋白结合，有利于细菌在宿主体内定植和繁殖，也能与纤维蛋白原结合，增加链球菌抗吞噬的能力。

（3）M蛋白　具有抗吞噬和抵抗吞噬细胞内的杀菌作用。此外，M蛋白与心肌、肾小球基底膜等有共同抗原，可导致超敏反应性疾病的发生。

2. 外毒素　主要有链球菌溶血素和致热外毒素。

（1）链球菌溶血素（streptolysin）　有溶解红细胞、破坏白细胞和血小板的作用，根据对氧的稳定性分为链球菌溶素O（streptolysin O，SLO）和链球菌溶素S（streptolysin S，SLS）。①SLO：是含有—SH的蛋白质，对O_2敏感，遇O_2时，—SH被氧化为—S—S—，失去溶血活性。若加入还原剂亚硫酸钠或半胱氨酸等，溶血作用可以逆转。SLO对哺乳动物的巨噬细胞、神经细胞等也有毒性作用。SLO的免疫原性强，85%～90%的链球菌感染者于感染后2～3周至病愈后数月到1年内都可检出SLO抗体。风湿热患者血清中SLO抗体效价显著升高，活动性病例升高更为显著，因此测定SLO抗体效价，可用于链球菌新近感染或风湿热及其活动性的辅助诊断。②SLS：是小分子糖肽，无免疫原性，对热和酸敏感，对O_2稳定。链球菌在血琼脂平板上菌落周围的β溶血环是由SLS所致。SLS对白细胞和多种组织细胞都有破坏作用。

（2）链球菌致热外毒素（streptococcal pyrogenic exotoxin，SPE）　也称红疹毒素（erythrogenic toxin）或猩红热毒素（scarlet fever toxin），为由A群链球菌的溶原性菌株产生的蛋白质，有A、B、C三个血清型。SPE能增加血脑屏障对内毒素和细菌的通透性，也可直接作用于下丘脑而引起发热反应，是引起猩红热的主要致病物质。SPE的抗原性强，具有超抗原的活性，可导致毒性休克综合征。

3. 侵袭性酶类　包括透明质酸酶、链激酶、链道酶和胶原酶等。

（1）透明质酸酶（hyaluronidase）　又名扩散因子，能分解细胞间质的透明质酸，使细菌易在组织中扩散。

（2）链激酶（streptokinase，SK）　也称链球菌溶纤维蛋白酶，能使血液中的纤维蛋白酶原变成纤维蛋白酶，使血块溶解或阻止血浆凝固，有利于细菌在组织中扩散。国内研究的重组链激酶对治疗急性心肌梗死患者十分有效。

（3）链道酶（streptodomase，SD）　也称链球菌DNA酶，能降解脓液中黏稠的DNA，使脓液稀薄，有利于细菌扩散。由于SD和SK能致敏T细胞，故可通过迟发型超敏反应原理测定受试者的细胞免疫功能，这项试验称为SK-SD皮试。此外，现已将SD、SK制成酶制剂，临床上用以液化脓性渗出液。例

如，应用于肺炎链球菌所致的脓胸等疾患，使脓液变稀，以利于被抗菌药物治疗。

（4）胶原酶（collagenase）　能溶解胶原纤维，有利于细菌在组织中扩散。

（二）所致疾病

90%的人类链球菌感染是由A群链球菌引起的，其感染源为患者和带菌者，通过飞沫经呼吸道或接触污染物品经皮肤伤口侵入机体。其可引起化脓性感染、中毒性疾病和超敏反应性疾病。

1. 化脓性感染　包括皮肤和皮下组织感染与其他组织器官感染。

（1）皮肤和皮下组织感染　有淋巴管炎、淋巴结炎、蜂窝组织炎、痈、脓疱疮等。

（2）其他组织器官感染　有扁桃体炎、咽炎、咽峡炎、鼻窦炎、产褥感染、中耳炎、乳突炎等。

2. 中毒性疾病　产生致热外毒素的A群链球菌可引起猩红热和毒性休克综合征，多继发于严重的咽炎和皮肤软组织感染。猩红热多发于10岁以下儿童，临床表现为发热、全身弥漫性红疹及疹退后明显的脱屑。链球菌引起的毒性休克综合征常伴有呼吸系统及其他多脏器功能的衰竭。

3. 超敏反应性疾病　链球菌感染后1～4周可能引起风湿热和急性肾小球肾炎，多发生于儿童或青少年。致病机制主要是由于链球菌M蛋白与机体的心瓣膜、关节滑液膜和肾小球基底膜等组织存在共同抗原，机体产生的链球菌M蛋白的抗体与这些组织结合引起II型超敏反应，或链球菌M蛋白与抗体形成的免疫复合物沉积于这些组织器官引起III型超敏反应。

4. 其他链球菌所致疾病

（1）甲型溶血性链球菌　甲型溶血性链球菌常寄居于鼻咽、口腔、龈隙、消化道、女性生殖道，偶见于皮肤。主要致病的有变异链球菌、唾液链球菌、缓症链球菌和血链球菌。甲型溶血性链球菌是感染性心内膜炎最常见的致病菌。当拔牙或摘除扁桃体时，甲型溶血性链球菌可侵入血流引起菌血症。一般情况下，少量菌很快被肝、脾、淋巴结和骨髓中的吞噬细胞清除。但若心瓣膜有病损或有人工瓣膜者，细菌可停留繁殖，引起亚急性细菌性心内膜炎。

变异链球菌与龋齿形成有关，该菌是厌氧菌，黏附于牙齿表面，该菌的葡糖基转移酶能分解蔗糖产生分子质量大、黏性大的不溶性葡聚糖，借此将口腔中的细菌黏附于牙齿表面形成牙菌斑。牙菌斑中的细菌发酵多种糖类产生大量的酸，使pH降至4.5左右，导致牙釉质及牙质脱钙，造成龋齿。

（2）B群链球菌　即无乳链球菌（*Streptococcus*

agalactiae），能引起牛乳房炎，会危害畜牧业。B群链球菌可寄居于人类直肠和阴道，带菌率达30%左右，健康人的鼻咽部也可分离出此菌。可引起皮肤感染、产后感染，带菌的医护人员经呼吸道或孕妇分娩时经产道可引起新生儿败血症、脑膜炎、肺炎等。新生儿感染的死亡率极高（50%～70%），且可有神经系统后遗症，因而被医学界所重视。

（3）D群链球菌 寄居在人类皮肤、上呼吸道、消化道和泌尿生殖道，可引起尿路感染、化脓性腹部感染、败血症和心内膜炎。患者多为老年人、中青年女性、衰弱或肿瘤患者。败血症最常继发于生殖泌尿道感染，皮肤、胆道、肠道等感染也可作为原发病灶。

（4）猪链球菌 属于动物源性细菌，呈世界性分布，可引起猪脑膜炎、败血症、肺炎和突然死亡。已发现35个血清型，最常见的对人和动物致病的为Ⅱ型，主要通过消化道、呼吸道、皮肤黏膜创伤感染。人感染后可致脑膜炎、心内膜炎、败血症及中毒性休克等。2005年四川曾发生猪链球菌Ⅱ型感染疫情，200余人发病，死亡近40人。

（三）免疫性

A群链球菌感染后，血清中出现多种抗体。抗M蛋白抗体和抗致热外毒素抗体有免疫作用。链球菌因其型别多，各型间无交叉免疫，故常发生反复感染。

三、微生物学检查

1. 标本 根据不同疾病，采集脓汁、咽拭子和血液等标本。

2. 直接涂片染色镜检 发现革兰氏染色阳性、典型链状排列的球菌时可做出初步诊断。

3. 分离培养与鉴定 脓汁或棉拭子直接接种血琼脂平板，血液标本应先增菌后再划种。37℃孵育24h后，如有β溶血菌落，应与葡萄球菌鉴别；如有α溶血菌落，要与肺炎链球菌鉴别。遇有心内膜炎病例，因甲型溶血性链球菌生长缓慢，至少将孵育时间延长至3周才能判定结果。

4. 血清学试验 抗链球菌溶素O试验（antistreptolysin O test，ASO test），简称抗O试验，常用于风湿热的辅助诊断。风湿热患者血清中抗O抗体比正常人显著增多，大多在250U左右；活动性风湿热患者一般超过400U。

四、防治原则

链球菌感染的一般防治原则与葡萄球菌相同，应及时治疗患者和带菌者，以减少传染源；对急性咽峡炎和扁桃体炎患者，尤其是儿童，须治疗彻底，以防止发生急性肾小球肾炎、风湿热及亚急性细菌性心内膜炎。预防感冒，避免链球菌感染，对减少风湿热和肾小球肾炎等超敏反应性疾病的发生有较好效果。青霉素为首选药物。

第三节 肺炎链球菌

肺炎链球菌（*Streptococcus pneumoniae*），俗称肺炎球菌（pneumococcus），经常寄居于正常人的鼻咽腔中，多数菌株不致病或致病力弱，少数菌株对人致病，是细菌性肺炎的主要病原体。

一、生物学性状

1. 形态与染色 革兰氏染色阳性球菌。菌体呈矛头状，多成双排列，宽端相对，尖端向外（彩图Ⅰ-3）。在痰液、脓汁、肺组织病变中也可呈单个或短链状。无鞭毛，无芽胞。毒力菌株在机体内能形成荚膜，人工培养后荚膜可消失。失去荚膜的肺炎链球菌，其菌落由光滑型（S型）变成粗糙型（R型），毒力也同时丧失。

2. 培养特性与生化反应 兼性厌氧。营养要求高，需要加入血液或血清才能生长。在血琼脂平板上形成灰白色、细小、半透明的菌落，周围有草绿色（α）溶血环，与甲型溶血性链球菌落相似。若孵育时间超过48h，肺炎链球菌产生足量的自溶酶使菌体溶解，菌落中央下陷呈脐状。在血清肉汤中孵育，初期呈浑浊生长，稍久因菌体自溶，培养液变澄清。自溶酶可被胆汁或胆盐等物质激活，从而促进培养物中的菌体溶解，即胆汁溶菌试验阳性。可分解葡萄糖、麦芽糖、乳糖、蔗糖等，产酸不产气。新分离菌株多能分解菊糖。实验室常用胆汁溶菌试验和菊糖发酵试验鉴别肺炎链球菌和甲型链球菌，甲型链球菌均为阴性。

3. 抗原结构

（1）荚膜多糖抗原 存在于细菌荚膜中具有型特异性的一种可溶性物质，根据其抗原性不同，将肺炎链球菌分为90个型，其中有20多个型可引起疾病。肺炎链球菌的某些型别与大肠埃希菌、N

群链球菌、克雷伯菌等有共同抗原，肺炎链球菌 14 型与人类 A 型血型有共同抗原。

（2）菌体抗原　①C 多糖，为各型菌株所共有，可与血清中 C-反应蛋白（C reactive protein，CRP）结合发生沉淀反应。CRP 是一种急性期蛋白，正常人血清中只含微量，急性炎症患者含量剧增，故用肺炎链球菌的 C 多糖来测定 CRP，对诊断活动性风湿热等具有一定意义。②M 蛋白，型特异抗原，与细菌毒力无关。

4. 抵抗力　较弱，对一般的化学消毒剂敏感。有荚膜菌株的抗干燥能力较强，在干燥痰液中可存活 1～2 个月。对青霉素、红霉素等多种抗生素敏感。

二、致病性与免疫性

（一）致病物质

1. 荚膜　是肺炎链球菌主要的致病物质，能抵抗吞噬细胞的吞噬作用，有利于本菌在宿主体内定居和繁殖。

2. 肺炎链球菌溶素 O　肺炎链球菌溶素 O（pneumolysin O）能溶解羊、豚鼠和人的红细胞，抑制中性粒细胞的趋化及吞噬作用，还能激活补体的经典途径，引起发热、炎症和组织损伤等。

3. 脂磷壁酸　有助于肺炎链球菌黏附到肺上皮细胞或血管内皮细胞表面。

另外，肺炎链球菌产生的神经氨酸酶、IgA 蛋白酶均有利于本菌在鼻咽部和支气管黏膜上定居、繁殖和扩散。

（二）所致疾病

肺炎链球菌正常情况下可存在于口腔、鼻咽部，人群带菌率可达 40%～60%，但一般不致病。肺炎链球菌可引起呼吸道病毒感染、吸入麻醉、肺水肿、胸外伤、受凉等原因导致的机体局部抵抗力低下者，或婴幼儿、老年体弱者患大叶性肺炎，成

人大叶性肺炎多由 1～3 型肺炎链球菌引起。儿童大叶性肺炎以 14 型多见。

肺炎链球菌还可引起中耳炎、乳突炎、副鼻窦炎、脑膜炎和败血症等。

近年来，多重耐药性肺炎链球菌菌株逐渐增多，可引起医院内暴发流行，尤其对婴幼儿、老年体弱或免疫缺陷者危害严重，病死率高。

（三）免疫性

肺炎链球菌感染机体后，机体会产生荚膜多糖型特异抗体，可建立较牢固的型特异性免疫力，同型再感染少见。

三、微生物学检查

1. 直接涂片染色镜检　在痰、脓或脑脊液等标本中发现典型的有荚膜、成双排列的革兰氏染色阳性球菌，即可做出初步诊断。

2. 分离培养与鉴定　血液或脑脊液须先经血清肉汤增菌后再分离培养，痰或脓液直接划种于血琼脂平板上培养，挑取草绿色溶血的可疑菌落做胆汁溶菌试验、菊糖发酵试验、Optochin 试验、荚膜肿胀试验与甲型溶血性链球菌鉴别。

3. 动物实验　小鼠对肺炎链球菌高度易感，少量具有毒力的肺炎链球菌注入小鼠腹腔内，小鼠一般 24h 内死亡，若为甲型溶血性链球菌，小鼠并不死亡。

四、防治原则

目前 23 个型别的多价肺炎链球菌荚膜多糖疫苗，对预防儿童、老人和慢性病患者的肺炎链球菌感染有较好的效果。青霉素 G 是首选抗生素，但由于肺炎链球菌的耐药菌株日益增多，在治疗前应做常规药物敏感试验。

第四节　脑膜炎奈瑟菌

脑膜炎奈瑟菌（*Neisseria meningitidis*）俗称脑膜炎球菌（meningococcus），是流行性脑脊髓膜炎的病原菌，属于奈瑟菌属。

奈瑟菌属细菌是一群革兰氏阴性球菌，常成双排列，有荚膜和菌毛，专性需氧，氧化酶和触酶试验阳性。奈瑟菌属包括脑膜炎奈瑟菌（*N. meningitidis*）、淋病奈瑟菌（*N. gonorrhoeae*）、干燥奈瑟菌（*N. sicca*）、微黄奈瑟菌（*N. subflava*）、黏液奈瑟菌（*N. mucosa*）等

23 个种和亚种，多为分布在鼻咽腔和口腔的正常菌群，其中对人致病的是脑膜炎奈瑟菌和淋病奈瑟菌。

一、生物学性状

1. 形态与染色　革兰氏染色阴性。菌体为肾形或咖啡豆形，直径 0.6～0.8μm，两菌接触面平坦或略向内陷，无鞭毛，无芽胞。在患者脑脊液中多

位于中性粒细胞内，形态典型。人工培养后可呈卵圆形或球状，菌体大小不一，排列较不规则。新分离菌株大多有荚膜和菌毛。

2. 培养特性与生化反应　专性需氧菌，在 5%～10% CO_2 条件下生长更佳。营养要求较高，需加入血清、血液等营养物质。最常用的是经 80℃ 以上加温的血琼脂培养基，由于加热使血液变成巧克力色，故称巧克力（色）血琼脂培养基。在巧克力（色）血琼脂培养基上 37℃ 孵育 24h 后，能形成无色、透明、露滴状、不溶血的光滑型细小菌落。因该菌能产生自溶酶，人工培养超过 48h 时，如不及时转种则死亡。

大多数脑膜炎奈瑟菌分解葡萄糖和麦芽糖，产酸不产气，氧化酶和触酶试验阳性。

3. 抗原结构

（1）荚膜多糖抗原　具有群特异性。根据荚膜多糖的抗原性不同，将脑膜炎奈瑟菌分成 A、B、C、D、29E、H、I、K、L、W135、X、Y、Z 共 13 个血清群。对人类致病的多属 A、B、C 群。我国 95% 以上病例由 A 群引起，B 群只有散发病例，C 群致病力最强而病例极少见。

（2）外膜蛋白抗原　是型特异性抗原。根据外膜蛋白的不同，可将各血清群脑膜炎奈瑟菌分型和亚型，但 A 群所有菌株的外膜蛋白抗原性相同。

（3）脂寡糖抗原　本菌的脂多糖缺乏长的多糖侧链，只有寡聚糖重复单位，故称为脂寡糖（lipooligosaccharide，LOS）。LOS 具有型特异性，可将脑膜炎奈瑟菌分为至少 L1～L12 血清型。在我国，A 群 L10 型为流行优势株。

4. 抵抗力　对理化因素的抵抗力很弱，对干燥、热、消毒剂等均敏感。在室温中 3h 即死亡。55℃、5h 内被杀死。对青霉素等抗生素敏感，对磺胺普遍耐药。

二、致病性与免疫性

（一）致病物质

脑膜炎奈瑟菌的主要致病物质是菌毛、荚膜、内毒素和 IgA1 蛋白酶。

1. 菌毛　可介导菌体黏附于鼻咽部黏膜上皮细胞，有利于细菌侵入机体并在体内大量繁殖。

2. 荚膜　具有抗吞噬和保护菌体免受体液中杀菌物质损伤的作用，有利于细菌在体内存活和繁殖。

3. 内毒素　即脂寡糖，是脑膜炎奈瑟菌最重要的致病物质，可引起发热及小血管和毛细血管内皮细胞损伤、局部血管栓塞及出血，出现出血性皮疹或瘀斑。严重败血症时，因大量内毒素释放，可导致中毒性休克及 DIC。

4. IgA1 蛋白酶　该菌能产生 IgA1 蛋白酶，分解 sIgA，有利于细菌黏附于黏膜。

（二）所致疾病

脑膜炎奈瑟菌主要引起流行性脑脊髓膜炎，简称流脑。人是脑膜炎奈瑟菌的唯一易感宿主。该菌主要寄居于人类鼻咽部，平时人群携带率为 5%～10%，一半以上为无荚膜菌株。流行期间，人群的携带率可高达 20%～90%，且大多为有荚膜菌株。带菌者和患者均可作为传染源，主要经呼吸道飞沫传播。

易感人群为缺乏特异性免疫力的成人和儿童，绝大部分感染者仅停留在上呼吸道感染阶段，成为带菌者。以 5 岁以下的儿童发病为主，6 个月至 2 岁的婴幼儿发病率最高。潜伏期 1～10 天，一般为 2～3 天。有 2%～3% 的感染者可进入血流，引起菌血症或败血症，出现发热、恶心和出血性皮疹等。极少数可到达脑脊髓膜，引起化脓性脑脊髓膜炎，出现剧烈头痛、喷射状呕吐和颈项强直等。其中 10%～20% 的患者可发展成暴发型脑膜炎，患者起病急，病情凶险，常在 1～2 天内出现暴发性紫癜、周围循环衰竭、内毒素休克、DIC 及严重的中枢神经系统症状，死亡率高达 40%～60%。

（三）免疫性

机体对脑膜炎奈瑟菌的免疫力以体液免疫为主。体内特异性抗荚膜多糖抗体及抗外膜蛋白抗体是主要的保护性抗体，sIgA 可阻止该菌对呼吸道的侵袭。

三、微生物学检查

1. 标本　采取患者的脑脊液、血液或刺破出血瘀斑取其渗出物，带菌者检查可取鼻咽拭子。由于脑膜炎奈瑟菌对低温和干燥极敏感，又可产生自溶酶，因此在临床标本采集和送检过程中要注意保温和防干燥，并及时送检，最好培养基事先预温、床边接种。

2. 直接涂片镜检　操作简单快速，对临床诊断意义较大。

（1）脑脊液检查　标本经离心沉淀后，取沉淀物涂片，革兰氏染色镜检，如在中性粒细胞内外有革兰氏染色阴性双球菌，可做出初步诊断。

（2）皮肤瘀斑检查　挑破出血瘀斑，挤出少量血液或组织液，制成印片后革兰氏染色镜检，阳性率在 80% 左右。

3. 分离培养与鉴定　血液或脑脊液先经血清肉汤培养基增菌后，在巧克力（色）血琼脂平板上划线分离培养，挑取可疑菌落做生化反应和玻片凝集试验鉴定。

4. 快速诊断法 患者脑脊液和血清中有其可溶性抗原存在，应用对流免疫电泳、SPA 协同凝集试验等免疫学方法，用已知群抗体快速检测有无相应抗原。

四、防治原则

应注意隔离流脑患者，控制传染源。儿童应注射流脑荚膜多糖疫苗进行特异性预防。我国对流脑的预防已纳入计划免疫。儿童自 6 ~ 18 月龄接种 A 群单价多糖疫苗两剂，间隔时间不少于 3 个月。3 岁和 6 岁时再分别进行一次加强免疫，接种 A、C 二价多糖疫苗，间隔时间不少于 3 年。

治疗首选青霉素、磺胺等能通过血脑屏障的抗生素。流行期间儿童可口服磺胺类药物进行预防。

第五节 淋病奈瑟菌

淋病奈瑟菌（*Neisseria gonorrhoeae*）俗称淋球菌（gonococcus），是人类淋病的病原菌，也属于奈瑟菌属。

一、生物学性状

1. 形态与染色 革兰氏染色阴性，菌体呈肾形或咖啡豆形，直径 0.6 ~ 0.8μm，常凹面相对，成双排列。在脓汁标本中，大多数淋病奈瑟菌位于中性粒细胞内，但慢性淋病患者的淋病奈瑟菌多分布在细胞外。无芽胞和鞭毛，有荚膜和菌毛（彩图 I-4）。

2. 培养特性与生化反应 专性需氧，初次分离培养时需提供 5% ~ 10% CO_2。最适生长温度为 35 ~ 36℃。营养要求高，常用巧克力（色）血琼脂平板培养，48h 后可形成灰白色光滑型细小菌落。根据菌落大小、色泽等可分为 T1 ~ T5 五种类型。新分离的菌株属于 T1、T2 型，菌落小、有菌毛、有致病性。人工培养基转种后可转变为 T3、T4 和 T5 型，菌落增大、失去菌毛、无致病性。

该菌只分解葡萄糖，产酸不产气，不分解其他糖类，氧化酶试验和触酶试验呈阳性。

3. 抗原结构

（1）菌毛蛋白抗原 菌毛存在于有毒菌株，不同菌株提取的菌毛的抗原性不同。

（2）脂寡糖抗原 淋病奈瑟菌脂寡糖抗原容易发生变异，因此脂寡糖抗体对本菌的感染无保护作用。

（3）外膜蛋白抗原 包括 P I、P II 和 P III。P I 为主要的外膜蛋白，占淋病奈瑟菌外膜总质量的 60% 以上。P I 蛋白有蛋白 A（可分成 18 个型）和蛋白 B（可分成 28 个亚型）。P I 是淋病奈瑟菌分型的主要基础，有助于流行病学调查。

4. 抵抗力 对热、冷、干燥和消毒剂极其敏感，与脑膜炎奈瑟菌相似，用 1：4000 硝酸银处理 7min 内死亡，用 1% 硝酸银处理 1min 内死亡。

二、致病性与免疫性

（一）致病物质

菌毛、外膜蛋白、内毒素、IgA 蛋白酶等均参与致病。

1. 菌毛 有菌毛的 T1、T2 型菌株依靠菌毛黏附到柱状上皮细胞（泌尿生殖道、眼结膜）表面，不易被尿液或泪液冲去，在局部形成小菌落后，再侵入细胞增殖。

2. 外膜蛋白 P I 既可破坏膜结构的完整性导致中性粒细胞损伤，也介导细菌与靶细胞的黏附，有利于细菌定植，还可阻止吞噬溶酶体的形成，即使被吞噬，仍能寄生在吞噬细胞内；P II 参与黏附作用；P III 则可阻抑抗体的活性。

3. 内毒素 即脂寡糖，与补体、IgM 等共同作用，在局部形成炎症反应。

4. IgA 蛋白酶 能破坏黏膜表面的 sIgA，有利于细菌的定植。

（二）所致疾病

人类是淋病奈瑟菌的唯一宿主，感染后引起淋病。

淋病主要通过性接触传播，也可通过污染的毛巾、衣裤、被褥等间接传播，细菌侵入尿道和生殖道而感染机体。潜伏期为 2 ~ 5 天。成人感染初期，一般引起男性前尿道炎、女性尿道炎与宫颈炎。患者出现尿痛、尿频、尿道流脓，宫颈可见脓性分泌物等。如果进一步扩散，男性可发生前列腺炎、精囊精索炎和附睾炎，女性可出现前庭大腺炎和盆腔炎等，是导致不育的原因之一。

孕妇患有淋菌性阴道炎或宫颈炎时，分娩时胎儿经产道可被感染，引起新生儿淋菌性结膜炎，因有大量脓性分泌物，俗称新生儿脓漏眼。

（三）免疫性

人类对淋病奈瑟菌无天然免疫力。感染后多数患者可以自愈，并出现特异性 IgM、IgG 和 sIgA 抗体，但免疫不持久，再感染和慢性感染普遍存在。

三、微生物学检查

1. 标本　用无菌棉拭子蘸取泌尿生殖道脓性分泌物或子宫颈口表面分泌物。淋病奈瑟菌的抵抗力弱，标本采集后应注意保暖保湿，立即送检接种。为抑制杂菌生长，可在培养基中加入抗生素，如多黏菌素 B 和万古霉素，以提高淋病奈瑟菌的检出率。

2. 直接涂片染色镜检　如镜下发现革兰氏阴性双球菌，结合临床症状可做出初步诊断。

3. 分离培养与鉴定　标本接种巧克力（色）血琼脂平板或 Thayer Martin（TM）培养基，在 5% ～ 10% CO_2 条件下孵育 36 ～ 48h，挑取可疑菌落涂片染色镜检，发现革兰氏阴性双球菌即可做出诊断。也可进一步做氧化酶、糖发酵试验或直接免疫荧光等确证。

此外，可采用 SPA 协同凝集试验、ELISA 等免疫学方法检测抗原，核酸杂交技术或核酸扩增技术检测核酸。

四、防治原则

淋病是一种性传播疾病，因而是一个社会问题。成人淋病基本上是通过性交传染，污染的毛巾、衣裤、被褥等也起一定的传播作用。开展防治性病的知识教育及防止性接触传播是非常重要的环节。

近年来耐药菌株不断增加，特别是多重耐药的淋病奈瑟菌给防治性病带来了困难。为此，还应做药物敏感试验以指导合理选择药物，除了对淋病患者及时彻底治疗外，还应治疗淋病患者的性接触者。目前尚无有效的疫苗供特异性预防。

婴儿出生时，过去常用 1% 硝酸银或其他银盐溶液滴入两眼预防新生儿淋菌性结膜炎的发生，现在多用妥布霉素等滴眼液替代。

第六节　其他化脓性细菌

一、铜绿假单胞菌

铜绿假单胞菌（*Pseudomonas aeruginosa*），俗称绿脓杆菌，广泛分布于自然界，也是人体的正常菌群。菌体为直或微弯的革兰氏阴性杆菌，单端有 1 ～ 3 根鞭毛，能产生带亮绿色荧光的水溶性色素（青脓素与绿脓素）。铜绿假单胞菌的抵抗力较其他革兰氏阴性菌强。

铜绿假单胞菌是一种常见的条件致病菌，感染多见于皮肤黏膜受损部位，如烧伤、创伤等，也见于因长期化疗或使用免疫抑制剂的患者。在医源性感染中由本菌引起者约占 10%。在某些特殊病房中，如烧伤和肿瘤病房、各种导管和内窥镜的治疗与检查室内，本菌感染率可高达 30%。本菌经常引起手术切口、烧伤组织感染，表现为局部化脓性炎症，也可引起中耳炎、角膜炎、尿道炎、胃肠炎、心内膜炎、脓胸及菌血症、败血症，还可引起婴儿严重的流行性腹泻。

本菌能天然抵抗多种抗生素，且治疗过程中可通过突变发生耐药，因此应根据药物敏感试验指导用药，可选用氨基糖苷类和酰胺类抗生素联合治疗。

二、肠球菌属

肠球菌（*Enterococcus*）是单个、成双或短链状排列的卵圆形革兰氏阳性球菌，主要存在于人或动物的肠道。在革兰氏阳性球菌中，肠球菌是仅次于葡萄球菌的重要医院感染病原菌，最常引起尿路感染，多与尿路器械操作、保留导尿管和患者的尿路结构异常等有关。其次为腹部和盆腔等部位的创伤和外科术后感染。肠球菌也是引起老年患者和严重疾病患者败血症的常见细菌。肠球菌对大多数常用的抗菌药物呈固有耐药，第三代头孢菌素对其无效，临床上常用青霉素和氨基糖苷类抗生素治疗肠球菌所致的重症感染，但近年来发现大多数肠球菌对青霉素和氨基糖苷类抗生素呈不同程度的耐药，并出现了耐万古霉素的菌株，故肠球菌所致重症感染的治疗已成为临床棘手的问题之一。

三、卡他布兰汉菌

卡他布兰汉菌（*Branhamella catarrhalis*），又称为黏膜炎布兰汉菌，革兰氏阴性球菌，属于莫拉菌属。在痰液中常呈肾形双球菌状，存在于吞噬细胞内或外。抵抗力较强，在干痰中能存活 27 天，在 65℃ 能耐 30min。通常寄居在人或其他哺乳动物的上呼吸道，一般不致病。当机体免疫力低下时，可单独或与其他菌类共同引起黏膜卡他性炎症、急性咽喉炎、支气管炎、肺炎、急性中耳炎或脑膜炎等。其是医院内患者上呼吸道感染的常见病原菌。该菌的 β-内酰胺酶产生率高达 90% 以上，故临床治疗这类感染时，应根据药物敏感试验结果选用抗生素。

（唐小云）

第十章　消化道感染细菌

消化道感染细菌是指在胃肠道中增殖引起胃肠道症状、食物中毒的病原菌，或正常定居于肠道，引起肠道外感染的病原菌。消化道感染细菌主要包括肠杆菌科细菌、霍乱弧菌、副溶血性弧菌、幽门螺杆菌及空肠弯曲菌等。

肠杆菌科细菌种类繁多，与医学有关的主要包括埃希菌属、志贺菌属、沙门菌属、克雷伯菌属、变形杆菌属、摩根菌属、枸橼酸菌属、肠杆菌属和沙雷菌属等，其中志贺菌属、沙门菌属与部分埃希菌属对人类有致病作用，其他多为肠道正常菌群。

肠杆菌科细菌具有以下共同的生物学特性。

1. 形态与培养　革兰氏阴性杆菌，大小为（0.3～1.0）μm×（1.0～6.0）μm。无芽胞，多数为周毛菌，少数有荚膜，大多数有菌毛。需氧或兼性厌氧，在普通琼脂平板上形成中等大小光滑（S）型菌落。在液体培养基中呈均匀浑浊生长。

2. 生化反应　活泼，在肠杆菌科种属鉴定中起重要作用，其中乳糖发酵试验对鉴别致病菌有重要价值，一般非致病菌能分解乳糖，而致病菌多数不能。表 10-1 列出了肠杆菌科部分菌属主要生化反应鉴定特征。

表 10-1　肠杆菌科部分菌属主要生化反应鉴定特征

菌属	靛基质	甲基红	VP	枸橼酸盐	硫化氢	尿素	动力	葡萄糖产气	乳糖	蔗糖	甘露糖	卫矛醇	水杨苷	阿东醇	肌醇	山梨醇	阿拉伯糖	棉子糖	鼠李糖	麦芽糖	木糖	海藻糖
埃希菌属	+	+	-	-	-	-	+	+	+	+/-	+	+/-	+/-	-	-	+	+	+/-	+/-	+	+	+
志贺菌属	-/+	+	-	-	-	-	-	-	-	+	-	-	-	-	-	-/+	+/-	+	+/-	+	-	+/-
沙门菌属	-	+	-	+	+/-	-	+	+	-	-	+	+	-	-	-	+	+	-	+	+	+	+
枸橼酸菌属	+/-	+	-	+	+	+/-	+	+	+/-	+	+	+/-	+	+/-	-	+	+	+	+	+	+	+
克雷伯菌属	-/+	-/+	+	+	-	+	-	+	+	+	+	+	+	+	+	+	+	+	+	+	+	+
肠杆菌属	-	-	+	+	-	-/+	+	+	+	+	+	-	+	-/+	-/+	+	+	+	+	+	+	+
沙雷菌属	-	-/+	+	+	-	-/+	+	-/+	-	+	+	-	+	-	+	+	-	-	-	+	-	+
变形杆菌属	+/-	+	-/+	+/-	+	+	+	+	-	+/-	-	-	+	-	-	-	-	-	-	+	+	+/-
摩根菌属	+	+	-	-	-	+	+	+	-	-	-	-	-	-	-	-	-	-	+	-	-	-/+

注：+/- 表示以阳性结果为主，部分菌株阴性；-/+ 表示以阴性结果为主，部分菌株阳性

3. 抗原结构　有菌体抗原（O 抗原）、鞭毛抗原（H 抗原）、荚膜抗原和菌毛抗原。

（1）O 抗原　为细胞壁脂多糖（LPS）最外层的特异性多糖，具有种特异性。O 抗原耐热，100℃不被破坏。新分离菌株的菌落大多呈 S 型，多次传代、移种或保存时间久后，LPS 失去外层 O 特异性多糖，菌落变成粗糙（R）型，为 S-R 型变异。R 型菌株的毒力显著低于 S 型菌株。

（2）H抗原　　存在于鞭毛蛋白。不耐热，60℃、30min即被破坏。细菌失去鞭毛后，运动随之消失，同时暴露O抗原，为H-O变异。

（3）荚膜抗原　　位于O抗原外围，能阻止O凝集现象。不耐热，60℃、30min可去除，如伤寒沙门菌的Vi抗原、大肠埃希菌的K抗原等。

（4）菌毛抗原　　种类多，能阻断O抗原与相应抗体结合。

4. 抵抗力　　对理化因素的抵抗力不强，60℃、30min即死亡。易被一般化学消毒剂杀灭，常用氯进行饮水消毒。胆盐、煌绿等染料对非致病性肠杆菌科细菌有抑制作用，可借以制备选择培养基。

5. 变异　　除自发突变外，肠杆菌科细菌因同处于密切接触的肠道微环境，可通过转导、接合或溶原性转换等途径转移遗传物质导致变异。其中最常见的是耐药性变异，此外，尚有毒力、抗原性、生化反应特性等变异。

第一节　埃希菌属

埃希菌属（*Escherichia*）有6个种，其中大肠埃希菌（*E. coli*）是最常见的临床分离菌。大肠埃希菌，俗称大肠杆菌，是人类和动物肠道中的正常菌群，可引起肠道外机会感染。有些血清型因获得致病菌的毒力基因而成为致病菌，引起肠道内感染。大肠埃希菌在环境卫生和食品卫生学中，常被用作粪便污染的检测指标，也是分子生物学和基因工程研究中的常用细菌。

一、生物学性状

1. 形态、培养和生化反应　　革兰氏阴性杆菌，无芽胞，多数菌株有周身鞭毛，有普通菌毛和性菌毛（彩图Ⅰ-5）。肠外感染菌株常有微荚膜。普通琼脂平板上形成直径2～3mm的圆形、凸起、灰白色S型菌落，有些菌株在血琼脂平板上呈β溶血。发酵葡萄糖等多种糖类产酸并产气。能发酵乳糖产酸，吲哚、甲基红、VP、枸橼酸盐（IMViC）试验结果为"++——"。

2. 抗原结构　　*E. coli*抗原主要有菌体抗原（O抗原）、鞭毛抗原（H抗原）和荚膜抗原（K抗原）三种，是血清学分型的基础。O抗原超过170种，与其他属细菌O抗原具有交叉性；H抗原超过50种，与其他肠道菌基本无交叉反应；K抗原有100种以上，根据耐热性不同，分L、A、B三型。大肠埃希菌血清型的表示方式按O:K:H排列，如O111:K58（B4）:H2。

二、致病性

（一）致病因子

1. 黏附素　　黏附素（adhesin）具有高度特异性，能使细菌紧密黏附在小肠和尿道的黏膜上皮细胞上，避免因尿液的冲刷和肠道的蠕动而被排除。大肠埃希菌的黏附素主要有：定植因子抗原（coloni-zation factor antigen，CFA）Ⅰ～Ⅲ，集聚黏附菌毛（aggregative adherence fimbriae，AAF）Ⅰ和Ⅲ，与尿路感染有关的P菌毛（因能与P血型抗原结合而得名），束形成菌毛（bundle forming pili，Bfp），紧密黏附素（intimin），侵袭质粒抗原蛋白（invasion plasmid antigen，Ipa）和Dr菌毛（能与Dr血型抗原结合）等。

2. 外毒素　　大肠埃希菌能产生多种类型的外毒素。

（1）肠毒素　　肠毒素分不耐热和耐热两型，均由质粒介导。不耐热肠毒素（heat labile enterotoxin，LT）对热不稳定，65℃、30min可被破坏。LT由1个A亚单位和5个B亚单位组成。A亚单位是毒素的活性部位。B亚单位与肠黏膜上皮细胞表面的GM1神经节苷脂结合后，A亚单位穿越细胞膜与腺苷酸环化酶作用，促使胞内ATP转化为cAMP。胞质内cAMP水平升高后，细胞内水、钠、氯、碳酸氢钾等过度分泌至肠腔导致腹泻。耐热肠毒素（heat stable enterotoxin，ST）对热稳定，100℃加热20min仍不失活性。ST主要通过激活肠黏膜细胞上的鸟苷环化酶，使胞内cGMP量增多而导致腹泻。

（2）志贺毒素　　志贺毒素（Shiga toxin，Stx）又称类志贺毒素或志贺样毒素（Shiga-like toxin，SLT），可导致肠上皮细胞死亡脱落、肠道出血、肾远曲小管和集合管变性，以及血小板聚集和内皮细胞损伤。因其能使Vero细胞产生病变也被称为Vero细胞毒素（Vt）。

（3）溶血素　　溶血素能溶解红细胞和其他组织细胞，在尿路致病性大肠埃希菌的致病中发挥重要作用。

此外，LPS内毒素、K抗原的抗吞噬作用等也与致病有关。

（二）所致疾病

1. 肠道外感染　　多数大肠埃希菌在肠道内不

致病，但如移位至肠道外的组织或器官则引起肠外感染，以泌尿系统感染和化脓性感染最为常见。

（1）泌尿系统感染 大肠埃希菌是尿路感染最常见的病原菌。来源于肠道的大肠埃希菌污染尿道，可上行至膀胱、肾脏和前列腺，引起尿道炎、膀胱炎、肾盂肾炎。女性尿道较短而宽，泌尿道感染比男性多。尿道插管和膀胱镜也有可能带进细菌，是医源性感染的危险因素。引起泌尿道感染的大肠埃希菌统称为尿路致病性大肠埃希菌（uropathogenic E. coli，UPEC）。

（2）化脓性感染 大肠埃希菌可引起腹膜炎、阑尾炎、手术创口感染等。婴儿、老年人或免疫功能低下者，可患败血症、脑膜炎。

2. 肠道感染 引起腹泻的大肠埃希菌分为5组（表10-2）。

（1）肠产毒性大肠埃希菌（enterotoxigenic E. coli，ETEC） 是婴幼儿和旅游者腹泻的重要病原菌。临床症状可从轻度腹泻至严重的水样腹泻。细菌借助定植因子黏附到小肠上皮细胞上，繁殖并产生肠毒素LT与ST，导致腹泻。

（2）肠侵袭性大肠埃希菌（enteroinvasive E. coli，EIEC） 较少见，主要侵犯较大儿童和成人。所致疾病很像菌痢，腹泻呈脓血便，有里急后重，曾称志贺样大肠埃希菌（shigelloid E. coli）。EIEC不产生肠毒素，能侵袭结肠黏膜上皮细胞并在其中生长繁殖，破坏细胞形成炎症和溃疡。EIEC的侵袭与一种含侵袭性pINV基因的大质粒有关，携带该质粒的菌株可引起豚鼠角膜Sereny试验阳性，并可侵袭HeLa细胞。EIEC无动力，其生化反应和抗原结构近似志贺菌，易被误诊为志贺菌。

（3）肠致病性大肠埃希菌（enteropathogenic E. coli，EPEC） 是婴幼儿腹泻的主要病原菌，严重者可致死，在医院中常引起暴发流行。该菌在较大儿童和成人感染少见，可能与保护性免疫力有关。EPEC不产生肠毒素及其他外毒素，无侵袭力。致病物质主要是Bfp菌毛和紧密黏附素。病菌黏附在十二指肠、空肠和回肠上段黏膜表面大量繁殖，引起细胞内肌动蛋白重排，导致刷状缘破坏、微绒毛萎缩、上皮细胞排列紊乱和功能受损，干扰肠道中液体的吸收，造成水样腹泻，常为自限性，也可转变成慢性。

（4）肠出血性大肠埃希菌（enterohemorrhagic E. coli，EHEC） 也称为Vero毒素大肠埃希菌（verotoxigenic E. coli，VTEC）。引起出血性结肠炎，主要的血清型为O157:H7。1982年首先在美国被发现，以后世界各地有散发或地方小流行。5岁以下儿童易感染，症状轻重不一，可为轻度水泻至伴剧烈腹痛的鲜血样便。约10%小于10岁患儿可并发急性肾衰竭、溶血性尿毒综合征（hemolytic uremic syndrome，HUS）、血栓性血小板减少性紫癜，死亡率达10%左右。EHEC的致病因子主要有菌毛和Vero毒素。病菌进入消化道后，由紧密黏附素介导与宿主末端回肠、盲肠和结肠上皮细胞结合，然后释放Vero毒素，引起血性腹泻。污染食品是重要的传染源，如未煮透的牛肉制品、未经巴氏消毒过的牛奶、水、果汁、生蔬菜和水果等。本菌储存宿主多为家畜（反刍动物），因其缺乏毒素的受体，故该菌对动物无致病性。

（5）肠集聚性大肠埃希菌（enteroaggregative E. coli，EAEC） 引起婴儿持续性腹泻、脱水，偶有血便。腹泻可持续2周或2周以上。该菌不侵袭细胞，致病因子为菌毛和外毒素。集聚性黏附菌毛I使EAEC在黏膜细胞表面自动聚集，形成砖状排列。感染导致微绒毛变短，单核细胞浸润和出血。EAEC还能刺激黏液的分泌，促使细菌形成生物被膜覆盖在小肠上皮上。毒素包括肠集聚耐热毒素（enteroaggregative heat-stable toxin，EAST）和溶血素。EAST在抗原上与ETEC的ST有关，可导致大量液体分泌。常见血清型见表10-2。

表 10-2 引起腹泻的大肠埃希菌

菌株	易感人群	疾病与症状	主要致病机制	常见的O血清型
ETEC	婴幼儿、旅游者	水样便、腹痛、恶心、低热	产生LT和（或）ST，致小肠黏膜上皮细胞分泌大量液体和电解质	6、8、15、25、27
EIEC	较大儿童及成人	痢疾样腹泻：水样便，继以脓血黏液便、腹痛、发热	侵袭和破坏结肠黏膜上皮细胞，形成溃疡	28ac、29、112ac、124、136、143、144、152
EPEC	婴幼儿	水样便、恶心、呕吐、发热	黏附和破坏小肠黏膜上皮细胞	2、55、86、111、114、119、125、126、127、128、142、158
EHEC	5岁以下儿童	水样便，继以大量出血、剧烈腹痛、溶血性尿毒综合征，血小板减少性紫癜	产生Vero毒素，终止蛋白质合成，使肠上皮细胞死亡脱落	157、26、111
EAEC	婴幼儿	持续性水样便、呕吐、低热	聚集性黏附，产生EAST，致大量液体分泌	42、44、3、86、878

2011年，德国发生了肠出血性大肠埃希菌O104:H4（EHEC O104:H4）的感染疫情，并波及其他欧洲国家及美国、加拿大等国。基因组分析发现该菌还携带有EAEC的毒力基因及多种耐药基因，是一种混合致病型大肠埃希菌，被命名为肠聚集出血型大肠埃希菌（entero-aggregative-hemorrhagic *E. coli*，EAHEC）。

三、微生物学检查

1. 临床标本细菌学检查　　肠外感染采取中段尿、血液、脓液、脑脊液等；腹泻则取粪便。

（1）肠道外感染　　脓、痰、分泌物可直接涂片，革兰氏染色后镜检。尿液和其他液体先低速离心，再取沉淀物涂片。血液标本接种肉汤增菌，再移种至血琼脂平板。体液标本的离心沉淀物可直接划线分离于血琼脂平板，观察菌落形态。初步鉴定根据IMViC（++—-）试验，最后鉴定根据系列生化反应。尿路感染尚需计数菌落量，每毫升细菌大于10万个才有诊断价值。

（2）肠道内感染　　将粪便标本接种于鉴别培养基，挑选可疑菌落并鉴定为大肠埃希菌后，再用ELISA、基因探针或PCR及毒力试验分别检测不同类型致腹泻大肠埃希菌的血清型、肠毒素、毒力因子等特征。

2. 卫生细菌学检查　　样品中检出大肠埃希菌愈多，表示被粪便污染愈严重，间接表明可能有肠道致病菌污染。卫生细菌学以"大肠菌群指数"作为饮水、食品等被粪便污染的指标之一。大肠菌群是指在37℃、24h内发酵乳糖产酸产气的肠道杆菌，包括埃希菌属、枸橼酸杆菌属、克雷伯菌属及肠杆菌属等。

我国《生活饮用水卫生标准》（GB5749—2006）规定，在100ml饮用水中不得检出大肠菌群，《碳酸饮料的卫生标准》（GB2759.2—2003）大肠菌群为每100ml≤6；《果蔬汁饮料卫生标准》（GB19297—2003）大肠菌群（MPN/100ml）≤3。

四、防治原则

腹泻患者应及时校正水和电解质平衡。预防EHEC感染，应避免食用未煮熟的牛肉、生牛奶、蔬菜等。为防止尿道感染，尿道插管和膀胱镜检查应严格无菌操作。

疫苗的研制主要针对菌毛，在家畜中，用菌毛疫苗防治新生畜崽腹泻已获得成功。用于预防EHEC和EPEC的紧密黏附素口服疫苗，使用ST与LT亚单位交联的人用疫苗及O157 LPS的疫苗正在研究中。

第二节　志贺菌属

志贺菌属（*Shigella*）是人类细菌性痢疾最为常见的病原菌，俗称痢疾杆菌（dysentery bacterium）。

一、生物学性状

1. 形态、培养及生化反应　　革兰氏阴性短小杆菌，无芽胞，无鞭毛，无荚膜，有菌毛（彩图Ⅰ-6）。在普通琼脂培养基上形成半透明光滑型菌落。宋内志贺菌常出现扁平的粗糙型菌落。分解葡萄糖，产酸不产气。除宋内志贺菌个别菌株迟缓发酵乳糖（一般需3～4天）外，均不分解乳糖。

2. 抗原结构及分类　　志贺菌属细菌有O和K两种抗原。O抗原分群特异抗原和型特异抗原两种，借以将志贺菌属分为A、B、C和D 4个群（种）及40多个血清型（包括亚型）（表10-3）。

A群，即痢疾志贺菌（*S. dysenteriae*），有12个血清型（包括亚型）。

B群，即福氏志贺菌（*S. flexneri*），有15个血清型（包括变型和亚型），各型间有交叉反应，我国以2a型为最常见血清型。

C群，即鲍氏志贺菌（*S. boydii*），有18个血清型，各型间无交叉反应。

D群，即宋内志贺菌（*S. sonnei*），抗原单一，只有1个血清型。宋内志贺菌有Ⅰ相和Ⅱ相两个交叉变异相。Ⅰ相呈S型菌落，对小鼠有致病力，多分离自急性期感染患者标本。Ⅱ相为R型菌落，对小鼠不致病，常从慢性患者或带菌者检出。

表10-3　志贺菌属的抗原分类

菌种	群型	亚型
痢疾志贺菌	A 1～A 10	8a、8b、8c
福氏志贺菌	B 1～B6、X、Y变型	1a、1b、2a、2b、3a、3b、3c、4a、4b、5a、5b
鲍氏志贺菌	C 1～C 18	
宋内志贺菌	D 1	

3. 抵抗力　　对理化因素的抵抗力较其他肠道菌弱。日光直接照射30min或60℃加热10min即死亡。对酸较敏感，在1%苯酚中30min内死亡，但

在瓜果、蔬菜上，志贺菌可存活 10 ～ 20 天，在适宜的温度下，可在水及食品中繁殖，引起水源或食物型的暴发流行。对多种抗生素易形成耐药性。

二、致病性

1. 致病因子

（1）侵袭力　　志贺菌侵袭回肠末端及结肠黏膜的上皮细胞。志贺菌先黏附并侵入位于派尔集合淋巴结（Peyer patches）的 M 细胞（microfold cell，微皱褶细胞），通过Ⅲ型分泌系统向上皮细胞和巨噬细胞分泌 4 种蛋白质（IpaA、IpaB、IpaC 和 IpaD），这些蛋白质诱导细胞膜凹陷，导致细菌内吞。志贺菌能溶解吞噬小泡，进入细胞质内生长繁殖，通过宿主细胞内肌动纤维的重排，推动细菌进入毗邻细胞，开始细胞到细胞之间的传播。细菌侵入细胞逃避了免疫的清除作用，并通过诱导细胞凋亡从吞噬中得到存活机会，同时引起 IL-1β 的释放，吸引多形核白细胞到感染组织，致使肠壁的完整性遭到破坏，细菌得以到达较深层的上皮细胞，加速了细菌的扩散。各群志贺菌的侵袭相关基因都定位于 1 个侵袭大质粒上，但它们的表达由染色体基因调节，因此仅有质粒的存在还不足以保证功能性基因的活性。

（2）内毒素　　志贺菌的内毒素引起发热、神志障碍，甚至中毒性休克等一系列症状。内毒素破坏肠黏膜，形成炎症、溃疡，呈现典型的脓血黏液便。内毒素可作用于肠壁植物神经系统，使肠功能发生紊乱，肠蠕动失调和痉挛，尤其是直肠括约肌痉挛，因而出现腹痛、里急后重等症状。

（3）志贺毒素　　志贺毒素是外毒素，多由痢疾志贺菌 1 型和 2 型产生。新近发现福氏志贺菌及宋内志贺菌也可产生少量类似的毒素。志贺毒素能引起 Vero 细胞病变。志贺毒素与 EHEC 产生的毒素相同，可损伤上皮细胞，有时也可损伤肾小球内皮细胞，导致溶血尿毒综合征。

2. 所致疾病　　志贺菌引起细菌性痢疾。传染源是患者和带菌者（包括恢复期带菌者、慢性带菌者和健康带菌者），无动物宿主。主要通过粪 - 口途径传播。人类对志贺菌较易感，少至 200 个菌就可发病。痢疾志贺菌感染患者病情较重，宋内志贺菌多引起轻型感染，福氏志贺菌感染易转变为慢性，病程迁延。我国主要的流行型别为福氏志贺菌，其次为宋内志贺菌。

志贺菌感染潜伏期一般为 1 ～ 3 天，有急性和慢性两种类型。急性细菌性痢疾常有发热、腹痛、里急后重、黏液脓血便等症状，及时治疗预后良好。急性感染中有一种中毒性痢疾，以小儿为多见。无明显的消化道症状，主要表现为全身中毒症状，此时内毒素致使微血管痉挛、缺血和缺氧，导致 DIC、多器官功能衰竭、脑水肿，死亡率高。急性感染如治疗不彻底或机体免疫力低下，有 10% ～ 20% 的患者可转为慢性，病程在两个月以上。症状不典型者，易被误诊影响治疗成为慢性携带者。

三、免疫性

志贺菌感染局限于肠黏膜层，一般不入血，血液循环抗体无保护作用，抗感染免疫主要是消化道黏膜表面的分泌型 IgA（sIgA）。病后免疫反应持续短暂，除了细菌停留在肠壁局部外，型别多且各型间无交叉免疫也是原因之一。

四、微生物学检查

1. 标本　　取材应挑取粪便的脓血或黏液部分。若不能及时送检，宜将标本保存在 30% 甘油缓冲盐水或专门送检的培养基内。中毒性痢疾患者可取肛拭子。

2. 分离培养与鉴定　　标本接种于肠道鉴别培养基或选择培养基上，37℃孵育 18 ～ 24h。挑无色半透明可疑菌落，做生化反应和血清学试验，以确定其菌群（种）和菌型。

3. 毒力试验　　测定志贺菌的侵袭力可用 Senery 试验。将受试菌 18 ～ 24h 的固体培养物，以生理盐水制成 9×10^8 个 /ml 菌悬液，接种于豚鼠眼结膜囊内。若发生角膜结膜炎，则 Senery 试验呈阳性，表明受试菌有侵袭力。志贺菌 ST 的测定，可用 HeLa 细胞或 Vero 细胞，也可用 PCR 方法直接检测其产毒基因 *stxA*、*stxB*。

4. 快速诊断法

（1）免疫染色法　　将粪便标本与志贺菌抗血清混匀，在光镜下观察有无凝集现象。

（2）免疫荧光菌球法　　将标本接种于含有荧光素标记的志贺菌免疫血清液体培养基中，37℃孵育 4 ～ 8h。若标本中含有相应型别的志贺菌，则生长繁殖后与荧光抗体凝集成小球，在荧光显微镜下易被检出。

（3）协同凝集试验　　是以志贺菌 IgG 抗体与 Cowan Ⅰ 葡萄球菌结合作为试剂，用来检测患者粪便中有无志贺菌可溶性抗原。

（4）乳胶凝集试验　　将志贺菌抗血清致敏乳胶与粪便中的志贺菌抗原起凝集反应。也可用志贺菌抗原致敏乳胶来诊断粪便中有无志贺菌抗体。

（5）分子生物学方法　　用 PCR 技术、基因探针等检测侵袭性基因。

五、防治原则

加强粪便、水源管理及食品卫生监督。对患者应及时诊断、隔离和彻底治疗。sIgA 需由活菌作用于黏膜局部才能诱发。目前的活疫苗研究主要有三类：①减毒突变株，如链霉素依赖株（streptomycin dependent strain，Sd）是一种变异株，在有链霉素的环境中才能繁殖。正常人体内不存在链霉素，Sd 不能生长繁殖，但也不立即死亡，并具有一定程度的侵袭肠黏膜的能力，从而激发局部产生 sIgA。同时，血清中的 IgM、IgG 特异抗体也增多。Sd 活疫苗的免疫保护具有特异性，只对同型菌的再感染有保护作用。②杂交株，将志贺菌的大质粒导入另一弱毒或无毒菌中，形成二价减毒活疫苗。例如，宋内志贺菌的 I 相质粒转移到伤寒沙门菌 Ty21a 的杂交疫苗等。③营养缺陷减毒株，如 SFL-114 是 aorD 基因失活的营养缺陷的福氏志贺菌减毒菌苗株。它有侵袭表型，由于需要芳香族氨基酸，限制了本菌在宿主细胞内的繁殖，但可在肠黏膜激发局部免疫应答。

治疗志贺菌感染的抗生素颇多，如磺胺类、氯霉素、痢特灵和环丙沙星等对其均有疗效，但易出现多重耐药菌株。中药黄连、黄柏、马齿苋、白头翁等对其也有疗效。

第三节　沙门菌属

沙门菌属（*Salmonella*）是一群寄生在人类和动物肠道中，生化反应和抗原结构相似的革兰氏阴性杆菌。血清型已达 2500 多种，仅少数沙门菌如伤寒沙门菌、甲型副伤寒沙门菌、肖氏沙门菌和希氏沙门菌等对人致病，引起肠热症；其他的对动物致病，但大多数动物感染无症状或为自限性胃肠炎。此外，一些沙门菌如猪霍乱沙门菌、鼠伤寒沙门菌、肠炎沙门菌等对人和动物均能致病，为人畜共患病的病原菌，引起食物中毒或败血症。

一、生物学性状

1. 形态、培养和生化反应　革兰氏阴性杆菌，除鸡沙门菌和雏沙门菌外，均有周身鞭毛，一般无荚膜，不形成芽胞，多数有菌毛。兼性厌氧，营养要求不高，在普通琼脂平板上形成中等大小、无色半透明的 S 型菌落。不发酵乳糖或蔗糖。发酵葡萄糖、麦芽糖和甘露糖时，除伤寒沙门菌不产气外，其他沙门菌均产酸产气。生化反应对沙门菌属的种和亚种鉴定有重要意义（表 10-4）。

表 10-4　几种沙门菌的部分生化特征

菌名	动力	葡萄糖	乳糖	麦芽糖	甘露醇	蔗糖	硫化氢	靛基质	VP	甲基红	枸橼酸盐
甲型副伤寒沙门菌	+	⊕	–	⊕	⊕	–	–/+	–	–	+	–
乙型副伤寒沙门菌	+	⊕	–	⊕	⊕	–	+++	–	–	+	+/–
鼠伤寒沙门菌	+	⊕	–	⊕	⊕	–	+++	–	–	+	+
丙型副伤寒沙门菌	+	⊕	–	⊕	⊕	–	+	–	–	+	+
猪霍乱沙门菌	+	⊕	–	⊕	⊕	–	–/+	–	–	+	+
肠炎沙门菌	+	⊕	–	⊕	⊕	–	+++	–	–	+	+
伤寒沙门菌	+	+	–	+	+	–	–/+	–	–	+	–

注：糖发酵试验中，"–"表示不发酵；"+"表示产酸；"⊕"表示产酸产气

2. 抗原结构　抗原结构主要有 O 抗原与 H 抗原，少数菌株有 Vi 抗原。

（1）O 抗原　至少有 58 种，以阿拉伯数字顺序排列，现已排至 67（其中有 9 种被删除）。每个沙门菌的血清型含一种或多种 O 抗原。将含有相同抗原组分的归为一个组，可分成 A～Z、O51～O63、O65～O67 共 42 个组。引起人类疾病的沙门菌大多数在 A～E 组（表 10-5）。O 抗原刺激机体产生 IgM 抗体，不形成免疫记忆。

表 10-5　常见沙门菌的抗原组分

组	菌名	O 抗原	H 抗原	
			第 I 相	第 II 相
A	甲型副伤寒沙门菌	1、2、12	a	—
B	乙型副伤寒沙门菌	4、5、12	b	1、2
	鼠伤寒沙门菌	1、4、5、12	d	1、2
C1	丙型副伤寒沙门菌	6、7、Vi	c	1、5
	猪霍乱沙门菌	6、7	c	1、5
D1	伤寒沙门菌	9、12、Vi	d	—
	肠炎沙门菌	1、9、12	g、m	—
E1	鸭沙门菌	3、10	e、h	1、6
E2	纽因顿沙门菌	3、15	e、h	1、7

（2）H 抗原　　分第 I 相和第 II 相两种。第 I 相特异性高，为特异相，以 a、b、c……表示。第 II 相特异性低，可为多种沙门菌共有，故也称非特异相，以 1、2、3……表示。一个菌株同时有第 I 相和第 II 相 H 抗原的称双相菌，仅有一相者为单相菌。每一组沙门菌根据 H 抗原不同，可进一步将组内沙门菌分成不同的种或血清型（表 10-5）。H 抗原刺激机体形成 IgG 抗体，能形成免疫记忆。

（3）Vi 抗原　　新分离的伤寒沙门菌和希氏沙门菌有 Vi 抗原。Vi 抗原不稳定，经 60℃加热、苯酚处理或传代培养后易消失。Vi 抗原存在于菌表面，有抗吞噬作用，并保护菌体不受抗体和补体的作用。Vi 抗原的抗原性弱，刺激机体产生的抗体效价低。只有机体内有 Vi 抗原存在时才可检出相应抗体，因此 Vi 抗体可用于带菌者的检出。

3. 抵抗力　　沙门菌不耐热，60℃、15min 即死亡；对一般消毒剂敏感，在 70% 乙醇或 5% 苯酚中 5min 可被杀死；但对胆盐、煌绿等的耐受性较其他肠道菌强，常用含有这些染料的选择培养基 [S-S（Salmonella-Shigella）选择培养基] 分离培养。本菌在水中能生存 2～3 周，在粪便中可活 1～2 个月，在冰冻土壤中可过冬。

二、致病性

1. 致病因子

（1）侵袭力　　带有侵袭素基因 inv 的沙门菌有毒株能侵袭小肠黏膜。沙门菌有毒株通过菌毛黏附至小肠黏膜上派尔集合淋巴结的 M 细胞，引发细胞肌动蛋白重排，细菌被内吞。沙门菌在吞噬小泡内生长繁殖，导致宿主细胞死亡，细菌扩散并进入毗邻细胞。伤寒沙门菌可在淋巴结的巨噬细胞和其他网状内皮细胞内增殖。沙门菌还可通过耐酸应答基因（acid tolerance response gene，atr）对抗胃和吞噬体的酸性环境，伤寒沙门菌和希氏沙门菌具有 Vi 抗原，能抗御吞噬细胞的吞噬和杀伤，并阻挡抗体、补体等破坏菌体的作用。

（2）内毒素　　沙门菌死亡后释放出的内毒素，可引起体温升高、休克等全身中毒症状和局部炎症反应。

（3）肠毒素　　个别沙门菌如鼠伤寒沙门菌可产生肠毒素，与 ETEC 产生的肠毒素类似，导致腹泻。

2. 所致疾病　　人类因食用被沙门菌污染的食品如肉、乳、蛋类而感染，水源被粪便污染是造成暴发流行的主要原因。

（1）肠热症　　肠热症包括伤寒沙门菌引起的伤寒，以及甲型副伤寒沙门菌、肖氏沙门菌（原称乙型副伤寒沙门菌）、希氏沙门菌引起的副伤寒。伤寒和副伤寒的致病机制及临床症状基本相似，但副伤寒的病情较轻，病程较短。伤寒和副伤寒属于法定乙类传染病。

沙门菌是胞内寄生菌。细菌随污染的食物和饮用水进入小肠，经 M 细胞被巨噬细胞吞噬后不被杀死，通过淋巴液到达肠系膜淋巴结大量繁殖，经胸导管进入血流引起第一次菌血症，细菌随血流进入肝、脾、肾、胆囊等器官。患者出现发热、不适、全身疼痛等前驱症状。潜伏期与摄入菌量及免疫状态有关，短则 3 天，长者则可达 50 天，一般为 1～2 周。病菌在上述器官繁殖后，再次入血造成第二次菌血症。此时出现典型肠热症症状，体温先呈阶梯式上升，持续 1 周，然后高热（39～40℃）保持 7～10 天，同时出现神情淡漠、相对缓脉、肝脾肿大、皮肤玫瑰疹、外周血白细胞明显下降等全身中毒症状。胆囊内细菌通过胆汁进入肠道，一部分随粪便排出体外，另一部分再次侵入肠壁淋巴组织，使已致敏的组织发生超敏反应，导致局部坏死和溃病，引起出血或肠穿孔等并发症。肾脏中的病菌可随尿排出。以上病变在患病的第 2～3 周出现。若无并发症，自第 3～4 周后病情开始好转。并发症包括肠穿孔、胆囊炎、肺炎或肺脓肿等。

有 1%～5% 的伤寒或副伤寒患者可成为慢性带菌者，在症状消失后 1 年或更长的时间内仍可在粪便和尿液中检出相应沙门菌。病原菌主要滞留于胆囊中。

（2）胃肠炎（食物中毒）　胃肠炎是最常见的沙门菌感染，约占 70%。由摄入大量（$> 10^6$）被鼠伤寒沙门菌、猪霍乱沙门菌、肠炎沙门菌等污染的食物引起。常见的食物主要为畜、禽肉类食品，其次为蛋类，是动物生前感染或加工处理过程污染所致。其致病机制主要是细菌对肠黏膜的侵袭及肠毒素。潜伏期为 6～24h。起病急，主要症状为发热、恶心、呕吐、腹痛、水样泻，偶有黏液或脓性腹泻。一般沙门菌胃肠炎多在 2～3 天自愈。婴儿、老人和体弱者可迅速脱水，导致休克、肾功能衰竭而死亡。

（3）败血症　败血症多见于儿童和免疫力低下的成人，以猪霍乱沙门菌、丙型副伤寒沙门菌、鼠伤寒沙门菌、肠炎沙门菌等常见。细菌侵入血液循环引起败血症，有高热、寒战、厌食和贫血等症状，但常常缺少肠道症状。10% 的患者可出现脑膜炎、骨髓炎、胆囊炎、心内膜炎、关节炎等。

三、免疫性

伤寒或副伤寒病后可获牢固的免疫力，很少再感染，主要靠细胞免疫。体液免疫方面以肠道局部产生 sIgA 较重要。

四、微生物学检查

1. 标本　肠热症因病程不同采集不同标本。第 1 周取外周血，自第 2 周起采集粪便，自第 3 周起可采集尿液，全程可取骨髓液。副伤寒病程较短，采样时间可相对提前。胃肠炎可取粪便、呕吐物和可疑食物。败血症取血液（图 10-1）。胆道带菌者可取十二指肠引流液。

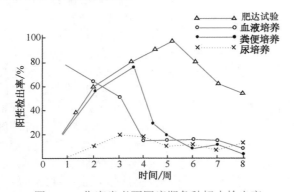

图 10-1　伤寒患者不同病期各种标本检出率

2. 分离培养与鉴定　血液和骨髓液需增菌后再移种于血琼脂平板，粪便和经离心的尿沉淀物等可直接接种于 S-S 选择培养基或其他肠道鉴别培养基。挑取无色半透明的乳糖不发酵菌落接种至双糖或三糖铁培养基。若疑为沙门菌，再继续做系列生化反应，并用沙门菌多价抗血清做玻片凝集试验予以确定。

3. 快速诊断　采用 SPA 协同凝集试验、对流免疫电泳、胶乳凝集试验和 ELISA 等，可快速早期诊断粪便、血清或尿液中的沙门菌等可溶性抗原。基因探针、PCR 等分子生物学技术也可用于沙门菌感染的快速诊断。

在流行病学调查和传染源追踪中，Vi 噬菌体分型则是一种常用方法。标准 Vi 噬菌体有 33 个型，其特异性比血清学分型更为专一。

4. 血清学诊断　由于目前抗生素使用普遍，肠热症的症状常不典型，临床标本阳性分离率低，血清学试验有协助诊断意义。常用的血清学试验是肥达（Widal）试验。

肥达试验是用已知伤寒沙门菌的 O、H 抗原，甲型副伤寒沙门菌、肖氏沙门菌和希氏沙门菌的 H 抗原与受检血清做试管或微孔板凝集试验，测定受检血清中有无相应抗体及其效价。肥达试验受许多因素的影响，其结果解释必须结合临床表现、病程、病史，以及地区流行病学情况。

（1）正常值　正常人群因隐性感染或预防接种，血清中可含有一定量的抗体，且其效价随地区而有差异。一般伤寒沙门菌 O 凝集效价 ≥ 1：80，H 凝集效价 ≥ 1：160，引起副伤寒的沙门菌 H 凝集效价 ≥ 1：80 时有诊断价值。

（2）动态观察　疾病初期抗体还未产生，凝集效价可正常。单次效价升高尚不能定论，可在病程中逐周复查。效价逐次递增或恢复期效价比初次升高 4 倍及以上才有意义。

（3）O 抗体与 H 抗体的诊断意义　患伤寒或副伤寒后，O 抗体与 H 抗体在体内的消长情况不同。IgM 类 O 抗体出现较早，持续约半年，消退后不易受其他病原体的非特异刺激而重现。IgG 类 H 抗体则出现较晚，持续时间长达数年，消失后易受非特异性病原刺激而能短暂地重新出现。因此，O、H 凝集效价均超过正常值，则患肠热症的可能性大；如两者均低，患病可能性小；若 O 不高 H 高，有可能是预防接种或非特异性回忆反应；如 O 高 H 不高，则可能是感染早期或与伤寒沙门菌 O 抗原有交叉反应的其他沙门菌（如肠炎沙门菌）感染。

（4）其他　有少数病例，在整个病程中，肥达试验始终在正常范围内。其原因可能是早期使用抗生素治疗，或患者免疫功能低下等。沙门菌食物中毒的病程短，一般不进行血清学检查。

5. 伤寒带菌者的检出 从可疑者粪便、肛拭子、胆汁或尿液标本中分离出病原菌是最可靠的方法，但检出率不高。一般可先用血清学方法检测可疑者 Vi 抗体效价，若≥1∶10 时，再反复取粪便等标本进行分离培养，以确定是否为伤寒带菌者。

五、防治原则

加强水源及食品卫生管理，切断传染途径。即时发现和治疗带菌者。带菌期间不能从事饮食行业

的工作，并严格遵循卫生注意事项。

伤寒、副伤寒的免疫预防，过去一直沿用皮下接种死疫苗。虽有一定的保护作用，但副反应大，减毒口服活疫苗——伤寒沙门菌 Ty21a 效果不一。我国目前致力于伤寒 Vi 多糖疫苗的研制，该菌苗的优点是：安全、稳定、易于制造、使用方便，注射一针即可获得一定的保护力，有效期至少 3 年。

氯霉素、氨苄青霉素是敏感的抗生素，但由于毒副作用及耐药菌株的出现，目前使用的有效药物主要是环丙沙星。

第四节 幽门螺杆菌

幽门螺杆菌（*Helicobacter pylori*，Hp）是螺杆菌属的代表菌种，与胃炎、十二指肠溃疡、胃溃疡、胃腺癌和胃黏膜相关淋巴组织（mucosa-associated lymphoid tissue，MALT）淋巴瘤的发生关系密切。1982 年，澳大利亚学者巴里·马歇尔（Barry J. Marshall）和罗宾·沃伦（J. Robin Warren）从胃活检组织中分离到 Hp，并确定了其与消化性溃疡病的关系，因此获得了 2005 年诺贝尔生理学或医学奖。

一、生物学特性

革兰氏染色阴性，菌体细长弯曲呈螺形、S 形或海鸥展翅状（图 10-2）。在胃黏膜黏液层中常呈鱼群样排列，传代培养后或在不利环境下可变成杆状或球形。菌体一端或两端可有多根鞭毛，运动活泼。微需氧。最适生长温度为 35～37℃。营养要求高，需血液或血清，生长时还需要一定湿度。培养 3 天可见细小、针尖状、半透明的菌落。生化反应不活泼，不分解糖类，氧化酶和过氧化氢酶均呈阳性，尿素酶丰富，比普通变形杆菌活性高 100 倍，快速尿素酶试验

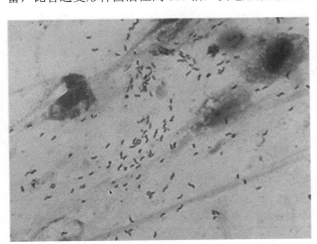

图 10-2 幽门螺杆菌（1000×）

呈强阳性，是鉴定的主要依据之一。球形变的细菌通常处于休眠状态，在体外难以传代培养，但在体内环境条件适宜时可转化成螺旋形细菌。

二、致病性

1. 致病因子

（1）鞭毛、黏附素和尿素酶 幽门螺杆菌活泼的鞭毛运动有助于细菌穿过胃黏膜表面黏液层，黏附素使其黏附到胃上皮细胞，尿素酶分解尿素，产生氨，中和胃酸，有助于细菌定植。此外，尿素酶分解尿素产生的氨还可加重空泡样变。

（2）毒素 目前研究较为清楚的有空泡毒素 VacA 和细胞毒素相关蛋白 CagA。VacA 在体外能诱导多种哺乳动物细胞胞质发生空泡变性，体内导致小鼠胃黏膜上皮细胞损伤和溃疡形成。CagA 无毒素活性，但与毒素的表达密切相关。CagA 蛋白通过Ⅳ型分泌系统注入宿主细胞，可诱导胃黏膜上皮细胞产生 IL-1β、IL-6、TNF-α 及 IL-8 等，趋化炎症细胞，释放多种酶类，导致胃组织损伤，CagA 阳性菌株感染会增加胃癌发病风险。

此外，脂多糖、蛋白酶、脂酶和磷脂酶 A 等也是破坏胃黏膜上皮的因素，幽门螺杆菌致病的确切机制尚未完全阐明，除了多种致病因子的协同作用外，还与宿主免疫损伤有关。

2. 所致疾病 幽门螺杆菌感染在人群中非常普遍，感染率约为 50%。在胃炎、胃溃疡和十二指肠溃疡患者的胃黏膜中，本菌的检出率可高达 80%～100%。幽门螺杆菌的传染源主要是人，通过粪-口、胃-口及胃镜等医疗器具传播。Hp 感染在家庭内有明显的聚集现象。共餐的饮食方式对传播有较大影响。胃窦为其定植的最佳部位。感染者大多无症状，但一些人可出现慢性胃炎和消化性溃疡。慢性胃炎是胃腺癌的危险因素，因此幽门螺杆菌感染与

胃腺癌关系密切。此外，幽门螺杆菌还和胃黏膜相关淋巴组织淋巴瘤的发生密切相关，针对细菌的治疗可使淋巴瘤得到缓解。

三、免疫性

幽门螺杆菌激发的机体免疫应答，难以完全清除病原菌感染。感染幽门螺杆菌后，胃液中能检出特异性 sIgA 和 IgG，在血中可出现特异性的 IgG 和 IgA，且可持续半年至一年，甚至一年以上。但这些抗体只能作为感染或疾病的标志，对机体无保护作用。此外，还可产生多种细胞因子，但作用各不相同，有些可能对抗感染有利，而另外一些则可能与致病有关。

四、微生物学检查

1. 标本 经胃镜采集组织活检标本，最好立即送检，若不能及时送检，宜将标本保存于生理盐水及烛缸内。

2. 分离培养及鉴定 采集的标本经磨碎接种于幽门螺杆菌选择培养基如含万古霉素、多黏菌素 B 等的 Skirrow 培养基，在微需氧和湿润的环境中，37℃孵育 3 天，观察菌落和镜下形态，并做氧化酶、过氧化氢酶及尿素酶试验进行鉴定。培养是诊断幽门螺杆菌的金标准。

3. 快速诊断

（1）组织学染色直接镜检 将组织切片用苏木精-伊红（HE）、姬氏（Giemsa）或镀银染色后直接在显微镜下观察，其特异性和敏感性可达 100%。

（2）快速尿素酶试验 将活检标本或分离培养物放入尿素培养基，一般 2h 内可检测到尿素酶的碱性副产物。临床活检标本的敏感性达 75%～95%，特异性为 100%。

（3）血清学诊断 常用 ELISA 检测血清中抗幽门螺杆菌菌体抗体与抗尿素酶抗体，但容易产生假阳性。

（4）分子生物学技术 用 16S rDNA 寡核苷酸探针或 PCR 检测幽门螺杆菌。

（5）尿素呼气试验 给患者服用含同位素 ^{13}C 或 ^{14}C 的尿素，尿素酶分解尿素释放 CO_2，可从呼吸中测量带有同位素的 CO_2 量，幽门螺杆菌感染者同位素读数升高。该方法的敏感性和特异性均很好，只是需要特殊的同位素测定仪。

（6）粪便幽门螺杆菌抗原测定 用多克隆抗体检测粪便抗原，标本易收集，阳性结果可反映活动性感染。

五、防治原则

目前尚无有效的预防措施，疫苗研究包括针对尿素酶、VacA、CagA 和黏附素的活载体疫苗及 DNA 疫苗。幽门螺杆菌治疗多采用以胶体铋剂或质子抑酸剂为基础，再加两种抗生素的三联疗法，使用的抗生素有四环素、阿莫西林、甲硝唑、替硝唑、克拉霉素等，疗程两周。

第五节 霍乱弧菌

霍乱弧菌（*Vibrio cholerae*）是烈性传染病霍乱的病原体，死亡率高，属国际检疫传染病，我国将其列为甲类传染病。自 1817 年以来，已发生过 7 次世界性霍乱大流行。前 6 次由霍乱弧菌古典生物型引起，均起源于孟加拉盆地。1961 年开始的第 7 次大流行由霍乱弧菌 El Tor 生物型引起。1992 年，新的流行株 O139（非 O1 群）在沿孟加拉湾的印度和孟加拉国一些城市出现，并很快传遍亚洲，并传入我国。2010 年 10 月，海地发生霍乱大流行，8 万多人染病，死亡人数达到 1800 人以上。自 2010 年出现霍乱疫情以来，海地累计已有 70 万人次染上霍乱，死亡人数超过 8000 人。2014 年末，本已缓解的海地霍乱疫情开始出现反弹，2015 年疫情仍在蔓延。

一、生物学性状

1. 形态、培养及生化反应 霍乱弧菌菌体大小为（0.5～0.8）μm×（1.5～3.0）μm，革兰氏染色阴性，新分离的细菌形态典型，呈弧形或逗点状（彩图Ⅱ-1，图 10-3）。人工培养后，细菌常呈杆状，不易与肠杆菌区别。无芽胞，有些菌株如 O139 有荚膜，有菌毛，在菌体一端有一根单鞭毛。若取患者米泔水样粪便或培养物作悬滴观察，运动活泼，呈穿梭样或流星状。

兼性厌氧，营养要求不高。生长繁殖的温度范围广（18～37℃），可在外环境中生存。耐碱不耐酸，在 pH8.8～9.0 的碱性蛋白胨水或碱性琼脂平板上生长良好，因其他细菌在此 pH 环境中不易生长，故初次分离霍乱弧菌常用碱性蛋白胨水增菌。在硫代硫酸盐-枸橼酸盐-胆盐-蔗糖琼脂（thiosulfate citrate bile salts sucrose agar，TCBS）中因其可分解蔗糖呈黄色菌落，培养基为暗绿色。霍乱弧菌可在无盐环境中生长，而其他致病性弧菌则不能。过氧化氢酶阳性，氧化酶阳性，能发酵很多常见的单糖、双糖和醇糖，产酸不产气，不分解阿拉伯胶糖，能还原硝酸盐，吲哚反应呈阳性。

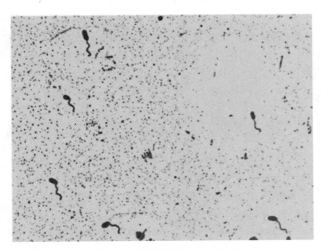

图 10-3　霍乱弧菌（1000×）

2. 抗原结构及分型　霍乱弧菌有不耐热的 H 抗原和耐热的 O 抗原。H 抗原无特异性，为霍乱弧菌的共同抗原。O 抗原的特异性高，根据 O 抗原不同，可将霍乱弧菌分为 155 个血清群，其中 O1 群、O139 群引起霍乱，其余的血清群可引起人类胃肠炎等疾病，但从未引起霍乱的流行。O1 群霍乱弧菌菌体抗原由 3 种抗原因子 A、B、C 组成，依此可分为 3 个血清型：小川型（Ogawa）、稻叶型（Inaba）和彦岛型（Hikojima）（表 10-6）。

表 10-6　霍乱弧菌 O1 群血清型

型别	别名	抗原成分
原型	稻叶型	AC
异型	小川型	AB
中间型	彦岛型	ABC

根据表型差异，O1 群霍乱弧菌血清型可分为两个生物型，即古典生物型（classical biotype）和 El Tor 生物型（El Tor biotype）。古典生物型不溶解羊红细胞，不凝集鸡红细胞，对 50IU 的多黏菌素敏感，可被第 IV 群噬菌体裂解，而 El Tor 生物型则完全相反。

3. 抵抗力　霍乱弧菌对热及消毒剂的抵抗力弱。55℃湿热 15min 或 100℃煮沸 1～2min 即死亡。本菌不耐酸，在正常胃酸中仅能存活 4min。对氯敏感，用漂白粉处理患者排泄物可达到消毒的目的。El Tor 生物型和其他非 O1 群霍乱弧菌在外环境中的生存力较古典生物型强，在河水、井水及海水中可存活 1～3 周，有时还可越冬。

二、致病性

1. 致病因子

（1）**鞭毛、菌毛等定植因素**　霍乱弧菌进入小肠后，通过活泼的鞭毛运动，穿过肠黏膜表面黏液层，通过普通菌毛黏附于肠壁上皮细胞刷状缘的微绒毛上。与定植相关的基因主要有：辅助定植因子基因（accessory colonization factor，acf）和毒素共调节菌毛基因 A（toxin coregulated pilus A，tcpA）（tcpA 编码菌毛蛋白中一个分子质量为 20.5kDa 的重要亚单位）。实验发现使 tcpA 失活后，变异株即失去定植功能和致泻特性。此外，生物被膜的形成也有利于定植与传播。

（2）**霍乱肠毒素**　霍乱肠毒素（cholera toxin，Ctx）是目前已知的致泻毒素中最为强烈的毒素，是肠毒素的典型代表。由一个 A 亚单位（分子质量为 27.2kDa）和 5 个相同的 B 亚单位（分子质量为 11.6kDa）共同构成一个热不稳定性多聚体蛋白。B 亚单位可与小肠黏膜上皮细胞 GM_1 神经节苷脂受体结合，介导 A 亚单位进入细胞。A 亚单位在发挥毒性作用前需经蛋白酶作用裂解为 A1 和 A2 两条多肽。A1 催化 G 蛋白上 Gs 亚单位活化，Gs 的活化可使细胞内 cAMP 水平升高，抑制内皮细胞对 Na^+ 和 Cl^- 的吸收，并主动大量分泌 Cl^-、HCO_3^-，大量电解质分泌至肠腔，导致肠腔内渗透压增加，大量水分由细胞内进入肠腔，引起严重的腹泻与呕吐。

（3）**其他致病物质**　在实验兔中，小带联结毒素（zonula occludens toxin，Zot）能增加肠黏膜的通透性。副霍乱肠毒素（accessory cholera enterotoxin，Ace）使结扎的回肠段中液体聚积。其他致病物质还有溶血素／溶细胞素、血凝素-蛋白酶（hemagglutination-protease，Hap）。Hap 有助于细菌从死亡细胞上解离。

O139 群除具有上述 O1 群的致病物质外，还存在多糖荚膜和特殊 LPS，其功能是抵抗血清中杀菌物质和有助于菌体黏附到小肠黏膜。

2. 所致疾病　在自然情况下，人类是霍乱弧菌的唯一易感者。传染源为患者和带菌者。传播途径主要是通过污染的水源或食物经口摄入，人与人之间的直接传播不常见。在正常胃酸条件下，需要进入大量的细菌（10^8 个）方能引起感染，但当胃酸低时，感染剂量可减少到 10^3～10^5 个细菌。病菌到达小肠后，黏附于肠黏膜表面并迅速繁殖，不侵入肠上皮细胞和肠腺，细菌在繁殖过程中产生肠毒素而致病。典型病例一般在吞食细菌后 1 天左右，突然出现剧烈腹泻和呕吐，严重时每小时失水量可高达 1L，腹泻物如米泔水样。水分和电解质大量丧失导致严重脱水、代谢性酸中毒、电解质紊乱，患者可因低容量性休克及心力不齐和肾衰竭而死亡。霍乱弧菌古典生物型所致疾病较 El Tor 生物型严重。O139 群霍乱弧菌感染比 O1 群严重，表现为严重脱水和高死亡率。病愈后一些患者可短期带菌，一般不超过 2 周，个别 EI Tor 生物型病例病后可带菌达数月或数年之久，病菌主要存在于胆囊中。

三、免疫性

霍乱弧菌感染后，机体可获得牢固免疫力，再感染少见。病后免疫力包括血液中抗肠毒素抗体（IgM 和 IgG）和肠腔中的抗菌抗体 sIgA。抗肠毒素抗体主要针对霍乱毒素 B 亚单位，阻断肠毒素与小肠上皮细胞受体的结合。肠腔中 sIgA 与菌毛等黏附因子结合，阻止霍乱弧菌黏附至肠黏膜上皮细胞，sIgA 凝集黏膜表面的病菌，可使其失去动力。霍乱弧菌引起的肠道局部黏膜免疫是霍乱保护性免疫的基础。O1 群引起的免疫不能交叉保护 O139 群的感染。

四、微生物学检查

霍乱是甲类烈性传染病，对首例患者的病原学诊断应快速、准确，并及时做出疫情报告。霍乱弧菌生物安全危害程度属于二类微生物，但标本处理可在二级生物安全实验室进行。

1. 标本　　取患者粪便、肛拭子、呕吐物，流行病学调查还包括水样。霍乱弧菌不耐酸和干燥。为避免粪便发酵产酸而使病菌死亡，标本应及时培养或放入 Cary-Blair 保存液中运输。肠道病原菌常用的甘油盐水缓冲保存液不适用于霍乱弧菌。

2. 直接镜检　　革兰氏染色阴性弧菌，悬滴法观察细菌呈穿梭样运动有助于诊断。

3. 分离培养　　常将标本首先接种至碱性蛋白胨水增菌，37℃孵育 6 ～ 8h 后直接镜检并作分离培养。目前常用的选择培养基为 TCBS。挑选可疑菌落进行生化反应及与 O1 群多价和单价血清做玻片凝集反应。目前还需与 O139 群抗血清做凝集反应。

五、防治原则

即时检出患者，尽早隔离治疗。对患者及带菌者的粪便及呕吐物要进行消毒处理，防止污染水源及食物。避免生食贝壳类海产品等是预防霍乱弧菌感染和流行的重要措施。

疫苗预防曾使用 O1 群霍乱弧菌死疫苗肌内注射，虽可增强人群的特异性免疫力，但不能产生肠道局部免疫，保护力仅为 50%，且维持时间短。目前研制的霍乱疫苗为口服疫苗，包括灭活全菌体口服疫苗（O139 群、O1 群）、霍乱毒素 B 亚单位 - 全菌重组疫苗、霍乱弧菌 O1 菌株 103-HgR 减毒口服活疫苗。

及时补充液体和电解质，预防大量失水导致的低血容量性休克和酸中毒是治疗霍乱的关键。抗生素的使用可减少外毒素的产生，加速细菌的清除。用于霍乱的抗菌药物有四环素、强力霉素、呋喃唑酮、氯霉素和复方新诺明（SMZ-TMP）等。但带有多重耐药质粒的菌株在增加，且 O139 群的耐药性强于 O1 群，给治疗带来了一定的困难。

第六节　其他消化道感染细菌

一、副溶血性弧菌

副溶血性弧菌（*Vibrio parahemolyticus*）为一种嗜盐性细菌，是 1950 年从日本一次暴发性食物中毒中分离发现的。副溶血性弧菌存在于近海的海水、海底沉积物和鱼类、贝壳等海产品中，是沿海地区中最常见的一种食物中毒病原菌。

1. 生物学性状　　革兰氏染色阴性，呈弧形、长杆状或球杆状等多种形态。有单鞭毛，运动活泼。在培养基以 3.5% NaCl 最为适宜，NaCl 浓度高于 8% 或无盐则不能生长。在 TCBS 上，不发酵蔗糖形成绿色菌落。副溶血性弧菌某些菌株在以 D- 甘露醇作为碳源的高盐（7%）人 O 型血或兔血的我妻琼脂（Wagatsuma agar）平板上可产生 β 溶血，称为神奈川现象（Kanagawa phenomenon，KP）。KP+ 菌株的致病力强。根据菌体 O 抗原的不同，可将其分为 13 个血清群。该菌不耐热，90℃、1min 即被杀死；不耐酸，在 1% 乙酸或 50% 食醋中 1min 即死亡。

2. 致病性与免疫性　　副溶血性弧菌的致病机制尚待阐明。KP+ 菌株可黏附肠黏膜，有耐热直接溶血素（thermostable direct hemolysin，TDH）和耐热相关溶血素（thermostable related hemolysin，TRH）两种毒素，二者生物学功能相似。TDH 是一种肠毒素，通过增加上皮细胞内的钙含量诱导氯离子分泌，引发腹泻。其他致病物质包括黏附素和黏液素酶。该菌经烹饪不当的海产品或盐腌制品传播，也可因食物容器或砧板生熟不分污染本菌引起食物中毒。该病常年均可发生，潜伏期 5 ～ 72h，平均 24h，可表现为从自限性腹泻至中度霍乱样病症，粪便多为水样，少数为血水样，恢复较快。病后免疫力不强，可重复感染。

3. 微生物学检查与防治原则　　标本分离培养

于嗜盐菌选择平板，出现可疑菌落，进一步做嗜盐性试验与生化反应，最后用诊断血清进行鉴定。用基因探针及 PCR 快速诊断法，可直接从原始食物标本或腹泻标本中检测耐热毒素基因。可用抗菌药物对症治疗，严重病例需输液和补充电解质。

二、弯曲菌属

弯曲菌属（*Campylobacter*）是一类呈逗点状或 S 形的革兰氏阴性细菌。广泛分布于动物界，常定居于家禽和野鸟的肠道内。有 21 个种和亚种，对人致病的有空肠弯曲菌、胎儿弯曲菌和结肠弯曲菌等 13 个种，其中以空肠弯曲菌（*C. jejuni*）最为常见。

1. 生物学性状 革兰氏阴性杆菌，形态细长，呈弧形、S 形及海鸥展翅状；有鞭毛，运动活泼，在陈旧培养物中菌体易变为球形，失去动力。培养须用血液或血清的营养培养基。微需氧，在 5% O_2、10% CO_2、85% N_2 混合气体环境下生长良好。在 37℃ 条件下可生长，但最适生长温度为 42℃，可抑制多数肠道细菌的生长起选择作用。初分离时可出现扁平粗糙型及细小光滑型两种菌落。生化反应不活泼，不发酵糖类。氧化酶试验和过氧化氢酶试验均呈阳性。抗原有 O 抗原及鞭毛抗原两类，根据 O 抗原不同，空肠弯曲菌可分为 42 个血清型。抵抗力较弱，对冷、热均敏感。空肠弯曲菌放置冰箱中很快死亡，56℃、5min 即被杀死。干燥环境中仅存活 3h，而放室温可存活 2～24 周。

2. 致病性与免疫性 空肠弯曲菌是禽类肠道正常寄生菌，致病物质有黏附素、细胞毒性酶类和肠毒素。人类感染主要通过饮食或与动物直接接触，为散发性细菌性胃肠炎，起病较急，半数以上患者先有发热，随后出现水样腹泻，后转为黏液脓血便甚至黑便。病程多为自限性，一般为 5～8 天。如侵入血液，可并发腹膜炎、脑膜炎。孕妇感染可致流产、早产，也可使新生儿感染。有报道空肠弯曲菌可诱发格林-巴利综合征（Guillain-Barre syndrome，GBS）。

感染后 2～4 周可产生特异性 IgM 和 IgG 抗体。肠道分泌的 sIgA 对鞭毛和菌毛等侵袭因子具有拮抗作用。

3. 微生物学检查与防治 采取粪便、肛拭子、血液或脑脊液（CSF）标本，涂片染色镜检，查找海鸥状弯曲菌，或用悬滴法观察鱼群样或螺旋式运动。分离培养可用含万古霉素和多黏菌素 B 的选择培养基，于 42℃ 和 37℃ 微需氧环境下培养 48～72h。鉴定主要依据马尿酸水解试验等生化反应。用 PCR 可直接检出粪便中的弯曲菌。目前尚无特异性疫苗。预防主要是注意饮水和食品卫生管理。治疗可用红霉素、氨基糖苷类抗生素、氯霉素等。

三、变形杆菌属

变形杆菌属（*Proteus*）是广泛分布于自然界的腐生菌，也是人和动物肠道的正常菌群。有 8 个菌种，其中普通变形杆菌（*P. vulgaris*）和奇异变形杆菌（*P. mirabilis*）与医学关系最为密切。

1. 生物学性状 革兰氏染色阴性，呈多形性。无荚膜，有鞭毛，运动活泼，有菌毛。在湿润的固体培养基上呈扩散生长，形成一层波纹状薄膜，称为迁徙生长现象（swarming growth phenomenon）。本菌能分解葡萄糖，不发酵乳糖。迅速分解尿素（2～4h）是本菌属的一个重要特征，在鉴别上有参考价值。

普通变形杆菌 X19、X2、XK 菌体的 O 抗原与斑疹伤寒、恙虫病立克次体有共同抗原，可用这些菌体的 O 抗原代替立克次体抗原，与斑疹伤寒或恙虫热患者血清做凝集试验，称为外斐反应（Weil-Felix reaction），可协助诊断上述立克次体病。

2. 致病性 变形杆菌为机会致病菌，常引起泌尿道感染。在尿路感染中，细菌水解尿素产氨，使 pH 升高，引起钙和镁盐的沉积，易形成结石。有的菌株还可引起食物中毒、肺炎、心内膜炎、脑膜炎、新生儿败血症等，是医院感染的重要病原菌。

3. 微生物学检查与防治检查 可取中段尿、粪便、剩余食物及脓汁等标本。本属耐药菌株多，从标本分离的菌株要做药物敏感试验，以便选择有效药物治疗。

四、枸橼酸杆菌属

枸橼酸杆菌属（*Citrobacter*）包括弗劳地枸橼酸杆菌（*C. aerogenes*）、异型枸橼酸杆菌（*C. diversus*）和无丙二酸盐枸橼酸杆菌（*C. amalonaticus*）等 12 个种。革兰氏阴性杆菌，有周身鞭毛，无芽胞，无荚膜。营养要求不高，菌落呈灰白色、湿润、隆起、边缘整齐。能发酵乳糖，产生硫化氢。

枸橼酸杆菌广泛存在于自然界，是人和动物肠道的正常菌群，可成为条件致病菌。弗劳地枸橼酸杆菌引起胃肠道感染，有的菌株产生 Vero 毒素，在德国曾暴发出血性肠炎流行，并发溶血性尿毒综合征。异型枸橼酸杆菌可引起新生儿脑膜炎和败血症。无丙二酸盐枸橼酸杆菌偶可自粪便标本中分离到。有时枸橼酸杆菌可与产黑色素类杆菌等革兰氏阴性无芽胞厌氧菌合并感染。

五、肠杆菌属

肠杆菌属（*Enterobacter*）有 14 个种。革兰氏阴性粗短杆菌，周身鞭毛，无芽胞，有的菌株有荚膜。营养要求不高，在普通琼脂平板上形成湿润、灰白或黄色的黏液状大菌落。能发酵乳糖，不产生硫化氢。

本属是肠杆菌科中最常见的环境菌群，但不是肠道的常居菌群，也是条件致病菌。产气肠杆菌和阴沟肠杆菌常可从临床标本中分离到，与泌尿道、呼吸道和伤口感染有关，偶引起败血症和脑膜炎，一般不引起腹泻。杰高维肠杆菌可引起泌尿道感染，从呼吸道和血液中也曾分离出。坂崎肠杆菌引起的新生儿脑膜炎和败血症，死亡率可高达 75% 左右。泰洛肠杆菌可从血液和脑脊液分离出。阿氏肠杆菌也曾从血液、粪便、尿液、呼吸道分泌液和伤口渗出液等标本中分离到。

六、克雷伯菌属

克雷伯菌属（*Klebsiella*）广泛分布于自然界，人和动物的肠道、呼吸道，是典型的条件致病菌。包括 7 个种，其中肺炎克雷伯菌肺炎亚种（*K. pneumonia* subsp. *pneumonia*）、肺炎克雷伯菌鼻炎亚种（*K. pneumonia* subsp. *ozaenae*）、肺炎克雷伯菌鼻硬结亚种（*K. pneumonia* subsp. *rhinoscleromatis*）、产酸克雷伯菌（*K. oxytoca*）、肉芽肿克雷伯菌（*K. granulomatis*）等与人类关系密切。

克雷伯菌属细菌为革兰氏阴性球杆菌，大小为

（0.5 ～ 0.8）μm×（1 ～ 2）μm，单独、成双或呈短链状排列，有较厚的多糖荚膜，多数有菌毛，无鞭毛和芽胞。兼性厌氧，营养要求不高，在普通琼脂培养基上形成较大的灰白色黏液型菌落，以接种环挑取菌落易拉成丝，有助于本菌鉴别，在肠道选择培养基上因发酵乳糖而形成有色菌落。

肺炎克雷伯菌肺炎亚种常存在于人体肠道、呼吸道及水和谷物中。一般不致病，当机体免疫力降低或长期大量应用抗生素导致菌群失调时，可引起感染。肺炎克雷伯菌肺炎亚种占克雷伯菌属感染的 95% 以上。常见的有呼吸道、泌尿道和创伤感染，有时可引起败血症、脑膜炎、腹膜炎等，是目前除大肠埃希菌外的医源性感染中最重要的条件致病菌。肺炎克雷伯菌易产生超广谱 β-内酰胺酶（ESBL）和头孢菌素酶（AmpC 酶）及氨基糖苷类修饰酶（AME），对常用药物包括第三代头孢菌素和氨基糖苷类呈现出严重的多重耐药性。

肺炎克雷伯菌鼻炎亚种主要侵犯鼻咽部，引起慢性萎缩性鼻炎和鼻黏膜的化脓性感染。肺炎克雷伯菌鼻硬结亚种主要侵犯鼻咽部，导致慢性肉芽肿性病变和形成硬结。产酸克雷伯菌可引起抗菌药物相关性肠炎。肉芽肿克雷伯菌可引起生殖器和腹股沟部位的肉芽肿。

（强　华）

第十一章　呼吸道感染细菌

呼吸道感染细菌是指一类能侵犯呼吸道、引起呼吸道局部病变或以其为侵入门户，引起呼吸道及其他组织器官病变的病原菌。细菌通过患者或带菌者的痰液、唾液的飞沫散布到周围空气中，经呼吸道途径感染他人。呼吸道感染细菌主要包括结核分枝杆菌、白喉棒状杆菌、嗜肺军团菌、百日咳鲍特菌、麻风分枝杆菌、流感嗜血杆菌和肺炎克雷伯菌等。

第一节　结核分枝杆菌

结核分枝杆菌（*M. tuberculosis*）简称结核杆菌，属分枝杆菌属（*Mycobacterium*）。分枝杆菌属是一类直或微弯曲、有分枝生长趋势的杆菌，可呈丝状或菌丝样生长。本属细菌的主要特点是细胞壁脂质含量高，主要是分枝菌酸（mycolic acid）。一般不易着色，若经加温或延长染色时间而着色后，能抵抗3%盐酸乙醇的脱色作用，故又称抗酸杆菌（acid-fast bacilli）。该属细菌种类繁多，至今已发现有80多个种，可分为结核分枝杆菌复合群（tuberculous complex）、非结核分枝杆菌（nontuberculous mycobacteria）和麻风分枝杆菌（*M. leprae*）三类。其中非结核分枝杆菌根据生长速度和所产色素等又分为4群（表11-1）。

表 11-1　分枝杆菌属的分类及主要特性

分类	生长特性	人类常见致病菌种	致人类主要疾病
结核分枝杆菌复合群	缓慢生长、不产色	结核分枝杆菌（*M. tuberculosis*） 牛分枝杆菌（*M. bovis*）	结核病 结核病
非结核分枝杆菌			
Ⅰ群（光产色菌）	缓慢生长、光产色	堪萨斯分枝杆菌（*M. kansasii*） 海分枝杆菌（*M. marinum*）	机会性肺部感染 游泳池肉芽肿
Ⅱ群（暗产色菌）	缓慢生长、暗产色	瘰疬分枝杆菌（*M. scrofulaceum*） 苏尔加分枝杆菌（*M. szulgai*）	儿童淋巴腺炎 成人肺部慢性感染
Ⅲ群（不产色菌）	缓慢生长、不产色	鸟-胞内复合分枝杆菌（*M. avium-intracellulare complex*） 蟾分枝杆菌（*M. xenopi*）	AIDS患者的机会感染；肺部类结核感染 老年男性的肺部感染
Ⅳ群（迅速生长菌）	快速生长、不产色或产色	偶发分枝杆菌（*M. fortuitum*） 龟分枝杆菌（*M. chelonae*） 脓肿分枝杆菌（*M. abscessus*）	局部感染和肺部类结核感染 软组织病变和手术后继发感染 软组织病变和手术后继发感染
麻风分枝杆菌	人工培养基上不生长		麻风病

德国微生物学家科赫（Koch）于1882年首先发现结核分枝杆菌为结核病的病原体，结核病曾长期在许多国家和地区流行，夺去了全球数亿人的生命。在1982年纪念科赫发现结核菌100周年时，世界卫生组织（WHO）与国际防痨和肺病联合会（IUATLD）共同倡议将每年的3月24日作为"世界防治结核病日"，以提醒公众加深对结核病的认识。

世界上1/3的人口被认为感染上结核分枝杆菌，但是只有一小部分人会患上有症状的疾病。2016年，世界卫生组织报告全球1040万人患结核病，2015年有180万人因结核病死亡，如今结核病已经成为世界上最大的传染病杀手。印度、印度尼西亚、中国、尼日利亚、巴基斯坦和南非这6个国家中出现的新结核病病例占总数的60%。而且，很多结核病菌株对治疗结核病的抗生素已经产生了抗性，在 2015 年，新出现了 48 万例耐多药结核病（multidrug-resistant TB）患者，另有 10 万名患者患有抗利福平结核病（rifampicin-resistance TB）。这两类共 58 万对抗生素产生抗性的患者中，45% 来自印度、中国和俄罗斯三个国家。

世界卫生组织确定了 2016 ～ 2020 年三个（结核病、耐多药结核病（MDR-TB）、结核病 / 艾滋病）高负担国家清单列表，每个清单包含 30 个国家。这些国家包括估算发病数排名前 20 位国家，加上额外的 10 个人均发病率负担最重且不在前 20 位国家和绝对数量满足最小阈值（每年结核病患者 1 万例，结核病 / 艾滋病和 MDR-TB 每年各 1000 人）的国家。48 个国家出现在至少一个清单列表中，14 个国家在三个清单列表中都出现，包括安哥拉、中国、刚果民主共和国、埃塞俄比亚、印度、印度尼西亚、肯尼亚、莫桑比克、缅甸、尼日利亚、巴布亚新几内亚、南非、泰国和津巴布韦。

围绕三个策略重点和相关目标，世界卫生组织构建了 2019 ～ 2023 年总体工作规划。三个策略重点是全民健康覆盖、应对卫生突发事件和促进健康人群。与 2023 年相关的目标是所谓的"三十亿目标"，即 10 亿人受益于全民健康覆盖，10 亿人更好地免受卫生突发事件的影响，10 亿人享受更好的健康和福利。世界卫生组织和世界银行估计，在 2015 年，只有大约一半的世界人口能够获得基本卫生服务。实现这三个目标有赖于成员方、世界卫生组织和其他伙伴的共同努力。

世界卫生组织全球结核病规划制定的两个目标：①在 2018 ～ 2022 年，有 4000 万结核病患者得到了护理，其中包括 350 万儿童和 150 万耐药结核病患者；②在 2018 ～ 2022 年，至少有 3000 万人获得结核病预防服务。

一、生物学性状

1. 形态与染色　　典型的结核分枝杆菌细长，稍有弯曲，两端呈圆形，长 1 ～ 4μm，宽约 0.4μm，多散在，有时呈索状或短链状排列，可见分枝状（彩图 II-2）。衰老及应用抗结核药物等情况下可出现多形性，如球形、串珠形和丝状等。本菌无鞭毛，无芽胞。电镜观察发现细胞壁外有一层荚膜，荚膜对菌体有保护作用。

结核分枝杆菌革兰氏染色呈阳性，但不易着色。应用齐-内染色法（Ziehl-Neelsen staining method）（抗酸染色），可将结核分枝杆菌染成红色，其他杂菌及背景被染成蓝色（图 11-1）。

抗酸性是分枝杆菌属的重要染色特征，是鉴别细菌的重要指标。结核分枝杆菌在体内外易受溶菌酶、环丝氨酸、青霉素等作用，影响细胞壁肽聚糖

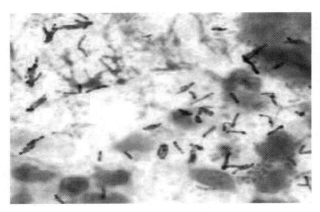

图 11-1　结核分枝杆菌（齐-内染色）（1000×）

正常结构的完整性或其合成受阻，导致菌体变成 L 型；而异烟肼则影响结核分枝杆菌细胞壁中分枝菌酸的合成，使本菌出现抗酸染色阴性。临床标本中可见有非抗酸性革兰氏阳性颗粒，即 Much 颗粒。该颗粒在体内或培养中均能转变为抗酸性杆菌。

2. 培养特性　　结核分枝杆菌为专性需氧菌，营养要求较高。初次培养常用罗氏培养基（Lowenstein-Jensen medium），内含血清、蛋黄、甘油、马铃薯、天冬素（属氨基酸类物质）、无机盐类及孔雀绿等。结核分枝杆菌专嗜甘油，以甘油为碳源，而牛分枝杆菌则以丙酮酸盐为碳源，天冬酰胺是良好的氮源。孔雀绿可抑制杂菌生长，便于分离和长期培养。蛋黄含脂质生长因子，能刺激生长。最适 pH 为 6.5 ～ 6.8，温度为 37 ～ 37.5℃。因结核分枝杆菌细胞壁的脂质含量较高，影响营养物质的吸收，故生长繁殖缓慢，一般繁殖一代需 18h 左右，接种后培养 3 ～ 4 周才出现肉眼可见乳酪色或米黄色、干燥、表面粗糙呈颗粒状、结节或菜花状菌落（图 11-2）。在液体培养基中，先在管底部形成颗粒状沉淀，继之沿管壁延展上升生长，最后在液体表面形成菌膜。在液体培养基中加入少量吐温 80（Tween 80），则呈分散均匀生长。有毒菌株在液体培养基内呈索状生长，无毒株无此现象。

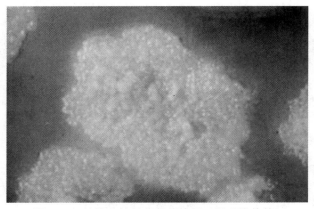

图 11-2　结核分枝杆菌菌落特征（罗氏培养基）

3. 生化反应　结核分枝杆菌生物活性低，不发酵糖类。该菌与牛分枝杆菌生化性状相近，耐热触酶试验阴性、吐温 80 水解试验阴性、耐热磷酸酶试验阴性、脲酶试验阳性、中性红试验阳性。但结核分枝杆菌烟酸试验、硝酸盐还原和烟酰胺酶试验均阳性，而牛分枝杆菌为阴性，可用于两种分枝杆菌的鉴别。此外，牛分枝杆菌无毒菌株中性红试验为阴性，培养中无索状生长现象。多数非结核分枝杆菌耐热触酶试验呈阳性。

4. 菌体成分及抗原构造　结核分枝杆菌的成分非常复杂，细胞壁含有脂质、蛋白质复合物和多糖。

（1）脂质　结核分枝杆菌含有大量脂质（lipid），占细胞壁干重的 60%，脂质成分复杂，主要包括磷脂、脂肪酸和蜡质，它们大多与蛋白质或多糖结合成复合物存在于细胞壁中，与细菌毒力密切相关。

（2）蛋白质复合物　结核分枝杆菌含有多种蛋白质成分。例如，旧结核菌素（OT）、纯蛋白衍生物（PPD）等的活性部分主要是蛋白质。近年来，国内外学者提取和纯化了多种结核分枝杆菌蛋白质抗原组分，证明其具有良好的抗原性。结核分枝杆菌的抗原成分极为复杂，最近应用交叉免疫电泳技术检测出抗原达 100 种之多。

（3）多糖　由阿拉伯半乳糖聚糖、阿拉伯甘露醇聚糖、甘露聚糖及葡聚糖等组成，具有抗原性，可刺激机体产生相应抗体。能吸引中性粒细胞，诱发速发型超敏反应。

5. 抵抗力　因为结核分枝杆菌细胞壁含大量脂质成分，尤其是蜡样物质，具有疏水性，所以结核分枝杆菌对理化因素的抵抗力较一般致病菌强，尤其是对干燥的抵抗力更强。在干燥痰内可存活 6 ～ 8 个月，附着于灰尘、飘浮在空气中可保持传染性 8 ～ 10 天。 在 6% H_2SO_4、3% HCl 或 40g/L NaOH 中 30min 内，其活力可以不受影响，故常用酸碱处理有杂菌污染的标本。对 1 ∶ 13 000 孔雀绿有抵抗力，将其加在培养基中可抑制杂菌生长。多数化学消毒剂易使痰中蛋白质凝固，包在菌体周围起保护作用。本菌纯培养物在日光下 2h 死亡，痰液中需 20 ～ 30h；可被 5% 苯酚 30min 杀死，有痰时则需 24h。本菌对湿热敏感，60℃、30min 或煮沸即被杀死。70% ～ 75% 乙醇数分钟杀死。对链霉素、异烟肼、利福平、乙胺丁醇、环丝氨酸和对氨基水杨酸等药物敏感，但目前已出现耐药菌株。

6. 变异性　结核分枝杆菌可发生形态、菌落、毒力及耐药性变异。在不良的环境中，特别是受药物的影响，结核分枝杆菌可变为 L 型，此时菌细胞的形态可变为颗粒状或呈丝状（过去称为 Much 颗粒），抗酸性减弱或消失，菌落由粗糙型变为光滑型。

卡介苗（BCG）就是 Calmette 和 Guerin 于 1908 年将有毒力的牛结核分枝杆菌在含甘油、胆汁、马铃薯的培养基中经 13 年 230 次传代而获得的减毒活疫苗。

结核分枝杆菌易发生耐药性变异，主要与其染色体基因突变有关。基因突变可自发产生（原发性耐药）或由用药不当经突变选择产生（继发性耐药）。发生耐药后菌株毒力有所减弱，尤其是耐异烟肼菌株的毒力减弱明显。近年来，世界各地结核分枝杆菌的多重耐药菌株逐渐增多，甚至引起暴发流行，已成了结核病防治的极大障碍，结核分枝杆菌已经成为重要的新现再现病原体。

二、致病性与免疫性

结核分枝杆菌与其他常见病原菌不同，既不产生内毒素、外毒素，也不具有侵袭性酶类，致病性主要与菌体内某些致病物质有关，菌体能在组织细胞内（特别是在巨噬细胞中）增殖引起局部炎症，机体的免疫损伤可引起全身性血源播散。

（一）致病物质

包括荚膜、索状因子、磷脂、硫酸脑苷脂、蜡质 D 及菌体蛋白质等。

1. 荚膜（capsule）　主要成分为多糖，含少量蛋白质及脂质。荚膜可提供菌体繁殖所需的营养，有利于结核分枝杆菌对组织细胞的黏附及穿入，能抑制溶酶体与吞噬体的融合，有保护菌体的作用。

2. 索状因子（cord factor）　为分枝菌酸和海藻糖结合的一种糖脂，成分为 6,6- 双分枝菌酸海藻糖，存在于菌细胞外层，能使结核分枝杆菌相互粘连，在液体培养基中呈索状排列而得名。索状因子具有破坏线粒体膜、抑制氧化磷酸化过程、影响细胞呼吸、抑制白细胞游走及引起慢性肉芽肿等作用。

3. 磷脂（phosphatide）　能刺激单核细胞增生，增强菌体蛋白的致敏作用，并能抑制蛋白酶对组织的分解，致使病灶组织溶解不完全，从而产生结核结节及干酪样坏死。

4. 硫酸脑苷脂（sulfatide）　能抑制吞噬细胞内溶酶体与吞噬体的结合，阻止溶酶体酶对本菌的降解与杀伤作用，有助于细菌在巨噬细胞内长期存活。

5. 蜡质 D（wax-D）　是一种分枝菌酸与肽糖脂的复合物，具有佐剂作用，可激发机体产生Ⅳ型超敏反应。分枝菌酸还与结核分枝杆菌的抗酸性有关。

6. 菌体蛋白质　存在于细胞壁和胞质中，与蜡质 D 结合后能导致宿主机体产生迟发型超敏反应，并引起组织坏死病理过程及全身中毒症状，促进结核结节的形成。此外,菌体蛋白质作为抗原物质在激发机体细胞免疫功能、体外血清学反应中也有重要意义。

(二)所致疾病

结核分枝杆菌是结核病的病原菌,通过呼吸道、消化道和受损伤皮肤黏膜等多种途径侵入易感机体,其中以通过呼吸道引起的肺结核最多见。

1. 肺部感染　根据初次感染和再次感染时机体免疫应答的不同,所致肺部病变的发生发展也不同,分为原发感染和继发感染两大类。

（1）原发感染　指初次感染结核分枝杆菌在肺部形成的原发病灶,多发生于儿童,也偶见于未感染过本菌的青少年或成人。结核分枝杆菌侵入肺泡后被巨噬细胞吞噬,在巨噬细胞内繁殖,引起细胞崩解,释放出大量结核分枝杆菌,由此引起肺泡炎症,称为原发病灶。肺部原发病灶表现为中性粒细胞及淋巴细胞浸润为主的渗出性炎症。细菌进一步经淋巴管扩散至肺门淋巴结,引起肺门淋巴结肿大。原发病灶、淋巴管炎和肿大的肺门淋巴结称为原发综合征。病灶可出现干酪样坏死、形成结核肉芽肿。90%以上的原发感染形成纤维化或钙化,肉芽肿逐渐消退,留下细小的纤维钙化瘢点,不治自愈。约5%患者因免疫功能低下,结核分枝杆菌可从病灶逃逸,经血、淋巴系统播散至骨、关节、肾、脑膜和男性前列腺等部位,引起肺外结核病。

（2）继发感染　多发生于成年人。其是潜伏于原发病灶内或外界再次侵入而引起的再发或反复感染,前者称内源性感染,后者称外源性感染。由于机体在原发感染过程中建立了特异性细胞免疫,对侵入的病原菌有较强的抵抗力,继发性感染病灶局限,干酪样坏死灶被纤维素包围,逐渐钙化而痊愈。若机体免疫应答能力低,干酪样坏死灶液化,结核分枝杆菌大量繁殖,导致结节破溃,排入支气管,则形成空洞并有大量结核分枝杆菌随痰排出体外,称为开放性肺结核,传染性强。

肺结核患者发病后的症状首先是咳嗽、咳痰,而有些人可能是咯血,有些人还可能会出现午后低热(病情重的会出现高热),有些人会出现夜间盗汗、食欲减退、体重减轻等症状。

2. 肺外感染　部分患者的结核分枝杆菌可经淋巴、血液循环、痰菌被咽入消化道等引起肺外结核病如结核性脑膜炎、泌尿生殖系统结核病、骨与关节结核病、淋巴结结核病、肠结核病及结核性腹膜炎等。近年来不少肺外结核病病例,L型结核分枝杆菌的检出率多于细菌型。临床上应予注意,以防漏诊与误诊。

(三)免疫性

结核分枝杆菌是胞内感染菌,机体抵抗结核分枝杆菌感染,主要是以T细胞为主的细胞免疫。针对结核分枝杆菌产生的抗体,由于无法接触到胞内菌体,只能与释放出细胞的细菌发挥作用,因此体液免疫只能起到辅助抗感染作用。

人类对结核分枝杆菌的感染率较高,但发病率较低,这表明人体对该菌有较强的抵抗力。结核分枝杆菌是胞内寄生菌,其免疫主要是细胞免疫。当被结核分枝杆菌致敏的T细胞再次接触该菌或其相应抗原时,可释放多种细胞因子,如IL-2、IL-6、IFN-γ、TNF-α等,使巨噬细胞聚集在炎症部位,并极大地增强巨噬细胞对该菌的杀伤作用。抗结核免疫属感染免疫,又称有菌免疫,即当结核分枝杆菌或其组分存在于体内时,机体才有免疫力;一旦当该菌或其成分在体内完全消失时,免疫力也随之消失。

(四)细胞免疫应答与迟发型超敏反应

在结核分枝杆菌感染机体时,迟发型超敏反应伴随细胞免疫同时存在。近来的研究表明,结核分枝杆菌诱导机体产生保护性免疫应答与迟发型超敏反应的抗原物质不同。保护性免疫应答是由结核分枝杆菌核糖体RNA引起的,而迟发型超敏反应主要是由菌体的结核菌素蛋白和蜡质D共同引起的。两种不同的抗原分别激活不同的T细胞亚群,从而产生了不同的效应。在感染过程中,由于是完整的菌体侵入机体,上述各种抗原同时存在,因此保护性免疫应答与迟发型超敏反应同时存在。

因此,通过测定机体对结核分枝杆菌有无超敏反应即可判定对结核有无免疫力,常用结核菌素试验进行测定。

(五)结核菌素试验

结核菌素试验是应用结核菌素进行皮肤试验,来测定机体对结核分枝杆菌是否能发生迟发型超敏反应(IV型变态反应)的一种试验,以判断机体对结核分枝杆菌有无免疫力。

1. 结核菌素试剂　一种为旧结核菌素(old tuberculin, OT),是将结核分枝杆菌接种于甘油肉汤培养基,培养4～8周后加热、浓缩过滤制成。其主要成分是结核菌蛋白。另一种为纯蛋白衍化物(purified protein derivative, PPD),是OT经三氯乙酸沉淀后的纯化物。目前主要采用PPD。PPD有两种:人结核分枝杆菌制成的PPD-C和卡介苗制成的BCG-PPD。每0.1ml含5IU。

2. 试验方法　常规试验是取PPD-C和BCG-PPD各5IU,分别注入两前臂皮内(目前仍有沿用单侧注射 PPD 的方法），48 ～ 72h 后观察结果：红肿硬结超过 5mm 者为阳性，≥ 15mm 者为强阳性，对临床诊断有意义。两侧红肿时，若 PPD-C 侧大于 BCG-PPD 侧时为感染，反之则为卡介苗接种所致。小于 5mm 者为阴性反应。

3. 结果分析 阳性反应表明机体已感染过结核分枝杆菌或卡介苗接种成功，但不一定有结核病。强阳性反应则表明可能有活动性结核，应进一步做其他检查。阴性反应表明未感染过结核分枝杆菌，但应考虑以下情况：感染初期，因结核分枝杆菌感染后需 4 周以上才能出现超敏反应；老年人、严重结核病患者或正患有其他传染病如麻疹等导致的细胞免疫功能低下者；继发性细胞免疫功能低下，如艾滋病或肿瘤等用过免疫抑制剂者。

4. 实际应用 该试验主要用于：①选择卡介苗接种对象和卡介苗接种免疫效果的测定，若结核菌素试验阴性则应接种或补种卡介苗，接种后若结核菌素试验已转阳，表明已产生免疫力；②作为婴幼儿（尚未接种卡介苗）结核病诊断的参考；③在未接种卡介苗的人群中做结核分枝杆菌感染的流行病学调查，可了解人群自然感染率；④用于测定肿瘤患者等细胞免疫功能状况。

三、微生物学检查

在临床上常借助 X 线摄影片诊断结核病，但确诊该病仍有赖于细菌学检查。

1. 标本 根据感染部位不同采取不同的标本。例如，肺结核采取咳痰（最好取早晨第一次咳痰，挑取带血或脓痰）；肾或膀胱结核以无菌导尿或取中段尿液；肠结核取粪便；结核性脑膜炎取脑脊液（CSF）；脓胸、胸膜炎、腹膜炎或骨髓结核等则穿刺取脓汁或分泌物。

为提高检出率，对含菌量低的标本，应进行浓缩集菌。无杂菌标本，如脑脊液、胸腹水等可直接离心沉淀集菌。其他有杂菌污染的标本应经 4g/L NaOH 处理 15min 后离心沉淀，再涂片染色镜检。注意处理时间不要过长，以免杀死 L 型结核分枝杆菌和其他非结核分枝杆菌。如若做培养或动物接种试验，应先用酸中和后再离心。

涂片镜检是简单快速的检查方法。标本直接涂片，也可浓缩集菌后涂片，用齐 - 内染色法、镜检。若发现抗酸菌，可做出初步诊断。应用金胺染色，在荧光显微镜下观察，可发现呈现金黄色荧光的结核分枝杆菌菌体，本法可提高镜检的敏感性。痰涂片阴性时，不能保证无结核分枝杆菌感染。

2. 分离培养 是确诊结核病的金标准。将集菌并经中和后的标本接种于 Lowenstein 培养基 37℃培养，每周观察生长情况，通常 2 ～ 4 周长出肉眼可见的粗糙型菌落。根据细菌的生长速度、菌落特征、产生色素情况及抗酸性染色强弱的程度等特征做出判断。由于抗结核药物的使用，患者标本中常分离出 L 型结核分枝杆菌，故多次检出 L 型也可作为结核病活动的判断标准之一。痰培养比涂片敏感，少至 10 个 /ml 的结核分枝杆菌也可被检出。通常情况下，培养的敏感性为 80% ～ 85%，特异性大约在 98%。

3. 动物实验 将集菌材料或分离到的结核分枝杆菌培养物注射于豚鼠腹股沟皮下，经 3 ～ 4 周饲养观察，如出现局部淋巴结肿大、消瘦或结核菌素试验阳性，可及时剖检，并涂片或分离培养。若 6 ～ 8 周仍无发病表现，也应解剖及做微生物学检查。

4. 快速诊断 分枝杆菌 DNA 探针技术操作简单、快速，1 ～ 2h 即可出结果；PCR 快速鉴定结核分枝杆菌 DNA，每毫升仅需几个菌体即可获得阳性结果，且 1 ～ 2 天就可得出结论；目前 DNA 指纹图谱技术可以特异地鉴定结核分枝杆菌菌株，用于解决结核病流行病学问题；16S rRNA 基因序列测定、高效液相色谱检测分枝菌酸、ELISA 测结核分枝杆菌的抗体等可作为结核病的快速诊断手段。

四、防治原则

世界卫生组织提出控制结核病的主要方法是发现、治疗痰菌阳性患者和新生儿接种卡介苗。

1. 预防 我国从 20 世纪 50 年代将接种卡介苗列为儿童计划免疫项目，规定新生儿在 24h 内接种卡介苗，7 岁、12 岁对结核菌素试验阴性者再复种 1 次。卡介苗接种 2 ～ 3 个月后，接种者应做结核菌素皮内试验，如阴性则表明接种失败，应重新接种。接种后免疫力可维持 3 ～ 5 年。

2. 治疗 治疗的原则是早期发现，早期治疗，联合用药，彻底治愈。常用药物有异烟肼、利福平、吡嗪酰胺、链霉素、乙胺丁醇、对氨水杨酸钠等。为避免耐药菌株的产生，强调抗结核治疗应坚持早期、联用、适量、规律和全程使用敏感药物的原则。患者在治疗过程中应定期对体内分离出的结核分枝杆菌做药物敏感试验，以选用敏感药物进行治疗。各种抗结核药物的联合应用，不仅有协同作用，还可降低耐药性的产生，减少毒性。目前，国内外均推行三药联合方案，即以异烟肼、利福平和吡嗪酰胺为主要治疗药物联合应用。近来有许多新的抗结核化学药物问世，剂型上也出现复合药、组合药及长效剂等。此外，还研究用单克隆抗体、脂质作为药物载体和吞噬刺激素（tuftsin）等新型治疗药物。

第二节　棒状杆菌属

棒状杆菌属（*Corymebacterium*）细菌革兰氏染色阳性，菌体粗细不一，其一端或两端呈棒状膨大，故名棒状杆菌。菌体排列呈栅栏状或 V、Y 等形状。染色均匀，菌体两端有着色较深的异染颗粒。无鞭毛，无芽胞，需氧或兼性厌氧。本属细菌中，白喉棒状杆菌（*C. diphtheriae*）的致病性最强，其余细菌如假白喉棒状杆菌（*C. pseudodiphtheriticum*）、结膜干燥棒状杆菌（*C. xerosis*）、痤疮棒状杆菌（*C. acnes*）等多为机会致病菌。本节重点阐述白喉棒状杆菌。

一、生物学性状

1. 形态与染色　大小为（0.3 ～ 0.8）μm×（1.0 ～ 5.0）μm、细长弯曲的棒状杆菌。菌体粗细不一，常一端或两端膨大呈棒状，排列不规则，呈栅栏状，无荚膜，无鞭毛，不产生芽胞，革兰氏染色阳性。亚甲蓝短时间染色时菌体着色不均匀，出现深染颗粒。用奈瑟染色（Neisser's staining）或阿氏染色（Albert's staining）等法染色时，这些颗粒可着与菌体不同的颜色，称异染颗粒（彩图 II -3，图 11-3），有鉴定意义。细菌衰老时异染颗粒可消失，革兰氏染色不定。

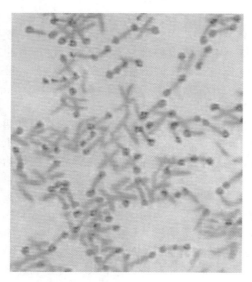

图 11-3　白喉棒状杆菌异染颗粒（阿氏染色）（1000×）

2. 培养特性与生化反应　需氧或兼性厌氧。生长适宜温度为 37℃，适宜 pH 为 7.2 ～ 7.8。在普通培养基虽能生长，但菌体形态不典型。在亚碲酸钾培养基上生长时，因能利用碲盐并使其还原成为金属碲，故形成黑色菌落，具有鉴别意义。

3. 变异　本菌形态、菌落和毒力均可发生变异。菌落能由 S 型变为 R 型。当无毒株白喉棒状杆菌被带毒素基因（*tox*⁺）的 β- 棒状杆菌噬菌体感染而成为溶原性细菌时，可产生外毒素而变为有毒菌株，产生的外毒素可遗传给子代。

4. 抵抗力　对干燥、寒冷、阳光的抵抗力比其他无芽胞细菌强。在干燥的假膜中能存活 3 个月以上。在衣物、床单、玩具等日常物品上生存数日至数周。本菌对湿热的抵抗力不强，煮沸 1min 或 58℃、10min 可被杀死。对常用消毒剂敏感，1% 苯酚、3% 来苏 10min 内可将其杀死。对青霉素及多数广谱抗生素敏感。

二、致病性及免疫性

1. 致病物质　白喉棒状杆菌的主要致病物质是白喉外毒素（diphtheria exotoxin），是由 β- 棒状杆菌噬菌体毒素基因编码的单一肽组成的蛋白质。完整的白喉外毒素含有 A 和 B 两个亚单位。A 亚单位有一个催化区，具有毒性，能抑制靶细胞蛋白质的合成；B 亚单位有一个受体结合区和一个转位区，能与宿主靶细胞表面的特异受体结合，介导 A 亚单位进入靶细胞。白喉外毒素具有强烈的细胞毒作用，能抑制细胞蛋白质的合成，从而破坏细胞的正常生理功能，引起组织细胞的变性、坏死。

其毒素作用机制是细胞内蛋白质合成过程中，需要延伸因子 1（elongation factor 1，EF-1）和延伸因子 2（EF-2）。当白喉外毒素 A 片段进入细胞后可促使辅酶 I（NAD）上的腺苷二磷酸核糖（ADPR）与 EF-2 结合，结果 EF-2 失活，抑制氨基酸转移至肽链，阻断了宿主细胞蛋白质合成，引起组织坏死和病变。因此，白喉外毒素是一种毒性强、抗原性强的蛋白质。编码白喉外毒素的基因是 *tox* 基因，该基因存在于 β- 棒状杆菌噬菌体内。当这种噬菌体侵入白喉棒状杆菌时，在溶原阶段，噬菌体 *tox* 基因可整合到菌体染色体上，使这种白喉棒状杆菌具有了产生白喉外毒素的能力。

此外，索状因子（cord factor）是细菌表面的一种毒性糖脂，即海藻糖 -6,6- 双分枝菌酸，能破坏细胞的线粒体，影响细胞的呼吸与磷酸化。K 抗原是细胞壁外面的一种不耐热糖蛋白，此抗原有利于细菌在黏膜表面定植，具有抵抗白细胞吞噬的作用。

2. 所致疾病　　本菌感染引起人类的白喉病，多在秋冬季流行。病原体通常存在于患者和带菌者鼻咽腔中，随飞沫或污染物品传播，经呼吸道侵入机体。在鼻咽喉部黏膜繁殖。产生白喉外毒素，引起局部炎症和全身毒素中毒症状。本病潜伏期为2～7天，局部由于细菌和外毒素的作用，黏膜上皮细胞产生炎性渗出与坏死。渗出物中的纤维蛋白将炎性细胞、黏膜坏死组织和白喉棒状杆菌凝固在一起，形成灰白色点状或片状假膜（pseudomembrane），假膜与黏膜下组织粘连，不易拭去。咽、喉和气管黏膜水肿及假膜脱落，可引起呼吸道阻塞，甚至窒息死亡。白喉棒状杆菌一般不侵入血液，其产生的外毒素可经血液与易感组织细胞结合，在临床上引起各种症状，如心肌炎、软腭麻痹、声嘶、肾上腺功能障碍、血压下降等。约2/3患者心肌受损，多发生在病后2～3周，成为白喉晚期致死的主要原因。

3. 免疫性　　白喉病后可获牢固体液免疫，主要是抗毒素中和外毒素。抗毒素可阻止B片段与敏感细胞结合，使A片段不能进入细胞。

人对白喉棒状杆菌普遍易感。新生儿可通过母体胎盘被动获得抗毒素，故出生后6个月内不易感染白喉，6个月后易感性逐渐增加，1～5岁易感性最高。但近年来由于婴幼儿及学龄前儿童普遍进行预防接种，儿童与少年发病率有所降低，白喉在人群中的传播日益减少，隐性感染的机会也随之减少，成人中白喉发病率有升高现象，应引起重视。

三、微生物学检查

1. 标本　　无菌采取病变部位假膜边缘分泌物。

2. 涂片镜检　　标本涂片用亚甲蓝或奈瑟染色法染色，镜检。若发现典型形态与排列，并有异染颗粒，结合临床症状可做出初步诊断。

3. 分离培养　　将标本材料接种于吕氏血清斜面培养基，37℃培养12～18h，可长出灰白色小菌落。也可将棉拭子标本或吕氏血清斜面上的菌落接种于亚碲硫酸钾血琼脂平板，37℃培养，待平板上长出典型的黑色菌落后，涂片镜检及做毒力试验。

4. 毒力鉴定　　白喉棒状杆菌分无毒株和有毒株，对培养出的细菌必须做毒力试验。常用方法有Elek平板毒力试验、SPA协同凝集试验、动物实验等。在此仅介绍Elek平板毒力试验。

（1）实验方法　　将Elek培养基15ml加热熔化，待冷至50～55℃时，加入无菌小牛血清或兔血清（经60℃、30min灭活）2ml，混匀后倾注无菌平皿中（避免产生气泡）。待其尚未完全凝固前，将已浸有白喉抗毒素（1000U/ml）的无菌滤纸条（6cm×1cm）

平铺于平板中央。置37℃孵箱45min，以烘干表面水分。用接种环分别取已知阳性菌、已知阴性菌、待测菌的大量菌苔接种于滤纸条两侧，接种时从紧靠滤纸条边缘开始，与纸条垂直划直线，纸条两侧可各接种3～4个菌株，各菌株间距约1.5cm。将平板置37℃孵箱中孵育24h、48h、72h分别观察结果。

（2）实验结果　　已知白喉棒状杆菌阳性菌和待测菌在平板上，可见在滤纸条和菌株连接处有喷泉式白色沉淀线，时间越长越明显，一般在24～48h出现。而阴性菌株经72h仍不产生白色沉淀线（图11-4）。

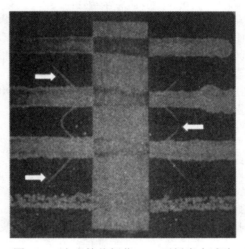

图11-4　白喉棒状杆菌Elek平板毒力试验

四、防治原则

白喉的特异性免疫预防有人工主动免疫和人工被动免疫两种。

1. 人工主动免疫　　注射白喉类毒素是预防白喉的主要措施。目前国内应用的是白喉类毒素、百日咳菌苗、破伤风类毒素的混合制剂（DPT混合疫苗，又称百白破三联疫苗）。出生后3个月初次接种，3～4岁和6岁各加强1次，以后每10年重复接种一次。锡克试验阳性的青少年和成人也应接种白喉类毒素疫苗。

2. 人工被动免疫　　与白喉患者密切接触的易感儿童应肌内注射1000～3000IU白喉抗毒素进行紧急预防。

3. 治疗　　应用青霉素、红霉素，不仅能抑制白喉棒状杆菌的感染，也能预防恢复期带菌者的出现。除应用抗生素外，应尽早注射足量白喉抗毒素，否则外毒素与宿主细胞结合后，抗毒素即失去其中和作用。通常用2万～10万IU抗毒素，肌内注射或静脉注射。注射前做皮肤试验，阳性者进行脱敏治疗。

第三节　嗜肺军团菌

1976 年 7 月，在美国费城召开退伍军人大会期间，突然暴发流行肺炎，与会者 149 人，有 34 人死亡。从死者肺内分离到一种新的细菌，命名为军团菌。我国 1982 年首次报道，以后陆续发现了由多种血清型嗜肺军团菌引起的病例。

目前军团菌属（*Legionella*）已有 45 个种和 64 个血清型，能引起人类疾病的约有 20 种。常见的有嗜肺军团菌（*Legionella pneumophila*，LP）、麦氏军团菌、长滩军团菌、博氏军团菌、菲氏军团菌、杜氏军团菌等，其中嗜肺军团菌是引起流行性、散发性社区获得性肺炎和医院内获得性肺炎的重要病原菌。嗜肺军团菌有 15 个血清型，都有致病性。其中 1 型在人军团菌肺炎中最常见，估计 70% ～ 90% 的军团菌病是由 1 型嗜肺军团菌引起的。

一、生物学性状

大小为 (0.5 ～ 1.0) μm × (2.0 ～ 5.0) μm 的革兰氏阴性杆菌，有端鞭毛或侧生鞭毛，有菌毛，无芽胞，有微荚膜。菌体常规染色不易着色，应用 Dieterle 镀银法或 Giemsa 法，菌体分别染成黑褐色和红色。本菌专性需氧，氧含量低时生长速度减慢，同时生长环境中还需 2.5% ～ 5% 的二氧化碳；其生长的 pH 范围较窄，最适 pH 为 6.4 ～ 7.2，在 pH1.7 时则死亡；最适生长温度为 35℃，可生长的温度为 25 ～ 42℃，在外环境中甚至水温达 63℃ 时也可分离到本菌；营养要求苛刻，普通培养基、血平板和巧克力（色）血琼脂平板均不生长，生长过程中需要多种微量元素，如铁、钙、镁、锰、锌、钼等作为酶的协同因子或在代谢中起重要作用，同时需要氨基酸，以甲硫氨酸和半胱氨酸最为重要。生长缓慢，固体培养基在培养 48h 左右，在浓密涂种处可见生长。不同培养基上菌落的形成和表现不同，目前公认的最适宜培养基是缓冲活性炭酵母浸出液，加上铁、L- 半胱氨酸和 α- 酮戊二酸（在不含 L- 半胱氨酸的 BCYE 和血平板上不生长），称为 BCYE（buffered charcoal-yeast extract）培养基，在这种培养基中加入 0.01% 溴甲酚紫和 0.001% 溴酚蓝，可以鉴定军团菌科的细菌，在这种培养基上生长的嗜肺军团菌菌落平坦，呈浅绿色，非典型军团菌的菌落呈亮绿色。

大多数菌种能产生 β- 内酰胺酶，液化明胶，水解淀粉，触酶阳性，氧化酶弱阳性，硝酸盐还原、尿素酶和碳水化合物利用反应都是阴性；所有嗜肺军团菌血清型（血清型 4 和 15 除外）的各个菌株均具有极强的水解马尿酸盐的作用，而其他军团菌则为阴性。重要的抗原有外膜蛋白质抗原，具有种特异性；脂多糖抗原即 O 抗原，O 抗原具有血清型特异性。嗜肺军团菌在自然界广泛存在，并可长期存活。在人工管道的水源中常见，如空调冷却水、淋浴头等所产生的气溶胶颗粒中常含本菌。此外，在各种天然水源如河水、湖水、溪水中均可成为本菌的贮存场所。对常用化学消毒剂敏感，1% 来苏数分钟可被杀死，2% 甲醛、70% 乙醇、0.03% 戊二醛、1 ∶ 8000 季铵盐化合物均对本菌有杀灭作用。本菌对氧的抵抗力比肠道杆菌大。

二、致病性与免疫性

嗜肺军团菌可引起军团病。常于夏秋季流行。主要通过呼吸道吸入带菌飞沫、气溶胶污染的尘埃而感染。中老年、吸烟者、慢性病患者及接受免疫抑制剂治疗者、细胞免疫功能低下者易感。临床类型共三种：轻症型（又称流感样型）、重症型（肺炎型）和肺外感染型。轻症型表现为发热、全身不适、头痛及肌肉疼痛等，预后良好；重症型发病急，寒战高热、咳嗽、胸痛、出现以肺部感染为主的多器官损伤，最后发展为呼吸衰竭；肺外感染型为继发感染，本菌可引起菌血症，出现肝、脾、肾、脑、肠道等多种器官感染的症状。如不及时治疗，死亡率可达 15% 以上。本菌的主要致病物质包括微荚膜、菌毛、毒素和多种酶类。其中嗜肺军团菌产生的磷酸酶、核酸酶和细胞毒素等，具有抑制吞噬细胞活化的作用，防止吞噬体和溶酶体融合，使被吞噬的细菌不被杀死，进而在胞内繁殖，导致细胞死亡。嗜肺军团菌为胞内寄生菌，细胞免疫在本菌抗感染中起主要作用。特异性抗体、补体在调理增强巨噬细胞吞噬功能方面起一定的辅助作用。

三、微生物学检查

取痰、气管吸引物、胸水和肺活检组织、血液等标本涂片及分离本菌。涂片做革兰氏染色检查无意义。但活检组织做 Dieterle 镀银染色，或涂片做直接荧光抗体染色检查则有一定的诊断意义。分离培养接种标本后置 2.5% CO_2 环境，36℃ 培养。3 ～ 5 天后根据菌落特征、生化反应、免疫荧光染色法可以做出诊断。应用 ELISA、微量凝集反应、间接血凝、免疫荧光、固相免疫荧光等检查法可检出军团菌特异 IgM

和 IgG，有助于特异性诊断。最近报道的检测患者尿中军团菌抗原的 ELISA、探针等技术均有广泛的应用前景。

四、防治原则

至今尚无有效的预防方法，没有可供应用的军团菌疫苗。预防措施要针对嗜肺军团菌在周围环境中的分布与传播途径，特别强调水源管理，加强室内空调系统和饮水系统的卫生管理，定期检查水源质量，加强对人工管道系统的消毒处理。治疗首选红霉素，对治疗反应迟缓的患者可合用利福平等其他药物。

第四节　百日咳鲍特菌

鲍特菌属（Bordetella）是一类革兰氏染色阴性小杆菌，包括百日咳鲍特菌、副百日咳鲍特菌、支气管败血性鲍特菌和鸟鲍特菌。其中百日咳鲍特菌、副百日咳鲍特菌对人致病，支气管败血性鲍特菌和鸟鲍特菌是动物致病菌，但支气管败血性鲍特菌也偶可感染人类。百日咳鲍特菌（B. pertussis）主要引起人类百日咳。百日咳为儿童传染病，临床症状是痉挛性咳嗽。

一、生物学性状

百日咳鲍特菌为革兰氏染色阴性的短小杆菌，大小为（0.2～0.5）μm×（0.5～2.0）μm，两端浓染，单个或成对、短链排列，无芽胞，光滑型菌株有荚膜。本菌专性需氧，不需 CO_2。百日咳鲍特菌初次分离对营养要求较高，血琼脂和巧克力（色）血琼脂平板上均不能生长，需要用鲍-金（Bordet-Gengou，B-G）培养基或 CCBA 琼脂平板，在 CCBA 琼脂平板上形成光滑、有光泽、水银样的菌落。鲍-金培养基内含血液、甘油和马铃薯。触酶阳性，不发酵糖类。

新从患者标本中分离的百日咳鲍特菌菌株有荚膜和菌毛，为光滑型，称为 I 相菌，有毒力。传代培养后能发生变异，表现为荚膜和菌毛逐渐消失，其形态、溶血性状、抗原结构、致病性等有变异。II 相、III 相为过渡相，IV 相即粗糙型菌落的无毒株。百日咳鲍特菌的抵抗力弱，对干燥、消毒剂敏感。56℃、30min 或日光照射 1h 可杀死本菌，在干燥尘埃中可存活 3 天。对青霉素不敏感，培养基中加入青霉素可抑制杂菌生长。

二、致病性与免疫性

致病物质有荚膜、菌毛、内毒素及一些生物学活性物质。荚膜具有抵抗吞噬的作用，菌毛有助于细菌黏附。本菌的生物活性物质有以下 4 类。

（1）百日咳毒素（pertussis toxin）　是百日咳鲍特菌的主要毒力因子，为外毒素，由 5 个蛋白亚单位构成，与附着纤毛上皮和阵发性咳嗽有关。

（2）腺苷酸环化酶毒素（adenylate cyclase toxin）　催化真核细胞内 ATP 转化为 cAMP，抑制白细胞的趋化、吞噬及杀伤作用；抑制巨噬细胞的氧化活性，抑制自然杀伤（NK）细胞的杀细胞作用。

（3）气管细胞毒素（tracheal cytotoxin）　是百日咳鲍特菌唯一能使气管纤毛细胞受到破坏的毒素。对气管纤毛上皮细胞有特殊亲和力，低浓度抑制纤毛的活动，高浓度使其坏死。皮肤坏死毒素（DNT）不耐热，引起外周血管收缩，白细胞渗出血管外，局部组织坏死。

（4）丝状红细胞凝集毒素（filamentous hemoagglutinin）　具有促进细菌对纤毛上皮细胞黏附的作用。

百日咳病的传染源是患者或带菌者。百日咳鲍特菌主要经飞沫传播。病原菌经呼吸道进入易感儿童体内，黏附于呼吸道纤毛上皮细胞，生长繁殖，产生活性致病物质引起百日咳病。该病的潜伏期为 7～14 天，病程可分三期：①卡他期，从发病开始到出现痉挛咳嗽，持续 1～2 周。此期类似普通感冒，症状主要是微热、轻度咳嗽等。此期的传染性强，随飞沫排除大量细菌。②痉咳期，病情进一步发展，症状加剧。咳嗽转为阵发性痉挛性咳嗽伴有特殊的高音调鸡鸣样吼声，呼吸道有大量黏稠分泌物，排出困难。伴有呕吐、发绀和惊厥等症状。持续 2～5 周。③恢复期，阵发性痉挛性咳嗽逐渐减轻，次数减少，鸡鸣音消失。此期往往持续 2～4 周。本菌引起的百日咳病，因病程长，典型症状为咳嗽，故得名。本病常继发肺炎链球菌、葡萄球菌、流感嗜血杆菌及肺炎支原体感染。百日咳愈后及接种疫苗均可获持久且较强的免疫力。再次感染本菌的病例少见。感染百日咳鲍特菌后，血清中可检出各种特异抗体，如凝集抗体、补体结合性抗体、杀菌素、血凝抑制抗体、保护性抗体等。这表明本菌可引起机体体液免疫应答，并具有一定的抗感染作用。应着重指出的是，呼吸道黏膜局部分泌型 IgA 在本菌抗感染中具有重要作用，分泌型 IgA 可抑制百日咳鲍特菌对气管黏膜细胞的黏附。新生儿对百日咳鲍特菌易感，这表明母源性 IgG 对其保护作用有限。

测鼻咽标本、单克隆抗体免疫荧光试验、PCR 的结果对快速早期诊断百日咳极有前景。

三、微生物学检查

由于百日咳临床表现典型，诊断并不困难。病原学诊断不如其他传染病有意义。微生物学检查以分离鉴定百日咳鲍特菌为主。卡他期患者呼吸道分泌物含菌多，故此期取鼻咽拭子或用咳碟法接种鲍-金培养基，37℃培养 4～5 天选可疑菌落做染色镜检、生化反应、荧光抗体检查及 I 相菌免疫血清做玻片凝集试验进行鉴定。应用 ELISA 检测患者血清中特异抗体 IgM、IgG 也有诊断意义。用百日咳鲍特菌毒素单克隆抗体斑点免疫印迹试验直接快速检

四、防治原则

患者需早期发现，隔离期为自发病起 7 周。我国使用百白破三联疫苗（DPT）对儿童主动免疫，效果好。百白破三联疫苗是选用 I 相百日咳鲍特菌死疫苗与精制白喉类毒素、精制破伤风类毒素混合，用氢氧化铝吸附制成，供儿童预防百日咳、白喉及破伤风之用。接种对象为 3 月龄～6 岁儿童。自 3 月龄开始免疫，至 12 月龄完成 3 针免疫，每针间隔 4～6 周，18～24 月龄注射第 4 针。治疗首选红霉素、氨苄青霉素等。

第五节　麻风分枝杆菌

麻风分枝杆菌（*Mycobacterium leprae*）是麻风病的病原菌。麻风病是一种慢性传染病。侵犯皮肤、黏膜和周围神经组织，晚期病变可波及深部组织和内脏器官，病后会导致严重的皮肤损害和肢体畸残。麻风病早在公元前 2000～前 1500 年的古埃及和中国就有记载。

一、生物学性状

麻风分枝杆菌与结核分枝杆菌同属分枝杆菌属，两种菌在形态、染色方面相似，同是胞内寄生菌。患者标本涂片中可见细胞内有大量麻风杆菌，这种细胞胞质呈泡沫状，称泡沫细胞，也叫麻风细胞，可与结核分枝杆菌相区别。麻风分枝杆菌在体外人工培养至今尚未成功，这是因为本菌的生活条件极为苛刻，野生动物犰狳是研究麻风病的良好动物模型，接种后发生进行性播散性麻风，其瘤型麻风组织含菌量高，为研究麻风分枝杆菌提供了重要来源。此外，有关小鼠足垫，免疫抑制小鼠、去胸腺小鼠、裸鼠、灵长类动物模型均有研究报道。

二、致病性与免疫性

除人类外，最近已有野生犰狳、猩猩等自然感染麻风病例的报道。感染源为未经治疗瘤型患者的早期鼻黏膜分泌物、痰、汗液、乳汁、精液或阴道分泌物。呼吸道感染是重要途径，也可接触感染。根据机体的免疫状态、病理变化和临床表观，麻风病分型如下。

（1）结核样型（tuberculoid type）　占麻风病

例的 60%～70%，此型麻风常为自限性、稳定，损害可自行消退。病变主要发生在皮肤和外周神经组织。皮肤真皮层的病变类似结核结节，病变局部小血管周围有淋巴细胞浸润，进一步发展有上皮样细胞和巨噬细胞浸润。神经受累处的皮肤出现感觉功能障碍。患者体内很难见麻风分枝杆菌，故传染性小。

（2）瘤型（lepromatous type）　占麻风病例的 20%～30%。本型患者因细胞免疫功能缺损，巨噬细胞功能低下，麻风分枝杆菌得以在细胞内大量繁殖。主要侵犯皮肤、黏膜，累及神经系统。患者鼻黏膜涂片可见大量抗酸菌，血清内产生高滴度抗体，这些抗体与受损组织释放的抗原结合，形成大量免疫复合物，沉淀于皮肤、黏膜组织，导致 III 型超敏反应的发生，局部组织损伤性变化表现为临床上见到的红斑与结节，称为麻风结节（leproma）。该型患者面部麻风结节相互融合呈"狮面"状。本型麻风病的传染性强，为开放性麻风，若不治疗，将逐渐恶化。由于本型细胞免疫缺损，故麻风菌素试验（lepromin test）呈阴性。

（3）界线类（borderline form）　占麻风病例的 5%，兼有瘤型和结核样型的特点。浸润细胞中可见麻风细胞和上皮样细胞，既有结核损伤，也有瘤型损害，可检出麻风分枝杆菌。大多数患者麻风菌素试验呈阴性，可向两型分化。

（4）未定类（undeterminate form）　占麻风病例的 5%～10%。属麻风早期病变，病变非特异性，在皮肤血管周围或小神经周围有局灶性淋巴细胞浸润，很少发现麻风分枝杆菌。麻风菌素试验大多为阳性。本型常不稳定，多数转化为结核样型，少数转化为瘤型。

三、微生物学检查

目前，麻风分枝杆菌由于不能体外培养和分离鉴定，其微生物学检查主要是标本涂片染色显微镜检查。取患者鼻黏膜或病变皮肤做涂片，抗酸染色后显微镜检查。瘤型和界线类患者标本可发现细胞内抗酸菌，有诊断价值。结核样患者标本不易发现胞内抗酸菌。金胺染色荧光显微镜检查可提高阳性率，必要时可对局部病变组织做活体组织切片观察。麻风菌素试验对麻风病无诊断意义，瘤型患者呈阴性反应，结核样型呈阳性反应。由于本试验与结核菌有交叉反应，只适用于临床分型及判定患者免疫功能状态。

第六节 其他呼吸道感染细菌

一、流感嗜血杆菌

嗜血杆菌属（*Haemophilus*）为革兰氏阴性的短小杆菌，常呈多态性。无芽胞，无鞭毛，有些菌株有荚膜。营养要求高，人工培养基内需含新鲜血液以提供 X 生长因子和 V 生长因子才能生长，因此称嗜血杆菌。本属共有 17 个种，对人有致病作用的菌种是：流感嗜血杆菌、埃及嗜血杆菌、杜克嗜血杆菌和副流感嗜血杆菌等。流感嗜血杆菌（*H. influenzae*）俗称流感杆菌，是小儿急性脑膜炎的主要病原菌之一，也可引起小儿和成年人上呼吸道化脓性感染，流感时可作为继发感染的病原菌。本菌首次于 1892 年从流感患者鼻咽部分离出，当时误认为流感病原菌。直到 1933 年分离出人甲型流感病毒，才明确了流感嗜血杆菌仅是流感时继发感染的细菌而已。但这一名不符实的流感嗜血杆菌名称被沿用至今。

1. 生物学性状 大小为（0.3 ~ 0.4）μm×（1.0 ~ 1.5）μm。在急性感染的标本中，本菌多为短小杆菌，在恢复期或长期人工传代培养常呈多形态，如球杆状、长杆状和丝状。无鞭毛和芽胞。毒力株在营养丰富的培养基生长 16 ~ 18h 后有明显荚膜，在陈旧培养基上荚膜消失。本菌为需氧或兼性厌氧菌，最适温度为 33 ~ 37℃，pH 以 7.6 ~ 7.8 为宜。营养要求特殊，在普通培养基上不生长，需提供 X 生长因子和 V 生长因子。X 生长因子是血红素及其衍生物，耐热，120℃、30min 不被破坏，是细菌合成过氧化氢酶、过氧化物酶、细胞色素氧化酶等的辅基；V 生长因子是辅酶 I 或辅酶 II，耐热性不如 X 生长因子，120℃、15min 可被破坏，在细菌呼吸链中起递氢作用。新鲜血液中的 V 生长因子通常处于被抑制状态。在用新鲜血液琼脂 80 ~ 90℃加热 10min 制成巧克力（色）血琼脂平板过程中，破坏了红细胞膜上的不耐热 V 因子抑制物，V 因子被释放，由于巧克力（色）血琼脂平板中含有 X、V 生长因子，故本菌生长良好。当将流感嗜血杆菌和金黄色葡萄球菌混合接种于新鲜血琼脂平板上共同培养时，由于金黄色葡萄球菌在生长繁殖过程中合成了较多的 V 生长因子，可供流感嗜血杆菌生长需要，故金黄色葡萄球菌菌落周围生长的流感嗜血杆菌菌落发育良好，菌落较大，而距离金黄色葡萄球菌菌落越远，发育越差，菌落越小，称为卫星现象（satellite phenomenon），这有助于流感嗜血杆菌的鉴定。该菌的抵抗力不强，对热、干燥和消毒剂均较敏感，50 ~ 55℃、30min 可被杀死，在干燥痰中生存时间不超过 48h。本菌易产生耐药性变异。

2. 致病性及免疫性 流感嗜血杆菌广泛寄居在人上呼吸道，但有荚膜的菌株很少。所致疾病如下。

（1）原发感染 多为有荚膜菌株引起的急性化脓性感染。儿童多发，常见的有脑膜炎、鼻咽炎、咽喉会厌炎、化脓性关节炎和心包炎等。

（2）继发感染 大多由无荚膜菌株引起。常继发于流感、麻疹、百日咳、肺结核等，临床表现常有鼻窦炎、中耳炎、慢性支气管炎等。成人多发。流感嗜血杆菌主要致病物质包括荚膜、菌毛和内毒素。荚膜多糖有抗吞噬作用，菌毛有黏附人类口咽部细胞的作用，毒力株菌体可分泌 IgA 蛋白酶降解 IgA。流感嗜血杆菌的抗原主要有两类：①荚膜多糖抗原，具有型特异性。按荚膜抗原不同可将有荚膜流感嗜血杆菌分成 a、b、c、d、e、f 6 个型，其中 b 型致病力最强。本菌荚膜抗原与肺炎链球菌荚膜抗原有交叉反应。②菌体抗原，为外膜蛋白质抗原，感染后患者血清出现本抗原特异抗体，这在流行病学调查中有意义。流感嗜血杆菌为胞外菌，患者康复后有特异抗体产生，血清中 IgM、IgG、黏膜表面分泌型 IgA 均有抗感染作用。抗荚膜多糖抗原的特异抗体通过抗体依赖性细胞介导的细胞毒作用（ADCC）可增强调理吞噬作用，激活补体产生溶菌作用。抗外膜蛋白质抗原的特异抗体具有促进补体介导的吞噬杀菌作用。因此，机体抗流感嗜血杆菌免疫是以体液免疫为主的。

3. 微生物学检查 采取脑脊液、鼻咽分泌物、痰液、脓汁和血液标本，涂片染色镜检，结合临床症状做出初步诊断。脑脊液离心沉淀物发现可疑菌时，可直接用型特异血清做荚膜肿胀试验，阳性者可快速做出诊断。分离培养时常用巧克力（色）血琼脂平板于36℃培养24～28h，根据菌落培养特性、生化反应，再做血平板卫星现象试验、荚膜肿胀试验鉴定。

4.防治原则 b型流感嗜血杆菌的荚膜多糖疫苗对1.5～2.0岁或2.0岁以上儿童有较好的体液免疫应答，1年内保护率达90%以上。治疗上，可选用广谱抗生素。必要时可将特异性免疫血清与磺胺合并使用，疗效好。

二、肺炎克雷伯菌

克雷伯菌属主要包括肺炎克雷伯菌（*Klebsiella pneumoniae*）、产酸克雷伯菌（*K. oxytoca*）两个种，肺炎克雷伯菌又分肺炎亚种（*K. pneumoniae* subsp. *pneumoniae*）、臭鼻亚种（*K. pneumoniae* subsp. *ozaenae*）、鼻硬结亚种（*K. pneumoniae* subsp. *rhinoscleromatis*）3个亚种。原来属于克雷伯菌属的解鸟氨酸克雷伯菌（*K. ornithinolytica*）、植生克雷伯菌（*K. planticola*）和土生克雷伯菌（*K. terrigena*）在2001年以后被划出，归为拉乌尔属（*Raoultella*），分别命名为解鸟氨酸拉乌尔菌（*R. ornithinolytica*）、植生拉乌尔菌（*R. planticola*）和土生拉乌尔菌（*R. terrigena*）。（G+C）mol含量为53%～58%，模式菌种为肺炎克雷伯菌。

肺炎克雷伯菌革兰氏染色阴性，大小为（0.5～0.8)μm×(1.0～2.0)μm，球杆形，成双或短链排列。有厚的荚膜，多数菌株有菌毛，无鞭毛，无芽胞。营养要求低，在普通培养基上可以生长，琼脂平板上形成大的灰白色黏液型菌落，用接种环挑取菌落时常被拉成丝状。本菌发酵乳糖，菌落在肠道选择培养基上常呈一定色泽。具有O抗原和K抗原。存在于人类肠道、呼吸道及水和谷物中。当机体免疫力降低或长期大量使用抗生素导致菌群失调时引起感染。

肺炎克雷伯菌的临床分离率仅次于大肠埃希菌，也是临床检出率最高的致病菌，其中肺炎克雷伯菌肺炎亚种可引起原发性肺炎。肺炎克雷伯菌肺炎亚种还能引起各种肺外感染，包括肠炎、脑膜炎（婴儿）和泌尿道感染及菌血症，是酒精中毒者、糖尿病和慢性阻塞性肺部疾病患者并发肺部感染的潜在危险因素。治疗宜选用敏感药物，如环丙沙星等。

（王艾琳）

第十二章 厌氧性细菌

厌氧性细菌（anaerobic bacteria）是一群必须在厌氧环境下才能生长繁殖的细菌，是人体正常菌群的组成部分，广泛存在于土壤、人和动物肠道。其种类繁多，按照能否形成芽胞，可将厌氧性细菌分为两大类：厌氧芽胞梭菌属和无芽胞厌氧菌。

第一节 厌氧芽胞梭菌属

厌氧芽胞梭菌属（Clostridium）是一群革兰氏染色阳性、能形成芽胞，芽胞直径常比菌体宽大，使菌体膨大呈梭状的大杆菌。除产气荚膜梭菌等极少数外，均有周鞭毛，无荚膜。能产生多种外毒素和侵袭性酶，致病性强，有特定的症状。该属细菌能引起人类疾病的主要有引起破伤风的破伤风梭菌、引起气性坏疽的产气荚膜梭菌和引起肉毒中毒的肉毒梭菌等。

一、破伤风梭菌

破伤风梭菌（C. tetani）是破伤风的病原菌。主要存在于人和动物肠道内，经粪便污染土壤。当机体皮肤黏膜受外伤、创口被污染或分娩时使用不洁器械断脐等时，细菌的芽胞可侵入局部，在环境条件适宜的情况下发芽繁殖，释放外毒素，引起破伤风。

（一）生物学性状

1. 形态与染色 革兰氏阳性杆菌，菌体细长，大小为（0.5～1.7）μm×（2.1～18.1）μm，有周鞭毛、无荚膜。芽胞呈正圆形，比菌体宽大，位于菌体顶端，使细菌呈鼓槌状，为本菌典型特征（彩图Ⅱ-4）。

2. 培养特性与生化反应 严格厌氧，在血平板上经37℃厌氧培养48h后，可见薄膜状爬行生长物，呈β溶血。在庖肉培养基中培养，液体部分微浑，庖肉变色，有腐败臭味。在普通琼脂平板上厌氧培养后，形成中心紧密，周边疏松、不整齐呈锯齿状的菌落。不发酵糖类，不分解蛋白质。

3. 抵抗力 芽胞对外界的抵抗力强，煮沸100℃、2h可被破坏，在干燥的土壤和尘埃中可存活数十年，高压蒸汽121.3℃、15～30min，干热160～170℃、1～2h可将其杀死。其繁殖体对青霉素敏感。

（二）致病性与免疫性

1. 致病物质 破伤风梭菌在创伤局部繁殖，不扩散到血液。芽胞在侵入的局部发芽形成繁殖体并生长繁殖，同时合成并释放毒性很强的破伤风外毒素。外毒素经运动神经终板吸收，沿神经纤维间隙逆行至脊髓前角细胞，上行至脑干；也可经淋巴液和血流到达中枢神经系统，引起破伤风。

（1）破伤风痉挛毒素（tetanospasmin） 是一种神经毒素（neurotoxin），是引起破伤风的主要致病物质。由质粒编码，为蛋白质，不耐热，65℃、30min即被破坏，也易被蛋白酶分解。毒性极强，仅次于肉毒毒素，腹腔注入小鼠的半数致死量（LD_{50}）为0.015ng，对人的致死量小于1μg。经甲醛脱毒成为类毒素，用于免疫接种可刺激人体产生抗毒素。

细菌最初合成的痉挛毒素为一条分子质量约150kDa的多肽，从菌体释出时，即被细菌蛋白酶裂解为一条分子质量约50kDa的轻链和一条100kDa的重链，但两条链仍由二硫键相连。重链有结合神经细胞（脊髓前角运动细胞和脑干神经细胞）和转运毒素分子的作用。重链通过其羧基端与神经肌肉结点处运动神经元细胞膜上的受体结合，促使毒素进入由细胞膜形成的小泡中；小泡从外周神经末梢沿轴突逆行向上，到达运动神经元细胞体，通过跨突触运动，进入传入神经末梢，从而进入中枢神经系统；再通过重链氨基端的介导产生膜的转位使轻链进入胞质。轻链为毒性部分，是一种锌内肽酶（zinc endopeptidase），可裂解储存有抑制性神经介质（γ-氨基丁酸、甘氨酸）的小泡上的膜蛋白特异性肽键，改变小泡的膜蛋白，从而阻止抑制性神经介质的释放。正常情况下，当屈肌运动神经元受刺激兴奋时，冲动也同时传入抑制性中间神经元，使之释放甘氨酸和γ-氨基丁酸抑制性介质，抑制相应的伸肌运动神经元使伸肌松弛，与屈肌收缩相互协调。同时，屈肌运动神经元的兴奋状态还受到抑制性神经元的负反馈抑制，使之不会过度兴奋。而破伤风痉挛毒素能选择性地封闭抑制性神经元，阻止抑制性神经介质的释放，干扰了抑制性神经元的协调作用，使肌肉活动的兴奋与抑制失调，导致伸肌与屈肌同时强烈收缩，骨骼肌发生强直性痉挛。

（2）破伤风溶血毒素（tetanolysin）　对氧敏感，其功能和抗原性与链球菌溶血素O相似，但在致破伤风中的作用尚不清楚。

2. 所致疾病　破伤风梭菌经伤口感染人体，引起破伤风。本病感染的重要条件是伤口形成厌氧微环境：伤口窄而深，有泥土或异物污染；大面积创伤，坏死组织多，局部组织缺血；同时有需氧菌或兼性厌氧菌混合感染的伤口，均易形成厌氧微环境，有利于破伤风梭菌繁殖。

潜伏期不定，可从几天至几周，平均7～14天，潜伏期与原发感染部位距离中枢神经系统的远近有关。感染部位距离中枢神经系统越近，潜伏期越短，病死率越高。发病早期有发热、头疼、不适、肌肉酸痛、流涎、出汗和激动等前驱症状。典型的体征是咀嚼肌痉挛所造成的苦笑面容、牙关紧闭及持续性背部肌肉痉挛引起的角弓反张。因植物性神经系统功能紊乱，还可产生心律不齐、血压波动和大量出汗造成的脱水。

3. 免疫性　破伤风免疫属外毒素免疫，主要是抗毒素发挥中和作用。破伤风痉挛毒素的毒性很强，极少量毒素即可致病，而如此少量的毒素尚不足以引起免疫，且毒素与组织结合后，也不能有效刺激免疫系统产生抗毒素，故一般病后不会获得牢固免疫力。获得有效抗毒素的途径是进行人工免疫。

（三）微生物学检查

由于伤口直接涂片镜检和病菌分离培养阳性率很低，故一般不进行微生物学检查。根据典型的症状和病史即可做出诊断。

（四）防治原则

1. 非特异性防治　正确处理创口及清创、扩创，防止厌氧微环境的形成。

2. 特异性紧急预防　对较深伤口且污染者，应立即注射破伤风免疫球蛋白（tetanus immunoglobulin，TIG）或1500～3000IU的破伤风抗毒素（tetanus antitoxin，TAT），从而迅速获得被动免疫。TIG属人源蛋白制品，一般无过敏反应，不需皮试，可以重复使用；而TAT为异种蛋白制品，须严格按使用说明书进行皮试和注射，严密观察和防治过敏反应的发生。

3. 特异性预防　一般采用注射破伤风类毒素的主动（自动）免疫方法。目前我国常规采用含有百日咳疫苗、白喉类毒素和破伤风类毒素的百白破三联疫苗，对3～6个月的儿童进行免疫，免疫程序为婴儿出生后第3、4、5月连续免疫3次，2岁、7岁时各加强一次，以建立基础免疫。对军人和易受创伤的人群，必要时可加强注射一针破伤风类毒素，血清中抗毒素滴度在几天内即可迅速升高。

4. 特异性治疗　包括使用抗毒素和抗生素。对已发病者应早期、足量使用TIG或TAT，因毒素一旦与细胞受体结合，抗毒素即失去中和作用。剂量为TIG 3000～6000IU，TAT 10万～20万IU，包括静脉滴注、肌内注射和伤口局部注射或浸润。抗菌治疗首选青霉素，青霉素过敏者可用四环素、红霉素等。

二、产气荚膜梭菌

产气荚膜梭菌（*C. perfringens*）广泛存在于土壤、人和动物肠道中，能引起人和动物多种疾病，是严重创伤感染的重要病原菌之一。

（一）生物学性状

1. 大小、形态与染色　革兰氏染色阳性，大杆状，大小为（0.6～2.4）μm×（1.3～19.0）μm，无鞭毛，在人或动物体内可形成明显的荚膜。芽胞呈椭圆形，比菌体细，位于次极端（图12-1）。

2. 培养特性　厌氧，但不十分严格。20～50℃均能旺盛生长，在其最适生长温度42℃时，繁殖周期仅为8min，因此常超过其他混合感染的细菌而占主导地位，有助于分离培养。在血平板上，多数菌株有双层溶血环，内环是由θ毒素引起的完全溶血，外环是由α毒素引起的不完全溶血。在蛋黄琼脂平板上，菌落周围出现乳白色浑浊圈，是由卵磷脂酶（α毒素）分解蛋黄中卵磷脂所致，若在培养基中加入α毒素的抗血清，因α毒素被抗毒素中

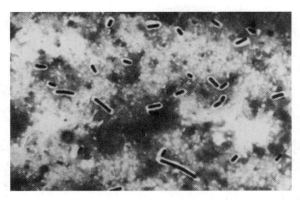

图 12-1　产气荚膜梭菌（1000×）

和，故不出现浑浊，此现象称 Nagler 反应，为本菌的特点。

本菌代谢活跃，可分解多种糖类，产酸产气。

在庖肉培养基中分解肉渣中糖类而产生大量气体。在牛乳培养基中分解乳糖产酸，使酪蛋白凝固；同时产生大量气体（H_2 和 CO_2），将凝固的酪蛋白冲成蜂窝状，气势凶猛，称"汹涌发酵"（stormy fermentation）现象，为本菌鉴别的主要特征。此外，能液化明胶，H_2S 试验阳性，卵磷脂酶阳性。

3. 分型　根据 4 种主要毒素（α、β、ε、ι）的不同抗原性，将其分为 A、B、C、D、E 5 种血清型。对人致病的主要为 A 型，引起气性坏疽和食物中毒。C 型可引起坏死性肠炎。

（二）致病性

1. 致病物质　产气荚膜梭菌有荚膜，能产生侵袭性酶和多种外毒素，有些外毒素即为侵袭性酶（表 12-1）。

表 12-1　产气荚膜梭菌主要和次要毒素及其分型

毒素	生物学作用	毒素分型				
		A	B	C	D	E
主要毒素						
α（alpha）	卵磷脂醇，增加血管通透性，溶血和坏死作用	+	+	+	+	+
β（beta）	坏死作用		+	+		
ε（epsilon）	增加胃肠壁通透性				+	
ι（lota）	坏死作用，增加血管通透性					+
次要毒素						
δ（delta）	溶血素		±	+		
θ（theta）	溶血素、细胞毒素	±	+	+	+	+
κ（kappa）	胶原酶、明胶酶、坏死作用	+	+	+	+	+
λ（lambda）	蛋白酶		+		+	+
μ（mu）	透明质酸酶	±	+	±	±	±
ν（nu）	DNA 酶	±	+	±	±	±
神经氨酸酶	改变神经节苷脂受体	+	+	+	+	+
其他						
肠毒素	肠毒素、细胞毒素	+	NT	+	+	NT

注："+"表示大多菌株产生；"±"表示某些菌株产生；"－"表示不产生；"NT"表示未研究

4 种主要毒素中，α 毒素（卵磷脂酶）最重要，5 种血清型均能产生，以 A 型的产量最大。β、ε、ι 毒素只有部分型别能产生。各型的部分菌株能产生次要毒素。

此外，很多 A 型和少数 C、D 型菌株能产生肠毒素，为蛋白质，能耐受肠道中蛋白酶作用，但不耐热。其作用机制是整段肠毒素肽链嵌入回肠和空肠上皮细胞膜，破坏膜离子运输功能，改变膜的通透性，引起腹泻。近年还发现肠毒素可作为超抗原，大量激活外周 T 细胞并释放各种淋巴因子，参与致病作用。

2. 所致疾病

（1）气性坏疽　是严重的创伤感染性疾病，

60% ～ 80% 由 A 型产气荚膜梭菌引起。多见于战伤、伤口污染的骨折及软组织损伤。致病条件与破伤风梭菌类似，即伤口形成厌氧环境。创口内常伴有水肿杆菌、败毒杆菌及溶组织杆菌等厌氧芽胞杆菌混合感染。

本病的潜伏期短，一般仅为 8 ～ 48h，病菌除产生多种毒素外，还具有在体内可形成荚膜和繁殖周期短等特点，使该病发展迅速，病情险恶。如不及时治疗，常导致死亡。由细菌产生的卵磷脂酶、胶原酶、透明质酸酶、DNA 酶等具有分解破坏作用，使病菌易穿过肌肉结缔组织间隙，侵入四周正常组织，发酵肌肉和组织中的糖类，产生大量气体，造成气肿；同时血管通透性增加，水分渗出，局部水肿，进而挤压软组织和血管，影响血液供应，造成组织坏死。严重病例表现为组织胀痛剧烈，水气夹杂，触摸有捻发感，最后大块组织坏死，并有恶臭。病菌产生的毒素和组织坏死的毒性产物被吸收入血，还可引起毒血症、休克等。

（2）食物中毒　　主要由食入被 A 型产气荚膜梭菌大量污染的食物（主要为肉类食品）而引起。潜伏期约 10h，临床表现为腹痛、腹胀、水样腹泻；无发热、无恶心呕吐。1～2 天后自愈。如不进行细菌学检查常难确诊。

（3）坏死性肠炎　　由 C 型产气荚膜梭菌产生的 β 毒素引起。此病发病急，有腹痛、腹泻及血便。要注意与菌痢、出血性肠炎相区别。

（三）微生物学检查

1. 直接涂片镜检　　直接涂片镜检是极有价值的快速诊断法。创伤分泌物及深部创口取材涂片、革兰氏染色，镜检可见有荚膜的革兰氏阳性大杆菌，白细胞甚少且形态不典型，并伴有其他杂菌等，根据三个特点即可报告初步结果。

2. 分离培养与动物实验　　取坏死组织制成悬液，接种血平板、牛乳培养基或庖肉培养基厌氧培养，观察生长情况，取培养物涂片镜检，并用生化反应鉴定。必要时可取细菌培养液 0.5～1ml 静脉注射小鼠做动物实验，10min 后处死，置 37℃经 5～8h，如动物躯体膨胀，出现泡沫肝，取肝或腹腔渗出液涂片镜检并分离培养。关于产气荚膜梭菌性食物中毒，如在发病后一日内，食物中检出大于 10^5 个 /g 病菌或粪便中 10^6 个 /g 病菌即可确诊，也可用 ELISA 检测患者粪便中肠毒素。

（四）防治原则

气性坏疽病原菌种类多，所产生的毒素型别多，抗原复杂，目前尚无预防用的类毒素。预防措施主要是伤口及时清创、扩创，局部用 H_2O_2 冲洗、湿敷，破坏和消除局部厌氧微环境。因本菌离开人体后很快形成芽胞，可在病室传播，故必须严格隔离患者，并对所用的器械及敷料彻底灭菌。其治疗措施主要是对感染局部尽早施行扩创，切除坏死组织，必要时截肢以防止病变扩散，并使用大剂量青霉素等抗生素以杀灭病原菌和其他细菌。感染早期可用多价抗毒素血清。近年来用高压氧舱法治疗气性坏疽，可使血液和组织的含氧量提高 15 倍，能部分抑制厌氧菌的生长与毒素的产生。

三、肉毒梭菌

肉毒梭菌（*C. botulinum*）主要存在于土壤中，引起人和动物肉毒病，最常见的为肉毒中毒和婴儿肉毒病。

（一）生物学特性

1. 大小、形态与染色　　菌体粗短，大小为 0.9μm×（4.0～6.0）μm，单个或成双排列，有时可呈链状，有周身鞭毛，无荚膜。芽胞呈椭圆形，比菌体粗，位于次极端，使菌体呈汤匙状或网球拍状。革兰氏染色呈阳性。

2. 培养特性与生化反应　　严格厌氧，营养要求不高，可在普通琼脂平板上生长，在血清消化粉厌氧培养基（GAM）血平板上经 24h 培养形成 2～4mm 白色粗糙的较大菌落，有 β 溶血环；在卵黄培养基上，菌落周围出现浑浊圈；在庖肉培养基中生长，可消化肉渣，使之变黑，有腐败恶臭。分解葡萄糖、麦芽糖产酸产气，产生 H_2S，液化明胶。

3. 抵抗力　　芽胞可耐热 100℃、1h 以上，干热 180℃、2h，湿热 121.3℃、30min 才能将其芽胞杀死。肉毒毒素不耐热，经 56℃、30min 可被灭活。毒素对酸的抵抗力较破伤风毒素强，胃液作用 24h 不被破坏，可被胃肠吸收。

4. 分型　　根据遗传特性分为 I～IV 4 组；根据神经毒素的抗原性分为 A～G 7 个型。大多数菌株只产生一种型别毒素，各型毒素只能被同型抗毒素中和。I、II 组可引起人类疾病，以 I 组多见，最主要的型别为 A、B 和 E 型，F 型偶见。我国报告的大多为 A 型。II 组包括产生 B、E、F 型毒素的一些菌株。III 组包括产生 C、D 型毒素的菌株，主要引起鸟类肉毒病。IV 组为产生 G 型毒素的菌株。

（二）致病性

1. 致病物质　　该菌产生的肉毒毒素是已知毒性最强烈的神经毒素，毒性是氰化钾的 1 万倍，经腹腔注入小鼠的 LD_{50} 为 0.006 25ng。1mg 纯结晶肉毒毒素能杀死 2 亿只小鼠，对人的致死量约为 0.1μg。肉毒毒素不耐热，煮沸 20min 即可被破坏。肉毒毒素的结构、功能和致病机制与破伤风痉挛毒素非常相似，前体和裂解后片段的大小也相当。主要不同点是：①肉毒毒素对酸和蛋白酶的抵抗力强，可稳定存在于外环境和胃肠道。肉毒毒素被吸收进入血液循环，作用于外周胆碱能神经，抑制神经肌肉接点处神经介质乙酰胆碱的释放，导致弛缓性麻痹。②毒素经内化作用进入细胞内由细胞膜形成的小泡中，并留在神经肌肉接点处。③C 型和 D 型毒素由噬菌体编码，其他型毒素均由染色体决定。

2. 所致疾病

（1）食物中毒　　食品在制作过程中被肉毒梭菌芽胞污染，制成后未被彻底灭菌，芽胞在厌氧环境中发芽繁殖，产生毒素，食前又未经加热烹调，人们食入已产生的毒素，发生食物中毒。该病是单纯性毒素中毒。

肉毒中毒的临床表现与其他食物中毒不同，胃肠道症状很少见，主要为神经末梢麻痹。潜伏期可短至数小时，先有乏力、头痛等不典型症状，接着出现复视、斜视、眼睑下垂等眼肌麻痹症状；再是吞咽、咀嚼困难等咽部肌肉麻痹症状；进而膈肌麻痹、呼吸困难、直至呼吸停止导致死亡。很少见肢体麻痹。无发热，神智清楚。如果及时给予支持疗法及控制呼吸道感染，可明显降低病死率。存活患者恢复十分缓慢，可从几个月到几年，直到受损的神经末梢重新长出。

肉毒毒素一般存在于封闭保存或腌制食品中，如罐头、腊肠、火腿、发酵豆制品等，肉毒毒素引起的食物中毒在国外以罐头、香肠、腊肠等肉制品为主；在我国十几个省（自治区）均有发现，新疆较多，主要由发酵豆制品（臭豆腐、豆瓣酱等）引起的，其占80%以上，发酵面制品（甜面酱等）占10%左右。随着人们饮食习惯的改变，也要预防由肉类食品引起的肉毒中毒。

（2）婴儿肉毒病　　1976年由美国首先报道。1岁以下，特别是6个月以内的婴儿，因其肠道的特殊环境及缺乏能拮抗肉毒梭菌的正常菌群，食入被肉毒梭菌芽胞污染的食品（如蜂蜜）后，芽胞发芽、繁殖，产生毒素而致病。症状与肉毒毒素食物中毒类似，早期的症状是便秘，吸乳无力。该病的死亡率不高（1%～2%）。

（3）创伤感染中毒　　若伤口被肉毒梭菌芽胞污染，芽胞在局部厌氧环境中能发芽繁殖并释放出肉毒毒素，导致机体肉毒毒素中毒。此型偶尔见于机体抵抗力降低的成人、儿童。肉毒毒素气溶胶也可以从呼吸道侵入机体引起机体中毒。

（三）微生物学检查

食物中毒患者可取剩余食物、呕吐物或粪便分离病菌，同时检测粪便、食物和患者血清中的毒素活性。婴儿肉毒病应取粪便分离病菌并检测毒素。粪便、食物等标本可先80℃加热10min，杀死标本中无芽胞杂菌，再进行厌氧培养分离本菌。毒素检查可将培养物滤液或食物悬液上清液分成两份，

其中一份与多价抗毒素混合，然后分别注射小鼠腹腔，若有毒素，多于1～2天内发病，可出现眼睑下垂、四肢麻痹等症状。如果经抗毒素处理的小鼠得到了保护，也表明有相应毒素存在。

（四）防治原则

加强食品卫生管理和监督；个人防护包括低温保存食品，防止芽胞成为繁殖体；80℃加热食品20min破坏毒素。对患者应尽早根据症状做出诊断，迅速注射A、B、E三型多价抗毒素，同时加强护理和对症治疗。

四、艰难梭菌

艰难梭菌（*C. difficile*）是人类肠道中的正常菌群之一，对氧十分敏感，很难分离培养，故得名。当临床长期使用或不正规使用某些抗生素（氨苄青霉素、头孢霉素、红霉素、氯林可霉素等）以后，引起肠道内的菌群失调，使耐药的艰难梭菌被药物选择出后大量繁殖而致病，导致以发热、腹痛、水样泻及伪膜性肠炎为主要症状的艰难梭菌相关性腹泻（*Clostridium difficile*-associated diarrhea，CDAD）。

1. 生物学特性　　菌体粗大，大小为（0.5～1.9）μm×（3.0～16.9）μm，有鞭毛。芽胞呈卵圆形，位于菌体次极端，在外环境可存活数周至数月。革兰氏染色阳性。专性厌氧。用环丝氨酸-甘露醇等特殊培养基可从粪便中分离到本菌，但成人粪便的分离率很低。

2. 致病性　　产生A、B两种毒素，A为肠毒素，能趋化中性粒细胞浸润回肠肠壁，释放细胞因子，导致液体大量分泌和出血性坏死；B为细胞毒素，能使肌动蛋白解聚，损坏细胞骨架，致细胞团缩坏死，损伤肠壁细胞。若机体长期或不规范使用抗生素可抑制肠道中的正常菌群，导致菌群失调而引起内源性感染；在医院内，若易感人群增多，人与人之间的传播可引起外源性感染。在使用抗生素5～10天，出现以发热、腹痛、水样泻及伪膜性肠炎为主要症状的CDAD，粪便内还可检测到一种或两种艰难梭菌毒素。严重者可危及生命。治疗时应及时停用相关抗生素，改用对本菌敏感的万古霉素或甲硝唑等。

第二节　无芽胞厌氧菌

无芽胞厌氧菌种类繁多，包括革兰氏阳性和革兰氏阴性的球菌和杆菌，是寄生于人和动物体内的正常菌群，在人体正常菌群中占有绝对优势，是其他细菌（需氧菌和兼性厌氧菌）的10～1000倍。

例如，在肠道菌群中，厌氧菌占99.9%，大肠埃希菌等只占0.1%。在皮肤、口腔、上呼吸道、泌尿生殖道中，厌氧菌占80%～90%。在某些情况下，厌氧菌成为条件致病菌引起内源性感染。随着厌氧培养技术的发展和抗厌氧菌药物的应用，厌氧菌在临床上的重要性越来越受到重视。在临床厌氧菌感染中，无芽胞厌氧菌的感染率占90%，以混合感染多见。

一、生物学性状

无芽胞厌氧菌有30多属、200多种，其中与人类疾病相关的主要有10属（表12-2）。

表12-2　与人类疾病相关的主要无芽胞厌氧菌

革兰氏阴性		革兰氏阳性	
杆菌	球菌	杆菌	球菌
类杆菌属（Bacteroides）	韦荣菌属（Veillonella）	丙酸杆菌属（Propionibacterium）	消化链球菌属（Peptostreptococcus）
普雷沃菌属（Prevotella）		双歧杆菌属（Bifidobacterium）	
卟啉单胞菌属（Porphyromonas）		真杆菌属（Eubacterium）	
梭杆菌属（Fusobacterium）		放线菌属（Actinomyces）	

1. 革兰氏阴性厌氧杆菌　革兰氏阴性厌氧杆菌有8属，以类杆菌属中的脆弱类杆菌（B. fragilis）最为重要，主要分布于结肠和口腔，占临床厌氧菌分离株的25%。菌体两端钝圆而浓染，有荚膜。主要引起腹腔脓肿、败血症等。梭杆菌菌体延伸呈梭形，其余菌属形态都非常小。除类杆菌在培养基上生长迅速外，其余均生长缓慢，需3天以上。类杆菌有典型的革兰氏阴性菌细胞壁，但其脂多糖无内毒素活性，主要是因为其氨基葡萄糖残基上脂肪酸较少且缺乏磷酸基团。

2. 革兰氏阴性厌氧球菌　革兰氏阴性厌氧球菌有3属，其中韦荣菌属最重要，是咽喉部主要厌氧菌。成对、成簇或短链状排列。分离率小于1%，常为混合感染菌之一。

3. 革兰氏阳性厌氧杆菌　革兰氏阳性厌氧杆菌有7属。占临床厌氧菌分离株的22%，其中57%为丙酸杆菌，23%为真杆菌。

（1）丙酸杆菌属　　小杆菌，常呈链状或成簇排列，无鞭毛，能发酵糖类产生丙酸。能在普通培养基上生长，需培养2～5天。其中痤疮丙酸杆菌（P. acnes）最常见。

（2）双歧杆菌属　　多形态，有分枝，无鞭毛，严格厌氧，耐酸。目前共有29种，其中10种与人类有关。双歧杆菌在婴儿、成人肠道菌群中占很高比例，在婴儿尤为突出。该菌在大肠中起重要的调节作用，能控制pH、对抗外源致病菌的感染。其中齿双歧杆菌（B. dentium）与龋齿和牙周炎有关，但其致病作用仍不明确。

（3）真杆菌属　　单一形态或多形态，动力不定，严格厌氧，生化反应活泼，生长缓慢，常需培养7天，也是肠道重要正常菌群。其中17种与感染有关，都为混合感染，迟钝真杆菌（E. lentum）最常见。

（4）乳杆菌属（Lactobacillus）　　因发酵糖产生大量乳酸而得名。存在广泛。嗜酸性，最适pH为5.5～6.0，在pH为3.0～4.5时仍能生存，在无芽胞杆菌中，其耐酸力最强。妇女青春期阴道内乳酸杆菌可分解分泌物中的糖产酸，抑制致病菌的生长。肠道乳酸杆菌可分解糖产酸，抑制致病菌及腐败菌的繁殖，乳酶生即由活的乳酸杆菌制成，可治疗消化不良及腹泻。酸牛奶中的乳酸杆菌也有抑制肠道致病菌的作用。

4. 革兰氏阳性厌氧球菌　革兰氏阳性厌氧球菌有5属，21种。消化链球菌属最重要，主要寄居于阴道，生长缓慢，需培养5～7天。占临床厌氧菌分离株的20%～35%，常为混合感染。厌氧菌菌血症仅1%由革兰氏阳性球菌引起，主要为消化链球菌属，常由女性生殖道感染而引起。

二、致病性

1. 致病条件　无芽胞厌氧菌是人体的正常菌群，在其寄居部位改变、机体免疫力下降或菌群失调等情况下，若局部有坏死组织、供血障碍等厌氧微环境，则成为条件致病菌，引起内源性感染。

无芽胞厌氧菌成为条件致病菌后，毒力主要有：①改变对氧的耐受性，如类杆菌属很多菌种能产生超氧化物歧化酶（superoxide dismutase，SOD），有利于在局部组织的致病作用；②与混合感染的需氧菌或兼性厌氧菌协同作用；③通过菌毛、荚膜等表面结构吸附和侵入上皮细胞与各种组织；④产生多种毒素、胞外酶和可溶性代谢物，如脆弱类杆菌某些菌株能产生肠毒素，产黑色素类杆菌能产生胶原酶、蛋白酶、纤溶酶、溶血素、DNA酶、透明质酸酶等。

具有下列特征之一时，应考虑无芽胞厌氧菌感染：①内源性感染，感染部位可遍及全身，多呈慢性过程；②无特定病型，大多为化脓性感染，形成局部脓肿或组织坏死，也可侵入血流形成败血症；③分泌物或脓液黏稠，乳白色、粉红色、血色或棕黑色，有恶臭，有时有气体；④脓液、血液等标本直接涂片可见细菌，但在有氧环境中培养无细菌生长；⑤使用氨基糖苷类抗生素（链霉素、卡那霉素、庆大霉素）长期治疗无效。

2. 所致疾病　无芽胞厌氧菌感染无特定病型，大多为化脓性感染，感染部位遍及全身。

（1）败血症　败血症中厌氧菌培养率较低，多数为脆弱类杆菌，其次为消化链球菌。原发病灶可能是腹腔和盆腔内感染。

（2）中枢神经系统感染　脑脓肿最常见，主要继发于中耳炎、乳突炎、鼻窦炎等邻近感染，也可经直接扩散和转移而形成。分离的细菌种类与原发病灶有关，革兰氏阴性厌氧杆菌最常见。

（3）口腔感染　大多起源于齿槽脓肿、下颌骨髓炎、急性坏死性溃疡性齿龈炎（奋森咽峡炎）和牙周病等牙齿感染。主要由核梭杆菌（*F. nucleatum*）和普雷沃菌属等引起。

（4）呼吸道感染　可感染呼吸道的任何部位，如扁桃体周围蜂窝织炎、吸入性肺炎、坏死性肺炎、肺脓肿和脓胸等。厌氧菌的肺部感染逐渐增多。主要由普雷沃菌属、坏死梭杆菌（*F. necrophorum*）、核梭杆菌、消化链球菌和脆弱类杆菌等引起。

（5）腹腔感染　胃肠道由手术、损伤及其他异常引起的腹膜炎、腹腔脓肿等主要与厌氧菌感染有关。与阑尾、大肠相关的感染主要由类杆菌，特别是脆弱类杆菌引起。在腹腔感染中，脆弱类杆菌占病原菌的60%以上。

（6）女性生殖道感染　女性生殖道由手术或其他并发症引起的盆腔脓肿、输卵管卵巢脓肿、子宫内膜炎、脓毒性流产等主要与厌氧菌感染有关。主要由消化链球菌属、普雷沃菌属和紫单胞菌等引起。

三、微生物学检查

1. 标本采集　最可靠的标本是切取或活检得到的组织标本；从感染深部吸取的渗出物或脓汁。因厌氧菌对氧敏感，采集的标本宜立刻放入特制的厌氧标本收集瓶中，迅速送检。

2. 直接涂片镜检　脓汁或穿刺液标本可直接涂片染色，观察细菌的形态特征、染色性及菌量，供培养、判断结果时参考。

3. 分离培养与鉴定　这是证实无芽胞厌氧菌感染的关键步骤。标本应立即接种到营养丰富、新鲜，含有还原剂的特殊培养基、选择培养基中，牛心脑浸液血平板最常用。在厌氧环境中进行接种，置于37℃厌氧培养2～3天，如无菌生长，继续培养至1周。挑取生长的菌落接种两块血平板，分别置有氧和无氧环境中培养，兼性厌氧菌在两种环境中都能生长，专性厌氧菌只能在厌氧环境中生长。获得纯培养后，再经生化反应进行鉴定。

此外，利用气液相色谱检测细菌代谢终末产物能迅速做出鉴定，需氧菌和兼性厌氧菌只能产生乙酸，厌氧菌能产生其他短链脂肪酸（如丁酸、丙酸）。利用核酸杂交、PCR等方法可对一些无芽胞厌氧菌做出迅速和特异性诊断。

四、防治原则

外科清创引流是预防厌氧菌感染的一个重要措施。要正确选用抗生素。95%以上临床厌氧菌包括脆弱类杆菌对甲硝唑、氯霉素、亚胺硫霉素、氧哌嗪青霉素、羧噻吩青霉素、克林霉素等敏感。革兰氏阳性厌氧菌对万古霉素敏感。但越来越多耐药菌株的产生增加了治疗的难度，如脆弱类杆菌能产生β-内酰胺酶，破坏青霉素和头孢霉素。因此，对临床分离株进行抗生素敏感性测定很有必要。同时，在一个地区监测常见的厌氧菌菌株对抗生素敏感性的变化对于治疗也有重要的指导作用。

（何群力）

第十三章　动物源性细菌

若人类和动物的某一种传染病是由同一种病原菌引起，则称为人畜共患病（zoonosis），引起人畜共患病的病原菌即动物源性细菌。人类感染的病原菌来自于宿主动物，通过直接接触动物或其污染物（如土壤、污水或食物等）及媒介动物叮咬等途径而传播。动物源性细菌主要有布鲁斯菌、炭疽芽胞杆菌和鼠疫耶尔森菌。

第一节　布鲁斯菌

布鲁斯菌属（*Brucella*）共有 6 个生物种，19 个生物型，最早是由英国军医 Bruce 在 1887 年分离，故而得名。其中羊布鲁斯菌（*B. melitensis*）、牛布鲁斯菌（*B. abortus*）、猪布鲁斯菌（*B. suis*）和犬布鲁斯菌（*B. canis*）4 个种可引起人类布鲁斯菌病（brucellosis），绵羊附睾布鲁斯菌（*B. ovis*）可引起公绵羊布鲁斯菌病，沙林鼠布鲁斯菌（*B. neotomae*）可引起沙林鼠布鲁斯菌病。在我国主要流行的是羊布鲁斯菌。近些年来的核酸杂交结果显示，布鲁斯菌属中只含有一种布鲁斯菌，即羊布鲁斯菌，其他种则为羊布鲁斯菌的生物变异种（biovars）。

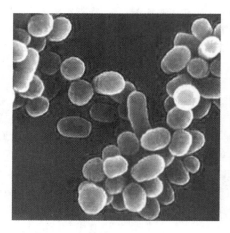

图 13-1　布鲁斯菌（15 000×）

一、生物学性状

1. 形态与染色　菌体呈球杆状，大小为（0.4～0.8）μm×（0.5～1.5）μm，散在排列，革兰氏染色呈阴性。本属菌无芽胞、无鞭毛，为光滑型，可形成荚膜（图 13-1）。

常用柯氏染色法染色：① 0.5% 沙黄水溶液加热染色 3～5min；②再用 0.5% 孔雀绿水溶液复染 30～40s。染色后，布鲁斯菌呈红色，其他菌为绿色。

2. 培养特性　为需氧菌，最适生长温度为 35～37℃，最适 pH 为 6.6～6.8，牛布鲁斯菌在初次分离时需 5%～10% CO_2。在普通培养基上生长缓慢，常用肝浸汁培养基。在固体培养基上形成无色、透明、圆形的光滑型菌落，在液体培养基中呈均匀浑浊生长，在血琼脂培养基上不溶血。培养的最大特点是生长繁殖慢，尤其是初代分离的细菌甚至需要 5～10 天才能生长，实验室传代保存的细菌一般培养 28～32h 到达对数生长期。

3. 生化反应　对糖的分解能力不一致，能分解尿素。羊、牛、猪 3 种布鲁斯菌产生 H_2S 及在含碱性染料培养基中的生长情况不同，可用来鉴别这 3 种布鲁斯菌（表 13-1）。

4. 抗原构造　主要存在两种抗原，即 M 抗原（羊布鲁斯菌菌体抗原）和 A 抗原（牛布鲁斯菌菌体抗原）。这两种抗原均为 LPS 抗原，在不同种布鲁斯菌中的含量不同，羊布鲁斯菌 M：A 为 20：1，牛布鲁斯菌 M：A 为 1：20，猪布鲁斯菌 M：A 为 1：2。此外，还含有 G、Z、Vi、R 等抗原，且这些抗原与其他菌属细菌有共同成分。

5. 抵抗力　在土壤、毛皮、病畜的脏器、肉及鲜奶中可存活数周至数月。对热、常用消毒剂、紫外线均很敏感，如在 80～100℃ 条件下或 3% 来苏中数分钟死亡、日光直射下 20min 死亡。对常用的抗生素也较敏感。

二、致病性与免疫性

1. 致病物质　　主要致病物质是内毒素、荚膜和侵袭性酶，后者增强其侵袭力，使菌体能通过完整的皮肤和黏膜进入机体。此外，其外膜蛋白具有免疫原性，可诱导迟发型超敏反应。由于布鲁斯菌是细胞内寄生菌，迟发型超敏反应与布鲁斯菌病的发生有关。

2. 所致疾病　　布鲁斯菌是人畜共患病布鲁斯菌病的病原体，其主要自然宿主是羊、牛和猪。虽然不同种布鲁斯菌主要感染不同种的动物，如羊布鲁斯菌病主要是由羊布鲁斯菌感染引起的，牛布鲁斯菌病主要是由牛布鲁斯菌引起的，猪布鲁斯菌病主要是由猪布鲁斯菌引起的，但是各种布鲁斯菌均有广泛的宿主范围，包括人类。我国流行的优势菌种为羊布鲁斯菌，其次为牛布鲁斯菌。动物感染布鲁斯菌后可引起乳腺炎、子宫炎、睾丸炎、附睾炎等，感染的动物可经粪、尿和乳汁等排菌，母畜感染后可引起流产，布鲁斯菌随胎畜、羊水等大量排出。人类对布鲁斯菌普遍易感，接触上述病原菌污染物后，细菌可通过消化道（主要是食入含有病原菌的鲜奶和未经巴氏消毒处理的奶制品）、皮肤（接触感染的动物组织）及呼吸道和眼结膜等多种途径进入体内。不同种布鲁斯菌引起的人类布鲁斯菌病有明显的差别，羊布鲁斯菌常引起急性严重的布鲁斯菌病，牛、猪和犬布鲁斯菌引起的布鲁斯菌病比较温和。羊、牛、猪等动物的胎盘和胎膜含有赤藓醇（erythritol），能刺激布鲁斯菌生长，结果产生胎盘炎症而导致流产；人类胎盘不含有赤藓醇，故人类感染布鲁斯菌后不引起流产。

布鲁斯菌进入人体后，被巨噬细胞和中性粒细胞吞噬并寄生在这些细胞内，成为胞内寄生菌，随淋巴流至局部淋巴结，临床上为潜伏期，持续 1 ～ 6 周。细菌在淋巴结生长繁殖达一定数量时，突破淋巴结而侵入血流，引起菌血症。由于内毒素的作用，患者出现发热而发病。细菌沿着血流到达肝、脾、骨髓、淋巴结等继续繁殖，此时患者发热逐渐消退。细菌在上述脏器繁殖达一定数量时再次入

血，菌血症再度致患者发热。如此反复发生的菌血症致使患者发热和消退交替出现，呈波浪热。患者除发热外还表现出虚弱、出汗、关节疼痛、淋巴结肿大等症状和体征，病程一般持续数周至数月。原发感染后可转为慢性，患者伴有乏力、低烧、疼痛等，体内分离不到布鲁斯菌。

3. 免疫性　　机体对布鲁斯菌的免疫力为有菌免疫，即体内有布鲁斯菌存在时，对再次感染布鲁斯菌有较强的免疫力。随着病程的延续，机体对布鲁斯菌的免疫力逐渐增强，细菌被逐渐消灭，最终有菌免疫转变为无菌免疫。由于布鲁斯菌寄生在细胞内，抗布鲁斯菌免疫以细胞免疫为主，抗体可发挥免疫调理作用，辅助细胞免疫效应。羊布鲁斯菌能抵抗抗体及吞噬作用，因此其致病力最强。布鲁斯菌感染刺激产生的细胞免疫与迟发型超敏反应交织存在，并与布鲁斯菌病的发生、发展、慢性化和反复发作相关联。

三、微生物学检查

患者的血液、骨髓、尿、乳汁、关节渗出液等均可作为分离病原菌的标本，但最常用的是血液标本。急性期血液培养病原菌的阳性率近 90%，亚急性期及慢性期也达 50% ～ 60%。可从病畜流产胎儿、死羔、胎盘、乳汁、血液、骨髓、肝、脾等中分离病原菌。为提高布鲁斯菌的分离培养阳性率，可先将被检材料皮下或腹腔注入小鼠或豚鼠，20 天（小鼠）或 30 天（豚鼠）后解剖感染动物，培养细菌。

1. 分离培养与鉴定　　将标本接种于双相肝浸汁培养基的液相肝浸汁肉汤中，混合后倾斜，使含有被检标本的肉汤涂在固相肝浸汁斜面上。置 37℃、5% ～ 10% CO_2 培养箱中，3 天后观察结果，若无布鲁斯菌生长，可再倾斜继续培养，在 3 ～ 4 周未见可疑菌生长，则定为阴性。若有细菌生长，可根据菌落特点、涂片染色镜检、抗布鲁斯菌血清反应等进行初步鉴定。菌种间的区分则以 CO_2 的要求、H_2S 的产生、染料抑菌试验、单相特异性抗血清等作鉴别（表 13-1）。

表 13-1　3 种布鲁斯菌的鉴别要点

菌种	CO_2 需要	H_2S 产生	染料抑菌试验		凝集反应	
			硫堇（1 : 25 000）	复红（1 : 50 000）	抗 A 血清	抗 M 血清
羊布鲁斯菌	-	-	-	+	-	+
牛布鲁斯菌	+	+	-	+	+	-
猪布鲁斯菌	-	+	+	-	+	+

2. 血清学试验　　IgM 抗体在急性期患者的第 1 周就可出现，在发病 3 个月时含量达到高峰，在

慢性期时持续存在，某些患者甚至在接受适当的抗生素治疗后，高含量的 IgM 抗体仍可持续 2 年多。IgG 抗体在发病后第 3 周升高，6 ~ 8 周达高峰，在慢性期时仍维持高含量。

（1）玻片凝集试验　取患者血清 20μl，滴加标化凝集抗原 1 滴（约 30μl），出现凝集者为阳性。该法适于基层做大面积筛选性检查时应用。

（2）试管凝集试验　将患者血清从 1：25 倍开始作倍比稀释，各管加入标化抗原 0.5ml，凝集效价在 1：100 以上者为阳性。该法具有较好的特异性和敏感性，适于检疫及临床诊断时应用。

（3）补体结合试验　以 1：10 出现抑制溶血者为阳性。该试验的特异性较强，且结果与患者临床表现有较好的一致性，故常用于临床诊断。此外，也用于自然感染与人工免疫的鉴别，后者补体结合试验常表现为阴性。

（4）抗球蛋白试验（Coomb's 试验）　布鲁斯菌感染 2 周后可出现不完全抗体，该抗体 3 个月达高峰，持续 1 年左右，因此，该试验可在早期和追溯诊断时使用。

（5）ELISA　以布鲁斯菌细胞内蛋白质作为抗原，可检出 IgG、IgM 和 IgA 类抗体。此法的敏感性和特异性均优于凝集试验，尤其适用于疾病慢性期抗体的检测。

3. 皮肤试验　取布鲁斯菌素（brucellin）于被检者前臂内侧前 1/3 处皮内注入 0.1ml，在注射后 24h、48h 做两次检查，记录反应最强的一次，结果以红肿直径超过 2.5cm 为阳性；若注射后 6h 出现红肿，24h 又消失，并非为迟发型超敏反应引起，判定为阴性。皮肤试验阳性可用来诊断慢性布鲁斯菌病或曾患过布鲁斯菌病。

四、防治原则

采取综合措施预防、控制和消灭布鲁斯菌病，其中控制和消灭家畜传染源是最重要的措施。对非经济型家畜，未经疫苗接种而呈血清学反应或皮肤试验一项阳性者，即使无临床症状，也应被淘汰。对经济型家畜阳性者应进行隔离、分批淘汰。切断传播途径也是预防的主要措施之一，牛奶应经巴氏消毒才能上市和制成奶制品、家畜肉应煮熟后食用以防止消化道传播，对家畜流产物、皮毛等应进行妥善处理以防止接触传播，从事布鲁斯菌制剂的实验人员应进行个人防护以防止呼吸道传播。对与家畜及其制品接触的职业人员应进行疫苗接种。目前我国通用的 104M 活菌苗皮上划痕接种法，免疫期为 1 年。布鲁斯菌对多种抗生素敏感，治疗一般选用四环素、氨苄青霉素和链霉素等。

第二节　炭疽芽胞杆菌

炭疽芽胞杆菌（*B. anthracis*），俗称炭疽杆菌，归属于芽胞杆菌属（*Bacillus*），该属为革兰氏阳性大杆菌，多数在有氧条件下形成芽胞，绝大多数为腐生菌，一般不致病，当人体免疫力低下时可引起结膜炎、虹膜炎等。炭疽芽胞杆菌是本属中最主要的致病菌，是引起人和动物炭疽病（anthrax）的病原体。1876 年，德国学者 Koch 分离出炭疽芽胞杆菌，这是人类第一个发现的病原菌，炭疽芽胞杆菌作为最主要的生物战剂曾在过去的战争中被使用过，也可能成为未来新的生物战剂，应予警惕。此外，芽胞杆菌属的蜡样芽胞杆菌（*B. cereus*）能产生肠毒素引起食物中毒；枯草芽胞杆菌（*B. subtilis*）对免疫力低下者偶可引起败血症，有时成为实验室污染的主要细菌。

一、生物学性状

1. 形态与染色　炭疽芽胞杆菌是致病菌中最大的细菌，菌体呈粗大杆状，大小为（1.0 ~ 2.0）μm×

（3.0 ~ 5.0）μm，两端平切，新鲜标本分离时呈单个或短链排列，人工培养基中常见菌体相连如竹节状排列，革兰氏染色阳性，无鞭毛。有毒菌株在机体内或含血清的培养基中可形成荚膜，在有氧条件和适宜的温度下易形成芽胞，芽胞呈椭圆形、位于菌体中央、小于菌体宽度（图 13-2）。

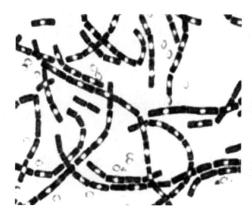

图 13-2　炭疽芽胞杆菌（1000×）

2. 培养特性和生化反应　需氧，最适温度为 30 ～ 35℃，在普通琼脂培养基上生长良好，培养 24h 形成灰白色大而扁平的 R 型菌落，低倍镜观察可见卷发状边缘（图 13-3）。在肉汤培养基中呈絮状沉淀生长，在血琼脂平板上不溶血。有毒株在含有 NaHCO₃ 琼脂平板培养基、在 5% CO₂ 环境下于 37℃培养 48h 可产生荚膜，变成黏液型菌落，而无毒株仍为 R 型菌落。能分解葡萄糖、麦芽糖、蔗糖、果糖，产酸不产气。能徐缓液化明胶。

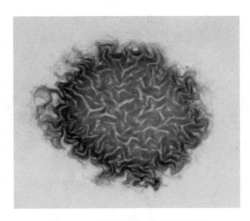

图 13-3　炭疽芽胞杆菌的菌落

3. 抗原构造　有以下 4 种抗原成分。

（1）荚膜多肽抗原　由 D- 谷氨酸多肽组成，具有抗吞噬作用，与毒力有关。

（2）菌体多糖抗原　由等量的 N- 乙酰葡糖胺和 D- 半乳糖组成，与毒力无关。由于耐热，经长时间煮沸仍可与相应抗体发生沉淀反应，称 Ascoli 热沉淀反应。方法是将病畜皮毛或腐败组织标本剪碎，加 5 ～ 10 倍生理盐水浸渍，置沸水中煮沸 30min 后过滤，取滤液与炭疽芽胞杆菌抗血清进行环状沉淀反应。该抗原的特异性不高，敏感性也差，只能在判断炭疽病时供参考。

（3）芽胞抗原　是芽胞特异性抗原，具有免疫原性。

（4）保护性抗原　是炭疽毒素的组成部分，为炭疽芽胞杆菌代谢过程中产生的一种蛋白质。该抗原注射到豚鼠体内可对炭疽芽胞杆菌产生抗感染免疫。

4. 抵抗力　繁殖体的抵抗力与一般细菌相同，但芽胞的抵抗力很强。细菌芽胞在干燥的土壤环境下能存活 20 余年，在皮革中也能存活数年。牧场一旦被炭疽芽胞杆菌芽胞污染，传染性持续 20 ～ 30 年。芽胞对化学消毒剂也有很强的抵抗力，需在新配制的 20% 石灰乳、20% 漂白粉中浸泡 48h 或在 5% 苯酚中浸泡 5 天才能杀死芽胞。对碘和氧化剂敏感，1 : 2500 碘液处理 10min、0.5% 过氧乙酸处理 10min 或 3% H₂O₂ 处理 1h 均可杀灭芽胞。对青霉素、氯霉素、红霉素等多种抗生素敏感。

二、致病性与免疫性

1. 致病物质　主要是荚膜和炭疽毒素。

（1）荚膜　荚膜能抵抗宿主吞噬细胞的吞噬作用，有利于细菌在体内生长和扩散。此荚膜的产生是由质粒 POX2 编码的，若 POX2 质粒丢失，则细菌失去合成荚膜的能力，变为弱毒株。

（2）炭疽毒素　炭疽毒素由水肿因子（edema factor，EF）、保护性抗原（protective antigen，PA）和致死因子（lethal factor，LF）3 种蛋白质成分构成，其编码基因均位于同一质粒（POX1）上。EF 和 LF 单独存在无生物学活性，但与 PA 结合后分别形成水肿毒素和致死毒素，引起水肿和致死。结合后的炭疽毒素也为 A、B 结构模式，PA 为结合亚单位 B，与靶细胞受体结合，EF 和 LF 为效应亚单位 A，引起炭疽病的中毒症状。动物实验表明，炭疽毒素是导致炭疽病死亡的原因。炭疽毒素可抑制、麻痹呼吸中枢引起呼吸衰竭而死亡，也可通过巨噬细胞而诱导细胞因子失调，出现突发致死性休克。

2. 所致疾病　炭疽芽胞杆菌主要感染草食动物（羊、牛、马等），引起炭疽病。人由于接触患病动物或其尸体、皮毛等而被感染，故多见于兽医师、畜牧业及毛皮业人员。

炭疽芽胞杆菌一般是以芽胞感染人体，不论通过何种途径，芽胞侵入机体后边发芽增殖、边被吞噬细胞吞噬，经过局部淋巴结，继而进入血流，波及全身。细菌在增殖过程中合成荚膜和炭疽毒素，引起临床症状。人类炭疽病有以下 3 种临床类型。

（1）皮肤炭疽　最多见，约占 95% 的病例，由直接接触患病动物等所致。细菌由手臂、颜面、颈等部位小伤口侵入，1 ～ 7 天后局部出现小疖，继而形成水疱、脓疱，最后出现坏死溃疡并形成特有的中央黑色焦痂，故称炭疽。轻症 2 ～ 3 周可治愈，重症可死于败血症。

（2）肺炭疽　约占 5% 的病例，由吸入芽胞所致。患者出现肺炎症状。多发生于毛皮业工人，故有羊毛工人病（woolsorter's disease）之称。

（3）肠炭疽　很少见，由食入芽胞污染的食物、未煮熟的病畜肉类或奶所致。以全身中毒为主要症状，出现连续性呕吐、肠麻痹及血便，2 ～ 3 天可死于毒血症。

上述 3 型炭疽病均可并发败血症，导致急性出血性脑膜炎，死亡率极高。

3. 免疫性　感染炭疽后可获得持久性免疫

力，再次感染者甚少。针对保护性抗原产生的保护性抗体及增强的吞噬作用与免疫力有关。

色，若发现竹节状排列的革兰氏阳性大杆菌，可做出初步诊断。涂片干燥后也可用特异性荧光抗体染色镜检。

三、微生物学检查

根据炭疽病的不同类型采取不同标本。皮肤炭疽取水疱、脓疱内容物、焦痂；肺炭疽取痰、胸腔渗出液；肠炭疽取粪便、畜肉；各型炭疽均可取血液标本。炭疽动物尸体严禁屠宰剖检，以防形成芽胞污染环境，应在无菌条件下割取耳朵或舌尖组织送检。

1. 直接涂片镜检   取标本涂片进行革兰氏染

2. 分离培养与鉴定   将标本接种于血琼脂平板和 NaHCO₃ 琼脂平板上，观察菌落特点。纯培养后用青霉素串珠试验（在 0.05 ～ 0.5U/ml 低浓度的青霉素培养基上菌体肿大，形成链状的串珠）和噬菌体裂解试验（可被特异性炭疽 γ- 噬菌体裂解）进行鉴定。必要时进行动物实验（有毒株炭疽芽胞杆菌培养物腹腔注射小鼠或豚鼠可致动物在 1 ～ 3 天内死亡）。也可用 PCR 测定毒素基因。炭疽芽胞杆菌与其他需氧芽胞杆菌的鉴别见表 13-2。

表 13-2   炭疽芽胞杆菌与其他需氧芽胞杆菌的鉴别要点

性状	炭疽芽胞杆菌	其他需氧芽胞杆菌
荚膜	+	-
动力	-	+
血平板生长	不溶血或微溶血	明显溶血
NaHCO₃ 平板菌落	黏液型	粗糙型
肉汤生长	絮状沉淀，上层清晰	沉淀，均匀浑浊，有菌膜
青霉素串珠试验	+	-
噬菌体裂解试验	+	-
动物致病力试验	+	-

3. 血清学试验   可用免疫荧光法检查患者的荚膜抗体、用 ELISA 检查抗水肿毒素和致死毒素抗体或保护性抗体，恢复期抗体效价较急性期升高或单份血清抗体效价 ≥ 1：32 有诊断意义。

四、防治原则

预防炭疽的重点应放在家畜炭疽病的防治上。可疑炭疽动物应立即隔离，严禁宰杀食用，杜绝在无防护条件下现场剖检取材，死畜要焚烧或深埋（在 2m 以下）。对易感家畜进行疫苗接种。

一般不主张对人群进行广泛疫苗接种，只对炭

疽老疫区人群、常发地区人群和与家畜密切接触的人员实施疫苗接种。疫情发生时也应紧急接种疫苗。人用疫苗为炭疽减毒活疫苗或炭疽死菌苗，免疫力可维持 1 年。美国已使用氢氧化铝吸附的保护性抗原作为疫苗，在经常接触炭疽芽胞杆菌的高危人群中接种。炭疽芽胞杆菌对多种抗生素敏感，治疗应早期应用。皮肤炭疽可用青霉素治疗；肺炭疽可选青霉素与链霉素或庆大霉素合用。对于以炭疽芽胞杆菌作为生物战剂污染的地区人群，应以强力霉素或环丙沙星作预防性给药。对于接种过炭疽疫苗的人群，给药应持续 4 周；对于未接种过疫苗的人群，给药应持续 8 周。

第三节   鼠疫耶尔森菌

鼠疫耶尔森菌（*Y. pestis*），俗称鼠疫杆菌，归属于耶尔森菌属（*Yersinia*），该属为革兰氏阴性小杆菌，不形成芽胞，多数以动物作为自然宿主。鼠疫耶尔森菌是本属中最主要的致病菌，引起人和动物鼠疫（plague）。鼠疫是一种自然疫源性烈性传染病，曾在公元 6 世纪、14 世纪和 19 世纪末引起 3 次世界大流行。文献记载，历史上死于鼠疫的人数

超过历史上所有战争死亡人数的总和。在 1894 年暴发于香港的第三次鼠疫大流行期间，法国学者 Yersin 最先分离到鼠疫耶尔森菌，故名。鼠疫耶尔森菌是最早被应用的生物战剂，作为传统的生物战剂也可能在未来使用。此外，耶尔森菌属的小肠结肠炎耶尔森菌（*Y. enterocolitica*）和假结核耶尔森菌（*Y. pseudotuberculosis*）是人类肠道感染腹泻的重要病原菌。

一、生物学性状

1. 形态与染色　菌体呈卵圆形，大小为（0.5～0.8）μm×（1.0～2.0）μm，单个散在，偶成双或短链，革兰氏染色阴性，两极浓染。有荚膜，无鞭毛，无芽胞。菌体形态、大小在不同检材中变化较大，如在动物尸体或新鲜脏器中出现典型的菌体形态，但在陈旧的培养物或在化脓、溃疡材料中，菌体可呈多形性或呈膨大的球形。

2. 培养特性和生化反应　兼性厌氧，最适温度为27～30℃，最适pH为6.9～7.2。营养要求不高，在普通培养基上能生长，48h后出现周边薄、中央隆起的菌落，加入血液或组织液可刺激其生长。初次分离的菌落一般为灰白黏液型，实验室传代的菌落可变为不规则或粗糙型。在肉汤培养基中最初为浑浊生长，逐渐变为沉淀生长，48h后形成菌膜，稍加摇动后菌膜呈"钟乳石"状下沉，此特征具有鉴别意义。

生化反应不活泼，且有时变化很大。一般能分解葡萄糖，甲基红试验阳性，触酶试验阳性。

3. 抗原构造　鼠疫耶尔森菌的抗原结构比较复杂，在37℃培养时可形成5种主要抗原。

（1）F1抗原　即荚膜抗原，是一种不耐热的糖蛋白，加热100℃、15min即失去免疫原性。因为此种抗原在33%的饱和浓度硫酸铵中就能沉淀析出，故称"第一组分"（fraction 1），即F1。F1具有抗吞噬作用，且其刺激产生的相应抗体具有抗感染作用。

（2）V/W抗原　是菌体表面抗原，V抗原为蛋白质，存在于细胞质中；W抗原为脂蛋白，存在于菌体表面；二者一起产生并具有抗吞噬作用，故被视为一种毒力决定因子，称作V/W抗原。编码V/W抗原的基因位于质粒上，无毒株鼠疫耶尔森菌无此质粒。

（3）鼠毒素（murine toxin，MT）　对小鼠和大鼠有剧烈毒性，对家兔、猴的毒性甚低，故也称作鼠毒素。鼠毒素是一种外毒素，可阻断动物β肾上腺素能神经并引起心脏损害，但对人的致病作用还不清楚。鼠毒素与典型的外毒素不同，只有当细菌裂解后才能释放出来。编码T抗原的基因位于质粒上。

（4）外膜抗原　即鼠疫耶尔森菌的外膜蛋白（yersinia outer membrane protein，Yop），与细菌突破机体防御机制有关。编码外膜抗原的基因与编码V/W抗原的基因位于同一质粒上。

（5）内毒素　其性质与肠道杆菌内毒素相似，可致机体发热、休克和DIC等。

4. 抵抗力　对理化因素的抵抗力较弱。日光照射1～4h，湿热55℃处理5min或100℃处理1min即死亡，5%来苏或5%苯酚、0.1%～0.2%氯化汞处理20min可杀死痰液中病菌。在土壤和蚤粪中能存活1年，在冰室中能存活25年。对磺胺、氨基糖苷类等多种抗生素敏感。

二、致病性与免疫性

1. 致病物质　鼠毒素是对鼠致病的主要物质。人鼠疫的发病可能与鼠疫耶尔森菌的F1抗原、V/W抗原、外膜抗原及内毒素等有关。

2. 所致疾病　鼠疫是自然疫源性疾病，鼠疫耶尔森菌的储存宿主为啮齿类动物（野鼠、家鼠、黄鼠等），传播媒介主要是鼠蚤。在人类发生鼠疫流行之前，先有鼠间鼠疫流行，当大批鼠感染鼠疫死亡后，失去宿主的鼠蚤开始转向人群。人间鼠疫发生后，可以通过人蚤或呼吸道途径在人群中传播。鼠疫常见以下3种临床类型。

（1）腺鼠疫　由鼠蚤或人蚤叮咬引起。当鼠蚤叮咬病鼠时，鼠疫耶尔森菌进入蚤前胃，并在其中大量繁殖，在凝固酶的作用下，使鼠蚤很难吸收食物。饥饿状态的鼠蚤到处叮咬寻食，通过前胃内容物反流，鼠疫耶尔森菌进入叮咬的伤口。病原菌被吞噬细胞吞噬后，在机体37℃体温下产生抗吞噬蛋白而抵抗吞噬作用，随淋巴流经局部淋巴结，引起严重的淋巴结炎，使受累淋巴结肿大、出血和坏死。根据叮咬的部位不同，多发生在腋窝或腹股沟淋巴结。患者出现高热、疼痛、淋巴结极度肿大，若未早期应用抗生素治疗，死亡率高达50%。

（2）肺鼠疫　吸入染菌的尘埃（通常被鼠疫患者的咳嗽污染）可引起肺鼠疫，也可由腺鼠疫或败血症型鼠疫蔓延而致。患者表现出严重的支气管肺炎症状，即高热寒战、咳嗽、胸痛、咯血、呼吸困难、全身衰竭，无论是否早期应用抗生素治疗，患者多在2～4天内死亡。患有肺鼠疫死亡者皮肤常出现黑紫色，故又称"黑死病"。

（3）败血症型鼠疫　可为原发感染，多数由腺鼠疫和肺鼠疫发展而来。病原菌侵入血流并播散至几乎所有器官，引起出血和坏死损伤。患者早期出现呕吐和腹泻，继之由广泛的血管内凝血导致低血压、肾衰和心衰，最后表现为脑膜炎、肺炎，患者几乎全部死亡。

3. 免疫性　病后获得牢固的免疫力，再次感染罕见。抗F1抗原和V/W抗原抗体及增强的吞噬细胞的吞杀作用与免疫力有关。

三、微生物学检查

鼠疫为我国法定甲类强制管理的传染病，其传染性极强。因此，鼠疫耶尔森菌的微生物学检查须在指定的专门生物安全实验室，按照严格的操作规程进行。

根据病型不同可取淋巴结穿刺液、脓汁、痰、血液、脑脊液等标本，动物则取脾、肺、淋巴结及心血等进行病原菌检查。

1. 直接涂片镜检 涂片用革兰氏染色或亚甲蓝染色，根据形态及染色特点做出诊断。也可用特异性荧光抗体染色镜检。

2. 分离培养与鉴定 血液标本先行肉汤增菌。将检材接种于血琼脂平板或含 0.025% 亚硫酸钠琼脂平板，根据菌落特点，挑取可疑菌落再进行涂片染色镜检、免疫荧光染色、抗荚膜抗体血清凝集试验或特异性鼠疫耶尔森菌噬菌体裂解试验等作判定。必要时做动物实验，将标本接种于小鼠皮下或腹腔，2～3 天内小鼠死亡，取脏器及心血等检查病原菌。

3. 血清学试验 未做过预防接种者可做血清抗体检查。可用反向血凝试验、ELISA 和放射免疫测定法检查，若抗体效价≥1∶16 或连续两次测定呈上升趋势，可做出诊断。

四、防治原则

鼠疫是烈性传染病，因此建立健全鼠疫监测系统是控制鼠疫的根本保障。灭鼠灭蚤是消灭传染源和切断传播途径、根除鼠间鼠疫及防止向人群传播的根本措施。患者一经发现应尽快隔离，尤其是肺鼠疫患者，以阻断人间鼠疫进一步流行。已研究过的鼠疫菌苗有死菌苗、活菌苗和化学菌苗。在有些国家由于考虑到生物恐怖已经不使用全菌疫苗。我国目前使用 EV 活菌苗，免疫力可持续约 1 年。凡对可疑的鼠疫病例，不论何种临床病型，抗生素治疗应尽早进行，不必等待确切诊断结果。首选药物为链霉素或庆大霉素，应尽可能在发病 48h 内给药，以降低死亡率。

（金桂花）

第十四章 放 线 菌

放线菌（actinomycetes）是一类呈分枝状生长的原核细胞型微生物，最早由 Bollinger 在 1877 年从牛颈肿病灶中分离得到，Harz 依据其形成的菌丝在感染组织中呈放射状排列的特征，将其命名为牛型放线菌（*Actinomyces bovis*）。放线菌具有菌丝和孢子，其镜下形态及在培养基上的生长状态与真菌相似，而结构和化学组成与细菌相同。放线菌在自然界中广泛存在，主要分布于土壤中，尤其是含丰富有机质的土壤。本菌以裂殖方式繁殖，大多为需氧性腐生菌，易于人工培养，是抗生素（目前已知的近万种抗生素中 80% 来源于放线菌）、酶、维生素、氨基酸等药物的生产菌。在分类学上，放线菌隶属于原核生物界厚壁菌门放线菌纲放线菌目，共 53 属。放线菌种类繁多，多数不致病，常见对人有致病作用的分属于放线菌属（*Actinomyces*）和诺卡菌属（*Nocardia*），可引起放线菌病（actinomycosis）、诺卡菌病（nocardiosis）、足分枝菌病（mycetoma）等。

第一节 放线菌属

放线菌属是人和动物黏膜正常菌群的一部分，主要定植在口腔，放线菌病多为内源性感染。常见的致病性放线菌有衣氏放线菌（*A. israelii*）、内氏放线菌（*A. naeslundii*）、黏液放线菌（*A. viscous*）、龋齿放线菌（*A. odontolyticus*）和牛型放线菌（*A. bovis*），其中，对人类致病性较强的是衣氏放线菌。人类放线菌感染中 90% 的病原体为衣氏放线菌，内氏放线菌和其他放线菌所致的感染极为少见。

一、生物学性状

放线菌为革兰氏阳性多形性杆菌，有时呈分枝状生长（图 14-1）。在新鲜培养物中通常以分枝细丝形式存在，而在陈旧培养物中未见菌丝团，其形态与棒状杆菌非常相似。无荚膜，无芽胞，无鞭毛。专性厌氧，需要用营养丰富的培养基在含 5% ～ 10% CO_2 的厌氧环境中培养。培养的前几天仅形成菌丝微菌落，两周后逐渐形成表面粗糙的白色大菌落。在血平板或脑心浸液琼脂培养基上 3 ～ 6 天形成微菌落，不溶血，显微镜可见菌落呈蛛网状。继续培养可形成白色、表面粗糙或臼齿状大菌落，无气生菌丝。发酵葡萄糖、乳糖、蔗糖和甘露醇，产酸不产气。过氧化氢酶试验阴性。衣氏放线菌可还原硝酸盐，分解木糖，不水解淀粉，此为与牛型放线菌的区别依据。

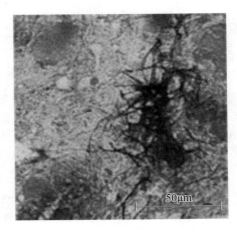

图 14-1　衣氏放线菌（Kayser，2005）

在患者病灶的脓汁中肉眼可见黄色放线菌微菌落聚集体，直径为 1 ～ 2mm，称为硫磺样颗粒（sulfur granule）。将其压片后镜检，可见菌丝末端膨大呈棒状，放射状排列，形似菊花（图 14-2）。

二、致病性与免疫性

放线菌是人体的正常菌群，多存在于口腔、上

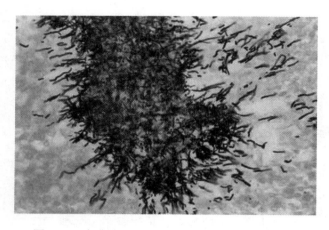

图 14-2　硫磺样颗粒（Connor and Chandler，1997）

呼吸道和泌尿生殖道等与外界相通的腔道中。放线菌可通过黏膜进入机体组织，单纯放线菌感染少见，常见的病例是以放线菌为优势菌的内源性多种细菌混合感染。临床上由定植在口腔的衣氏放线菌感染引起的颈面部放线菌病最常见，占 90% 以上。当机体免疫力低下、口腔卫生不良、拔牙或外伤时可引起内源性感染，表现为软组织的化脓性炎症。感染局部多形成慢性肉芽肿，常伴有瘘管形成，病灶脓液中含有硫磺样颗粒，称为放线菌病。放线菌与龋齿和牙周炎相关，动物实验证实黏液放线菌和内氏放线菌可使啮齿类动物患龋齿和牙周病。原发性皮肤放线菌病常由昆虫叮咬或外伤所致，腹部放线菌病常与吞食病原性唾液、腹壁外伤、阑尾穿孔有关。盆腔感染多继发于腹部感染，也可源于宫内避孕。

患者血清中可检测到多种抗体，但这些抗体无免疫保护作用和诊断价值，机体对放线菌的免疫主要靠细胞免疫。

三、微生物学检查

主要是从采集的脓液和痰液等标本中寻找硫磺样颗粒。可用灭菌注射器抽取未破脓肿的脓汁做检查，若脓肿破溃后则不易发现硫磺样颗粒。将硫磺样颗粒置于玻片上，以盖玻片轻压后镜检，如发现放射状排列、形似菊花的菌丝即可确诊。也可用活组织切片做革兰氏染色后镜检，颗粒的中心部位菌丝体呈阳性，菌丝排列不规则，四周放线状的肥大菌鞘呈阴性，抗酸染色呈阴性。必要时作脓汁或痰液厌氧培养，但其生长缓慢，需观察 2 周以上。

四、防治原则

注意口腔卫生，及时治疗口腔疾病是预防放线菌病的主要措施。对脓肿和瘘管应进行外科手术和氨基青霉素抗菌治疗。

第二节　诺卡菌属

诺卡菌属（*Nocardia*）广泛分布于土壤和潮湿的生态环境中。对人类致病的主要有星形诺卡菌（*N. asteroides*）、巴西诺卡菌（*N. brasiliensis*）、豚鼠诺卡菌（*N. caviae*）、鼻疽诺卡菌（*N. farcinica*）和南非诺卡菌（*N. transvalensis*），其中星形诺卡菌的致病力最强，在我国最为常见。

一、生物学性状

诺卡菌的形态与放线菌相似，专性需氧，但菌丝末端不膨大。革兰氏染色阳性，部分诺卡菌抗酸染色呈弱阳性，若用 1% 盐酸乙醇延长脱色时间，即为阴性，此点可与结核分枝杆菌相区别。诺卡菌在普通培养基或沙保弱培养基上均可生长，最适生长温度为 30℃。但繁殖速度较慢，一般需 5～7 天方可见到菌落。菌落表面干燥、有皱褶或呈颗粒状，不同种类可产生不同色素。在液体培养基中，由于专性需氧可在表面形成菌膜，培养基澄清。

二、致病性与免疫性

诺卡菌常通过呼吸道和皮肤伤口感染，免疫功能低下的人群尤其易感，如长期应用皮质激素、免疫抑制剂和广谱抗生素的患者及艾滋病和糖尿病患者等。单纯诺卡菌感染是常见的感染形式，通常无典型的临床症状。星形诺卡菌主要通过呼吸道吸入引起人的原发性肺部化脓性感染，产生类似肺结核的症状。也可经肺部病灶转移至皮下组织，产生脓肿及多发性瘘管，或扩散到其他脏器，如引起脑脓肿、腹膜炎等。在病变组织或脓汁中可见黄、红、黑等色素颗粒。巴西诺卡菌可经创口侵入皮下组织，引起慢性化脓性肉芽肿，很少播散，表现为肿胀、脓肿及多发性瘘管，好发于足、腿部，又称为分枝菌病。

三、微生物学检查

采集痰液、支气管灌洗液、病灶渗出液、脑脊液、脓液、分泌物或其他病理标本，仔细查找黄、红或黑色颗粒状的诺卡菌菌落，其直径一般小于1mm。采集的各种标本也可先涂片或压片后革兰氏染色、抗酸染色镜检。若发现革兰氏阳性纤细的菌丝体和长杆菌，抗酸染色弱阳性，可初步确定为诺卡菌。但在脑脊液或痰液标本中发现抗酸阳性的长杆菌，必须与结核分枝杆菌相鉴别。必要时可将标本接种于沙氏琼脂或脑心浸液琼脂等培养基，或做血清学试验及动物实验予以确诊。应注意该菌易形成 L 型，在常规培养阴性时，应做 L 型细菌培养。

四、防治原则

局部瘘管和脓肿以手术清创为主。可选用磺胺类药物和复方新诺明作为抗感染治疗药物，治疗通常不少于 6 周。

（徐　佳）

第十五章 螺 旋 体

螺旋体（spirochete）是一类细长、柔软、螺旋状、运动活泼的原核细胞型微生物。因其基本结构和生物学性状与细菌相似，如有细胞壁、原始核质、二分裂繁殖方式和对抗生素敏感等，故分类学上将其列入广义的细菌学范畴。

螺旋体广泛存在于自然界和动物体内，种类繁多，部分种类可引起人类疾病（表 15-1）。根据螺旋体的大小、螺旋数目、螺旋规则程度和螺旋间距分为 2 科 7 属，对人致病的螺旋体主要分布于 3 属：①钩端螺旋体属（Leptospira），螺旋数目最多且细密规则，一端或两端弯曲呈钩状；②密螺旋体属（Treponema），有 8～14 个较细密规则的螺旋，两端尖直；③疏螺旋体属（Borrelia），有 3～10 个稀疏不规则的螺旋，呈波状。

表 15-1 对人致病的螺旋体种类

属	种类	所致疾病	传播方式或媒介
钩端螺旋体属	问号钩端螺旋体	钩端螺旋体病	接触疫水
密螺旋体属	梅毒螺旋体	梅毒	性传播
	雅司螺旋体	雅司病	皮肤损伤
	品他螺旋体	品他病	皮肤损伤
	地方性螺旋体	地方性梅毒	黏膜损伤
疏螺旋体属	伯氏疏螺旋体	莱姆病	硬蜱
	回归热螺旋体	流行性回归热	体虱
	赫姆疏螺旋体	地方性回归热	软蜱
	奋森疏螺旋体	多种口腔感染	条件致病

第一节 钩端螺旋体

钩端螺旋体属分为问号钩端螺旋体（L. interrogans）和双曲钩端螺旋体（L. biflexa）两种，前者引起人或动物的钩端螺旋体病（leptospirosis），后者一般为非致病腐生微生物。

一、生物学性状

1. 形态与染色 菌体大小为（6～12）μm×（0.1～0.2）μm，螺旋细密规则，一端或两端弯曲呈问号状或 C、S 形（图 15-1）。革兰氏染色阴性，但不易着色，镀银染色效果好，菌体染成棕褐色（图 15-2）。菌体基本结构由外至内分别为外膜、细胞壁、内鞭毛（endoflagellum）和柱形原生质体（cytoplasmic

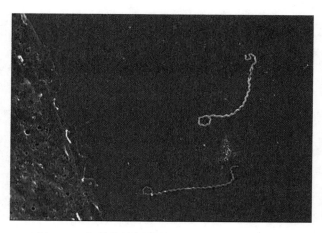

图 15-1 问号钩端螺旋体（扫描电镜，5000×）

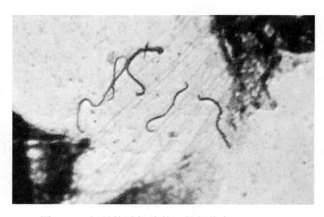

图 15-2　问号钩端螺旋体（镀银染色，5000×）

cylinder）。内鞭毛是运动器官，紧紧缠绕在柱形原生质体表面呈螺旋状，可使菌体做旋转、弯曲或前后移位运动。

2. 培养特性与生化反应　需氧或微需氧。营养要求较高，常用含 10% 兔血清的 Korthof 培养基或不含兔血清的 EMJH 培养基培养。兔血清除提供营养外，还可中和代谢产物的毒性。最佳生长温度为 28～30℃，最适 pH 为 7.2～7.4。钩端螺旋体在人工培养基中生长缓慢，分裂一次需 8～10h。菌体在液体培养基中，28℃培养约 1 周，呈半透明云雾状生长；在固体培养基上 28℃培养 2 周左右，可形成直径约 2mm、半透明、不规则的扁平菌落。生化反应不活泼，不分解糖类和蛋白质，能产生过氧化氢酶。

3. 基因组　问号钩端螺旋体赖株有大（4340kb）、小（360kb）两条环状双链染色体 DNA，可编码与真核细胞微生物或原虫类似的蛋白质，LPS 合成与装配系统完善，无典型外毒素基因，有溶血素基因。缺乏己糖磷酸激酶基因，不能利用糖作为碳源。

4. 抗原构造和分类　钩端螺旋体主要有属特异性蛋白抗原（genus-specific protein antigen）、群特异性抗原（serogroup-specific antigen）和型特异性抗原（serovar-specific antigen）。属特异性蛋白抗原可能是菌体表面糖蛋白或脂蛋白，用于钩端螺旋体病的血清学诊断和钩端螺旋体属的分类；群特异性抗原为 LPS 复合物；型特异性抗原为菌体表面的多糖与蛋白复合物。应用显微镜凝集试验（microscopic agglutination test，MAT）和凝集吸收试验（agglutination absorption test，AAT）进行钩端螺旋体属群和型的分类。目前国际上问号钩端螺旋体至少分 25 个血清群、273 个血清型，其中我国至少有 19 个血清群、75 个血清型。

5. 抵抗力　抵抗力弱，60℃处理 1min，或用 0.2% 甲酚皂或 1% 苯酚处理 10～30min 即被杀灭。

对青霉素敏感。菌体在中性的湿土或水中可存活数月。

二、流行环节

全球发现至少 200 种动物可携带致病性钩端螺旋体，我国也从 50 余种动物中检出致病性钩端螺旋体，其中以黑线姬鼠、猪和牛为主要储存宿主。感染动物多呈隐性或轻症感染，少数家畜感染可引起流产。钩端螺旋体在感染动物的肾脏中长期存在并随尿液持续排出，污染水源和土壤形成自然疫源地。人因接触污染的水或土壤感染。

钩端螺旋体病是一种典型的自然疫源性传染病，由于地理环境和宿主动物分布有差异，不同国家或地区流行的优势血清群、型有所不同。我国流行最广泛的为黄疸出血群，北方地区波摩那群流行也较普遍，其次为流感伤寒、秋季、澳洲、七日热和赛罗群等。根据流行特征和传染源差异，分为稻田型、雨水型和洪水型。稻田型的主要传染源为野生鼠类，雨水型主要为家畜，洪水型则两者兼有。由于钩端螺旋体在水中长期存活及疾病自然疫源性的特点，钩端螺旋体病是洪涝、地震等自然灾害中重点监控的传染病之一。

三、致病性与免疫性

（一）致病物质

致病性钩端螺旋体能以菌体一端或两端黏附于细胞（图 15-3），以细胞内吞的方式进入细胞并导致细胞凋亡或坏死。钩端螺旋体不产生外毒素，内毒素是其主要致病物质。近年来人们发现黏附素、溶血素和侵袭性酶也在致病过程中发挥作用。

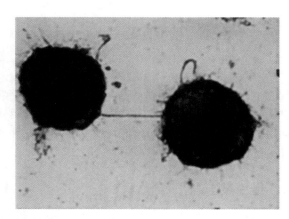

图 15-3　问号钩端螺旋体黏附小鼠单核巨噬细胞
（镀银染色，3100×）

1. 黏附素（adhensin） 现已肯定的黏附素有菌体表面的 LigB、LenA 和 Mce 等外膜蛋白，胞外基质（extracellular matrix，ECM）中的纤维连接蛋白、层粘连蛋白和胶原蛋白。

2. 侵袭性酶（invasive enzyme） 钩端螺旋体产生胶原酶和金属蛋白酶，分别分解组织中的胶原蛋白及细胞间的 ECM，在菌体侵入宿主及在宿主体内播散过程中发挥作用。

3. 内毒素（endotoxin） 钩端螺旋体细胞壁中脂多糖具有类似革兰氏阴性菌内毒素的毒性，能引起发热、炎症和组织坏死。但其脂质 A 中脂肪酸种类与典型的肠道杆菌内毒素有差异，毒性较低。

4. 溶血素（hemolysin） 钩端螺旋体产生多种溶血素，可体外溶解人、牛、羊和豚鼠的红细胞，注入动物体内可致贫血、出血、肝肿大、黄疸和血尿等症状和体征。

（二）所致疾病

钩端螺旋体病患者主要是农民、临时进入疫区的工作人员或旅行者。接触疫水和疫土是主要的感染方式，也可通过胎盘感染胎儿。

致病性钩端螺旋体能迅速通过破损或完整的皮肤、黏膜侵入人体，在侵入部位增殖后，经淋巴系统或直接入血引起菌血症，出现毒血症症状，如高热、乏力、头痛、腓肠肌疼痛等，也可有眼结膜充血、浅表淋巴结肿大等体征。由于钩端螺旋体血清型别不一、毒力和数量不同及宿主免疫力差异，感染者临床表现差异较大。临床上根据患者受损的主要脏器不同，将其分为肺出血型、流感伤寒型、黄疸出血型、肾型和脑膜脑炎型等病型。多数患者为流感伤寒型，病情较轻，肺弥漫出血型患者死亡率高达 50% 以上，黄疸出血型、肾型和脑膜脑炎型患者也常因肾衰竭或呼吸衰竭而死亡。部分患者可出现眼和神经系统并发症。

（三）免疫性

主要依赖体液免疫。发病后 1 周内可产生 IgM，2 周后产生 IgG，均为保护性抗体，具有凝集钩端螺旋体、增强巨噬细胞吞噬及杀灭血流和组织内菌体的作用，但对侵入肾脏的菌体无明显作用。特异性细胞免疫也有一定的保护作用。

四、微生物学检查

1. 标本采集 发病 7～10 天取外周血，2 周后取尿液，有脑膜刺激症状者取脑脊液检查。血清学检查时，可采取单份血清或发病 1 周、3～4 周双份血清。

2. 病原学诊断

（1）直接镜检 将标本经差速离心集菌后做暗视野显微镜检查或涂片后镀银染色镜检，也可用免疫荧光法或免疫酶染色法检查。

（2）分离培养与鉴定 将标本接种至 Korthof 培养基，28℃孵育 2 周。若培养液轻度浑浊，再用暗视野显微镜检查有无钩端螺旋体。所分离的菌体可进一步用显微镜凝集试验和凝集吸收试验进行血清群、型的鉴定。

（3）动物实验 是分离钩端螺旋体的敏感方法，尤适于检查有杂菌污染的标本，但费用较高，操作烦琐。将标本接种于幼龄豚鼠或金地鼠腹腔，1 周后取心血检查并作分离培养。若动物发病死亡，解剖可见皮下、肺部等有出血斑，肝、脾等内脏器官有大量钩端螺旋体。

（4）分子生物学检测 可采用 PCR 检测标本中钩端螺旋体 16S rRNA 基因片段，但临床应用不多。限制性核酸内切酶指纹图谱可用于菌株的鉴定、分型和变异等研究。

3. 血清学诊断

（1）显微镜凝集试验 用当地常见的群、型或我国参考标准株的活钩端螺旋体作为抗原，与不同稀释度的患者血清混合，37℃孵育 1～2h，暗视野显微镜下检查凝集情况。若血清中存在同型抗体，可见菌体凝集成蜘蛛状或不规则团块。以 50% 钩端螺旋体被凝集的最高血清稀释度作为效价判定终点。单份血清标本的凝集效价在 1∶400 以上或双份血清标本效价增长 4 倍或 4 倍以上有诊断意义。本试验的特异性和敏感性均较高。

（2）TR/Patoc I 属特异性抗原凝集试验 双曲钩端螺旋体 Patoc I 株经 80℃处理 10min 后可作为属特异性抗原，能与感染任何血清群、型钩端螺旋体患者血清中的抗体发生凝集反应，常用玻片凝集试验。抗体以 IgM 为主，可用于早期诊断。

（3）间接凝集试验 将钩端螺旋体可溶性抗原吸附于乳胶或活性炭微粒等载体上，检测血清标本中有无相应凝集抗体。单份血清标本乳胶凝集效价＞1∶2、炭粒凝集效价＞1∶8 时可判为阳性，双份血清标本效价呈 4 倍或 4 倍以上增长更有诊断价值。

五、防治原则

防鼠、灭鼠，加强家畜管理，保护水源，对易感人群接种含当地流行血清型的多价疫苗。接触疫水人群可口服多西环素进行紧急预防。钩端螺旋体外膜疫苗由我国学者研制，毒副作用小、免疫保护效果好，目前已用于预防接种。

治疗首选青霉素，青霉素过敏者可用庆大霉素和强力霉素。部分患者青霉素注射后出现寒战、高热、低血压，甚至抽搐、休克、呼吸和心跳暂停，称为赫氏反应。赫氏反应可能与钩端螺旋体被青霉素杀灭后所释放的大量毒性物质有关。

第二节　梅毒螺旋体

梅毒螺旋体（*Treponema pallidum*）又称苍白密螺旋体，是引起人类梅毒（syphilis）的病原体。梅毒是性传播疾病（sexually transmitted disease，STD）中危害性较严重的一种。

一、生物学性状

1. 形态与染色　　大小为（6～15）μm×（0.1～0.2）μm，有8～14个较致密规则的螺旋，两端尖直。菌体结构由外至内分别为外膜、内鞭毛和柱形原生质体。梅毒螺旋体运动方式有移行、曲伸、滚动等。普通染料不易着色，用镀银染色法染成棕褐色（图15-4）。也可用暗视野显微镜观察悬滴标本中菌体的形态和运动方式。

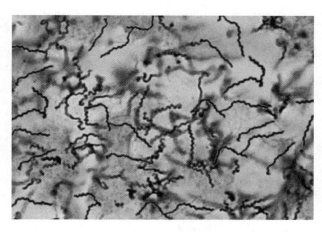

图15-4　梅毒螺旋体（镀银染色，2000×）

2. 培养特性　　梅毒螺旋体不能在无生命的人工培养基上生长繁殖。Nichols有毒株对人和家兔有致病力，接种家兔睾丸或眼前房，能保持毒力，但繁殖缓慢。若将其转种至含多种氨基酸的兔睾丸组织碎片中，在厌氧条件下培养，虽能生长繁殖，但失去致病力，称为Reiter株。Nichols株和Reiter株已广泛用作梅毒血清学的诊断抗原。采用棉尾兔单层上皮细胞，在微需氧条件下（1.5% O_2、5% CO_2、93.5% N_2）33℃培养，梅毒螺旋体可生长繁殖并保持毒力。

3. 抗原构造　　主要有15kDa、17kDa、34kDa、44kDa、47kDa等菌体外膜蛋白（TpN），以TpN47蛋白含量最高且抗原性强。内鞭毛蛋白抗原主要由33kDa核心单位和37kDa鞘亚单位组成聚合结构，其中37kDa鞘亚单位含量高且抗原性强。

4. 抵抗力　　抵抗力极弱，对温度和干燥特别敏感。离体后干燥1～2h或50℃加热5min即死亡。血液中梅毒螺旋体4℃放置3天可死亡。对化学消毒剂敏感，1%～2%苯酚数分钟即死亡。对青霉素、四环素、红霉素或砷、铋和汞剂敏感。

二、致病性与免疫性

1. 致病物质　　梅毒螺旋体有很强的侵袭力，但尚未证明其具有内毒素和外毒素。荚膜样物质、具有黏附作用的外膜蛋白、透明质酸酶、内毒素样物质与该菌致病力有关。

1）荚膜样物质（capsule-like substance）：为菌体表面的黏多糖和唾液酸，可阻止抗体等大分子物质与菌体结合、抑制补体的激活及补体溶菌，干扰单核巨噬细胞的吞噬作用。

2）透明质酸酶（hyaluronidase）：透明质酸酶能分解组织、细胞间隙和血管基底膜中的透明质酸，有利于菌体扩散。

3）黏附素（adhensin）：一些梅毒螺旋体的外膜蛋白是黏附素，可帮助菌体黏附于宿主细胞，其受体主要是靶细胞胞外基质中的纤维连接蛋白和层粘连蛋白。

2. 所致疾病　　自然情况下，梅毒螺旋体只感染人类，人是梅毒唯一的传染源。根据感染方式不同，可将梅毒分为先天性梅毒和后天性梅毒。前者由母体经胎盘感染胎儿，后者主要经性接触感染。输入含梅毒螺旋体的血液或血制品，可引起输血后梅毒。

先天性梅毒又称胎传梅毒，梅毒螺旋体经胎盘进入胎儿血流，并扩散至肝、脾、肾上腺等内脏中大量繁殖，引起胎儿全身感染，可致流产、早产或死胎，或出生后即有锯齿形牙、间质性角膜炎、先天性耳聋等症状，俗称梅毒儿。

后天性梅毒的感染过程分三期，表现为发作、潜伏和再发作交替的现象。

一期梅毒：感染后约 3 周在侵入局部出现无痛性硬性下疳（chancre），多见于外生殖器，传染性极强，病程约 1 个月。下疳常自愈，梅毒螺旋体潜伏于体内，经 2～3 个月进入二期。

二期梅毒：全身皮肤黏膜常出现梅毒疹（syphilid）、周身淋巴结肿大，有时累及骨、关节、眼和其他器官。一般 3 周～3 个月后体征消退，少数病例呈潜伏感染状态。一、二期梅毒称为早期梅毒，传染性强，但破坏性较小。

三期梅毒：为晚期梅毒。患者不仅出现皮肤黏膜溃疡性坏死病灶，同时还表现为内脏器官或组织损伤，严重者可出现心血管及中枢神经系统病变。此期病程长、传染性小，但破坏性大，可危及生命。

3. 免疫性　　梅毒的免疫是带菌免疫，即有菌体感染时才有免疫力。梅毒螺旋体感染可激发机体的细胞免疫和体液免疫，但细胞免疫更为重要，以迟发型超敏反应为主。感染后首先由中性粒细胞、继而是巨噬细胞吞噬并杀灭菌体，当特异性抗体和补体存在时，其吞噬和杀菌作用加强。随后逐渐产生特异性细胞免疫和体液免疫，表现为硬下疳能自愈，若再次感染不再出现硬下疳。但该特异性免疫力不完全，即多数患者体内的梅毒螺旋体不能被完全清除而转为潜伏状态，可进一步发展为二期和三期梅毒。

梅毒患者能产生两类抗体：一类为抗梅毒螺旋体抗体，可在补体存在时溶解菌体，对吞噬细胞也有免疫调理作用；另一类为抗心磷脂抗体，又称反应素（reagin），能与人和动物组织中的脂质发生反应。反应素无保护作用，但可用于梅毒血清学诊断。此外，梅毒患者体内常发现其他自身抗体，如抗淋巴细胞抗体、类风湿因子、冷凝集素等，提示可能存在自身免疫。

三、微生物学检查

1. 病原学诊断　　一期梅毒取硬下疳渗出液，二期梅毒取梅毒疹渗出液或局部淋巴结抽出液，可用暗视野显微镜观察菌体，也可用荧光标记抗体染色后做荧光显微镜检查。组织切片标本镀银染色后镜检。

2. 血清学诊断

（1）非螺旋体抗原试验　　用正常牛心肌的心脂质作为抗原，测定患者血清中的反应素，主要用于初筛。国际上常用性病研究实验室（venereal disease reference laboratory，VDRL）的玻片试验法，也可用不加热血清反应素（unheated serum regain，USR）和快速血浆反应素（rapid plasma regain，RPR）试验。一期梅毒患者的阳性率约为 70%，二期梅毒可达 100%，三期梅毒的阳性率较低。因试验采用抗原为非特异性，故除梅毒患者外，一些传染性和自身免疫性疾病患者，甚至孕妇和吸毒者也可出现假阳性，在结果分析时应注意。

（2）螺旋体抗原试验　　用梅毒螺旋体抗原检测患者血清中特异性抗体，特异性较高，可作为梅毒感染确认试验。

最常用梅毒螺旋体血凝试验（treponemal pallidum hemagglutination，TPHA），效价＞1：80 为阳性。荧光密螺旋体抗体吸收（fluorescent treponemal antibody-absorption，FTA-ABS）试验适于早期梅毒诊断，但患者经药物治疗后数年甚至终生呈阳性，故不宜用于疗效的监测。梅毒螺旋体制动（treponemal pallidum immobilizing，TPI）试验用活梅毒螺旋体 Nichols 株与患者灭活血清及新鲜补体作用后，在暗视野显微镜下观察失去动力的菌体百分率，以检测血清中有无抑制菌体活动的特异性抗体。因不易获得足量的活梅毒螺旋体，临床少用。捕获 ELISA 法（capture enzyme immunoassay）是将梅毒螺旋体抗原包被于酶标板上，检测血清中菌体 IgG 或 IgM。

新生儿梅毒的诊断较困难。用 PCR 检查脐带血中的菌体 DNA、免疫印迹法检查与菌体 47kDa 抗原发生反应的 IgM，有助于对高危无症状新生儿梅毒的诊断。

四、防治原则

加强性卫生教育和注重个人性卫生是减少梅毒发病率的有效措施。梅毒确诊后，应及早彻底治疗。首选青霉素，治疗结束后需定期复查，3 个月～1 年血清学检查持续转阴为治愈指标。目前尚无梅毒疫苗。

第三节　疏螺旋体属

疏螺旋体属（Borrelia），也称包柔螺旋体属。有 3～10 个稀疏而不规则的螺旋，呈波状。对人致病的主要有伯氏疏螺旋体（B. burgdorferi）和回归热疏螺旋体（B. recurrentis），它们均通过吸血昆虫传播，分别致莱姆病（Lyme disease）和回归热（relapsing fever）。

一、伯氏疏螺旋体

莱姆病的病原体存在异质性，分类尚未统一，目前以伯氏疏螺旋体作为莱姆病病原体的统称。莱姆病以蜱为传播媒介，人和多种动物均可感染。目前我国已有十余省和自治区证实有莱姆病存在。

（一）生物学性状

1. 形态与染色　大小为（10～40）μm×（0.1～0.3）μm，两端稍尖（图15-5）。有2～100根周质鞭毛，运动活泼，有扭转、翻滚、抖动等多种方式。在培养基中，数个螺旋体可不规则地缠绕在一起，呈卷圈状。革兰氏染色阴性，但不易着色。吉姆萨（Giemsa）、瑞氏（Wright）和镀银染色效果较好。

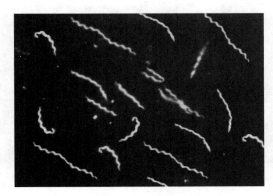

图15-5　伯氏疏螺旋体（暗视野显微镜，2000×）

2. 培养特性　营养要求高。培养基需含有长链饱和及不饱和脂肪酸、葡萄糖、氨基酸和牛血清白蛋白等。微需氧，5%～10% CO_2 促进生长。适宜生长温度为35℃。生长缓慢，在液体培养基中一般需培养2～3周。在1%软琼脂固体培养基中可形成边缘整齐、直径0.4～0.5μm的菌落。

3. 抗原构造和分类　主要有外表蛋白A～F（outer superficial protein A～F，OspA～Osp F）和外膜脂蛋白抗原。OspA和OspB是伯氏疏螺旋体的主要表面抗原，有种特异性，其抗体有免疫保护作用。41kDa鞭毛蛋白是优势抗原，可诱导体液和细胞免疫。外膜脂蛋白和热休克蛋白无种特异性。

用DNA同源性分析全球分离出的莱姆病菌株，发现引起莱姆病的疏螺旋体至少有3种：①伯氏疏螺旋体，主要分布于美国和欧洲；②伽氏疏螺旋体（*B. garinii*），主要分布于欧洲和日本；③埃氏疏螺旋体（*B. afelii*），主要分布于欧洲和日本。美国分离的伯氏疏螺旋体有OspA，欧洲分离的伯氏疏螺旋体中OspA少见。我国的分离株与欧洲分离株较接近。

4. 抵抗力　抵抗力弱。60℃加热1～3min即死亡，0.2%甲酚皂或1%苯酚处理5～10min即被杀灭。

（二）流行环节

伯氏疏螺旋体的储存宿主多为野生和驯养的哺乳动物，以鼠和鹿较为重要。主要传播媒介是硬蜱，已确定的有4种：美国的丹敏硬蜱、太平洋硬蜱，欧洲的蓖子硬蜱和亚洲的全沟硬蜱。伯氏疏螺旋体在蜱肠生长繁殖，当蜱叮咬宿主时，菌体通过唾液、粪便或肠内容物反流感染宿主。我国莱姆病的高发区为东北和内蒙古林区，有明显的季节性，初发于4月末，6月达高峰，8月以后仅见散在病例，与蜱密度一致。

（三）致病性与免疫性

1. 致病物质　伯氏疏螺旋体无内毒素和外毒素，其致病机制迄今尚无定论。

（1）黏附素　伯氏疏螺旋体能黏附、侵入成纤维细胞及人脐静脉内皮细胞，此黏附可被多价特异免疫血清或OspB单克隆抗体所抑制，提示OspB有黏附作用。

（2）抗吞噬物质　菌体临床分离株对小鼠的毒力较强，在人工培养基中传数代后毒力明显下降，易被小鼠吞噬细胞吞噬和杀灭。与此同时，外膜蛋白OspA也逐渐消失，故推测OspA与抗吞噬作用有关。

（3）内毒素样物质　伯氏疏螺旋体细胞壁中无LPS，但有内毒素样物质（endotoxin-like substance，ELS），ELS具有细菌内毒素类似的生物学活性。

2. 所致疾病　莱姆病病程分为三期：早期局部性感染、早期播散性感染和晚期持续性感染。

莱姆病的潜伏期为3～30天，早期局部性感染表现为皮肤慢性游走性红斑（erythema chronicum migrans，ECM），伴头痛、发热、肌肉和关节疼痛、局部淋巴结肿大等症状。早期播散性感染多表现为继发性红斑、面神经麻痹、脑膜炎等。未经治疗的莱姆病患者约80%可发展至晚期，主要表现为慢性关节炎、周围神经炎和慢性萎缩性肢皮炎。

3. 免疫性　主要依赖体液免疫，特异性抗体可清除体内菌体。细胞免疫的保护作用尚有争议。

（四）微生物学检查

因伯氏疏螺旋体在整个病程中数量较少，难以分离培养，故主要取患者血清标本进行血清学检查，使用最广泛的是免疫荧光法和ELISA。

ELISA为多数实验室所采用。IgM在游走性红斑出现后2～4周形成，6～8周达峰值，4～6个月后恢复正常。IgG出现较迟，发病后4～6个月达峰值，并持续至病程晚期。若脑脊液中查有特异性抗体，提示中枢神经系统已被累及。

ELISA 阳性时，需用免疫印迹技术分析其特异性，有助于排除假阳性反应。由于伯氏疏螺旋体与苍白密螺旋体等有共同抗原、莱姆病的病原体多样化、携带靶抗原的差异及其变异，ELISA 和免疫印迹的结果仍需结合临床资料判定。

也可采集皮损、血液、脑脊液、关节液和尿等标本用 PCR 检测。

（五）防治原则

加强个人防护，避免蜱叮咬。目前尚无疫苗。根据患者病情及病程采用不同的抗生素及给药方式。早期莱姆病用强力霉素、羟氨苄青霉素或红霉素，口服即可。晚期莱姆病存在多种深部组织损害，一般用青霉素联合头孢三嗪等静脉滴注。

二、回归热疏螺旋体

回归热疏螺旋体是回归热的主要病原体。依虫媒不同，回归热分为两类：一类为虱传回归热（流行性回归热），病原体为回归热疏螺旋体；另一类为蜱传回归热（地方性回归热），病原体为杜通疏螺旋体（*B. duttonii*）、赫姆斯疏螺旋体（*B. hermsii*）等。我国流行的主要是虱传回归热。

1. 生物学性状 两类回归热疏螺旋体形态基本相同，大小为（10～30）μm×0.3μm，有 3～10 个不规则螺旋。运动活泼，革兰氏染色阴性，Giemsa 染色呈紫红色，Wright 染色呈棕红色。

微需氧，最适生长温度为 28～30℃，可在含血液、血清或动物蛋白的液体培养基上生长，但繁殖一代约需 18h，在体外传数代后致病性丧失。其表面抗原极易变异。

2. 流行环节 回归热疏螺旋体的储存宿主为啮齿动物。啮齿动物被虱或软蜱叮咬后，菌体进入虱或软蜱体内并分布于其体腔、唾液和粪便中。虱或软蜱叮咬人时，菌体经伤口直接进入人体引起疾病。

3. 致病性与免疫性 急起急退的反复周期性高热、全身肌肉酸痛、肝脾肿大为回归热的临床特征。其潜伏期为 3～10 天，之后出现高热，持续 3～5 天退热，约 1 周后再现高热，如此反复发作 3～10 次。重症患者可出现黄疸和出血。

感染后机体可产生抗体，在补体协同下可裂解菌体。但因菌体外膜蛋白极易发生变异，所形成的突变株可逃避抗体的攻击，突变株繁殖到一定数量时则引起第二次高热，如此反复多次，直至机体产生的多种抗体能对各种变异株发挥作用，菌体方被清除。感染后免疫力维持时间短。

4. 微生物学检查 采集发热期血液或骨髓，涂片后经 Giemsa 或 Wright 染色，在光学显微镜下检查可见比红细胞长数倍的螺旋体（图 15-6）。

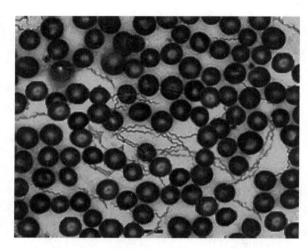

图 15-6　回归热疏螺旋体血涂片（Giemsa 染色，2000×）

5. 防治原则 隔离患者，消灭虱、蜱和鼠。目前尚无疫苗。治疗首选青霉素。

三、奋森疏螺旋体

奋森疏螺旋体（*B. vincentii*）的形态与回归热疏螺旋体相似。常与梭形梭杆菌（*Fusobacteriurn fusiforme*）寄居于人齿龈部。当机体免疫功能下降时，两种菌大量繁殖，协同引起奋森咽峡炎、牙龈炎、口腔坏疽等。微生物学检查可采取局部病变材料直接涂片，革兰氏染色镜检，可观察到奋森疏螺旋体和梭杆菌。

第十六章 支原体

支原体（*Mycoplasma*）是一类缺乏细胞壁、呈高度多形性、可通过细菌滤器、能在无生命培养基中生长繁殖的最小的原核细胞型微生物。

第一节 概　述

1898 年，法国人 Nocard 和 Roux 首次从牛传染性胸膜肺炎病灶中分离出一类分枝状的长丝体并命名为胸膜肺炎微生物（pleuropneumonia organism，PPO）。1937 年，Dienes 等首次从前庭腺炎患者的脓液中分离出该类病原体。1967 年，国际细菌命名委员会将这类病原体正式命名为支原体。

分类学上，支原体归属于柔膜菌门（Tenericutes）柔膜体纲（Mollicute）支原体目（Mycoplamatales）支原体科（Mycoplasmataceae）的支原体属（*Mycoplasma*）和脲原体属（*Ureaplasma*）。其中，支原体属有 132 个种，脲原体属有 7 个种。目前，自人体分离的支原体有 16 种，其中对人有明确致病作用的主要包括肺炎支原体、人型支原体、生殖支原体、嗜精子支原体、发酵支原体、穿透支原体、解脲脲原体、微小脲原体等。

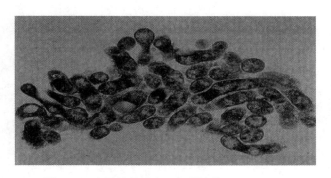

图 16-1　支原体的形态（扫描电镜，10 000×）

一、生物学性状

1. 形态与结构　支原体是最小的原核细胞型微生物，菌体长度一般为 $0.3 \sim 0.5\mu m$，加压情况下可通过细菌滤器。由于缺乏细胞壁，形态上呈高度多形性，有球、杆和丝状 3 种基本形态，也可呈环状、星状和哑铃状等（图 16-1）。革兰氏染色阴性，但不易着色。常用 Giemsa 染色，呈浅紫色。

支原体无细胞壁。最外层的细胞膜为厚 $7.5 \sim 10nm$ 的三层膜状结构，内、外两层由蛋白质及糖类组成，中间层的主要组分为磷脂及胆固醇。胆固醇位于磷脂分子之间，对维持细胞膜的完整性有一定作用。支原体基因组为双股环状 DNA，含 $600 \sim 2200kb$，（G + C）mol% 含量低，仅 25% ~ 40%。有的支原体在细胞膜外可形成由多聚糖构成的荚膜或微荚膜结构，具有抗吞噬作用，是支原体重要的毒力因子。某些支原体还具有一种特殊的顶端结构，有助于支原体黏附定植于宿主细胞表面，是其重要的致病物质。

2. 培养特性　能在无生命培养基中生长，但营养要求较高，一般以牛心浸液作基础，再添加 10% ~ 20% 的人或动物血清以提供胆固醇及其他长链脂肪酸。多数支原体还需添加酵母浸液、组织浸液、核苷前体、辅酶、维生素等才能生长。大部分支原体的最适生长 pH 为 7.6 ~ 8.0，低于 7.0 易死亡，但解脲脲原体的最适生长 pH 为 5.5 ~ 6.5。支原体在 22 ~ 41℃ 环境中均能生长，以 35 ~ 37℃ 最适宜。需氧兼性厌氧，37℃ 培养时，大多数寄生性支原体在含 5% ~ 10% CO_2 的气体环境中或 5% CO_2 与 90% N_2 的微氧环境中生长较好。

繁殖方式多样，以无性二分裂方式为主，也可见分节、断裂、出芽及分枝等方式。大多数支原体生长缓慢，代时为 3 ~ 4h，在软琼脂的固体培养基上培养 2 ~ 7 天可形成直径 10 ~ 600μm、中心致密隆起、周边较薄的典型"油煎蛋样"菌落（图 16-2）。

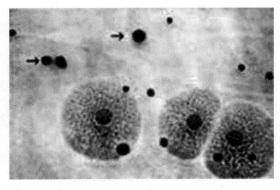

图 16-2　支原体典型的"油煎蛋样"菌落（100×）

也可形成颗粒状的"桑椹样"菌落。支原体在液体培养基中的增殖量较小，一般不超过 $10^6 \sim 10^7$ 个/ml 颜色变化单位（color changing unit，CCU，即将支原体接种到一定量的鉴别培养基中，能分解底物并使指示剂变色的最小支原体量），常以小颗粒形式沉于管底或黏于管壁，故生长后培养液澄清，不易见到浑浊。在实验工作中，支原体很容易造成细胞培养物和疫苗制剂的污染。

3. 生化反应　支原体能发酵糖类，分解蛋白质和尿素。临床上常根据支原体分解葡萄糖、精氨酸和尿素的能力不同，对其进行初步鉴定（表 16-1）。

表 16-1　人类主要支原体的生化反应

支原体	葡萄糖	精氨酸	尿素	最适 pH	吸附细胞
肺炎支原体	+	−	−	7.5	红细胞
人型支原体	−	+	−	7.3	—
生殖支原体	+	−	−	7.5	红细胞
嗜精子支原体	−	+	−	7.5	—
发酵支原体	+	−	−	7.5	—
穿透支原体	+	+	−	7.5	红细胞，CD4$^+$ Th 细胞
解脲脲原体	−	−	+	6.0	红细胞

4. 抗原结构　支原体的主要抗原物质存在于细胞膜，包括蛋白质抗原和糖脂类抗原两大类。不同支原体具有独特的抗原结构，且相互交叉较少，在支原体的血清学鉴定中具有重要意义。

常用的支原体抗原检测方法包括补体结合（complement fixation，CF）试验、ELISA、生长抑制试验（growth inhibition test，GIT）和代谢抑制试验（metabolic inhibition test，MIT）。其中，CF 试验常用于检测支原体的糖脂类抗原，ELISA 常用于检测支原体的蛋白质抗原，GIT 和 MIT 的特异性和敏感性均较高，常用于支原体的鉴定及血清学分型。GIT 类似于药物敏感试验的纸片法，即将含有特异性抗血清的纸片贴于接种有支原体的琼脂平板表面，若二者相对应，则纸片周围的菌落生长受到抑制，形成抑菌环。MIT 是将支原体接种于含有特异性抗血清和酚红的葡萄糖培养基中，若抗体与支原体相对应，则支原体的生长、代谢受到抑制，培养

基不变色。

5. 抵抗力　支原体无细胞壁，对理化因素的抵抗力比细菌弱。对紫外线、低渗、干燥、加热及多种化学消毒剂敏感，但对结晶紫、乙酸铊、亚碲酸钾有抗性，在培养基中加入一定浓度的上述物质可抑制杂菌生长。支原体对作用于细胞壁的抗菌药物如 β- 内酰胺类、万古霉素等天然耐受，对干扰蛋白质合成的抗菌药物如四环素类、大环内酯类及作用于 DNA 解旋酶的抗菌药物如左氧氟沙星、可帕沙星等敏感。凡能作用于胆固醇的物质，如皂素、洋地黄苷、二性霉素 B 等均能破坏支原体的细胞膜而导致其死亡。

6. 支原体与 L 型细菌的区别　由于支原体和 L 型细菌均无细胞壁，二者在生物学性状上有较多相似之处，如形态上呈多形性、能通过细菌滤器、对低渗敏感、形成"油煎蛋样"菌落等，但二者在很多方面又有着明显差异（表 16-2）。

表 16-2　支原体与 L 型细菌生物学性状的区别

生物学性状	支原体	L 型细菌
来源	自然界、人与动物体内	自然界中很少存在，由细菌诱生形成
遗传性	独立于细菌外的原核细胞型微生物	细菌的变异型，去除诱因可回复为原型菌
培养	牛心浸液培养基，需提供胆固醇	高渗培养基，无须添加胆固醇
"油煎蛋样"菌落	0.1 ～ 0.3mm，Dienes 染色呈蓝色	0.5 ～ 1.0mm，Dienes 染色不着色
细胞膜组分	富含胆固醇，占 36%	不含胆固醇
液体培养	浑浊度极低，形成团块也需放大观察	浑浊度低，黏附生长，形成团块可肉眼观察

二、致病性与免疫性

支原体广泛存在于人及动物体内，大多不致病，少数可引起哺乳类、鸟类、昆虫及植物的疾病。

1. 致病机制 人类致病性支原体主要通过以下机制引起机体损伤：①黏附素，有些支原体（如肺炎支原体、生殖支原体等）具有的特殊烧瓶状顶端结构，是一种富含脯氨酸的蛋白质，能黏附于宿主呼吸道或泌尿生殖道上皮细胞的黏蛋白受体上，导致宿主细胞受损；②荚膜或微荚膜，具有抗吞噬作用，是支原体重要的毒力因子；③毒性代谢产物，支原体生长过程中能产生神经毒素、磷脂酶C、核酸酶、过氧化氢、超氧阴离子等毒性代谢产物，导致宿主黏膜上皮细胞或红细胞的病理损伤；④超抗原，是支原体产生的一类具有免疫调节活性的蛋白质，能在感染部位刺激炎症细胞，产生大量细胞因子，引起组织损伤。另外，穿透支原体可黏附并侵入 $CD4^+$ Th 细胞，导致免疫损伤。

2. 所致疾病 不同支原体感染机体的部位不同，可引起不同类型的疾病（表 16-3）。

表 16-3　人类常见致病性支原体的感染部位及所致疾病

种类	感染部位	所致疾病
肺炎支原体	呼吸道	上呼吸道感染，原发性非典型肺炎，支气管炎，肺外症状（皮疹、心血管或神经系统症状等）
人型支原体	呼吸道、生殖道	附睾炎，盆腔炎，产褥热，输卵管炎，新生儿肺炎、脑炎等
生殖支原体	生殖道	尿道炎，宫颈炎，子宫内膜炎，盆腔炎，与不育症有关
嗜精子支原体	生殖道	不孕、不育症
发酵支原体	呼吸道、生殖道	肺炎，流感样疾病
穿透支原体	生殖道	协同 HIV 致病
解脲脲原体	生殖道	非淋球菌性尿道炎、前列腺炎、附睾炎、阴道炎、宫颈炎等，也与不孕、不育有关

3. 免疫性 在特异性免疫应答尚未建立的感染早期，机体抵抗支原体感染以分泌液中的杀菌物质、补体及吞噬细胞等非特异性防御机制为主。

特异性体液免疫中的抗膜蛋白抗体在抗支原体感染中发挥重要作用，尤其是 sIgA 可阻止支原体吸附于黏膜上皮细胞，并抑制其生长，是黏膜局部抗感染的重要物质基础。某些支原体感染机体后产生的非特异性血清抗体如冷凝集素，可用于支原体感染的辅助诊断。

特异性细胞免疫主要依靠致敏 $CD4^+$ Th_1 细胞分泌的细胞因子如 IL-2、TNF-α、IFN-γ 等，活化巨噬细胞，以清除感染的支原体。同时，其释放的大量炎症因子也可引起自身组织损伤。

三、微生物学检查

支原体的检查方法主要靠分离培养病原体或血清学检查。其中，分离培养在支原体感染的诊断中具有重要意义。

1. 标本采集 根据感染部位不同采集不同的标本。通常情况下，可取咽拭子、痰液、炎性渗出液、感染病灶分泌物等作为检测标本。注意标本采集后应尽快送检。

2. 分离培养 将采集的标本接种于适宜培养基上，如 Hayflick 培养基、SP-4 培养基等，置于 5% ～ 10% CO_2、适宜 pH 条件下培养 3 ～ 5 天。固体培养可在低倍镜下观察有无典型"油煎蛋样"菌落的形成。液体培养可先通过观察培养基颜色变化情况判断支原体生长与否，再转种固体培养基做进一步鉴定。

3. 血清学诊断 可于急性期和恢复期各采集 1 份血清，采用 ELISA、补体结合试验、间接血凝试验、荧光抗体试验等检测患者血清中的特异性抗体，若恢复期血清抗体效价较急性期升高 4 倍及 4 倍以上，则具有诊断价值。

4. 快速诊断 采用 PCR、DNA 探针等方法检测标本中支原体的特异性基因，快速、敏感、特异，适宜大批量标本的检测。

四、防治原则

针对支原体感染目前尚无有效疫苗，感染者可用大环内脂类、四环素类、喹诺酮类抗菌药物治疗，但已有耐药菌株产生。

第二节　主要致病性支原体

一、肺炎支原体

肺炎支原体（*Mycoplasma pneumoniae*）寄居于人和动物呼吸道黏膜表面，当局部抵抗力降低时可致病，是下呼吸道重要的机会致病性支原体。

1. 生物学性状　菌体长度为 $0.2 \sim 0.3\mu m$，呈高度多形性，可形成球形、球杆状、分枝状或丝状等形态。革兰氏染色不易着色，Giemsa 染色呈浅紫色或蓝色。基因组大小为 835kb 左右，（G+C）mol% 为 38.6%，有近 680 个可读框。缺乏细胞壁，菌体最外层为富含胆固醇的细胞膜，独特的顶端结构可使菌体呈"烧瓶状"外观（图 16-3）。

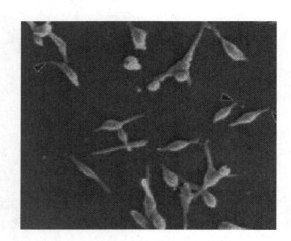

图 16-3　肺炎支原体的"烧瓶状"外观
（扫描电镜，10 000×）

主要以二分裂方式繁殖，生长缓慢，$1 \sim 6h$ 分裂一代。营养要求高，需氧，初次分离需接种于含足量血清和新鲜酵母浸出液的培养基中，一般 10 天左右可形成致密的微小菌落。多次传代后，生长加快，菌落呈典型的"油煎蛋样"。能发酵葡萄糖，产生过氧化氢，不能分解精氨酸与尿素，在血琼脂平板上能溶解豚鼠红细胞而形成 β 溶血现象。

对理化因素的抵抗力较细菌弱，对常用消毒剂敏感，耐受乙酸铊、结晶紫、亚甲蓝、青霉素及头孢菌素等，将上述物质添加于培养基中有利于肺炎支原体的选择分离培养。

2. 致病性与免疫性

（1）致病性　肺炎支原体进入易感者呼吸道后，借助滑行运动穿过黏膜上皮细胞纤毛屏障进入细胞间隙，通过其顶端结构中的 P1、P30 等黏附蛋白黏附于呼吸道黏膜上皮细胞表面，吸取营养，生长繁殖，产生过氧化氢、超氧阴离子等毒性代谢产物，导致宿主细胞触酶活性降低，纤毛运动减弱、停止，甚至脱落消失，细胞 RNA 和蛋白质合成减少，功能受损，乃至死亡。肺炎支原体产生的超抗原，可刺激感染部位的炎症细胞分泌大量如 IL-1、IL-6、TNF-α 等细胞因子，导致组织损伤。菌体含有的脂质、多糖抗原与人体组织细胞膜有共同抗原，可引起迟发型超敏反应，导致肺内、外多种病变。

（2）所致疾病　肺炎支原体感染的传染源为患者或带菌者，主要经飞沫传播，一年四季均可发病，以夏末秋初发病率较高。发病人群以儿童及青少年多见，常在家庭、学校、托儿所或军队密集人群中小规模流行。

潜伏期为 $2 \sim 3$ 周，首先引起上呼吸道感染，然后下行引起支气管炎、毛细支气管炎和肺炎，还可同时或相继引起肺外器官或组织病变。肺炎支原体引起的支原体肺炎（mycoplasmal pneumonia）占非细菌性肺炎的 50% 左右，主要影响肺泡间质，又称为间质性肺炎或原发性非典型性肺炎（primary atypical pneumonia）。

支原体肺炎起病和缓，临床症状较轻，以咳嗽、发热、头痛、咽喉痛和肌肉痛为主，病程 $1 \sim 4$ 周，但肺部 X 线改变可持续 $4 \sim 6$ 周。个别患者可见皮肤多形红斑、脑脊髓膜炎、脑炎、神经炎、心肌炎、心包炎、关节炎等呼吸道外并发症。

（3）免疫性　肺炎支原体感染可刺激机体产生特异性 sIgA、血清 IgM 和 IgG 抗体及致敏淋巴细胞，但对机体的保护作用不完全。呼吸道黏膜局部产生的特异性 sIgA 对预防再感染有较强的保护作用。肺炎支原体感染后产生的 IgE 类抗体可介导 I 型超敏反应，导致哮喘急性发作。

3. 微生物学检查

（1）分离培养　从标本中分离培养出肺炎支原体是诊断其感染的金标准。取可疑患者的痰、咽拭子或支气管肺泡灌洗液等标本，接种于含有血清和酵母浸膏的琼脂培养基中，用青霉素、乙酸铊抑制杂菌生长。置于 5% CO_2 和 90% N_2 环境中，37℃ 培养 $1 \sim 2$ 周，挑选可疑菌落经形态、生化反应、溶血试验进行初步鉴定，用特异性抗血清做 GIT 及 MIT 进一步鉴定。肺炎支原体分离培养的阳性率不高，且耗时较长，对临床快速诊断意义不大。

（2）血清学检查　　直接检查患者血清中的特异性抗体，常用方法包括冷凝集试验、补体结合试验和ELISA。冷凝集试验是取患者血清标本与人O型血红细胞或自身红细胞混合，4℃过夜后观察红细胞是否出现凝集，且将其置于37℃下凝集又分散开的现象。但仅50%左右患者会出现冷凝集试验阳性，且该反应为非特异性，感染呼吸道合胞病毒、腮腺炎病毒或流感病毒等也可出现冷凝集素效价的升高，故只能作为肺炎支原体感染的辅助诊断。补体结合试验和ELISA可检测患者血清中的肺炎支原体特异性IgM、IgG抗体，具有较高的敏感性和特异性。

（3）快速诊断法　　主要检测肺炎支原体的特异性抗原及核酸。检测特异性抗原常用ELISA，即采用P1和P30单克隆抗体检测患者痰、鼻洗液或支气管洗液中肺炎支原体膜蛋白抗原。也可用PCR检测肺炎支原体的16S rRNA基因及P1蛋白基因，此法快速、敏感、特异，适宜大量临床标本的检测。

4. 防治原则　　目前尚无有效的肺炎支原体疫苗。治疗多采用罗红霉素、克拉霉素、阿奇霉素等大环内酯类抗菌药物或左氧氟沙星、可帕沙星等喹诺酮类抗菌药物，但已有耐药菌株产生。

二、解脲脲原体

解脲脲原体（*Ureaplasma urealyticum*）也称溶脲脲原体，是人类泌尿生殖道常见的寄生菌，在特定环境下可致病，与人类泌尿生殖道感染关系密切，是性传播疾病的主要病原体之一。解脲脲原体在人体的定植有两次高峰期，分娩时由母体产道感染新生儿，以后迅速减少，从性生活开始又开始增多。

1. 生物学性状　　菌体直径为0.05～0.30μm，呈球形、球杆状或杆状，单个或成双排列。革兰氏染色阴性，但不易着色，Giemsa染色呈紫蓝色。基因组大小为750kb，（G+C）mol%为27.5%～28.5%。

以二分裂方式繁殖为主，也可由球体衍生为长丝状或在母细胞内增殖后经出芽释放。营养要求高，微需氧，最适生长pH为5.5～6.5。接种于含胆固醇、酵母浸液及血清的培养基上，置于含95%N_2和5%CO_2气体环境下，37℃培养48h，可形成直径15～30μm的"油煎蛋样"或"桑椹样"微小菌落，需放大200倍才能观察到，故又称T株（tiny strain）。不分解糖类和精氨酸，磷脂酶和四氮唑还原试验阴性。能产生丰富的尿素酶，分解尿素为自身代谢提供能源，但分解尿素产生的NH_3，可使培养基pH升高而导致菌体死亡。

依据细胞膜多带抗原的差异，可将解脲脲原体分为14个血清型、2个生物型。生物型1（2、4、5、7、8、9、10、11、12、13血清型）含有16kDa及17kDa多肽，生物型2（1、3、6、14血清型）仅有17kDa多肽。依据16S rRNA基因和16～23S rRNA间区，将14个血清型分为解脲脲原体和微小脲原体2个种。临床解脲脲原体感染以血清型4多见。

解脲脲原体对热的抵抗力差，低温或冷冻干燥时可长期保存。对乙酸铊、四环素、红霉素等敏感，0.05%乙酸铊可抑制其生长。

2. 致病性与免疫性

（1）致病性　　解脲脲原体黏附到宿主黏膜上皮细胞后，可产生磷脂酶A1、A2和C，分解细胞膜中的卵磷脂，损伤宿主细胞膜，影响细胞膜的生物合成和免疫功能，并从细胞膜获得脂质和胆固醇作为养料；其丰富的尿素酶可分解尿素产生NH_3，导致气管细胞间质坏死、纤毛损伤，也可使磷酸盐形成结晶，诱发尿路结石；产生的IgA1蛋白酶可破坏泌尿生殖道黏膜表面的sIgA，导致黏膜屏障受损；解脲脲原体还能吸附于精子表面，阻碍精子运动，诱导精子凋亡，其产生的神经氨酸酶样物质可干扰精子与卵子的结合。近年的研究表明，解脲脲原体与精子具有共同的抗原组分，机体感染后产生的抗体可对精子造成免疫损伤。

（2）所致疾病　　解脲脲原体多寄居于人泌尿生殖道，偶可从呼吸道中分离。主要通过性接触或分娩感染人体，一般为表面感染，大多不侵入血液。可引起非淋菌性尿道炎（nongonococcal urethritis, NGU）、前列腺炎、附睾炎、阴道炎、宫颈炎等泌尿生殖道疾病，与不孕、不育关系密切，孕妇感染可导致流产、早产、死胎、低体重儿、新生儿脑膜炎等。解脲脲原体引起的NGU占非细菌性尿道炎的60%，且淋球菌性尿道炎患者解脲脲原体的分离率也明显高于NGU，这可能与淋病患者治愈后产生的后遗症有关。

（3）免疫性　　解脲脲原体感染后，可检测到IgM、IgG及sIgA类抗体。83%的患者在急性期可出现IgM升高，对早期诊断有一定意义；IgG持续时间久，只能作为流行病学调查的指标；sIgA对预防再感染有较好的保护作用。

3. 微生物学检查　　实验室诊断的最好方法是分离培养、检测解脲脲原体抗原或核酸成分。

（1）标本采集　　注意采集新鲜标本（精液、前列腺液、阴道分泌物、尿液等）并立即接种。若不能立即接种，应将标本放4℃冰箱保存，并于12h内接种，否则会影响阳性率。

（2）分离培养　　取泌尿生殖道标本0.1～0.2ml接种于pH6.0～6.5、含0.05%～0.1%尿素和酚红指示剂的解脲脲原体液体培养基中，置于 5% CO_2 和 90% N_2 环境中，37℃ 培养 48 ～ 72h，观察培养液颜色变化。若培养液中酚红颜色由橘黄色变为红色，提示初代培养阳性。取该培养液转种于固体培养基，培养 24 ～ 48h 后，低倍镜观察菌落形态，挑取可疑菌落采用生化反应、MIT、GIT、免疫斑点试验（IDT）或 ELISA 进行进一步鉴定及分型。

（3）核酸检测　　采用 PCR、DNA 探针等方法检测可疑患者标本中的尿素酶基因、多带抗原基因或 16S rRNA。此法快速、特异，适宜于临床大批量标本检测。

4.防治原则　　目前，尚无可行的疫苗可使用，预防以加强宣传教育、注意性卫生、切断传播途径为主。感染者可采用喹诺酮类、四环素类抗菌药物治疗，但已有耐药菌株产生。

三、人型支原体

人型支原体（*Mycoplasma hominis*）的形态结构与解脲脲原体相似，基因组大小约 700kb，（G+C）mol% 为 27.3% ～ 33.7%。能分解精氨酸，不分解尿素和葡萄糖，最适生长 pH 为 7.2 ～ 7.4，对 1∶2000 的乙酸铊耐受。在含有精氨酸的液体培养基中，其分解精氨酸产生的 NH_3 可使培养基 pH 升高至 7.8 以上而导致菌体死亡。在含乙酸铊的固体培养基中，可形成 200 ～ 300μm 的较大菌落，呈典型"油煎蛋样"。

寄居于人泌尿生殖道，传染源为患者和带菌者，主要通过性接触传播，可引起前列腺炎、附睾炎、盆腔炎、产褥热、输卵管炎、肾盂肾炎等泌尿生殖道感染，也可引起新生儿肺炎、脑膜炎、脑脓肿等。

微生物学检测以分离培养和核酸检测为主。但该类支原体难培养、生长慢，不适合常规实验室培养。实验室最好的诊断方法是采用 PCR 检测其多带抗原基因或 16S rRNA。

预防原则与解脲脲原体相似，包括加强宣传教育、注意个人卫生、防止不洁性行为等。人型支原体对红霉素不敏感，治疗多采用四环素、林可霉素、左氧氟沙星等抗菌药物，注意耐药菌株的影响。

四、生殖支原体

生殖支原体（*Mycoplasma genitalium*）的基本形态呈"烧瓶"状，菌体长 0.6 ～ 0.7μm，底宽 0.3 ～ 0.4μm，顶部细窄，有一宽约 7nm 的明显颈部。基因组大小为 582kb，（G+C）mol% 为 32.45%。其顶端结构含有一分子质量为 140kDa 的黏附素 MgPa，该黏附素与肺炎支原体 P1 黏附蛋白在血清学上有明显交叉反应。

能发酵葡萄糖，不分解精氨酸和尿素。在普通支原体培养基中不生长，可在不含乙酸铊的 SP-4 培养基上缓慢生长，形成典型的"油煎蛋样"菌落。

通过性接触传播，可黏附于人泌尿生殖道黏膜上皮细胞上，常引起非淋球菌性尿道炎、宫颈炎、子宫内膜炎、盆腔炎、输卵管炎等，与男性不育有关。

生殖支原体不适合常规实验室培养，常用 PCR、DNA 探针和血清学方法进行微生物学检测。预防原则与解脲脲原体、人型支原体相似，治疗可用红霉素、四环素、左氧氟沙星等。

五、穿透支原体

穿透支原体（*Mycoplasma penetrans*）于 1991 年首次从艾滋病患者的尿液中分离获得。形态呈"烧瓶"状，基因组大小为 1358kb，（G+C）mol% 为 30.5%。能发酵葡萄糖，分解精氨酸，但不分解尿素，具有磷脂酶活性，能还原四氮唑。可在改良 SP-4 培养基上缓慢生长，并形成"油煎蛋样"菌落。

穿透支原体属于机会致病性支原体，常引起内源性感染，目前认为其是 HIV 感染引起 AIDS 的辅助致病因素。其顶端结构具有黏附和穿入细胞的作用，能黏附于人红细胞、单核细胞、$CD4^+$ Th 细胞和尿道黏膜上皮细胞，穿过细胞膜进入细胞内生长繁殖，造成细胞受损或死亡。

（李婉宜）

第十七章 立克次体

立克次体（*Rickettsia*）是一类严格细胞内寄生、以节肢动物为传播媒介、大小介于细菌和病毒之间的原核细胞型微生物。其生物学性状与细菌相似，如以二分裂方式繁殖、含有两种类型的核酸、革兰氏染色阴性、对多种抗生素敏感等。

第一节 概 述

立克次体由美国病理学家和微生物学家 Howard Taylor Ricketts 于 1909 年在研究落基山斑疹热和鼠型斑疹伤寒时首次报道，为纪念在研究斑疹伤寒时不幸感染而献身的 Ricketts，国际细菌命名委员会将这类微生物命名为立克次体。1916 年，巴西学者 DaRocha Lima 从斑疹伤寒患者的体虱中首次分离出该病原体，1934 年我国学者谢少文采用鸡胚培养法第一次体外培养出立克次体，为人类认识立克次体做出了重大贡献。

国际最新分类学上，将立克次体目（Rickettsiales）分为立克次体科（Rickettsiaceae）和无形体科（Anaplamataceae）。前者包括立克次体属（*Rickettsia*）和东方体属（*Orientia*），后者分为无形体属（*Anaplasma*）、埃立克体属（*Ehrlichia*）、新立克次体属（*Neorickettsia*）和沃尔巴克氏体属（*Wolbachia*）。对人有明确致病作用的主要包括立克次体属、东方体属、无形体属和埃立克体属。原来的巴尔通体属现归于根瘤菌目巴尔通体科，柯克斯体属现归于军团菌目柯克斯体科。为了教学方便，这两属的内容也将在本章作简要介绍。

一、生物学性状

1. 形态与染色 形态多样，以球杆状或杆状为主（图 17-1），大小为（0.3～0.6）μm×（0.8～2.0）μm。革兰氏染色阴性，但不易着色，常用 Giemsa 或 Gimenza 法染色，前者将立克次体染成紫色或蓝色，后者染成红色。

2. 结构与组成 大多数立克次体的结构与革兰氏阴性菌相似。其细胞壁的 OmpA、OmpB 等外膜蛋白能与宿主细胞表面受体结合，介导立克次体吸附并侵入宿主细胞，立克次体属的细胞壁还含肽

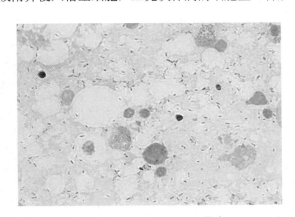

图 17-1 立克次体的形态（Giemsa 染色，1000×）

聚糖和脂多糖。细胞膜为脂质双分子层，含大量磷脂。细胞质内有由 30S 和 50S 两个亚基构成的核糖体。核质由双链 DNA 组成，无核仁和核膜，基因组大小为 1000～2200kb。多数立克次体细胞壁外还有多糖组成的微荚膜样黏液层，具有黏附和抗吞噬作用，与立克次体的致病性相关。

3. 培养特性 立克次体酶系统不完善，缺乏细胞器，必须在活细胞内方可生长。繁殖方式为无性二分裂，生长缓慢，代时为 8～10h，最适生长温度为 34℃。常用培养方法包括动物接种、鸡胚接种和细胞培养。其中，动物接种是最常用的方法，采用豚鼠、大鼠、小鼠可对多种病原性立克次体进行培养；鸡胚卵黄囊接种常用于立克次体的传代；常用的组织培养系统有鸡胚成纤维细胞、L929 细胞和 Vero 单层细胞，最适培养温度为 37℃。

4. 抗原结构 立克次体具有群特异性和种特

病原生物学

异性两类抗原。前者为可溶性抗原，主要由细胞壁脂多糖构成，耐热；后者主要由外膜蛋白构成，不耐热。斑疹伤寒群立克次体和恙虫病东方体的脂多糖与变形杆菌某些菌株（如 OX_{19}、OX_2、OX_K 等）的菌体抗原有共同抗原成分（表 17-1），临床检验中常用这些菌株的菌体抗原代替立克次体抗原检测人或动物血清中的相应抗体，此交叉凝集试验被称为外斐反应（Weil-Felix reaction），可用于立克次体病的辅助诊断。

表 17-1 主要立克次体与变形杆菌菌株抗原的交叉反应

立克次体	变形杆菌菌株		
	OX_{19}	OX_2	OX_K
普氏立克次体	+++	+	-
莫氏立克次体	+++	+	-
恙虫病立克次体	-	-	+++

5. 抵抗力 大多数立克次体的抵抗力均较弱，对热和消毒剂敏感，56℃加热 30min 或苯酚、75% 乙醇处理数分钟即可被杀死。-20℃或冷冻干燥可保存约半年，在节肢动物粪便中可存活数月。对氯霉素、四环素等抗生素敏感，但磺胺类药物可促进其生长繁殖。

二、致病性与免疫性

立克次体常以啮齿类动物、家畜等作为寄生宿主和储存宿主，通过节肢动物如人虱、鼠蚤、蜱或螨等的叮咬而传播。

1. 致病机制 主要致病物质是脂多糖和磷脂酶 A。前者具有与肠道杆菌内毒素相似的多种生物学活性，可引起机体发热、内皮细胞受损、微循环障碍和中毒性休克等；后者可破坏细胞膜和吞噬体膜，促使立克次体从细胞内吞噬体中释放入胞质中生长繁殖。立克次体损伤的靶细胞以血管内皮细胞为主，基本病理改变部位在血管，可导致血管内皮细胞大量增生、血栓形成及血管壁出现节段性或圆形坏死等。感染晚期，也可通过影响宿主细胞基因转录，引发细胞凋亡、细胞因子分泌紊乱、吞噬功能缺陷等免疫病理损伤，加重局部或全身的病理变化。

2. 所致疾病 由立克次体引起的疾病统称为立克次体病，大多为自然疫源性疾病，主要包括流行性或地方性斑疹伤寒、斑点热、恙虫病等。病原体侵入机体后，首先在局部小血管内皮细胞中大量繁殖，引起局部血管病变后进入血流，发生第一次立克次体血症。经血液循环播散到全身多器官的小血管内皮细胞中，大量繁殖后再次释放入血，引起第二次立克次体血症。患者出现发热、皮疹、头痛、肝脾肿大、多脏器衰竭。由于不同立克次体传播媒介的地理分布不同，不同立克次体病也有明显的地区性，常见致病性立克次体及其所致疾病、流行特征详见表 17-2。

表 17-2 常见人类致病性立克次体及其所致疾病、流行特征

属	群	种	储存宿主	传播媒介	所致疾病	地理分布
立克次体属	斑疹伤寒群	普氏立克次体（R. prowazekii）	人	人虱	流行性斑疹伤寒	世界各地
		莫氏立克次体（R. mooseri）	啮齿类	鼠虱 鼠蚤	地方性斑疹伤寒	世界各地
	斑点热群	立氏立克次体（R. rickettsii）	啮齿类、犬	蜱	落基山斑疹热	西半球
		康氏立克次体（R. conorii）	啮齿类、犬	蜱	地中海斑点热	地中海地区、非洲、南亚
		西伯利亚立克次体（R. sibirica）	啮齿类	蜱	北亚蜱传斑疹伤寒	北亚、蒙古
		澳大利亚立克次体（R. australis）	啮齿类	蜱	昆士兰蜱热	澳大利亚
		小蛛立克次体（R. akari）	鼠	螨	立克次体痘	美国、东北亚、南非
东方体属		恙虫病东方体（O. tsutsugamushi）	啮齿类	恙螨	恙虫病	亚洲、大洋洲
无形体属		嗜吞噬细胞无形体（A. phagocytophilum）	人、犬、马	蜱	人粒细胞无形体病	美国、亚洲、欧洲

续表

属	群	种	储存宿主	传播媒介	所致疾病	地理分布
埃立克体属		查非埃立克体（*E. chaffeensis*）	人、犬	蜱	人单核细胞埃立克体病	美国
		伊文埃立克体（*E. ewingii*）	人、犬	蜱	人粒细胞埃立克体病	美国
新立克次体属		腺热新立克次体（*N. sennetsu*）	可能是鱼或蜗牛	吸虫	腺热Sennetu热	日本、马来西亚

3. 免疫性　立克次体是严格细胞内寄生的病原体，其抗感染免疫以细胞免疫为主，体液免疫为辅。机体感染立克次体后产生的群特异性和种特异性抗体，具有促进巨噬细胞吞噬、中和毒性物质的作用。细胞免疫产生的多种细胞因子，能激活巨噬细胞并增强其杀灭细胞内立克次体的能力。立克次体病后可获得抵抗再感染的部分免疫力，但可复发。

三、微生物学检查

立克次体的实验室检测主要包括分离培养、血清学试验和核酸检测。由于立克次体特别容易引起实验室感染，在进行立克次体研究或临床标本检测时一定要严格遵守实验室生物安全操作规程，注意防止感染事故的发生。

1. 标本的采集　通常采集患者的血液以供病原体分离或做血清学试验。注意采集发病初期或急性期及使用抗生素前的标本以提高阳性检出率。血清学试验需采集急性期和恢复期双份血清，以观察抗体滴度的变化。进行流行病学调查，可采集野生小动物、家畜器官或媒介节肢动物做成组织悬液进行检查。

2. 分离培养　将检材（血液、血块或其他组织悬液）接种至雄性豚鼠腹腔进行病原体分离。若接种后豚鼠体温＞40℃，同时有阴囊红肿，表示有立克次体感染，应进一步将分离出的毒株接种于鸡胚或细胞培养，用免疫荧光法加以鉴定。感染组织

及皮肤病变活检标本可直接用免疫荧光法、免疫印迹法、蛋白质指纹图谱分析法等进行鉴定。

3. 血清学试验　特异性试验包括用立克次体抗原进行的免疫荧光试验、补体结合试验等。其中，间接免疫荧光试验常用于检测感染动物腹膜渗出物中的立克次体，补体结合试验常用于立克次体病的流行病学追溯诊断。利用某些变形杆菌菌株的抗原代替立克次体抗原进行的外斐试验是最常用的非特异性试验，但只能用于立克次体病的辅助诊断。

4. 核酸检测　可用PCR或实时聚合酶链反应（real-time PCR）技术对立克次体进行快速诊断。多位点序列分型（multilocus sequence typing，MLST）是立克次体基因诊断和分型的新方法。

四、防治原则

预防立克次体病的重点是控制和消灭其中间宿主及储存宿主，如灭鼠、杀灭媒介节肢动物。加强个人自身防护，能有效防止斑疹伤寒、恙虫热、斑点热的流行。特异性预防目前多采用经γ射线辐射处理的全细胞灭活疫苗，如预防斑疹伤寒的鼠肺疫苗、鸡胚疫苗等。

氯霉素和四环素类抗菌药物对各类立克次体均有效，可使病程明显缩短，病死率大幅度下降。磺胺类药物不仅不能抑制立克次体生长，反而会促进其繁殖，在立克次体病的治疗中禁用该类药物。

第二节　主要致病性立克次体

对人致病的立克次体主要有立克次体属、东方体属、埃立克体属和无形体属，其基本生物学特点大同小异。

一、普氏立克次体

普氏立克次体（*Rickettsia prowazekii*）天然寄生

在人体内，以人虱为媒介在人群中传播，引起流行性斑疹伤寒（也称虱传斑疹伤寒）。为纪念首次发现该病原体并在研究中不幸感染而死亡的捷克科学家 Stanislav von Prowazek 而得名。

1. 生物学性状　菌体大小为（0.3～0.8）μm×（0.6～2.0）μm，呈多形性，以短杆状为主。革兰氏染色阴性，Giemsa 染色呈紫蓝色，Gimenza 染色

呈鲜红色。在感染细胞胞质中分散存在，呈单个或短链状排列。易感动物为豚鼠和小鼠，可在鸡胚卵黄囊和鸡胚成纤维细胞、L929细胞、Vero细胞等细胞系中生长。

主要表面抗原是脂多糖构成的群特异性抗原和外膜蛋白构成的种特异性抗原，其脂多糖抗原与普通变形杆菌OX$_{19}$、OX$_2$菌株有共同组分，能引起交叉凝集反应，称外斐试验，可用于普氏立克次体病的辅助诊断（表17-1）。

对热和化学消毒剂敏感，56℃加热30min或5g/L苯酚处理5min均可使其灭活，置于4℃水溶液中24h可失去活性。耐低温和干燥，在干虱粪中能保持活性2个月左右。氯霉素可抑制其生长繁殖，但磺胺类药物可促进其生长。

2. 致病性与免疫性

（1）流行环节　患者是普氏立克次体唯一的储存宿主和传染源，人虱（体虱）是其传播媒介，传播方式为虱-人-虱。虱叮咬患者后，立克次体进入虱肠管上皮细胞内繁殖，若受感染虱再去叮咬健康人，立克次体可随虱粪便排泄于人皮肤上，进而从搔抓的皮肤破损处侵入人体而致病。由于普氏立克次体能在干虱粪中保持感染性达2个月左右，故也可经呼吸道黏膜或眼结膜感染人体。普氏立克次体病的流行与生活条件拥挤、卫生状况差有关，好发生于战争、饥荒及自然灾害时期。

（2）致病性　主要致病物质为脂多糖和磷脂酶A。病原体侵入皮肤后，与局部淋巴组织或小血管内皮细胞表面的特异性受体结合而被吞入细胞内，磷脂酶A溶解吞噬体膜的甘油磷脂，促使立克次体进入细胞内大量繁殖，导致细胞破裂，释放出立克次体，引起第一次立克次体血症。立克次体经血液循环播散到全身多器官的小血管内皮细胞中，大量繁殖后再次释放入血，引起第二次立克次体血症。立克次体裂解释放的脂多糖等毒性物质，可刺激单核巨噬细胞产生IL-1、TNF-α等细胞因子，损伤血管内皮细胞，造成血管通透性增强、血浆渗出、有效循环血容量减少，最终引起微循环障碍、中毒性休克甚至DIC发生。普氏立克次体感染导致的病理改变主要为血管内皮细胞增生、血管壁坏死、血栓形成，可造成皮肤、心、肺、脑等多脏器的血管周围组织广泛性病变。

普氏立克次体是流行性斑疹伤寒的病原体。人感染该病原体后，经10～14天的潜伏期，骤然发病，主要症状为高热、剧烈头痛、皮疹，有的伴有神经系统、心血管系统或其他脏器损害。感染多见于成年人，50岁以上者发病率高，婴幼儿发病率低，60岁以上患者死亡率较高。

部分患者病愈后，普氏立克次体可持续存在于淋巴结和血管内皮细胞内，数年后在一定条件下可重新繁殖引起复发感染，称为复发性斑疹伤寒（Brill-Zinsser disease）。复发性斑疹伤寒的临床表现较原发感染轻，但若有人虱流行，也可能导致流行性斑疹伤寒的流行。

（3）免疫性　普氏立克次体可刺激机体产生血清抗体和致敏T细胞，抗感染免疫以细胞免疫为主。患者病后可获得抵抗外源性再感染的牢固免疫力，也具有抵抗斑疹伤寒立克次体感染的交叉免疫力。

3. 微生物学检查

病原体分离鉴定和血清学检查对于流行性斑疹伤寒的临床诊断和流行病学调查均具有重要意义。

（1）分离培养　将标本接种于雄性豚鼠腹腔内，接种后若豚鼠体温＞40℃，同时有阴囊红肿，表示已有感染发生；若豚鼠体温＞40℃而阴囊无红肿，则取动物脑组织用豚鼠继续传代。等立克次体增殖到一定数量，即可将分离出的毒株接种于鸡胚卵黄囊或细胞传代培养，用免疫荧光法等试验进一步鉴定。

（2）血清学试验　是目前临床诊断立克次体感染的主要方法。过去常将外斐试验用于立克次体病的辅助诊断，但该试验敏感性低，假阳性率高，目前已不推荐使用。现常利用特异性外膜蛋白抗原或脂多糖抗原通过微量免疫荧光法检测可疑患者血中的特异性抗体。由于脂多糖抗原为多种立克次体的共有抗原，最后需用免疫印迹法确定立克次体的种类。

（3）核酸检测　用PCR或real-time PCR检测立克次体外膜蛋白基因或脂蛋白基因。

4. 防治原则

常规预防以改善生活及卫生条件，注意个人卫生，防虱、灭虱为主。特异性预防可接种经γ射线处理的全细胞灭活鼠肺疫苗或鸡胚疫苗，免疫力可持续1年左右。治疗可采用氯霉素、四环素类抗菌药物，禁止使用磺胺类药物。

二、莫氏立克次体

莫氏立克次体（R. mooseri）也称斑疹伤寒立克次体（R. typhi），是地方性斑疹伤寒（endemic typhus）或称鼠型斑疹伤寒（murine typhus）的病原体。该病原体于1931年由Mooser等分别从该疾病流行的墨西哥鼠脑和美国鼠虱中分离出。

1. 生物学性状

其形态染色、菌体结构、培养特性、抗原构造和抵抗力均与普氏立克次体相似。但莫氏立克次体可分布于感染细胞内外，且链状排列少见。

2. 致病性与免疫性

（1）流行环节 啮齿类动物（主要是鼠）是其主要储存宿主和传染源，鼠虱和鼠蚤是主要传播媒介，感染的自然周期是鼠 - 蚤（或虱）- 鼠。当鼠蚤叮吮人血时，可将立克次体传染给人，再通过人虱在人群中传播。人体也可通过口、鼻、眼结膜等途径接触带有立克次体的干燥蚤粪而感染。

（2）致病性 莫氏立克次体的致病物质及致病机制均与普氏立克次体相似。潜伏期为 8 ～ 12 天，起病缓慢，病程较短，临床症状较流行性斑疹伤寒轻，很少累及中枢神经系统和心肌，病死率低于 1%。

（3）免疫性 其抗感染免疫以细胞免疫为主，体液免疫为辅。发病后 1 ～ 2 周可检测到血清抗体。病后免疫力较牢固，与普氏立克次体感染有交叉免疫力。

3. 微生物学检查 常用间接免疫荧光试验、ELISA 等检测患者血清中的特异性抗体及其效价，进行地方性斑疹伤寒的早期诊断和流行病学调查。也可将可疑标本接种于雄性豚鼠腹腔，接种后若豚鼠出现体温升高、阴囊红肿和鞘膜反应，表示有感染发生。其他检查方法同普氏立克次体。

4. 防治原则 预防原则包括防鼠灭鼠、改善生活及卫生条件、注意个人卫生、防虱灭虱等。特异性预防可接种斑疹伤寒疫苗。治疗可采用氯霉素、四环素类抗菌药物，禁用磺胺类药物。

三、恙虫病东方体

恙虫病东方体（*O. tsutsugamushi*）也称恙虫病立克次体，是恙虫病（tsutsugamushi disease）或称丛林斑疹伤寒（scrub typhus）的病原体。

1. 生物学性状 菌体大小为（0.2 ～ 0.6）μm×（0.5 ～ 1.5）μm，呈多形性，以短杆状或球杆状多见。Giemsa 染色呈紫色或蓝色，Gimenza 染色呈暗红色，Macchiavello 染色呈紫红色。在感染细胞内常成堆排列于胞质近核处。细胞壁缺乏肽聚糖和脂多糖，一般不形成微荚膜样黏液层，与普通变形杆菌 OX_K 菌株有交叉抗原。易感动物为小鼠，可在鸡胚卵黄囊和地鼠肾细胞、睾丸细胞等原代细胞及 L929 细胞、Vero 细胞等传代细胞系中生长。抵抗力较立克次体属弱，对一般消毒剂敏感，在 37℃条件下 2 ～ 3h 后菌体活力明显降低。

2. 致病性与免疫性

（1）流行环节 寄生于恙螨体内，经卵传代，常通过恙螨幼虫叮咬在鼠间传播，故恙螨是其重要的寄生宿主、储存宿主和传播媒介。恙虫病为自然疫源性疾病，主要流行于东南亚、西南太平洋岛屿、日本和我国东南、西南地区。鼠感染后多无症状，但因长期携带病原体而成为主要传染源。此外，兔类、鸟类等也能感染或携带恙螨而成为传染源。

（2）致病性 致病物质尚未完全明了，目前认为病原体死亡后释放的毒性物质是其主要致病因子。恙螨幼虫叮咬人体使其携带的病原体侵入体内，在局部小血管内皮细胞内生长繁殖后，经淋巴系统入血液循环，产生立克次体血症，释放毒素样物质引起全身中毒症状及组织器官血管炎。

恙虫病东方体引起的恙虫病为急性传染病。人被恙螨叮咬后，经 7 ～ 10 天的潜伏期骤然发病，主要症状为高热、剧烈头痛、皮疹、全身淋巴结及肝脾肿大，伴有多内脏器官病变。叮咬处皮肤局部先出现红色丘疹，形成水疱，水疱破裂后可形成中部坏死呈黑色焦痂的"鸟眼状溃疡"，是恙虫病的重要临床特征之一。

（3）免疫性 以细胞免疫为主，体液免疫为辅。病后可产生较持久的免疫力。

3. 微生物学检查 取急性期患者血液标本接种于小鼠腹腔，刮取濒死小鼠腹膜进行形态学鉴定。也可采用鸡胚卵黄囊接种或组织培养法分离病原体。间接免疫荧光法检测可疑患者血清中的特异性 IgM 抗体是目前最常用的实验室诊断方法。核酸检测常采用 PCR、RFLP 或基因序列分析等方法。

4. 防治原则 目前尚无特异性疫苗，预防原则以防鼠灭鼠、避免进入疫区、加强个人防护、防止被恙螨幼虫叮咬为主。治疗可采用氯霉素、四环素类抗菌药物，禁用磺胺类药物。

四、嗜吞噬细胞无形体

嗜吞噬细胞无形体（*A. phagocytophilum*）是无形体属中对人致病的主要病原体，可引起人粒细胞无形体病（human granulocytic anaplasmosis，HGA）。

菌体大小为 0.5 ～ 1.5μm，呈多形性，以球形或卵圆形多见，革兰氏染色阴性。主要寄生于中性粒细胞的胞质空泡中，繁殖后以膜包裹的形式存在于细胞质内，经 Wright 或改良 Wright-Giemsa 染色呈紫色或蓝色，类似于衣原体的包涵体，被称为桑椹体（morula）。

该病原体的储存宿主是哺乳动物，蜱是其主要传播媒介。通常是蜱叮咬携带病原体的哺乳动物后再叮咬人体而造成机体感染，直接接触危重患者或带菌动物的血液等体液也可能导致传播。人类对嗜吞噬细胞无形体普遍易感，高危人群为易接触蜱等传播媒介的人群，发病高峰多集中在当地蜱活动活跃的月份。

嗜吞噬细胞无形体侵入机体后，先与中性粒细胞表面的糖基化折叠蛋白结合，侵入细胞内生长繁殖，经淋巴管和血管播散，大量存在于单核巨噬细胞系统的组织和器官中，诱发机体免疫应答，通过免疫抑制作用引起各种继发感染和免疫损伤，导致多器官受损、功能衰竭。人粒细胞无形体病潜伏期为 1～2 周，大多急性起病，临床以持续高热伴白细胞、血小板减少和心、肝、肾等多脏器功能损伤为主要特点。

实验室常用间接免疫荧光法检测其特异性 IgM 和 IgG 抗体，也可染色后直接观察中性粒细胞内的"桑椹样"包涵体，或采用 PCR 检测全血或血细胞标本中嗜吞噬细胞无形体的特异性核酸序列。必要时可进行病原体的分离培养。

目前尚无特异性疫苗。做好公众的预防教育，避免蜱虫叮咬，消毒处理危重患者的分泌物、排泄物及其污染的环境和物品是降低感染风险的主要措施。治疗以四环素类抗菌药物如多西环素为首选，禁用磺胺类药物。

五、查菲埃立克体

查菲埃立克体（*E. chaffeensis*）是埃立克体属中对人致病的主要病原体，可引起人单核细胞埃立克体病（human monocytic ehrlichiosis，HME）。其形态结构与嗜吞噬细胞无形体相似。主要感染单核细胞和巨噬细胞，在感染细胞中的吞噬小泡内增殖，聚集成堆，形成"桑椹样"包涵体。

查菲埃立克体的储存宿主和传染源为多种哺乳动物，硬蜱是其主要传播媒介，硬蜱叮咬为主要传播途径。患者多于带菌硬蜱叮咬 1～2 周后发病，起病急，临床症状无特异性，通常表现为高热、乏力、全身不适、头痛、肌肉酸痛，多数伴有恶心、呕吐、腹泻等消化道症状，少数伴有咽痛、咳嗽，严重病例可出现肺水肿、呼吸窘迫综合征、消化道出血和心、肝、肾等多脏器功能受损，并可能继发细菌、病毒和真菌感染。少数患者可因感染性休克、多器官功能衰竭、DIC 而死亡。

在可疑患者单核细胞内观察到"桑椹样"包涵体或间接免疫荧光抗体检测到相应抗原可明确诊断，也可检测患者血清中的抗体。在少数有条件的实验室，还可进行病原体的分离培养和核酸检测。

目前尚无特异性疫苗，常规预防同嗜吞噬细胞无形体。治疗首选多西环素或利福霉素。

第三节　其他相关病原体

本节重要介绍曾属于立克次体目，现根据其基因组结构的特点，在最新分类系统中被划归于其他菌目的贝纳柯克斯体和汉赛巴尔通体。

一、贝纳柯克斯体

贝纳柯克斯体（*Coxiella burnetii*）又称 Q 热柯克斯体，是引起 Q 热（query fever）（也称"疑问热"）的病原体。以前被归类在立克次体目的柯克斯体属，现划归于军团菌目的柯克斯体科。

1. 生物学性状　形态为短杆状或球状，菌体大小为（0.2～0.4）μm×（0.4～1.0）μm。革兰氏染色阴性，Giemsa 染色呈紫蓝色，Gimenza 染色呈鲜红色。在感染细胞内常成堆排列于胞质近核处。对理化因素的抵抗力较一般立克次体和无芽胞细菌强，60℃加热 1h 仍能存活，100℃加热 10min 以上或 1% 甲醛处理 48h 方可灭活，在蜱干粪中可存活 1 年以上。

2. 致病性与免疫性　贝纳柯克斯体的主要传染源和储存宿主是牛、羊等家畜，动物间的传播以蜱为传播媒介，并可经卵传代。动物感染后多无症状，但其乳汁、尿和粪便中长期有病原体存在。人类主要经过消化道感染，偶有经接触或呼吸道而感染。Q 热的发病呈世界性分布，我国多见于吉林、新疆和西藏。

贝纳柯克斯体侵入人体后，先在感染局部的单核细胞内生长繁殖，继而进入血液引起柯克斯体血症，并累及小血管、心、肺、肝、肾等器官。人类 Q 热分急性和慢性两类，急性 Q 热的症状类似于流感或原发性非典型性肺炎，慢性 Q 热主要表现为心内膜炎。

Q 热病后可获得一定免疫力，以细胞免疫为主。

3. 微生物学检查　可采集急性期患者血液标本，接种于豚鼠腹腔，待豚鼠体温升高后再取其肝、脾等组织做涂片检查。也可通过鸡胚卵黄囊接种或小鼠成纤维细胞培养分离病原体，还可采用 PCR 技术或核酸探针检测贝纳柯克斯体的 DNA。

4. 防治原则　预防应着重防止家畜的感染，对乳制品严格消毒。对易感人群可接种用Ⅰ相菌株制成的灭活疫苗或减毒活疫苗，免疫保护效果好。对牛、羊也可采用疫苗接种。治疗首选四环素、氯霉素或多西霉素。

二、汉赛巴尔通体

汉赛巴尔通体（*B. henselae*）是猫抓病（cat scratch disease，CSD）的主要病原体，以前被归类在立克次体目的巴尔通体属，现划归于根瘤菌目的巴尔通体科。巴尔通体科有 21 个种，其中以汉赛巴尔通体、五日热巴尔通体与人类疾病的关系最密切。

1. 生物学性状　　革兰氏阴性小杆菌，菌体大小约为 1.0μm×0.5μm，Giemsa 染色呈紫蓝色。可在无生命的培养基中培养，但生长缓慢。临床新鲜标本中分离的汉赛巴尔通体有菌毛，经实验室传代后可失去菌毛。生化反应不活泼，不发酵多种糖类。

2. 致病性与免疫性　　传染源主要为猫和犬，尤其是幼猫，可通过跳蚤在猫群中传播。当猫抓咬人体后，猫口腔或咽部的病原体可经局部伤口或通过污染的猫毛皮、脚爪侵入机体。该病多发生于学龄前儿童及青少年，75% 的病例均有猫或犬抓伤或咬伤史。

病原体从抓伤处进入体内，局部皮肤出现丘疹或脓疱，继而发展为以局部淋巴结肿大为特征的临床综合征，出现发热、厌食、肌痛、脾肿大等症状。常见的临床并发症是结膜炎伴耳前淋巴结肿大，称为帕里诺（Parinaud）眼淋巴腺综合征，是猫抓病的重要特征之一。

汉赛巴尔通体和五日热巴尔通体还可引起杆菌性血管瘤 - 杆菌性紫癜（bacillary angiomatosis-bacillary peliosis，BAP）。BAP 多发生于免疫功能严重受损者，如 HIV 感染者、肿瘤患者或器官移植个体，主要表现为皮肤损伤和内脏多器官小血管壁增生。

3. 微生物学检查　　可取病灶组织（淋巴结、皮肤、肉芽肿等）做超薄切片，进行组织病理学检查。还可采集新鲜组织标本接种于羊血琼脂或巧克力（色）血琼脂等培养基，或采用原代细胞或传代细胞对病原体进行分离培养。

4. 防治原则　　目前尚无特异性预防措施。常规措施包括对感染猫进行扑杀，与猫、犬接触时避免被抓伤或咬伤。若不慎被猫或犬抓、咬伤，可用碘酊局部涂抹。

治疗可选用环丙沙星、红霉素、利福平等。

（李婉宜）

第十八章 衣 原 体

衣原体（Chlamydia）是一类严格细胞内寄生、有独特发育周期、能通过细菌滤器的原核细胞型微生物。衣原体具有以下特性：①圆形或椭圆形小体，革兰氏染色阴性，细胞壁结构与革兰氏阴性菌相似。②含有 DNA 和 RNA 两种核酸。③有核糖体和独立的酶系统，能进行多种代谢。但缺乏代谢所需的能量来源，必须利用宿主细胞的三磷酸盐和中间代谢产物作为能量来源，故需在活细胞内方可增殖。④以二分裂方式繁殖，在宿主细胞内有独特的发育周期。⑤对多种抗生素敏感。

第一节 概 述

衣原体广泛寄生于人、哺乳动物和禽类，种类较多。依据 16S rRNA 和 23S rRNA 进化树同源性分析，目前将衣原体归于独立的衣原体门衣原体纲衣原体目（Chlamydiales）。衣原体目又分为 8 科 12 属，其中的衣原体科（Chlamydiaceae）含有衣原体和嗜衣原体 2 属。衣原体属（Chlamydia）包括沙眼衣原体、鼠衣原体和猪衣原体 3 个种，嗜衣原体属（Chlamydophila）包括肺炎嗜衣原体、鹦鹉热嗜衣原体、流产热嗜衣原体、猫嗜衣原体、兽类嗜衣原体和豚鼠嗜衣原体 6 个种。对人致病的衣原体主要有沙眼衣原体、肺炎嗜衣原体、鹦鹉热嗜衣原体和兽类嗜衣原体 4 种（表 18-1）。其他衣原体主要感染动物，极少引起人类感染。

表 18-1　对人致病的 4 种衣原体主要性状比较

性状	沙眼衣原体	肺炎嗜衣原体	鹦鹉热嗜衣原体	兽类嗜衣原体
自然宿主	人、小鼠	人	鸟类、低等哺乳动物	牛、羊
所致主要人类疾病	沙眼、性传播疾病、肺炎	肺炎、呼吸道感染	肺炎、呼吸道感染	呼吸道感染
原体形态	圆形、椭圆形	梨形	圆形、椭圆形	圆形
包涵体形态	圆形空泡	圆形致密	大，形态不规则，致密	圆形致密
包涵体糖原	+	−	−	−
血清型	19	1	8	3
DNA 同源性（同种间）	> 90%	> 90%	14% ～ 95%	88% ～ 100%
DNA 同源性（不同种间）	< 10%	< 10%	< 10%	< 12%
质粒	+	−（N16 株除外）	+	+
噬菌体	−	+	+	+
对磺胺的敏感性	敏感	不敏感	不敏感	不敏感

一、生物学性状

1. 形态染色与发育周期
衣原体的基本形态为圆形或椭圆形，大小为 0.2 ～ 1.0μm，加压可通过细菌滤器。在其发育周期的不同阶段可形成原体和始体两种具有不同形态特征的颗粒（表 18-2）。

表 18-2　原体和始体的性状比较

性状	原体	始体
大小（直径）/μm	0.2～0.4	0.5～1
细胞壁	+	-
Giemsa 染色	蓝色	蓝色
Macchiavello 染色	红色	蓝色
RNA：DNA	1：1	4：1
代谢活性	-	++
胞外稳定性	+	-
感染性	+	-
繁殖能力	-	+
细胞毒性	+	-

原体（elementary body，EB）小而致密，是发育成熟、具有感染性的衣原体颗粒。呈球形、椭圆形或梨形，直径 0.2～0.4μm，具有坚韧的细胞壁和高电子致密度的拟核。Giemsa 染色呈蓝色，Macchiavello 染色呈红色。具有高度感染性，在宿主细胞外较稳定，无繁殖能力。原体可通过其外膜上的多种表面蛋白黏附于宿主细胞，经受体介导的内吞作用进入宿主细胞，继而被宿主细胞膜包绕形成空泡结构。原体在空泡中逐渐发育、增大，成为始体。

始体（initial body）也称为网状体（reticulate body，RB），大而疏松，是衣原体的繁殖型。呈圆形或椭圆形，直径 0.5～1μm，缺乏细胞壁，电子致密度较低，在宿主细胞外易死亡，没有感染性。Giemsa 染色和 Macchiavello 染色均呈蓝色。始体在宿主细胞内代谢活泼，其 RNA 含量可达 DNA 含量的 4 倍，经二分裂方式繁殖产生大量子代颗粒，这些子代颗粒进一步发育成子代原体堆积在空泡内。形态学上把易感细胞内含有繁殖型的始体和子代原体的空泡称为包涵体（inclusion body），不同发育时期包涵体的大小和形态存在差异。随着感染细胞的破坏，大量成熟的子代原体从感染细胞中释出，又可再感染新的易感细胞，开始新的发育周期（图 18-1）。每个发育周期为 48～72h。

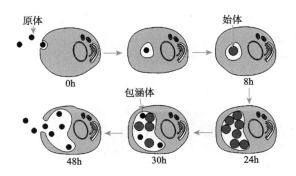

图 18-1　衣原体独特的发育周期

2. 培养特性　专性细胞内寄生，绝大多数衣原体在 6～8 日龄鸡胚卵黄囊中生长良好，感染 3～6 天后可致鸡胚死亡，并可在卵黄囊膜内找到包涵体、原体和始体颗粒。衣原体也能在 HeLa、BHK-21、McCoy、HL 等细胞株中生长。但衣原体对培养细胞系的吸附穿透能力不强，可将接种标本的细胞离心以促进衣原体吸附穿入细胞。为提高细胞培养的阳性率，还可在细胞培养物中加入二乙胺基葡聚糖、细胞松弛素 B、放线菌酮等代谢抑制物使细胞代谢缓慢或先用 X 线照射细胞使其处于非分裂状态以利于衣原体的寄生生长。

3. 抗原结构　衣原体抗原包括属、种、型特异性抗原，均为细胞壁组分。①属特异性抗原：为细胞壁的脂多糖组分，其抗原表位位于 2- 酮基 -3- 脱氧辛酸上，可用补体结合试验检测。②种特异性抗原：大多数衣原体的种特异性抗原位于主要外膜蛋白（major outer membrane protein，MOMP）上，可用补体结合试验和中和试验检测，并以此鉴别不同种衣原体。③型特异性抗原：根据 MOMP 可变区氨基酸序列的不同，可将每种衣原体分为不同血清型或生物型，用单克隆抗体微量免疫荧光试验进行检测。

4. 抵抗力　衣原体耐冷不耐热，在 60℃条件下仅能存活 5～10min，-60℃保藏可保持感染性 5 年以上，在液氮中保藏 10 年或冷冻真空干燥下保藏 30 年以上仍可复苏。对常用消毒剂敏感，0.1% 甲醛处理 24h、2% 来苏液处理 5min、75% 乙醇处理 1min 均可杀死衣原体。紫外线照射可使其迅速灭活。四环素、氯霉素、红霉素等抗菌药物对衣原体有较好的抑制作用。

二、致病性与免疫性

1. 致病性　衣原体通过皮肤、黏膜的微小创

病原生物学

面进入机体，以肝硫素为"桥梁"，吸附于易感的柱状或杯状黏膜上皮细胞并侵入细胞内生长繁殖，也可进入单核巨噬细胞内增殖。宿主细胞胞质围绕原体内陷形成空泡，称吞噬体，原体在吞噬体内发育成网状体，完成其繁殖过程。衣原体的主要致病机制包括：①产生内毒素样物质，抑制宿主细胞代谢或直接破坏宿主细胞。②其主要外膜蛋白MOMP可介导衣原体黏附并穿入宿主细胞，阻止细胞内吞噬体与溶酶体的融合，有利于衣原体在其中生长繁殖并破坏宿主细胞。MOMP诱导机体产生的迟发型超敏反应可造成组织的免疫病理损伤。此外，MOMP抗原表位的高度易变性有利于衣原体逃避机体特异

性抗体的中和作用，导致其对宿主细胞的持续感染。③衣原体的Ⅲ型分泌系统可通过分泌效应蛋白或将毒力蛋白直接注入宿主细胞，发挥致病作用。④急性感染期的衣原体可诱导宿主细胞产生大量IL-1β、IL-8、IL-12、IL-23、细胞间黏附分子等促炎细胞因子，介导组织的炎症反应和瘢痕形成。而持续感染过程中的衣原体处于生长停滞状态，其诱导的促炎细胞因子减少，炎症反应减弱，可能是其逃避宿主免疫反应的机制。

2. 所致疾病　不同衣原体的嗜组织性不同，可感染不同的物种。不同衣原体感染机体的部位不同，引起的疾病类型也不同（表18-3）。

表18-3　人类致病性衣原体的传播方式、感染部位及所致疾病

衣原体	血清型	传播方式	感染部位	所致疾病
沙眼衣原体	A、B、Ba、C	接触传播	眼	沙眼
	B、Ba、D～K	接触传播 垂直传播	眼	包涵体结膜炎、新生儿眼炎
	D～K	接触传播	生殖道（男）	尿道炎、附睾炎、前列腺炎、直肠炎等
	D～K	接触传播	生殖道（女）	尿道炎、宫颈炎、子宫内膜炎、输卵管炎、流产、肝周炎、直肠炎等
	D～K	呼吸道传播	呼吸道	新生儿肺炎
	L1～L3	接触传播	生殖道	性病淋巴肉芽肿
肺炎嗜衣原体		呼吸道传播	呼吸道	肺炎、支气管炎、咽炎、鼻窦炎等
鹦鹉热嗜衣原体		呼吸道传播	呼吸道	鹦鹉热

3. 免疫性　衣原体感染后，可诱导机体产生特异性细胞免疫和体液免疫应答，但以细胞免疫为主。MOMP可活化CD4$^+$Th细胞，分泌细胞因子，抑制衣原体在细胞内的生长繁殖。特异性中和抗体

可阻断衣原体的吸附，阻止感染扩散。机体抗衣原体的免疫力不强且维持时间较短，故衣原体常引起反复感染、持续感染或隐性感染。

第二节　主要致病性衣原体

对人致病的衣原体主要有沙眼衣原体、肺炎嗜衣原体及鹦鹉热嗜衣原体和兽类嗜衣原体的部分菌株。

一、沙眼衣原体

沙眼衣原体（*Chlamydia trachomatis*）除引起人类沙眼外，还是引起泌尿生殖道感染的重要病原体。根据其侵袭力和所致疾病部位的不同，可将沙眼衣原体分为三个生物型，即沙眼生物型（biovar trachoma）、生殖生物型（biovar genital）和性病淋巴肉芽肿生物型（biovar lymphogranuloma venereum，

LGV）。1955年，我国学者汤飞凡采用鸡胚卵黄囊接种首次成功分离并证实沙眼衣原体是引起沙眼的病原体，为人类认识沙眼衣原体做出了重大贡献。

（一）生物学特性

原体呈圆形或椭圆形，直径约0.3μm，中央有致密核质，Giemsa染色呈紫红色；网状体形态不规则，直径0.5～1μm，核质分散，Giemsa染色为深蓝或暗紫色。沙眼衣原体能合成糖原并将其掺入包涵体的基质中，故能被碘溶液染成棕褐色（图18-2）。

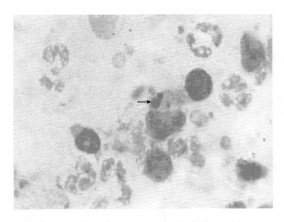

图 18-2 沙眼衣原体包涵体（碘染色，1000×）

依据沙眼衣原体三个生物型 MOMP 表位氨基酸序列的差异，可将其分为 19 个血清型，其中沙眼生物型包括 A、B、Ba 和 C 共 4 个血清型，生殖生物型包括 D、Da、E、F、G、H、I、Ia、J、Ja 和 K 共 11 个血清型，LGV 包括 L_1、L_2、L_{2a} 和 L_3 共 4 个血清型。LGV 的 4 个血清型均与沙眼生物型的 C 血清型和生殖生物型的 D 血清型间存在交叉抗原。

对热和常用消毒剂敏感。室温下可迅速失去传染性，56～60℃加热 5～10min 可灭活，-70℃可保存数年，真空冷冻干燥保存 30 年以上仍有活性。0.1% 甲醛作用 24h 或 75% 乙醇作用 1min 均可灭活沙眼衣原体。对四环素类、大环内酯类、喹诺酮类等抗生素敏感。

（二）致病性与免疫性

1. 致病性 沙眼衣原体主要寄生于人类，无动物储存宿主。其不同生物型可感染机体不同部位，引起多种不同疾病。

（1）沙眼 由沙眼生物型的 A、B、Ba 和 C 血清型引起，主要经眼 - 眼或眼 - 手 - 眼传播。沙眼衣原体感染眼结膜上皮细胞后，在其中繁殖并在细胞质内形成包涵体，引起局部炎症。早期主要表现为畏光、流泪、黏液脓性分泌物、结膜充血、滤泡增生等症状，晚期可出现结膜瘢痕、眼睑内翻、倒睫、角膜浑浊、角膜血管翳，导致角膜损害，影响视力甚至致盲。

（2）包涵体结膜炎 由沙眼生物型的 B、Ba 和生殖生物型的 D-K 血清型引起。临床分婴儿结膜炎及成人结膜炎两种，前者是婴儿通过产道时感染，临床表现为急性化脓性结膜炎（又称包涵体脓漏眼）；后者可经眼 - 手 - 眼途径、性接触或接触污染的游泳池水而感染，临床表现为滤泡性结膜炎（俗称游泳池结膜炎）。包涵体结膜炎病变类似沙眼，但不侵犯角膜，不出现角膜血管翳和结膜瘢痕，一般经数周或数月痊愈，无后遗症。

（3）泌尿生殖道感染 经性接触传播，由生殖生物型的 D～K 血清型引起。男性多表现为非淋球菌性尿道炎，未经治疗可缓解，但多数会转变成慢性，病情周期性加重，合并出现附睾炎、前列腺炎、直肠炎等。女性可表现为尿道炎、宫颈炎、子宫内膜炎、输卵管炎、盆腔炎等，若输卵管炎反复发作，可导致不孕或宫外孕等严重并发症。

（4）婴幼儿肺炎 生殖生物型的 D～K 血清型均可感染婴幼儿，引起肺炎。

（5）性病淋巴肉芽肿 LGV 的 4 个血清型均可引起，通过性接触在人类传播。主要侵犯腹股沟淋巴组织，引起化脓性淋巴结炎和慢性淋巴肉芽肿，常形成瘘管。女性因淋巴液多流向直肠和髂淋巴结，常引起直肠炎及直肠周围淋巴结炎，可导致直肠 - 阴道瘘、会阴 - 肛门 - 直肠狭窄或梗阻。LGV 也能引起结膜炎，并常伴有耳前、颌下及颈部淋巴结肿大。

2. 免疫性 沙眼衣原体感染后，机体能产生型特异性的细胞免疫和体液免疫，以细胞免疫为主。主要依赖 MOMP 激活的 $CD4^+$ Th 细胞分泌细胞因子激活单核巨噬细胞，从而抑制衣原体包涵体的增殖，破坏或清除感染的黏膜细胞。特异性中和抗体可阻止沙眼衣原体对宿主细胞的吸附和感染，限制感染扩散。但由于沙眼衣原体型别较多，MOMP 易变异，加之感染后产生的特异性免疫力较弱，且维持时间较短，因此可反复感染。

（三）微生物学检查

沙眼衣原体感染的微生物学检测包括直接涂片镜检、分离培养及衣原体抗原和核酸的检测。对急性期沙眼或包涵体结膜炎患者，以临床诊断为主。对泌尿生殖道感染者，由于临床症状不一定典型，实验室检查非常重要。

1. 直接涂片镜检 直接涂片镜检有助于沙眼衣原体感染的早期快速诊断。对于疑似沙眼或包涵体结膜炎患者，可取眼结膜刮片、眼穹窿部或眼结膜分泌物做涂片。疑似衣原体性泌尿生殖道感染者，可采用泌尿生殖道拭子、宫颈刮片、淋巴结瘘管分泌物或其他病灶部分活检标本制作涂片。涂片标本采用 Giemsa 或碘液染色后镜检，观察细胞内呈散在型、桑椹型、帽型或填塞型的包涵体，也可观察呈紫色的原体或呈蓝色的网状体。进一步确诊可用荧光抗体直接染色镜检。

2. 分离培养 分离培养是目前检测沙眼衣原体较为敏感和特异的方法。可取感染组织的刮取物或分泌物接种于鸡胚卵黄囊、传代细胞或小鼠脑组织进行培养，采用 Giemsa 或碘液染色后观察培养物中的包涵体或衣原体。衣原体培养较常用的传代细胞是经放线菌酮处理的单层 McCoy 或 HeLa 细胞。进一步鉴定可采用 ELISA、IFA 等方法检测培养物的种或型特异性抗原。

3. 抗原检测 应用单克隆抗体技术，采用直接免疫荧光法、ELISA 等检测标本中衣原体的 LPS 或 MOMP 抗原。

4. 核酸检测 具有快速、敏感、特异等优点，是目前衣原体感染诊断的发展方向。可采用 PCR 或连接酶链反应（ligase chain reaction，LCR）等扩增技术检测标本中的衣原体特异性的核苷酸序列。

（四）防治原则

目前尚无成熟的沙眼衣原体疫苗，常规预防措施包括注意个人卫生，不使用公共毛巾、浴巾和脸盆，避免直接或间接的接触传染。预防泌尿生殖道衣原体感染的措施包括广泛开展性病知识宣传，提倡健康的性行为，积极治愈患者和带菌者，对高危人群开展普查和监控。使用 0.5% 红霉素眼膏、1% 硝酸银或 2.5% 聚烯吡酮碘液滴眼可有效预防新生儿包涵体结膜炎的发生。对于沙眼致盲的防控，重点是避免反复感染。

衣原体感染的治疗可采用四环素、红霉素、阿奇霉素、强力霉素、诺氟沙星、利福平等抗菌药物。

二、肺炎嗜衣原体

肺炎嗜衣原体（*Chlamydophila pneumoniae*）是衣原体的一个新种，只有 TWAR 一个血清型，自然条件下只感染人类，在人群中传播引起呼吸道疾病。1965 年，从台湾 1 名小学生的眼结膜中分离到一株新的衣原体，命名为 TW-183 株。1983 年，从美国西雅图 1 名急性呼吸道感染者的咽喉部又分离到一株相似的衣原体，命名为 AR-39 株。经研究发现，这两株衣原体的血清型完全相同，故于 1986 年将两株衣原体的字头合并，简称 TWAR 株。

1. 生物学性状 原体直径约 0.38μm，呈梨形，有清晰的周质间隙，Giemsa 染色呈紫色，Macchiavello 染色呈红色；网状体特征与沙眼衣原体和鹦鹉热嗜衣原体相似，Giemsa 和 Macchiavello 染色均呈蓝色。在宿主细胞内生长繁殖可形成圆形致密、不含糖原的包涵体。

培养较困难，常用培养方法包括鸡胚卵黄囊接种和 Hela、McCoy、HL、Hep-2 等细胞培养。其中，HL 及 Hep-2 细胞更适合肺炎嗜衣原体的生长。

目前依据 16S rRNA、23S rRNA、*ompA* 基因序列和某些生物学性状差异，将肺炎嗜衣原体分为人、考拉和马三个生物型。*ompA* 基因 VD4 区序列分析结果提示，肺炎嗜衣原体可能存在不同的

基因型。

肺炎嗜衣原体与其他衣原体的 DNA 同源性 < 10%，而不同来源的肺炎嗜衣原体株具有 94% 以上的 DNA 同源性，其限制性内切核酸酶的图谱相同。

肺炎嗜衣原体主要有 LPS 和蛋白质两种抗原。LPS 为属特异性抗原，不仅具有属特异性抗原表位，也含有和其他微生物 LPS 发生交叉反应的抗原表位；蛋白抗原是其 MOMP 中的 98kDa 外膜蛋白，具有种特异性，在肺炎嗜衣原体感染的诊断和疫苗研制中有潜在的应用价值。

2. 致病性与免疫性 人类是肺炎嗜衣原体唯一的自然宿主。该病原体主要以飞沫或呼吸道分泌物为媒介在人群中传播，多数个体表现为亚临床感染。其感染具有播散缓慢、散发和流行交替出现的特点。

肺炎嗜衣原体是呼吸道疾病重要的病原体，主要引起青少年急性呼吸道感染，常见疾病包括肺炎、支气管炎、咽炎和鼻窦炎等。临床表现与肺炎支原体感染相似，表现为咽痛、发热、咳嗽、咳痰等，症状通常较轻。有 4.4% ～ 25% 的感染者会出现严重的哮喘症状。近年的研究发现，肺炎嗜衣原体感染与动脉粥样硬化、冠心病等慢性病的发病密切相关，发病机制可能与肺炎嗜衣原体慢性感染引起免疫复合物的形成、自身免疫反应诱导的内皮细胞损伤及炎性细胞因子释放等有关。

肺炎嗜衣原体感染可刺激机体产生特异性细胞免疫和体液免疫，但免疫力弱且维持时间短，不能抵抗再感染。

3. 微生物学检查

（1）直接涂片镜检 采集患者呼吸道分泌物或咽拭子标本涂片，Giemsa 或 Macchiavello 染色后，显微镜下观察肺炎嗜衣原体及其包涵体。

（2）分离培养 取咽拭子或肺泡灌洗液接种于 HL 或 Hep-2 单层细胞培养物中进行分裂培养。培养物可采用 Giemsa 或 Macchiavello 染色观察衣原体及其包涵体，进一步用荧光抗体检测培养物中的肺炎嗜衣原体抗原。

（3）血清学诊断 微量免疫荧光试验（MIF）是目前检测肺炎嗜衣原体感染较敏感的血清学方法，50% ～ 70% 的 MIF 试验阳性者可从标本中分离出肺炎嗜衣原体，也被称为肺炎嗜衣原体感染的"金标准"。该试验可分别检测肺炎嗜衣原体的特异性 IgM 和 IgG 抗体，有助于区别近期感染与既往感染，也有利于区别原发感染和再感染。凡早、晚期双份血清抗体滴度增高≥ 4 倍，或单份血清 IgM 抗体滴度≥ 1：16 或 IgG 抗体滴度≥ 1：512 者，可诊断为近期感染。如果单份血清 IgG 抗体滴度≥ 1：16，可诊断为既往感染。

（4）核酸检测 根据 16S rRNA 基因或 MOMP 基因保守序列，采用 PCR 扩增技术，进行肺炎嗜衣原体特异性核酸片段的检测，有助于肺炎嗜衣原体感染的早期、快速和特异性诊断。

4. 防治原则 目前尚无针对肺炎嗜衣原体的疫苗，常规预防措施包括早期发现并隔离、治疗患者，加强易感者的个体防护，避免与患者密切接触，注意个人卫生，增强机体抵抗力等。常用治疗药物包括大环内酯类、四环素类及喹诺酮类抗菌药物，如红霉素、多西霉素、诺氧氟沙星等，对磺胺类药物不敏感。

三、鹦鹉热嗜衣原体

鹦鹉热嗜衣原体（*Chlamydophila psittaci*）首先分离自鹦鹉体内，后又从鸽、鸡、鸭、鹅等 130 多种鸟类和鼠、牛、羊、海豹等多种动物体内分离到。鹦鹉热嗜衣原体广泛分布在世界各地，主要引起鸟、禽的腹泻或隐性感染。人类常因接触感染有鹦鹉热嗜衣原体的鸟粪或呼吸道分泌物后，引起非典型性肺炎，临床称为鹦鹉热，是一种自然疫源性人畜共患病。

1. 生物学特性 原体直径 0.2～0.5μm，呈球形或卵圆形；网状体直径 0.6～1.5μm，呈球形或不规则形态。在宿主细胞内可形成遍布胞质、体积较大、形态不规则、结构致密、不含糖原的包涵体，碘染阴性。

在 6～8 日龄鸡胚卵黄囊中生长良好，在 HeLa、McCoy、HL 和猴肾细胞中均可生长，易感动物为小鼠。

具有属、种和型特异性抗原。依据其型特异性抗原，鹦鹉热嗜衣原体至少被分为 A、B、C、D、E、F、E/B、WC 和 M56 共 9 个血清型。A～F 和 E/B 血清型的自然宿主为鸟类，其中 A 和 D 血清型的毒力最强，常引起鸟类的急性感染，而 A 型也是引起人类感染的常见血清型。

2. 致病性与免疫性 鹦鹉热嗜衣原体在鸟类或禽类中多为隐性持续感染，甚至终生带菌。人类主要通过与患病或带菌鸟类，或者其他动物密切接触而感染，一般不会在人与人之间传播。主要感染途径为经呼吸道，也可经破损皮肤、黏膜或眼结膜而感染。

潜伏期为 5～21 天，临床上多表现为非典型性肺炎，以发热、头痛、干咳、间质性肺炎为主要症状，也可表现为大叶性肺炎，偶尔可并发心肌炎、脑炎、心内膜炎、肝炎等。老年人或未经治疗者的病死率较高。

鹦鹉热嗜衣原体感染后机体可产生以细胞免疫为主的特异性免疫应答。MOMP 刺激机体产生的特异性中和抗体可抑制衣原体在细胞内的生长繁殖，MOMP 活化的 CD4+ Th 细胞和 CD8+ Th 细胞在清除细胞内衣原体及抵抗再感染中发挥着重要作用。

3. 微生物学检查 病原学检查是疾病确诊的重要依据。取患者血、痰、咽拭子或肺组织标本直接涂片染色观察胞质中的包涵体。必要时可采用鸡胚卵黄囊接种、动物接种或组织细胞培养进行病原体分离，再通过 Giemsa 和 Macchiavello 染色后，观察原体或网状体。

采用重组鹦鹉热嗜衣原体抗原，用 ELISA、免疫荧光试验可检测可疑患者血清中鹦鹉热嗜衣原体的特异性 IgM 抗体。也可用 PCR 扩增 16S rRNA 基因或 *MOMP* 基因，对鹦鹉热嗜衣原体进行快速检测及鉴定。

4. 防治原则 目前尚无针对鹦鹉热嗜衣原体的疫苗，常规预防措施包括加强对鸟类及禽类的管理，对进口的鸟、禽类加强检疫，控制人体与病鸟、病禽的密切接触，从事禽类加工及运输者应加强个人防护等。治疗首选四环素类、大环内酯类或喹诺酮类抗菌药物，注意治疗要彻底。

（李婉宜）

第十九章 病毒的基本性状

病毒（virus）是最微小的、结构最简单的、专性细胞内寄生的一类非细胞型微生物。与其他微生物相比较，病毒具有独特的特点：①体积微小，可以通过除菌滤器，借助电子显微镜才能看到；②结构简单，无完整的细胞结构；③遗传物质单一，仅含有一种核酸（DNA 或 RNA）；④严格的活细胞内寄生，在细胞外不能存活；⑤病毒的增殖方式是复制，而不是类似细菌的二分裂繁殖；⑥对抗生素不敏感，但对干扰素敏感。因此，病毒被列为一个独立的生物类型。病毒与其他微生物的主要区别见表 19-1。

表 19-1 病毒与其他微生物的主要区别

微生物种类	在无生命培养基中生长	繁殖方式	细胞壁	核酸类型	核糖体	敏感性	
						抗生素	干扰素
真菌	+	无性 + 有性	+	DNA+RNA	+	−	−
细菌	+	二分裂	+	DNA+RNA	+	+	−
支原体	+	二分裂	−	DNA+RNA	+	+	−
立克次体	−	二分裂	+	DNA+RNA	+	+	−
衣原体	−	二分裂	+	DNA+RNA	+	+	−
螺旋体	+/−	二分裂	+	DNA+RNA	+	+	−
病毒	−	复制	−	DNA 或 RNA	−	−	+

病毒广泛分布于自然界，与人类疾病的关系非常密切。在引起人类传染病的病原体中，病毒占 75% 以上。由于至今还没有像抗生素治疗细菌感染那样的特效抗病毒药物，病毒性疾病仍然是当今危害人类健康的主要病种。而且由于病毒、新病毒和变异病毒的不断出现，病毒性感染性疾病对人类的生存和发展构成了巨大威胁，如病毒性肝炎、艾滋病（acquired immunodeficiency syndrome，AIDS）、流行性感冒、病毒性腹泻、严重急性呼吸综合征（severe acute respiratory syndrome，SARS）等。病毒除可引起急性感染外，还可引起持续性感染，有些病毒还与肿瘤、自身免疫性疾病、发育异常、老年性痴呆等密切相关。近些年来，新现和再现病毒的感染及生物安全成为事关全球的重大问题，因此病毒感染的防治已成为人类关注的热点。此外，在农业、工业、生物工程等很多学科领域，病毒也都是研究的热点。

第一节 病毒的大小、形态与结构、化学组成

一、病毒的大小与形态

1. 病毒的大小　　有感染性、结构完整、成熟的病毒颗粒称为病毒体（virion），是病毒在细胞外的结构形式。病毒的大小指的是病毒体的大小。病毒个体微小，测量病毒大小的单位是纳米（nanometer，nm），即 $1/1000\mu m$。不同病毒体大小相差很大，一般为 $20 \sim 250nm$。大型病毒如牛痘苗病毒 $200 \sim 300nm$；中型病毒如流感病毒约 $100nm$；小型病毒如脊髓灰质炎病毒仅 $20 \sim 30nm$。研究病毒大小可用高分辨率电子显微镜，放大几万到几十万倍直接测量；也可用分级过滤法，根据它可通过的超滤膜孔径估计其大小；或用超速离心法，根据病毒大小、形状与沉降速度之间的关系，推算其大小（图 19-1）。

2. 病毒的形态 不同病毒的形状不同，多数呈球形和近似球形，少数为子弹形、砖块形，噬菌体（细菌病毒）呈蝌蚪形，而植物病毒多数为杆状（图 19-1）。大部分病毒的形态较为固定，但有些病毒则具有多形性，如正黏病毒形状可呈球形、丝状和杆状。

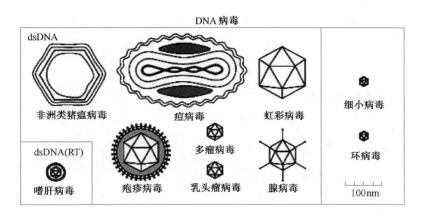

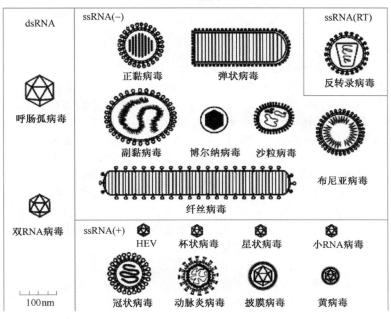

图 19-1 各类病毒形态、大小、结构示意图

二、病毒的结构与化学组成

（一）病毒的结构

病毒体的主要结构是由核心（core）和衣壳（capsid）构成的核衣壳（nucleocapsid），有些病毒的核衣壳外部还有包膜（envelope）包裹（图 19-2）。

1. 病毒核心（viral core） 病毒体核心成分主要为核酸，构成病毒基因组（genome）。病毒体核心除由一种核酸 DNA 或 RNA 组成外，还含有少量功能性的非结构蛋白质，如病毒自己编码的一些酶类。

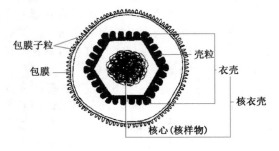

图 19-2 病毒体结构示意图

2. 衣壳（capsid） 包围在核酸外面的蛋白外壳称衣壳，其主要功能是保护核心内的核酸免受破

坏，并能介导病毒核酸进入宿主细胞。衣壳具有抗原性，是病毒体的主要抗原成分。核心和衣壳共同组成核衣壳。无包膜的病毒的核衣壳就是病毒体。

衣壳由一定数量的壳粒（capsomere）组成，称为病毒的形态亚单位（morphologic subunit），电子显微镜下可观察到不同壳粒的形态特征。每个壳粒称为一个形态亚单位（morphologic subunit），壳粒由一些多肽分子组成，多肽分子又称为结构亚单位（structural subunit）或化学亚单位。不同病毒体衣壳所含壳粒数目和排列方式不同，可作为病毒鉴别和分类的依据。根据壳粒排列方式的不同，病毒结构有以下几种对称型（图19-3）。

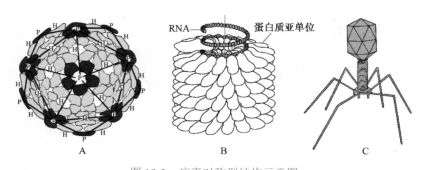

图 19-3　病毒对称型结构示意图

A. 20 面体立体对称型；B. 螺旋对称型；C. 复合对称型

（1）螺旋对称型（helical symmetry）　壳粒沿着螺旋形的病毒核酸链对称排列，见于大多数杆状病毒、弹状病毒、正黏病毒和副黏病毒。

（2）20 面体立体对称型（icosahedral symmetry）　核酸浓集成球形或近似球形结构，外周壳粒排列成 20 面体对称型，构成 20 个面、12 个顶、30 个棱的立体结构。20 面体的每个面呈等边三角形，由许多壳粒镶嵌组成。大多数病毒体顶角的壳粒由 5 个同样的壳粒所包围，称为五邻体（penton）。而在病毒体的三角形面上的壳粒，多数由 6 个同样壳粒所包围，称为六邻体（hexon）。球状病毒多数呈这种对称型。

（3）复合对称型（complex symmetry）　结构复杂的病毒体，壳粒排列既有螺旋对称，又有立体对称形式，如痘病毒和噬菌体。

衣壳是构成病毒形态的主要支架结构，其作用主要表现为：①保护病毒核酸；②由于衣壳所含壳粒的数目及排列方式各不相同，可作为病毒鉴定及分类的依据；③决定病毒对细胞的亲嗜性，即介导病毒进入易感的宿主细胞；④具有免疫原性，可诱发机体产生特异性抗体。

3. 包膜（envelope）　由病毒在成熟过程中以出芽的形式穿过宿主细胞，向外释放时所获得，是宿主细胞膜或核膜的成分。包膜表面常有糖蛋白形成的钉状突起，称为包膜子粒（peplomere）或刺突（spike）。有包膜包绕的病毒体称为包膜病毒（enveloped virus）；仅有核衣壳而无包膜的病毒体称为裸露病毒（naked virus）。人和动物病毒多数具有包膜。

包膜的主要功能有：①保护病毒；②介导病毒体吸附、穿入易感细胞；③具有免疫原性，激发机体的免疫应答；④包膜是脂质，易被脂溶剂溶解，可作为鉴定病毒的一个指标；⑤包膜脂蛋白可引起机体发热等中毒症状。

刺突的生物学作用主要是：①具有免疫原性，可刺激机体产生免疫反应；②是病毒特异性地吸附易感细胞表面受体的配体；③可用于病毒的分类及诊断。

（二）病毒的化学组成与功能

1. 核酸　核酸位于病毒的中央，是病毒体的核心。核酸是病毒的遗传物质，携带着病毒的全部遗传信息，是病毒遗传和变异的物质基础。一种病毒只含有一种类型的核酸，为 DNA 或 RNA。它们以单链、双链或环状多核苷酸形式组成。

2. 蛋白质　蛋白质是病毒的主要成分，包括结构蛋白和非结构蛋白。结构蛋白是指构成病毒颗粒有形成分的蛋白质，包括衣壳蛋白、包膜蛋白和基质蛋白等。非结构蛋白是指由病毒基因组编码的，在病毒复制或基因表达调控过程中具有一定功能，但不结合于病毒颗粒中的蛋白质。

3. 脂类和糖　病毒的包膜内存在脂类化合物，如磷脂、脂肪酸、甘油三酯和胆固醇等。这些脂类几乎都是病毒在细胞内成熟释放的过程中，直接从宿主细胞膜或核膜上得到的。

第二节　病毒的增殖

病毒属于非细胞型微生物，缺乏完整的酶系统和细胞器，不能独立地进行代谢，必须在易感的活细胞内以复制的方式增殖。病毒进入易感细胞后，病毒核酸会使细胞停止合成细胞自身的蛋白质和核酸，转而以病毒核酸为模板，在核酸多聚酶等因素的作用下，复制出子代病毒核酸；并以病毒核酸为模板转录、翻译出子代病毒蛋白质，再装配成子代病毒释放到细胞外。从病毒体侵入易感细胞到子代病毒体生成并释放，这一过程称为病毒的复制周期（replicative cycle）。

一、病毒的复制周期

病毒的复制周期包括4个主要步骤：吸附与穿入，脱壳，生物合成，组装、成熟与释放，见图19-4。

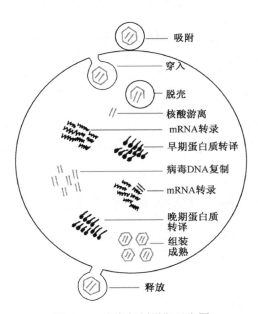

图 19-4　病毒复制周期示意图

1. 吸附与穿入　　吸附（adsorption）是病毒感染宿主细胞的第一步，即病毒体依靠其表面结构与易感细胞膜上特定的病毒受体结合并黏附在细胞膜表面的过程。吸附可分为两个阶段：第一个阶段不是真正意义上的吸附，只是病毒体与细胞接触，进行静电结合，与温度关系不大，但与 Na^+、Mg^{2+}、Ca^{2+} 等阳离子浓度有关，这种结合是可逆的非特异性结合；第二个阶段才是真正的吸附过程，病毒体的表面结构与宿主细胞膜上的相应受体结合，但需

要一定的温度条件，这个阶段决定病毒感染的开始，是特异性的、不可逆的，决定了病毒对特定细胞的感染特性。病毒体吸附细胞的过程一般在几分钟到几十分钟内完成。

病毒吸附于宿主细胞膜后，主要是通过吞饮、融合等方式穿入（penetration）宿主细胞。①吞饮（endocytosis），即病毒与细胞表面结合后内凹入细胞，细胞膜内陷形成类似吞噬泡，病毒完整地进入宿主细胞质内。无包膜的病毒多以此形式进入易感细胞。②融合（fusion），有包膜的病毒多数通过包膜与宿主细胞膜融合后进入细胞，然后将核衣壳释放入细胞质内。有些病毒体可改变衣壳结构，由细胞表面酶类协助病毒脱壳而使病毒核酸直接进入宿主细胞内，如噬菌体。

2. 脱壳　　病毒进入易感细胞脱去蛋白质衣壳的过程称为脱壳（uncoating）。病毒体必须脱去蛋白质衣壳后，核酸才能发挥作用。多数病毒在穿入宿主细胞的过程中，靠宿主细胞溶酶体酶的作用，使衣壳蛋白质水解，脱去衣壳并将基因组核酸释放至胞质。少数病毒的脱壳过程比较复杂，往往在脱壳前病毒的基因组已经开始进行转录，如流感病毒RNA仍包裹在蛋白衣壳内时即可进行转录。但不管是何种方式，病毒的脱壳过程主要还是依靠宿主细胞内酶的作用。

3. 生物合成　　病毒基因组一旦从衣壳中释放后，就进入了病毒复制的生物合成（biosynthesis）阶段，宿主细胞的核酸和蛋白质合成停止，转而按照病毒基因的指令进行病毒核酸的复制和蛋白质的合成。此期间由于还没有形成完整的病毒体，用血清学方法和电镜检查，在易感细胞内找不到完整的病毒颗粒，所以也称为"隐蔽期"。各种病毒的隐蔽期长短不一，如脊髓灰质炎病毒为 3～4h，披膜病毒为 5～7h，正黏病毒为 7～8h，副黏病毒为 11～12h，腺病毒为 16～17h。隐蔽期是在病毒基因控制下进行病毒核酸复制和蛋白质合成的阶段。

病毒的生物合成主要包括蛋白质的合成和核酸的复制。病毒蛋白质的合成和其他生物蛋白质的合成机制基本相同，包括转录和翻译两个步骤。病毒蛋白质的合成多在宿主细胞的核糖体进行，所需原料由宿主细胞提供。病毒合成的蛋白质主要包括两种：早期蛋白和晚期蛋白。早期蛋白是在病毒核酸复制之前合成的，主要为病毒核酸复制所需要的多

图中标注（从上到下）：吸附、穿入、脱壳、核酸游离、mRNA转录、早期蛋白质转译、病毒DNA复制、mRNA转录、晚期蛋白质转译、组装成熟、释放

种酶类，为功能性蛋白；晚期蛋白是在病毒核酸自我复制后，以子代的病毒核酸为模板翻译出来的，主要为构成病毒衣壳的结构蛋白。

病毒核酸的复制方式因核酸类型不同而异，可归纳为以下 7 种类型。

（1）双链DNA病毒　　感染人和动物的 DNA 病毒核酸多为双链 DNA（dsDNA），双链 DNA 病毒的复制方式为半保留复制。病毒先利用细胞核内依赖 DNA 的 RNA 聚合酶，转录出早期 mRNA，编码早期蛋白。再利用早期蛋白分别以正链 DNA 和负链 DNA 为模板，合成互补的负链和正链 DNA，形成新的双链 DNA，即子代 DNA。

（2）单链DNA病毒　　这类病毒（ssDNA）以亲代为模板，在 DNA 聚合酶的作用下，产生互补链，并与亲代 DNA 链形成 ±dsDNA 作为复制中间型（replicative intermediate，RI），然后再以合成的互补链为模板，复制出子代病毒 DNA（ssDNA）。

（3）单正链RNA病毒　　这类病毒（+ssRNA）不含 RNA 聚合酶，但其本身就具有 mRNA 的功能，可直接附着于宿主细胞的核糖体上翻译早期蛋白，其中包括依赖 RNA 的 RNA 聚合酶。在该酶的作用下，转录出与亲代正链 RNA 互补的负链 RNA，形成双链 RNA（±RNA），即复制中间型（RNA RI），其中正链 RNA 起 mRNA 作用翻译晚期蛋白。负链 RNA 起模板作用，转录与负链 RNA 互补的子代病毒 RNA（+ssRNA）。

（4）单负链RNA病毒　　大多数有包膜的 RNA 病毒都属于单负链 RNA（−ssRNA）病毒。这种病毒含有依赖 RNA 的 RNA 聚合酶。病毒 RNA 在此酶的作用下，首先转录出互补的正链 RNA，形成 RNA 复制中间型，再以其中的正链 RNA 为模板，转录出与其互补的子代负链 RNA，并同时翻译出病毒结构蛋白和酶。

（5）双链RNA病毒　　病毒双链 RNA（dsRNA）在依赖 RNA 的 RNA 聚合酶作用下转录 mRNA，再翻译出蛋白。双链 RNA 病毒的复制过程与双链 DNA 病毒的半保留复制不同。双链 DNA 病毒分别由正、负链复制出对应的互补链，而双链 RNA 病毒仅由负链复制出正链，再由正链 RNA 复制出新的负链 RNA，因而子代 RNA 全部为新合成的 RNA。

（6）逆转录病毒　　逆转录病毒的核酸虽然以单正链 RNA 形式存在，但是不具有 mRNA 功能，不能直接翻译蛋白，只能作为逆转录的模板。病毒在逆转录酶的作用下，以病毒 RNA 为模板，合成互补的负链 DNA 后，形成 RNA：DNA 中间体。中间体中的 RNA 由 RNA 酶水解，剩下的单链 DNA 在 DNA 聚合酶的作用下，复制成双链 DNA。该双链 DNA 则整合至宿主细胞的 DNA 上，成为前病毒（provirus），再由其转录出子代 RNA 和 mRNA，mRNA 在胞质核糖体上翻译出子代病毒的蛋白质。

（7）嗜肝DNA病毒　　这一类病毒很特殊，其基因组为 DNA，但有逆转录过程，如人类乙型肝炎病毒（HBV）的基因组复制与上述 6 类均不相同。HBV 属环状双链 DNA（有缺口）病毒，但其复制依赖逆转录过程。其逆转录过程发生在转录之后，在装配好的病毒衣壳中，以前病毒 DNA 转录的 RNA（前基因组）为模板进行逆转录，同时形成 RNA：DNA 中间体，RNA 水解后以 −ssDNA 为模板，合成部分互补的 +ssDNA，形成不完全双链的子代环状 DNA（见肝炎病毒章节）。

4. 组装、成熟与释放　　组装（ssembly）是新合成的子代病毒核酸和蛋白质在宿主细胞内组合成新病毒颗粒的过程。不同病毒在宿主细胞内组装的部位不同，可分别在细胞核内、细胞质内、核膜或胞质膜上。除痘类病毒外，DNA 病毒均在细胞核内组装；RNA 病毒与痘类病毒则在细胞质内组装。无包膜病毒装配成的核衣壳即为成熟的病毒体；有包膜病毒装配成核衣壳后以出芽方式释放时，再包上核膜或细胞膜后成为成熟（maturation）病毒，即具有感染性的病毒。

装配好的成熟病毒向细胞外释放（release）的方式依病毒不同而异，无包膜病毒在宿主细胞内积累到一定数量后，随细胞裂解释放，称为破胞释放；有包膜的病毒多以出芽的方式释放，在释放过程中包被上了宿主细胞的细胞膜或核膜，形成包膜；有的病毒则很少释放到细胞外，而是通过细胞间桥或细胞融合的方式在细胞间传播，如巨细胞病毒。

二、病毒的异常增殖和干扰现象

病毒进入细胞并在细胞内复制的实质是病毒和细胞相互作用的过程，并非所有的病毒成分均能组装成完整的子代病毒，可由病毒自身和宿主细胞两方面的原因导致病毒不能完成复制。此外，若两种或两种以上病毒感染同一细胞时，病毒之间也会发生相互影响。

（一）病毒的异常增殖

1. 顿挫感染　　病毒进入细胞后，因细胞不能为病毒提供复制的必要条件（如酶类、能量及必要成分），而没有完整病毒体的产生，此感染过程称为顿挫感染（abortive infection），也称流产感染。此类细胞称为非容纳细胞（non-permissive cell）。能支持病毒完成正常增殖的细胞称为该病毒的容纳细胞（permissive cell）。在非容纳细胞中，病毒的成分可以存在，但不能装配和释放出完整的子代病毒。例如，人腺病毒可在人胚肾细胞（容纳细胞）中正常增殖，但在猴肾细胞（非容纳细胞）中不能正常增殖，而发生顿挫感染。

2. 缺陷干扰颗粒 因病毒基因组不完整或发生严重改变，一些病毒不能复制出完整的子代病毒，这类病毒称为缺陷病毒（defective virus）。缺陷病毒与其他病毒共同感染细胞时，若其他病毒能弥补缺陷病毒的不足，使之增殖出完整病毒，则称这种有辅助作用的病毒为辅助病毒（helper virus）。缺陷病毒虽不能复制，但具有干扰同种成熟病毒体进入细胞的作用，又称为缺陷干扰颗粒（defective interfering particle，DIP）。DIP 具有正常病毒形态（衣壳或包膜），内含缺损的病毒基因组。DIP 不但能干扰非缺陷病毒的复制，也能影响细胞的生物合成。当 DIP 和辅助病毒共感染时，可产生成熟病毒，如腺病毒伴随病毒（adenoassociated virus）与腺病毒、丁型肝炎病毒与乙型肝炎病毒。此时，腺病毒和乙型肝炎病毒是辅助病毒。DIP 具有双重作用，因为它不但干扰同种病毒复制，又从同种成熟病毒

基因组那里弥补自己的不足。此外，有动物实验表明，DIP 和完整病毒共同感染时，可产生持续性感染。

（二）病毒的干扰现象

两种病毒同时或先后感染同一细胞时，一种病毒的增殖可以抑制另一种病毒增殖的现象称干扰现象（interference）。该现象在异种病毒、同种异型病毒、同种异株病毒、同株病毒之间均可发生。干扰现象不仅在活病毒之间发生，而且灭活病毒能干扰活病毒。缺陷病毒也可干扰正常病毒，此时的缺陷病毒即缺陷干扰颗粒。干扰现象的机制还不完全清楚，须进一步探讨，可能与干扰素的产生及其他因素有关。由于干扰现象的存在，在进行预防接种时应注意接种的时间和疫苗之间的搭配，避免干扰现象的发生，以提高疫苗的免疫效果；有时病毒疫苗也可被宿主体内存在的病毒所干扰，故患病毒性疾病者应暂缓接种疫苗。干扰现象也可阻止感染、中断发病，导致宿主康复。例如，麻疹减毒活疫苗能阻止毒力较强的腮腺炎病毒的感染。

第三节　病毒的遗传与变异

病毒和其他微生物一样，有遗传性和变异性。病毒的遗传（heredity）是指病毒在复制过程中，其子代保持与亲代病毒性状的相对稳定性。病毒的变异（variation）是指病毒在复制过程中出现某些性状的改变。病毒的变异有遗传型变异和非遗传型变异之分，前者是指病毒遗传物质核酸发生改变，其变异后的性状可遗传给子代病毒；后者常因病毒核酸并未发生改变，不能遗传变异。

一、病毒变异的机制

病毒的变异按其发生机制不同可分为遗传型变异和非遗传型变异。

（一）遗传型变异

遗传型变异是指病毒发生的变异可传给子代病毒并导致其遗传物质发生改变，包括基因突变和基因重组两种方式。

1. 基因突变 基因突变（gene mutation）是指基因组中核酸碱基顺序上的化学变化，可以是一个核苷酸的改变，也可为成百上千个核苷酸的缺失或易位。病毒复制中的自然突变率为 $10^{-8} \sim 10^{-5}$，而各种物理、化学诱变剂（mutagen）可提高突变

率，如温度、射线、5- 溴尿嘧啶、亚硝酸盐等的作用均可诱发突变。突变株与原先的野生型病毒（wild-type virus）特性不同，可表现为病毒毒力、抗原组成、温度和宿主范围等方面的改变。

（1）毒力改变 有强毒株及弱毒株，后者可制成弱毒活病毒疫苗，如脊髓灰质炎疫苗、麻疹疫苗等。

（2）条件致死突变株（conditional lethal mutant） 条件致死突变株是指病毒突变后在特定条件下能增殖，在原来条件下不能增殖而致死。其中最主要的是温度敏感性条件致死突变株（temperature-sensitive conditional lethal mutant），简称温度敏感突变株（ts 株），在特定温度（28 ～ 35℃）下孵育能增殖（称为容许性温度），在非特定温度（37 ～ 40℃）下孵育则不能增殖（称为非容许性温度），而野生型在两种温度情况下均能增殖，这是由于在非容许性温度下，突变基因所编码的蛋白缺乏其应有的功能。大多数 ts 株同时又是减毒株，是生产减毒活疫苗的理想株。现已从许多动物病毒中分离出 ts 株，选择遗传稳定性良好的品系用于制备减毒活疫苗，如流感病毒疫苗及脊髓灰质炎病毒疫苗就是这种突变株。

（3）宿主范围突变株（host-range mutant，hr 突变株） 是指病毒基因组改变影响了其对宿主细胞

的吸附或相互作用。hr 突变株可以感染野生型毒株不能感染的细胞，利用此特性可制备减毒活疫苗，如狂犬病病毒疫苗。

（4）耐药突变株（drug-resistant mutant）　耐药突变株是某一种病毒自身基因组序列上碱基变化引起的病毒突变，多由病毒酶基因突变导致药物作用的靶酶特性改变，病毒对药物产生耐药，能够继续增殖。

此外，还有酶缺损突变株、空斑大小突变株等。

2. 重组与重配　发生在两种或两种以上病毒基因组之间的交换组合所产生的遗传物质改变（图19-5）。

（1）重组　在两种或两种以上有亲缘关系但生物学性状不同的毒株（如同种病毒）感染同一

种细胞时，两者相互作用发生核酸水平上的互换和重新组合，形成了兼有两个亲代病毒特性的子代病毒。这种两个病毒基因组间核酸序列互换、组合的过程称为重组（recombination）。重组可以在多种类型的病毒基因组之间发生，如不论基因组是 DNA 或 RNA 分子，基因组是否分节段等。重组时病毒核酸分子断裂、交叉连接，引起核酸分子内部重新排列。

（2）重配　在分节段的 RNA 病毒基因组之间（如流感病毒、轮状病毒等），两个病毒株可通过基因片段的交换使子代基因组发生突变，这种过程称为重配（reassortment）。流感病毒不同株之间基因片段的重新分配，是引起该病毒抗原性改变的主要原因。

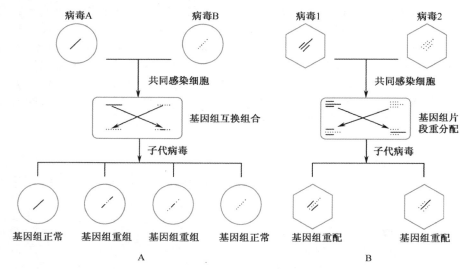

图 19-5　病毒基因组间的重组和重配
A. 病毒基因组间的重组；B. RNA 病毒组间的重配

3. 基因整合　在病毒感染细胞的过程中，有时病毒基因组或基因中某些片段可插入宿主细胞染色体 DNA 分子中，把这种病毒基因组与细胞基因组之间的重组过程称为整合（integration）。乳头瘤病毒、腺病毒、疱疹病毒都能将 DNA 全部或部分插入细胞基因组中，逆转录病毒也具有此整合特性。肿瘤病毒基因组的整合作用，可引起宿主细胞基因组变异，使细胞发生恶性转化等改变。整合也可导致病毒基因组发生变异，包括基因组部分序列的缺失等。

（二）非遗传型变异

病毒的非遗传型变异又称基因产物的相互作用。其发生机制有表型混合、基因型混合、互补与增强等，这种变异可导致子代的表型变异，但不能遗传给子代。

1. 表型混合与核衣壳转移　病毒增殖过程中，核酸的复制与转录和蛋白质的翻译是分别在细胞的不同部位进行的，因此有时两株病毒共同感染同

一细胞时，一种病毒复制的核酸被另一病毒所编码的蛋白质衣壳或包膜包裹，也会发生诸如耐药性或细胞亲嗜性等生物学特征的改变，这种改变不是遗传物质的交换，而是基因产物的交换，称为表型混合（phenotypic mixing）。表型混合获得的新性状不稳定，经细胞传代后又可恢复为亲代表型。无包膜病毒发生的表型混合称为核衣壳转移（transcapsidation），如脊髓灰质炎病毒与柯萨奇病毒感染同一细胞时，常发生衣壳的张冠李戴，甚至有两亲代编码的壳粒相互混合组成的衣壳。因此在获得新表型病毒株时，应通过传代来确定病毒新性状的稳定性，以区分是基因重组体还是表型混合。

2. 基因型混合　基因型混合（genotype mixing）是指两种病毒的核酸偶尔混合装在同一病毒衣壳内，或两种病毒的核衣壳偶尔包在同一个包膜内，但它们的核酸都未重组，所以没有遗传性，经细胞传代后子代病毒又可恢复其亲代的特征。

3. 互补　互补（complementation）是指两种

病毒通过其产生的蛋白质产物（如酶、衣壳或囊膜）相互间补助不足，如辅助病毒与缺损病毒间、两个缺损病毒间、活病毒与死病毒间都可以互补，互补后仍产生原来病毒的子代。

4. 增强　增强（enhancement）是指两种病毒混合培养时，一种病毒对另一种病毒的产量有促进作用，可能是前者抑制了干扰素的产生所致。

二、病毒变异的实际意义

1. 研制减毒活疫苗　如 ts 株、宿主范围突变

株等。

2. 应用于基因工程（genetic engineering）　目前病毒基因工程正沿着两个方向发展：一是将编码病毒表面抗原的基因移植到质粒中，在大肠埃希菌或酵母菌中大量生产蛋白质，以制备疫苗或诊断用抗原，如乙型肝炎病毒编码表面抗原的 DNA 片段已在酵母菌中表达；二是探索病毒作为基因工程载体的可能性，以便将所需要的外源基因带入人体或动物体内，以治疗人类遗传疾病或创造动物新品种。

第四节　理化因素对病毒的影响

病毒受理化因素作用后失去感染性，称为灭活（inactivation）。灭活的病毒仍然保留了抗原性、红细胞吸附、血凝及细胞融合等特性。

一、物理因素

1. 温度　病毒大多数耐冷不耐热，除肝炎病毒外，多数病毒在 50～60℃处理 30min、100℃处理数秒可被灭活。在 0℃以下温度，特别是干冰温度（–70℃）和液氮中（–196℃）可长期保存感染性。但反复冻融可使许多病毒灭活，因此病毒标本的保存应快速低温冷冻，避免反复冻融。

2. pH　多数病毒在 pH6～8 比较稳定，在pH5.0 以下或 pH9.0 以上迅速灭活。保存病毒以中性或微碱性为宜，如临床标本可用 50% 的甘油缓冲盐水保存。

3. 射线　病毒对射线敏感。电离辐射中的 X射线和 γ 射线可使核苷酸链发生断裂，而紫外线照射可使核苷酸链形成胸腺嘧啶二聚体，抑制病毒核酸的复制。

二、化学因素

1. 脂溶剂　包膜病毒因包膜富含脂类，对脂溶剂敏感，所以易被乙醚、丙酮、氯仿、阴离子去垢剂及去胆酸盐等脂溶剂所溶解，使病毒失去感染的能力。无包膜病毒对脂溶剂有抗性，故借此可鉴别包膜病毒和无包膜病毒。

2. 化学消毒剂　除强酸、强碱外，酚类、卤素类、氧化剂、醇类等消毒剂对多数病毒也有很强的灭活作用，但消毒剂对病毒的灭活效果不如细菌，并且不同病毒对化学消毒剂的敏感性也不同，无包膜的小病毒抵抗力较强。甲醛能破坏病毒的感染性而保留其抗原性，常用于灭活病毒疫苗的制备。

3. 抗生素与中草药　目前所使用的抗生素对病毒均无效，但可以抑制待检标本中的细菌，利于病毒的分离。近年来的研究证明，某些中草药如大青叶、板蓝根、大黄等对某些病毒有一定的抑制作用。

4. 其他　有些病毒（如正黏病毒、疱疹病毒和小核糖核酸病毒）在 Mg^{2+}、Ca^{2+} 等盐类存在时，对热的抵抗力可增强。因此，如用 1mol/L $MgSO_4$ 保存上述病毒可使其在 50℃存活 1h。

第五节　病毒的分类

病毒分类的研究史较短，一般采用一种非系统的、多原则的、分等级的分类法。国际病毒分类委员会（International Committee on Taxonomy of Viruses，ICTV）大约每隔三年发布一次新的病毒分类命名系统，每次均作些适当的修改和调整。1995 年公布了病毒分类和命名的第六次报告，将 2220 种病毒分为 50 科、9 亚科、166 属，统一使用科、属、

种分类单元。2001 年，ICTV 公布的病毒分类命名第七次报告中病毒分类系统达到 66 科、9 亚科和 244 属。2005 年，ICTV 公布的病毒分类命名第八次报告中病毒分类系统将病毒分为 3 目、73 科、11 亚科和 289 属。2012 年出版的 ICTV 病毒分类命名第九次报告将病毒归属于 6 目、87 科、19 亚科和 349 属。近年来，病毒分类学发展迅速，新的病毒不断

被发现。截止到2019年2月，已发现5560种病毒，分为14目、150科、79亚科和1019属。随着病毒学研究的不断深入，尤其是病毒基因和基因组研究的推进，病毒的分类命名方法也将不断地向前发展。

病毒分类的依据有：①核酸的性质与结构（DNA或RNA，单链或双链，碱基数量，基因数）；②病毒粒子的大小、形态；③衣壳对称性和壳粒数目；④有无包膜；⑤对理化因素的敏感性；⑥抗原性；⑦生物学特性（繁殖方式、宿主范围、传播途径和致病性）（表19-2）。

表 19-2 重要病毒的分类

类型	分类依据	病毒科名
DNA 病毒	双链 DNA 有包膜	痘病毒科（*Poxviridae*） 疱疹病毒科（*Herpesviridae*）
	双链 DNA 无包膜	腺病毒科（*Adenoviridae*） 乳多空病毒科（*Papovaviridae*）
	单链 DNA 无包膜	细小病毒科（*Parvoviridae*）
DNA/RNA 逆转录病毒	双链 DNA 不分节	嗜肝 DNA 病毒科（*Hepadnaviridae*）
	单链 RNA 有包膜、不分节	逆转录病毒科（*Retroviridae*）
RNA 病毒	双链 RNA 无包膜、分节	呼肠病毒科（*Paramyxoviridae*） 双 RNA 病毒科（*Birnaviridae*）
	单负链 RNA 有包膜、不分节	副黏病毒科（*Paramyxoviridae*） 弹状病毒科（*Rhabdoviridae*）
	单负链 RNA 有包膜、分节	正黏病毒科（*Orthomyxoviridae*） 布尼亚病毒科（*Bunyaviridae*） 沙粒病毒科（*Arenaviridae*）
	单正链 RNA 无包膜、不分节	小 RNA 病毒科（*Picornaviridae*） 杯状病毒科（*Caliciviridae*） 星状病毒科（*Astroviridae*）
	单正链 RNA 有包膜、不分节	冠状病毒科（*Coronaviridae*） 黄病毒科（*Flaviviridae*） 披膜病毒科（*Togaviridae*）

亚病毒（subvirus）包括类病毒、卫星病毒和朊粒，是一些新的非寻常病毒的致病因子，为比病毒更小、结构更简单的微生物。

类病毒（viroid）均为植物病毒，是1971年美国Diener等长期研究马铃薯纺锤形块茎后报道命名的，迄今已发现有12种植物病由类病毒引起。类病毒仅由250～400个核苷酸组成，核酸为单链杆状RNA，有二级结构，无包膜或衣壳，不含蛋白质。在细胞核内增殖，利用宿主细胞的RNA聚合酶Ⅱ进行复制。对核酸酶敏感，对热、有机溶剂有抵抗力。致病机制可能是由于RNA分子直接干扰宿主细胞的核酸代谢。类病毒与人类疾病的关系尚不清楚。

卫星病毒（satellite virus）是在研究类病毒过程中发现的又一种引起苜蓿、绒毛烟等植物病害的致病因子。卫星病毒可分为两大类：一类可编码自身的衣壳蛋白；另一类为卫星病毒RNA分子，曾称为拟病毒（virusoid），需利用辅助病毒的蛋白衣壳。其特点为是由500～2000个核苷酸构成的单链RNA，与缺陷病毒不同，其表现为与辅助病毒基因组间无同源性；复制时常干扰辅助病毒的增殖。有人认为人类的丁型肝炎病毒具有部分卫星病毒和类病毒的特征，是一种特殊的嵌合RNA分子。

朊粒（prion）：曾一度认为朊粒归属于非寻常病毒的致病因子，但近年研究提出列入的病毒范畴不适宜，其生物学地位尚未确定。目前ICTV仍将朊粒归为亚病毒（详见第二十九章朊粒）。

（潘卫东）

第二十章 病毒的感染与抗病毒免疫

病毒侵入机体并在宿主靶器官细胞中增殖，与机体发生相互作用的过程称为病毒感染（viral infection）。病毒感染的结局取决于病毒、宿主和影响机体免疫应答的因素，包括遗传背景、免疫状态、年龄及个体的一般健康状态。病毒感染可诱发机体的免疫应答，免疫应答的结果可以表现为免疫保护作用，也可表现为免疫损伤作用，即免疫病理作用。

第一节 病毒的感染

病毒感染常因病毒种类、机体状态不同而产生轻重不一的损伤，导致病毒性疾病（viral disease）。病毒性疾病与病毒感染是两个相关但又不同的概念。病毒引起机体感染和疾病的能力称为病毒的致病作用，与机体的状态和两者间的相互作用密切相关。

一、病毒感染的途径及传播方式

病毒自外环境进入机体细胞后才能产生感染。引起机体感染的病毒来自外环境，传染源主要有患者、病毒携带者和患病及携带病毒的动物或中间宿主。

病毒必须通过一定的途径进入机体，采用特定方式穿入机体的皮肤、黏膜屏障感染细胞。

1. 病毒感染的途径 病毒感染的途径是指病毒侵入宿主的部位（如呼吸道、消化道或泌尿生殖道等）。不同病毒通过不同途径侵入机体（表 20-1，图 20-1），在相对适应的系统或器官内寄居、生长、繁殖并引起疾病。

2. 病毒感染的传播方式 病毒感染的传播方式是指病毒以某种方式从患者或动物宿主到达机体的过程。流行病学把病毒传播分为水平传播和垂直传播两种方式。

（1）水平传播（horizontal transmission） 水平传播是指病毒在人群中不同个体间即人与人之间（包括人 - 人和动物 - 人）的传播方式。病毒主要通过呼吸道、消化道、皮肤、黏膜和血液等途径进入人体。

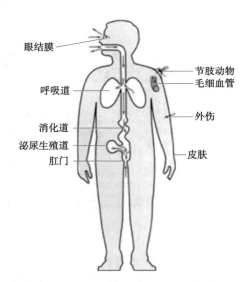

图 20-1 病毒感染的途径

表 20-1 人类病毒感染的途径

感染途径	传播方式及媒介	常见病毒种类
经呼吸道感染	气溶胶、飞沫、痰、唾液等	流感病毒、副流感病毒、腺病毒、鼻病毒、麻疹病毒、水痘病毒及腮腺炎病毒等
经消化道感染	饮水、食物（粪便污染）	脊髓灰质炎病毒及其他肠道病毒、甲型肝炎病毒、戊型肝炎病毒、轮状病毒等

续表

感染途径	传播方式及媒介	常见病毒种类
经皮肤（虫媒）感染	昆虫叮咬、动物咬伤	脑炎等虫媒病毒、狂犬病病毒等
经血感染	注射、输血、针刺、器官移植	人类免疫缺陷病毒、乙型肝炎病毒、丙型肝炎病毒、人巨细胞病毒等
经泌尿生殖道感染	性交、洗浴用具等	人类免疫缺陷病毒、人乳头瘤病毒、单纯疱疹病毒等
经胎盘或产道感染	经胎盘或出生时经产道感染	人类免疫缺陷病毒、乙型肝炎病毒、风疹病毒、人巨细胞病毒、单纯疱疹病毒等

（2）垂直传播（vertical transmission） 垂直传播是指通过胎盘或产道，病毒直接由亲代传播给子代的方式。垂直传播主要发生在胎儿期、分娩过程和出生后的哺乳期，多数是由于病毒通过胎盘传给胎儿，或在分娩过程中经产道传给新生儿，也可经哺乳传给子代。现已知风疹病毒、巨细胞病毒、乙型肝炎病毒、人类免疫缺陷病毒等十余种病毒可通过胎盘感染胎儿，导致死胎、流产、早产或先天畸形，子代也可没有任何症状成为病毒携带者。

二、病毒在宿主体内的播散及对组织的亲嗜性

1. 病毒在宿主体内的播散 病毒侵入机体后，有些病毒只在入侵部位感染细胞、增殖并产生病变，称为局部感染（local infection）或表面感染（superficial infection）。例如，鼻病毒仅在上呼吸道黏膜细胞内增殖，引起普通感冒；轮状病毒在肠道黏膜内增殖而引起腹泻。当病毒的毒力过强或机体防御能力下降时，病毒可由入侵部位向全身播散。病毒在体内全身播散造成全身感染（systemic infection）。病毒进入机体血液系统称病毒血症（viremia）。体内播散方式有：①直接接触播散，经过细胞 - 细胞接触播散。②经血流播散，有些病毒从入侵部位直接进入血液，或通过接种、输血、注射、动物叮咬和外伤进入血液向全身播散。③经神经系统播散，病毒和感染部位的神经元接触，发生感染并向远离入侵部位或全身播散（表 20-2）。

表 20-2 病毒体内常见播散方式

播散方式	常见病毒
直接接触播散	流感病毒、副流感病毒、鼻病毒及腺病毒
经血流播散	乙型脑炎病毒、登革病毒、脊髓灰质炎病毒、柯萨奇病毒、乙型肝炎病毒、麻疹病毒、巨细胞病毒和 EB 病毒等
经神经系统播散	单纯疱疹病毒、带状疱疹病毒及狂犬病病毒

2. 病毒对组织的亲嗜性 病毒侵入机体感染细胞具有一定的选择性，即病毒对机体某些种类的细胞易感，并在一定种类细胞内寄生，称为病毒对组织的亲嗜性。例如，流感病毒对呼吸道黏膜有亲嗜性，肝炎病毒对肝脏组织有亲嗜性，脑炎病毒对神经组织有亲嗜性，人类免疫缺陷病毒对 $CD4^+$ Th 细胞有亲嗜性等。病毒对组织器官的亲嗜性造成了病毒对特定组织器官的损伤，也是形成临床上不同系统疾病的原因。病毒亲嗜性的基础主要是该组织器官的细胞有病毒受体，如辅助性 T 细胞的 $CD4^+$ 就是人类免疫缺陷病毒表面刺突 gp120 的受体，但多数病毒受体的化学性质目前并不清楚。

三、病毒感染的致病机制

病毒侵入宿主机体后，在宿主易感细胞内增殖，形成病毒感染。病毒感染是否会引起疾病，由病毒与机体两方面因素决定。一方面，病毒在细胞中增殖导致宿主细胞受损害和功能障碍；另一方面，机体免疫病理反应会直接或间接导致细胞及器官的免疫损伤及功能障碍。

（一）病毒感染对宿主细胞的直接作用

1. 杀细胞感染 病毒在宿主细胞内复制并增殖后，在短时间内释放大量子代病毒，细胞被破坏、死亡，这种作用称为杀细胞效应（cytocidal effect），这种感染称为杀细胞感染（cytocidal infection）。杀细胞感染主要见于无包膜、杀伤性强的病毒，如脊髓灰质炎病毒、柯萨奇病毒及鼻病毒等无包膜的小 RNA 病毒。杀细胞效应可在体外组织细胞培养时直接观察到。把脊髓灰质炎病毒或腺病毒接种到来源于人组织的培养细胞上，孵育 1 ～ 3 天后，可见到细胞肿胀、变圆、聚集、融合、裂解、坏死，并从瓶壁脱落等现象，称细胞病变作用（cytopathic effect，CPE）。一般在体外培养细胞所产生的CPE和体内感染产生的杀细胞效应是一致的。但由于体内条件复杂，也可存在一些差异。引起杀细胞感染的主要机制有：①病毒在增殖过程中可通过阻断细胞的核酸与蛋白质的合成，使细胞的新陈代谢功能紊乱，造成细胞病变或死亡。②细胞溶酶体膜的通透性增加，释放溶酶体酶引起细胞自溶。③病毒蛋白的毒性作用，如腺病毒的蛋白纤维突起具有直接杀伤宿主细胞的效应。④病毒感染早期即可造成细胞核、细胞膜、内质网、线粒体和核蛋白体等细胞器的损伤，普通光学显微镜下可见细胞变圆、肿胀、坏死、脱落等细胞病变现象。⑤病毒抗原蛋白在细胞膜表面表达引起细胞融合或免疫损伤。

2. 稳定状态感染　有些病毒（如流感病毒、疱疹病毒等）在宿主细胞内增殖，过程相对缓慢，对细胞代谢、溶酶体膜的影响不大，所致病变相对较轻，以出芽方式释放子代病毒，因此细胞在短时间内并不立即被溶解死亡，这类感染称为稳定状态感染（steady state infection）。受病毒感染的细胞经过不断大量释放子代病毒后及在机体的免疫因子介导下，细胞最终仍要死亡。这类病毒感染细胞膜常发生一定的变化：①病毒在细胞内增殖过程中，病毒基因编码的蛋白质插入细胞膜表面，导致细胞膜表面抗原改变。这些病毒抗原可被机体的特异抗体或细胞毒性 T 细胞（CTL）所识别。②如果细胞膜表面的病毒蛋白具有融合膜的生物活性（如麻疹病毒）时，可以使病毒从感染的细胞直接进入相邻的正常细胞，有利于病毒在细胞间的扩散。

3. 细胞凋亡　细胞凋亡（cell apoptosis）是由宿主细胞基因控制的程序性细胞死亡，属于正常的生物学现象。当细胞受到诱导因子作用并将激发信号传导入细胞核内部，细胞的凋亡基因被激活，细胞膜出现鼓泡、细胞核浓缩并可形成凋亡小体、染色体 DNA 被降解，在凝胶电泳时出现阶梯式的 DNA 条带。有研究证实，有些病毒感染细胞后（如人类免疫缺陷病毒、腺病毒等），可直接由感染病毒本身，或由病毒编码蛋白间接地发挥作用，诱发细胞凋亡。

4. 病毒基因整合　病毒的遗传物质如 DNA 病毒的基因组或 RNA 病毒经逆转录产生的 DNA 结合至宿主细胞的染色体中，称为病毒基因整合（viral integration）。整合后的病毒核酸称为前病毒。整合的病毒 DNA 可随细胞分裂而带入子代细胞中。病毒基因的整合会造成宿主细胞基因的损伤。有些病毒整合后在细胞中增殖（如 HIV），有些病毒整合后无病毒的增殖，但整合的病毒 DNA 可导致细胞染色体整合处基因失活或附近基因被激活等现象。若整合处有抑癌基因或癌基因存在，细胞则可发生与肿瘤相关的一系列变化。

5. 细胞增生与细胞转化　有少数病毒感染细胞后不仅不抑制宿主细胞 DNA 的合成，反而促进宿主细胞的 DNA 合成。例如，SV40 病毒编码的 T 蛋白，可以与细胞的 DNA 复制起始点及细胞的 DNA 多聚酶结合，从而可以促进细胞的增生。在鼠成纤维细胞培养中，病毒可使细胞形态发生变化（由成纤维细胞形态转变为上皮样细胞形态），细胞繁殖加快，失去细胞间的接触抑制，呈成堆生长等特点。这些细胞生物学行为的改变，称为细胞转化（cell transformation）。部分转化的细胞可以变成肿瘤细胞，但并非所有转化细胞都发生癌变。

6. 包涵体的形成　有些病毒感染细胞后，在细胞质或（和）细胞核内出现嗜酸性或嗜碱性、大小数量不同的圆形或卵圆形斑块状结构，称为包涵体（inclusion body）。病毒包涵体是由病毒颗粒或未装配的病毒成分在细胞内堆积而成，也可能是病毒增殖场所或细胞对病毒作用的反应物。包涵体的形成破坏或干扰了细胞正常的结构和功能，有时可引起细胞死亡。由于病毒包涵体与病毒的增殖、存在有关，且具有病毒感染的特性，故常可作为诊断依据和鉴定病毒的参考。

（二）病毒感染的免疫病理作用

病毒感染机体后会诱发机体的免疫应答。免疫应答不仅有利于清除病毒，产生的变态反应和炎症反应还导致了病毒感染的免疫病理损伤。

1. 体液免疫病理作用　特异性抗体与出现在细胞膜上的病毒抗原结合，激活补体引起细胞破坏、溶解。例如，登革病毒与相应抗体结合，激活补体导致红细胞和血小板被破坏，临床上出现出血和休克综合征。特异性抗体也可与病毒抗原结合形成免疫复合物，沉积在某些器官组织的膜表面，激活补体引起III型变态反应，造成损伤和炎症。例如，病毒性肝炎患者并发肾损伤、关节炎等。

2. 细胞免疫病理作用　病毒感染细胞后，致敏的细胞毒性 T 细胞可损伤表达了病毒抗原的宿主细胞膜，造成细胞病变、死亡。机体的免疫应答终止了病毒的复制，还会造成宿主细胞的损伤。例如，乙型肝炎病毒感染的肝细胞膜表面存在 HBsAg、HBeAg、HBcAg、CTL 介导的细胞毒效应，在清除病毒的同时也造成了肝细胞的损伤，其免疫应答的强弱决定了疾病的转归。

3. 病毒感染对免疫系统的致病作用　病毒感染导致机体的免疫应答性降低，如麻疹患儿对结核菌素皮肤试验应答低下或由阳性转为阴性。免疫应答低下与病毒侵犯免疫细胞有关。例如，麻疹病毒可侵入巨噬细胞、T 细胞、B 细胞，并可致淋巴组织中出现多核巨细胞。人类免疫缺陷病毒侵犯巨噬细胞及辅助性 T 细胞（CD4$^+$）后，使辅助性 T 细胞数量大量减少而发生艾滋病。病毒入侵免疫细胞，不仅影响机体的免疫功能（如吞噬功能降低、抗体产生低下等），导致清除病毒困难，还可在这些细胞中逃避抗体、补体等作用而受到保护，并可随免疫细胞播散至体内其他脏器。

4. 病毒感染引起自身免疫病　病毒感染免疫系统后还可导致免疫应答功能紊乱。主要表现为失去对自身与非自身异己抗原的识别功能，产生对自身细胞或组织的体液免疫或细胞免疫，可发展为自身免疫病。

（三）病毒感染与肿瘤

目前有大量研究资料表明病毒是人类肿瘤的致病因素之一。与人肿瘤关系密切的病毒有 EB 病毒、人乳头瘤病毒、乙型肝炎病毒及逆转录病毒等（表 20-3），研究发现肿瘤组织中有病毒 DNA 整合到细胞染色体中，至于病毒 DNA 如何促成细胞癌变的机制并不清楚，可能涉及多种细胞癌基因的激活或者抑癌基因的失活。其他证据还包括病毒能在动物体内诱发肿瘤及流行病学方面的研究数据。

表 20-3　人类肿瘤相关病毒

病毒科名	病毒	人类肿瘤
乳头瘤病毒科	人乳头瘤病毒	生殖器肿瘤、鳞状细胞癌、口咽癌
疱疹病毒科	EB 病毒	鼻咽癌、Burkitt 淋巴瘤、霍奇金病
逆转录病毒科	人类嗜 T 细胞病毒	成人 T 细胞白血病
	人类免疫缺陷病毒	艾滋病相关恶性肿瘤
嗜肝病毒科	乙型肝炎病毒	肝细胞癌
黄病毒科	丙型肝炎病毒	肝细胞癌

四、病毒感染的类型

病毒侵入机体后，因病毒种类、毒力和机体免疫力等不同，可表现为不同的感染类型。根据症状的有无，分为显性感染和隐性感染；显性感染根据病毒在机体内滞留的时间，分为急性感染和持续性感染，后者又分为潜伏感染、慢性感染和慢发病毒感染。

1. 隐性感染　病毒侵入机体后，如果病毒毒力较弱或机体防御力较强，病毒不能大量增殖，对组织细胞损伤不严重，临床无症状或症状不典型，称为隐性感染（inapparent infection）或亚临床感染（subclinical infection）。隐性感染容易造成漏诊和误诊，隐性感染者虽然不出现临床症状，但病毒仍可在体内增殖并向外界排出，成为重要的传染源，这种隐性感染者又称为病毒携带者（viral carrier），在流行病学上具有重要意义。多数隐性感染者可获得对该病毒的免疫力。

2. 显性感染　病毒侵入宿主细胞后，大量增殖造成细胞严重损伤，致使机体出现临床症状的感染类型称为显性感染（apparent infection）。病毒显性感染按症状出现的早晚和持续时间的长短又分为急性感染和持续性感染（图 20-2）。

（1）**急性病毒感染**（acute viral infection）　指的是病毒入侵机体后潜伏期短，发病急，病程短（数日至数周），恢复后机体不再携带病毒，如急性病毒性肝炎、流行性感冒等。

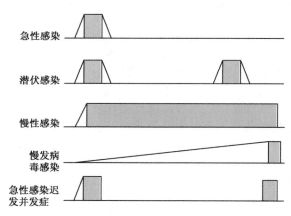

图 20-2　显性感染过程不同表现示意图

（2）**持续性病毒感染**（persistent viral infection）　在这类感染中，病毒可在机体内持续存在数月至数年，甚至数十年。可出现症状，也可不出现症状而长期带病毒，引起慢性进行性疾病，并可成为重要的传染源。此外，也可引发自身免疫性疾病或与肿瘤的发生相关。持续性病毒感染是病毒感染中的一种重要类型。造成持续感染的原因有病毒本身的因素，如整合感染倾向、缺损干扰颗粒形成、抗原性变异或无免疫原性等；同时也与机体免疫应答异常有关，如免疫耐受、细胞免疫应答低下、抗体功能异常、干扰素产生低下等。持续性病毒感染的致病机制不同，而且临床表现各异。根据患者的疾病过程和动物实验与细胞培养中的表现，可大致分为以下3种。

1）潜伏感染（latent infection）：经隐性或显性感染后，病毒基因DNA或逆转录合成的cDNA以整合形式或环状分子形式存在于特定的组织或细胞中，但并不能产生有感染性的病毒体，在某些条件下病毒可被激活而发生一次或多次复发感染的急性发作。急性发作期可以检测出病毒的存在。例如，单纯疱疹病毒感染后，在三叉神经节中潜伏，此时机体既无临床症状也无病毒排出；以后由于机体劳累或免疫功能低下等因素的影响，潜伏的病毒被激活后沿感觉神经到达皮肤、黏膜，发生单纯疱疹。

2）慢性感染（chronic infection）：显性或隐性感染后，病毒未完全清除，可持续存在于血液或组织中并不断排出体外，可出现症状，也可无症状。在慢性感染过程中，病毒可被分离培养或检测，如巨细胞病毒、EB病毒和乙型肝炎病毒等形成的慢性感染，病程长达数月至数十年，迁延不愈。

3）慢发病毒感染（slow virus infection）：较为少见但后果严重。病毒感染后有很长的潜伏期，既不能分离出病毒也无症状。经数年或数十年后，可发生某些进行性疾病，并导致死亡，此类感染又称迟发病毒感染。例如，人类免疫缺陷病毒引起的AIDS；儿童期感染麻疹病毒恢复后，极少数人经过十余年后可发生亚急性硬化性全脑炎（SSPE）。另外，朊粒等也可引起慢发病毒感染。

第二节 抗病毒感染免疫

机体抗病毒感染免疫应答包括固有抗病毒免疫（非特异性免疫）与适应性抗病毒免疫（获得性免疫或特异性免疫）。前者指获得性免疫力产生之前，机体对病毒初次感染的天然抵抗力，主要为单核吞噬细胞、自然杀伤细胞及干扰素等的作用。后者指抗体介导的和细胞介导的抗病毒作用。

一、固有抗病毒免疫

1. 先天不感受性 对病毒的先天不感受性主要取决于细胞膜上有无病毒受体。机体的遗传因素决定了种属和个体对病毒感染的差异。例如，有些动物病毒不能使人感染；也有些人类病毒不能进入动物细胞内增殖，如脊髓灰质炎及麻疹病毒，因为动物细胞膜上无相应的受体而不被感染。

2. 屏障作用 皮肤、黏膜是阻止病毒感染的良好屏障。呼吸道黏膜上皮细胞的纤毛反向运动是一种保护机制，当流感、副流感病毒感染破坏了黏膜细胞时，易发生继发感染；胃酸和胆汁对病毒有灭活作用，有包膜病毒一般不能通过消化道感染，多数无包膜肠道病毒是耐酸的；血脑屏障和胎盘屏障可阻止大多数病毒感染脑细胞和胎儿。

3. 细胞作用 单核吞噬细胞吞噬并消化大分子异物如病毒，抗体或补体起调理吞噬作用；IFN-γ活化的巨噬细胞增强杀灭病毒的能力。

自然杀伤细胞（natural killer cell，NK细胞）在无抗原刺激的情况下，通过非抗体依赖的方式自然杀伤病毒感染的细胞，是机体抗病毒的首要防线之一，在血液中占淋巴细胞的10%。NK细胞是一种不受MHC限制，也不依赖抗体的具有杀伤作用的免疫细胞。NK细胞可通过多种途径被活化，其中以受干扰素的激活在抗病毒免疫中尤为有意义。病毒感染细胞后，细胞膜发生了变化，成为NK细胞识别的"靶细胞"，NK细胞作用于靶细胞后杀伤作用出现早，一般在体外1h、体内4h即可出现杀伤效应。NK细胞与靶细胞接触后，可自胞质中释放穿孔素而溶解病毒感染细胞，从而终止病毒的增殖。

4. 干扰素 干扰素（interferon，IFN）是由病毒和其他干扰素诱生剂刺激人或动物细胞产生的一种糖蛋白。除病毒外，细菌内毒素、人工合成的双链RNA等干扰素诱生剂也可诱导细胞产生干扰素。巨噬细胞、淋巴细胞及体细胞均可产生干扰素。干扰素具有广谱抗病毒、调节免疫功能和抑制肿瘤细胞生长的作用。

IFN的作用无病毒特异性，一种病毒诱生的IFN对其他病毒也有效，但有种属特异性，小鼠产生的IFN在人体内无效。人类干扰素可分为α、β和γ三种：α干扰素主要由白细胞产生，β干扰素主要由成纤维细胞产生。α和β干扰素属于Ⅰ型干扰素。γ干扰素由T细胞产生，属于Ⅱ型干扰素。Ⅰ型干扰素的抗病毒作用比Ⅱ型干扰素强，而Ⅱ型干扰素对免疫细胞的调节作用比Ⅰ型干扰素强。

干扰素的抗病毒机制：正常情况下，干扰素基因处于抑制状态，不表达干扰素。当病毒或其他干扰素诱生剂作用于细胞后，干扰素基因活化，转译出干扰素蛋白。干扰素不是直接杀伤病毒，而是与宿主细胞的受体结合，进而作用于宿主细胞的基因，使之合成抗病毒蛋白。抗病毒蛋白主要包括2′,5′-腺嘌呤核苷合成酶和蛋白激酶。2′,5′-腺嘌呤核苷合成酶激活核糖核酸酶而降解病毒mRNA，蛋白激酶可使合成蛋白质的启动因子2（eIF-2）

磷酸化而失活，从而抑制病毒蛋白质的合成。抗病毒蛋白只作用于病毒，对细胞蛋白质合成没有　影响（图 20-3）。

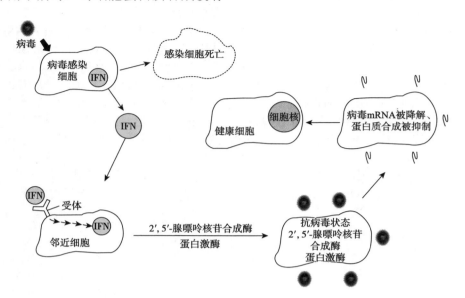

图 20-3　干扰素抗病毒作用机制示意图

病毒感染后，机体细胞分泌干扰素早于特异性抗体的产生，因此在阻止病毒感染的发展及促进康复上具有重要作用。干扰素还具有免疫调节作用，能促进巨噬细胞的吞噬作用，活化 NK 细胞，增强淋巴细胞对靶细胞的杀伤能力。此外，干扰素还能抑制肿瘤细胞的分裂。干扰素已用于临床治疗病毒性感染和肿瘤的辅助治疗。干扰素可以通过诱导体外人血细胞或扁桃体等淋巴细胞而获得，目前多应用基因工程方法，把人干扰素基因重组到质粒中，随着大量培养工程生产菌而获得预期的人干扰素基因工程产品。

二、适应性抗病毒免疫

病毒是严格细胞内寄生的微生物，在病毒感染过程中，病毒的各种结构蛋白及少数 DNA 多聚酶可经抗原的加工与递呈，活化 T 细胞及 B 细胞，分别在体内诱生体液免疫及细胞免疫（图 20-4）。

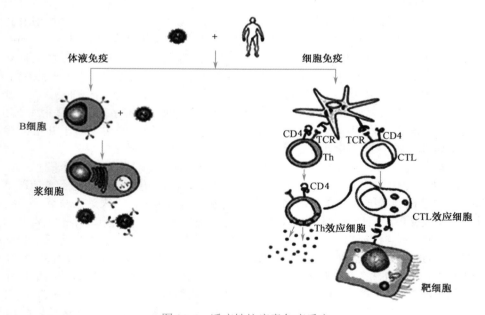

图 20-4　适应性抗病毒免疫反应

病毒感染细胞后，在细胞内复制或增殖过程中合成各种病毒蛋白，蛋白经蛋白酶降解成短肽，与MHC-Ⅰ类分子结合后，在细胞膜表面递呈表达，即内源性抗原递呈，与CD8⁺Th细胞作用，诱生CTL功能，是清除病毒感染的主要机制。游离病毒通过胞饮或被单核吞噬细胞系统吞噬处理后，与MHC-Ⅱ类分子结合，在细胞表面表达，即MHC-Ⅱ类分子限制的抗原递呈又称为外源性抗原递呈。抗原与CD4⁺Th细胞识别作用，主要启动体液免疫产生抗体。

（一）体液免疫的抗病毒作用

病毒感染后最先出现的是IgM类特异抗体，一般在感染后2～3天出现，持续时间较短。IgM的分子质量大，不能通过胎盘。以后则出现IgG类抗体，持续时间较长，但不同病毒种类持续时间长短不等。IgG分子质量小，可通过胎盘，新生儿可具有来自母体的IgG抗体而得到约6个月的被动免疫保护期。经黏膜感染并在黏膜上皮细胞中复制的病毒在局部可诱生分泌型IgA（sIgA）抗体，可在局部发挥抗病毒作用。例如，用脊髓灰质炎活疫苗免疫的机体，在肠道产生sIgA，使侵入肠道的野毒株不能结合并进入细胞内增殖。

1. 中和抗体　具有与病毒结合后消除病毒感染能力的抗体称为中和抗体（neutralization antibody）。中和抗体是针对病毒表面抗原的抗体，主要是由病毒的结构蛋白刺激机体产生的。中和抗体抗病毒作用机制：①中和抗体与病毒表面抗原结合，可使病毒表面抗原构型发生改变，阻止其吸附于敏感细胞。②病毒表面抗原与相应的抗体结合后，易被吞噬清除（调理作用）。③病毒表面抗原和抗体结合后，激活补体，导致有包膜的病毒裂解。④宿主细胞感染病毒后常在细胞表面表达病毒抗原，当其与相应抗体结合后，可通过ADCC作用或通过激活补体，使靶细胞溶解。

2. 非中和抗体　非中和抗体是指那些不能与有穿入作用的病毒表面抗原结合的抗体或（和）病毒体内部抗原所诱生的抗体。这些抗体是针对有包膜病毒的基质蛋白或其中的核蛋白，或者是针对病毒复制酶等。因这类抗原与病毒入侵易感细胞不相关，故相应抗体无中和作用，但有些非中和抗体有抑制病毒释放及扩散作用，如流感病毒的神经氨酸酶抗体。

血凝抑制抗体（haemagglutination inhibition antibody）是表面含有血凝素的病毒刺激机体产生血凝抑制现象的抗体，检测该抗体有助于血清学诊断。

补体结合抗体（complement fixation antibody）是由病毒内部抗原或病毒表面非中和抗原所诱发的，不能中和病毒的感染性，但可通过调理作用增强巨噬细胞的吞噬作用；也可协助诊断某些病毒性疾病。

（二）细胞免疫的抗病毒作用

病毒是严格的胞内寄生，故细胞免疫是清除细胞内寄生病毒非常重要的方式。对在细胞内的病毒，机体主要通过CTL及T细胞释放的淋巴因子发挥抗病毒作用。

1. 细胞毒T细胞的抗病毒作用　细胞毒T细胞（CTL）接触病毒感染的细胞后，能特异性识别靶细胞表面和MHC-Ⅰ类分子结合的病毒抗原特异性肽段。CTL被激活后释放穿孔素及细胞毒素，穿孔素致靶细胞出现许多小孔。细胞毒素可激活靶细胞内的一些酶使自身细胞裂解，或发生凋亡。靶细胞被破坏后释放的病毒体和蛋白可在抗体的作用下由巨噬细胞吞噬清除。例如，靶细胞内的病毒尚未装配成熟，则随靶细胞的被溶解、吞噬，病毒也被消灭。

2. 细胞因子的抗病毒作用　活化的Th1细胞释放IFN-γ、IL-2和TNF等多种细胞因子，激活巨噬细胞、NK细胞等诱发炎症反应；这些因子进一步还可促进CTL的增殖和分化，在抑制病毒复制及清除靶细胞内的病毒中协同发挥作用。

三、抗病毒免疫应答的形成和持续时间

病毒感染发生后，干扰素随病毒在细胞内复制而形成，成为机体抗病毒的早期因素，但维持时间较短。特异性抗体一般在感染1周后上升。其中IgM较早，消失较快。随后产生的IgG，可长期维持高效价，对防止再感染具有重要的作用。新生儿可获得从母体经胎盘传入的IgG，以及经母乳传入的sIgA，可维持6个月左右。6个月以后，对各种病毒性感染的抵抗力下降。此时应施行预防接种，以建立起抗病毒的自动免疫。

抗病毒免疫持续时间的长短在各种病毒之间差异很大。目前认为能引起持久免疫的病毒，往往都是潜伏期较长的全身性感染，并有显著的病毒血症期。这类病毒有水痘、天花、乙型脑炎、腮腺炎、麻疹、脊髓灰质炎病毒等。另一类病毒仅引起短暂的免疫，宿主可多次感染。这类感染往往是只限于局部或黏膜表面，无病毒血症期，如流感病毒及引起普通感冒的鼻病毒等。流感病毒感染不产生牢固免疫的另一原因是易发生变异，而鼻病毒则因血清型别多（已有100多个血清型），通过感染所建立起的免疫，对其他型病毒无免疫作用。

（曹　婧）

第二十一章 病毒感染的诊断与防治

病毒引起的感染在临床上比较常见，因此及时、快速、准确地检出病原体，有助于疾病的病因学诊断、指导临床合理用药及有效控制病毒性疾病的流行。目前常用的病毒性诊断方法包括病毒的分离培养与鉴定、病毒感染的血清学检查、病毒蛋白和核酸的检测。

第一节 病毒感染的诊断

一、标本的采集与送检

病毒标本的采集与送检原则和细菌的基本相似。应特别注意以下事项。

1）应根据不同病毒感染、不同病程，采取不同部位的标本。例如，呼吸道感染应采集鼻咽分泌物或痰液；肠道感染取粪便；中枢神经系统感染取脑脊液；皮肤疱疹性疾病取水疱液；有病毒血症者采集血液等。

2）因病程初期或急性期的标本中含病毒量多，且检出率高，主要用于分离病毒或检测病毒及其核酸，应早期（发病1～2天）采集标本。

3）病毒在室温环境下易被灭活，标本采集后应立即送实验室检查，如距离实验室较远，则标本需低温保存送检。若不能立即送检或分离培养时，应置于 −70℃ 低温冰箱或液氮罐内保存。

4）标本采集必须严格无菌操作，对带有杂菌的标本，如粪便、痰液等，应使用青霉素和链霉素，或根据情况加二性霉素、制霉菌素等抗生素进行处理。

5）血清学诊断标本应采集患者急性期和恢复期各一份血清，一般恢复期血清抗体效价比急性期高出4倍或4倍以上有诊断意义。

二、病毒的分离培养与鉴定

由于病毒具有严格的细胞内寄生性，故应根据病毒分离培养要求的不同而选用敏感动物、鸡胚或组织细胞培养进行病毒的分离与鉴定。

1. 动物接种 动物接种是最原始的病毒分离培养方法。常用的动物有小鼠、大鼠、家兔等，有的病毒分离需接种珍贵的灵长类动物，如猩猩、猴等。接种途径有鼻内、皮下、皮内、腹腔、脑内、静脉等。接种后主要观察动物的发病及死亡情况作为感染的指标。由于感染动物通过呼吸、消化道分泌物、排泄物可污染环境，不易管理，故应用较少，但对嗜神经病毒，如乙型脑炎病毒、狂犬病毒和柯萨奇病毒等分离鉴定常用动物接种，并结合特异性抗体中和试验或免疫荧光技术鉴定病毒种类。

2. 鸡胚培养 鸡胚对多种病毒敏感，一般采用孵化9～14天的鸡胚，根据病毒种类不同接种于羊膜腔、尿囊腔、卵黄囊和绒毛尿囊膜等部位（图21-1）。例如，羊膜腔和尿囊腔适合于接种有血凝素的流感病毒、腮腺炎病毒等，绒毛尿囊膜适合于接种能形成痘疱的痘病毒和疱疹病毒等，卵黄囊适合于接种嗜神经的狂犬病病毒、流行性乙型脑炎病毒等。孵育2天后，观察鸡胚的活动与死亡情况，收集相应组织或囊液用血凝试验等作病毒鉴定。此方法经济简便，不易发生污染。目前除分离流感病毒

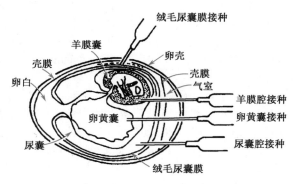

图21-1 鸡胚接种示意图

继续选用鸡胚培养外，其他病毒的分离培养基本被细胞培养所取代。

3. 细胞培养　　将离体活组织块或分散的活组织细胞进行培养的方法，统称细胞培养，是目前病毒分离鉴定中最常用的基本方法。细胞培养从其生长方式可分为单层细胞和悬浮细胞两种，从其来源及传代次数等又可分为原代细胞（primary cultural cell）、二倍体细胞（diploid cell）与传代细胞系（continuous cell line）三种类型。①原代细胞：人胚肾、猴肾、鸡胚细胞等为原代细胞，对多种病毒的敏感性高，一般只能传 2 ～ 3 代即退化衰亡。②二倍体细胞：指细胞在体外分裂 50 ～ 100 代后仍保持二倍染色体数目的单层细胞。经多次传代可出现细胞老化，以至停止分裂。常用的二倍体细胞株主要来自人胚肺的 WI-26 与 WI-38 株等。③传代细胞系：多由癌细胞或二倍体细胞突变而来，能在体外持续传代，对病毒的敏感性稳定，因而被广泛应用，但不能用来源于肿瘤的传代细胞生产疫苗。

4. 病毒的鉴定　　根据分离病毒的生物学特性、培养特性、CPE特征、红细胞吸附现象、干扰现象等，可初步确定病毒的科属，如需进一步鉴定，则采用血清学方法。

（1）细胞形态学改变　　显微镜下可以观察到细胞形态学如下变化：①细胞病变效应（cytopathic effect，CPE），指溶细胞性病毒在敏感细胞内增殖后，引起细胞发生的病理改变。常见的 CPE 有细胞圆缩、聚集、拉丝、坏死、脱落和细胞堆积呈葡萄串状等（图 21-2）。②多核巨细胞，多见于有包膜病毒，如呼吸道合胞病毒（RSV）、麻疹病毒等，由感染细胞膜融合而成。③包涵体（inclusion body），指某些病毒在感染细胞内增殖后，用普通光学显微镜可见与正常细胞结构和着色不同的圆形或椭圆形斑块，称为包涵体。例如，狂犬病病毒感染后在神经细胞胞质内形成嗜酸性包涵体（内基小体），巨细胞病毒（CMV）感染后在细胞核内形成周围有轮晕似的与核膜分离的"猫头鹰眼"样大型嗜碱性包涵体。

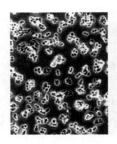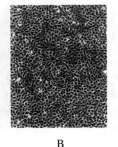

图 21-2　病毒所致细胞病变
A. 发生 CPE 的细胞；B. 正常细胞

（2）红细胞吸附（hemadsorption）　　流感病毒或副流感病毒等感染细胞后，由于细胞膜上出现了血凝素（hemagglutinin，HA），具有吸附脊椎动物（豚鼠、鸡、猴等）红细胞的能力，这一现象称红细胞吸附，常用来测定具有 HA 的黏病毒与副黏病毒的增殖。若有相应的抗血清，则能中和细胞膜上的HA，红细胞吸附不再发生，称红细胞吸附抑制试验。

（3）干扰现象（interference phenomenon）　　一种病毒感染细胞后可以干扰另一种病毒在该细胞中的增殖，即干扰现象。例如，风疹病毒干扰埃可病毒Ⅱ型的复制。

（4）细胞培养液 pH 的改变　　病毒感染细胞后，细胞的代谢发生生化改变，使细胞培养液 pH 发生变化，也可作为病毒增殖的指标。

5. 病毒的定量测定

（1）空斑形成单位（plaque-forming unit，PFU）的测定　　是一种测定病毒感染性比较准确的方法。将适当浓度的病毒悬液接种到生长单层细胞的玻璃平皿或扁瓶中，当病毒吸附于细胞上后，再在其上覆盖一层溶化的半固体营养琼脂层，待凝固后，孵育培养。当病毒在细胞内复制增殖后，每一个感染性病毒颗粒在单层细胞中产生一个局限性的感染细胞病灶，病灶逐渐扩大，若用中性红等活性染料着色，在红色的背景中显出没有着色的"空斑"，清楚可见。由于每个空斑由单个病毒颗粒复制形成，病毒悬液的滴度可以用每毫升空斑形成单位来表示。

（2）50% 致死量（LD_{50}）或 50% 组织细胞感染量（$TCID_{50}$）的测定　　此法可估计所含病毒的感染量。方法是测定病毒感染鸡胚、易感动物或组织培养后，引起 50% 发生死亡或病变的最小病毒量，即将病毒悬液进行 10 倍连续稀释，接种于上述鸡胚、易感动物或组织培养中，经一定时间后，观察细胞或鸡胚病变，如绒毛尿囊膜上产生痘斑或尿囊液有血凝特性，或易感动物发病而死亡等，经统计学方法计算出 50% 感染量或 50% 组织细胞感染量，可获得比较准确的病毒感染性滴度。

三、病毒感染的血清学检查

根据血清学试验原理，可以用已知的病毒抗原检测患者血清中相应抗体，具有辅助诊断病毒性疾病的价值。检测抗体的类型对确定感染阶段有指导意义。例如，IgM 抗体的检测可帮助病毒性疾病的早期诊断，IgG 抗体的检测则必须检测急性期和恢复期双份血清，恢复期抗体效价比急性期增高 4 倍或 4 倍以上有诊断意义。常用方法有中和试验、补体结合试验、血凝抑制试验等。

1. 中和试验（neutralizing test）　　为利用病

毒在活体内或细胞培养中被特异性抗体中和而失去感染性的一种试验，可用来检查患者血清中抗体的消长情况，也可用来鉴定未知病毒或研究病毒的抗原结构。一般是用不同稀释度的血清与定量病毒混合，放置一定时间后接种细胞培养管。每天观察细胞病变出现的情况，以能保护半数细胞管中的单层细胞不出现细胞病变的血清稀释度作为终点效价。采用细胞培养做中和试验比用动物和鸡胚方便、经济。中和试验适用于人群免疫情况的调查，在临床诊断上较少使用。

2. 早期特异性 IgM 抗体检测 可以辅助诊断急性病毒感染。

3. 血凝试验与血凝抑制试验（hemagglutination inhibition test） 许多病毒能凝集鸡、豚鼠、人等的红细胞，称为病毒血凝现象（血凝试验）。这种现象能被相应抗体所抑制，称血凝抑制试验。其原理是用相应的抗体与病毒结合，阻止病毒表面的血凝素与红细胞结合。本法的优点是经济、简便、快速、特异性高，可鉴别病毒型别与亚型，常用于流感病毒和乙型脑炎病毒感染的辅助诊断及流行病学调查。

4. 凝胶免疫扩散试验 常用半固体琼脂糖进行抗原、抗体的沉淀反应，方法简便，特异性与敏感性均较高，而且衍生出对流免疫电泳和火箭电泳等更为敏感的检测技术。此法在病毒性疾病中主要用于诊断 HBV 与乙型脑炎病毒等感染。

四、病毒感染的快速诊断

1. 光学显微镜检查 用于检查病变组织或脱落细胞中特征性病毒包涵体，通常 DNA 病毒产生核内包涵体，如单纯疱疹病毒（HSV）、腺病毒、巨细胞病毒等；RNA 病毒产生胞质内包涵体。

2. 电子显微镜检查 利用电镜观察病毒颗粒的形态结构，如对肝炎病毒、轮状病毒（HRV）、汉坦病毒等的研究，而且对研究和发现新的未知病毒也是一个有效手段。常用技术有负染技术和免疫电镜技术、超薄切片电镜技术。

3. 检测病毒抗原 可采用免疫荧光技术、酶免疫技术、放射免疫技术等方法。

（1）免疫荧光技术 采用脱落细胞、活检组织、接种病毒的单层细胞为抗原标本，用标记荧光素的抗体直接检查病毒抗原（直接荧光法），或用特异性抗体结合病毒抗原后，再以荧光素标记的第二抗体与病毒特异性抗体结合，间接检测病毒抗原（间接免疫荧光法）。此法敏感，常用于早期快速诊断。

（2）酶免疫技术 主要有酶免疫组织化学法

和酶联免疫吸附法。酶免疫组织化学法用辣根过氧化物酶标记特异性抗体或第二抗体，检测标本上的病毒抗原，然后以辣根过氧化物酶催化酶底物形成不可溶性的黄褐色产物。此方法不仅在光学显微镜下可观察结果，而且荧光标本宜保存，主要用于病毒抗原的定位研究。ELISA 是先将特异性抗体包被（吸附）在微孔塑料反应板上，捕获标本中相应病毒抗原，然后加入酶标特异性抗体，相应抗原被夹在抗体之间，当加入酶的底物后显色，通过测定底物液显示颜色的深浅来间接判断病毒抗原的有无和含量，即为双抗体夹心法。因 ELISA 具有特异、敏感、简便、快速等优点，目前已被广泛用于临床病毒性疾病的快速诊断和流行病学调查。

4. 检测病毒核酸 病毒基因核苷酸序列的确定有赖于分子克隆技术，已知病毒的核苷酸序列是应用分子生物学技术检测病毒核酸的前提，故对未知病毒及新现病毒则因不了解病毒核苷酸序列而不能使用分子生物学技术测定其核酸。病毒核酸检测分为核酸杂交、PCR 和生物芯片。

（1）核酸杂交技术 作为探针的病毒核酸可以用同位素如 ^{32}P 或非放射性物质如生物素、地高辛等标记，在适当条件下，核酸探针与临床标本的核酸形成双链结构而被保留，然后通过放射自显影或免疫学技术检测标记的核苷酸片段，常用方法有斑点杂交、原位杂交、DNA 印迹（Southern blot）、RNA 印迹（Northern blot）等，已成功地应用于一些病毒性疾病（如腺病毒、CMV、HSV 等感染）的快速诊断。

（2）聚合酶链反应（polymerase chain reaction，PCR） 目前 PCR 技术已发展到既能定性又能定量，目前应用较多的是荧光基因探针杂交定量 PCR 技术，又称实时 PCR（real-time PCR）或荧光实时定量 PCR。该技术把基因扩增、分子杂交和光化学融为一体，使 PCR 扩增和产物分析的全过程均在单管封闭条件下进行，并通过微机控制，实现了对 PCR 扩增产物进行实时动态检测和自动分析结果。PCR 特别适用于目前无法培养或增殖缓慢的病毒如 HBV、HCV、HPV、HIV、CMV 等。

（3）生物芯片（biochip） 是继分子克隆、单克隆抗体和 PCR 之后的又一崭新的生物高科技技术，生物信息的利用与自动化技术相结合，产生了基因芯片技术，是第三代遗传单核苷酸多态性（single nucleotide polymorphism）标记技术与自动化连锁微量分析技术的结合产物。其基本原理是，在一小块硅片上，将已知的大量生物分子探针或基因探针有序排布，与待测样品中生物分子或基因序列相互作用和进行反应，在激光的顺序激发下，产生的荧光谱信号被收集于接收器，由计算机自动综合分析数据并做出报告。根据固定于硅片上生物分子的不同，可分为基因芯片、蛋白质芯片、多糖芯片和细胞芯片等不同种类。该技术可一次性完成大量标本 DNA 序列的检测和分析，解决传统核酸杂交技术的不足，基因芯片在病毒学诊断和流行病学调查方面有广阔的应用前景。

第二节　病毒感染的防治

一、病毒感染的预防

在微生物引起的疾病中，由病毒引起的感染占 75% 以上。由于目前有效治疗病毒感染的药物十分有限，因此人工免疫对预防病毒性感染具有重要意义。从临床病例所见，多数患者患过某些病毒性疾病（如麻疹、流行性腮腺炎等）后可获得持久性的免疫力。因此，应用病毒疫苗进行人工主动免疫，并以免疫效应产物（免疫球蛋白、干扰素等）进行人工被动免疫是消灭和预防病毒性疾病的主要措施。

（一）人工主动免疫

迄今，病毒感染的治疗药物效果远不如抗生素等对细菌感染的疗效，病毒疫苗已经成为人们预防病毒性传染病最重要、最有效的手段，并日益受到医学界的重视。减毒活疫苗因可在体内增殖诱生免疫应答，故接种量与接种次数均较灭活疫苗少。鉴于病毒必须在细胞内增殖，培养病毒的条件与要求比细菌更为复杂，成本也更昂贵，因此获得减毒活疫苗株，是预防病毒感染首选的手段。但由于许多种病毒尚未能获得稳定而具有强免疫原性的减毒活毒株，故某些病毒依然采用灭活病毒疫苗。目前我国常用的病毒疫苗见表 21-1。传统病毒疫苗与已应用及正在研制的新型病毒疫苗主要有以下 5 种。

1. 减毒活疫苗（attenuated live vaccine） 从自然界或人工突变培育筛选出的致病性减弱或丧失的病毒突变株制备而成。常用的减毒活疫苗有脊髓灰质炎疫苗、麻疹疫苗、风疹疫苗、流行性腮腺炎疫苗、甲型肝炎疫苗。减毒活疫苗接种后，在人体内有一定的生长繁殖能力，形成隐性感染。一般只需接种一次，疫苗使用剂量小，不良反应较轻，但免疫效果较好，形成的免疫力较持久。尤其是某些减毒活疫苗经自然途径接种后，除诱导产生循环抗体和细胞免疫外，还可诱导产生 sIgA，发挥局部黏膜免疫保护作用。活疫苗的缺点是稳定性较差，不易保存，容易失效。此外，有毒力回复突变的危险性。

2. 灭活疫苗（inactivated vaccine） 常用甲醛作为灭活剂，使病毒丧失感染性，而保留病毒的抗原性。通常在那些毒力不能减弱或可能致癌的病毒株中制备灭活疫苗。目前常用的有乙型脑炎疫苗、人用狂犬病疫苗和流感疫苗。灭活疫苗的优点是易于保存，一般可保存一年左右，缺点是灭活疫苗接种形成的免疫保护力维持时间较短，需多次接种，且接种剂量大，局部和全身反应较明显。

3. 亚单位疫苗（subunit vaccine） 用化学试剂裂解病毒，提取包膜或衣壳的蛋白质亚单位，除去核酸而制成。例如，提取具有免疫原性的血凝素和神经氨酸酶制备的流感亚单位疫苗、乙型肝炎基因工程亚单位疫苗等。

4. 基因工程疫苗（gene engineered vaccine） 利用编码病毒有效抗原的 DNA 片段（目的基因）转入适当载体，形成重组 DNA，再导入宿主细胞（大肠杆菌或酵母菌），随宿主细胞的增殖，目的基因表达大量抗原成分，经提取制备成基因工程疫苗。目前已被广泛应用的是乙型肝炎基因工程疫苗代替血源疫苗，它可以避免血源疫苗的潜在危险。此外，还有基因工程亚单位疫苗（gene engineered subunit vaccine）、基因工程载体疫苗（gene engineered vectored vaccine）、基因缺失活疫苗（gene deleted live vaccine）等。

5. 核酸疫苗（nucleic acid vaccine） 包括 DNA 疫苗和 RNA 疫苗，是近几年备受人们关注的新型疫苗。它是由编码能够引起保护性免疫反应的病原体抗原的基因片段和载体构建而成，然后导入人体进行表达，产生抗原，引起免疫反应。目前研究较多的是 DNA 疫苗。核酸疫苗的优点为便于制备、贮存与运输，可诱生体液和细胞免疫、免疫应答维持时间持久等。由于核酸疫苗可诱生 CTL，而 CTL 被认为是清除病毒的主要细胞，因此是一种具有重要发展前景的疫苗。但是，DNA 疫苗也存在许多问题，例如，①刺激机体免疫反应的能力比较弱。②目的基因往往表达水平不高。③在体内抗原蛋白的表达能够持续多久还不清楚。④导入人体的外源 DNA 有整合的危险，且整合的位点难以控制，有可能诱发基因突变；还可能引起免疫系统自身紊乱。因此，对核酸疫苗需要进行深入研究，对其安全性和长效性进行观察，全面权衡核酸疫苗的利弊。

表 21-1　目前我国常用的病毒疫苗

疫苗名称	疫苗种类	培养细胞种类
脊髓灰质炎疫苗	减毒活疫苗	人二倍体细胞、Vero 细胞
麻疹疫苗	减毒活疫苗	鸡胚细胞
流行性腮腺炎疫苗	减毒活疫苗	鸡胚细胞
风疹疫苗	减毒活疫苗	人二倍体细胞
甲型肝炎疫苗	减毒活疫苗	人二倍体细胞
人用狂犬病疫苗	灭活疫苗	地鼠肾细胞
乙型脑炎疫苗	灭活疫苗	地鼠肾细胞
森林脑炎疫苗	灭活疫苗	地鼠肾细胞
乙型肝炎疫苗	基因工程疫苗	酵母菌表达细胞

（二）人工被动免疫

大多数人均受过不同种类的病毒的感染，因而含有较高效价的病毒抗体。从正常人血清中提取的免疫球蛋白可用于进行短期或紧急预防。

常用的人工被动免疫制剂有血清丙种球蛋白、胎盘球蛋白、转移因子等。注射丙种球蛋白对传染性肝炎、麻疹、脊髓灰质炎等均有紧急预防的作用。

二、病毒感染的治疗

（一）抗病毒的化学制剂

由于病毒是只能在宿主细胞内复制的非细胞型微生物，故要求抗病毒药物既能穿入细胞、选择性地抑制病毒增殖又不损伤宿主细胞，迄今尚无十分理想的药物。近年来随着病毒分子生物学的深入研究，人们研制出了一批对某些病毒有明显抑制作用的药物和制剂，目前较常用的有以下 3 种。

1. 核苷类药物　此类药物能与正常核酸前体竞争磷酸化酶和多聚酶，抑制核酸的生物合成，广泛用于疱疹病毒感染引起的疾病。例如，① 5′- 碘脱氧尿嘧啶核苷（idoxuridine，IDU），又名碘苷、疱疹净，用于治疗疱疹角膜炎。②阿昔洛韦（acyclovir，ACV），又名无环鸟苷，是目前最有效的抗疱疹病毒药物之一。③阿糖腺苷（adenine arabinoside，Ara-A），为嘌呤核苷类衍生物，能抑制病毒 DNA 聚合酶，阻断病毒 DNA 的合成，用于疱疹病毒和嗜肝病毒引起的感染。④叠氮胸苷（azidothymidine，AZT），为胸腺嘧啶核苷类药物，阻断前病毒 DNA 合成，从而抑制 HIV 的复制。抑制病毒的反转录酶活性，有效降低 AIDS 的发病率与死亡率，但此药易形成病毒的耐药及抑制骨髓等副作用，停药后可恢复。⑤利巴韦林（ribovirin），又名三氮唑核苷、病毒唑，能抑制多种 DNA 与 RNA 病毒的复制，

主要用于 RNA 病毒的治疗，临床上用于呼吸道合胞病毒与流感病毒的感染。⑥拉米夫定（lamivudine，3TC），又名贺普丁，为脱氧胞嘧啶核苷类药物，能抑制病毒的复制，并可作为底物类似物竞争抑制病毒反转录酶活性，是目前治疗 AIDS 和慢性乙型肝炎等较好的药物。

2. 其他抗病毒药物　金刚烷胺（amantadine）是最早应用于临床的抗病毒药物。为合成胺类，能抑制病毒包膜与宿主细胞膜融合，阻止病毒脱壳，对流感病毒有预防作用。甲酸磷霉素能抑制多种疱疹病毒，可能对 HBV 和逆转录病毒有作用。

3. 病毒蛋白酶抑制剂　赛科纳瓦（saquinavir）可抑制 HIV 复制周期中晚期蛋白酶活性，影响病毒结构蛋白的合成，英迪纳瓦（indinavir）和瑞托纳瓦（ritonavir）是新一代病毒蛋白酶抑制剂，可用于 HIV 感染的治疗。

（二）干扰素和干扰素诱生剂

1. 干扰素（IFN）　具有广谱抗病毒作用，用于某些病毒性疾病的防治，如治疗疱疹病毒性角膜炎、生殖器疱疹、带状疱疹等。也可用于治疗人乳头瘤病毒及鼻病毒的感染。

2. 干扰素诱生剂　是一种由多聚肌苷酸和多聚胞酸构成的 poly：C，属人工合成的双股 RNA，具有诱生干扰素和免疫促进作用。目前临床主要用于治疗带状疱疹、疱疹性角膜炎等，也用于治疗病毒性肝炎及出血热等疾病。

（三）中草药的抗病毒作用

许多中草药对病毒性疾病有预防或治疗作用，或直接抑制病毒增殖，或通过增强机体特异和非特异性免疫力而发挥抗病毒作用。具有抗病毒作用的中草药种类较多，如黄芪、板蓝根、穿心莲、大青叶、金银花、黄芩、紫草、贯众、螃蜞菊及甘草和

大蒜提取物等。但是对抗病毒中草药的有效化学成分和作用机制目前尚缺乏充分认识，有待深入探讨和研究。

（四）基因治疗剂

抗病毒基因治疗已成为抗病毒的研究热点，并展现出良好的前景，目前正在研制的抗病毒基因治疗剂主要有以下几种。

1. 反义核酸 反义核酸（antisense oligonucleotide）有反义 RNA 和反义 DNA 两种。反义核酸是根据病毒基因组已知序列设计并能与病毒基因的某段序列互补结合的寡核苷酸。它可以在病毒基因的复制、转录、转译阶段，通过与病毒基因的某段序列特异性结合，抑制病毒的复制。

2. 核酶 核酶（ribozyme）是一类具有双重特性的 RNA 分子，一方面能识别特异的 RNA 靶序列并与之结合，另一方面又具有酶活性，能通过特异性位点切割和降解靶 RNA，从而抑制病毒的复制。核酶比反义 RNA 阻断活性至少高 100 倍，它作为抗病毒基因的新型分子，受到广泛重视，目前已成为抗病毒基因治疗研究中重要的组成部分。但由于核酶是 RNA，易被 RNA 酶破坏，实际应用尚有困难。

3. 小干扰 RNA 小干扰 RNA（short interfering RNA，siRNA）是在 RNA 干涉过程中人工体外合成的短小双链 RNA（有 20 ～ 25 个核苷酸）。它可以与外源基因表达的 mRNA 相结合，导致相同序列病毒基因静止，诱发同源 mRNA 降解。siRNA 所引起的基因静止作用不仅在注射细胞内发生，还可以转移到其他部位的组织和细胞，并可传代，这种干扰现象具有放大效应。因此，目前 siRNA 的研究受到特别关注。

（何玉林）

第二十二章　呼吸道感染病毒

呼吸道感染性疾病中，多数为病毒感染所致。呼吸道感染病毒（virus associated with respiratory infection）是指主要以呼吸道为传播途径，侵犯呼吸道黏膜上皮细胞，引起呼吸道局部病变或以呼吸道为侵入门户，导致呼吸道外组织器官病变的病毒。呼吸道感染病毒主要包括正黏病毒科（*Orthomyxoviridae*）的流感病毒；副黏病毒科（*Paramyxoviridae*）的麻疹病毒、腮腺炎病毒、副流感病毒、呼吸道合胞病毒；以及其他病毒科中的一些病毒，如冠状病毒、风疹病毒、腺病毒、鼻病毒及呼肠病毒等。

第一节　流行性感冒病毒

流行性感冒病毒（influenza virus，简称流感病毒）属于正黏病毒科，分为甲（A）、乙（B）、丙（C）三型，其中甲型流感病毒于 1933 年由 Smith 分离获得，其宿主范围广，可感染人、猪、马、海洋哺乳动物和禽类等，抗原具有高度变异性，是引起人类流感流行最重要的病原体。发生于 1918～1919 年的世界流感大流行，感染波及全球人口（当时 20 亿）的 50%，死亡人数至少有 2000 万，多于第一次世界大战死亡人数的总和。乙型流感病毒发现于 1940 年，除感染人类外，还可以感染海豹。乙型流感病毒也有一定程度的抗原变异，可引起局部小流行。丙型流感病毒主要感染人，1982 年国内学者从猪体内分离出丙型流感病毒，此型抗原稳定，极少引起流行，主要侵犯婴幼儿和免疫力低下人群。

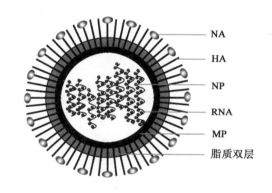

图 22-1　流感病毒结构示意图

NA. 神经氨酸酶；HA. 血凝素；NP. 核蛋白；MP. 膜蛋白

一、生物学性状

1. 形态与结构　呈球形或丝状，球形直径 80～120nm。流感病毒核酸为单链分节段的 RNA，核衣壳呈螺旋对称，有包膜（图 22-1）。病毒体可分为核心和包膜两部分。

（1）核心　病毒核心为病毒的核衣壳，含病毒核酸、核蛋白（nucleoprotein，NP）和 RNA 多聚酶（PB2、PB1、PA）。病毒核酸为分节段的单链负股 RNA。这一特点使病毒在复制中易发生基因重组，导致新病毒株的出现。甲型、乙型流感病毒分为 8 个片段，1～6 个片段编码单个蛋白，分别为 PB2、PB1、PA、HA、NP 和 NA；第 7 和第 8 个片段各编码 2 个蛋白，分别为基质蛋白 M1、M2 和非结构蛋白 NS1、NS2。丙型分 7 个片段，缺少编码 NA 的基因。流感病毒基因组总长度为 13 600 个核苷酸，每个片段两端起始的 12～13 个核苷酸均为保守序列，在病毒的转录中起重要作用。RNA 和结合的核蛋白合称核糖核蛋白（ribonucleoprotein，RNP），即核衣壳，呈螺旋对称。病毒核蛋白为可溶性抗原，具有型特异性，其抗原性稳定，未发现变异现象。流行性感冒病毒基因片段的产物及功能见表 22-1。

表 22-1　流行性感冒病毒基因片段的产物及功能

片段	蛋白质	基因核苷酸长度 /bp	蛋白功能
1	PB2	2341	聚合酶成分
2	PB1	2341	聚合酶成分
3	PA	2233	聚合酶成分
4	HA	1778	血凝素，病毒吸附相关蛋白，中和抗体作用蛋白
5	NP	1565	核蛋白
6	NA	1413	神经氨酸酶，分解唾液酸并促使病毒释放
7	M1	1027	基质蛋白，病毒结构蛋白，与病毒组装相关蛋白
	M2		膜蛋白，形成膜通道，促进脱壳，为金刚烷胺作用点
8	NS1	890	非结构蛋白，可抑制宿主细胞的 mRNA 翻译，抑制干扰素的作用
	NS2		非结构蛋白，与核内病毒 RNP 输出相关

（2）包膜　　流感病毒包膜有两层结构，内层为病毒基质蛋白 M1，约占病毒蛋白的 40%。它的存在增加了包膜的硬度和厚度，对维持病毒形态起重要作用，并可促进病毒装配。M 蛋白的抗原性稳定，也具有型特异性。包膜外层为来自宿主细胞的脂质双层膜，甲型和乙型流感病毒包膜上面镶嵌有两种突出于胞膜表面的糖蛋白刺突：血凝素（hemagglutinin，HA）和神经氨酸酶（neuraminidase，NA），两者数量之比为 5∶1。两种糖蛋白的抗原性极易变异，具有亚型和株的特异性，是流感病毒划分亚型的依据。此外，病毒包膜上还嵌有离子通道蛋白 M2，但每个毒粒上只有几个拷贝。

1）血凝素（HA）：呈三棱柱形，为糖蛋白，占病毒蛋白的 25%。HA 为三聚体，每条单体前体（HA0）由 HA1 和 HA2 通过精氨酸及二硫键连接而成，它必须裂解成 HA1 和 HA2 后，病毒方有感染性。HA1 是同红细胞、宿主细胞受体（唾液酸）相结合的部位；HA2 具有膜融合活性，促使病毒包膜与胞饮细胞膜的融合并释放核衣壳。

每个单体的原始肽链 HA0 通常经细胞蛋白酶裂解活化，形成 HA1 和 HA2 两个亚单位。细胞内蛋白酶的存在与病毒在这些细胞中的扩散有关。流感病毒常感染呼吸道，因为此部位富有能够裂解 HA0 的蛋白酶。毒力强的流感病毒可以利用体内广泛存在的酶，如胞浆素（plasmin）裂解 HA0，促使感染全身扩散，导致严重症状。另外，HA0 酶切位点的氨基酸序列的变异，也与原始肽链 HA0 的裂解有关。

HA 的主要功能有：①凝集红细胞，由于 HA 能与红细胞表面的受体结合，故流感病毒能使鸡、豚鼠等动物或人的红细胞发生凝集，称为血凝现象；②吸附宿主细胞，病毒颗粒借助于 HA 与细胞表面受体结合而吸附到宿主细胞上，构成病毒感染宿主细胞的第一步；③抗原性，HA 抗原结构易发生改变，是划分甲型流感病毒亚型的主要依据。HA 可刺激机体产生 HA 抗体，该抗体可中和病毒，为保护性抗体，因其能抑制血凝现象也被称为血凝抑制抗体。

2）神经氨酸酶（NA）：为糖蛋白，占病毒蛋白的 5%，由 4 个立体亚单位组成四聚体。四聚体连接成纤维状，其末端呈扁球形，另一末端镶嵌于包膜的脂质膜中。NA 的抗原性也不稳定，易发生变异，与 HA 共同划分甲型流感病毒亚型。

NA 的主要功能有：①参与病毒释放，NA 可水解受感染细胞表面糖蛋白末端的 N-乙酰神经氨酸，破坏细胞膜表面的病毒特异性受体，使病毒从细胞膜上解离，有利于病毒的扩散；②具有抗原性，其刺激机体产生的抗体能抑制该酶的水解作用，但不能中和病毒。

2. 病毒复制　　与其他 RNA 病毒不同，流感病毒 RNA 的转录和复制是在感染细胞核中进行的。病毒经 HA 首先吸附到易感细胞表面糖蛋白末端神经氨酸上，细胞通过吞饮使病毒进入内体。内体中的酸性离子经病毒包膜上离子通道蛋白 M2 进入病毒颗粒，引起 HA 构型变化，使 HA2 能有效地发挥作用，促进病毒包膜与内体膜发生融合，RNP 进入胞质并移行至细胞核。在病毒多聚酶的作用下，开始转录病毒 mRNA。病毒的初期转录是在病毒自身所携带的多聚酶作用下完成的。流感病毒 mRNA 转录的特点是需要宿主 mRNA 5′端甲基化的帽状（m7GpppXm）引物才能转录。在感染的早期，主要合成的是 NP 和 PB1；晚期主要是结构蛋白。在核内每个基因片段复制出正链 RNA，以此为模板，再复制出子代负链 RNA，与多聚酶和 NP 结合，装配成 RNP。HA、NA 在内质网和高尔基体被糖基化，分别形成 3 聚体和 4 聚体，最后被运送并插入细胞膜上。M1 蛋白发挥桥梁作用将 RNP 结合到 HA、NA 胞内端，出芽释放形成新的病毒体。

3. 分型与命名　　根据 NP 和 M 蛋白抗原性的不同可将流感病毒分为甲、乙、丙三型；甲型又可根据 HA 和 NA 抗原性不同，再区分为若干亚型，目前已鉴定出 17 个 HA 亚型（H1 ～ H17）、10 个 NA 亚型（N1 ～

N10）。人间常流行的有 H1、H2、H3 和 N1、N2 几个亚型。近几年来，H5、H7、H9 型也引起人类的感染。乙型、丙型流感病毒至今尚未发现亚型。1980 年，WHO 公布了流感病毒命名法。一个新分离株完整的命名应包括：型别 / 宿主（人则省略）/ 分离地点 / 病毒株序号 / 分离年代（HA 与 NA 亚型号），如 A/Hong Kong/03/68（H3N2）、A/swine/Iowa/15/30（H1N1）。

4. 变异　流感病毒 HA 和 NA 易发生变异，两者的变异相互独立，HA 变异频率更高。流感病毒抗原变异有两种形式：①抗原漂移（antigenic drift），其变异幅度小，HA、NA 氨基酸的变异率小于 1%，由点突变积累所造成。在一个新的、具有流行病学意义的变异株出现前，要经历两次以上的突变。一般每 2～5 年出现一个新的变异株，引起流感周期性的局部中、小型流行；②抗原转换（antigenic shift），变异幅度大，HA 氨基酸的变异率为 20%～50%，导致新亚型的出现。抗原转换的机制主要是两种不同型流感病毒间的基因重配。近一个世纪，甲型流感病毒已经历过数次抗原转换。由于人群对新亚型完全没有免疫力，每次抗原转换都曾引起世界性的流感暴发流行（表 22-2）。乙型和丙型流感病毒没有抗原转换。

表 22-2　甲型流感病毒抗原转换

抗原转换年份	亚型类别	代表株
1918	H1N1（原甲型）	可能为猪流感病毒
1947	HIN1（亚甲型）	A/FM/1/47
1957	H2N2（亚洲甲型）	A/Singapore/1/57
1968	H3N2（香港甲型）	A/HongKong/1/68
1977 年至今	H1N1、H3N2	A/USSR/90/77
1997 年至今	H5N1、H9N2、H7N7	A/HongKong/156/97
2009 年至今	H1N1（新甲型）	A（H1N1）pdm09
2013 年至今	H7N9	A/Anhui/1/2013

1977 年，H1N1 型流感病毒又重新出现，与以前新亚型出现不同，这次 H1N1 没有完全取代 H3N2，而是与其共同流行，加之 B 型，三型交替流行至今。1998 年由于甲 3 亚型（H3N2）国际代表株发生变异，由武汉株变为悉尼株，人群普遍对该株缺乏免疫力，造成该株在亚洲部分地区和次年在西欧等地区的暴发流行。1997 年香港首次发生禽流感病毒（H5N1 型）直接感染人的报道，共感染 18 例，死亡 6 例；以后又相继出现 H7、H9 型禽流感病毒感染人类的事件，流行至今。2009 年，起源于墨西哥的一种 H1N1 型猪流感病毒变异株，引起了全球性流感大流行。H7N9 型流感病毒是一种变异禽流感病毒，2013 年 3 月底在上海和安徽两地开始流行，人被该病毒感染均在早期出现发热等症状，病死率为 36%，尚未证实具有人传染人的特性。

关于流感病毒新亚型形成的机制，种系变异的研究和序列分析表明，所有哺乳动物的流感病毒均来源于禽类（如鸭、鸡、鹅）。根据对 1957 年和 1968 年流感大流行毒株的分析，也证明它们都源自禽流感病毒与人流感病毒的基因重配。16 个 HA 亚型、9 个 NA 亚型均可感染禽类。H17N10 为分离自蝙蝠的最新亚型（A/bat/Guat/09）。流感病毒与宿主细胞结合受体的研究表明，HA 亚型唾液酸受体氨基酸残基因宿主的不同而异。大多数禽类、马类流感病毒 HA 与 SA-a-2、3-Gal-B1、4-Glu（唾液酸 a-2, 3- 半乳糖 -B1, 4- 葡萄糖）受体结合；人流感病毒与 SA-a-2、6-Gal-B1、4-Glu 受体结合；而猪气管上皮具有两种类型的受体，因此猪可以充当基因混合器，使人流感病毒和禽流感病毒及其他动物流感病毒在猪体内发生基因重组，形成了流感病毒的抗原转换。

5. 培养特性　流感病毒可在鸡胚和培养细胞中增殖。初次分离接种羊膜腔的阳性率较高，传代适应后可移种于尿囊腔。细胞培养可用原代猴肾细胞（PMK）或犬肾传代细胞（MDCK）。在培养液中加入胰酶，促使 HA 裂解，可扩大培养细胞范围。病毒在鸡胚和细胞中均不引起明显的病变，需用红细胞凝集试验或红细胞吸附试验及免疫学方法证实病毒的存在。

6. 抵抗力　不耐热，56℃、30min 被灭活；-70℃ 以下可长期保存。对干燥、紫外线、乙醚、甲醛、乳酸等敏感。

二、致病性与免疫性

流感病毒经飞沫在人与人之间直接传播。存在于患者或隐性感染者呼吸道分泌物中的病毒，通过说话、喷嚏或咳嗽等方式播散至空气中，易感者吸入后即可感染。此外，流感病毒的某些亚型可由感染动物直接传给人。在温带地带，冬天为流行季节，但一年四季均可发病。流感病毒的传染性强，病毒在呼吸道上皮细胞内增殖，产生的病毒粒子迅速扩散。感染细胞空泡变性，纤毛丧失，最终坏死脱落。流感病变只累及呼吸道黏膜表面，并不影响上皮的基底层。但病毒所致的呼吸道上皮损伤降低了对继发性细菌感染的抵抗力。

人群对流感病毒普遍易感，潜伏期一般为 1 ~ 4 天。起病急，患者有畏寒、头痛、发热、肌痛、乏力、鼻塞、流涕、咽痛及咳嗽等症状。发热可达 38 ~ 40℃，持续 1 ~ 3 天。在症状出现的 1 ~ 2 天内，随分泌物排出的病毒量较多，以后则迅速减少。流感属于自限性疾病，无并发症患者通常 5 ~ 7 天即可恢复。并发症多见于婴幼儿、老人和慢性病（心肺功能不全等）患者，严重者可危及生命。流感最常见的并发症为肺炎，可由流感病毒本身所致或为继发细菌感染，常见的细菌为肺炎链球菌、金黄色葡萄球菌、流感嗜血杆菌等。流感也可并发 Reye 综合征，表现为急性脑病合并肝脂肪变性。

流感病毒感染可引起针对 HA、NA、NP、M1 等病毒蛋白的特异性体液免疫和细胞免疫。特异性抗体中只有抗 HA 为中和抗体，包括 IgG、IgM 和 sIgA。局部 sIgA 和血清中和抗体在预防感染与阻止疾病发生中发挥重要作用。抗 HA 中和抗体对同型流感病毒感染起免疫保护作用，对不同型流感病毒无交叉保护作用，故不能阻止变异流感病毒的感染。抗 NA 和抗 NP 抗体为非中和性抗体，前者有抑制病毒从细胞内释放的作用，后者可用于流感分离株的分型。与抗体不同，NP 特异性 CD8$^+$Th 细胞可产生亚型间交叉免疫，溶解感染细胞，有助于病毒的清除和疾病的恢复。

三、微生物学检查

在流感暴发流行时，根据典型症状即可做出临床诊断。实验室检查主要用于鉴别诊断和分型，特别是监测新变异株的出现、预测流行趋势和提出疫苗预防建议。检查方法包括以下 3 种。

1. 病毒分离　取急性期患者（发作后 3 天内）咽漱液或鼻咽拭子，接种鸡胚或培养细胞。鸡胚接种常用 9 ~ 11 日龄的鸡胚，初次分离选用羊膜腔，传代用尿囊腔。病毒可接种于犬肾传代细胞或原代猴肾细胞。由于流感病毒在鸡胚和培养细胞中均不产生明显病变，培养物需用红细胞凝集试验或红细胞吸附试验来确证病毒的存在。新分离株的鉴定采用血凝抑制试验（hemagglutination inhibition test, HIT），可以快速确定病毒的型和亚型。

2. 血清学诊断　常用 HIT 检测抗体。采取患者急性期（发病 5 天内）和恢复期（病程 2 ~ 4 周）双份血清进行 HIT，如果恢复期比急性期血清抗体效价升高 4 倍或 4 倍以上，即有诊断意义。HIT 所用的病毒应当是与当前流行密切相关的病毒株。中和试验可以测定亚型，但由于所需时间较长，对急性期疾病的诊断有限。

3. 快速诊断　可用免疫荧光法或酶免疫法直接从患者呼吸道分泌物、脱落细胞中检测流感病毒抗原；或用核酸杂交、PCR 或基因序列分析法检测病毒核酸及进行分型鉴定。

四、防治原则

及时隔离与治疗流感患者是减少发病和传播的有效措施。流行期间应尽量避免人群聚集，去公共场所；每 100m^3 空间可用 2 ~ 4ml 乳酸加 10 倍水混匀，加热熏蒸，能灭活空气中的流感病毒。疫苗接种是预防流感最有效的方法。

流感疫苗分为灭活疫苗和减毒活疫苗。目前 WHO 推荐的灭活疫苗为几种感染人类的常见甲型流感病毒和乙型流感病毒的组合。灭活疫苗是流感病毒通过鸡胚培养后，甲醛灭活而制备，其优点是经皮下注入，可产生大量的 IgG；缺点是局部 sIgA 产生少，产生的中和抗体持续时间短，可产生过敏反应。减毒活疫苗则采用鼻咽腔喷雾法接种，操作简单方便，可产生局部 sIgA，类似轻症感染，国外常用冷适应减毒活疫苗（cold-adapted vaccine），属于温度敏感突变株（temperature-sensitive mutant）。目前我国运用的流感疫苗为灭活疫苗，包括当前人群中流行的 H3N2 和 H1N1 甲型流感病毒及一种乙型流感病毒株的三价疫苗。接种对象包括：①65 岁以上的老人；②患有慢性心肺疾病、慢性代谢性疾病（糖尿病）、肾功能障碍、免疫功能抑制的成人和儿童；③长期接受阿司匹林治疗的儿童及青少年，因其一旦发生流感，则并发 Reye 综合征的危险性增加；④医疗机构工作人员及高危人群的生活护理人员或家庭成员。流感疫苗的有效率为 60% ~ 90%，而对老年人的有效率只有 30% ~ 70%。由于病毒抗原的漂移和转换，现存的疫苗会不断地失去作用。监视和发现新的流行株，及时制备当前流行株的疫苗特别重要。灭活 H5N1 型禽流感病毒疫苗已应用于动物，人相关疫苗正处于临床试验阶段。

流感尚无特效疗法，主要是对症治疗和预防继发性细菌感染。盐酸金刚烷胺及其衍生物甲基金刚烷胺可用于预防和治疗甲型流感，为 M2 通道阻断剂，但对禽流感病毒无效（与基因变异有关）。神经氨酸酶抑制剂奥司他韦（oseltamivir）具有抗流感病毒感染的作用。此外，中药板蓝根、大青叶等有一定的疗效。

第二节　副黏病毒

副黏病毒（*Paramyxoviridae*）是儿童呼吸道感染最重要的病原体。副黏病毒与正黏病毒的生物学性状相似，核酸为单负链 RNA，核衣壳呈螺旋对称，有包膜。副黏病毒具有与正黏病毒不同的特点（表 22-3）。

表 22-3　副黏病毒的主要性状

病毒体：球形或多形性，直径 150 ~ 300nm，螺旋对称
组成：RNA（1%），蛋白质（73%），脂类（20%），碳（6%）
基因：单负链 RNA，不分节段，全长 16 ~ 20kb
蛋白：6 ~ 8 个结构蛋白
包膜：包膜上有糖蛋白（G、H 或 HN），具有血凝或神经氨酸酶活性（因病毒种类而异），另有 F 糖蛋白刺突，具有融合活性
复制：细胞质内复制，成熟病毒以出芽方式释放
突出特征：抗原相对稳定，但具有高传染性

一、麻疹病毒

麻疹病毒（measles virus）是麻疹的病原体。麻疹是儿童时期最为常见的急性传染病，接触者的发病率几乎达 100%，常因并发症的发生而死亡。据 WHO 估计，疫苗前时代，全世界每年大约有 1.3 亿儿童患病，700 万 ~ 800 万儿童死亡。1959 年，我国麻疹病例高达 900 多万，死亡 26 万。20 世纪 60 年代以来，由于麻疹减毒活疫苗的普遍接种，麻疹的发病率显著下降。但近几年国外未实施计划免疫人群的发病率升高，具有较高的病死率。在发展中国家，麻疹仍是儿童死亡的一个主要原因。近几年来我国每年都有麻疹病例报告，甚至出现局部暴发流行。

麻疹病毒为含包膜的单负链 RNA 病毒。麻疹病毒可在人胚肾、猴肾细胞中增殖，形成多核巨细胞，胞质和胞核内可出现嗜酸性包涵体。麻疹病毒只有一个血清型，但自 20 世纪 80 年代以来，各国都有关于麻疹病毒抗原性变异的报道。核苷酸序列分析表明，麻疹病毒存在基因漂移。

1. 致病性与免疫性　人是麻疹病毒的自然宿主。急性期患者为传染源，无症状带毒者和隐性感染者极少见。病毒通过飞沫在人与人之间直接传播或鼻腔分泌物污染手、玩具、用具等而感染易感人群。由于麻疹疫苗的广泛应用，易感人群年龄有双向偏移的趋势，即儿童的发病率明显下降，成人由于未进行免疫接种或计划免疫失败而发病率升高。

冬春季发病率高。潜伏期为 10 ~ 14 天，病毒先在鼻咽部或眼结膜上皮细胞内增殖，然后进入血液，出现第一次病毒血症，病毒随血液侵入全身淋巴组织和单核吞噬细胞系统，在其细胞内增殖后，再次入血形成第二次病毒血症，此时眼结膜、口腔黏膜、皮肤、呼吸道、消化道、泌尿道、小血管受感染产生病变，表现为细胞融合成多核巨细胞，核内和胞质内形成嗜酸性包涵体等。

前驱期的临床表现除高热、畏光，还有鼻炎、眼结膜炎、咳嗽三个主要症状，此时患者的传染性最强。病毒存在于泪液、鼻和咽喉分泌物及尿和血液中。发病 2 天后，口颊黏膜对着下臼齿处，出现 Koplik 斑，为周围绕有红晕、中间溃疡的一些灰白色小点，内含巨细胞和病毒抗原，对临床早期诊断有一定意义。随后 1 ~ 2 天进入出疹期，全身皮肤相继出现红色斑丘疹。出疹自颈部开始，继而自上而下蔓延至胸、背、腹及四肢，最后到达手心和脚底，皮疹出尽需 2 ~ 3 天。出疹高峰期全身中毒症状加重，患者高热可达 40℃，并可出现嗜睡、谵妄等症状。麻疹皮疹的出现可能与致敏 T 细胞作用于受感染小血管内皮细胞有关。皮疹全出尽全身症状迅速好转，进入恢复期。皮疹随之消退、脱屑。无并发症者病程一般为 10 ~ 14 天。若患者抵抗力低下，护理不当，死亡率可高达 25% 以上。若恢复期体温未恢复正常或再次上升则提示有并发症发生的可能。麻疹最常见的并发症为肺炎，占麻疹死亡病例的 60%，多由病毒感染后继发细菌感染所致。最严重的并发症为脑炎，发病率为 0.1% ~ 0.5%，病死率为 5% ~ 30%，由于病毒很难从脑组织中分离到，其发病机制现认为是一种自身免疫反应。

此外，尚有百万分之一麻疹患者在其恢复后多年（5 ~ 15 年）出现亚急性硬化性全脑炎（subacute sclerosing panencephalitis，SSPE）。SSPE 属于麻疹病毒急性感染后的迟发并发症，表现为渐进性大脑衰退。临床表现为反应迟钝、进行性智能降低、痴呆、癫痫等精神异常，肌阵挛、不自主运动等运动障碍，通常发作后 1 ~ 3 年内导致昏迷死亡。SSPE 患者血液和脑脊液中有异常高水平的麻疹病毒抗体，感染的脑细胞包涵体中有大量的麻疹病毒抗原，但没有成熟的病毒颗粒，且很难分离出病毒。现认为脑组织中的病毒为麻疹缺陷病毒。

麻疹病毒自然感染后，机体产生牢固免疫力，抗体可持续终生。母亲抗体能保护新生儿。麻疹病毒包膜 H 蛋白产生的中和抗体在保护性免疫中起重要作用。麻疹的恢复主要靠细胞免疫。免疫球蛋白缺乏者与正常患儿一样，可从麻疹病毒感染中恢复，并能抵抗再感染，而 T 细胞缺陷者则会产生麻疹持续感染，导致死亡。此外，麻疹病毒感染（包括麻疹减毒活疫苗）还可引起暂时性免疫抑制、OT 试验的阴转和对新抗原免疫应答的减弱。

2. 微生物学检查　典型麻疹的诊断基于临床表现，一般无须进行实验室检查。有必要进行实验室检查者可用病毒分离法，取患者发病早期的咽洗液、咽拭子标本或血液，接种于人胚肾、猴肾或人羊膜细胞中培养，观察多核巨细胞和包涵体及直接检测病毒抗原；可用间接免疫荧光法、ELISA 或 HIT 等方法进行血清特异性抗体测定。也可用核酸杂交和 PCR 检测病毒特异性基因片段。

3. 防治原则　麻疹病毒减毒活疫苗是当前最有效的疫苗之一。为此，WHO 已将消灭麻疹列入继消灭脊髓灰质炎后的主要目标。初次免疫我国定在 8 月龄，接种后，抗体阳转率达 90% 以上，但免疫力仅维持 10 ～ 15 年，因此 7 岁时必须进行再次免疫。对接触麻疹的易感者，可紧急用丙种球蛋白或胎盘球蛋白进行人工被动免疫，以防止发病，或减轻症状。

二、腮腺炎病毒

腮腺炎病毒（mumps virus）是流行性腮腺炎（epidemic parotitis）的病原体。流行性腮腺炎多发于学龄期儿童，也见于青壮年，最突出的临床表现为非化脓性唾液腺肿胀和触痛，常累及一侧或双侧腮腺。流行性腮腺炎呈世界性分布，人是其唯一宿主。

腮腺炎病毒呈球形，直径为 100 ～ 200nm，核酸为单负链 RNA。病毒可在鸡胚羊膜腔内增殖，在猴肾等细胞培养中出现细胞融合现象，可形成多核巨细胞。腮腺炎病毒仅有一个血清型。其对乙醚、氯仿等脂溶剂敏感，紫外线照射及加热均可使其灭活。

1. 致病性与免疫性　病毒通过飞沫经呼吸道传播，也可通过接触患者的唾液或唾液污染的物品传播，好发于冬春季节。学龄儿童（5 ～ 15 岁）为易感者，但 5 岁以下儿童，腮腺炎病毒感染常表现为上呼吸道感染而无流行性腮腺炎症状。流行性腮腺炎的潜伏期为 2 ～ 3 周，病毒侵入呼吸道上皮细胞和面部局部淋巴结内增殖后，进入血液再通过血液侵入腮腺及其他器官，如睾丸、卵巢、胰腺、肾脏和中枢神经系统等。50% 的患者一侧或双侧腮腺肿大，疼痛明显，颌下腺和舌下腺也可累及；可伴有发热、肌痛和乏力等。腮腺炎病毒从腮腺肿大前

3 天和后 9 天存在于唾液中，病程 1 ～ 2 周。约 1/3 感染者无症状。青春期感染者，男性易合并睾丸炎（25%），导致睾丸萎缩和不育；女性易合并卵巢炎。10% ～ 30% 的患者累及中枢神经系统，且男性多于女性，常见无菌性脑膜炎，可见于无腮腺肿大者。腮腺炎性脑膜炎或脑膜脑炎的病死率仅约 1%，通常预后良好，无后遗症。

腮腺炎病毒只有一种抗原类型，并很少表现变异。流行性腮腺炎病后可获得持久免疫力，婴儿可从母体获得被动免疫，故 6 个月以内婴儿很少患流行性腮腺炎。

2. 微生物学检查　典型病例无须实验室检查即可做出诊断。但有时须与化脓性腮腺炎、药物过敏或肿瘤相区别。对某些无腮腺炎的病例（如无菌性脑膜炎），则需实验室诊断。可取患者唾液、尿液或脑脊液进行病毒分离。腮腺炎病毒易在鸡胚羊膜腔、鸡胚细胞或猴肾细胞内增殖，形成多核巨细胞，但细胞病变不明显，常用豚鼠红细胞进行血吸附试验证实病毒增殖。用腮腺炎特异性的血吸附抑制试验进行病毒鉴定。用荧光标记的腮腺炎抗血清可在接种培养细胞后 2 ～ 3 天，检测病毒抗原，实现快速诊断。可用 HIT、ELISA 等方法进行病毒特异性 IgM 或 IgG 抗体测定。

3. 防治原则　及时隔离患者，防止传播。但在暴发流行时，由于高比例的无症状感染者和潜伏期排毒者的存在，隔离措施在防止病毒传播上基本无效。疫苗接种是唯一有效的预防措施，目前使用的减毒活疫苗，可产生长期免疫效果。许多国家已将腮腺炎病毒、麻疹病毒、风疹病毒组成了二联（MR）或三联（MMR）疫苗。95% 的疫苗接种者能产生针对上述病毒的特异性抗体。

三、副流感病毒

副流感病毒（parainfluenza virus）原名仙台病毒，首先从日本仙台市一例死于肺炎的患儿肺液中获得分离；由于其诸多特性与流感病毒不同，加之又陆续分离到其他毒株，故命名为副流感病毒，属于副黏病毒科。病毒呈球形，直径为 125 ～ 250nm。核酸为不分节段的单负链 RNA，核蛋白呈螺旋对称，包膜上有两种刺突，一种是 HN 蛋白，具有血凝素和神经氨酸酶的作用；另一种是 F 蛋白，具有使细胞融合及溶解红细胞的作用。根据抗原构造的不同，副流感病毒分为 4 型。

1. 致病性与免疫性　副流感病毒感染普遍存在，流行有季节性，1、2 型秋、冬季流行；3 型春季流行。通过飞沫或人与人接触传播。病毒仅侵犯呼吸道表层组织，在上呼吸道上皮细胞内增殖，病

毒血症少见。感染累及鼻咽部，引起鼻炎、咽炎等上呼吸道感染症状，严重者可累及喉和上部气管，引起哮吼（急性喉气管支气管炎）。哮吼是喉及相关组织肿胀引起呼吸的阻塞所致，也可能与快速大量产生病毒特异 IgE 有关，常由 1 型、2 型引起。感染可进一步向下发展，扩展到下部气管和支气管，引起严重的肺炎或毛细支气管肺炎，多由 3 型所致，且主要发生在 6 个月以下的婴儿。1 型和 3 型也是医院内感染的重要病原体。

母体抗体不能保护婴儿感染和发病。较大儿童和成人常见抗体存在情况下的再感染，抗体可使疾病症状减轻，但患有慢性肺部疾病者可导致严重症状。自然感染产生的 sIgA 对再感染有保护作用，但不持久，故常发生再感染，表现为轻度上呼吸道感染。

2. 微生物学检查　　实验室诊断可用原代上皮细胞或动物肾细胞（LLC-MK 或 MDCK 细胞）分离培养鉴定病毒；也可取鼻咽分泌物用免疫酶法或免疫荧光法检查鼻咽部脱落细胞中的病毒抗原。可用 PCR 检测病毒核酸。也可用 ELISA 或 HIT 测定血清抗体。

3. 防治原则　　副流感病毒疫苗，由于接种后产生的免疫力不完全，在人体实际应用尚未成功。目前无有效的预防和治疗方法。

四、呼吸道合胞病毒

呼吸道合胞病毒（respiratory syncytial virus，RSV）感染普遍存在，是 1 岁以下婴幼儿严重呼吸道感染最重要的病原体，表现为细支气管炎和毛细支气管肺炎。在较大儿童和成人主要引起上呼吸道感染。

RSV 的核衣壳比其他副黏病毒小，包膜上有 F 蛋白和 G 蛋白两种糖蛋白刺突。F 蛋白为融合蛋白，病毒感染细胞后产生独特的细胞融合病变。G 蛋白为吸附性蛋白，可与细胞表面的受体结合。不同于其他副黏病毒，RSV 无血凝和神经氨酸酶活性。

1. 致病性与免疫性　　RSV 的传染性较强，也是医院内交叉感染的主要病原之一。主要流行期为冬季和早春。RSV 主要经飞沫传播，也能经接触污染的手和物品传播。人群普遍易感，至 4 岁时，几乎每个人都受过感染。

病毒感染首先于鼻咽上皮细胞中增殖，进而扩散至下呼吸道，但不形成病毒血症。潜伏期为 3 ～ 5 天，排毒可持续 1 ～ 3 周。RSV 能引起婴幼儿，特别是 2 ～ 6 个月的婴儿严重呼吸道疾病，可累及细支气管和支气管，出现发热、咳嗽、呼吸困难等症状，严重者发生心力衰竭导致死亡。病毒表面 F 蛋白在合胞病变和多核巨细胞形成最终导致细胞死亡中起重要作用。病毒也可以直接破坏呼吸道上皮细胞。RSV 在婴儿引起严重呼吸道病变的机制尚不清楚，可能与免疫病理作用相关。RSV 可在年老者和免疫功能低下者导致严重感染。

呼吸道合胞病毒感染后，免疫力不强，再感染常见，但症状变轻。CTL 在控制早期感染中起重要作用。原发和再感染可以在抗体存在时发生。病毒中和抗体只对阻止下呼吸道感染起作用。细胞免疫对感染的恢复起重要作用，细胞免疫不健全者可引起呼吸道合胞病毒持续性感染和排毒时间延长。母体通过胎盘传给胎儿的高滴度中和抗体在出生后 2 个月内具有保护作用。但此抗体下降很快，严重的呼吸道合胞病毒感染开始于 2 ～ 4 个月。

2. 微生物学检查　　分离病毒，检测病毒抗原是实验室诊断的重要方法。病毒分离常取鼻咽拭子和鼻部冲洗液，接种于 HeLa 细胞和 HEp-2 细胞等，可观察巨细胞和合胞体等典型细胞病变。应用免疫荧光法从鼻咽部脱落细胞中检测病毒抗原是常用的快速检测方法。也可用血清学诊断方法或 RT-PCR 检查 RSV 核酸进行辅助诊断。

3. 防治原则　　目前无有效的预防疫苗及特异治疗药物。临床上多为对症治疗。应采取措施预防医院内交叉感染。

第三节　其他呼吸道感染病毒

一、冠状病毒

冠状病毒（coronavirus）感染宿主范围广，包括猪、猫、犬、牛、兔、鼠、火鸡和禽类等，骆驼和蝙蝠也可成为自然宿主；对多种组织器官有嗜性，主要为呼吸道、肠道，也可累及肾、肝、心、脑；且有高度种属特异性。在人类，主要引起普通感冒，也有引起腹泻的报道。由一种变异冠状病毒所致的严重急性呼吸综合征（severe acute respiratory syndrome，SARS），2002 ～ 2003 年在我国及其他某些地区引起流行。2015 年 5 月，另一种新型冠状病毒引起的中东呼吸综合征（Middle East respiratory syndrome，MERS）曾在韩国大规模流行。

冠状病毒科主要有 α、β、γ 和 δ 四种类型，MERS

和 SARS 冠状病毒（SARS-CoV）同属于 β 冠状病毒属。2012 年以前，人们已发现 5 种可以感染人类的冠状病毒，包括 HCov-229E、HCoV-OC43、SARS-CoV、HCoV-NL63、HCoV-HKU1。除 SARS-CoV 冠状病毒外，其他 4 种冠状病毒在人群中常年循环流行。MERSCov（Middle East respiratory syndrome coronavirus）是发现的第 6 种可以感染人类的冠状病毒。

1. 生物学性状　病毒呈圆形或类圆形，直径 80～160nm，有包膜，其包膜上有排列间隔较宽的刺突，刺突大小为 20nm×（5～11）nm，形态如太阳光环，故名冠状病毒（图 22-2）。

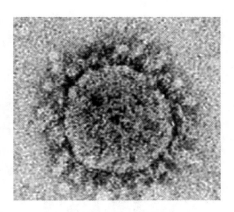

图 22-2　人冠状病毒电镜下形态图（150 000×）

病毒核衣壳呈螺旋对称，核酸为单股正链 RNA，长度为 27 000～30 000 个核苷酸（图 22-3）。基因组序列表示有 8 个可读框（ORF），编码跨膜蛋白（M）、刺突糖蛋白（S）、核蛋白（N），部分病毒还具有血凝活性的糖蛋白——血凝素（HE）或包膜蛋白（E）。其中刺突糖蛋白（S）具有吸附功能和膜融合功能，均与病毒感染有关，可诱导机体产生中和抗体。SARS 冠状病毒的形态与普通冠状病毒基本一致，但缺乏 HE。与普通冠状病毒比较，SARS 冠

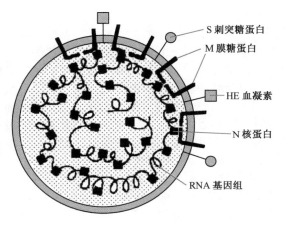

图 22-3　人冠状病毒结构示意图

S 刺突糖蛋白
M 膜糖蛋白
HE 血凝素
N 核蛋白
RNA 基因组

状病毒基因发生了突变，主要在 RNA 聚合酶区和结构蛋白区；并在 ORF 中存在蛋白序列数据库中未找到任何同源序列的未知蛋白（predicted unknown protein，PUP）。MERSCov 与 SARS-CoV 基因组的相似性仅为 54.9%，两者受体也不同。MERSCov 受体为二肽基肽酶 4（DPP4），而 SARS 冠状病毒受体为血管紧张素转换酶 2（ACE2）。

冠状病毒可在人胚肾或肺原代细胞中生长，初期 CPE 不明显，但经传代后可增强病毒对细胞的致病变作用。SARS 冠状病毒可以在 Vero-E6 细胞及 FRhK-4 细胞等内增殖并引起细胞病变。MERSCov 可在 Vero 细胞和 LLCMK2 细胞增殖，容易形成 CPE。

冠状病毒为有包膜病毒，对脂溶剂敏感。冠状病毒对化学消毒剂中的氧化剂敏感，如过氧乙酸、碘伏、含氯化合物等。SARS 冠状病毒对热的抵抗力比普通冠状病毒强，在粪便和尿中至少可存活 1～2 天。

2. 致病性与免疫性　冠状病毒除了具有种的特异性，还有很强的组织嗜性。通常经呼吸道和（或）消化道感染。根据嗜性不同，感染可限于侵入局部或扩散到特异性器官。人类冠状病毒主要引起上呼吸道感染，据估计，30% 的普通感冒是由冠状病毒引起的。人类冠状病毒还可以引起腹泻。普通冠状病毒的感染一般为轻型或亚临床感染，但有些毒株也可在老人和儿童引起严重的下呼吸道感染。

SARS 冠状病毒的传染源为患者和潜伏期带毒者，发病前后传染性强。呼吸道是病毒侵入的主要门户，患者呼吸道飞沫是主要传播媒介。患者分泌物、排泄物、血液经呼吸道和眼结膜进入体内可能也是一种重要的传播方式。SARS 冠状病毒流行主要发生在冬春季，各种年龄段均普遍易感，青壮年发病率高。MERS 感染来源和传播途径尚不明确。

SARS 冠状病毒引起的疾病主要是严重急性呼吸综合征，称传染性非典型性肺炎。该病潜伏期为 2～14 天，发病大多在感染后 4～8 天。主要临床表现有：①发病突然，绝大多数首发症状为发热，热度大于 38℃；②患者有畏寒、全身酸痛等不适感觉；③干咳，无痰或少痰，伴有胸闷感；④严重者出现呼吸窘迫和肺实变；⑤白细胞不升高或降低；⑥X 线片检查肺部出现片状阴影；⑦抗菌药物无明显效果。SARS 具有高传染性和病死率。

MERSCov 引起类似 SARS 的严重急性呼吸综合征，最常见的临床表现为发热、畏寒、咳嗽、气短、肌肉酸痛。腹泻、恶心呕吐、腹痛等胃肠道表

现也较为常见。与SARS比较，很少发生肺纤维化。MERS也有较高的病死率。

普通冠状病毒感染后可引起体液免疫和细胞免疫，但持续时间不超过一年，再感染常见。SARS冠状病毒致病机制中除病毒直接作用外，可能还有免疫病理反应的参与。免疫应答过于强烈可能导致严重机体反应。从现有资料看，SARS冠状病毒感染后，患者可获得牢固的免疫力。

3. 微生物学检查 取急性期样本，包括鼻咽拭子、咽漱液、肺灌洗液。对高传染性的冠状病毒，样本的处理和随后的检测都必须在生物安全水平-3类（BSL-3）实验室中进行。冠状病毒可接种于易感细胞，观察CPE。出现细胞病变培养物可经电镜观察病毒颗粒、间接免疫荧光检测抗原。

可采集患者双份血清，即早期和恢复期血清，用间接免疫荧光法或ELISA检测冠状病毒特异性抗体。也可用RT-PCR检测病毒核酸。

4. 防治原则 无特异性预防方法，SARS和MERS冠状病毒疫苗仍处于研制阶段。非特异性预防方法包括控制传染源；早发现、早报告、早治疗；隔离观察，切断传播途径；提高人群免疫力，增强体质，注意个人卫生，勤洗手，培养良好的卫生习惯，不随地吐痰等。治疗尚无特效药物，临床处理主要为一般性支持疗法，对症治疗，呼吸机的运用和抗生素预防细菌感染等。有研究表明，MERS冠状病毒对Ⅰ型和Ⅲ型干扰素敏感。

二、腺病毒

腺病毒（adenovirus）在世界上普遍存在，于1953年在人体扁桃腺样组织中分离到，故名为腺病毒，归属于腺病毒科（Adenoviridae）。腺病毒科分为哺乳动物腺病毒属和禽类腺病毒属。腺病毒有100多个血清型，其中能感染人类的至少有57个型别，根据生物学特性分A～F亚组。腺病毒能在眼、呼吸道、胃肠道和尿道上皮细胞中增殖并引起疾病。少数几型能在啮齿动物中引起细胞转化，是研究肿瘤模型的病毒。此外，腺病毒在基因治疗中还是重要的基因载体。

1. 生物学性状 为双链DNA无包膜病毒。核衣壳呈20面体立体对称型，直径80～110nm，12个顶角的五邻体（penton）由基底和一根纤维突起组成（图22-4）。纤维突起的球体部分含有病毒吸附蛋白，能与细胞表面的特异性受体结合，介导病毒吸附到易感细胞表面。此外，纤维突起还含有病毒型的特异性抗原决定簇，并具有血凝活性。病毒基因组大小约3.6kb，分为早期编码区和晚期编码区。

早期编码区由E1A、E1B、E2、E3、E4组成，至少编码20种mRNA，其中E1B和E4基因产物有抑制宿主细胞mRNA从细胞核向细胞质转运的作用，从而造成宿主细胞蛋白质合成障碍，最终导致细胞死亡；E1A、E1B含转化基因，其产物能与抑癌基因P53等结合，阻断细胞凋亡，促进细胞转化。晚期基因（L）编码病毒结构蛋白。

人源细胞是培养腺病毒的最适细胞。各型腺病毒均可在原代人胚肾细胞中增殖，在HEP-2、HeLa等传代细胞中也增殖良好，可引起细胞肿胀、变圆，聚集成葡萄串状等典型细胞病变。故细胞培养可用于腺病毒的分离鉴定。

腺病毒对理化因素的抵抗力较强，对脂溶剂及胰酶等不敏感，对酸和温度耐受范围较大，温室中可存活10天。紫外线照射30min，或56℃处理30min可被灭活。

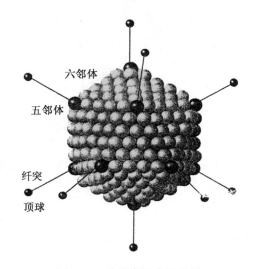

六邻体
五邻体
纤突
顶球

图22-4 腺病毒形态示意图

2. 致病性与免疫性 腺病毒主要感染儿童和免疫力低下人群。传染源为患者和无症状带毒者。主要通过胃肠道、呼吸道和密切接触在人与人之间传播，或通过手、污染的毛巾和眼科器械等将病毒传播到眼，消毒不充分的游泳池还能引起腺病毒感染的暴发流行。病毒首先在呼吸道、眼结膜、胃肠道、尿道膀胱和肝等组织的上皮细胞中增殖，造成组织损伤。但腺病毒感染一般比较局限，很少播散到局部淋巴结以外。但在免疫缺陷患者则可通过血流和淋巴流到达肺脏、肝脏、脾脏、肾脏及中枢神经系统，引起多器官的疾病。

近一半的已知血清型与人类疾病相关，但一种血清型可引起不同的临床疾病，不同血清型也可引起同一种疾病，见表22-4。

表 22-4 人腺病毒血清型及相关疾病

疾病分类	相关血清型	流行病学特征
急性呼吸道感染	3、7、14、21	以婴儿和儿童发病为多见
肺炎	3、7	儿童期肺炎中腺病毒肺炎约占 10%
咽结膜热	3、7、14、21	夏季流行与游泳池污染有关
流行性角膜结膜炎	8、19、37	成人多见，传染性强
急性出血性膀胱炎	11、7、21、35	主要为幼儿受染
胃肠炎	40、41	婴幼儿腹泻的主要病原体
肝移植后儿童肝炎	1、2、5	与免疫功能低下有关

临床上引起的疾病主要有：①呼吸道疾病，主要是 3 岁以下小儿的急性咽炎和较大儿童的具有暴发流行倾向的咽结膜热，急性呼吸道感染和病毒性肺炎等。②眼结膜感染，主要是滤泡性结膜炎及更为严重的流行性角膜结膜炎等。③胃肠道疾病，大多数腺病毒都能在肠上皮细胞中复制，并随粪便排出。但这些腺病毒大多与胃肠道疾病无关。只有40、41 两型腺病毒能引起婴儿胃肠炎与腹泻，称肠道腺病毒，5% ～ 15% 急性胃肠炎住院患者是由这两型腺病毒引起的，现已被 WHO 确定为儿童病毒性腹泻的第二位病因。④其他疾病，如小儿急性出血性膀胱炎、宫颈炎和男性尿道炎等。

免疫缺陷患者，特别是器官移植患者可能产生严重的腺病毒感染，如致死性肺炎、肝炎等。

腺病毒感染后可产生特异性抗体，获得对同型的持久免疫力。健康成人血清中一般具有多型腺病毒抗体。腺病毒能编码产生几种早期蛋白以逃避宿主的防御机制，这可能与病毒潜在的致癌能力有关，已经证明有少数腺病毒（12、18、31 型等）可引起细胞转化和动物肿瘤。

3. 微生物学检查 常用病毒分离法。标本取急性期患者粪便、尿、咽拭子、眼结膜分泌物等。原代人胚肾细胞分离腺病毒最敏感，但常用传代 HeLa、HEp-2 和 KB 等上皮样细胞，根据细胞肿胀、变圆、聚集成葡萄串状等典型病变证明病毒的存在，再用抗六邻体抗体进行腺病毒鉴定。血清型鉴定可用中和试验和 HIT。此外，免疫酶技术、免疫荧光技术检测病毒抗原也是目前常用的诊断方法。核酸杂交和 PCR 也可用于腺病毒检测。肠道腺病毒可用电子显微镜和乳胶凝集试验直接从粪便标本中检测。

血清学诊断常用 ELISA、免疫荧光法等方法，采取患者急性期和恢复期双份血清检测腺病毒特异性抗体，若恢复期血清抗体效价比急性期增长 4 倍或 4 倍以上，即有诊断意义。

4. 防治原则 目前尚无理想疫苗。勤洗手及对游泳池的严格消毒可以防止某些型别的暴发流行。临床上对腺病毒感染患者，主要采取对症治疗和常规抗病毒治疗。

三、风疹病毒

风疹病毒（rubella virus）是风疹（又名德国麻疹）的病原体。风疹呈世界性分布，春季是流行高峰，每 6 ～ 10 年发生一次流行。风疹是一个轻型的出疹性疾病，但是如在怀孕早期感染风疹病毒，则会影响胎儿发育，导致严重后果。

1. 生物学性状 风疹病毒分类上属披膜病毒科（*Togaviridae*），直径约 60nm，核衣壳为 20 面体立体对称型，有包膜。核心为单正链 RNA，全长为 9.7kb，含两个可读框（ORF），编码非结构蛋白和结构蛋白。衣壳蛋白 C、包膜糖蛋白 E1 和 E2 为结构蛋白，E1 可与宿主细胞受体结合并具有免疫原性和血凝活性，E2 与病毒的组装相关。该病毒能在多种细胞内增殖，但不出现 CPE，只在兔肾细胞 RK-13 出现 CPE，故常用 RK-13 细胞分离培养风疹病毒。风疹病毒只有一个血清型，与其他披膜病毒无抗原交叉。风疹病毒不耐热，56℃处理 30min 可大部分失活；对脂溶剂及紫外线敏感。

2. 致病性与免疫性 风疹病毒经呼吸道传播，潜伏期为 12 天或更长。风疹病毒在呼吸道局部和颈淋巴结增殖后，经病毒血症播散全身。儿童和青年是主要易感者。20% ～ 50% 的感染者表现为亚临床感染。显性感染表现为急性起病、发热、麻疹样出疹，皮疹开始于面部，继而扩展到躯干和四肢，出疹很少持续 3 天以上，但较轻，伴耳后和枕下淋巴结肿大。风疹的皮疹和其他病毒性皮疹相似（如肠道病毒），故除非存在风疹流行，只凭皮疹很难做出诊断。由于抗体的产生与出疹同时出现，提示免疫病理反应与疹的形成有关。成人感染症状较严重，除出疹外，部分患者，特别是妇女，还出现关节炎和关节疼痛，极少数患者可出现血小板减少性紫癜和脑炎。大多预后良好。

怀孕后感染风疹病毒的时间越早对胎儿的危害

越大，可致胎儿死亡、流产或发生先天性畸形。据统计，怀孕后前3个月被感染，婴儿的畸形发生率可达85%；若感染发生在怀孕20周后，则很少发生出生缺陷。母亲的隐性感染同样可以影响胎儿。先天性风疹综合征（congenital rubella syndrome，CRS）主要表现为先天性心脏病、白内障和耳聋三大主症，也可出现智力发育障碍。具有全身性先天性风疹综合征表现的婴儿出生一年内病死率为20%，存活儿童随年龄增长，可出现晚发并发症。部分婴儿可出现生长迟缓、肝脾肿大、黄疸、脑膜脑炎等症状。孕期感染儿出生后在咽分泌物、脑脊液、尿等可检测到风疹病毒，可持续长达12～18个月。

风疹病毒抗体在出诊后出现，并在之后的1～3周，其滴度迅速升高。最初产生的抗体为IgM类抗体，但病后持续不会超过6个月。IgG类抗体可持续终生，风疹病毒自然感染后可获得持久免疫力。孕妇血清抗体有保护胎儿及出生4～6个月婴儿免受风疹病毒感染的作用。宫内感染风疹病毒的婴儿，病毒特异性IgM和IgG升高。

3. 微生物学检查　风疹病毒感染的诊断依靠病毒分离和抗体检测。标本包括鼻咽拭子、胎儿羊水或绒毛膜。用上述敏感细胞作分离培养，细胞病变不明显时，可用免疫荧光法检测病毒抗原。可用HIT或ELISA进行抗体检测。出疹后2周单份血清IgM抗体阳性，证明近期感染。新生儿风疹病毒特异性IgM抗体阳性，表明先天性风疹病毒感染。IgG抗体需急性期和恢复期双份血清确立诊断。RT-PCR可用于检测病毒核酸和基因分型。

4. 防治原则　　疫苗接种是预防风疹的有效措施，有计划地接种风疹疫苗对优生优育具有重要意义。我国自己研制的风疹减毒活疫苗免疫原性良好，现已用于预防接种。使用单价或与麻疹、腮腺炎组合成三价疫苗（MMR）。95%的疫苗接种者可获得终生免疫力。

四、鼻病毒

鼻病毒（rhinovirus）是小RNA病毒科（Picornaviridae）成员之一，球形，直径28～30nm，为单正链RNA病毒，核衣壳呈20面体立体对称型，无包膜。有100多个血清型。能在人二倍体成纤维细胞（WI-38）中生长，最适温度为33℃，相当于鼻咽部的温度。对酸敏感，pH3.0迅速失活，该特征能与肠道病毒相区别。

鼻病毒是普通感冒最重要的病原体，占上呼吸道感染的50%以上，老人和儿童为易感人群。冬春季发病率较高。病毒主要通过接触和飞沫传播，经鼻、口、眼黏膜进入体内，在鼻咽腔内增殖。潜伏期为2～3天，临床症状有流涕、鼻塞、喷嚏、头痛、咽部疼痛和咳嗽等，体温不升高或略有升高。该病毒引起的疾病为自限性疾病，一般1周左右自愈。其常导致婴幼儿和有慢性呼吸道疾病患者患支气管炎和支气管肺炎。

大多数人感染后，产生针对感染病毒的血清中和抗体和黏膜表面分泌型抗体，中和抗体可持续数年，但分泌型抗体滴度下降很快。由于病毒型别多和存在抗原漂移现象及鼻病毒免疫非常短暂，再感染极为常见。

目前无有效的鼻病毒疫苗。原因主要有培养病毒滴度不高；抗原漂移；病毒型别多；在呼吸道疾病暴发时出现的一些血清型，在同一地区很少再出现等。此外，机体注射疫苗后主要产生血清抗体而非分泌型抗体，故其保护作用有限。目前有针对鼻病毒受体单克隆抗体的研究报道。干扰素有助于鼻病毒感染所致疾病的恢复。

五、呼肠病毒

呼肠病毒（reovirus）归属于呼肠病毒科（Reoviridae）。病毒呈球形，直径60～80nm，核酸为双链RNA，分10个片段，双层蛋白质衣壳，均呈20面体立体对称型，无包膜。病毒普遍存在，宿主范围广泛，通过中和实验和HIT鉴定出3个血清型。病毒含血凝素，能凝集人O型红细胞和牛红细胞。大多数人在儿童期被感染，体内已有抗体。感染多呈亚临床感染，显性感染包括轻度上呼吸道疾病和胃肠道疾病等。粪便中更容易分离到病毒。呼肠病毒的致病性需进一步研究确定。

六、人类偏肺病毒

人类偏肺病毒（human metapneumovirus，hMPV）是一种呼吸道感染病毒，属副黏病毒科、肺病毒亚科中的偏肺病毒属，且是这一病毒属中的唯一成员。2001年，荷兰学者van den Hoogen等从患呼吸道感染的婴幼儿标本中分离到一种新的病毒，但发现其与人类副黏病毒科的其他成员如呼吸道合胞病毒、副流感病毒、麻疹病毒等的同源性很低。hMPV在各年龄组皆可致病，临床表现与RSV疾病相似。儿童可出现咳嗽、发热及中耳炎；也可发生严重的细支气管炎和肺炎伴喘息与呼吸困难，但毛细支气管炎的发生率低于RSV。老年人和免疫缺陷患者易形成严重感染。健康成年人常表现流感样症状。hMPV与其他病毒合并感染可加重病情。

（金　红）

第二十三章　消化道感染病毒

经消化道感染的病毒依其致病性可将它们分为两大类：其一为经消化道感染并主要在肠道中繁殖，多引起肠道外病变的病毒，如小 RNA 病毒科（*Picornaviridae*）中的肠道病毒属（*Enterovirus*）的病毒；其二为经消化道感染并在肠道中繁殖，引起急性胃肠炎（主要表现为腹泻）的病毒，包括呼肠病毒科（*Reoviridae*）中的轮状病毒属、肠道腺病毒、杯状病毒、星状病毒等。这些病毒都可随粪便排出，污染环境、食物与饮水，经粪-口途径在人群中传播，并可致多种传染病。

第一节　肠道病毒

人类肠道病毒包括脊髓灰质炎病毒、萨奇病毒、埃可病毒、副埃可病毒及新型肠道病毒 68～121 型，具有以下共性：①病毒体直径 22～30nm，呈球形，衣壳为 20 面体立体对称型，无包膜；②核酸为单股正链 RNA；③耐乙醚、耐酸（pH3～5）、耐胆汁；④能在肠道细胞质中增殖，侵入血流产生病毒血症，可致以肠道外症状为主的多种疾病；⑤经粪-口途径在人群中传播。

一、脊髓灰质炎病毒

脊髓灰质炎（poliomyelitis）是由脊髓灰质炎病毒（poliovirus）侵犯中枢神经系统所致的一种急性传染病，多见于儿童。为脊髓前角运动神经受损而导致的肌肉弛缓性麻痹，故又称小儿麻痹症。该病曾流行于全世界，严重威胁人类健康。自 20 世纪 50 年代末起，随着脊髓灰质炎疫苗预防接种在全世界普及，全球消灭脊髓灰质炎的工作取得了巨大成就。目前，全世界绝大多数国家已无脊髓灰质炎病例的报道，但少数国家仍存在脊髓灰质炎病毒野毒株的传播。另外，由疫苗衍生的脊髓灰质炎病毒（vaccine-derived poliovirus，VDPV）所致疫苗相关的脊髓灰质炎样麻痹（vaccine associated poliomyelitis paralysis，VAPP）患者的出现，应引起我们重视。

（一）生物学性状

1. 形态与结构　脊髓灰质炎病毒呈球形，直径 27nm，无包膜。衣壳呈 20 面体立体对称型，由位于衣壳表面的病毒蛋白（viral protein，VP）——VP1、VP2、VP3 和位于衣壳内面的 VP4 构成。其中 VP1 是与宿主细胞受体相结合的部位，也是中和抗体的主要结合点。

该病毒核心内含一长约 7.4kb 的单股正链 RNA 分子（图 23-1），其 5′端有一共价结合的小分子蛋白（viral protein genome，VPg），与病毒 RNA 的合成及基因组装配有关；3′端有 polyA 序列，在维持病毒 RNA 的感染性上起重要作用。在基因组两端各有一段保守的非翻译区（untranslated region，UTR），RNA 分子中部主要由三个基因构成的可读框（P1、P2、P3）组成。其中 P1 区基因编码结构蛋白（VP1～VP4），P2 和 P3 区编码蛋白酶、VPg、RNA 聚合酶等非结构蛋白（2A～2C，3A～3D）。病毒基因表达时，基因组先转译出一个大分子的多聚蛋白，继而快速地被酶解成病毒的结构蛋白和非结构蛋白（图 23-2）。

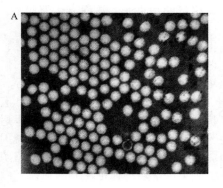

A

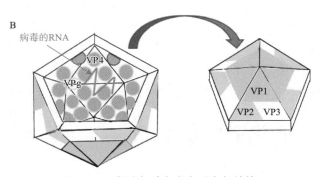

图 23-1 脊髓灰质炎病毒形态与结构

A. 脊髓灰质炎病毒电镜照片（200 000×）；B. 脊髓灰质炎病毒结构示意图

2. 培养特性 脊髓灰质炎病毒仅能在灵长类

动物细胞中增殖，常用猴肾、人胚肾及人羊膜细胞等进行培养。病毒在胞质内增殖后出现典型的溶细胞型病变，出现细胞变圆、坏死、脱落，大量子代病毒从裂解的细胞中释放。

3. 抗原性 应用 ELISA 或补体结合试验可将脊髓灰质炎病毒分为三个血清型。不同型别间无交叉反应。

4. 抵抗力 抵抗力强，在污水和粪便中可存活数月，于 -70℃ 条件下可存活数年；对乙醚、去污剂及 70% 乙醇不敏感；于 pH 3 ～ 9 环境中稳定，能耐受胃酸、蛋白酶和胆汁的作用；对湿热敏感，加热 56℃ 可迅速灭活病毒；对甲醛、次氯酸敏感，但 1mol/L $MgCl_2$ 和其他二价阳离子能显著提高该病毒对热的抵抗力。

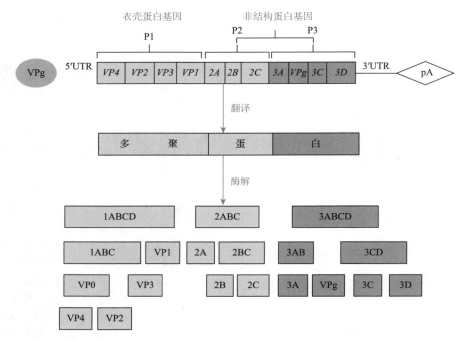

图 23-2 脊髓灰质炎病毒基因组结构及表达示意图

（二）致病性与免疫性

1. 致病性 脊髓灰质炎病毒的宿主仅限于灵长类动物，患者、无症状带毒者及隐性感染者是脊髓灰质炎病毒的传染源。该病毒主要经粪 - 口途径传播。

病毒侵入机体，与位于口咽、扁桃体、肠黏膜上皮细胞及肠淋巴样组织细胞特异性受体——CD（cluster of differentiation）155 分子结合后，进入这些细胞并在其中增殖，此时 90% 以上的感染者不出现症状或仅有轻微发热、咽痛、腹部不适等，是为隐性感染或亚临床型感染。少数感染者因机体的抵抗力弱，病毒在肠道局部淋巴样组织增殖后可侵入血流引起第一次病毒血症，并随血流扩散至全身

淋巴组织、消化道、皮肤黏膜及心、肾、肾上腺、肝、胰等非神经组织细胞中再次增殖，大量病毒再度入血致第二次病毒血症，并引起临床症状。其中约 5% 的感染者表现为顿挫型（流产型）脊髓灰质炎，该型感染病毒不侵入中枢神经系统，仅在神经外组织细胞中增殖，患者只有轻微发热、头疼、咽喉痛或伴有恶心、呕吐等症状，于数天内可完全恢复。1% ～ 2% 的感染者可表现为无菌性脑膜炎（非瘫痪型脊髓灰质炎），此时病毒侵入脊髓、中枢神经系统和脑膜，初始症状与顿挫型相似，随后可出现背痛、项强等脑膜刺激征，但神经系统损伤可逐渐恢复，不发生麻痹。仅有 0.1% ～ 2% 的感染者发展为瘫痪型脊髓灰质炎，这是由于运动神经元受损

而出现肌肉弛缓性麻痹、四肢无力、瘫痪，下肢尤甚，但感觉正常，恢复极缓慢，半年后大多可致跛行和非对称性肌肉萎缩的特征性后遗症。如果病毒侵入延髓可使呼吸肌麻痹而致死亡。

2.免疫性 显性或隐性感染后可获得对同型病毒的牢固免疫力，肠道局部可出现特异性分泌型sIgA（secretory immunoglobulin A），阻止病毒进入血流，并从肠道清除病毒。血清中IgG、IgM等中和抗体可中止病毒血症，阻止病毒进入中枢神经系统。血清IgG可通过胎盘由母体传给胎儿，出生后维持数月才逐渐消失，故6个月内婴儿较少发病。

（三）微生物学检查

1.病毒分离 早期可取患者咽漱液、粪便等标本，加抗生素处理后接种于人胚肾或猴肾细胞中培养，出现细胞病变者，表明有可疑病毒，需用中和试验作进一步鉴定。近年应用转脊髓灰质炎病毒受体基因的小鼠La细胞作病毒分离，因对其他肠道病毒不敏感，适用于混有多种肠道病毒的分离，可减少病毒定型的复杂性。

2.血清学诊断 取发病早期及恢复期双份血清用中和试验、补体结合试验、ELISA等方法检测血清中特异性抗体。血清抗体水平增高4倍或4倍以上者有诊断意义。

3.病毒核酸检测 根据脊髓灰质炎病毒基因组序列保守区及可变区的核苷酸序列差异，设计出相应的引物，用逆转录-聚合酶链反应技术检测脊髓灰质炎病毒的疫苗株或野毒株的核酸。

（四）防治原则

目前，全世界用于预防脊髓灰质炎的疫苗有两种：一种为三价脊髓灰质炎病毒灭活疫苗（trivalent inactivated poliovirus vaccine，TIPV），另一种为三价口服脊髓灰质炎病毒减毒活疫苗（trivalent oral poliovirus vaccine，TOPV）。免疫后可使机体获得抗三个血清型脊髓灰质炎病毒感染的免疫力。

TIPV通过肌内注射，可诱生血清中和抗体发挥抗病毒作用，但不能诱导咽部及肠道局部免疫，且接种量大，需多次免疫接种。其优点是稳定，易保存及运输，不存在毒力返祖的危险，还可与其他细菌的疫苗如百白破菌苗联合接种。

TOPV是将脊髓灰质炎病毒接种入猴或人二倍体细胞株中，经低温连续快速传代获得的减毒变异株，我国将此疫苗制成糖丸剂型以便于幼儿口服。疫苗病毒能在肠道细胞中增殖，类似于自然感染，但不产生病毒血症，它既可诱导机体产生血清中和抗体，又可刺激肠道产生sIgA发挥抗感染作用。此外，TOPV可在咽部滞留1～2周，从粪便中排

出数周，可传播至周围人群，使接触者获得被动人工免疫，扩大了免疫接种效果。世界上多数国家应用TOPV接种作为控制和消灭脊髓灰质炎的措施，我国自1986年实行原卫生部颁布的免疫程序：自两月龄开始连服三次TOPV，每次间隔一个月，4岁时加强一次。但TOPV不宜用于免疫缺陷或免疫抑制者，且热稳定性差，保存及运输需冷藏。活疫苗株（尤其2型和3型）在体内增殖过程中可发生变异，且VAPP在国内外鲜有发生（1/400万）。因此，新的免疫程序建议：最初两次疫苗接种应用TIPV，以排除发生VAPP的危险。限制应用TOPV的另一原因是疫苗的干扰现象，在口服疫苗时，若有其他肠道病毒感染，可抑制疫苗病毒的增殖。鉴于上述原因，有些国家仅用TIPV进行预防接种。

二、柯萨奇病毒

柯萨奇病毒（Coxsackievirus）于1948年从美国纽约州柯萨奇镇（Coxsackie）的两名非麻痹型脊髓灰质炎患儿粪便中分离到，并因此得名。该病毒具有典型的肠道病毒的生物学特性。除对灵长类动物细胞易感外，对新生乳鼠也有致病性。根据其对乳鼠的组织病理及致病特点，可将柯萨奇病毒分为A、B两组，用中和试验和交叉保护试验进一步将A组分成23个血清型（A1～A22、A24，其中A23型现归类为埃可病毒9型），B组分为6个血清型（B1～B6），现已将它们归入人类肠道病毒A、B、C三个种。

柯萨奇病毒的传播途径及致病过程与脊髓灰质炎病毒相似，以隐性感染多见。偶尔可侵犯中枢神经系统，损害脊髓前角运动神经细胞，引起弛缓性肢体麻痹，但症状一般较轻，且可恢复。重要的是柯萨奇病毒可侵犯多种组织、系统，如呼吸道、肠道、皮肤、肌肉、心脏、肾上腺及中枢神经系统，导致临床表现多样化。其致病特点是同一型病毒可引起不同的疾病，一种疾病又可由不同型的病毒引起。在我国成人及婴幼儿病毒性心肌炎中，多数为柯萨奇病毒感染所致，尤其是B组病毒感染引起的新生儿心肌炎多见，且病死率高。新生儿心肌炎也可通过宫内感染B组病毒引起，提示柯萨奇病毒像风疹病毒一样可引起先天性感染。研究证实，孕妇妊娠三个月内感染柯萨奇B组病毒，其新生儿患先天性心肌损伤的发病率是其他感染者的两倍。人感染柯萨奇病毒后，血清中很快出现特异性抗体，对同型病毒有持久免疫力。该病毒所致疾病的微生物学检查，可根据不同的病变部位采取不同的标本，如咽部分泌物、粪便或脑脊液等，将它们接种入猴肾、人胚肾细胞或新生乳鼠分离病毒。由于隐性感

染者多，故从咽喉分泌物或粪便中分离出的病毒并不一定就是病因，但从脑脊液、心包液或疱液中分离出病毒即可确诊。由于血清型别多，一般在病毒分离阳性的情况下，以双份血清特异性抗体效价有 4 倍或 4 倍以上升高者作为诊断参考。目前多用 ELISA 检测血清中特异性抗体或 RT-PCR 技术扩增病毒的特异性核酸来诊断该病毒感染。

三、埃可病毒

20 世纪 50 年代初，又相继发现了很多既不同于脊髓灰质炎病毒也不同于柯萨奇病毒的肠道病毒。它们对实验动物不致病，但可在培养细胞中增殖并产生细胞病变。由于这些病毒与人类疾病的关系当时还不清楚，故称其为人类肠道致细胞病变孤儿病毒（enteric cytopathogenic human orphan virus，ECHO），简称埃可病毒（echovirus）。最初应用中和试验可将埃可病毒分为 33 个血清型（1 ~ 33）。后来证实，其中 10 型为呼肠病毒，28 型为鼻病毒。另外，因 22 型和 23 型在生物学和分子生物学特性上与肠道病毒属差异显著，现将其列为小 RNA 病毒科中的一个新属，即副埃可病毒属（Parechovirus），分别称为人类副埃可病毒 1 型和 2 型（human parechovirus type 1、2，HPEV1、HPEV2），迄今该属病毒已有 14 型。埃可病毒无易感动物，对乳鼠不致病，只能在人及灵长类动物组织细胞中增殖。在 29 个型别的病毒中，有 11 个型的病毒具有凝血素，能凝集人 O 型血红细胞，但血凝的最适温度因病毒型别不同而异。该病毒通常经口侵入机体，少数也可通过呼吸道感染，且多为隐性感染，严重感染者少见，但可致无菌性脑膜炎、类脊髓灰质炎等中枢神经系统疾病。有些型别的病毒可引起出疹性发热、呼吸道感染和婴幼儿腹泻等。某些正常人的咽部及肠道也可分离出埃可病毒。感染埃可病毒后，机体可产生特异性中和抗体，对同型病毒感染具有持久免疫力。埃可病毒感染所致疾病的微生物学检查方法同柯萨奇病毒。

四、新肠道病毒

1969 年以来，随着肠道病毒型别增多和研究的深入，发现许多新型别的病毒不能再采用柯萨奇病毒和埃可病毒的分类标准，因而 1976 年国际病毒分类委员会决定，所有新发现的肠道病毒统一按发现序号命名，因当时已有 67 个型别的肠道病毒，故新的病毒自 68 型始且到目前已有 121 型。甲型肝炎病毒曾分类为肠道病毒 72 型，但因其生物学特性与肠道病毒有着明显的差异，现已将它归类于小 RNA 病毒科肝病毒属，详见肝炎病毒。新肠道病毒中重要的型别致病情况如下。

1. 肠道病毒 70 型　肠道病毒 70 型是急性出血性结膜炎的主要病因。1967 ~ 1971 年，非洲、东南亚、日本、印度及我国发生多次急性出血性结膜炎流行，从中均分离出肠道病毒 70 型。该病毒不具有肠道细胞亲嗜性，而存在于眼结膜部位，通过直接或间接接触传播。临床表现为潜伏期短（约 1 天），发病急，眼结膜下严重出血，眼睑水肿，眼球疼痛，一般 8 ~ 10 天可自愈。此病毒的传染性强，在人群拥挤或卫生条件差的地区传播极迅速，目前尚无有效的治疗方法。

2. 肠道病毒 71 型　肠道病毒 71 型是引起手足口病（hand-foot-mouth disease，HFMD）及无菌性脑膜炎、脊髓灰质炎样麻痹等中枢神经系统感染的重要病原体。根据编码病毒衣壳蛋白 VP1 核苷酸序列的差异，可将肠道病毒 71 型分为 A、B、C 三个基因型，A 型多流行于美国，B 型和 C 型在世界范围内流行，我国南部地区流行的多以 C 型为主。据报道，肠道病毒 71 型在世界范围内已引起 10 余次大规模手足口病的暴发流行。手足口病的患者主要为学龄前儿童，尤以 ≤ 3 岁年龄组发病率最高。感染后潜伏期为 3 ~ 5 天。一般症状为发热、咽喉疼痛，手、足、口腔等部位皮肤和黏膜出现小红斑、水疱乃至溃疡等损害，部分感染者可引起心肌炎、肺水肿、无菌性脑膜炎等并发症，严重者可致死。2008 年我国将手足口病列入法定丙类传染病。另某些型别的柯萨奇病毒也可致手足口病。

不同肠道病毒所致常见相关疾病见表 23-1。

表 23-1　肠道病毒及副埃可病毒所致常见疾病

疾病	人肠道病毒甲~丁种					副埃可病毒
	脊髓灰质炎病毒	柯萨奇病毒		埃可病毒	新肠道病毒	
		A 组	B 组			
神经系统						
无菌性脑膜炎	1 ~ 3	多型	1 ~ 6	多型	71	1
麻痹	1 ~ 3	7、9	2 ~ 5	2、4、6、9、11、30	70、71	3
脑炎		2、5 ~ 7、9	1 ~ 5	2、6、9、19	70、71	

续表

疾病	人肠道病毒甲～丁种					副埃可病毒
	脊髓灰质炎病毒	柯萨奇病毒		埃可病毒	新肠道病毒	
		A组	B组			
皮肤与黏膜						
疱疹性咽峡炎		2～6、8、10			71	
手足口病		5、10、16	1		71	
皮疹		多型	5	2、4、6、9、11、16、18		
心脏及肌肉						
胸痛			1～5	1、6、9		
心包炎、心肌炎		4、16	1～5	1、6、9、19		1
眼						
急性出血性结膜炎		24			70	
呼吸道						
感冒		21、24	1、3、4、5	4、9、11、20、25		1
肺炎			4、5		68	1
婴幼儿肺炎		9、16			71	
肺水肿						
胃肠道						
腹泻		18、20～22、24		多型		1
肝炎		4、9	5	4、9		
其他						
不明原因发热	1～3		1～6			
婴幼儿全身性感染			1～5	11		
糖尿病			3、4			

第二节 轮状病毒

轮状病毒属于呼肠病毒科（Reoviridae）的轮状病毒属（Rotavirus），由澳大利亚 Bishop 等于 1973 年从腹泻患者的十二指肠上皮细胞中发现。该病毒呈世界性分布，据估计全球每年患轮状病毒胃肠炎的儿童超过 140 万，导致数十万儿童死亡，是婴幼儿急性胃肠炎最重要的病原体。

一、生物学特性

1. 形态与结构 病毒体直径 60～80nm，呈球形，核心含 11 个节段双股 RNA 分子，周围包绕三层衣壳，无包膜。电镜下呈车轮状，故称轮状病毒（图 23-3）。

2. 基因组及其编码的蛋白质 轮状病毒基因组由 11 个不连续分节段的双股 RNA 分子组成，它编码 6 种结构蛋白（VP1～VP4、VP6 及 VP7）和 6 种非结构蛋白（nonstructural protein，NSP）——NSP1～NSP6。其中 VP1 与 VP3 形成异二聚体，位于病毒的核心，参与病毒的复制与转录；VP2 构成内衣壳；VP4 位于外衣壳，并突出于该层形成刺

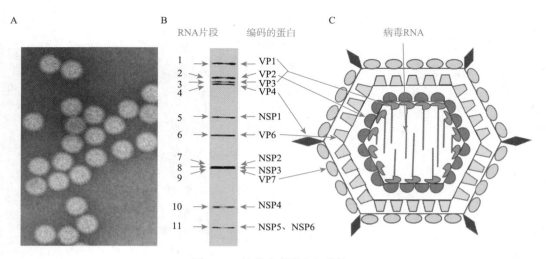

图 23-3　轮状病毒形态与结构
A. 轮状病毒电镜图（100 000×）；B. 轮状病毒 RNA 电泳图；C. 轮状病毒结构示意图

突（spike），有血凝素功能，且与病毒的毒力有关。该蛋白在胃肠道经蛋白水解酶裂解成 VP5 和 VP8，此时病毒才能进入敏感细胞，本病毒特异性的血清型也因此蛋白对蛋白酶敏感而称为 P 型（protease-sensitive protein），现已有 20 个 P 型；VP6 构成中衣壳，是主要的病毒蛋白成分，根据其抗原性的差异可将轮状病毒分为 A～G 7 组，感染人类的主要是 A 组；VP7 构成外衣壳，是主要的中和抗原，也有型特异性，因该蛋白为糖蛋白（glycoprotein），故其血清型又称为 G 型，现有 14 种 G 型。

3. 抵抗力　轮状病毒对理化因素及外界环境的抵抗力较强，在粪便中可存活数日或数周，耐乙醚、酸、碱。该病毒在 pH3.5～10 仍可保持感染性。不耐热，55℃、30min 可被灭活。

二、致病性与免疫性

A～C 组轮状病毒能引起人和动物腹泻，D～G 组仅引起动物腹泻。A 组轮状病毒感染呈世界性分布，感染最常见于 6 个月至 2 岁的婴幼儿，在发展中国家是导致婴幼儿死亡的主要原因之一。1983 年，我国学者报道了致成人腹泻的轮状病毒；C 组病毒对人的致病性类似 A 组，但发病率低。温带地区婴幼儿轮状病毒腹泻有比较明显的季节性，发病率在寒冷的秋冬季最高，夏季最低，但在热带地区发病的季节性不明显。

该病毒的传染源为患者及无症状的带毒者，主要通过粪 - 口途径和密切接触传播，也可通过呼吸道传播。病毒侵入人体后在小肠黏膜绒毛细胞质内增殖，细胞受损，造成微绒毛萎缩、变短、脱落。受损细胞合成双糖酶的能力丧失，小肠吸收功能障碍，使得乳糖及其他双糖在肠腔内潴留，导致腹泻与消化不良。此外，病毒的 NSP4 具有类似于大肠埃希菌的不耐热肠毒素样作用，可通过信号转导途径介导肠细胞的分泌增强。临床上一般表现为呕吐、腹泻（水样便）、腹痛和脱水，伴发热。少数患儿可因严重脱水和电解质平衡紊乱而死亡。

病后可很快产生血清抗体（IgM、IgG）和肠道局部 sIgA，对同型病毒感染有免疫保护作用。但不同的病毒血清型间无交叉免疫，故可再次感染。新生儿可通过胎盘从母体获得特异性 IgG，从初乳中获得 sIgA，因而新生儿感染不易发病或仅为亚临床感染。

三、微生物学检查

轮状病毒感染的实验室诊断方法主要包括从粪便中检出病毒、病毒抗原或核酸，以及血清学诊断方法检测患者血清中特异性抗体。

1. 病毒检测　根据病毒的特殊形态和结构，应用电镜或免疫电镜技术直接观察粪便标本中的病毒颗粒。

2. 病毒抗原检测　目前广泛采用 ELISA、乳胶凝集法检测粪便标本中的病毒特异性抗原，这些方法简便、快速，特异性高。用单克隆抗体，前者还可对病毒进行分型，用 ELISA 也可检测血清中特异性抗体的水平，适用于流行病学调查和疫苗效果观察。

3. 病毒核酸检测　提取粪便标本中的病毒核酸后进行琼脂糖凝胶电泳，根据 A、B、C 三组轮状病毒 11 个基因片段的带谱进行分析与判断，在临床病因诊断和流行病学调查中有重要意义。也可应用 RT-PCR 检测粪便标本中轮状病毒的 RNA，其特异性与敏感性均较高。

四、防治原则

我国已研制出口服轮状病毒减毒活疫苗，可预防由 A 组轮状病毒所致的婴幼儿腹泻。国外用于预防接种的疫苗有两种：一种为口服的重组轮状病毒活疫苗，商品名为 RotaTec；另一种也是减毒活疫苗，商品名为 Rotarix。接种的对象是 15 月龄的婴儿。由于乳汁中的 sIgA 能阻止轮状病毒进入肠道上皮细胞，故提倡母乳喂养，或用免疫的牛奶喂养婴儿，也可使之获得被动免疫保护。

治疗以对症为主，重点是及时纠正脱水和电解质紊乱，防治脱水、酸中毒、休克。

第三节　其他消化道感染病毒

一、肠道腺病毒

人类腺病毒（adenovirus）中的 40 型和 41 型可引起婴幼儿病毒性腹泻，故又称为肠道腺病毒（enteric adenovirus）。该组病毒的核酸为双股 DNA，无包膜，很多特性如在体外难培养等不同于其他腺病毒。5%～15% 的儿童病毒性腹泻由这两型腺病毒感染所致。它们主要经粪 - 口途径传播，四季均可发病，以夏季多见，常侵犯 5 岁以下幼儿，引起腹泻，很少有发热或呼吸道症状。肠道腺病毒的实验室检查主要是用 ELISA 等方法检测病毒抗原，用 PCR 检测病毒核酸。

二、杯状病毒

杯状病毒科（Caliciviridae）的基本特性类似于小 RNA 病毒科的病毒，但其病毒颗粒稍大（直径 27～38nm），呈圆球形，无包膜，核心为单股正链 RNA；耐酸、耐乙醚，对热较稳定，60℃、30min 不能完全灭活；电镜观察病毒的典型特征为表面有 32 个杯状凹陷，故名杯状病毒（图 23-4）。

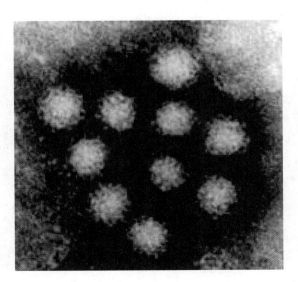

图 23-4　诺瓦克病毒电镜图（240 000×）

杯状病毒科有 5 属，其中诺如病毒属（*Norovirus*，NV）和札如病毒属（*Sapovirus*，SV）可引起人类急性非细菌性胃肠炎。诺如病毒属的原型病毒是诺瓦克病毒（Norwalk virus），因首次分离于美国俄亥俄州诺瓦克市（Norwalk）而得名，札如病毒则是在日本札幌地区婴幼儿腹泻粪便中发现的。这两类病毒合称为人类杯状病毒（human calicivirus，HuCV），其共同特征为：①直径为 26～35nm 的小圆结构病毒，无包膜；②尚不能在体外细胞中培养，也无合适的动物模型；③在 CsCl 密度梯度中的浮力密度为 1.36～1.41g/cm^3；④基因组为单股正链 RNA。

HuCV 的感染广泛分布于全世界。传染源主要是患者，主要经粪 - 口途径和呕吐物的气溶胶传播。易感人群与轮状病毒不同，为较大的儿童与成人。HuCV 感染极易在人聚集场所中的人群中暴发。我国 HuCV 感染也十分普遍。近年来国内相关疫情分析认为，HuCV 不仅是我国婴幼儿急性腹泻散发病例的主要病原之一，也是成人急性腹泻暴发的主要病原。该病毒的致病机制及临床表现与轮状病毒相似。病后机体可产生中和抗体，但维持时间短，故可再感染。

HuCV 所致急性胃肠炎的实验室诊断方法及治疗与轮状病毒感染相同。目前无特异性预防方法，一般性预防措施主要是加强饮食卫生、控制传染源、切断传播途径。

三、星状病毒

人类星状病毒（astrovirus）是星状病毒科（*Astroviridae*）、哺乳动物星状病毒属（*Mamastrovirus*）的成员，可引起婴幼儿、老年人、免疫功能低下或缺陷者腹泻，也是医院内感染的病原体。此病毒体呈球形，直径 30nm，核酸为单股正链 RNA，无包膜。因病毒颗粒表面有 5～6 个星状突起，故名星状病毒（图 23-5）。现有 8 个血清型。

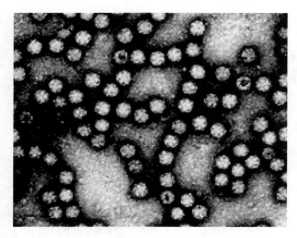

图23-5　人类星状病毒电镜图（120 000×）

该病毒感染呈世界性分布，以人星状病毒1型感染最为常见。感染的人群、流行季节、致病性与轮状病毒感染相似，但症状多较轻；如合并轮状病毒和（或）杯状病毒感染时症状可能较重，免疫力低下者腹泻的持续时间较长。感染后可产生特异性抗体，有较强的免疫保护作用。

微生物学检查同杯状病毒。单纯星状病毒感染者应避免滥用抗生素，可用生物制剂如双歧杆菌、乳酸杆菌辅助治疗。对免疫缺陷患者可考虑使用免疫球蛋白。

除上述病毒外，另有冠状病毒样因子、细环病毒（torovirus）等可致腹泻。

（李向群）

第二十四章　肝炎病毒

肝炎病毒是病毒性肝炎的病原体。病毒性肝炎是由多种病毒引起的、以肝脏损害为主的严重危害人类健康的全身性传染病之一。各型肝炎病毒的结构、复制和传播方式有明显不同，目前发现的肝炎病毒有 5 种，分别为甲型肝炎病毒（hepatitis A virus，HAV）、乙型肝炎病毒（hepatitis B virus，HBV）、丙型肝炎病毒（hepatitis C virus，HCV）、丁型肝炎病毒（hepatitis D virus，HDV）和戊型肝炎病毒（hepatitis E virus，HEV）；这些病毒属于不同的病毒科，生物学性状也不尽相同，均可以引起病毒性肝炎（表 24-1）。病毒性肝炎一直是全球性严重的公共卫生问题之一。乙型和丙型病毒性肝炎与肝硬化、肝癌的发生有着密切关系。研究表明，HBV 对肝细胞无明显的直接杀伤作用，其引起的免疫应答是肝细胞损伤及炎症发生的主要机制，而炎症反复存在是慢性乙肝患者进展为肝硬化甚至肝细胞癌的重要因素。

表 24-1　各型肝炎病毒的比较

病毒类型	核酸类型	病毒科	传播途径	流行	慢性肝炎	预后
HAV	+ ssRNA	小 RNA 病毒科	粪 - 口传播	高	未见	急性感染，预后好
HBV	dsDNA	嗜肝 DNA 病毒科	血液、医源性、性接触、母婴传播	高	常见	预后差，与肝癌相关
HCV	+ ssRNA	黄病毒科	输血、医源性	中	常见	预后差，与肝癌相关
HDV	- ssRNA	沙粒病毒科	血液、医源性	低	常见	加重 HBV 感染，预后差
HEV	+ ssRNA	嵌杯病毒	粪 - 口传播	地区性	未见	急性感染，预后好

甲型肝炎病毒、戊型肝炎病毒经消化道传播；乙型肝炎病毒和丙型肝炎病毒经血液传播。

第一节　甲型肝炎病毒

1973 年，Feinstone 使用免疫电镜技术在急性期肝炎患者粪便离心上清液中首次观察到消化道传播的病毒颗粒，即甲型肝炎病毒，定为甲型肝炎的病原体。HAV 经粪 - 口途径传播，引起急性病毒性肝炎。我国属于 HAV 高流行区。1988 年，上海地区因食用 HAV 污染的毛蚶而暴发甲型肝炎流行。根据 HAV 形态与核酸类型归为细小 RNA 病毒科（Picornaviridae），曾被称为肠道病毒（enterovirus）72 型，但因 HAV 在细胞培养中增殖缓慢，不产生细胞病变效应（CPE）及主要感染靶器官为肝脏等原因，现列为细小 RNA 病毒科嗜肝病毒属（Hepatovirus）。

一、生物学性状

1. 形态与结构　HAV 呈球形，直径 27nm，衣壳蛋白呈 20 面体立体对称型（图 24-1）。HAV 仅有一个血清型，与 HBV 等肝炎病毒无交叉抗原。

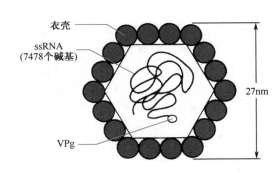

图 24-1　HAV 结构示意图

HAV 基因组为单正链 RNA，具有传染性。基因组长约 7.5kb（图 24-2），基因结构主要分 4 个部分，即 5′ 端非编码区（5′-noncoding region，5′NCR）、编码区（coding region）、3′ 端非编码区（3′-noncoding region，3′NCR）和 polyA 尾。中央编码区仅有一个可读框（open reading frame，ORF），ORF 内可分为 P1、P2、P3 三个区段。P1 区编码结构蛋白，经非结构蛋白 -3C 蛋白酶水解后，可形成 VP1、VP2、VP3 和 VP4 4 种多肽；VP1～VP3 是构成 HAV 衣壳的主要结构蛋白，起到保护核酸的作用，并且具有抗原性，可诱生抗体。P2 和 P3 区编码非结构蛋白，其中非结构蛋白 2A、2B、3A、3B 的功能可能与病毒的装配和成熟有关。3B 蛋白为病毒基因组连接蛋白（viral genome-linked protein，VPg），在病毒复制过程中，VPg 具有启动病毒 RNA 复制、稳定病毒核酸构型、保护核酸并促进病毒蛋白质合成的作用。3C^{Pro} 为蛋白水解酶；3D^{Pol} 为 RNA 依赖的 RNA 聚合酶。HAV 复制形式类似小核糖核酸病毒，但释放时不溶解细胞，是以出芽或胞吐方式释放。

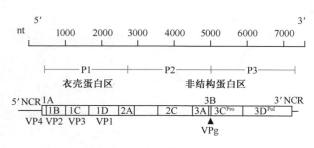

图 24-2　HAV 基因组结构

2. 病毒培养与动物模型　　1979 年，Provost 等首次在体外用 FRh K6 株成功分离培养 HAV。我国学者也先后成功地使用肝癌细胞株及人胚肺二倍体细胞培养 HAV。病毒在组织培养中虽可增殖，但不引起细胞病变，病毒增殖与释放均非常缓慢，故需要用免疫化学方法检测病毒的抗原成分才能确定是否有病毒的增殖。黑猩猩、獠猴、绒猴、恒河猴等灵长类动物对 HAV 易感，且能传代，经口或静脉注射可引发动物肝炎。在潜伏期和急性期的早期，肝细胞内和粪便中可检出 HAV 颗粒；在恢复期血清中也能检出 HAV 的相应抗体。我国学者应用国产獠猴属中的红面残尾猴（*Macaca thebatana*）实验感染 HAV 也获得成功，已被用于 HAV 致病性与免疫性的研究及对 HAV 减毒活疫苗的毒力考核。

3. 抵抗力　　与其他肠道病毒一样，HAV 对外界的抵抗力很强。20% 乙醚不能灭活，在 pH2～10 稳定，60℃加热 1h 不能完全灭活，非离子型去垢剂在 4℃、-20℃、-70℃下均不能改变其形态或破坏其传染性。HAV 经 100℃加热 5min 或用甲醛可使之灭活。

二、致病性与免疫性

甲型肝炎发病以儿童和青少年为主，但目前年龄呈增长趋势。HAV 以隐性感染多见，有临床表现的只属少数。一般潜伏期 15～50 天（平均 30 天），然后表现为急性感染。HAV 经粪 - 口途径侵入人体后，可先在肠黏膜及局部淋巴结中增殖，进入血流形成病毒血症，最终侵犯靶器官肝脏，在肝细胞和库普弗细胞（Kupffer cell）内增殖，通过胆汁进入粪便。HAV 在肝脏缓慢复制，不产生细胞病变效应。HAV 感染引发免疫病理损伤，表现为 NK 细胞和 CTL 细胞对感染细胞的破坏作用，抗体、补体和抗体依赖的细胞毒作用帮助机体清除病毒的同时，也参与免疫病理性损伤（图 24-3）。肝病理学显示，HAV 引起的组织病理学与 HBV 相似，主要是免疫病理学而不是病毒诱导的细胞病理学。但区别于 HBV，HAV 既不引起慢性感染，也不引起肝细胞癌。

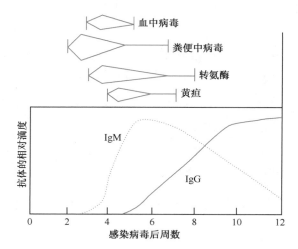

图 24-3　HAV 的临床症状与血清学反应

研究显示，HAV 感染期间从甲型肝炎患者的肝脏及外周血循环细胞中可检测到针对 HAV 抗原的特异性 CD8$^+$ Th 细胞。感染的宿主产生干扰素可限制病毒复制，并发挥免疫调节作用。中和抗体在感染后期起重要作用，且对 HAV 的再感染提供免疫保护力。

甲型肝炎的传染源主要是患者。在转氨酶升高前 5～6 天，HAV 已存在于患者的血液及粪便中。故在潜伏期末期及急性期，患者的血液和粪便均有感染性。但随着中和抗体的产生，血液和粪便的传染性逐渐消失。HAV 经感染者的胆汁从粪便中排出，污染环境、食物、水源、手、食具等，经口感染，呈散发性流行，也可通过污染的水或食物引起甲型肝炎的暴发性流行。HAV 在血中的持续时间短，所以通过输血或注射等途径传播的概率很低。

三、微生物学检查

因病毒在细胞培养中生长较为缓慢，故病毒分离培养不作为常规检测方法。常用 ELISA 检测患者血清抗 -HAV IgM 作为甲型肝炎新近感染的标志；检测抗 -HAV IgG 有助于甲型肝炎的流行病学检查；对怀疑被污染的食品，应检测 HAV 抗原或采用核酸杂交、PCR 等检测 HAV 的 RNA。

四、防治原则

我国从患者粪便中分离出 HAV，经在人胚肺二倍体细胞株上连续传代制成的减毒甲肝活疫苗株（H₂ 株），通过在 2 万余名儿童中试用，效果很好。HAV 基因工程疫苗正在研究，一旦成功，可替代细胞培养制备大量疫苗抗原。改善卫生状况可有效地阻断 HAV 粪 - 口传播途径。

第二节　乙型肝炎病毒

1970 年，Dane 在"澳大利亚抗原"阳性者血清标本的电子显微镜观察中，发现了完整的血清型肝炎病毒体，即 Dane 颗粒，也称乙型肝炎病毒。其所致的"血清型肝炎"也称乙型肝炎。乙型肝炎病毒的危害性极大，其传播广泛，易形成持续性带病毒状态或转变为慢性感染，少数可演变为肝硬化、原发性肝细胞癌。HBV 感染在全世界都有流行，但西方国家较少，亚洲和非洲国家流行较严重。全球有 20 亿人口曾经感染过 HBV，其中 2.4 亿人为乙型肝炎患者及无症状 HBV 携带者。2017 年 7 月，我国国家疾病控制中心报告表明，目前我国人群乙肝病毒表面抗原（HBsAg）的携带率已经降到了 7% 以下，但我国仍属于乙型肝炎中等偏高的流行国家。HBV 可通过母婴传播，引起先天性感染及婴儿成为无症状 HBV 携带者，已成为严重的公共卫生问题。

一、生物学性状

1. 形态与结构　　HBV 有 3 种颗粒形式。其大球形颗粒，直径 42nm，具有双层衣壳（图 24-4），也称 Dane 颗粒，Dane 颗粒是 HBV 病毒体，其外衣壳由脂质和糖蛋白组成。脂质来自宿主细胞膜，糖蛋白（glycoprotein，gp）为 HBV 的表面抗原（HBsAg）。核衣壳呈 20 面体立体对称型，直径 25 ～ 27nm。核衣壳蛋白即 HBV 的核心抗原（HBcAg），经酶或去垢剂作用后可释放出 e 抗原（HBeAg）。核衣壳内部有病毒的 DNA 及依赖 RNA 的 DNA 聚合酶。HBV 的聚合酶功能很特殊，具有核酸复制、逆转录和 RNase H 的功能。

除 Dane 颗粒外，还有小球形颗粒和管形颗粒。小球形颗粒直径约 22nm，是组装 Dane 颗粒过程中过剩的 HBsAg，在患者血液中最多见。管形颗粒直径约 22nm，长 50 ～ 700nm，是一串聚合的小球形 HBsAg（图 24-5）。

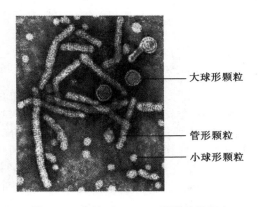

图 24-5　电镜下 HBV 三种颗粒的形态

2. HBV 基因组　　HBV 的 DNA 基因组较小，仅含约 3200bp（图 24-6）。基因组为双链部分环状 DNA，由长链和短链组成。病毒 DNA 负链较长，5′ 端均含有 11 个核苷酸（TTCACCTCTGC）组成的顺向重复序列（direct repeat，DR）。负链称 DR2；正链较短，称 DR1。DR 与病毒复制及基因组整合有关，各病毒单链区（裂隙区）的长短各不相同，但均不超过全基因组长度的一半。在负链 DNA 的 5′

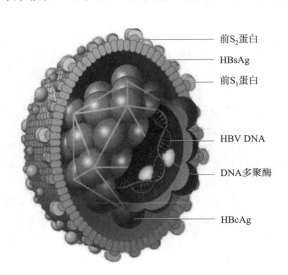

图 24-4　Dane 颗粒的模式图

前 S₂ 蛋白
HBsAg
前 S₁ 蛋白
HBV DNA
DNA 多聚酶
HBcAg

大球形颗粒
管形颗粒
小球形颗粒

端有一低相对分子质量的蛋白质，在正链DNA的5'端则有一段短RNA，它们是引导合成DNA的引物。

HBV负链DNA上含有4个ORF，分别称为S、C、P、X区。ORF之间可有部分乃至全部的重叠。S区有S基因、PreS₁与PreS₂基因，分别编码HBV的外衣壳蛋白（HBsAg、PreS₁及PreS₂抗原），包括以下几种：①主蛋白，即HBsAg，由S基因编码的226个氨基酸组成；②中蛋白，由S基因、

PreS₂基因编码的HBsAg及PreS₂抗原组成，共281个氨基酸；③大蛋白，由S基因、PreS₁与PreS₂基因编码的HBsAg、PreS₁及PreS₂抗原共同组成，共计400个氨基酸。C区中的C基因及前C基因，分别编码HBcAg及HBeAg。P区最长，编码DNA聚合酶等。X区最短，仅存在于哺乳类的嗜肝DNA病毒（hepadnavirus）中，编码X蛋白，即x抗原（HBxAg）。

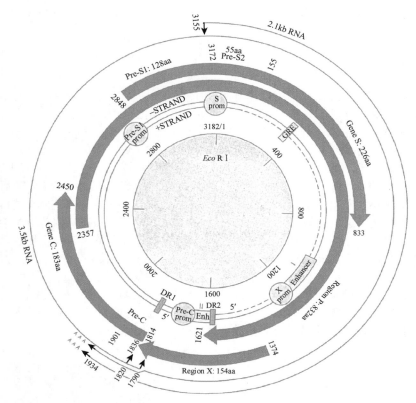

图 24-6　HBV 基因组的结构

3. HBV 的复制方式　HBV通过PreS₁和PreS₂与肝细胞表面受体结合，使HBV吸附并进入肝细胞内，在胞质中脱去衣壳，释放出HBV的DNA使其进入肝细胞核内。在HBV DNA聚合酶的作用下，以负链为模板将单链区补全，形成完整的超螺旋环状双链DNA（covalently closed circular DNA，cccDNA）。在肝细胞转录元件（transcription element）的控制下，HBV DNA转录出3.5kb、2.4kb、2.1kb和0.7～0.9kb mRNA，其中3.5kb mRNA比基因组DNA长。在胞质内，3.5kb mRNA编码DNA聚合酶、HBcAg、HBeAg及一种DNA复制启动子蛋白；2.1kb mRNA编码中蛋白及主蛋白；2.4kb mRNA与2.1kb mRNA重叠，编码大蛋白；0.7～0.9kb mRNA编码HBxAg（图24-7）。

3.5kb mRNA也称前基因组RNA（pregenomic RNA，pgRNA）。在细胞质内，pgRNA、RNA依赖

的DNA聚合酶及新合成的HBcAg一起被包装成核心颗粒。在此颗粒内，在RNA依赖的DNA聚合酶的作用下，自DR区开始，以3.5kb mRNA为模板，反转录全长的HBV DNA负链。在负链DNA合成过程中，DNA聚合酶也发挥RNase H功能，降解mRNA。病毒以新合成的负链DNA为模板，也自DR区开始复制互补的正链DNA。核心颗粒通过内质网（endoplasmic reticulum，ER）被含HBsAg的外衣壳包裹，由此中止正链DNA的复制，形成正链DNA比负链DNA短的单链区。

成熟的HBV颗粒通过出芽或胞吐方式释放。HBV整个基因组均可与宿主细胞的染色体发生整合，当HBV的DNA与细胞发生整合时，血清中只出现HBsAg的表达。在肝癌细胞中常可检测到整合的HBV DNA。

4. HBV 抗原　主要有以下4种重要抗原。

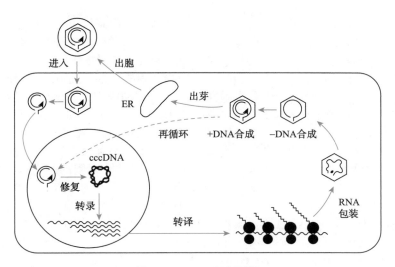

图 24-7　HBV 复制周期

（1）HBsAg　为糖蛋白，具有抗原性，能刺激机体产生保护性抗体。HBsAg 在机体内可以大球形颗粒、小球形颗粒和管形颗粒 3 种形式存在（图 24-5）。感染者血清中的小球形颗粒与管形颗粒通常为 HBV 在复制过程中剩余的大量 HBsAg，且主要是小球形颗粒。检查 HBsAg 可作为 HBV 感染的主要标志。

已知 HBsAg 有不同的亚型。各亚型均有共同抗原决定簇 a 及两组互相排斥的亚型决定簇 d/y 和 w/r，按不同的组合形式，构成 HBsAg 的 4 个亚型，即 adr、adw、ayr、ayw。HBsAg 亚型的分布有明显的地域差异，并与种族有关。我国汉族以 adr 多见，少数民族以 ayw 为主。欧美各国以 adw 为主，中东以 ayw 为主。因有共同的 a 决定簇，故制备的疫苗对各亚型的感染均有交叉保护作用。

PreS₁ 为 HBV 与肝细胞表面受体特异性结合的决定簇，但 PreS₂ 则不是与病毒吸附相关的必需基因。如果疫苗中含有 PreS₁ 或 PreS₂，可能会增强疫苗的免疫效果。

（2）HBcAg　为磷酸化蛋白质，是内衣壳成分，存在于 Dane 颗粒核心部位的表面。因其外表被 HBsAg 所覆盖，故在血清中不易检出。HBcAg 可在感染的肝细胞表面表达，是杀伤性 CD8⁺ Th 细胞识别并清除 HBV 感染细胞的靶抗原之一。HBcAg 抗原性强，能刺激机体产生抗 -HBc。抗 -HBc IgG 在血清中持续时间较长，而抗 -HBc IgM 则常提示 HBV 处于复制状态。

（3）HBeAg　e 是抗原决定簇的名称，为蛋白质，由 PreC 和 C 基因编码。在内质网腔，该蛋白质经过处理后分泌至细胞外，成为 HBeAg。HBeAg 游离于血清中，因其消长与病毒体及 DNA 聚合酶的消长相一致，故 HBeAg 作为体内有 HBV 复制及血清具有强感染性的指标。HBeAg 刺激产生的抗 -HBe 对 HBV 感染

有一定的保护作用，曾被认为是预后良好的征象。

（4）HBxAg　为反式激活蛋白，能广泛激活病毒和细胞的启动子，促进病毒复制或细胞癌基因的表达，故 HBxAg 可作为致癌蛋白，与原发性肝癌的发生和发展有关。临床上不作为 HBV 感染的血清学指标。

5. 细胞培养与动物模型　HBV 的细胞培养至今尚未成功，目前采用的细胞培养系统是 HBV DNA 转染系统。将 HBV DNA 导入肝癌等细胞后，病毒 DNA 与细胞染色体整合，使细胞表达病毒抗原（HBsAg、HBcAg 或 HBeAg），有些细胞株还可持续地产生 Dane 颗粒。这些细胞培养系统主要用于筛选抗 HBV 药物。例如，用 S 基因转染细胞系（中国仓鼠卵巢细胞系——CHO 细胞系），可单一分泌 HBsAg，用于制备疫苗。

人 HBV 仅对人与黑猩猩敏感，黑猩猩常用来进行人类 HBV 的致病机制研究和对疫苗的效果与安全性进行检测。人类 HBV 转基因小鼠模型的建立，为研究人 HBV 致病机制等提供了有价值的动物模型。

6. 抵抗力　HBV 对外界环境的抵抗力较强。对低温、干燥、紫外线均有耐受性。高压灭菌法或 100℃加热 10min、0.5% 过氧乙酸、3% 漂白粉溶液、5% 次氯酸钠和环氧乙烷等均可使 HBV 灭活。

二、致病性与免疫性

（一）传染源与传播途径

1. HBV 的传染源　HBV 的传染源主要是乙型肝炎患者或无症状 HBsAg 携带者。乙型肝炎潜伏期较长（60 ~ 160 天），潜伏期、急性期或慢性活动期患者及无症状 HBsAg 携带者的血清都有传染性。除血液外，在唾液、精液、乳汁、阴道与宫颈分

泌物、羊水中也能检测到 HBV。

2. HBV 的传播途径 ①血液传播或医源性传播：主要包括输入污染的血液、血制品及受污染的注射器针头及针灸、牙科及手术器械等医疗行为，纹身、纹眉、穿耳洞等创伤性的美容行为。②母婴垂直传播：婴儿可因分娩时经过产道过程中，被母亲血液及产道分泌物污染微小伤口而受感染，也可在哺乳期经乳汁、唾液或其他方式传播。③性接触传播：男女性生活可通过精液、阴道分泌液传播乙肝病毒。

（二）致病性

乙型肝炎的临床表现呈多样性，包括无症状病毒携带者、急性肝炎、慢性肝炎、重症肝炎，并与原发性肝细胞癌（primary hepatocellular carcinoma, PHC）发生相关等。

1. 急性肝炎 HBV 感染的前驱症状包括发热、疲劳和厌食，常伴有恶心、呕吐和腹部不适。由于肝损伤出现典型的黄疸，约 1% 黄疸型肝炎发生重症肝炎，死亡率较高。如出现变态反应，可伴有皮疹、关节炎、急性坏死性血管炎和肾小球肾炎。

2. 慢性肝炎 在 HBV 感染中，5%～10% 的患者发生慢性肝炎，临床表现轻微或仅能检出转氨酶轻度升高等肝功能异常。约 10% 的慢性肝炎发展为肝硬化和肝功能衰竭。

3. 原发性肝细胞癌 人群流行病学研究显示，HBsAg 携带者的肝癌发病率是无 HBV 感染者肝癌的 217 倍。肝细胞损伤和肝组织的不断修复、HBV 基因组的整合、HBxAg 的反式激活作用等均可导致肝细胞的过度生长，最终引发原发性肝细胞癌。

HBV 在肝细胞内增殖，并不直接导致肝细胞的损伤，病毒基因组能与肝细胞整合，引起病毒的潜伏感染。HBV 的致病机制以免疫病理损伤为主。在急性乙型肝炎患者外周血中，分离出被 HBsAg 或 HBcAg/HBeAg 致敏的 CD8$^+$ Th 细胞，但在慢性乙型肝炎患者外周血和肝内，上述 CD8$^+$ Th 细胞数量明显减少，这可部分解释有效的细胞免疫在清除 HBV 感染靶细胞的同时损伤肝细胞，从而引起急性感染；而在慢性肝炎，由于抗 HBV 特异性 CD4$^+$ Th 细胞的缺乏，有限的细胞免疫不能有效清除病毒，允许 HBV 在体内持续存在及引起肝持续性炎症反应，甚至由于特异性细胞免疫严重缺乏，成为无症状携带者。

由于患者血液中存在大量的 HBsAg 或 HBeAg，体液免疫对肝细胞的损害及中止病毒增殖和扩散作用是有限的；而 CD8$^+$ Th 细胞，与 HBsAg 或 HBeAg 的抗原抗体复合物所致的肾小球肾炎、关节炎等肝外免疫病理性损害有关。

（三）HBV 感染的免疫

CD8$^+$ Th 细胞破坏 HBV 感染的肝细胞，分泌的 IFN-γ 和 IL-2 等细胞因子能降低 HBV mRNA 的稳定性和抑制 HBV 蛋白质的表达。在体液免疫方面，抗 -HBs 是中和抗体，具有免疫保护作用。抗 -HBe 出现时，通常血液中 HBeAg 已消失。抗 -HBe 虽然不像抗 -HBs 那样有效，但也提供一定的免疫保护作用。抗 -HBc 不具有免疫保护作用，仅作为 HBV 感染的一项检测指标。血液中抗 -HBc IgM 阳性，通常表示 HBV 正在进行复制，抗 -HBc IgG 则在患者体内维持很久。聚合酶抗体和 X 蛋白抗体既与病理性损害无关，也不作为 HBV 感染的诊断指标。

三、微生物学检查

乙型肝炎病毒抗原抗体系统的检测：目前乙型肝炎的病毒学诊断，主要依靠血清学方法检测 HBsAg、HBeAg 及抗 -HBs、抗 -HBc、抗 -HBe，统称二对半抗原抗体系统。HBV 抗原抗体的血清学标志与临床关系较为复杂，在诊断的评价上，必须对几项指标同时分析，方能有助于临床判断（表 24-2）。

表 24-2 HBV 抗原抗体检测结果的临床分析

HBsAg	HBeAg	抗 -HBs	抗 -HBc	抗 -HBe	结果分析
+	-	-	-	-	肝功能正常为无症状携带者 肝功能异常为乙型肝炎患者
+	+	-	-	-	同上，传染性强
+	+	-	+	-	同上，"大三阳"，传染性最强
+	-	-	+	+	"小三阳"急性感染趋向恢复
-	-	+	+	+	乙型肝炎恢复期
-	-	+	+	+	乙型肝炎恢复期
-	-	-	+	-	感染过 HBV 或"窗口期"
-	-	+	-	-	接种乙型肝炎疫苗成功 感染过 HBV 并已恢复

HBsAg 是诊断 HBV 感染的重要指标之一。在急性乙型肝炎潜伏期末期，大多数患者血清中开始出现 HBsAg，于急性期达最高峰，然后迅速下降。急性乙型肝炎恢复后 1～4 个月内 HBsAg 消失，若持续 6 个月以上，表示已向慢性肝炎转化。无症状携带者 HBsAg 的滴度高，持续时间长。抗 -HBs 出现在恢复期患者、隐性感染或接种过乙肝疫苗的健康人群中（图 24-8）。

HBeAg 的出现较为短暂，几乎与 DNA 聚合酶活性相符，为病毒复制和传染性强的指标；在

慢性持续性感染中，也可出现 e 抗原阳性，多见于 HBsAg 滴度较高的病例。抗 -HBe 出现时，血清中 HBeAg 消失，血液传染性降低，表示机体已产生了一定的免疫力。近年发现存在 HBV 的 PreC 区突变株，在 PreC 区出现了终止密码子，使 PreC 基因不能与 C 基因共同转译出 HBeAg，故受染细胞常不能被抗 -HBe 及相应的细胞免疫所识别而清除，从而使变异株在抗 -HBe 阳性的情况下仍能大量增殖。因此，对抗 -HBe 阳性的患者也应注意检测其血中的病毒 DNA，以全面了解病情判断预后。

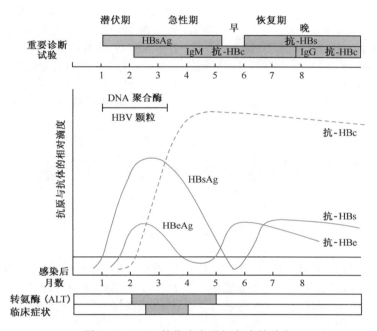

图 24-8 HBV 的临床表现与血清学反应

抗 -HBc 几乎与 HBsAg 同时或晚于 HBsAg 出现。在急性感染、慢性感染和急性感染恢复期血清中均可存在抗 -HBc，但在 HBsAg 已经消失和抗 -HBs 尚未检出之间的"窗口期"（window period），抗 -HBc 均为阳性，由此可作为 HBV 感染的诊断。抗 -HBc IgM 类的抗体出现时，表示 HBV 正在复制。

乙型肝炎病毒二对半抗原抗体检测的实际用途为：①临床上作为乙型肝炎的特异性诊断指标；②筛选献血员；③人群乙型肝炎的流行病学调查；④判断乙型肝炎疫苗接种效果。

四、防治原则

HBV 主要通过血源和医源性途径传播，因此对献血员的筛选、血液与血制品的检测相当重要，同时也要防止医疗器械导致的医源性感染。

接种乙型肝炎疫苗是比较有效的方法，乙型肝炎疫苗已经纳入我国计划免疫。目前，我国使用的乙型肝炎疫苗主要是用酵母菌生产的基因工程疫苗。在基因工程疫苗中，除 S 区外，再增添 PreS$_1$ 区、PreS$_2$ 区可增强疫苗效果。按计划免疫分期注射 3 次后，出现抗 -HBs 的阳性率为 80.3%～96.2%。2014 年流行病学调查显示小于 29 岁的人群中 4 岁以下 HBsAg 阳性率为 0.32%，15～29 岁 HBsAg 阳性率为 4.38%。常规接种乙型肝炎疫苗，还可有效地阻断母婴传播，用于免疫 HBsAg 阳性母亲所生婴儿或密切接触者，保护率可达 80% 以上。

含高效价抗 -HBs 制备的人免疫球蛋白（HBIg）可用于紧急预防。如伤口意外接触 HBsAg 阳性血液或被污染针头刺入时，1 周内注射高效价 HBIg（抗 -HBs 的滴度 ≥ 200IU/L）有预防效果；也主张 HBIg 与乙型肝炎疫苗联合应用，以期获得被 - 主动免疫效应。

第三节　丙型肝炎病毒

丙型肝炎病毒（hepatitis C virus，HCV）是原称经血源或医源性传播的非甲非乙型肝炎病毒中的一种。丙型肝炎病毒感染主要经血液或血制品传播，起病隐匿，感染的主要特征是易于慢性化，部分患者可发展为肝硬化或肝癌。

一、生物学特性

1989 年，Choo 和 Houghton 首次发现 HCV，1991 年被归属于黄病毒科丙型肝炎病毒属。HCV 病毒颗粒在 50nm 左右，有包膜。

HCV 基因组为单正链线状 RNA，长度约 9.5kb，由 5′ 端非编码区（5′NCR）、编码区及 3′ 端非编码区（3′NCR）构成（图 24-9）。5′NCR 的序列保守，为设计诊断 HCV RNA 的 PCR 引物首选部位。编码区包括核衣壳蛋白区（C 区）、包膜蛋白 -1 区（E1 区）、包膜蛋白 -2/ 非结构蛋白 -1 区（E2/NS1 区编码的蛋白与病毒装配有关）、非结构蛋白 -2 区（NS2 区）、非结构蛋白 -3 区（NS3 区编码的蛋白具有解旋酶、丝氨酸蛋白酶及金属蛋白酶活性）、非结构蛋白 -4 区（NS4 区分 NS4A 和 NS4B）、非结构蛋白 -5 区（NS5 区编码的蛋白具有依赖 RNA 的 RNA 多聚酶活性，分 NS5A 和 NS5B）。3′ NCR 对维持 HCV RNA 结构稳定及病毒翻译有重要功能。

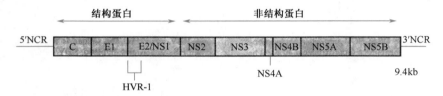

图 24-9　HCV 基因结构示意图

根据 NS4 多肽抗原性的差异，HCV 分 6 个基因型，型内再分多个亚型，其基因组具有高度异质性，这导致 HCV 的基因型在全球呈现区域性分布。现知欧美流行株多为 1a、1b、2a、2b 和 3a，中国大陆 1b、2a 多见，以 1b 为主。HCV 基因型与干扰素应答、肝病进展程度等关系密切，为 HCV 感染者的诊断和治疗提供重要的科学依据。

二、致病性与免疫性

丙型肝炎的传染源主要为隐性感染者。HCV 主要经血源传播，此外还可通过其他方式如母婴垂直传播、家庭日常接触传播和性接触传播等。

HCV 感染后，以类似黄病毒的形式在细胞内复制，HCV 蛋白通过与肿瘤坏死因子受体和蛋白激酶 R（protein kinase R）结合，从而抑制细胞凋亡和 IFN-α 的作用，结果是阻止宿主细胞死亡和促进病毒持续感染。此外，易变的 HCV 包膜蛋白可逃逸宿主对它的免疫监控，也与持续感染相关。肝组织的损伤主要由细胞介导的免疫病理引起。在慢性 HCV 感染中，肝组织的不断修复和肝细胞的生长可诱发肝细胞癌。

HCV 感染有三类临床表现：约 15% 的患者为急性肝炎并完全恢复；70% 的持续感染者经历数年或数十年后发展为慢性肝炎；15% 的患者病情严重并很快发展为肝硬化。HCV 经输血感染后 1～3 周内均可出现病毒血症。急性感染时，病毒血症持续 4～6 个月。与急性 HAV 感染相比，HCV 引起的炎症反应较轻，临床表现中等；持续感染病毒血症可长达 10 年以上；且在 10～15 年内，常发生慢性活动性肝炎，最终导致肝硬化。

HCV 感染后免疫力不牢固。HCV 的发病机制及免疫性与 HBV 有某些相似之处，肝细胞的凋亡主要由免疫病理损伤所致。实验发现，HCV 抗原（C、NS3、NS4 及 NS5）均可诱导宿主的 CD4+ Th 细胞增殖，在保护性免疫中有重要意义。活化的 CD4+ Th 细胞释放 IL-2，能激活 NK 细胞及 CD8+ Th 细胞。CD8+ Th 细胞活化除可清除病毒外，也可破坏靶细胞。感染 HCV 后，机体可出现抗体，但其作用仍未明确。

三、微生物学检查

常用 ELISA 检测抗体，抗原为核心区表达的蛋白与 NS3、NS4、NS5 区蛋白。为提高诊断的敏感性和特异性，目前国内商售试剂盒已用含有 NS3、

NS4、NS5 联合抗原。抗体检测主要用于快速过筛献血员及提供特异性诊断。对血清学检测阴性的人群，可用 RT-PCR 检测 HCV RNA 作为重要的诊断工具。

我国已规定将检测抗 -HCV 作为过筛献血员的必需步骤。对血制品也须进行检测，以防 HCV 污染。HCV 的免疫原性不强，毒株包膜抗原易变异，故疫苗尚在研究中。

第四节　丁型肝炎病毒

丁型肝炎病毒（hepatitis D virus，HDV）最初被称为 δ 因子（抗原），由意大利学者 Rizzetto 在 1977 年首先发现，现被归类为沙粒病毒科 δ 病毒属。HDV 是一种缺陷病毒，缺少合成包膜蛋白的基因，故只能在 HBV 感染的细胞中利用 HBsAg 作为包膜蛋白，才能完成 HDV 的复制周期。

一、生物学性状

HDV 为球形颗粒，直径 35 ～ 37nm，核心为一单股共价闭合环状负链 RNA，长约 1.7kb。HDV 基因组的环状结构可自身折叠，其中有 70% 的碱基可以发生配对，从而形成不分支的杆状结构，被 δ 抗原包围，外层为含有 HBsAg 的包膜（图 24-10）。

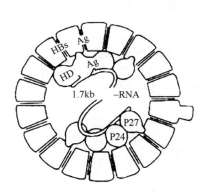

图 24-10　HDV 颗粒结构示意图

HDV 以类似 HBV 的方式与肝细胞结合并被内吞。病毒利用细胞 RNA 聚合酶 II 进行转录，产生 0.8kb mRNA 和大于全长 RNA 的转录物。HDV RNA 复制机制并非十分清楚，可能是 HDV 改变细胞 DNA 依赖的 RNA 聚合酶，使该酶将 RNA 作为模板复制 RNA。在 HDV 基因组中，有一段长约 85 个核苷酸的 RNA 结构元件，称为核酶（ribozyme），具有切割自身 RNA 的能力。在基因组复制过程中，大于全长 RNA 的转录物经过切割和连接后作为模板复制基因组 RNA。由 0.8kb mRNA 编码核心蛋白

即 HDAg（δ 抗原）。HDAg 分 HDAg-S（小抗原）和 HDAg-L（大抗原）两种形式，但以 HDAg-S 为主。HDAg-S 能促进病毒 RNA 复制。在 HDV 感染过程中，在细胞酶即 dsRNA 激活的腺苷脱氨酶（adenosine deaminase）作用下，使编码 HDAg-S 的基因发生突变，由此产生 HDAg-L。HDAg-L 具有限制病毒复制、起始病毒装配的功能。研究发现，HDAg-L C 端的异戊二烯化（isoprenylation）信号序列是 HDAg-L 和 HBsAg 之间直接相互作用所必需的序列。

二、致病性与免疫性

HDV 感染呈世界性分布，但主要见于意大利和中东地区。我国以四川等西南地区 HDV 感染较为多见。其主要通过输血或使用血制品传播，也可通过密切接触和母婴垂直传播。丁型肝炎仅发生于 HBV 感染者，全国各地乙型肝炎患者中 HDV 感染率为 0% ～ 10%。HBV 和 HDV 既可合并感染（coinfection），也可重叠感染（superinfection）。前者指从未感染过 HBV 的正常人同时发生 HBV 和 HDV 的感染；后者指已受 HBV 感染的乙型肝炎患者或无症状的 HBsAg 携带者再发生 HDV 感染。二者相比，重叠感染肝炎的进展更快，病情更为严重。主要原因在于合并感染时，首先必须建立 HBV 感染，然后才能引起 HDV 的复制；但在重叠感染中，由于已有 HBV 感染，故一旦再感染 HDV，即可引起 HDV 基因组的复制，使临床症状加重和恶化。

三、微生物学检查

HDAg 可刺激机体产生抗体，先为 IgM、后为 IgG，检测 HDAb（δ 抗体）可作为 HDV 感染的特异性诊断。HDV 与 HBV 有相同的传播途径，预防乙型肝炎的措施同样适用于预防丁型肝炎。

第五节 戊型肝炎病毒

戊型肝炎病毒（hepatitis E virus，HEV）最初被称为经消化道传播的非甲非乙型肝炎病毒。1989年7月在日本东京举行的国际非甲非乙型肝炎学术会议上，正式将它命名为HEV。HEV曾归类于嵌杯病毒科（Caliciviridae）成员，但因其基因排列与典型嵌杯病毒不同，故最近再次将其列入未分类病毒。

一、生物学性状

1. 形态与结构 HEV呈球形，直径27～34nm，20面体立体对称，无包膜，表面有突起，实心颗粒为完整的病毒体，空心颗粒为不含完整基因的缺陷病毒（图24-11）。

2. HEV基因组 HEV基因组为线状单股正链RNA，全长约7.5kb，编码2400～2533个氨基酸。基因组顺序为5′端非编码区（NC）、可读框-1（ORF1）、ORF3、ORF2、3′端多聚A。ORF3的5′端与ORF1重叠1个核苷酸，延伸至ORF2并有325～328个核苷酸与其重叠（图24-12）。ORF1长5079个

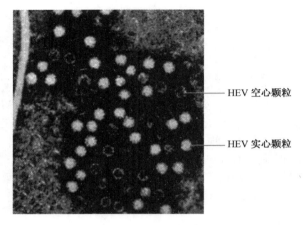

——HEV空心颗粒

——HEV实心颗粒

图24-11 HEV电镜颗粒

核苷酸（nucleotide，nt，28～5107nt），编码1693个氨基酸长肽，经裂解后，依次成为转甲基酶、Y结构域、木瓜蛋白酶样酶、脯氨酸区、X结构域、解旋酶、RNA聚合酶。这些酶均为非结构蛋白，某些与HEV复制有关。X脯氨酸区为ORF1基因高变区。Y和X结构域的功能尚不清楚。

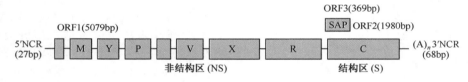

图24-12 HEV基因结构

M. 甲基转移酶；Y. Y区；P. 木瓜蛋白酶样酶；V. 脯氨酸富集铰链区；X. X区；R. RNA多聚酶；
C. 衣壳蛋白；SAP. 细胞骨架相关的磷酸化蛋白

ORF2长1980nt（5147～7127nt），编码660个氨基酸，是主要的衣壳蛋白。ORF2蛋白表面有6个抗原结构域，至少分布多达26个抗原表位，但仅有1个中和抗原表位已被鉴定。

ORF3长369nt，编码123个氨基酸，属磷酸化蛋白质。虽然该蛋白能与细胞骨架结合，但其功能尚不清楚。研究发现，ORF3蛋白的5′端有信号顺序，3′端含抗原表位。虽然相应的抗体出现早，但持续时间比ORF2抗体短。目前，国际上将HEV分为8个基因型，在中国流行的主要是Ⅰ型和Ⅳ型。

灵长类动物对HEV感染较为敏感。HEV能在灵长类猕猴（cynomolgus）肝细胞培养中繁殖，可用RT-PCR检测HEV RNA或用免疫荧光检测病毒抗原。

二、致病性与免疫性

HEV感染人体后，潜伏期为2～9周，平均40天。在潜伏期末及急性期初传染性最强，病毒主要通过粪-口途径和生活中密切接触传播。

戊型肝炎临床类型可分为急性黄疸型、急性无黄疸型、淤胆型和重症型4类。虽不会发展成为慢性肝炎，但有呈迁延或反复发作的报道。戊型肝炎的病死率为1%～2%，比甲型肝炎约高10倍，原因是重症型肝炎比例相对较高。孕妇感染HEV常常出现流产、死胎、产后出血或急性重型肝炎，尤其是在妊娠的后3个月发生感染，病死率在20%左右。

从灵长类动物实验模型研究结果推测，HEV主要经口感染，由肠道经血运输侵入肝脏，在肝细胞

内增殖后进入血液和胆汁，最后经粪便排出体外。

HEV 感染后可产生一定的免疫力，病后免疫力的维持时间尚不清楚。在戊型肝炎地方性流行区，虽然多数人在儿童时期发生过亚临床感染，成年后对 HEV 免疫力往往降至最低水平，可以再次感染。

三、微生物学检查

1. 检查 HEV RNA　　采用套式 RT-PCR，除了 ORF1 中的高变区外，HEV 基因组其余部分均可用 PCR 检测。

2. 检查抗体　　用 ORF2 和（或）ORF3 表达的多肽抗原制备的 ELISA 试剂盒，以检测抗 -HEV IgM，用于诊断患者是否近期受过 HEV 感染。

四、防治原则

戊型肝炎的预防重点是切断粪 - 口传播途径。因此，要加强水源和粪便的管理，改善供水条件，搞好环境卫生和个人卫生。我国采用大肠埃希菌表达的Ⅰ型中国分离株 ORF2 p239 重组疫苗即 HEV 239（Hecolin®），临床试验结果表明 HEV 239 在健康成人人群中（16～65 岁）具有良好的保护效果。该疫苗于 2012 年在国内被批准上市。随访调查发现，87% 接受 HEV 239 疫苗免疫的受试者体内抗 -HEV 抗体可持续存在数年。但是 HEV 239 对孕妇等高危人群的安全性和保护性仍需进一步研究。

（王　岚）

第二十五章　虫媒病毒和出血热病毒

第一节　虫媒病毒

虫媒病毒（arbovirus）也称节肢动物媒介病毒（arthropodborne virus），是指通过吸血节肢动物（蚊、蜱等）叮咬人和脊椎动物而传播的病毒。病毒能在节肢动物体内增殖，并可经卵传代，因此节肢动物既是病毒的传播媒介又是储存宿主。虫媒病毒广泛分布于世界各地，目前已经发现的虫媒病毒包括6个病毒科至少537种，其中对人畜致病的有130余种。我国主要有流行性乙型脑炎病毒、登革病毒、森林脑炎病毒和基孔肯雅病毒等（表25-1）。

表 25-1　主要虫媒病毒及其所传播疾病

病毒科	病毒	传播媒介	所致疾病	主要分布范围
黄病毒科	登革病毒	蚊	登革热、登革出血热	热带、亚热带
	流行性乙型脑炎病毒	蚊	乙型脑炎	亚洲
	黄热病病毒	蚊	黄热病	非洲、中美、南美
	科萨努尔森林热病毒	蜱	科萨努尔森林热	印度
	森林脑炎病毒	蜱	森林脑炎	俄罗斯、中国
	墨累西谷脑炎病毒	蚊	墨累西谷脑炎	
	西尼罗病毒	蚊	西尼罗热	
	圣路易脑炎病毒	蚊	圣路易脑炎	北美、加勒比地区
披膜病毒科	东方马脑炎病毒	蚊	东方马脑炎	北美、南美、加勒比地区
	西方马脑炎病毒	蚊	西方马脑炎	北美、南美
	委内瑞拉马脑炎病毒	蚊	委内瑞拉马脑炎	美洲
	辛德毕斯病毒	蚊	发热、皮疹关节炎	非洲、澳大利亚、亚洲
	基孔肯雅病毒	蚊	基孔肯雅热	非洲、亚洲
布尼亚病毒科	白蛉病毒	白蛉	白蛉热	澳大利亚、新几内亚
	发热伴血小板减少综合征病毒	蜱	发热伴血小板减少综合征	非洲、欧洲、中亚、北美

虫媒病毒的共同特点有：①病毒呈小球形，直径20～120nm；②核酸为RNA，衣壳呈20面体立体对称型，外有包膜，包膜表面有血凝素；③病毒在细胞质内增殖，宿主范围广，最易感动物是乳鼠；④病毒的抵抗力弱，在pH3～5不稳定，对温度、乙醚、酸等多种理化因素敏感；⑤在自然界，病毒在敏感的节肢动物体内繁殖，可经卵传给下一代，但对节肢动物不致病，可在野生动物间传播，节肢动物是储存宿主，又是传播媒介，人进入疫区可能被感染；⑥所致疾病具有自然疫源性疾病的特点，具有明显的季节性和严格的地区性；⑦多为人畜共患病，致病力强、潜伏期短、发病急。

一、流行性乙型脑炎病毒

流行性乙型脑炎病毒（epidemic type B encephalitis virus）简称乙脑病毒，属黄病毒科黄病毒属，是流行性乙型脑炎的病原体。1935年，日本学者首先从死亡患者脑组织中分离到该病毒，曾命名为日本乙型脑炎病毒,1950 年后更名为流行性乙型脑炎病毒。流行性乙型脑炎是一种严重的急性传染病，以蚊为传播媒介，病毒主要侵犯中枢神经系统，以脑实质炎症为主要病变，临床表现轻重不一，重症者的死亡率高，幸存者可留有神经系统后遗症。

（一）生物学性状

1. 形态与结构　乙脑病毒具有虫媒病毒的典型形态结构。病毒颗粒呈球形，直径 30 ～ 40nm，有包膜，衣壳呈 20 面体立体对称型。病毒核酸为单正链 RNA，基因组全长 10 976bp，5′ 端有 I 型帽子结构，3′ 端无多聚腺苷酸尾 [poly(A)]，为非编码区，中间是一个含 10 296 个核苷酸的可读框（ORF）。在病毒复制过程中，ORF 先转译一个由 3432 个氨基酸组成的多聚蛋白前体，然后再经蛋白酶切割加工成 3 种结构蛋白和至少 7 种非结构蛋白。三种结构蛋白即膜蛋白 M、衣壳蛋白 C 和包膜蛋白 E。膜蛋白 M 位于病毒包膜的内面，参与病毒的装配；衣壳蛋白 C 组成病毒的核衣壳，在病毒的复制、转录调节、装配及释放过程中起重要作用；外膜蛋白 E 是镶嵌在病毒包膜上的糖蛋白，含型特异性抗原表位和中和抗原表位，具有血凝活性，能凝集雏鸡、鸽和鹅的红细胞，能刺激机体产生血凝抑制抗体和中和抗体，与病毒的吸附、穿入、致病等作用密切相关，E 蛋白与圣路易脑炎病毒（St. Louis encephalitis virus）和西尼罗病毒（West Nile virus）等其他黄病毒属成员有交叉免疫反应（图 25-1）。非结构蛋白（NS1 ～ NS5）与病毒的复制、生物合成及病毒颗粒的装配与释放密切相关。NS1 存在于感染细胞表面，并可分泌到细胞外，有很强的抗原性。

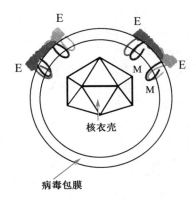

图 25-1　乙脑病毒形态结构示意图

2. 抗原性和分型　乙脑病毒只有一个血清型，抗原性稳定，很少变异，株间毒力差异小，故疫苗的预防效果好。

3. 培养特性　乙脑病毒在动物、鸡胚、白纹伊蚊细胞（C6/36 细胞）、Vero 细胞及乳地鼠肾细胞（BHK21 细胞）内均能增殖。最敏感的动物是小鼠和乳鼠，鼠龄越小易感性越高。幼鼠脑内接种病毒后，经 3 ～ 5 天潜伏期，出现耸耳、蜷伏、神经系统兴奋性增高、肢体痉挛等症状，不久转入麻痹期而死亡。受感染的鼠脑组织含有大量病毒。病毒在鸡胚卵黄囊中接种，常于 48h 后增殖达高峰；对豚鼠、家兔、大白鼠等动物不敏感。

4. 抵抗力　乙脑病毒的抵抗力弱，对乙醚和酸均很敏感；不耐热，加热 100℃、2min 或 56℃、30min 可被灭活；对苯酚、来苏、甲醛和丙酮等化学消毒剂也较敏感。

（二）流行病学特征

1. 传染源　流行性乙型脑炎是人畜共患的自然疫源性疾病。人和动物（包括猪、牛、羊、马、鸭、鹅、鸡等）感染乙脑病毒后可发生病毒血症，成为传染源。动物乙脑病毒的感染率高，感染后症状轻但病毒血症明显，是主要的传染源，其中幼猪是最重要的传染源和储存宿主。猪的乙脑病毒感染高峰期通常比人群的发病高峰早三周左右，因此，检查猪的乙脑病毒感染率，就能预测当年流行性乙型脑炎在人群中的流行强度。人感染病毒后仅发生短暂的病毒血症，血中病毒含量少，不是主要的传染源。

2. 传播途径　蚊子是乙脑病毒的主要传播媒介，我国传播乙脑病毒的蚊种有库蚊、伊蚊和按蚊中的某些种，其中三带喙库蚊是最主要的传播媒介。蚊感染乙脑病毒后不发病，可携带病毒越冬且能经卵传代，因此蚊子既是传播媒介又是乙脑病毒重要的长期储存宿主。

3. 人群易感性　人对乙脑病毒普遍易感，感染后多呈隐性感染或顿挫感染。显性感染与隐性感染者之比为 1 ：（1000 ～ 2000）。流行性乙型脑炎患者大多数为 10 岁以下的儿童，近年由于流行性乙型脑炎疫苗的广泛接种，儿童和青少年的发病率有较大幅度的下降。

（三）致病性与免疫性

1. 致病性　乙脑病毒经蚊虫叮咬进入人体，先在皮下毛细血管内皮细胞及局部淋巴结增殖，继而少量病毒进入血液，引起第一次病毒血症。病毒随血流播散到肝、脾的单核巨噬细胞中继续大量增殖，经 10 天左右潜伏期，再次入血，引起第二次病毒血症，出现发热、寒战及全身不适等症状。机体免疫功能正常，应激免疫力强时，感染后只发生短暂的病毒血症，病毒迅速被清除，仅引起隐性感染或轻型病例，并可获得终身免疫力。少数免疫力低下患者体内的病毒可突破血脑屏障侵犯中枢神经系统，在脑组织内增殖，引起脑实质和脑膜炎症，临床上出现不同程度的中枢神经系统症状。轻型和普通型患者多可顺利恢复，重型和极重型患者出现高热、昏睡、惊厥、抽搐、头痛、呕吐、颈项强直等神经系统症状和体征，可进一步发展为昏迷、中枢性呼吸衰竭或脑疝等，病死率高达 10%～30%，5%～20% 的幸存者可留下痴呆、偏瘫、失语及智力减退等后遗症。

2. 免疫性　乙脑病毒感染后可获得较持久的免疫力，母亲过继的抗体对婴儿有一定的保护作用。机体对乙脑病毒的免疫以体液免疫为主，但完整的血脑屏障和细胞免疫也起重要作用。感染后一周左右即产生 IgM 抗体，两周左右 IgM 抗体达高峰，随之出现 IgG 中和抗体及血凝抑制抗体。IgG抗体是主要的保护性抗体，可维持 5 年以上。补体结合抗体于感染后 3～4 周出现，但无保护作用，半年后逐渐消失。

（四）微生物学检查

1. 病毒分离培养　乙脑病毒主要存在于脑组织中，故将发病初期患者的脑脊液或尸检脑组织接种于 C6/36 细胞和 BHK21 细胞等传代细胞中，可分离培养出乙脑病毒。

2. 免疫学检查　采用 ELISA 技术或免疫荧光法检测发病初期患者血液或脑脊液中的乙脑病毒抗原或特异性 IgM 抗体，阳性率可达 90% 以上，具有早期诊断意义。

3. 病毒核酸检测　采用 RT-PCR 或实时 PCR技术检测乙脑病毒特异性核酸片段是诊断乙型脑炎特异而敏感的诊断方法，近年来广泛用于流行性乙型脑炎的快速诊断。

（五）防治原则

乙型脑炎尚无特效疗法。目前，流行性乙型脑炎的治疗主要以对症处理和支持疗法为主，预防流行性乙型脑炎尤为重要。防蚊、灭蚊、疫苗接种和动物宿主的管理是预防本病的关键。目前国际上使用的疫苗主要是鼠脑纯化灭活疫苗。我国普遍使用地鼠肾细胞培养的灭活疫苗，全程接种后可获持久免疫力，保护率达 60%～90%。此外，我国研制的减毒活疫苗具有良好的免疫效果，已在国内广泛使用。猪是乙脑病毒的主要传染源和储存宿主，因此必须做好猪的管理工作，有条件时可给幼猪接种疫苗，可降低流行性乙型脑炎的发病率。

二、登革病毒

登革病毒（dengue virus，DENV）属黄病毒科

黄病毒属，是登革热（dengue fever，DF）、登革出血热 / 登革休克综合征（dengue hemorrhagic fever/dengue shock syndrome，DHF/DSS）的病原体。登革热是由伊蚊传播的一种急性传染病，临床表现为高热、头痛、肌肉和骨关节剧烈酸痛、皮疹、出血倾向、淋巴结肿大、白细胞计数减少及血小板减少等。该病广泛流行于东南亚、西太平洋和中南美洲地区等 100 多个国家和地区，已经成为热带和亚热带地区严重的公共卫生问题。我国南方各省时有登革热病例散发流行，1995 年广州出现 5000 余例登革热感染病例，为疫情的历史最高峰。近年来，由于全球变暖和人口流动频繁，登革病毒分布区域不断扩大，加剧了登革病毒在全球的传播和流行。目前，登革热已成为世界上分布最广、发病最多的虫媒病毒病。

（一）生物学性状

1. 形态结构　登革病毒的形态结构与乙脑病毒相似，呈哑铃形、杆状或球形，直径 45～55nm，核衣壳为 20 面体对称型，有包膜。病毒基因组为单正链 RNA，只有一个长的可读框，编码病毒 3 个结构蛋白（包括衣壳蛋白 C、膜蛋白 M和包膜蛋白 E）和至少 7 个非结构蛋白（NS1～NS5）。衣壳蛋白 C 为病毒衣壳蛋白，是一种非糖基化蛋白，具有特异性抗原表位，但不诱导中和抗体的产生。膜蛋白 M 是一种小分子非糖基化蛋白，位于包膜内侧。包膜蛋白 E 是主要的病毒包膜糖蛋白，与病毒的吸附、穿入和细胞融合有关，具有如下特点：①含有多种抗原表位（如型特异性抗原、群特异性抗原、黄病毒组特异性抗原等），是登革病毒分型的依据；②具有中和抗原表位，能诱导机体产生中和抗体；③具有血凝素活性，能凝集鹅或鸽的红细胞。非结构蛋白是登革病毒的酶或调节蛋白，与病毒的复制、蛋白质加工及病毒装配密切相关。

2. 抗原性和分型　登革病毒有 4 个血清型（DENV Ⅰ～ DENV Ⅳ），可用中和试验、补体结合试验、血凝抑制试验等方法分型，各型之间及与其他黄病毒属之间有部分交叉免疫反应。

3. 培养特性　1～3 日龄新生乳鼠是登革病毒最敏感的实验动物。灵长类动物对登革病毒易感，可诱导特异性免疫反应，可作为疫苗研究的模型。登革病毒在 Vero 细胞和 C6/36 细胞内生长良好，并产生恒定的细胞病变。

4. 抵抗力　登革病毒耐低温，在人血清中 −20℃可存活 5 年，−70℃存活 8 年以上；不耐热，50℃、30min 或 100℃、2min 即可灭活；不耐酸，用洗涤剂、乙醚、紫外线、0.65% 甲醛溶液可以灭活。

（二）流行病学特征

人和灵长类动物是登革病毒的主要储存宿主，埃及伊蚊和白纹伊蚊为主要传播媒介，人对登革病毒普遍易感，登革热患者和隐性感染者是城市和乡村地区的主要传染源，感染者在发病前24h到发病后5天出现病毒血症，血液中含有大量病毒，并通过蚊虫叮咬而传播，形成蚊→人→蚊循环。

（三）致病性与免疫性

1. 致病性 病毒经蚊虫叮咬进入人体，在毛细血管内皮细胞及单核巨噬细胞系统增殖，经3～8天增殖至一定数量后进入血液循环，形成第一次病毒血症。然后在单核巨噬细胞系统和淋巴组织中复制，再次进入血液形成第二次病毒血症，引起发热、肌肉和关节酸痛、淋巴结肿胀、皮肤出血及休克等临床症状。临床上分为DF和DHF/DSS两种类型。前者也称为典型登革热，病情较轻，表现为发热、头痛、肌肉关节酸痛、淋巴结肿大及皮疹等，持续一周左右，多为自限性疾病；部分患者热退后1～5天体温再次升高，表现为双峰热或马鞍热。DHF/DSS是登革热的严重临床类型，病情较重，初期有典型的登革热症状和体征，于发热2～4天后症状突然加重，发生严重出血和休克，病死率可达6%～30%。

2. 免疫性 人体感染登革病毒后可获得同型病毒免疫力，对异型病毒仅有短期免疫，可再次感染。

（四）微生物学检查

1. 病毒分离培养 可取早期患者血清接种C6/36细胞培养分离病毒，也可采用伊蚊胸腔接种法或乳鼠脑内接种法培养分离病毒。

2. 免疫学检查 采用抗体捕获ELISA法或免疫层析法检测患者早期与恢复期血清血凝抑制抗体（HI）或补体结合抗体（CF），有助于疾病早期诊断。如抗体滴度呈4倍或4倍以上增长，则有诊断意义。

3. 病毒核酸检测 采用RT-PCR技术和实时PCR技术检测登革病毒特异性核酸片段，可用于登革热的早期快速诊断和病毒分型。

（五）防治原则

预防该病的主要措施是防蚊和灭蚊。鉴于该病毒疫苗尚未研制成功，国外已试用减毒活疫苗、灭活全病毒疫苗等，但还处于评估阶段。

三、发热伴血小板减少综合征病毒

发热伴血小板减少综合征病毒（severe fever with thrombocytopenia syndrome virus，SFTSV）是发热伴血小板减少综合征（severe fever with thrombocytopenia syndrome，SFTS）的病原体，该病毒是我国学者2009年首次从患者体内分离出的，经对病毒进行全基因序列分析和电子显微镜形态观察，被确认为布尼亚病毒科白蛉病毒属的一种新病毒。

1. 生物学性状 病毒呈球形，直径为80～100nm，有包膜，包膜厚度为5～7nm，有均匀分布的糖蛋白（Gn、Gc）构成的刺突，没有基质蛋白M。其核衣壳呈螺旋对称，核酸类型为单股负链RNA，分为L、M、S三个片段，分别编码RNA聚合酶（L）、包膜糖蛋白（N和C）和核衣壳蛋白（Np和NS）。多种人或动物细胞株（Vero E6、Vero、DH82、L929）适合SFTSV的分离培养，接种7天后可检测到病毒核酸，10天后可检测到病毒蛋白，DH82细胞可出现明显的CPE。

2. 致病性与免疫性 SFTS主要流行于中国的河南、湖北、山东、安徽、江苏、辽宁、浙江等地；此外，日本和韩国也有相关报道。多种家畜家禽如羊、牛、犬、猪等可能是SFTSV宿主。主要流行季节为3～11月，高峰期在5～7月。人群普遍易感，以野外作业和户外活动的人群多发。

蜱是SFTSV的主要传播媒介，蜱叮咬是主要传播途径。此外，直接接触急性期患者或带毒动物的血液和体液，也可感染疾病。潜伏期一般为7～14天（平均9天）。

SFTSV的致病机理尚不清楚。体外实验发现SFTSV可与血小板黏附，继而被巨噬细胞吞噬。体内外实验均证明，血小板减少是由脾脏巨噬细胞清除循环系统中被病毒黏附的血小板所造成的。

SFTS主要临床特征为急性起病，表现为高热、全身不适、肌肉酸痛、呕吐、腹泻等，部分患者可伴有咳嗽、咽痛。体格检查可见面颈部潮红、球结膜充血、水肿，可有浅表淋巴结肿大，伴触痛。重症患者可因严重的血小板减少及凝血功能异常，出现皮肤、肺、消化道等出血症状。如不及时救治，可因弥散性血管内凝血和多脏器功能衰竭而死亡。

3. 微生物学检查 急性期患者血液标本可用于病毒分离，一般采用Vero或Vero E6等敏感细胞分离培养病毒。接种7～10天后可分别通过RT-PCR技术和间接免疫荧光法检测到病毒核酸和抗原。也可用ELISA法检测患者血清中特异性IgM或IgG抗体等。

4. 防治原则 目前对SFTS尚无特异性治疗手段，临床上主要采取对症支持治疗，大多数患者预后良好。

四、森林脑炎病毒

森林脑炎病毒（forest encephalitis virus）属黄病毒科黄病毒属，是一种蜱传播病毒，所引起的森林脑炎是一种以中枢神经系统病变为特征的急性传染病，属自然疫源性疾病。最初在俄罗斯东部被发现，故又称俄罗斯春夏季脑炎病毒（Russian spring-summer encephalitis virus），森林脑炎在世界范围内广泛分布，我国东北和西北林区有本病流行，西南地区可能存在自然疫源地。

1. 生物学性状 森林脑炎病毒的形态结构等生物学性状与乙脑病毒近似。病毒呈球形，直径为40～50nm，核衣壳为20面体对称型，有包膜，含血凝素糖蛋白。核酸为单正链RNA，长约11kb，含单一ORF，编码衣壳蛋白C、膜蛋白M和包膜蛋白E 3种结构蛋白和7种非结构蛋白，即NS1、NS2a、NS2b、NS3、NS4a、NS4b和NS5。包膜蛋白E是最重要的病毒蛋白，与病毒的毒力、受体结合、融合活性和血凝活性有关，并可诱导宿主产生保护性免疫应答。非结构蛋白参与病毒RNA的起始合成，与病毒RNA的复制有关。森林脑炎病毒可分为3个亚型，即欧洲亚型、远东亚型和西伯利亚亚型。不同来源病毒株的毒力差异较大，但抗原性较一致。森林脑炎患者的血清与乙型脑炎、圣路易脑炎患者血凝抑制试验有交叉反应。森林脑炎病毒动物感染范围广，以小鼠最为敏感，可经多种接种途径感染。脑内注射能使豚鼠或地鼠发生脑炎，此特点可与乙脑病毒鉴别。该病毒能在鸡胚细胞和地鼠肾传代细胞培养中增殖并引起病变。

2. 流行病学特征 森林脑炎是一种中枢神经系统的急性传染病，蜱为传播媒介。病毒在蜱体内增殖，并可经卵传代，也能由蜱携带越冬，因此蜱既是传播媒介又是储存宿主。病毒由蜱传染给森林中的兽类和野鸟，并在动物中循环传播；人也可被蜱叮咬而感染。森林脑炎病毒也可通过胃肠道传播，摄入未加工的带病毒的乳品可引起感染。另外，实验室工作者吸入含病毒的气溶胶也可引起感染。

3. 致病性与免疫性 人感染后经7～14天潜伏期，突然发病，出现高热、头痛、昏睡、肌肉麻痹萎缩，昏迷致死。重症患者可出现吞咽困难、呼吸及循环衰竭等症状，病死率约30%，病后免疫力持久。

4. 微生物学检查 检查方法与乙型脑炎病毒相似，主要为病毒的分离培养和血清学实验。

5. 防治原则 森林脑炎的预防应以灭蜱和防蜱叮咬为重点，林区工作者应采取措施做好个人防护。目前在我国林区使用灭活疫苗，已证明安全有效。减毒活疫苗正在研制中。

第二节　出血热病毒

出血热病毒（hemorrhagic fever virus）是指由节肢动物或啮齿类动物传播的，引起病毒性出血热的一大类病毒。出血热病毒分属于5个病毒科7个病毒属（表25-2），经由不同的媒介和途径传播，均为自然疫源性疾病。我国已发现的出血热病毒有汉坦病毒、克里米亚-刚果出血热病毒、科萨努尔森林热病毒、登革病毒及基孔肯雅病毒。近年来非洲埃博拉病毒疫情肆虐，已引起世界关注。

表 25-2　出血热病毒及其所致疾病

病毒科	病毒	传播媒介	所致疾病	主要分布
布尼亚病毒科	汉坦病毒	啮齿动物	肾综合征出血热	亚洲、欧洲、美洲、非洲
	克里米亚-刚果出血热病毒	蜱	克里米亚-刚果出血热	非洲、中亚、中国新疆
	裂谷热病毒	蚊	裂谷热	非洲
黄病毒科	登革病毒	蚊	登革热、登革出血热	热带、亚热带
	黄热病病毒	蚊	黄热病	非洲、中美、南美
	科萨努尔森林热病毒	蜱	科萨努尔森林热	印度
	鄂木斯克出血热病毒	蜱	鄂木斯克出血热	西伯利亚
披膜病毒科	基孔肯雅病毒	蚊	基孔肯雅热	非洲、亚洲
沙粒病毒科	拉沙病毒	啮齿动物	拉沙热	西非
	朱尼病毒	啮齿动物	阿根廷出血热	南美洲
	马丘波病毒	啮齿动物	玻利维亚出血热	南美洲
丝状病毒科	马堡病毒	未确定	马堡热	非洲、欧洲
	埃博拉病毒	果蝠	埃博拉热	非洲

一、汉坦病毒

汉坦病毒（Hantaan virus）属于布尼亚病毒科（*Bunyaviridae*）汉坦病毒属（*Hantavirus*）。1978年由李镐汪首次从韩国汉坦河附近疫区捕获的黑线姬鼠肺组织中分离出，随后又从患者血清中分离到该病毒。汉坦病毒主要引起两种急性传染病：一种是以发热、出血、急性肾功能损害和免疫功能紊乱为主要特征的肾综合征出血热（hemorrhagic fever with renal syndrome，HFRS）；另一种是以肺浸润及肺间质水肿为特征，并迅速发展为呼吸窘迫、呼吸衰竭的汉坦病毒肺综合征（hantavirus pulmonary syndrome，HPS）。HFRS主要流行于欧亚大陆，我国是世界上HFRS疫情最严重的国家，除青海省外，全国其他33个省、直辖市、自治区及特别行政区均有病例报告，但主要集中在东北三省、长江中下游和黄河下游各省。迄今为止，我国尚未见HPS的病例报道。

（一）生物学性状

1. 形态结构　　汉坦病毒呈圆形、椭圆形或多形性，直径75～210nm（平均120nm），有包膜。病毒核酸为分节段的单股负链RNA，有L、M、S三个片段，分别编码RNA依赖的RNA多聚酶（L）、包膜糖蛋白（G1、G2）和核衣壳蛋白（NP）。三个片段的碱基序列可互不相同，但都具有同样的3′端，为"3′-AUCAUCAUCUG"，这一序列不同于布尼亚病毒科的其他属病毒。核衣壳由L蛋白和NP蛋白包绕单负链RNA的3个节段组成，核衣壳外有包膜糖蛋白（图25-2）。汉坦病毒的NP有较强的免疫原性，宿主感染后NP抗体出现早，有利于早期诊断。包膜糖蛋白可诱导宿主产生具有保护作用的中和抗体，并具有血凝活性，且在pH5.6～6.8时能介导细胞融合，有利于病毒颗粒黏附于受感染宿主的细胞表面，对病毒脱衣壳进入细胞内起重要作用。

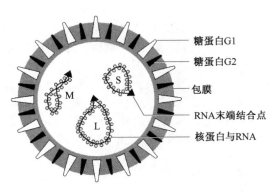

糖蛋白G1
糖蛋白G2
包膜
RNA末端结合点
核蛋白与RNA

图25-2　汉坦病毒形态结构示意图

2. 抗原性和分型　　不同地区及不同动物宿主分离的病毒抗原性有很大差异。根据血清学检查，汉坦病毒至少可分为20个血清型。其中引起人类HFRS者为汉滩病毒、汉城病毒、普马拉病毒和贝尔格莱德-多布拉伐病毒。我国所流行的主要是汉滩病毒和汉城病毒，目前认为汉滩病毒感染者病情重于汉城病毒感染者，可能与病毒毒力较强有关。2003年，普马拉病毒在我国吉林地区动物体内被发现，但尚未有人感染普马拉病毒的报道。

3. 培养特性　　多种原代、传代细胞对汉坦病毒敏感，实验室常用Vero-E6细胞来分离培养该病毒。病毒在细胞内增殖，一般7～14天达到高峰，但不引起明显的细胞病变。常用免疫荧光法检测感染细胞质内的病毒抗原。镜下可在感染细胞质内见到包涵体。多数啮齿类动物易感，如黑线姬鼠、长爪沙鼠、大鼠、乳鼠等，但除乳鼠感染后可发病及致死外，其他动物均呈自限性隐性感染。实验感染后在鼠肺、肾等组织中可检出大量病毒。

4. 抵抗力　　病毒对酸（pH<3.0）和脂溶剂敏感，对热的抵抗力弱，56～60℃处理1h可被灭活。对紫外线、乙醇和碘酒等消毒剂也敏感。

（二）流行病学特征

1. 传染源　　有170多种脊椎动物自然感染汉坦病毒，其主要宿主和传染源均为啮齿类动物。我国发现53种动物携带本病毒，主要包括啮齿类动物（如黑线姬鼠、大林姬鼠、褐家鼠等）和猫、犬、猪、家兔等动物，其中黑线姬鼠和褐家鼠为主要宿主动物和传染源，林区则是大林姬鼠。

2. 传播途径　　HFRS的传播途径有3种，即动物源性传播、垂直传播和虫媒传播。其中动物源性传播是最主要的传播途径，病毒通过鼠类的排泄物，如尿、粪、唾液等污染尘埃，形成气溶胶，可通过呼吸道而感染人体；另外，进食被鼠类排泄物所污染的食物、被鼠类咬伤或破损伤口接触带病毒的鼠类血液和排泄物也可被感染。孕妇感染本病后，病毒可经胎盘感染胎儿，造成母婴传播。病毒还可经虫媒传播，已证实数种厉螨和小盾恙螨是该病毒的传播媒介。HFRS患者的血、尿可分离到病毒，但尚未见人-人间水平传播的报道。

3. 易感人群　　人类对汉坦病毒普遍易感，多为隐性感染，仅少数人发病。

4. 流行特征　　HFRS有明显的地区性、季节性和周期性。主要分布于亚洲、欧洲和非洲，美洲病例较少，这与动物宿主的分布与活动范围密切相关。我国是世界上疫情最重的国家，除青海省外，全国其他33个省、直辖市、自治区及特别行政区均有病例报告。HFRS四季均可发病，但不同传染源所致疾病有明显不同的流行季节，其中黑线姬鼠传播以11月至次年1月为高峰，5～7月为小高峰；褐家鼠传播以3～5月为高峰；林区姬鼠传播以夏季为流行高峰。

（三）致病性与免疫性

1. 致病性 汉坦病毒可引起HFRS和HPS，我国主要为HFRS，其潜伏期为两周左右，起病急，进展快。典型症状为高热、出血和肾损害。发病初期患者有"三痛"（头痛、眼眶痛、腰痛）和"三红"（面、颈、上胸部潮红），常伴眼结膜、咽部、软腭等处充血，软腭、腋下、前胸等处有出血点，严重者出现多脏器出血及肾功能衰竭。典型的临床经过分为发热期、低血压休克期、少尿期、多尿期和恢复期。近年来，HFRS呈现出不典型临床分期，轻症患者出现越期现象，从发热期越过低血压休克期进入少尿期，甚至有的还连续越过少尿期直接进入多尿期，重症患者可以出现发热期与低血压休克期重叠，甚至同时与少尿期一起出现三期重叠现象。有的患者发热期症状不典型，不呈现明显的"三痛、三红"症状，出血点等体征也不典型，临床表现没有特异性，与其他病毒感染引起的全身症状不易区分，多是一些轻症患者。病死率为3%～5%，有的地区高达10%～20%。

汉坦病毒对人体毛细血管内皮细胞及免疫细胞有较强的亲嗜性和侵袭力，可直接作用引起全身小血管和毛细血管损伤、血管通透性增加和微循环障碍，因而能引起多器官损害。

病毒感染引起的免疫反应具有双重作用，既参与机体对病毒的清除，又参与病毒的致病过程，介导对机体的损伤。病程初期患者血中IgE水平升高，说明Ⅰ型超敏反应通过血管活性物质的作用，使小血管扩张，渗出增加；同时，患者体内产生大量免疫复合物，沉积在小血管、毛细血管、肾小球及肾小管基底膜，激活补体，引起血管和组织病理损伤，造成低血压、休克和肾功能障碍，说明Ⅲ型超敏反应参与了HFRS的致病过程；此外，Ⅱ型超敏反应和细胞免疫反应在汉坦病毒的致病过程中也起到了重要作用。

2. 免疫性 HFRS病后可获得对同型病毒的持久免疫力，患者发热1～2天即可测出IgM抗体，7～10天达高峰。IgG抗体在发热3～4天出现，10～14天达高峰，可持续存在。但隐性感染的免疫力不能持久。

（四）微生物学检查

1. 病毒分离培养 患者急性期血清、死者脏器组织和感染动物的肺、肾等组织均可用于病毒分离。常用Vero-E6细胞分离培养病毒，7～14天后用免疫荧光染色法检测细胞内的病毒抗原；也可通过小白鼠颅内接种来分离病毒，用免疫荧光法或ELISA法来检测病毒抗原。细胞或动物培养阴性者应继续盲传，连续三代阴性者方能肯定为阴性。

2. 免疫学诊断 用ELISA法或间接免疫荧光法检测患者血清中特异性IgM，发病后1～2天即可检出，具有早期诊断价值；双份血清IgG呈4倍或4倍以上增高者可确诊。用抗体捕获ELISA法检测特异性抗原，敏感性与特异性高，适用于早期诊断。

3. 病毒核酸检测 采用RT-PCR技术和实时PCR技术检测病毒RNA，可用于早期快速诊断和病毒分型。

（五）防治原则

预防以灭鼠、防鼠、灭虫、消毒和个人防护为主。疫苗方面，目前已研制出汉坦病毒重组疫苗、细胞培养灭活疫苗和鼠脑灭活疫苗。我国目前使用的是细胞培养的双价灭活疫苗（汉滩型和汉城型），经人群接种表明，其免疫效果良好。

二、克里米亚-刚果出血热病毒

克里米亚-刚果出血热病毒（Crimean-Congo hemorrhagic fever virus，CCHFV）属于布尼亚病毒科内罗病毒属，是克里米亚-刚果出血热的病原体。现已证实CCHFV与我国发现的新疆出血热病毒（Xinjiang hemorrhagic fever virus，XHFV）为同一种病毒。该病在1944年首次发现于苏联克里米亚半岛，我国于1965年首次从我国新疆塔里木盆地出血热患者的血液、尸体器官及疫区捕获的硬蜱中分离到该病毒。

1. 生物学性状 病毒呈球形或椭圆形，直径90～120nm，病毒结构、培养特性和抵抗力与汉坦病毒相似，但抗原性、传播方式和致病性不相同。病毒有包膜，表面有刺突。基因组为单负链RNA，含L、M、S三个节段，分别编码病毒的RNA多聚酶、包膜糖蛋白和核衣壳蛋白。病毒对乙醚、氯仿、去氧胆酸等脂溶剂和去污剂敏感，能被低浓度的甲醛灭活。紫外线照射30min或56℃加热30min能使其感染性完全丧失，75%的乙醇也可使之灭活。

2. 流行病学特征 克里米亚-刚果出血热是一种自然疫源性疾病，主要分布于有硬蜱活动的荒漠牧场。野生啮齿类动物和牛、马等家畜是其自然宿主和传染源；硬蜱特别是亚洲璃眼蜱（*Hyalomma asiaticum*）是该病毒的传播媒介，也是病毒的长期储存宿主（病毒在其体内可经卵传代）。病毒的传播途径包括虫媒传播、动物源性传播和人-人传播。虫媒传播是主要的传播途径，通过带毒硬蜱叮咬而感染；人-人传播主要是通过接触患者的血液、呼吸道分泌物、排泄物和气溶胶而引起感染，并可造成医院内暴发流行。

3. 致病性与免疫性　本病的发生具有严格的地区性和明显的季节性，每年蜱大量增殖的4～5月，也是人群发病的高峰期。人群普遍易感，被带病毒硬蜱叮咬而感染，经5～7天潜伏期发病，临床表现为发热、全身疼痛等中毒症状；出血明显，轻者为皮肤黏膜的点状出血，重者可有鼻衄、血尿甚至低血压休克等。发病后1周左右血清中出现中和抗体，2周左右达高峰，病后可获得持久免疫力。

4. 微生物学检查　分离培养病毒常用Vero-E6或LLC-MK2细胞，病毒在细胞中增殖并形成空斑。乳鼠对该病毒敏感，1～2日龄乳鼠脑内接种病毒后，5～6日始发病死亡。新生地鼠和大鼠也能作为实验动物，感染病毒后可发病死亡。取急性期患者血清或尸体样本接种入乳鼠颅内分离病毒，阳性率可达90%以上；采用间接免疫荧光法、ELISA法检测病毒IgM抗体或RT-PCR法检测病毒核酸均可确诊。

5. 防治原则　预防以加强个人防护和防蜱、灭蜱为主，我国已研制出精制灭活鼠脑疫苗，该疫苗安全，但其预防效果有待进一步考察。

三、埃博拉病毒

埃博拉病毒（Ebola virus）属丝状病毒科丝状病毒属，是埃博拉出血热的病原体，以1976年首次暴发地埃博拉河命名。埃博拉出血热是人畜共患病，病死率可达50%～90%。2014年3月暴发于几内亚、利比里亚和塞拉利昂三国的埃博拉疫情是有史以来最大的一次，已经造成超过2.5万人感染，超过1万人死亡，其中包括329名医务人员，2018年埃博拉病毒病在非洲再次死灰复燃。

1. 生物学性状

（1）形态与结构　病毒为多形性细长丝状，直径约为80nm，长800～1400nm，核酸为单负链RNA，其表面有类脂包膜，包膜上有糖蛋白刺突。衣壳为螺旋对称。病毒基因组为单负链RNA，长约12.7kb。病毒RNA依赖RNA聚合酶是病毒基因组转录mRNA所必需的，GP是跨膜糖蛋白，与病毒的入侵过程及细胞毒性有关，VP24和VP40与病毒

的成熟释放有关。

（2）分型　埃博拉病毒可分为5个亚型：扎伊尔型、科特迪瓦型、苏丹型、雷斯顿型和本迪布焦型。5种亚型毒力各不相同，其中扎伊尔型毒力最强，人感染后致死率高达90%。

（3）病毒分离培养　埃博拉病毒在胞质内增殖，以出芽方式释放。病毒可在Vero细胞、MA-104、SW-13及人静脉内皮细胞等多种传代细胞中生长，病毒接种后7天可出现典型的细胞病变，并出现嗜酸性包涵体。埃博拉病毒可感染猴、乳鼠、田鼠和豚鼠，引起动物死亡。在恒河猴和非洲绿猴的实验性感染中，潜伏期为4～16天，病毒在肝脾、淋巴结和肺中高度增殖，引起器官严重坏死性损伤，以肝脏最为严重，并伴有间质性出血，以胃肠道出血最为明显。

（4）抵抗力　埃博拉病毒的抵抗力较弱，对脂溶剂、β-丙内酯、酚类及次氯酸敏感；对紫外线敏感；60℃加热30min可被灭活。但室温（20℃）下病毒可稳定地保持其感染性。

2. 致病性与免疫性

（1）传染源与传播途径　埃博拉出血热主要流行区域在非洲。传染源为带毒灵长类动物（猴）和患者。人群普遍易感。主要传播途径为接触传播，包括接触感染者（人或动物）的血、尿、体液、排泄物、分泌物和呕吐物，接触死亡患者的尸体和血液，使用未经消毒的注射器或性接触等；此外，吸入感染性的代谢产物和分泌物也可造成传播。

（2）致病机制与临床表现　埃博拉出血热是一种具有高度传染性的疾病，人群普遍易感。病毒通过皮肤黏膜侵入宿主，能侵袭多种组织细胞如巨噬细胞、内皮细胞、肝细胞、肾细胞和肾上腺皮质细胞等。导致细胞变性、坏死，使毛细血管通透性增加、广泛性出血。血管内皮细胞坏死是导致低血容量性休克的主要原因。埃博拉出血热的潜伏期为2～21天，起病急，表现为高热、头疼和肌痛等，随后病情迅速恶化，出现呕吐、腹泻、黏膜出血、呕血和黑便等。最后因低血容量性休克和多器官功能障碍而死亡。发病7～10天可检测到特异性IgM、IgG抗体，但抗体没有中和活性。

3. 微生物学检查　埃博拉病毒的传染性极强，早期检出埃博拉病毒具有重要意义。标本的采集和处理必须在严格安全防护的实验室内进行。可用患者组织、血液标本及排泄物作病毒分离培养；也可用病毒感染的Vero细胞或其提取物作抗原，以免疫荧光法和ELISA检测血清抗体；还可用RT-PCR法检测病毒RNA，但与活病毒相关的实验必须

严格做好安全防御措施，在生物安全四级（BSL-4）实验室进行。

4.防治原则　　目前埃博拉出血热尚无有效的治疗方法和疫苗。主要采取综合性预防措施，特别是要严格消毒患者接触过的物品及其分泌物、排泄物和血液等；尸体应立即火化；发现可疑患者应立即隔离，避免直接接触感染者及其血液、分泌物和尸体。医护人员需佩戴防护设备，与患者密切接触者应隔离观察，如出现发热立即入院隔离。在疫区，应避免接触或食用果蝠、猿猴等野生动物。

（赵　臣　赵洪礼）

第二十六章　人类疱疹病毒

疱疹病毒科（*Herpesviridae*）是一群中等大小、结构相似、有包膜的双链DNA病毒。现已发现110种以上，与哺乳动物、鸟类、两栖类等动物感染有关。根据生物学特性可分为α、β、γ三个亚科，分别称为：①α疱疹病毒，其宿主范围广、复制周期短、繁殖速度快，会引起细胞病变，多潜伏在感觉神经节内，如单纯疱疹病毒、水痘-带状疱疹病毒等；②β疱疹病毒，该亚科病毒的宿主范围较窄、生长周期较长，引起感染细胞形成巨细胞，能在唾液腺、肾和单核吞噬细胞系统中建立潜伏感染，如巨细胞病毒、人疱疹病毒6型和7型等；③γ疱疹病毒，其宿主范围最窄，主要感染B细胞并长期潜伏，大多不引起溶细胞性病变，如EB病毒、人疱疹病毒8型等。与人类感染有关的疱疹病毒称为人疱疹病毒（human herpes virus，HHV）。HHV感染导致的常见疾病如表26-1所示。

表 26-1　人疱疹病毒感染导致的常见疾病

病毒常用名	所属亚科	感染特点	所致疾病
单纯疱疹病毒Ⅰ型	α	增殖快，溶解细胞，感觉神经节中潜伏	齿龈炎、咽炎、唇疱疹、角膜结膜炎、疱疹性脑炎、脑膜炎
单纯疱疹病毒Ⅱ型	α	增殖快，溶解细胞，感觉神经节中潜伏	新生儿疱疹、生殖器疱疹、宫颈癌
水痘-带状疱疹病毒	α	增殖快，溶解细胞，感觉神经节中潜伏	水痘、带状疱疹
EB病毒	γ	淋巴细胞中增殖与潜伏	传染性单核细胞增多症（原发感染）、鼻咽癌、伯基特淋巴瘤（Burkitt lymphoma）
人巨细胞病毒	β	增殖慢，巨细胞、淋巴细胞及分泌腺体中潜伏	巨细胞包涵体病、输血后单核细胞增多症、先天性感染、肝炎、间质性肺炎
人疱疹病毒6型	β	增殖慢，巨细胞、淋巴细胞及分泌腺体中潜伏	婴幼儿急疹、间质性肺炎
人疱疹病毒7型	β	增殖慢，巨细胞、淋巴细胞及分泌腺体中潜伏	未确定
人疱疹病毒8型	γ	淋巴细胞中增殖与潜伏	卡波西肉瘤（Kaposi's sarcoma）

疱疹病毒的共同特点如下。

1）形态结构：病毒呈球形，核心由线性双链DNA组成，核酸大小为125～240kb。衣壳为20面体立体对称型，由162个壳微粒组成。核衣壳外有一层厚薄不等的非对称性蛋白质被膜。最外层是含糖蛋白刺突的病毒包膜。病毒体直径150～200nm。

2）培养方法：除EBV、HHV6和HHV7型嗜淋巴细胞外，人疱疹病毒均能在二倍体细胞核内复制，产生明显的细胞病变，并形成核内嗜酸性包涵体。病毒可通过细胞间桥直接扩散，导致病变发展。感染细胞同邻近未感染的细胞融合，形成多核巨细胞。

3）感染类型：病毒感染宿主细胞后，可表现为多种感染类型：①显性感染，病毒大量增殖，细胞被破坏，出现临床症状；②潜伏感染，病毒不增殖，无细胞被破坏，病毒与宿主细胞处于暂时平衡状态，病毒基因组的表达受到抑制，一旦病毒被激活，可转为显性感染；③整合感染，病毒基因组的一部分整合于宿主细胞DNA中，导致细胞转化，这种作用与某些疱疹病毒的致癌机理有密切关系；④先天性感染，病毒经胎盘感染胎儿，可引起先天畸形。

第一节 单纯疱疹病毒

单纯疱疹病毒（herpes simplex virus，HSV）是疱疹病毒的典型代表，由于在感染急性期发生水疱性皮疹即所谓单纯疱疹（herpes simplex）而得名。

一、生物学性状

1. 形态结构 HSV 具有典型的疱疹科病毒的形态特征（图 26-1）。病毒呈球形，完整病毒由核心、衣壳、被膜及包膜组成。核心由线性双链 DNA 组成，衣壳呈由 162 个壳微粒组成的 20 面体立体对称型。核心与衣壳构成核衣壳，在核衣壳周围有一层蛋白质被膜，最外层为典型的脂质双层包膜，其上有由病毒编码的糖蛋白组成的刺突。有包膜的病毒直径为 120 ～ 150nm。

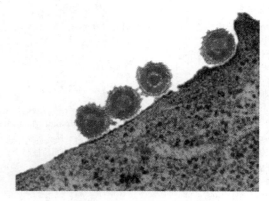

图 26-1 HSV 结构示意图

2. 基因结构 基因组由共价键连接的长片段（L）和短片段（S）组成，L 和 S 的两端均有一小段反向重复序列。HSV 基因组长约 150kb，基因组中有 72 个基因，共编码 70 多种蛋白质。

3. 分型 HSV 有两种血清型，即 HSV Ⅰ 和 HSV Ⅱ，两型病毒的 DNA 有 50% 同源性。因此，两型间有共同抗原，也有型特异性抗原。HSV 包膜表面至少有 11 种包膜糖蛋白（gB、gC、gD、gE、gG、gH、gI、gJ、gL、gK、gM）。gD 是 HSV Ⅰ 和 HSV Ⅱ 共有的抗原决定簇，诱导机体产生中和抗体的能力最强，因而是研制亚单位疫苗的最佳选择。gC 为 HSV Ⅰ 型特异性抗原，gG 有 HSV Ⅱ 型特异性抗原部分，以此可将两型 HSV 进行区别。HSV Ⅰ 与 HSV Ⅱ 除用抗原性区分外，还可根据两型病毒的 DNA 内切酶图谱、在不同细胞中的增殖能力、对温度敏感性及对溴乙烯脱氧尿苷（BVDV）抗性的差异进行分型。

4. 培养特性 HSV 能在多种细胞中增殖，常用原代兔肾、人胚肺、人胚肾细胞或地鼠肾等传代细胞分离培养病毒。感染细胞很快发生病变，细胞肿胀、变圆、出现嗜酸性核内包涵体。

5. 感染范围 HSV 宿主范围较广。常用的实验动物有家兔、豚鼠、小鼠等。由于注射途径不同，感染的结果也不一样。

二、致病性与免疫性

HSV 的感染十分普遍，呈全球性分布。人是 HSV 唯一的自然宿主。传染源是患者和健康带毒者。传播途径为直接密切接触和两性接触。病毒经口腔、呼吸道、生殖器黏膜及破损皮肤、眼结膜侵入体内。孕妇有生殖道感染还可于分娩时传给胎儿。

1. 原发感染 6 个月至 2 岁的婴幼儿容易发生 HSV Ⅰ 的原发感染，通常是经口或手 - 口的传播方式，使病毒经破损皮肤及眼结膜侵入机体。HSV Ⅱ 的原发感染多起于性生活后，主要引起生殖器疱疹。

2. 潜伏与再发感染 HSV 原发感染后，机体很快产生特异性免疫，能将大部分病毒清除，但少数病毒可长期存留在宿主神经细胞内，而不引起临床症状。HSV Ⅰ 主要潜伏于三叉神经节和颈上神经节，在其他感觉神经节、迷走神经、肾上腺组织及脑内也可存在；HSV Ⅱ 潜伏于骶神经节，病毒在细胞内不增殖，此时称为潜伏感染。当潜伏感染的宿主受到各种非特异性刺激时，潜伏的病毒被激活，病毒沿着感觉神经纤维轴索下行到末梢，从而进入神经支配的皮肤和黏膜重新增殖，再度引起病理改变，往往导致疱疹在同一部位的复发。

3. 先天性感染及新生儿感染 妊娠期妇女因 HSV Ⅰ 原发感染或潜伏感染的病毒被激活，病毒可经胎盘感染胎儿，影响胚胎细胞的有丝分裂，从而诱发胎儿流产、早产、死胎或先天性畸形。分娩时病毒经产道传播而发生新生儿疱疹，主要是由 HSV Ⅱ 感染所致。

4. HSV Ⅱ 与子宫颈癌的关系 研究显示，HSV Ⅱ 感染与宫颈癌的发生有密切关系。相关证据如下：①患者得宫颈癌的发病率高；②宫颈癌患者有高效价的抗 -HSV Ⅱ；③宫颈癌患者癌细胞上有 HSV Ⅱ 抗原；④ HSV Ⅱ 引起地鼠细胞转化，引起肿瘤；⑤宫颈疱疹和癌变位置相同；⑥分子杂交实验在癌细胞中发现 HSV Ⅱ 的特异性 mRNA。

5. 免疫性　　HSV 原发感染后一周左右，血中出现中和抗体，3～4 周达高峰，可持续多年。这些抗体可中和细胞外游离病毒，阻止病毒经血流播散，但不能消除隐伏于神经节中的病毒，也不能阻止疾病复发。由于病毒糖蛋白 gC 和 gE/g Ⅰ 复合物分别与补体 C3 和抗体 Fc 段结合，可降低体液免疫的抗病毒作用。一些细胞免疫缺陷或免疫抑制剂治疗的患者可出现单纯疱疹的反复发作，甚至加重。因此，机体在抗 HSV 感染的免疫中，细胞免疫较体液免疫起更重要的作用。

三、微生物学检查

1. 病毒的分离　　HSV 较易分离培养。皮肤黏膜等浅表感染可采集水疱液、唾液、角膜刮取物或阴道拭子；深部感染如疱疹性脑膜炎，则应采集脑脊液标本，接种于人胚肾、人羊膜或兔肾等易感细胞，常可获得较高的分离率。

2. 快速诊断　　用电镜直接检查水疱液及组织标本中 HSV 病毒颗粒，用免疫荧光技术、免疫酶染色等观察细胞内的特异性疱疹病毒抗原。也可用原位核酸杂交法和 PCR 法检测标本中有无 HSV DNA，方法快速、敏感而特异。

3. 血清学诊断　　目前临床上常用 ELISA 和间接免疫荧光法（IFA）检测 HSV 特异性抗体。HSV 特异性 IgM 抗体阳性提示近期感染，通过检测 HSV 特异性 IgG 抗体进行血清流行病学调查。

四、防治原则

对 HSV 感染的控制目前尚无特异性方法，亚单位疫苗正在研究中。避免同患者密切接触可阻断感染的途径。治疗可用阿昔洛韦、更昔洛韦等抗病毒药物，但不能清除潜伏的病毒，不能防止复发。

第二节　水痘 - 带状疱疹病毒

水痘 - 带状疱疹病毒（varicella-zoster virus，VZV）可引起两种不同的病症，即水痘和带状疱疹，儿童初次感染时只引起水痘（varicella），恢复后病毒可潜伏在体内。少数患者在成年后，病毒再次增殖而引起带状疱疹。

一、生物学性状

VZV 的基本特性与 HSV 相似，但此病毒只有一个血清型。鸡胚对 VZV 不敏感，病毒只在人或猴成纤维细胞中增殖并缓慢地产生局灶性细胞病变，受染细胞出现嗜酸性核内包涵体和多核巨细胞。由于病毒不易向细胞外释放，可用感染细胞进行病毒传代培养。

二、致病性与免疫性

1. 水痘　　人是 VZV 的唯一自然宿主，皮肤是病毒的主要靶组织。传染源主要是患者，水痘患者急性期水疱内容物及上呼吸道分泌物或带状疱疹患者水疱内容物都含有病毒。小儿水痘好发年龄为 3～9 岁，多在冬春季流行。病毒借飞沫经呼吸道或接触传播。入侵病毒先在局部淋巴结增殖，后进入血流到达单核吞噬细胞系统大量增殖，病毒再次入血形成第二次病毒血症，随血流散布到全身。约经两周潜伏期全身皮肤出现斑丘疹、水疱疹，并可发展为脓疱疹，同时还伴有发热。皮疹呈向心性分布，躯干比面部和四肢多。水痘病情一般较轻。偶发并发症，如病毒性脑炎或肺炎。成人也可患水痘，通常病情较重。

2. 带状疱疹　　是潜伏在体内的 VZV 复发感染。由于儿童时期患过水痘愈合后，病毒能长期潜伏在脊髓后根神经节或颅神经的感觉神经节中，当机体细胞免疫力下降或受到某些刺激时，潜伏在神经节细胞中的病毒基因组被激活，病毒沿感觉神经轴索下行到达该神经所支配的皮肤细胞内增殖。由于疱疹沿感觉神经支配的皮肤分布，排列呈带状，故称带状疱疹。多发生于胸、腹和面部（图 26-2）。

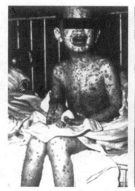
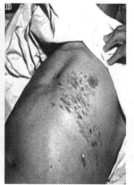

图 26-2　水痘与带状疱疹患者典型体征

A. 儿童水痘患者；B. 成人带状疱疹患者

三、微生物学检查

水痘和带状疱疹的临床症状较典型，一般可不依赖实验室诊断。

四、防治原则

应用 VZV 减毒活疫苗有一定的预防作用，免疫接种 1 岁以上未患过水痘的儿童和成人，可以预防水痘感染。正常儿童感染水痘一般对症治疗即可，而免疫力低下的儿童、成人水痘或带状疱疹应采用阿昔洛韦抗病毒药物及干扰素进行治疗。

第三节　巨细胞病毒

巨细胞病毒（cytomegalovirus，CMV）是巨细胞包涵体病（cytomegalic inclusion disease，CID）的病原体，本病毒是引起先天畸形最常见的病原体。1956 年，Smith 等首先用组织培养方法从患者体内分离出该病毒，因感染的细胞肿大并有巨大的核内包涵体而得名。CMV 多为隐性或潜伏感染，常可由怀孕、多次输血或器官移植等因素被激活，发生显性感染；本病毒还可发生垂直传播，对胎儿危害较大，是引起先天性畸形的重要病原体之一；也是器官移植、肿瘤、AIDS 死亡的重要原因。

一、生物学性状

巨细胞病毒的形态和基因组结构与 HSV 极为相似，但病毒感染的宿主范围和细胞范围均狭窄。种属特异性高，即人 CMV 只能感染人。在体内，人 CMV 可感染各种上皮细胞、白细胞和精子细胞等；但在体外，人 CMV 只有在人成纤维细胞中才能增殖。病毒在培养细胞中增殖缓慢，复制周期长（48～72h）。初次分离 CMV 常需经 2～6 周才出现细胞病变，其特点是细胞变圆、膨胀、核变大、形成巨大细胞，核内出现致密的嗜酸性包涵体，其外有一晕轮围绕，宛如"猫头鹰眼"状。

二、致病性与免疫性

人是 CMV 的唯一宿主，感染非常普遍，初次感染多在两岁以下，大多呈隐性或潜伏感染，但在一定条件下可侵袭多个器官和系统。初次感染 CMV 后，病毒潜伏在白细胞、肾、唾液腺、乳腺等腺体处，可长期或间歇地排出病毒，通过口腔、生殖道、胎盘、输血或器官移植等多种途径传播。患者肺、肝、肾、唾液腺、乳腺、多形核白细胞和淋巴细胞等处均能分离到 CMV。在孕妇体内，CMV 原发或复发感染均可引起胎儿宫内感染或围产期感染，导致胎儿畸形、智力低下或发育迟缓等，严重者可引起全身性感染综合征，称巨细胞包涵体病。随着艾滋病、放射损伤、器官移植和恶性肿瘤等患者的增多，CMV 感染及其引发的严重疾病日益增加，其临床表现差异很大，可从无症状感染到致命性感染。

1. 先天性感染　　CMV 是引起先天性感染的主要病毒之一，由 CMV 引起的先天性畸形远多于风疹病毒。孕妇发生原发性或复发性 CMV 感染时，病毒可通过胎盘侵袭胎儿，引起子宫内感染，表现为黄疸、肝脾肿大、血小板减少性紫癜、溶血性贫血和不同程度的神经系统损害，包括小儿畸形、智力低下、耳聋、脉络膜视网膜炎等，少数严重者造成早产、流产、死产或生后死亡。

2. 围产期感染　　隐性感染的孕妇，妊娠后期病毒可被活化并经泌尿生殖道排出。因此，在分娩时胎儿可经产道感染。另外，出生后母乳喂养或护理人员排出的病毒也能引起新生儿感染。

3. 儿童和成人原发感染　　通常呈隐性感染，感染后多数可长期带毒，表现为潜伏感染，长期或间歇地排出病毒。少数感染者出现临床症状，表现为巨细胞病毒单核细胞增多症，出现疲劳、肌痛、发热、肝功能异常和单核细胞增多，但异嗜性抗体阴性。

4. 免疫功能低下患者的感染　　机体免疫功能低下，或长期用免疫抑制治疗，可使体内潜伏的 CMV 被激活，易发生肺炎、视网膜炎、食管炎、结肠炎和脑膜脑炎。

5. 致癌潜能　　近期研究显示，在肿瘤患者肿瘤组织标本中检测到 HCMV 的 DNA 或 mRNA，并且在其血清中检测到 HCMV 标志物的阳性率显著提高，提示 HCMV 感染与某些人类恶性肿瘤相关。

三、微生物学检查

1. 细胞学检查　　尿标本经离心后取沉渣涂

片，吉姆萨染色镜检，观察巨大细胞及细胞核内的典型包涵体。此方法简便，可用于辅助诊断。

2. 病毒分离培养 取患者的尿液、唾液、生殖道分泌物或白细胞等样本，接种人胚肺成纤维细胞，培养 4～6 周以观察细胞病变。

3. 病毒核酸检测 用 PCR 检测 DNA。

4. 血清学诊断 应用 ELISA 检测 CMV 的

IgM 抗体，可以帮助诊断 CMV 的近期感染。

四、防治原则

孕妇要避免接触 CMV 感染者。婴儿室发现 CMV 感染时患儿应予隔离，病房封闭以防交叉感染。

第四节 EB 病毒

EB 病毒（Epstein-Barr virus，EBV）是引起传染性单核细胞增多症和某些淋巴细胞增生性疾病的病原体，1964 年由 Epstein-Barr 最先从非洲儿童的恶性淋巴瘤组织中发现，属疱疹病毒 γ 亚科。

一、生物学性状

（一）形态结构与培养

EBV 是一种嗜 B 细胞的人疱疹病毒。其形态结构与疱疹病毒组的其他病毒相似。一般用人脐血淋巴细胞或用从外周血分离的 B 细胞培养，通常不产生细胞病变，也不形成特征性核内包涵体。

（二）EBV 特异性抗原

由 EBV 基因组不同片段编码的病毒特异性抗原可分为以下两类。

1. 病毒潜伏感染时表达的抗原

（1）EBV 核抗原（EBV nuclear antigen，EBNA）

所有 EBV 感染和转化的 B 细胞核内，都可以检出这种核抗原。已知共 6 种，其中的 EBNA1 与 EBV 基因组以环状附加体（episome）形式持续存在于感染细胞内有关；EBNA2 与诱导潜伏感染膜蛋白（latent membrane protein，LMP）和 CD23 合成有关。

（2）潜伏感染膜蛋白 是潜伏感染 B 细胞出现的膜抗原。其中 LMP1 是诱导 B 细胞转化的主要因子，能使 B 细胞转化；LMP2 是细胞酪氨酸激酶的底物，在潜伏感染及细胞恶变中的作用尚不清楚。

2. 病毒增殖性感染时相关的抗原

（1）EBV 早期抗原（early antigen，EA） 是病毒增殖早期诱导形成的非结构蛋白，分为 EA/R 和 EA/D，后者具有 EBV 特异的 DNA 聚合酶活性。EA 的出现是 EBV 活跃增殖，感染细胞进入溶解性周期的标志。

（2）EBV 衣壳抗原（viral capsid antigen，VCA）是在病毒增殖后期合成的结构蛋白，存在于胞质和核内。VCA 与病毒 DNA 组成 EBV 的核衣壳，最后在核膜出芽获得包膜装配成完整的病毒体。

（3）EBV 膜抗原（membrane antigen，MA） 是 EBV 的中和性抗原，其中的糖蛋白 gp350/220 能诱导生成中和抗体。

二、致病性与免疫性

EBV 在口咽部上皮细胞内增殖，然后通过其包膜糖蛋白与 B 细胞表面的补体 C3d 受体结合而感染 B 细胞。EBV 在 B 细胞中可引起增殖性感染和非增殖性感染两种形式的感染。所谓增殖性感染即 EBV 感染 B 细胞后，细胞中的病毒可产生子代病毒并释放，导致宿主细胞溶解死亡。所谓非增殖性感染则包括潜伏感染和恶性转化。

1. 潜伏感染 即在 EBV 感染的 B 细胞中，病毒的基因组不能完全表达而在感染早期即处于潜伏状态，不能表达病毒的结构蛋白和其他晚期蛋白。这种状态下的 B 细胞内含有多个病毒基因组拷贝，但多数以附加体形式游离于细胞核外，仅少量 DNA 可整合至宿主细胞的染色体，形成 EBV 转化细胞并获得体外长期培养的特性，据此建立的 B 淋巴母细胞株已成为医学研究的重要工具。

2. 恶性转化 少数 EBV 感染的 B 细胞在不断分裂增殖的过程中，因受某些因素的影响而发生染色体异常改变，转变为肿瘤细胞。EBV 的传染源是 EBV 隐性感染者和患者。主要通过唾液传播（如接吻等），也可经输血传播，但未发现有垂直感染。EBV 病毒在口咽部上皮细胞内增殖，然后感染 B 细胞，这些细胞大量进入血液循环而造成全身性感染，并可长期潜伏在人体淋巴组织中，当机体免疫功能低下时，潜伏的 EBV 病毒活化形成复发感染。由 EBV 感染引起或与 EBV 感染有关的疾病主要有以下三种。

（1）传染性单核细胞增多症（infectious mononucleosis) 传染性单核细胞增多症是一种急性的全身淋巴细胞增生性疾病，多在青春期初次感染EBV后发病，症状为发热、咽炎和颈淋巴结肿大。随着疾病的发展，病毒可播散至其他淋巴结，可导致肝、脾肿大，肝功能异常；实验室检查见有外周血单核细胞增多，并出现异型（非典型）淋巴细胞；偶尔累及中枢神经系统（无菌性脑膜炎、脑炎等）。

（2）非洲儿童恶性淋巴瘤 又称伯基特淋巴瘤（Burkitt lymphoma，BL），该病多发生在中非、新几内亚等温热带地区，呈地方性流行，多见于6岁左右儿童，好发部位为颜面、腭部。所有患者血清均含EBV抗体，其中80%以上滴度高于正常人。在肿瘤组织中发现EBV基因组，故认为EBV与此病关系密切。

（3）EBV与鼻咽癌（nasopharyngeal carcinoma，NPC） EBV与鼻咽癌关系密切。东南亚及我国南方是鼻咽癌高发区，多发生于40岁以上人群。

三、微生物学检查法

EBV的分离培养较困难，一般用血清学方法作辅助诊断。在有条件的实验室，也可用原位核酸杂交法或PCR法检查标本细胞中的EBV DNA，或用免疫荧光法检查细胞中的EBV抗原。

1. EBV特异性抗体检测 多用免疫酶染色法或免疫荧光法，用于检测病毒VCA IgA抗体或EA IgA抗体，持续阳性者，对鼻咽癌有辅助诊断意义。

2. 异嗜性抗体检测 主要用于传染性单核细胞增多症的辅助诊断。患者在发病早期，血清中出现一种IgM型抗体，能非特异地凝集绵羊红细胞。抗体滴度超过1：256时，对传染性单核细胞增多症有诊断意义，阳性率为60%～80%。

3. EBV核酸检测 用原位核酸杂交法或PCR方法检测标本中EBV的DNA。

四、防治原则

国外正在试验研制EBV疫苗，以预防传染性单核细胞增多症，并考虑用于非洲儿童恶性淋巴瘤和鼻咽癌的免疫预防。

第五节　新型人疱疹病毒

一、人疱疹病毒6型

人疱疹病毒6型（human herpes virus 6，HHV6）是1986年美国癌症中心的Salahuddin等首先从淋巴增生性疾病和AIDS患者的外周血单核细胞中分离出的一种新病毒。这种病毒的形态结构与疱疹病毒科的其他成员相似，但分子病毒学和免疫学研究则显示它与5种人类疱疹病毒均不相同，故命名为HHV6。

1. 生物学性状 HHV6具有典型的人类疱疹病毒科的形态特征，病毒呈球形，病毒体直径为180～200nm。核心是线状双链DNA，整个基因组大小为160～170kb。衣壳由162个壳微粒组成，20面体对称，衣壳外围有一层无定形皮质层，厚20～40nm。最外覆盖着一层脂膜，表面有一些糖蛋白组成的突起。

HHV6有两个亚型，分别称为HHV6A和HHV6B。它们在生物学性状、免疫原性、致病性等方面存在差异。实验证明两亚型间存在共同抗原，同时也有各自的特异性抗原。病毒DNA限制性酶切图谱也有差异。已知HHV6B能引起幼儿玫瑰疹（roseola infantum）。HHV6A与疾病的关系尚不清楚，HHV6A与免疫损伤状态相关，最初是从免疫损伤者体内分离得到的。HHV6有较广泛的细胞嗜性，最敏感的细胞是CD4$^+$ Th细胞。病毒生长缓慢，形成细胞病变，其特点是细胞出现空泡样改变、肿胀呈气球状，有时形成多核巨细胞，折光性较强。感染骨髓细胞、神经胶质细胞不产生溶细胞性改变。

2. 致病性与免疫性 HHV6在人群中的感染十分普遍。健康带毒者是主要的传染源，感染后病毒以潜伏方式存在于人体内，外周血单核细胞和唾液腺可能是病毒潜伏的重要位置，推测唾液可能是这种病毒的重要传播途径。

（1）原发感染 HHV6的原发感染多见于6个月至2岁婴幼儿，感染者大多数无临床症状，少数感染者出现婴幼儿急疹（玫瑰疹），传播途径为飞沫传播。该病是婴幼儿的一种自限性疾病，患儿常急性发病，先有3～5天高热和上呼吸道感染症状，退热后于颈部及躯干出现淡红色斑丘疹。原发感染后病毒进入潜伏感染状态，并可维持终生。

（2）潜伏感染　当机体的免疫力受到抑制时，潜伏的 HHV6 可被激活形成急性感染，可引起间质性肺炎、脑炎/脑膜炎、肝炎及多器官衰竭等。HHV6 感染还可引起骨髓抑制和骨髓衰竭。最近因在多种肿瘤细胞中发现 HHV6，并能检测到 HHV6 的 DNA，所以认为 HHV6 可能具有致癌性。另有研究表明 HHV6 可侵入中枢神经系统。

3. 微生物学检查　病原体检查可采集早期原发感染病儿的唾液和外周血淋巴细胞样本，接种经植物凝集素（PHA）激活的人脐血或外周血淋巴细胞作 HHV6 病毒分离，细胞肿大、变圆呈"气球样"表明有病毒存在，荧光抗体染色有助于进一步鉴定病毒。也可用原位杂交和 PCR 技术检测受感染细胞中的病毒 DNA，或用血清学方法测定病毒特异性 IgM 和 IgG 类抗体，以确定是否近期或既往感染 HHV6。

4. 特异防治　尚无特异预防方法，HHV6 对抗病毒药物的敏感性与 CMV 相似。甲酸磷霉素（PFA）可抑制疱疹病毒的 DNA 聚合酶，对 HHV6A 株的 DNA 复制也有阻断作用。

二、人疱疹病毒 7 型

人疱疹病毒 7 型（human herpes virus 7，HHV7）是 1990 年 Frenkel 等从健康人活化的 CD4$^+$ Th 细胞分离获得的。它不同于所有已知的人类疱疹病毒，尽管其与 HHV6 的同源性很小，但与其他疱疹病毒相比，两者的关系最为密切。血清流行病学调查表明，HHV7 是一种普遍存在的人类疱疹病毒，婴儿急、慢性疲劳综合征和肾移植患者的外周血单核细胞中均可分离出 HHV7。绝大多数人都曾隐性感染过 HHV7，HHV7 主要潜伏在外周血单核细胞和唾液腺中，人与人的密切接触可传播该病毒，唾液传播是其主要途径。该病毒的分离培养条件与 HHV6 相似，特异性 PCR、DNA 分析等试验可用于病毒鉴定。与 HHV6 一样，HHV7 尚无有效的预防和治疗措施。

三、人疱疹病毒 8 型

人疱疹病毒 8 型（human herpes virus 8，HHV8）是 1994 年从艾滋病患者伴发的卡波西肉瘤（Kaposi's sarcoma，KS）组织中发现的，故又称为卡波西肉瘤相关疱疹病毒（Kaposi's sarcoma associated herpes virus，KSHV）。该病毒为双链 DNA（约 137kb），主要存在于艾滋病卡波西肉瘤组织和艾滋病患者淋巴瘤组织中。HHV8 与卡波西肉瘤的发生、血管淋巴细胞增生性疾病及一些增生性皮肤疾病的发病有关。通过细胞培养可分离病毒，其在培养细胞中的生物学特性类似于 EBV。血清学和病毒学的数据显示 HHV8 至少是导致卡波西肉瘤的辅助因子。如同其他病毒一样，HHV8 能在培养细胞中生长。HHV8 可通过性交传播，在发达国家多见于同性恋男性，而在发展中国家男性、女性均有发现。由于病毒可在 B 细胞中复制，故可通过输入被污染的血细胞传播，而血浆则无传播病毒的作用。感染 HHV8 的临床诊断包括血液中 HHV8 抗体的测定、末梢血细胞中（主要是 B 细胞）HHV8 序列测定、卡波西肉瘤组织中病毒及其基因的检测等。近年来，已有应用免疫荧光 ELISA、免疫印迹等方法检测血清抗原、抗体的报道。

（李永刚　张轶博）

第二十七章　逆转录病毒

逆转录病毒（retrovirus）是一类含有逆转录酶（reverse transcriptase，RT）的单正链 RNA 病毒，按其致病作用可分为以下三个亚科。

1. RNA 肿瘤病毒亚科（*Oncovirinae*）　包括引起禽类、哺乳类及灵长类动物白血病、肉瘤、淋巴瘤和乳腺癌等的多种病毒，与人类有关的有人类嗜 T 细胞病毒Ⅰ型、Ⅱ型和Ⅴ型。

2. 慢病毒亚科（*Lentivirinae*）　包括人类免疫缺陷病毒及多种对动物致病的慢病毒。

3. 泡沫病毒亚科（*Spumavirinae*）　包括灵长类、牛、猪及人泡沫病毒。

逆转录病毒的主要特性：①病毒体呈球形，有包膜，表面有刺突，直径为 80～120nm；②病毒基因组由两条相同的正链 RNA 组成，病毒核心中含有逆转录酶和整合酶；③具有 *gag*、*pol* 和 *env* 三个结构基因和多个调节基因；④病毒基因复制时通过形成 DNA 中间体，并与宿主细胞的染色体整合，形成前病毒体；⑤成熟的病毒颗粒以出芽的方式释放。

第一节　人类免疫缺陷病毒

人类免疫缺陷病毒（human immunodeficiency virus，HIV）是获得性免疫缺陷综合征（acquired immunodeficiency syndrome，AIDS）的病原体，艾滋病即 AIDS 的音译。HIV 主要有两型，即 HIV-1 和 HIV-2。世界上的艾滋病大多由 HIV-1 所致，HIV-2 只在西非呈地区性流行。自 1983 年首次分离出 HIV 以来，AIDS 在全世界迅速蔓延，全球有数千万人感染 HIV。目前艾滋病已成为全球最重要的公共卫生问题之一，世界卫生组织将每年的 12 月 1 日定为"世界艾滋病日"。

我国自 1985 年发现第一例艾滋病患者以来，感染人数逐年上升。目前 HIV/AIDS 在中国的流行特点是：①全国疫情整体保持低流行状态，但部分地区流行程度较高；②经静脉吸毒和经母婴传播降至较低水平，经性传播成为主要传播途径；③各地流行模式存在差异，中老年人、青年学生等重点人群疫情上升明显；④存活的感染者和患者数量明显增多，发病人数增加。

一、生物学性状

1. 形态与结构　HIV 病毒体呈球形，直径为 100～120nm。在电镜下观察，病毒内部有一致密的圆柱状核心。病毒体外层为脂蛋白包膜，其中嵌有 gp120 和 gp41 两种病毒特异的包膜糖蛋白。gp120 为 HIV 的表面刺突，与靶细胞表面的受体结合决定病毒的亲嗜性，同时也携带中和抗原表位，诱导体内中和抗体的产生。gp120 易发生变异，有利于病毒逃避免疫清除。gp41 为跨膜蛋白，介导病毒包膜和宿主细胞膜融合。病毒的核心是由两条相同的单正链 RNA 基因组及包裹在其外的核衣壳蛋白 p7 和衣壳蛋白 p24 组成，病毒核心内含病毒 RNA、逆转录酶、整合酶和蛋白酶（图 27-1）。

2. 基因组结构与主要编码蛋白　HIV 的基因组由两条相同的正链 RNA 组成，以二聚体的形式存在。HIV-1 基因组长 9181bp，HIV-2 基因组长 10 359bp。基因组含有 *gag*、*pol*、*env* 三个结构基因及 *tat*、*rev*、*nef*、*vif*、*vpr*、*vpu* 6 个调节基因（图 27-2）。基因组两端是长末端重复序列（LTR），包含启动子、增强子及其他与转录调控因子结合的序列。

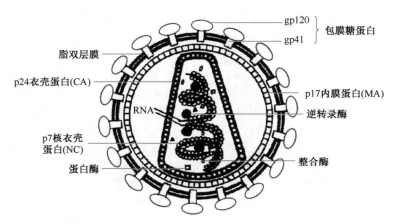

图 27-1　HIV 结构模式图

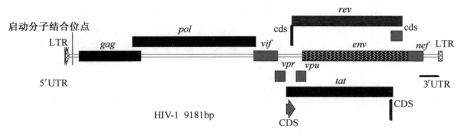

图 27-2　HIV 基因组结构示意图

三个结构基因中，*gag* 基因编码一个分子质量约 55kDa 的前体蛋白（p55），经 HIV 蛋白酶裂解而形成病毒的核衣壳蛋白（p7）、内膜蛋白（p17）和衣壳蛋白（p24）。*env* 基因编码包膜糖蛋白 gp160，随后被裂解为 gp120 和 gp41 两种包膜糖蛋白。*pol* 基因编码逆转录酶、蛋白酶和整合酶。逆转录酶在

HIV 复制过程中具有三种酶活性：逆转录酶（依赖 RNA 的 DNA 聚合酶）活性、RNA 酶 H（内切核酸酶）活性及 DNA 聚合酶活性。6 个调节基因编码的调节蛋白在病毒的 RNA 转录、转录后加工、蛋白质翻译及病毒释放的过程中起着十分重要的作用（表 27-1）。

表 27-1　HIV-1 基因及其编码蛋白

基因		编码蛋白	编码蛋白的功能
结构基因	*gag*	p24 和 p7 p17	衣壳蛋白和核衣壳蛋白 内膜蛋白
	pol	逆转录酶 RNA 酶 H 蛋白酶 整合酶	逆转录酶活性和 DNA 聚合酶活性 水解 RNA：DNA 中间体中的 RNA 链 切割前体蛋白 使病毒 DNA 与细胞 DNA 整合
	env	gp120 gp41	使病毒吸附于细胞表面 介导病毒包膜与宿主细胞膜融合
调节基因	*tat*	Tat	反式激活蛋白，激活 HIV 基因的转录
	rev	Rev	促进病毒 mRNA 转运至细胞质
	nef	Nef	增强 HIV 的复制和感染性；抑制感染细胞凋亡；下调感染细胞表面 MHC Ⅰ类分子的表达
	vif	Vif	促进病毒装配和成熟
	vpr	Vpr	转运病毒 DNA 至细胞核；抑制细胞生长
	vpu	Vpu	介导 CD4 细胞降解；促进病毒释放

3. 病毒的复制　　HIV 的靶细胞主要是 CD4⁺ Th 细胞及表达 CD4 分子的单核巨噬细胞、树突状细胞等。病毒借助 gp120 与靶细胞表面的 CD4 分子结合，然后再与靶细胞膜表面的趋化因子受体 CXCR4

或 CCR5 结合，引起包膜蛋白的结构改变，促进包膜蛋白 gp41 和细胞膜融合，使 HIV 进入细胞。HIV 核衣壳在细胞内脱壳，然后以病毒 RNA 为模板，在逆转录酶的作用下，逆转录产生互补链 DNA，构

成 RNA : DNA 复制中间体。复制中间体中的亲代 RNA 链由 RNA 酶 H 水解去除，由互补链 DNA 产生正链 DNA，从而组成双链 DNA。在病毒整合酶的作用下，双链 DNA 基因组整合入细胞染色体中，形成前病毒体（provirus），处于潜伏状态。此潜伏状态持续时间长短不一，直至在某些因素下激活。激活的整合状态的 HIV DNA 在宿主细胞的 RNA 聚合酶作用下，转录形成 RNA。一些 RNA 复制作为病毒的子代 RNA，另一些转录成为病毒 mRNA。mRNA 在细胞核糖体上翻译成多聚蛋白。在病毒蛋白酶的作用下，多聚蛋白被裂解成各种结构蛋白和调节蛋白。最后，病毒子代 RNA 与结构蛋白装配成核衣壳，并从宿主细胞膜获得包膜形成完整的有感染性的子代病毒，然后以出芽方式释放到细胞外（图 27-3）。

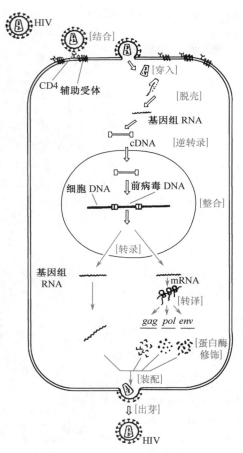

图 27-3　HIV 的复制过程示意图

HIV 感染需要与两种受体结合：一是 CD4 分子；二是趋化因子受体，又称辅助受体（coreceptor）。在体内仅有 CXCR4 或 CCR5 可作为辅助受体，趋化因子 SDF-1 的受体 CXCR4 是嗜胸腺细胞性 HIV（thymocyte-tropic HIV）的辅助受体；趋化因子 RANTES、MIP-1a、MIP-1β 的受体 CCR5

是嗜巨噬细胞性 HIV（macrophage-tropic HIV）的辅助受体。也有双嗜性病毒，辅助受体既可是 CXCR4，也可是 CCR5。趋化因子受体先天欠缺的人群可抵抗 HIV 的感染。在 HIV 感染早期，血液中以与 CCR5 结合的嗜巨噬细胞病毒株为主，晚期多以与 CXCR4 结合的嗜胸腺细胞病毒株为优势毒株。

4. 病毒的变异　HIV 是一种高度变异的病毒，各基因的变异程度不同，其中以 env 基因的变异率最高。在 gp120 肽链上，含有 5 个变异区（V1 ~ V5）和 6 个恒定区（C1 ~ C6）。变异区的氨基酸序列呈高度易变性，从而影响病毒对宿主细胞的亲嗜性和病毒的抗原性。根据 env 基因序列的同源性，可将目前全球流行的 HIV-1 分为 M（main）、O（outlier）、N（new）3 个组；进一步又根据 env、gag 等基因序列分为 13 个亚型，其中 M 组包括 11 个亚型（A ~ K），O 组和 N 组各有一个亚型。HIV-2 至少有 7 个亚型（A ~ G）。各亚型的分布因不同地区、流行时间和人群传播情况而异。HIV 的抗原性变异被认为是病毒逃避宿主免疫系统清除作用的重要机制。

5. 培养特性　HIV 的培养必须在 P3 实验室中进行操作，实验室中常用新鲜分离的 T 细胞和某些 T 细胞株进行 HIV 培养，感染后细胞出现不同程度的病变，培养液中可检测到逆转录酶活性，而培养细胞中可检测到病毒抗原。恒河猴和黑猩猩可作为 HIV 感染的动物模型，但其感染过程和产生的症状与人类不同。

6. 抵抗力　HIV 对理化因素的抵抗力较弱。在液体或血清中，56℃ 加热 10min 可灭活病毒；0.1% 漂白粉、70% 乙醇、0.3% H_2O_2 和 0.5% 来苏处理 5min，均可灭活病毒。但病毒在 20 ~ 22℃ 可存活 7 天，在冰冻血制品中，需 68℃ 加热 72h 才能保证灭活病毒。HIV 对紫外线不敏感，有较强的抵抗力。

二、致病性与免疫性

1. 传染源与传播途径　艾滋病的传染源是 HIV 无症状携带者和艾滋病患者。HIV 可存在于血液、精液、阴道分泌物、唾液、乳汁和脑脊液中，主要传播方式有以下三种。

（1）性传播　是 HIV 的主要传播方式，性活跃人群（包括同性恋或异性恋）为高危人群。患有其他的性传播疾病能增加 HIV 感染的风险，主要是因为梅毒、淋病等所引起的炎症、溃疡可破坏生殖器黏膜，使 HIV 更易侵入。

（2）血液传播　通过输入带有 HIV 的血液或血制品、静脉药瘾者共用污染的注射器及针头等传播。

（3）母婴传播　　经胎盘、产道或哺乳等方式传播。如果不采取干预措施，HIV 母婴传播的概率为 15%～45%，HIV 感染的母亲接受抗逆转录病毒治疗可显著降低母婴间的传播。

2. 致病机制　　HIV 致病的主要特点是病毒能选择性地侵犯 CD4$^+$ Th 细胞，从而能引起以 CD4$^+$ Th 细胞缺损和功能障碍为中心的严重免疫缺陷。由于 T 细胞减少和功能丧失，不能诱导特异性免疫应答，患者除表现为严重的细胞免疫缺陷外，还出现体液免疫功能障碍和迟发型超敏反应减弱或消失。HIV 感染损伤 CD4$^+$ Th 细胞的机制有以下三种。①HIV 直接杀伤靶细胞：HIV 在细胞内增殖，产生大量的病毒颗粒，造成感染细胞的破坏，受染细胞胞膜上的 gp120 与正常 CD4$^+$ 细胞的受体结合造成细胞融合，形成多核巨细胞而导致细胞死亡。②HIV 间接杀伤靶细胞：受染细胞胞膜上表达 HIV 糖蛋白 gp120，能诱生特异性 CTL 或抗体，通过特异性细胞毒作用或 ADCC 效应损伤靶细胞；游离的 gp120 与正常 CD4$^+$ Th 细胞膜上的 CD4 分子结合，从而被免疫系统识别和杀伤。③HIV 诱导的细胞凋亡：可溶性的 gp120 和 HIV 感染树突状细胞表面的 gp120 可与 T 细胞表面 CD4 分子交联，通过激活钙通道而使细胞内的 Ca^{2+} 浓度升高，导致细胞凋亡；gp120 与 CD4 分子交联，促使靶细胞表达 Fas 分子，通过 Fas 途径诱导凋亡。

3. HIV 感染的临床表现　　HIV 感染的潜伏期长，从感染到发病有的可达 10 年左右的时间。临床上 HIV 的感染可分为以下 4 个时期。

（1）HIV 感染急性期　　HIV 进入机体后即开始大量繁殖和释放，形成病毒血症。多数患者无明显症状或仅表现为流感症状，感染者可出现发热、咽炎、淋巴结肿大、皮肤斑丘疹和黏膜溃疡等症状，症状持续两周左右，会自行消退。在急性感染期从血中可检测到 HIV 抗原 p24，但 HIV 抗体可能尚未转阳，通常 HIV 抗体在感染 4～8 周之后才能在血液中检出。

（2）潜伏期　　数周后疾病转入无症状 HIV 潜伏期。此期感染者没有任何临床症状，血中病毒量明显下降，但在淋巴结中病毒可继续进行低水平的增殖，并不断有少量病毒释放入血，患者的血液及体液均有传染性。血清中可检出 HIV 抗体，但由于病毒滴度低，需用敏感的方法才能检测出病毒。此阶段可持续 2～10 年或更久。

（3）艾滋病相关综合征（AIDS-related complex，ARC）　　随着感染时间的延长，病毒在体内大量繁殖，机体的免疫功能被严重破坏，疾病进入艾滋病相关综合征期，出现艾滋病相关症候群，表现为持续性发热、疲乏、体重下降、慢性腹泻及全身淋巴结肿大等全身症状。

（4）典型 AIDS 期　　感染后期，疾病迅速发展成为典型 AIDS 期，此期从患者血中能稳定检出高水平的 HIV。患者血中 CD4$^+$ Th 细胞明显下降，引起严重的免疫缺陷，合并各种机会性感染。此期有 4 个基本特征：①严重的细胞免疫缺陷，特别是 CD4$^+$ Th 细胞严重缺陷。②严重的机会性感染：由于机体免疫功能严重缺损，艾滋病患者的抗感染能力显著下降，一些对正常机体无明显致病作用的病原体（如巨细胞病毒、EB 病毒、结核分枝杆菌、卡氏肺孢子菌等），常可造成致死性感染。③恶性肿瘤：常伴有卡波西肉瘤及恶性淋巴瘤等。④神经系统异常：可出现神经系统症状，如头痛、癫痫、进行性痴呆等。

4. HIV 感染的免疫应答　　在 HIV 感染过程中，机体可产生高滴度的抗 HIV 多种蛋白质的抗体，包括抗 gp120 的中和抗体和抗衣壳蛋白（p24）抗体。中和抗体具有一定的保护作用，主要是在急性感染期降低血清中的病毒量，但不能清除体内的病毒。HIV 感染也刺激机体产生细胞免疫应答，包括 CD8$^+$ Th 细胞应答、CD4$^+$ Th 细胞应答和 NK 细胞反应等。机体主要通过特异性细胞免疫应答阻遏 HIV 感染，特别是 CTL 杀伤 HIV 感染细胞的作用，但 CTL 不能彻底清除体内潜伏感染的细胞。此外，HIV 变异株可以逃避体液免疫和细胞免疫应答，HIV 仍能持续地在体内活跃复制，形成长时期的慢性感染状态。

三、微生物学检查

检测 HIV 感染主要用于 AIDS 的诊断、指导抗病毒药物的治疗和检出 HIV 携带者。HIV 感染的实验室诊断方法有两大类：一类是检测抗体，是目前最常应用的方法；另一类是检测病毒及其组分。

1. 检测抗体　　一般借助 ELISA 法对抗 HIV 抗体进行初筛。由于 HIV 的全病毒抗原与其他逆转录病毒存在交叉反应，故需对初筛阳性者进行确证试验。最常用的确证试验为蛋白质印迹（Western blot），可同时检测 HIV p24、gp41 和 gp160/120 蛋白的特异性抗体。若血清中同时检出两种或两种以上抗体阳性时，可确诊为 HIV 感染。此外，放射免疫沉淀试验也可用于 HIV 血清学检测的确证试验，其特异性和敏感性比蛋白质印迹还要高。

2. 检测病毒及其组分

（1）病毒分离　　取患者的血液单个核细胞、骨髓细胞、血浆或脑脊液等标本接种入 HIV 敏感的细胞，如经 PHA 活化的正常人外周血淋巴细胞、脐血淋巴细胞或 T 细胞株，经培养 2～4 周后，如有病毒，则出现不同程度的细胞病变，最明显的是有融合的多核巨细胞。也可用间接免疫荧光法检测培养细胞中的病毒抗原，或用生化方法检测培养液中的逆转录酶活性，以确定 HIV 的存在。

（2）测定病毒抗原　　常用 ELISA 法检测外周血中游离的或免疫复合物中 HIV 的 p24 抗原。这种抗原通常出现于病毒的急性感染期。在潜伏期中常为阴性，待感染发展，艾滋病症状出现时，p24 抗原又可重新上升。

（3）测定病毒核酸　　近年应用多种方法包括逆转录 PCR（RT-PCR）、核酸序列扩增试验和 DNA 杂交试验等定量检测血浆中的 HIV RNA。其敏感度可达 20～50 拷贝 /ml。这种定量检测方法常用于检测 HIV 慢性感染者病情的发展，以及作为评价抗 HIV 药物治疗效果的指标。

四、防治原则

1. 综合预防措施　　艾滋病是一种全球性疾病，近几年来，该病病例数几乎逐年成倍增长。由于艾滋病的高度致死性与惊人的蔓延速度，WHO 和许多国家都已采取预防 HIV 感染的综合措施，包括：①开展广泛宣传教育，普及预防知识，认识艾滋病的传播方式及其严重危害性，杜绝吸毒和性滥交；②控制传染源，建立 HIV 感染的监测系统，掌握流行动态，加强国境检疫，严防传入；③切断传播途径，对供血者进行 HIV 抗体检查，一切血制品均应通过严格检疫，确保输血和血液制品的安全性；④ HIV 抗体阳性妇女，应避免怀孕或避免母乳喂养。

2. 疫苗研究　　迄今，对艾滋病的特异性预防尚缺乏理想的疫苗。HIV 疫苗研究遇到最大的问题是病毒 *env* 基因的高度变异性，使其编码的包膜糖蛋白 gp120 在不同亚型的毒株中存在明显的差异，因此要得到具有广泛保护性的疫苗有困难。

3. 抗病毒治疗　　目前，临床上用于治疗艾滋病的药物分为三类：①核苷类逆转录酶抑制剂，如叠氮胸苷（AZT）、双脱氧胞苷（ddC）、双脱氧肌苷（ddI）等；②非核苷类逆转录酶抑制剂，如奈韦拉平（NVP）；③蛋白酶抑制剂，如沙奎那韦（SNV）。临床上采用高效抗逆转录病毒治疗（HAART），即多种抗病毒药物联合治疗［通常用核苷类和（或）非核苷类逆转录酶抑制剂与蛋白酶抑制剂组合成二联或三联疗法］，又称"鸡尾酒"疗法，该法可有效抑制病毒复制，故能减轻患者症状及延长患者的生命，但目前尚不能彻底治愈 AIDS。

第二节　人类嗜 T 细胞病毒

人类嗜 T 细胞病毒（human T-cell lymphotropic virus，HTLV）是 20 世纪 80 年代初期分别从 T 细胞白血病和毛细胞白血病患者的外周血淋巴细胞中分离出的人类逆转录病毒，分为 HTLV-1 和 HTLV-2 两型。其中，HTLV-1 是成人 T 细胞白血病的病原体，HTLV-2 引起毛细胞白血病。

一、生物学特性

HTLV-1 和 HTLV-2 在电镜下呈圆形，直径为 100～120nm。病毒包膜表面的刺突为病毒特异的糖蛋白（gp120），内层衣壳含 p18、p24 两种结构蛋白。核心含病毒 RNA 及逆转录酶。病毒基因组包括 *gag*、*pol*、*env* 三个结构基因和 *tax*、*rex* 两个调节基因。*gag*、*pol* 和 *env* 三个基因的功能与 HIV 基本一致。两个调节基因编码的蛋白质参与病毒基因表达的调控，并与 HTLV 的致病性有关。

二、致病性与免疫性

HTLV-1 和 HTLV-2 主要感染 CD4[+] Th 细胞并在其中增殖，使受感染的 T 细胞转化，最后发展成为 T 细胞白血病。关于 HTLV-1 和 HTLV-2 以何种方式引起细胞恶变的机制还未完全清楚，目前认为，这两种病毒所致的 T 细胞白血病，可能是一个多阶段的演变过程。病毒侵入 CD4[+] Th 细胞后，其基因组经逆转录并以前病毒形式整合于细胞 DNA 中。在病毒复制过程中，通过 *tax* 基因产物的反式激活作用，CD4[+] Th 细胞的 IL-2 受体基因异常表达，使感染病毒的 CD4[+] Th 细胞大量增殖，但并不引起细胞破坏。由于 HTLV 前病毒 DNA 在 T 细胞染色体上的整合并无特定细胞基因的限制，它们可以整合于不同的细胞染色体中，并使细胞转化成不同的克隆，当这些细胞继续增殖时，某一克隆中个别细胞的染色体如果发生突变，这个细胞就会演变成白血病细胞，随后由其不断增殖成 T 细胞白血病的细胞克隆。从 HTLV 感染 CD4[+] Th 细胞到形成白血病细胞克隆，一般需 3～6 周的时间。受 HTLV 感染的 T 细胞除引起细胞增生、转化及癌变外，其正常免疫功能也受影响，主要引起免疫缺陷和多克隆性 B 细胞激活。

HTLV-1 可通过输血、共用注射器或性接触等方式传播，也可以经胎盘、产道或哺乳等途径将病毒传给婴儿。该病毒除引起成人 T 细胞白血病外，尚能引起热带下肢痉挛性瘫痪和 B 细胞淋巴瘤。HTLV-2 则引起毛细胞白血病和慢性 CD4$^+$ Th 细胞淋巴瘤。由 HTLV-1 引起的成人 T 细胞白血病在日本西南部、加勒比海地区、南美洲东北部和非洲一些地区呈地方性流行。我国福建省的沿海县、市是我国 HTLV-1 的流行区。

三、微生物学检查

HTLV-1 或 HTLV-2 病毒分离和抗体检测方法与检测 HIV 相似。应用免疫印迹法检测抗体可将 HTLV-1、HTLV-2 和 HIV 三种病毒的抗体相区别。此外，可采用 PCR 检测外周血单核细胞中的 HTLV 前病毒 DNA，其敏感性高，可在临床上辅助诊断该病。

四、防治原则

目前 HTLV 感染尚无特异的疫苗。及时发现感染者、切断传播途径是控制该病传播的有效措施。主要采用逆转录酶抑制剂、IFN-α、联合化疗等方案对该病进行治疗。

（杨　帆）

第二十八章　其他病毒

第一节　狂犬病病毒

狂犬病病毒（rabies virus）是急性致死性中枢神经系统疾病——狂犬病（rabies）的病原体。该病毒在分类上属于弹状病毒科（*Rhabdoviridae*）狂犬病病毒属（*Lyssavirus*）。狂犬病病毒是嗜神经性病毒，可自然感染多种野生动物（狼、狐狸、鼬鼠、蝙蝠等）及家养动物（犬、猫、牛等）。人可通过患病或被携带病毒的动物咬伤、抓伤等方式而感染病毒，进而引起狂犬病。狂犬病是人畜共患的自然疫源性疾病，至今尚无有效的治疗方法，一旦发病，死亡率近乎100%。因此，预防狂犬病的发生尤其重要。

一、生物学性状

1. 形态与结构　狂犬病病毒形似子弹状（图28-1），长约180nm，直径为75nm，一端钝圆，另一端扁平。狂犬病病毒为有包膜病毒，核衣壳呈螺旋对称型，由单股负链RNA、核蛋白（N蛋白）、依赖RNA的RNA聚合酶（L蛋白）及M1基质蛋白构成。核衣壳表面有包膜，包膜内衬M2基质蛋白，外层有糖蛋白（G蛋白）棘突。G蛋白可结合宿主细胞表面的相应受体，诱导机体产生特异性中和抗体及细胞免疫应答，故与病毒的感染性、毒力和免疫原性密切相关。

2. 培养特性　狂犬病病毒在鸡胚、鸭胚、地鼠肾细胞、人二倍体成纤维细胞中均能增殖，一般不引起细胞病变，荧光抗体染色法可显示病毒抗原的存在。该病毒的动物宿主范围很广，可感染所有温血动物。在易感动物或人的中枢神经细胞（主要是大脑海马回的锥体细胞）中增殖时，在胞质中形成一个或多个、圆形或椭圆形、直径为20～30μm的嗜酸性包涵体，称内基小体（Negri body）（图28-2）。内基小体可作为辅助诊断狂犬病的指标。

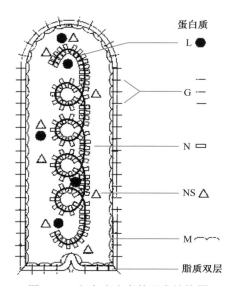

图28-1　狂犬病病毒的形态结构图

蛋白质
L
G
N
NS
M
脂质双层

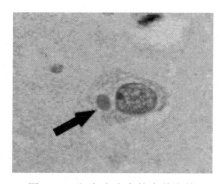

图28-2　狂犬病病毒的内基小体

3. 抗原性及变异　只有一个血清型，但其毒力可发生变异。从自然感染的宿主中分离出的病毒称野毒株（wild strain）或街毒株（street strain）。巴斯德曾用野毒株连续在家兔脑内传代，发现其潜伏期随传代次数的增加而缩短。传至50代时，潜伏期已由原来的4周缩短至4～6天。再继续传代时，潜伏期不再缩短。传代后的毒株对家兔表现出更强的致病性，但对人或犬的致病性明显减弱，故称其为固定毒株（fixed strain）。固定毒株不能通过脑外途径感染脑神经组织，故巴斯德用固定毒株制备狂犬病疫苗，成功预防了狂犬病。

4. 抵抗力　狂犬病病毒对热、紫外线、日光的抵抗力弱，60℃加热30min或100℃加热2min即可被灭活。病毒也容易被强酸、强碱、乙醇、乙醚等灭活。肥皂水、去垢剂等也有灭活该病毒的作用。但在脑组织内的病毒，于室温或4℃条件下，其传染性可保持1～2周，于50%甘油中置室温条件下可保持活性1周，于4℃条件下可保存数月。病毒在冰冻干燥下可保持数年。

二、致病性与免疫性

狂犬病病毒感染的宿主范围很广。动物间的狂犬病是由患病动物咬伤健康动物而传播。人患狂犬病的主要传染源是狂犬病犬或携带病毒犬，其次为携带病毒的狼、猫或猪等。犬一般从发病前5天开始唾液中即含有大量病毒。人被狂犬咬伤后，病毒随犬唾液经伤口进入人体，潜伏期一般为3～8周，但也有短至1周或长达数年才出现症状者。潜伏期与咬伤部位距离头部远近、伤势程度、患者年龄、免疫状况、病毒量及病毒株有关。病毒在入侵部位的肌肉和结缔组织细胞中增殖，经神经肌肉接头侵入周围神经，以细胞间传递方式传入神经末梢，上行至中枢神经系统，侵入神经细胞内大量增殖并引起细胞功能紊乱和退行性病变，然后又沿传出神经扩散到唾液腺及其他组织。患者早期症状主要有发热、不安、头痛乏力、伤口周围刺痛感、流涎和流泪等。随着病情进展，患者出现极度兴奋、狂躁不安、吞咽或饮水时喉部肌肉受刺激而发生痉挛，甚至对水声或其他轻微刺激也异常敏感，可引起痉挛发作，患者视水而生畏、痛苦不堪，故狂犬病又称为"恐水症"（hydrophobia）。典型症状持续3～5天后，患者转入麻痹、昏迷，最后因呼吸困难、循环衰竭而死亡。动物实验结果表明，狂犬病病毒的糖蛋白和核蛋白能诱导机体产生中和抗体，但对已进入神经细胞内的病毒，抗体难以发挥作用，但病毒感染也能诱

导细胞免疫应答。狂犬病疫苗接种后所产生的中和抗体与细胞免疫在狂犬病预防中发挥着重要作用。

三、微生物学检查

根据动物咬伤史与典型的临床症状通常可以诊断狂犬病。当人被犬或其他动物咬伤后，检查动物是否患有狂犬病对采取防治措施极为重要。通常将可疑动物捕获并隔离观察7～10天，检查动物是否患有狂犬病。如动物7～10天不发病，一般认为该动物未患狂犬病或咬人时唾液中尚无狂犬病病毒。若7～10天内发病，可将其杀死，取脑海马回部位组织做切片或涂片，用免疫荧光法检查病毒抗原，同时做组织切片检查内基小体。也可将动物脑组织制成10%的悬液，接种于小鼠脑内，待发病后取脑组织检查内基小体或病毒抗原，可提高检出阳性率。

对可疑患者，可用免疫荧光法检测其唾液、分泌物、尿沉渣中的病毒抗原。也可用酶联免疫吸附试验检测患者血清中的特异性抗体。通常感染7天后血清中和抗体效价升高。对曾经接种过狂犬病疫苗的患者，血清抗体效价＞1∶5000具有诊断意义。

四、防治原则

1. 一般预防　对犬等家养动物进行预防接种及捕杀野犬是预防狂犬病最重要的措施。人被动物咬伤、抓伤，以及被带病毒的实验用具损伤皮肤后，应立即用20%肥皂水、0.1%新洁尔灭或清水充分清洗伤口，然后用5%碘酒烧灼伤口。若伤口过深可做清创术后再用75%乙醇或碘酒消毒处理伤口。

2. 特异性防治　接种狂犬病疫苗是预防狂犬病发生的重要措施。由于狂犬病的潜伏期长，人被咬伤后如能及早接种疫苗，可使机体获得自动免疫从而预防发病。目前我国采用灭活的固定毒株制备疫苗，一般于伤后第0、3、7、14、28天进行肌内注射，免疫效果良好。极少数人出现局部炎症或轻度全身反应。在伤口严重或特殊情况下，可联合应用抗狂犬病病毒人免疫球蛋白（20IU/kg）或抗狂犬病病毒马血清（40IU/kg）进行被动免疫预防。

第二节　人乳头瘤病毒

人乳头瘤病毒（human papillomavirus，HPV）属于乳多空病毒科（*Papovaviridae*）的乳头瘤病毒属（*Papillomavirus*）。该病毒属包括多种动物和人乳头瘤病毒，具有种属特异性。由于乳头瘤病毒的宿主范围

很窄，故常以宿主名称为其命名。人乳头瘤病毒在人类中广泛传播，主要引起人类皮肤黏膜的增生性病变。由于某些HPV生殖器感染主要是由性接触传播，故它们也是性传播疾病（STD）的病原体之一。

一、生物学性状

1. 形态与结构　HPV 呈球形，直径为 52～55nm，无包膜。衣壳由 72 个壳粒组成，为 20 面体立体对称型（图 28-3）。HPV 基因组为 7～9kb 的双股环状 DNA，有 3 个基因区，即编码早期蛋白的早期区（early region，ER）、编码结构蛋白的晚期区（late region，LR）和非编码的上游调节区（upstream regulatory region，URR）。

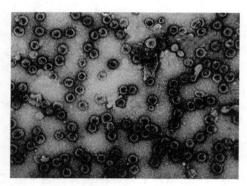

图 28-3　人乳头瘤病毒电镜图

2. 组织亲嗜性与培养　HPV 具有高度的宿主和组织特异性，只能感染人的皮肤和黏膜上皮细胞，在易感细胞核内增殖形成嗜酸性包涵体。目前 HPV 尚无法在常规的组织细胞中培养。

3. 分型　HPV 有 100 多个型别，各型之间的 DNA 同源性小于 50%，型内同源性大于 50% 而限制性内切核酸酶片段不同者称为亚型。

4. 抵抗力　HPV 对乙醚、热均稳定。

二、致病性与免疫性

人类是 HPV 的唯一自然宿主。根据感染部位的不同，可将 HPV 分为嗜皮肤性和嗜黏膜性两大类，两大类之间有一定的交叉。HPV 主要通过直接接触传播，也可经被病毒污染的物品间接接触传播。生殖器感染主要由性接触传播，新生儿可经产道感染。病毒仅侵犯局部皮肤和黏膜细胞，但不产生病毒血症。HPV 在上皮细胞核内复制，诱导上皮细胞增殖，导致表皮变厚和表皮角化而形成皮肤乳头状瘤或多种疣。不同型别的 HPV 侵犯的部位和所致疾病也不尽相同（表 28-1）。

表 28-1　HPV 型别与人类疾病的关系

HPV 型别	相关疾病	致瘤情况
1、4	皮肤跖疣	良性
2、4、26、27、29	寻常疣	良性
3、10、28、41	扁平疣	极少恶性
5、8	疣样表皮增生	30% 成恶性
6、11	肛门及生殖器尖锐湿疣、喉乳头瘤、上皮内瘤	低
7	手疣	良性
9、12、14、15、17、19～25、36、46、47	疣样表皮增生	某些型可致癌（如 HPV17、HPV20）
13、32	口腔灶性上皮增生	有致癌的可能
16、18、30、33、35、39、45、51、52、56	生殖器癌、喉癌、食道癌	与生殖器和口腔癌高度相关，尤其是宫颈癌
34、40、42～44、53～55、58、59、61、62、64、66～69	上皮肉瘤（生殖器、其他黏膜）	某些型可致癌
75、77	器官移植患者寻常疣	不确定
37	角质棘皮瘤	良性

例如，尖锐湿疣（condylomata acuminate）主要由 HPV6、HPV11 感染泌尿生殖道引起，也称生殖器疣或性病疣（venereal wart），经性行为传播，是较常见的 STD。女性感染部位主要是外阴、阴道和宫颈，男性多见于生殖器、肛周及肛门等部位。病损部位产生红色有软感的团块，突出于表皮，表面粗糙，有肉质的蒂柄，常聚生成群，可发生融合。由于 HPV6、HPV11 属于低危型，故尖锐湿疣很少癌变。

大量流行病学研究显示，HPV 感染（特别是高危型 HPV，如 HPV16、HPV18）与生殖器癌如宫颈癌、阴茎癌等的发生密切相关。90% 以上的宫颈癌

可检出 HPV DNA。与良性疣中病毒多以游离状态存在不同，在宫颈癌中，HPV DNA 多以整合状态存在。当 HPV DNA 插入细胞的某些原癌基因（*ras* 或 *c-myc*）位点时，则会激活癌基因并诱导其表达，导致细胞恶变而发生肿瘤。在 HPV 基因产物中，转化蛋白 E6 可诱发抑癌蛋白 P53 的降解，转化蛋白 E7 可抑制抑癌基因 *Rb* 的生物学活性，进而导致细胞发生恶性转变。此外，在皮肤癌、肺癌、直肠癌等组织中也不同程度地检出了 HPV 的 DNA。HPV 感染后可刺激机体产生特异性抗体，但对机体并无保护作用。机体的细胞免疫尤其是局部细胞免疫对于清

除病毒、消除 HPV 持续感染十分重要，细胞免疫功能低下者易发病。

三、微生物学检查

临床上典型的乳头瘤或疣比较容易诊断，但亚临床型感染或进行宫颈癌普查及 HPV 流行病学研究时，则需要利用组织学、核酸检测、血清学诊断、电镜、免疫组化及分子生物学等实验技术方法。

1. 组织学检查　采用活检、刮片、拭子或宫颈阴道冲洗液收集脱落细胞，涂片经 HE 染色后镜检。镜下可见皮肤黏膜表层过度角化而崩解、上皮细胞核增大、核周空泡及基底层肥大等组织学改变，对 HPV 感染有诊断价值。

2. 核酸检测　采用 PCR 或核酸杂交法，对 HPV 感染进行早期诊断及型别鉴定。核酸检测法的敏感性高、特异性强，对 HPV 可进行分型，是目前应用最广的方法。

3. 血清学诊断　以人工合成的病毒蛋白表位抗原或基因工程表达的 HPV L1 和 HPV L2 衣壳蛋白构建的病毒样颗粒 VLP 为抗原，设计 VLP-ELISA 法，或用表达的融合蛋白为抗原，用蛋白质印迹法检测患者血清中的抗体。

四、防治原则

生殖器疣是常见的性传播疾病之一，加强性安全教育、杜绝不洁性行为，对控制 HPV 感染、减少疾病及宫颈癌的发生有重要意义。目前 HPV 病毒样颗粒疫苗已研制成功；另外，HPV 基因工程疫苗、亚单位疫苗、HPV DNA 疫苗、HPV 与痘苗病毒重组的活载体疫苗也在研究之中。

疣的治疗多用局部用药和手术治疗方法：①局部涂药，如 5% 5- 氟尿嘧啶或 25% 竹叶脂液；②用激光、冷冻、电灼或手术等方法除去疣体；③局部干扰素注射。上述方法常不能根除病毒、易复发，因此可连续治疗或综合治疗。

第三节　人类细小病毒 B19

人类细小病毒 B19（parvovirus B19）属于细小病毒科（Parvoviridae）红细胞病毒属（Erythrovirus）。儿童的传染性红斑（erythema infectiosum）即儿童的第 5 号病（fifth disease）是该病毒感染最常见的表现。此外，该病毒还与关节病、再生障碍性贫血、宫内感染、肝脏损害等多种疾病有关。

细小病毒 B19 呈球形，直径为 18 ～ 26nm，核衣壳为 20 面体对称型，无包膜（图 28-4）。该病毒基因组为线状单股 DNA（ssDNA），长度约为 5.5kb。对热、干燥、冻融及去污剂等十分稳定，病毒的抵抗力较强，pH3 ～ 9 环境中稳定，在 56℃耐受 30min，但对 40% 甲醛、β- 丙内酯、氧化剂等敏感。

细小病毒 B19 可经呼吸道、密切接触、垂直感染及输血等方式传播。儿童及老人是易感人群。病毒感染后经 4 ～ 20 天潜伏期，病毒入血形成病毒血症并向骨髓播散。细小病毒 B19 对骨髓中分裂旺盛的红系前体细胞有高亲和性，可在红系前体细胞中增殖，产生溶细胞感染而导致红细胞生成障碍。病毒血症终止于产生的抗体，但病毒与抗体形成的可溶性免疫复合物可引起超敏反应，导致患者面颊及四肢皮肤的红斑性斑丘疹。细小病毒 B19 也可引起成人的多发性关节病。慢性溶血性贫血患者发生感染后易促发再生障碍性贫血危象。妊娠期受细小病毒 B19 感染，病毒可通过胎盘侵袭胎儿，杀伤红细胞前体细胞，引起严重贫血、胎儿水肿及流产。

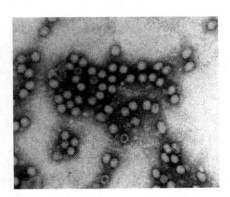

图 28-4　细小病毒 B19 电镜图

目前尚无有效的抗 B19 药物，也无针对人细小病毒 B19 的预防疫苗。

（刘北星）

第二十九章 朊　粒

朊粒（prion）又称传染性蛋白粒子或朊病毒，其本质是正常宿主细胞基因编码的、构象异常的蛋白质——朊粒蛋白（prion protein，Prp）。prion 一词由美国学者 Prusiner 于 1982 年首先提出，由传染性蛋白粒子（proteinaceous infection particle）衍化命名。因在朊粒研究中的杰出贡献，Prusiner 获得 1997 年度诺贝尔生理学奖或医学奖。目前认为朊粒是引起人和动物传染性海绵状脑病（transmissible spongiform encephalopathy，TSE）的病原体。

一、生物学性状

朊粒是一种不含核酸和脂类的疏水性糖蛋白，分子质量为 27～30kDa。人和多种哺乳动物细胞染色体中存在编码朊粒蛋白（Prp）的编码基因。在正常情况下，Prp 基因编码产生无致病性的、分子质量为 33～35kDa 的前体蛋白，即细胞朊性蛋白（cellular PrP，PrP^c）。PrP^c 构型发生异常变化时便会形成具有致病性和传染性的朊粒（图 29-1），即羊瘙痒病朊粒蛋白（scrapie prion protein，PrP^{sc}）。与 PrP^c 分子构型以 α 螺旋为主不同，PrP^{sc} 的分子构型以 β 折叠为主，对蛋白酶 K 有抗性，仅存在于感染动物的组织中。Prp 的两种异构体在生物学性状及致病性与传染性等方面的区别见表 29-1。

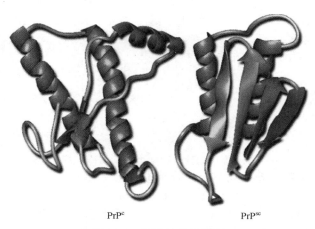

PrP^c　　　　　　　　　　PrP^{sc}

图 29-1　朊粒结构示意图

表 29-1　PrP^c 与 PrP^{sc} 的主要区别

特征	PrP^c	PrP^{sc}
分子构型	4 个 α 螺旋，无 β 折叠	2 个 α 螺旋，4 个 β 折叠
对蛋白酶 K 的抗性	敏感	抗性
分布	正常及感染的人和动物	感染的人和动物
致病性	无致病性	具有致病性与传染性

PrP 与目前已知的任何蛋白质都不具同源性，可能是一个独立的蛋白家族。利用分子探针技术得出，人类的 PrP 基因位于第 20 号染色体的短臂上，小鼠的 PrP 基因则位于第 2 号染色体上。序列分析结果表明，两者的同源性高达 90%。人类的 PrP 基因有一个内含子和一个外显子，含单一的读码框，编码 PrP^c 前体蛋白。这种前体蛋白合成后被输送到细胞表面，经过一系列的翻译和修饰转变为 PrP^{sc}。在家族性朊粒疾病的家系中已发现 PrP 基因变异，多为重复片段的插入或点突变。转基因动物的实验证明，朊粒的基因变异可导致传染性海绵状脑病。关于 PrP 的增殖机制目前仍不清楚。现已证明 PrP 在酵母细胞内能诱导酵母细胞蛋白质变构和聚集，成为致病性蛋白质。

朊粒对理化因素具有很强的抵抗性，标准的高压蒸汽灭菌（121.3℃、20min）不能破坏朊粒，其对辐射、紫外线及常用消毒剂也有很强的抗性。目前有效灭活朊粒的方法是在室温（20℃左右）下，先用 1mol/L NaOH 或者 2.5% 次氯酸钠溶液浸泡 1h 后，再高压蒸汽灭菌（134℃、≥ 2h）。

二、致病性与免疫性

朊粒能引起人和动物的致死性中枢神经系统退行性病变，即传染性海绵状脑病（TSE）。此类疾病的特点是潜伏期长，可达数年至数十年之久，一旦发病即呈慢性进行性发展，最终死亡。患者以痴呆、共济失调、震颤等中枢神经系统症状为主要临床表现。其病理特点是：中枢神经细胞空泡化、角质细胞增生、弥漫性神经细胞缺失、淀粉样斑块形成和脑组织海绵状病理改变。朊粒主要通过消化道、血液及医源性途径传播。机体对朊粒感染无炎症反应，也未发现朊粒能诱导特异性免疫应答。迄今为止，朊粒的致病机制尚不明了，但 PrP^c 转变为 PrP^{sc} 是疾病发生的基本条件。变构的朊粒 PrP^{sc} 能在中枢神经系统细胞中大量增殖、积聚而导致疾病的发生（图 29-2）。目前已证实的人和动物的朊粒性疾病有以下几种（表 29-2）。

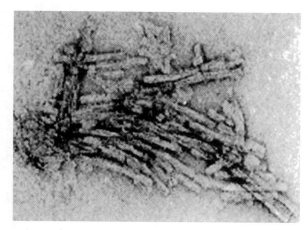

图 29-2　克雅病患者脑组织中的朊粒

表 29-2　人和动物朊粒性疾病

人类朊粒性疾病	动物朊粒性疾病
库鲁病（Kuru disease）	羊瘙痒病（scrapie of sheep and goat）
克雅病（Creutzfeldt-Jacob disease，CJD）	传染性水貂脑病（transmissible mink encephalopathy，TMM）
格斯特曼综合征（Gerstmann syndrome）	鹿慢性消瘦症（chronic wasting disease of deer，CWD）
致死性家族失眠症（fatal familial insomnia，FFI）	牛海绵状脑病（bovine spongiform encephalopathy，BSE）
克雅病变种（variant CJD，v-CJD）	猫海绵状脑病（feline spongiform encephalopathy，FSE）

1. 羊瘙痒病　1932 年英国首次报道了绵羊和山羊的传染性海绵状脑病。该病的潜伏期一般为 1～3 年，感染动物表现为消瘦、步态不稳、脱毛、麻痹等，并因病羊常在围栏上瘙痒而得名，该病死亡率极高。其病理特征为中枢神经系统细胞空泡化，神经细胞缺失，胶质细胞增生，淀粉样斑块形成等典型海绵状脑病的病理改变。

2. 牛海绵状脑病　该病是一种新出现的动物传染性海绵状脑病，是 1986 年英国首次报道的。目前疯牛病已蔓延到欧洲 13 个国家。该病的潜伏期为 4～5 年，发病初期表现为体质变差、体重减轻、产奶量下降等非特异性症状。随后神经系统症状逐步明显，出现运动失调、震颤等。由于病牛常表现出感觉过敏、恐惧甚至狂乱，因此俗称"疯牛病"（mad cow disease）。其病理变化主要集中在中枢神经系统，表现为脑干区神经元空泡化变性及灰质区神经纤维特征性海绵样病变，最严重的病变部位在延脑、中脑灰质区及下丘脑。电镜下可见大量特征性异常纤维蛋白。现在认为，该病是牛食用了含致病因子的羊骨肉粉或牛骨肉粉，使致病因子进入了牛的食物链而导致疯牛病的蔓延。1988 年 7 月，英国政府立法禁用反刍动物来源的饲料喂养牛后，疯牛病的发病率已有下降的趋势。

3. 库鲁病　该病为仅发生在巴布亚新几内亚东部高地讲 Fore 语的土著人中的一种进行性小脑退行性疾病。在 Fore 语中 kuru 为震颤的意思，该病以寒战样震颤为突出的临床表现而得名。其病变部位主要在灰质，以小脑最为严重，大脑半球病损广泛，但程度较轻。其病理特征为神经细胞破坏，胞质内出现空泡，星形细胞显著增生，小脑颗粒细胞层中出现大量淀粉样斑块，斑块周围出现辐射状纤维。库鲁病的潜伏期漫长，最长可达 30 年之久，一旦发病就迅速发展，大多在 6～9 个月死亡。临床表现为以小脑共济失调为主的神经系统症状，患者早期出现发抖、震颤、发音困难、舞蹈症及肌阵挛等。晚期发展为痴呆，肢体完全瘫痪，最终因吞咽困难、衰竭、感染而死亡。

4. 克雅病　该病又称为皮质纹状体脊髓变性或亚急性海绵状脑病，为人类最常见的传染性海绵状脑病。Creutzfeldt 和 Jacob 两位神经病理学家分别于 1920 年和 1921 年首先报道此病，故将其称为克雅病。该病呈世界性分布。好发年龄多在 50～75 岁，年发病率约为百万分之一，可为散发性、家族性或医源性。散发性患者占 85%，病因不明；家族性患者占 10%～15%，已证明在遗传性患者家族中均有 PrP 基因的突变；医源性主要与医疗器械消毒不严、脑深部电极、角膜移植、器官移植，或注射从尸体脑垂体提取的生长激素、促性腺激素等因素有关。CJD 的潜伏期为 15 个月～10 年，最长可达 40 年以上。典型的临床表现为迅速进展的痴呆、肌阵挛、皮质盲、小脑共济失调、运动性失语，并迅速发展为半瘫、癫痫甚至昏迷，患者最终死于感染或自主神经功能衰竭。患者可出现周期性脑电图异常。其病理特征与库鲁病相似，以神经细胞变性、减少或消失，空泡形成，海绵状改变及出现淀粉样斑块为主，其中海绵状空泡化被认为是 CJD 的特征性病理诊断依据。

5. 克雅病变种　　该病为 1996 年由英国 CJD 监视中心首先报道的一种新型的人类传染性海绵状脑病。该病的好发年龄、临床特征与典型 CJD 有明显不同。发病的平均年龄为 29 岁，临床表现以行为改变、运动失调和周围感觉障碍为主。脑电图改变和病理变化等方面与典型 CJD 也有明显的差异，因而被认为是 CJD 的变种（variant CJD，v-CJD）。进一步的研究结果显示，从这些病例中提取的 PrP^{sc} 与来源于 BSE 的 PrP^{sc} 的性质相同，患者脑组织的病理变化与 BSE 相似，从而表明 v-CJD 与疯牛病是由同一致病因子所致。

三、微生物学检查

1. 免疫组化及蛋白质印迹技术　　为目前确诊 TSE 的有效手段之一。取可疑患者的脑组织标本，用蛋白酶 K 消化破坏 PrP^c 后，用 PrP 单克隆抗体或多克隆抗体检测有蛋白酶抗性的 PrP^{sc}。

2. 基因分析法　　常用于诊断家族性朊粒病。从疑似患者外周血中提取 DNA，利用 PCR 扩增 PrP 基因及核酸序列分析等分子遗传学方法，确定其 PrP 基因型及其是否发生突变。

四、防治原则

目前对朊粒病尚无疫苗可供免疫预防，也缺乏有效的治疗药物，防治原则主要是切断该病的可能传播途径。

1. 医源性朊粒病的预防　　对患者的血液、体液及手术器械等污染物应进行彻底消毒，彻底销毁含朊粒的动物尸体、组织块或注射器。1mol/L NaOH 浸泡污染物 1h、134℃高压灭菌 5h、5.2% 次氯酸钠处理 2h 等方法可使朊粒丧失传染性。严禁朊粒病患者和任何退行性神经系统疾病患者的组织和器官用于移植。医护人员在诊疗过程中应严格遵守安全规程，保持皮肤不破损。

2. BSE 及 v-CJD 的预防　　禁止用牛、羊等反刍类动物的骨肉粉作为饲料喂养牛等反刍类动物，以防止致病因子进入食物链。对从有 BSE 的国家进口的活牛（包括胚胎）或牛制品等，必须进行严格的特殊检疫。加强监测工作，防止输入性感染。

（刘北星）

第三篇 真菌学

第三十章 真菌学概述

真菌（fungus）在生物分类上属于真菌界，是真核细胞型微生物，有典型的细胞核和完善的细胞器。与植物不同，真菌不含有叶绿素，无根、茎、叶的分化。真菌广泛分布于自然界，有 10 万多种，以寄生或腐生方式生存，能进行无性或有性繁殖。

与医学有关的真菌有三个真菌门：①接合菌门（Zygomycotina），为无隔多核菌丝体，绝大多数属机会致病性真菌，如毛霉菌和根霉菌等；②子囊菌门（Ascomycotina），具有子囊和子囊孢子，多数真菌属于子囊菌门，如球孢子菌属、芽生菌属、组织胞浆菌属、小孢子菌属、毛癣菌属、酵母属、曲霉属等；③担子菌门（Basidiomycotina），具有担子和担孢子，如食用菌蘑菇、灵芝及致病性真菌新生隐球菌等。

第一节 真菌的生物学性状

真菌比细菌大几至几十倍，形态结构比细菌复杂。真菌的细胞壁主要由多糖（75%）和蛋白质（25%）组成。多糖主要为几丁质的微原纤维，缺乏肽聚糖，故真菌不受青霉素或头孢霉素的作用。真菌的细胞膜含固醇（sterol），而细菌的细胞膜不含固醇。

一、形态与结构

真菌可分为单细胞真菌和多细胞真菌两类。单细胞真菌称酵母菌（yeast）。多细胞真菌大多长出菌丝和孢子，称丝状菌（filamentous fungus），又称霉菌（mold）。

1. 单细胞真菌 菌体呈圆形或卵圆形，直径 3～15μm，以出芽方式繁殖。单细胞真菌有酵母型真菌和类酵母型真菌两种。酵母型真菌不产生菌丝，其菌落与细菌的菌落相似，如新生隐球菌。类酵母型真菌延长的芽体可伸进培养基内，称假菌丝（pseudohypha）。其菌落与酵母型真菌相似，但在培养基内可见由假菌丝连接形成的假菌丝体，如白假丝酵母菌。

2. 多细胞真菌 多细胞真菌由菌丝（hypha）和孢子（spore）组成。菌丝和孢子的形态结构是鉴别真菌的重要标志。

（1）菌丝 在适宜的环境下孢子生出芽管，逐渐延长为菌丝。菌丝呈管状，直径一般为 2～10μm，长度随不同生长条件而不同。菌丝可长出许多分枝，交织成团，称菌丝体（mycelium）。

按照功能，菌丝可分为营养菌丝和气生菌丝。营养菌丝深入培养基中吸取营养物质；气生菌丝暴露在培养基之外，部分气生菌丝可产生不同形状、大小和颜色的孢子，称生殖菌丝。

按照结构，菌丝可分为有隔菌丝（septate hypha）和无隔菌丝（nonseptate hypha）。前者在菌丝内部形成横隔，把菌丝分成一连串的细胞，隔膜中央有孔，可使细胞质自一个细胞流入另一个细胞。绝大部分的病原性丝状真菌为有隔菌丝。

菌丝有螺旋状、梳状、球拍状、结节状、鹿角状和关节状等多种形态（图 30-1）。菌丝的结构形态可作为真菌鉴别的依据。

（2）孢子 是真菌的生殖结构，由生殖菌丝产生。孢子的抵抗力不强，加热至 60～70℃短时间内即可死亡。根据其繁殖方式，孢子可分为有性孢子和无性孢子两种。孢子也是真菌鉴定和分类的主要依据。

病原性真菌大多形成无性孢子。无性孢子按形态不同可分为以下 3 种。

1）叶状孢子（thallospore）：由菌丝内细胞直接形成，有 3 种类型。①芽生孢子（blastospore），由菌丝体细胞发芽形成圆形或卵圆形的细胞，如念珠菌；②厚膜孢子（chlamydospore），又称厚壁孢子，

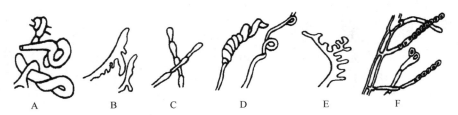

图 30-1　真菌菌丝的形态

A.结节状菌丝；B.梳状菌丝；C.球拍状菌丝；D.螺旋状菌丝；E.鹿角状菌丝；F.关节状菌丝

由菌丝内胞质浓缩而成，是真菌的一种休眠形式，在适宜的条件下可再发芽繁殖；③关节孢子（arthrospore），由菌丝细胞分化成长方形的几个节段而成，胞壁也稍增厚，多出现于陈旧培养物中。

2）分生孢子（conidia）：是真菌常见的一种无性孢子，由生殖菌丝末端的细胞分裂或收缩形成，也可由菌丝侧面出芽形成。分生孢子有大分生孢子和小分生孢子两种：①大分生孢子（macroconidia），体积较大，由多个细胞组成，呈梭形、棒状或梨形，

其大小、细胞数和颜色是鉴定真菌的重要依据；②小分生孢子（microconidia），体积小，仅由一个细胞构成，外壁薄，有球形、卵形及棍棒状等各种不同形状，真菌都能产生小分生孢子，其诊断价值不大。

3）孢子囊孢子（sporangiospore）：由菌丝末端膨大成孢子囊，内含许多孢子。孢子成熟则破囊而出，如毛霉、根霉等。真菌无性孢子的形态见图30-2。

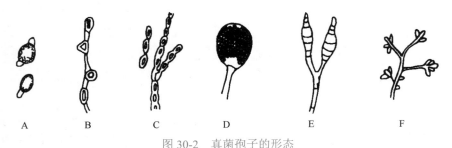

图 30-2　真菌孢子的形态

A.芽生孢子；B.厚膜孢子；C.关节孢子；D.孢子囊孢子；E.大分生孢子；F.小分生孢子

二、真菌的繁殖、培养和抵抗力

1. 真菌的繁殖和生长　多细胞真菌形成孢子繁殖。孢子可分为有性孢子和无性孢子。有性孢子是由同一菌体或不同菌体上的两个细胞融合后经减数分裂形成的；无性孢子是菌丝上的细胞直接分化或出芽生成的。大多非致病性真菌形成有性孢子，大多病原性真菌形成无性孢子。孢子以萌管方式进行生长，芽管延伸后形成菌丝，菌丝进而再形成孢子。

单细胞真菌以芽生方式繁殖，少数双相型真菌以二分裂方式繁殖。

2. 真菌的培养　真菌的营养要求不高，适宜的酸碱度是pH4.0～6.0，浅部感染真菌的最适温度为22～28℃。但某些深部感染真菌的适宜生长温度为37℃，需较高的湿度与氧气浓度。

真菌在一般的细菌培养基上均能生长，但菌落及菌体形态有很大差别。为了统一标准，鉴定时以沙保弱培养基（Sabouraud's medium）（或称沙氏培养基）上生长的真菌形态为准。该培养基成分简单，主要含有蛋白胨、葡萄糖、琼脂和氯化钠，pH 为 5.5。

腐生性真菌在沙氏培养基上生长迅速，而大多数病原性真菌生长缓慢，培养1～4周才出现典型菌落，故可在培养基内加入一定量放线菌酮和氯霉素以抑制腐生性真菌和细菌的生长。有些病原性真菌，如白假丝酵母菌、组织胞浆菌、新生隐球菌等在含有放线菌酮的培养基中不能生长，应先使用无抗生素的血琼脂培养基，待生长后再移种至沙氏培养基，并同时做玻片小培养以观察自然状态下的形态结构。

在沙氏培养基上，真菌可形成以下3种类型的菌落。

（1）酵母型菌落（yeast colony）　是单细胞真菌的菌落形式，菌落光滑湿润、柔软而致密，与一般细菌菌落相似。显微镜下可见单细胞性的芽生孢子，无菌丝。新生隐球菌的菌落即属此型。

（2）类酵母型菌落（yeast like colony）　也称酵母样菌落，也是单细胞真菌的菌落形式，菌落外观上和酵母型菌落相似，但显微镜下可看到假菌丝。白假丝酵母菌即属此型（彩图Ⅱ-5）。

（3）丝状型菌落（filamentous colony）　是多

细胞真菌的菌落形式，由很多疏松的菌丝体形成。菌落呈绒毛状、棉絮状和粉末状等（彩图Ⅱ-6）。菌落的中心与边缘及其正面和背面可呈不同颜色，在培养基上人工传代或培养时间过长，其形态、培养特性和毒力都可发生改变。丝状型菌落的形态、结构和颜色可作为鉴定真菌的参考。

部分真菌在不同的环境条件下可出现单细胞真菌与多细胞真菌两种形态，称为二相性或双相性真菌，如球孢子菌、组织胞浆菌、芽生菌和孢子丝菌等。双相性真菌在体内或在含有动物蛋白的培养基上37℃培养时呈酵母菌，在普通培养基上25℃培养时则呈丝状菌。双相性转换与某些真菌的致病性有关。

3. 真菌的抵抗力 真菌对干燥、阳光、紫外线及一般消毒剂有较强的抵抗力。但不耐热，60℃、1h 菌丝与孢子均被杀死。对 1%～3% 苯酚、2.5% 碘酊、0.1% 升汞及 10% 甲醛液比较敏感。用甲醛液熏蒸被真菌污染的物品，可达到消毒的目的。真菌对常用的抗生素不敏感。灰黄霉素、制霉菌素 B、两性霉素 B、氟康唑和酮康唑等抗真菌药物对多种真菌有抑制作用。

第二节 真菌的感染与免疫

一、真菌的感染

真菌有 10 万余种，是自然界中数量最大、分布最广泛的微生物群，与人类的关系密切。大部分对人类有益，有 300 多种能引起人类疾病。由真菌感染并引起临床症状的疾病称为真菌病（mycosis），如真菌性皮肤病和真菌性内脏病。

由于真菌种类多样、侵袭力强、易产生耐药性，真菌感染很难得到根治。近年来，滥用抗生素、激素和抗肿瘤药物造成机体免疫力低下、菌群失调，使机会感染逐渐增加，而真菌在机会感染中占有重要地位。此外，真菌毒素在食品卫生中具有重要意义。

（一）真菌感染的来源

有内源性和外源性感染两种，区分真菌感染来源，对诊断、治疗、监控和预防真菌感染有重要意义。

1. 内源性感染 为条件致病性真菌感染，如白假丝酵母菌、曲霉、毛霉等。这些真菌的致病性不强，正常寄生在皮肤、口腔和肠道，只有在机体免疫力降低、菌群失调或人工诊疗应用导管时才发生感染。

2. 外源性感染 多由致病性真菌引起，如皮肤癣菌、孢子丝菌和组织胞浆菌等。这些真菌多分布于自然界，正常机体内不存在，常经呼吸道吸入或接触等方式侵入机体引起感染。

（二）真菌的致病机制

引起机体感染的真菌具备一定的毒力。

浅部真菌如皮肤癣菌具有嗜角质蛋白特性，寄生或腐生于富含角质蛋白的浅表，其生长繁殖刺激寄居部位产生炎症和病变。有的真菌能产生脂酶来分解细胞脂质，作为真菌生长的营养物质，造成细胞损伤，增强侵入机体的能力。

白假丝酵母菌、烟曲霉、黄曲霉的细胞壁糖蛋白有内毒素样活性，能引起组织化脓性炎症甚至休克，烟曲霉和黄曲霉还能导致多种器官的出血和坏死。

白假丝酵母菌具有黏附人体细胞的能力，随着其芽管的形成，黏附力加强。

深部感染真菌可在吞噬细胞中繁殖，损伤免疫细胞，影响免疫系统功能，有助于真菌的致病，如新生隐球菌的荚膜具有抗吞噬作用。

（三）真菌的致病类型

1. 真菌感染 真菌感染包括致病性真菌感染和条件致病性真菌感染。

（1）**致病性真菌感染** 主要是由一些外源性真菌引起，有浅部真菌感染和深部真菌感染。①浅部真菌感染：由浅部真菌感染引起的皮肤、黏膜或皮下组织的感染。一般导致皮肤、毛发或指（趾）甲部位的疾患，通常不侵犯皮下等深部组织和内脏器官，也不引起全身性感染。②深部真菌感染：能够侵犯深部组织和内脏器官，可引起机体全身性感染。多由外源性致病性真菌感染，主要存在于土壤，如荚膜组织胞浆菌、粗球孢子菌等。

（2）**条件致病性真菌感染** 多为宿主正常菌群或致病性不强的真菌引起的内源性感染，这些真菌称为条件致病性真菌（conditional fungi）或机会致病性真菌（opportunistic fungi）。

2. 真菌超敏反应 真菌感染常可引起多种类型的超敏反应的发生：皮肤超敏反应如过敏性皮炎、湿疹、荨麻疹；呼吸系统超敏反应如哮喘、超敏性鼻炎；消化道超敏反应如胃炎、肠炎等。

3. 真菌性中毒 某些真菌的代谢产物能引起

人和动物中毒，称为真菌毒素（mycotoxin）。食入真菌污染的粮食、油料和发酵食品，由真菌毒素引起的急性或慢性中毒或直接食入有毒真菌如毒蘑菇等引起的中毒症状，称为真菌中毒症。

中毒症状因损害器官不同而表现不同，有的引起肝、肾损害，有的引起血液系统变化，有的作用于神经系统引起抽搐、昏迷等症状。

真菌中毒与一般细菌性感染的食物中毒不同，不具有传染性，不会引起流行，有明显的地区性和季节性。粮食经多次搓洗可以减少污染的毒素，有一定的预防作用。

4. 真菌毒素致癌 已经肯定有致癌作用的真菌毒素是黄曲霉毒素。黄曲霉毒素是一种双呋喃氧杂萘邻酮衍化物，毒性很强，小剂量即有致癌作用，动物实验表明大鼠饲料中含 0.015ppm[①]即可诱发肝癌。自然界中黄曲霉无毒株多于产毒株，而其他霉菌如寄生曲霉、黑曲霉、赤曲霉、温特曲霉也可产生黄曲霉毒素。其他致癌的真菌毒素如赭曲霉产生的黄褐毒素也可诱发肝肿瘤；镰刀菌 T-2 毒素可诱发大鼠胃肠腺癌、胰腺癌、垂体和脑肿瘤；灰黄霉素可诱发小鼠肝癌和甲状腺瘤等。

二、抗真菌免疫

真菌虽在自然界中分布广泛，但真菌病的发病率较低，说明人体对真菌有较强的免疫力，但是真菌感染一般不能形成稳定的特异性免疫。

1. 非特异性免疫 构成机体非特异性抗真菌免疫的因素主要有以下几种。

（1）皮肤黏膜屏障 健康的皮肤黏膜对皮肤癣菌具有一定的屏障作用。皮脂腺分泌的不饱和脂肪酸有抗真菌作用，如儿童皮脂腺发育不完善，头皮分泌的不饱和脂肪酸较成人少，因而儿童易感染头癣；成人掌跖部缺乏皮脂腺，且手足汗较多，故成人手足癣较多见。

正常菌群的相互拮抗，使真菌不能大量繁殖引起疾病，如白假丝酵母菌寄居在口腔、阴道、肠道，与其他正常菌群构成拮抗关系。若长期应用广谱抗生素破坏菌群间的拮抗关系，则可引起继发性白假丝酵母菌感染。

（2）吞噬作用 中性粒细胞和巨噬细胞在抗真菌感染中起重要作用。真菌进入机体后易被单核巨噬细胞及中性粒细胞吞噬，但被吞噬的真菌孢子并不能完全被杀死，仍可在细胞内繁殖，刺激组织增生，引起细胞浸润形成肉芽肿；有的被吞噬细胞带到深部组织器官中繁殖，引起内脏病变。近年来发现促吞噬肽（tuftsin）可结合到中性粒细胞外膜上以提高其吞噬和杀菌活性，并有促趋化作用。

（3）非特异性免疫分子 包括补体系统、溶菌酶、干扰素及多种细胞因子。C3b 可促进中性粒细胞、巨噬细胞对真菌的吞噬；C3a、C5a 对中性粒细胞有趋化作用。

2. 特异性免疫 真菌进入机体后，可引起机体发生特异性体液和细胞免疫应答。以细胞免疫为主，同时可诱发迟发型超敏反应。

（1）细胞免疫 Th1 反应占优势的细胞免疫应答在抗深部真菌如白假丝酵母菌、隐球菌的感染中起重要作用。Th1 细胞产生的 IFN-γ、IL-2 等激活巨噬细胞，上调呼吸爆发作用，增强其对真菌的杀伤力。患恶性肿瘤或应用免疫抑制剂导致细胞免疫功能低下及 AIDS 患者，易并发真菌感染。某些真菌感染后可发生迟发型皮肤超敏反应。

（2）体液免疫 深部真菌感染可刺激机体产生抗体。但抗体的抗菌作用尚不明确，可能作为调理素而发挥作用。酵母菌阴道炎患者的血液及阴道分泌物中，存在特异性 IgG 及 IgA 抗体，但不能抑制阴道中酵母菌的感染。

第三节　真菌感染的诊断和防治

一、真菌感染的诊断

与细菌、病毒感染不同，真菌形态结构有其特殊性，而且皮肤癣真菌与腐生性真菌之间存在共同抗原，故浅部真菌感染不做血清学检查，而以形态学检查和分离培养为主，深部单细胞真菌感染可检测其特异性抗原。

1. 标本的采集 根据真菌感染部位的不同采集不同的标本。浅部真菌感染，主要取病变的皮屑、毛发、甲板及破溃处的脓性分泌物等；深部真菌感染则应根据疾病不同而选择取痰、血液、淋巴结穿刺液、胸水、腹水、脑脊液、分泌物、排泄物等。

采集标本还应注意：①标本采集前应忌用药物。②严格无菌操作，避免污染，培养时需加入适量的抗生素以控制细菌的生长。③标本量应充足，尤其是培养用标本，如血液、脑脊液不少于 5ml，

---

① 1ppm = 1mg/kg

胸水不少于 20ml。活体组织采集两份，一份进行病理检查，另一份进行镜检和培养。④标本应新鲜，特别是深部真菌感染，取材后立即送检，如不能立即送检，则必须放入冰箱中保存。

2. 病原性真菌的检查与鉴定　由于病原性真菌的形态结构和菌落特殊，临床上以形态学检查和分离培养等表型特征为主要鉴定依据。

（1）直接镜检　将标本直接制片后镜检，若发现体积比细菌大得多的卵圆形酵母型菌体时，即可初步判断为真菌感染。除极少数真菌外，多数不能确定其种类。直接镜检阴性，不可轻易否定为真菌感染。

直接镜检可分为以下两种：①不染色标本，浅部感染真菌镜检时通常不染色。皮肤鳞屑、毛发、甲屑等角质标本，可先用 10% KOH 微加热处理，使标本软化透明，加盖玻片按压后镜检，如见菌丝和成串孢子即可诊断为真菌病。②染色标本，深部真菌感染如疑似白假丝酵母菌等感染，可取分泌物或体液标本离心沉淀物作涂片和革兰氏染色后镜检，若发现卵圆形、大小不均、着色不均，还有芽生孢子，甚至有假菌丝的革兰氏阳性菌体即可初步诊断。若疑似新生隐球菌感染，体液标本应离心沉降后，取沉淀作墨汁负染色镜检，见有肥厚荚膜的酵母型菌体即可确诊。

（2）分离培养　真菌培养是目前鉴定菌种的常用方法。常用于直接镜检不能确定有无真菌感染，或需要确定感染真菌种类时。培养一般采用沙保弱培养基，有时为防止细菌或污染真菌生长，可在培养基内加入氯霉素或放线菌酮。

分离培养方法：先将角质标本经 70% 乙醇或2% 苯酚浸泡 2～3min 以杀死杂菌，再接种到沙氏培养基中。常用方法有直接培养、试管培养、大培养和小培养。其中试管培养因能防止污染、培养基内水分不易挥发而被临床多用；小培养因能真实反映真菌自然结构及生长发育全过程而为临床重视。

浅部真菌培养温度通常为 25℃，深部真菌为37℃，每周检查 3 次，如 2 周无真菌生长迹象，可做出培养阴性报告，但至少再培养 2 周才可丢弃。

真菌菌落是鉴定真菌的重要依据，观察菌落应注意以下几个方面：①菌落类型，是丝状菌落，还是酵母型菌落；②菌落形态、大小，通常致病性真菌菌落较小，条件致病真菌菌落较大；③菌落颜色，注意菌落正面和反面及培养基有无变色，一般致病性真菌颜色浅，污染真菌颜色深；④菌落皱褶，致病性多细胞真菌菌落可使培养基形成皱褶，腐生真菌通常无此现象；⑤生长速度，一般浅部真菌生长快，深部真菌生长慢，污染菌和条件致病菌

生长快，原发性致病菌生长慢；⑥生长温度及双相性，室温和 37℃的菌落生长有无不同，是否具有双相性。

（3）生化反应　常用的生化反应有糖（醇）类发酵试验、同化氮源试验或利用硝酸钾试验、牛乳分解试验、明胶液化和尿素酶试验等。主要用于检测深部真菌如白假丝酵母菌、隐球菌等。

（4）皮肤超敏反应试验　如皮肤癣菌素、孢子丝菌素、假丝酵母菌抗原等，将抗原稀释 10～100 倍，皮内注射 0.1ml，24～48h 后红肿硬结直径超过 0.5cm 者为体内有相应真菌感染。

（5）真菌毒素的检测　薄层层析法、高效液相色谱法虽然灵敏快速，但因需复杂的提取方法和贵重的仪器而难以推广；而间接 ELISA 法有操作简便、快速灵敏、成本低廉等优点，适宜于大批量标本中毒素的测定，因而被广泛应用。

（6）动物实验　常用于帮助分离致病性真菌，确定被检真菌的致病性、研究药物对真菌的作用等，可选择家兔、豚鼠、小鼠、大鼠等进行动物实验。根据标本的不同选择不同的接种途径，然后观察接种动物的变化，判定结果。

3. 真菌的快速诊断　有以下几种方法。

（1）血清学试验　可辅助检查深部真菌感染，检测真菌抗原或机体感染后所产生的抗体。主要有以下几种方法：①沉淀素测定，可用对流免疫电泳法（CIE）检测内脏真菌病的沉淀素，敏感性强。② ELISA，临床用于对隐球菌荚膜抗原及假丝酵母菌抗原和相应抗体的检测。若用 CIE 和 ELISA 联合试验可提高检测的敏感性和特异性，从而提高诊断价值。③荧光抗体法，可对标本中真菌抗原进行鉴定和定位。

（2）显色鉴别培养法　临床已广泛使用科玛嘉（CHROMagar）显色培养基，37℃、1～2天就能显示结果，如白假丝酵母菌呈绿色菌落，热带假丝酵母菌呈蓝色菌落，克柔假丝酵母菌呈粉红色菌落。

（3）核酸的检测　核酸碱基（G＋C）mol%测定、限制性片段长度多态性（RFLP）分析及DNA 特殊片段测序等，可以对真菌做出快速鉴定。

二、真菌感染的防治

由于真菌的表面抗原性弱，无法制备有效的预防性疫苗，故强调一般性预防。例如，皮肤癣菌感染的预防主要是注意皮肤卫生，避免与患者污染的物品直接接触，保持鞋袜干燥，消除皮肤癣菌增殖的条件。浅部真菌引起的各种癣菌症的治疗可选用抗真菌霜剂或软膏，必要时内服抗真

菌药物结合治疗，但以外用药为主。皮肤癣症难以根治，易复发。

深部真菌感染的预防，首要的是去除各种诱发因素，提高机体的免疫力，增强细胞的免疫功能。对免疫抑制剂使用者、肿瘤及糖尿病患者、HIV感染者、年老体弱者应注意防止真菌感染。深部真菌引起的疾病，多为条件致病性真菌感染。治疗药物有二性霉素B、5-氟胞嘧啶、克霉唑、益康唑等，但这些药物的副作用都较大，有效治疗剂量与中毒剂量接近，实用性差；抗真菌新药酮康唑、伊曲康唑等的抗真菌谱广，尤其对曲霉的疗效好，又具有毒副作用低的特点。

真菌性食物中毒的预防应严禁销售和食用发霉的食品，加强市场管理和卫生宣传。

（张晓莉　唐小云）

第三十一章　皮肤及皮下组织感染真菌

皮肤感染真菌寄生或腐生于角蛋白组织（包括表皮角质层、毛发和甲板），主要引起皮肤各种癣病（tinea），通常不侵犯皮下等深部组织和内脏器官，也不侵入血流引起全身感染。皮下组织感染真菌为自然界的腐生菌，经伤口侵入宿主引起皮下组织感染，逐步蔓延至周围组织，但一般不累及内脏器官。

第一节　皮肤感染真菌

皮肤感染真菌的重要特点是嗜角质性，侵犯角蛋白丰富的浅表组织。目前比较公认对人类有致病作用的有 20 余种，可分为皮肤癣菌和角层癣菌两大类。

一、皮肤癣菌

皮肤癣菌（dermatophytes）是引起皮肤浅部感染的主要真菌。对人致病的皮肤癣菌可分为 3 属，即表皮癣菌属（*Epidermophyton*）、毛癣菌属（*Trichophyton*）和小孢子癣菌属（*Microsporum*）。

1. 生物学性状　表皮癣菌属中只有絮状表皮癣菌（*Epidermophyton floccosum*）对人致病，其菌落初为蜡状菌落，继而呈粉末状，孢子形成后呈黄绿色绒毛状。镜下可见典型的椭圆形大分生孢子，无小分生孢子，在陈旧培养基中可见厚膜孢子。菌丝较细，有分隔，呈球拍状、结节状和螺旋状。

毛癣菌属中有十几种对人有致病性，如红色毛癣菌（*Trichophyton rubrum*）、须癣毛癣菌（*Trichophyton mentagrophytes*）（也称作石膏样毛癣菌）、断发毛癣菌（*Trichophyton tonsurans*）和紫色毛癣菌（*Trichophyton violaceum*）等。各种毛癣菌的菌落形态及色泽不同，菌落可呈白色、黄色、红色、橙黄色、棕色的颗粒状、粉末状、蜡状、绒毛状等。镜下可见卵圆形细长薄壁大分生孢子及散在、侧生的梨形或葡萄状小分生孢子。菌丝呈梳状、球拍状、鹿角状等多种形态。

小孢子癣菌属有 15 个种，大多对人致病，以犬小孢子菌（*Microsporum canis*）、铁锈色小孢子菌（*Microsporum ferrugineum*）、石膏样小孢子菌（*Microsporum gypseum*）多见。培养菌落为绒毛状或粉末状，呈灰色、橘红色、棕黄色。形成孢子后呈赤、橙色粉末状。镜下可见梭状厚壁大分生孢子，菌丝侧枝末端有卵圆形小分生孢子，菌丝有隔，呈梳状、结节状和球拍状。

2. 致病性　人类感染皮肤癣菌多为接触患者、患病动物或接触污染物而被感染。各种皮肤癣菌的关节孢子能与人体表角质细胞黏附，在一定条件下发芽形成菌丝，穿入角层，分泌多种蛋白酶、脂酶和核酸酶等。其中角蛋白酶有助于真菌对角质的侵入。病理改变由皮肤癣菌在组织中的增殖及其代谢产物的刺激引起。

3 属癣菌均可侵犯皮肤，引起手癣、足癣、股癣、体癣和叠瓦癣等皮肤病。其中，足癣的发病率最高。足癣还可进一步引起甲癣、手癣和体癣。

表皮癣菌属和毛癣菌属可侵害甲板，使甲板失去光泽，疏松增厚，以致变形，引起甲癣，俗称灰指甲。

小孢子癣菌属和毛癣菌属可侵犯毛发，使感染的毛发失去光泽，易折断，甚至破坏毛囊，产生脓性分泌物，引起头癣、黄癣、白癣及须癣。头癣多见于青少年，男性的发病率多于女性，成年后少见。头癣曾在我国很多地区流行，给患者造成了痛苦与遗憾。主要经接触病变组织和污染的理发工具传播。随着人民生活水平的提高、卫生条件的改善和抗真菌药物的广泛应用，头癣已经少见。近年来，由于豢养猫、犬等宠物增多，儿童头癣又有逐渐增多的趋势。

表皮癣菌属、毛癣菌属和小孢子癣菌属的主要感染部位和传染来源见表 31-1。

表 31-1　皮肤癣菌的种类、侵犯部位及传染来源的比较

菌属	菌种数	感染部位			传染来源	
		皮肤	毛发	甲板	人	动物
表皮癣菌属	1	+		+	絮状表皮癣菌	无
小孢子癣菌属	15	+	+	–	奥杜安小孢子癣菌	犬小孢子菌 石膏样小孢子菌
毛癣菌属	20	+	+	+	石膏样毛癣菌 红色毛癣菌	石膏样毛癣菌

3. 微生物学检查　取病变皮屑、指（趾）甲屑或病发，经 10% KOH 加热消化后直接镜检，若皮屑、甲屑和病发内或发外见到菌丝和孢子，即可诊断为皮肤癣菌感染。如需进一步鉴定，则将上述标本用 70% 乙醇或在青霉素、链霉素混合液内浸泡 5min，再用无菌生理盐水洗 3 次，然后接种于沙氏培养基或含有抗生素的改良沙氏培养基或作小培养，25℃ 孵育，每周观察菌落特点，通常要观察 4 周，根据菌落特征、菌丝和孢子的特征鉴定皮肤癣菌。

二、角层癣菌

角层癣菌是指寄生于表皮角质或毛干表面，主要侵犯皮肤或毛干浅表，不引起组织炎症反应的一些真菌。致病的角层癣菌主要有以下两种。

1. 糠秕孢子马拉色菌（*Malassezia furfur*）

可引起颈、胸、腹、背等部位的皮肤出现黄褐色的汗斑，曾称作花斑癣。汗斑是一种慢性、无症状或症状轻微的浅部真菌病。病变标本在镜下可见成簇分布的圆形或卵形的厚壁孢子和腊肠样的菌丝。在含有橄榄油的培养基中培养后可形成酵母样菌落。

2. 黑色毛结节菌（*Piedraia hortai*）和白色毛结节菌（*Trichosporon beigelii*）　主要引起毛干感染，在毛干上形成坚硬的砂粒状结节，黏着于发干上，引起黑毛结节病和白毛结节病。标本镜检可见芽生孢子、厚壁孢子、关节孢子和分枝的菌丝。

第二节　皮下组织感染真菌

引起皮下组织感染的真菌一般分布于土壤和植物中，是腐生性真菌，可经创伤部位侵入人体皮下组织。通常感染限于局部，但也可经淋巴管或血行而缓慢扩散至周围组织，甚至脏器。皮下组织感染真菌主要有孢子丝菌如申克孢子丝菌和着色真菌。

一、申克孢子丝菌

孢子丝菌是腐生性真菌，其中主要的病原菌是申克孢子丝菌（*Sporotrichum schenckii*），能引起人、畜共患的慢性感染性疾病。

1. 生物学特性　组织液涂片镜检，发现在多数中性粒细胞或单核巨噬细胞内外有申克孢子丝菌孢子，呈革兰氏阳性、雪茄烟样或梭形的酵母样菌体。申克孢子丝菌为双相性真菌，在沙保弱培养基 25℃ 培养 3～5 天可见灰褐色皱膜样的菌落，镜下可见有隔菌丝及成群梨形小分生孢子。在胱氨酸葡萄糖血琼脂平板上 37℃ 培养，则长出酵母型菌，以出芽方式繁殖。

2. 致病性　孢子丝菌属于腐生性真菌，广泛存在于土壤、尘埃、植物表面等。其中，申克孢子丝菌可经皮肤微小伤口侵入，沿淋巴管扩散，引起亚急性或慢性肉芽肿，使淋巴管形成链状硬结，继而形成坏死和溃疡，称为孢子丝菌下疳（sporotrichosis chancre）。病变多见于四肢，但儿童多发生于面部。本菌也可经呼吸道侵入肺，随后经血行播散至其他器官引起深部感染。申克孢子丝菌感染以农民或在阴暗潮湿环境中工作及从事园林工作的人居多。

3. 微生物学检查

（1）采集标本直接镜检　取脓液、坏死组织、痰液、骨髓及内脏组织等标本作直接涂片染色镜检，可见有卵圆形小体，常位于中性粒细胞或单核细胞内。有时在组织中见有星状体，外有嗜酸性物质向四周放射。

（2）分离培养　将标本接种于沙保弱培养基和胱氨酸葡萄糖血琼脂平板上，观察菌落生长状态。

（3）免疫学试验　取患者血清与申克孢子丝菌抗原做试管凝集试验，若其效价 ≥ 1：320 有诊断意义；也可用申克孢子丝菌素做皮肤试验，24～48h 皮试局部产生结节者为阳性，有辅助临床诊断意义。

二、着色真菌

着色真菌是腐生菌，广泛存在于土壤、腐败植物中。着色真菌感染多发生在热带地区。对人致病的主要有裴氏着色真菌（*Fonsecaea pedrosoi*）、紧密着色真菌（*Fonsecaea compacta*）、疣状瓶霉（*Phialophora verrucosa*）、卡氏枝孢霉（*Cladosporium carrianii*）。以上菌种在我国均有病例报告。

1. 生物学特性　在沙保弱培养基上生长缓慢，数周形成丝状菌落，气生菌丝较短，菌落棕褐色，少数可呈灰黑色。镜检可见棕色有隔菌丝及棕色分生孢子。着色真菌的分生孢子有树枝型、剑顶型和花瓶型 3 种。非致病性的着色真菌与病原性着色真菌的区别在于前者不能在 37℃ 条件下生长，但能消化明胶。

2. 致病性　感染多发生于皮肤暴露部位，以下肢多见，潜伏期长短不一，一般为半个月至一个月，长者可达数年。早期感染处皮肤发生丘疹，扩大形成结节，结节融合成疣状或菜花状，患病皮肤呈暗红色或黑色，故称着色真菌。随病情发展，原发病灶被结缔组织修复愈合成疤，原病灶周围又产生新病灶，日久瘢痕广泛，影响淋巴回流，造成肢体象皮肿。免疫功能低下者，可引发血行播散，侵犯脑组织和内脏。

3. 微生物学检查　取皮屑或脓液经 10% KOH 热消化后压片镜检，脑脊液取沉淀直接镜检，镜下可见单个或成群的厚壁孢子，参考临床表现即可初步诊断。必要时作真菌分离培养，根据玻片小培养中分生孢子的形态可鉴定不同的着色真菌。

（张晓莉　唐小云）

第三十二章　深部感染真菌

深部感染真菌是指可引起机体深部组织和内脏疾病的一群真菌。深部感染真菌包括致病性真菌和机会致病性真菌两大类。

致病性真菌主要存在于土壤、植物、空气、水、动物皮毛及粪便中，通过呼吸道、消化道、黏膜及伤口侵入机体。主要有马尔尼菲青霉菌（*Penicillium marneffei*）、荚膜组织胞浆菌（*Histoplasma capsulatum*）、粗球孢子菌（*Coccidioides immitis*）、皮炎芽生菌（*Blastomyces dermatitidis*）、巴西副球孢子菌（*Paracoccidioides brasiliensis*）。这几种致病性真菌均为双相性真菌，引起的感染在我国很少见，感染后引起的症状多不明显，有自愈倾向，但也可经血行播散引起全身感染。主要的深部致病性真菌的生物学特征及其所致疾病见表32-1。

表32-1　主要的深部致病性真菌的生物学特征及其所致疾病

菌名	形态特征	培养特性	所致疾病
马尔尼菲青霉菌	圆形或长方形的关节孢子	棕红色绒毛状，有皱褶	马尔尼菲青霉菌病
荚膜组织胞浆菌	卵圆形，芽生，有荚膜，在标本中常存在于单核和中性粒细胞内	生长缓慢，白色棉絮状菌落	荚膜组织胞浆菌病
粗球孢子菌	球形双壁，内含许多内生性孢子	生长迅速，菌落很快由白色变为黄色棉絮状	粗球孢子菌病
皮炎芽生菌	球形双壁，单芽生孢子，菌落镜检可见许多小分生孢子	酵母样薄膜生长，日久有乳白色菌丝覆盖	皮炎芽生菌病
巴西副球孢子菌	单芽生或多芽生厚膜芽生孢子，菌落镜检可见许多小分生孢子	生长缓慢，菌落呈膜状，有皱褶，有绒毛状白色或棕色菌丝	副球孢子菌病

机会致病性真菌多数是宿主正常菌群的成员，机体免疫力降低和菌群失调是其致病的主要原因。机会致病性真菌主要有白假丝酵母菌、新生隐球菌、肺孢子菌、曲霉和毛霉等。

第一节　白假丝酵母菌

白假丝酵母菌（*Candida albicans*）属于念珠菌属或假丝酵母菌属（*Candida*），也称为白色念珠菌。念珠菌有近300种，对人致病的仅数种，其中白假丝酵母菌最多见，可引起人类黏膜、皮肤和内脏的假丝酵母菌病（candidiasis）。近10年来由于氟康唑的应用，一些耐药假丝酵母菌（如都柏林假丝酵母菌）的感染增多。因此，其他假丝酵母菌的检查也应予以重视。

一、生物学性状

1. 形态学特征　菌体为单细胞，圆形或卵圆形，直径为3～6μm，革兰氏染色阳性（图32-1）。

出芽繁殖，芽管延长，不与母体脱离，形成较长的假菌丝。芽生孢子多集中在假菌丝的连接部位

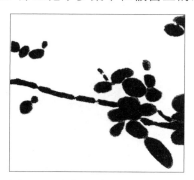

图32-1　白假丝酵母菌（1000×）

（图 32-2）。在临床标本中如有大量菌丝，提示白假丝酵母菌为致病状态，对诊断具有重要意义。

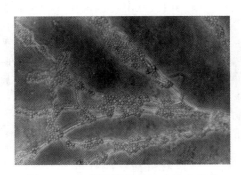

图 32-2　白假丝酵母菌的玻片小培养

2. 培养特性　　本菌需氧，在普通营养琼脂、血琼脂、沙氏培养基上生长良好。在沙氏培养基上于 37℃或室温培养 1～3 天后可长出乳白色类酵母型菌落，表面光滑，带有浓重的酵母气味，培养稍久则菌落增大，颜色变深，质地变硬或有皱褶；菌落无气生菌丝，仅有大量向下生长的营养假菌丝。在玉米粉 Tween 80 培养基中常在假菌丝间或末端形成厚膜孢子（图 32-3）。白假丝酵母菌的芽生孢子伸长成假菌丝及其能够形成厚膜孢子有助于本菌的鉴定。在 37℃血琼脂培养 10 天可形成中等大小暗灰色菌落；在科玛嘉显色培养基上呈绿色菌落。

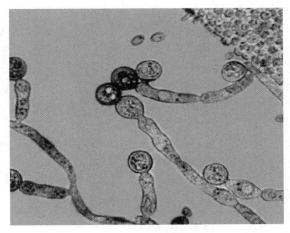

图 32-3　白假丝酵母菌厚膜孢子

二、致病性与免疫性

白假丝酵母菌为人类皮肤、口腔、上呼吸道、肠道和阴道的正常菌群。机体免疫力下降是白假丝酵母菌致病的主要原因。近年来由于广谱抗生素、肾上腺皮质激素等免疫抑制剂的大量应用，肿瘤的放疗和化疗、器官移植和侵入性诊疗技术的开展，以及 AIDS 患者的增多等，白假丝酵母菌感染日益增多。临床上血培养的阳性率仅次于大肠埃希菌和金黄色葡萄球菌。

白假丝酵母菌的致病因素有多种：其细胞壁糖蛋白具有黏附作用；假菌丝形成后不易被吞噬，可直接插入宿主细胞膜，促进黏附；产生的毒素可抑制机体细胞的免疫功能，促进感染；白假丝酵母菌还可产生水解酶和酸性蛋白酶等，破坏组织细胞而致病。主要引起感染性疾病及超敏反应性疾病。

1. 感染性疾病　　可感染多种组织器官，引起多种类型的白假丝酵母菌病。

（1）**黏膜感染**　　可引起鹅口疮、口角糜烂、外阴与阴道炎等，以鹅口疮最多见，累及舌、唇、牙龈和腭，多发生于体质虚弱的初生婴儿，尤以人工喂养儿多见。成年人由慢性疾病引起机体抵抗力下降、营养失调或各种维生素缺乏时也可发生。鹅口疮也是绝大多数艾滋病患者最常见的继发性感染。

（2）**皮肤感染**　　好发于皮肤潮湿与皱褶部位，如腋窝、腹股沟、乳房下、肛门周围、会阴部及指（趾）间等，可引起湿疹样皮肤假丝酵母菌病、肛周瘙痒症及湿疹、指（趾）间糜烂症等，易与湿疹混淆。

（3）**内脏感染**　　可引起呼吸道念珠菌病如支气管炎、肺炎；消化道念珠菌病如食管炎、肠炎；泌尿系统念珠菌病如膀胱炎、肾盂肾炎；循环系统念珠菌病如心内膜炎和心包炎；中枢神经系统念珠菌病如脑膜炎、脑膜脑炎和脑脓肿。念珠菌偶尔经消化道、呼吸道或皮肤、黏膜侵入血液，引起败血症。另外，临床上还有念珠菌性关节炎、念珠菌性骨髓炎等。

2. 超敏反应性疾病　　念珠菌及其代谢产物可引起皮肤及内脏的超敏反应。

（1）**皮肤过敏反应**　　表现为念珠菌疹，好发于手部，为成群的水疱、丘疱疹，或呈湿疹样、荨麻疹样损害。

（2）**内脏过敏反应**　　呼吸道表现为过敏性鼻炎、哮喘。消化道表现为胃炎或肠炎。

人体对白假丝酵母菌的免疫主要靠非特异免疫力。机体感染白假丝酵母菌也可诱导特异性免疫，所产生的抗体可导致部分感染者出现超敏反应。

三、微生物学检查

1. 直接镜检　　脓汁、阴道分泌物、痰和尿液、脑脊液沉淀物可直接涂片，革兰氏染色后镜检。若标本为皮屑、甲屑，应将标本置于玻片上，滴加 10% KOH 热消化后镜检。镜下可见革兰氏染色阳性、着色不均、圆形或卵圆形、大小不一的菌体及芽生孢子，同时可观察到假菌丝。镜检时必须同时看到出芽的酵母菌和假菌丝，才能确认念珠菌感染。

2. 分离培养 若为血液标本应先增菌后分离培养。将标本接种于沙氏培养基，37℃或25℃培养1～3天后，形成乳白色（偶见淡黄色）的类酵母型菌落。镜检可见假菌丝及成群芽生孢子。用玉米粉培养基可见形成厚膜孢子。

3. 鉴别与鉴定 假丝酵母菌种类很多，形态染色相似，可通过以下试验加以鉴别。

（1）芽管形成试验 将分离的菌株接种于0.5～1ml人或绵羊血清中，37℃培养2～4h，镜检可见芽生孢子和芽管形成。其他假丝酵母菌通常不产生芽管，但热带假丝酵母菌在6h以上时也可能形成芽管。

（2）厚膜孢子形成试验 将假丝酵母菌接种于1%Tween 80玉米粉琼脂培养基，25℃培养1～2天后，可在菌丝顶端、侧缘或中间见到厚膜孢子。

（3）毒力试验 将1%白假丝酵母菌液1ml经家兔耳缘静脉注射或小鼠腹腔注射，或0.2ml经小鼠尾静脉注射，5天左右动物死亡，解剖可见肾

脏、肝脏有脓肿，镜检可见假丝酵母菌典型的形态学特征。其他假丝酵母菌对动物不致病。

此外，根据白假丝酵母菌的生化反应特性，临床上普遍应用商品化的科玛嘉显色培养基，可快速鉴定白假丝酵母菌及其他假丝酵母菌。对白假丝酵母菌感染的诊断，真菌学鉴定必须密切结合临床资料才能确定，注意与腐生性假丝酵母菌的鉴别，以免误诊。

四、防治原则

目前对假丝酵母菌病的高危人群尚未建立起有效的预防措施。皮肤黏膜假丝酵母菌病的治疗可局部涂抹制霉菌素、龙胆紫、酮康唑、氟康唑等。由于内脏及中枢神经系统假丝酵母菌病临床症状不典型，并且白假丝酵母菌分离培养常为阴性，故深部假丝酵母菌病的早期诊断比较困难。对于发热、体弱的免疫缺陷患者或对抗生素治疗反应不佳者，均应使用唑类药物或低剂量的两性霉素B治疗。

第二节　新生隐球菌

新生隐球菌（*Cryptococcus neoformans*）属于隐球菌属。隐球菌属包括17个种和8个变种，新生隐球菌是隐球菌中唯一致病的真菌。新生隐球菌为酵母型真菌，外覆一层多糖组成的肥厚荚膜，一般染色法不被着色，难以发现，故称为隐球菌。

一、生物学性状

新生隐球菌为圆形酵母型真菌，直径为4～20μm。菌体外周有一层肥厚的胶质样荚膜，荚膜厚度为3～5μm，菌体内有一个或多个反光颗粒。常用墨汁负染色镜检，可在黑色的背景中见到圆形或卵圆形的透亮菌体（图32-4）。菌体可见芽生孢子，

但不形成假菌丝，这是本菌的形态特点。非致病隐球菌无荚膜。

新生隐球菌在沙保弱培养基或血琼脂培养基上，于25℃、37℃条件下均可生长，而非致病隐球菌于37℃条件下不能生长。新生隐球菌经培养数天后即可形成酵母型菌落，表面湿润黏稠，初由乳白色渐变为橘黄色，最后显棕褐色。在麦芽汁琼脂培养基上，于28℃条件下生长旺盛，3～5天出现菌落。本菌能分解尿素，以此可与白假丝酵母菌鉴别。根据新生隐球菌荚膜多糖的抗原性，可将其分为A～D四个血清型，临床分离株多属A、B、D型，在我国A型约占70%，尚未发现C型。

二、致病性与免疫性

新生隐球菌在自然界分布广泛，以鸽粪中最多，鸽对本菌有天然抵抗力。人在免疫力低下时，因吸入鸽粪污染的空气而感染，因此，鸽是主要的传染源，人与人之间不发生接触性传染。新生隐球菌也是人体正常菌群，在机体免疫力降低时也可发生内源性感染。近年来，由于化疗药物的使用、艾滋病的流行、肾上腺皮质激素的使用及器官移植的开展等，新生隐球菌感染有增加的趋势。

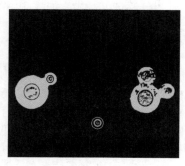

图32-4　新生隐球菌墨汁负染色

新生隐球菌的荚膜多糖是其主要致病物质，具有抗吞噬、抑制机体免疫功能及增加免疫耐受性等作用。

对免疫力正常的机体，大多数肺部隐球菌感染症状不明显且能自愈，呈隐性感染状态。在免疫功能低下的患者，主要引起肺和脑的亚急性或慢性感染。肺部作为原发病灶，可扩散至皮肤、黏膜、淋巴结、内脏、骨骼，甚至脑部，引起慢性炎症和脓肿。除新生隐球菌外，现发现浅白隐球菌可引起肺炎，罗伦隐球菌可引起皮肤感染。

三、微生物学检查

1. 直接镜检 对脑脊液的离心沉淀物、痰、脓液、淋巴结穿刺液等标本作墨汁负染色，镜下若见到直径为 4 ～ 20μm 的圆形菌体，其外有一层透明的肥厚荚膜即可诊断。

2. 分离培养 将检材接种于沙氏培养基，室温或 37℃ 培养 2 ～ 5 天即可形成典型的隐球菌菌落。镜检可见圆形或椭圆形菌体，无假菌丝形成。尿素酶试验阳性。现临床多用快速显色培养基鉴定。

3. 抗原检测 采用荧光抗体染色、胶乳凝集

试验、ELISA 和单克隆抗体等免疫学方法，检测患者血清中和脑脊液中新生隐球菌荚膜多糖特异性抗原，已成为临床诊断的常规方法，隐球菌性脑膜炎患者阳性率可达 90%。如发现脑脊液和血清中荚膜多糖抗原效价下降，则预后良好；若持续升高，则预后不佳。

4. 核酸的检测 分子生物学技术为诊断隐球菌感染提供了新的有效方法。常用痰、支气管吸出物、脑脊液等标本，用 DNA 探针法、PCR 等技术检测新生隐球菌的核酸。

5. 动物实验 将新生隐球菌悬液 0.5ml 腹腔或 0.2ml 脑内接种小鼠，5 ～ 30 天动物可死亡，尸检可在各器官发现菌体，以脑和肺多见。

四、防治原则

控制鸽子数量，避免接触鸽粪或用碱处理鸽粪，可控制此病的发生。治疗肺部和皮肤感染，以抗真菌药物为主，可用 5- 氟尿嘧啶、酮康唑、伊曲康唑等。治疗隐球菌性脑膜炎，可用两性毒素 B、伊曲康唑、氟康唑等，必要时作鞘内注射。

第三节 肺孢子菌

肺孢子菌（*Pneumocystis*）是一直被归类于寄生虫孢子虫纲的一种原虫，近年根据基因序列、基因表达产物等新的分类依据，将其归类为真菌。肺孢子菌具有明显的宿主特异性，其中适宜人体寄生的是耶氏肺孢子菌（*Pneumocystis jiroveci*）。

一、生物学性状

肺孢子菌是单细胞生物，兼具原虫和酵母菌的

特点，发育周期比较复杂。

肺孢子菌有滋养体和包囊两种形态。肺孢子菌的滋养体呈多态形，小的为 1 ～ 1.5μm，大的可达 2 ～ 10μm，吉姆萨染色可见胞核 1 个。包囊呈圆形或椭圆形，直径 4 ～ 6μm，囊壁较厚。未成熟包囊的囊内小体（intracystic body）数为 2 ～ 6 个，外形多呈阿米巴样。成熟包囊内的囊内小体数为 8 个，外形可呈香蕉形或椭圆形，囊内小体（intracystic body）各有 1 个核（图 32-5）。

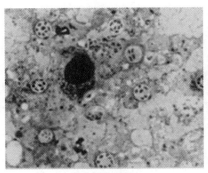

滋养体及包囊

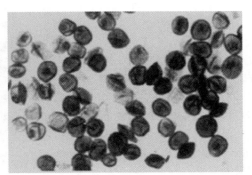

包囊

图 32-5 肺孢子菌的形态

肺孢子菌的感染期为成熟包囊，经呼吸道飞沫传播。包囊被吸入呼吸道进入肺内后，囊内小体从包囊中逸出，发育为单倍体滋养体。单倍体滋养体可通过接合生殖产生二倍体滋养体型，再进行孢子生殖，经过减数分裂和有丝分裂最终形成8个囊内小体。单倍体滋养体也可继续发育，体积逐渐增大后经二分裂、内出芽等方式进行无性增殖。此后细胞膜渐增厚形成囊壁，囊内核进行分裂，每个核周围包裹一团胞质，形成囊内小体（图32-6）。

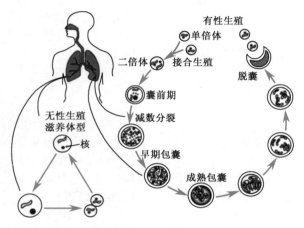

图32-6　肺孢子菌在肺内的发育过程

二、致病性与免疫性

肺孢子菌是机会致病性真菌，其致病作用与宿主的免疫状态密切相关。肺孢子菌进入健康人体后，可潜伏于气管、支气管或肺泡腔内，形成无症状的定植状态或隐性感染，或被宿主清除。当宿主免疫力低下时，定植于体内的或来自体外感染的肺孢子菌在肺内大量繁殖，滋养体黏附于肺泡上皮细胞表面，引起以间质性炎症为特征的肺孢子菌肺炎。

肺孢子菌感染一般多局限于肺内，严重者可随血行向肺外播散或直接侵入其他组织器官引起感染，如肺孢子菌性肝炎、结肠炎、中耳炎、眼脉络膜炎等，统称为肺孢子菌病（pneumocystosis）。

三、微生物学检查

在痰液或支气管灌洗液中检查到滋养体型或包囊型为确诊依据，因滋养体型较难辨认，主要依靠包囊型的形态结构确诊。病原体染色方法常用吉姆萨染色、甲苯胺蓝和四胺银染色法等。

也可用免疫学方法检查血清中特异性抗体，或用分子生物学技术进行基因检查。

四、防治原则

本病如得不到及时治疗，病死率很高。及早治疗有60%～80%患者可望治愈。本菌对多种抗真菌药物不敏感。治疗药物有磺胺甲基异噁唑、伯氨喹、氨苯砜、卡泊芬等。

第四节　其他感染性真菌

深部感染真菌除临床多见的白假丝酵母菌和新生隐球菌外，尚有许多腐生性真菌，一般不使人致病，只有在机体免疫力发生改变后，多由吸入孢子而造成感染，临床多见的有曲霉和毛霉。

一、曲霉

曲霉（*Aspergillus*）是在自然界中广泛分布的腐生性真菌，曲霉分解有机质的能力强，可引起食品霉变及产生毒素。曲霉菌种类繁多，但仅有少数可成为机会致病菌，如烟曲霉（*Aspergillus fumigatus*）、黄曲霉（*Aspergillus flavus*）、黑曲霉（*Aspergillus niger*）和土曲霉（*Aspergillus terreus*），其中以烟曲霉最为多见。

1. 生物学特性　曲霉的菌丝为分枝状多细胞性有隔菌丝，接触培养基的菌丝分化出具有厚壁的足细胞，由此长出直立的分生孢子梗，孢子梗末端膨大成半球形或椭圆形的顶囊，在顶囊上有放射状排列的单层或双层的小梗，小梗顶端再形成一串分生孢子（图32-7）。分生孢子有黄、蓝、棕黑

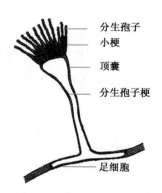

图32-7　曲霉的形态结构

等不同颜色，致使菌落颜色不同。曲霉的分生孢子头和顶囊的形状、大小、颜色及分生孢子梗长度、构成和表面特征等均可作为分类鉴定依据。

在沙氏培养基于室温或 37 ～ 45℃培养，菌落开始为白色、柔软有光泽，逐渐形成绒毛状或絮状丝样菌落，由于产生分生孢子而形成固有的颜色。曲霉以无性繁殖为主，少数菌种可进行有性繁殖。

2. 致病性　　人体对曲霉有较强的免疫力，通常对人无致病性，只有在机体免疫力降低时，曲霉孢子经呼吸道感染才引起曲霉病。曲霉的致病物质还不清楚，烟曲霉孢子的簇状小棘结构可黏附于上皮组织基底部膜相关蛋白质，还可分泌碱性蛋白酶、金属蛋白酶及曲霉菌素。

曲霉病的发生可由直接感染、超敏反应和曲霉毒素中毒等机制引起。

（1）肺曲霉菌病　　最多见，有真菌球型肺曲霉病、肺炎型曲霉病和过敏型支气管肺曲霉病三种。

（2）全身性曲霉菌病　　原发病灶仍在肺部，偶然可见于消化道。多发生在某些重症疾病的晚期，常由败血症引发全身性感染，此类患者预后较差，生前很难得到正确诊断。

（3）曲霉毒素中毒与致癌　　常见产毒的曲霉有黄曲霉、赭曲霉、杂色曲霉、寄生曲霉、烟曲霉等，产生的毒素损伤肝、肾和神经，引起人和动物急慢性中毒。黄曲霉毒素与恶性肿瘤，尤其是肝癌的发生密切相关。

3. 微生物学检查和防治原则　　取痰或活检组织标本进行形态和培养特性检查，在组织内可见有分隔分枝扭曲的菌丝。

目前无有效的预防措施。皮肤、耳曲霉病的治疗可外用唑类抗真菌药。肺曲霉病可用两性霉素 B 雾化吸入。真菌球型肺曲霉病可用 5- 氟尿嘧啶进行气管内注射。伊曲康唑和氟康唑等抗真菌药物也可用于治疗曲霉病。有些病例需手术切除病灶。

二、毛霉

毛霉（mucor）是广泛分布于自然界的腐生性真菌，毛霉具有较强的分解蛋白质的能力，常引起食物霉变。毛霉也是一种条件致病性真菌，可引起免疫力低者的毛霉病。其中，根毛霉菌（*Rhizomucor*）引起的毛霉病最为常见。

1. 生物学特性　　菌丝为无隔白色，从菌丝体生出长短不等的孢子囊梗，顶端生成球形孢子囊，孢子囊内充满着大量的孢子囊孢子，成熟后，孢子破囊释放（图 32-8）。在沙氏培养基中，室温或 37℃生长快速，形成丝状菌落，初始为白色羊毛状，形成孢子后菌落呈灰褐色。

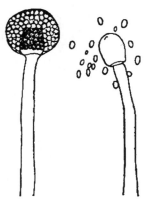

图 32-8　毛霉的孢子囊孢子

2. 致病性　　免疫功能低下或静脉插管、血液透析及绷带污染等条件下可经多种途径侵入人体，首要途径是鼻腔和呼吸道，经唾液流入上颌窦和眼眶，引起坏死性炎症和肉芽肿。也可经血侵入脑部，引起脑膜炎。此外，也可引起肺、胃肠道、皮肤感染。由毛霉感染所致的疾病，统称为毛霉病。本病发病急，病情进展快，患者生前很难确诊。

3. 微生物学检查和防治原则　　取皮屑、脓、痰、鼻窦抽取物或尸检标本，用 10% KOH 热消化后直接镜检，可见直径 6 ～ 18μm、无隔壁薄、折光性很强的粗大菌丝，偶见孢子囊及孢子囊梗。尸体病理切片 HE 染色后菌丝呈嗜苏木精染色。

毛霉病无特效的预防和治疗方法。早期可应用两性霉素 B、试用外科切除病灶及积极治疗相关疾病。

（张晓莉　唐小云）

下卷　人体寄生虫学

第三十三章 寄生虫的生物学

第一节 寄生关系及其演化

一、寄生关系

自然界中，生物为了寻求食物或逃避天敌，从一种生活方式转变为另一种方式，使各种生物之间的关系变得错综复杂。任何一种生物，只要在它生命中的一个时期或终生，与另一种生物存在密切关系，即被称为共生（symbiosis）。根据两种不同种的生物间利害关系的不同，可将共生分为以下 3 种类型。

1）共栖（commensalism）：指两种生物在一起共同生活，一方受益，而另一方既不受益也不受害。例如，生活在人结肠中的结肠内阿米巴，其以人肠道中的细菌为食物，不侵犯组织，对人也无害。

2）互利共生（mutualism）：指两种生活在一起的生物均获得益处。例如，白蚁和寄生于其消化道中的鞭毛虫。鞭毛虫以白蚁摄入消化道中的木屑为食物获取所需的营养，同时鞭毛虫合成和分泌的酶可将木屑的纤维素分解成能被白蚁利用的营养物质。白蚁为鞭毛虫提供食物和生活场所，而鞭毛虫也为白蚁提供了自身不能合成的酶。两者均受益，彼此依赖。

3）寄生（parasitism）：指两种生物在一起生活，一方受益，一方受害。受益的一方称为寄生物（parasite），被寄生的受害的一方称为宿主（host）。寄生物中营寄生生活的多细胞无脊椎低等动物和单细胞的原生生物则称为寄生虫，包括原虫、吸虫、绦虫、线虫和节肢动物等。例如，寄生于人体小肠中的蛔虫，人体为之提供所需的营养物质和居住场所，而受益的蛔虫则可引起人体营养不良、发育障碍和一些并发症，人体成为受害者。

上述的 3 种关系之间并不是截然分开的，在特定的条件下和长期的共同进化过程中可能发生转化。

二、寄生生活对寄生虫的影响

从自由生活演化为寄生生活，寄生虫经历了漫长的过程去适应寄生环境，其形态结构和生理功能也相应发生了改变。

1. 对环境适应性的改变 在演化过程中，寄生虫长期适应于寄生环境，在不同程度上丧失了独立生活的能力。对于营养和空间依赖性越大的寄生虫，其自由生活的能力就越弱；寄生生活的历史越长，适应能力越强，依赖性就越大。因此与共栖和互利共生相比，营寄生生活的寄生虫更不能适应外界环境的变化，只能选择性地寄生于某种或某类宿主。寄生虫对宿主的这种选择性称为宿主特异性，实际是寄生虫对所寄生的内环境适应力增强的表现。

2. 形态结构的改变 寄生虫会因寄生环境的影响而发生形态结构变化：①形态变化，如跳蚤身体两侧扁平，以便行走于皮毛之间；寄生于肠道的蠕虫多为长形，以适应窄长的肠腔。②某些器官退化或消失，如寄生历史漫长的肠内绦虫，依靠其体壁吸收营养，消化器官已退化。③某些器官发达，如线虫的生殖器官极为发达，几乎占原体腔的全部，雌蛔虫的卵巢和子宫的长度为体长的 15～20 倍，以增强产卵能力；有的吸血节肢动物的消化道长度大为增加，以利于大量吸血，如软蜱饱吸一次血可耐饥数年之久。④新器官的产生，如吸虫和绦虫，由于定居和附着需要，演化产生了吸盘。

3. 生理功能的改变 为了适应寄生生活，寄生虫会产生特异的生理机制：①侵袭力增强，如溶组织内阿米巴能分泌有助于穿入肠黏膜的蛋白水解酶，而非致病性阿米巴却没有此类酶。②抵抗力增强，如肠道寄生蛔虫，其体壁和原体腔液内存在对胰蛋白酶和糜蛋白酶有抑制作用的物质，在虫体角皮内的这些酶抑制物，能保护虫体免受宿主小肠内蛋白酶的作用。③获取能量的方式增强，如许多消化道内的寄生虫能在低氧环境中以糖酵解的方式获取能量。④繁殖能力增强，如雌蛔虫日产卵约 24 万个，牛带绦虫日产卵约 72 万个，日本血吸虫毛蚴进入螺体内可产生数万条尾蚴。

第二节　寄生虫的生活史及宿主的类别

一、寄生虫的生活史

寄生虫生长、发育和繁殖的整个过程及其所需的条件称为寄生虫的生活史（life cycle）。寄生虫的生活史包括寄生虫的感染阶段、侵入宿主的方式和途径、在宿主体内移行或到达寄生部位的途径、正常的寄生部位、离开宿主机体的方式及所需要的宿主或传播媒介的种类等。寄生虫的生活史具有多样性，依据是否需要中间宿主，可大致分为两种类型：以蠕虫为例，一种不需要中间宿主，虫卵或幼虫在外界发育到感染期后直接感染人，称为直接型，如蛔虫、钩虫等；另一种需要中间宿主，幼虫在其体内发育到感染期后经中间宿主才能感染人，称为间接型，如丝虫、血吸虫等。在流行病学上，将具有直接型生活史的蠕虫称为土源性蠕虫；将具有间接型生活史的蠕虫称为生物源性蠕虫。

在寄生虫生活史中，有些虫种如阿米巴、阴道毛滴虫、利什曼原虫等只有无性生殖。有些虫种如蛔虫、钩虫、丝虫等只有有性生殖。而有的虫种既有无性生殖又有有性生殖，两者交替进行，称为世代交替（alternation of generations）。

二、寄生虫的类别及分类

在长期的进化过程中，寄生虫因发育阶段的不同，其生长发育过程、宿主种类、寄生部位及其对宿主的损害程度也不相同。因此，可将寄生虫分为以下 7 种类型。

1）专性寄生虫（obligatory parasite）：生活史中某个阶段或整个生活时期必须营寄生生活，否则就不能生存。例如，蛔虫的虫卵阶段虽在外界营自由生活，但在发育至感染阶段后，必须入宿主体内营寄生生活，才能进一步发育为成虫；疟原虫的各个发育阶段都必须在人体或蚊体内进行，否则就不能完成其生活史。

2）兼性寄生虫（facultative parasite）：某些寄生虫可在外界营自由生活并完成其生活史，但如有机会也可侵入宿主体内营寄生生活。例如，粪类圆线虫成虫既可寄生于宿主肠道内，也可以在土壤中营自由生活。

3）偶然寄生虫（accidental parasite）：因偶然机会侵入非正常宿主体内寄生的寄生虫，如某些蝇卵偶然进入人肠道内寄生。

4）体内寄生虫（endoparasite）：指生活于宿主体内的寄生虫，如寄生于肝胆管内的肝吸虫，或寄生于各种有核细胞内的弓形虫等。

5）体外寄生虫（ectoparasite）：指生活于宿主体表并暂时性吸取营养的寄生虫。例如，蚊、蚤、蜱、虱、白蛉等吸血时与宿主体表接触，多数饱食后立即离开。这类体外寄生虫也称为暂时性寄生虫（temporary parasite）。

6）长期寄生虫（permanent parasite）：成虫必须营寄生生活。例如，钩虫的幼虫虽在外界营自由生活，但成虫必须在宿主体内营寄生生活。

7）机会致病性寄生虫（opportunistic parasite）：一些寄生虫在宿主免疫功能正常时在宿主体内处于隐性感染状态，当宿主免疫功能低下时，会大量增殖、致病力增强，导致宿主出现临床症状和体征，如刚地弓形虫、微小隐孢子虫、粪类圆线虫等。

将寄生虫分类的目的是认识虫种并反映各种寄生虫之间的亲缘关系，追溯各种寄生虫演化的线索，比较全面而准确地认识各个虫群和虫种，并了解寄生虫和人类之间的相互关系。

根据动物分类系统，人体寄生虫隶属于动物界（Animalia）的无脊椎动物中的扁形动物门（Platyhelminthes）、线形动物门（Nemathelminthes）、棘头动物门（Acanthoce-phala）与节肢动物门（Arthropoda），以及单细胞的原生动物亚界（Protozoa）中的肉足鞭毛门（Sarcomastigophora）、顶复门（Api-complexa）和纤毛门（Ciliophora）。

根据国际动物命名法，寄生虫的命名也采用二名制（binominal system），种的学名（scientific name）采用拉丁文或拉丁化文字，属名（genus name）在前，种名（species name）在后，有的种名之后还有亚种名（subspecies name），种名或亚种名之后是命名者的姓与命名的年份（论文正式发表的年份）。例如，溶组织内阿米巴的学名为 *Entamoeba histolytica* Schaudinn, 1903, 表明该名是由 Schaudinn 于 1903 年命名的；斯氏狸殖吸虫 [*Pagumogonimus skrjabini*（Chen, 1959）Chen, 1963] 表示 Chen 于 1959 年命名该虫，Chen 在 1963 年又再次将其命名。

三、宿主的类别

不同种类的寄生虫在生长发育过程中，对宿主的需求不同，有的仅需一个宿主，有的则需两个或两个以上宿主，而且寄生虫不同发育阶段所寄生的宿主也不同。为此，将寄生虫的宿主分为以下 4 种。

1）终宿主（definitive host）：指寄生虫成虫或有性生殖阶段所寄生的宿主。例如，人是带绦虫的终宿主。

2）中间宿主（intermediate host）：指寄生虫幼虫或无性生殖阶段所寄生的宿主。如果有两个以上中间宿主，则依顺序称第一、第二……中间宿主。例如，肺吸虫的第一中间宿主为川卷螺，第二中间宿主为淡水蟹、蝲蛄类。

3）保虫宿主（也称储存宿主，reservoir host）：有些寄生虫既可寄生于人也可寄生于脊椎动物，在一定条件下脊椎动物体内的寄生虫可传给人，在流行病学上，称这些动物为保虫宿主或储存宿主。

4）转续宿主（paratenic host 或 transport host）：某些寄生虫的幼虫侵入非正常宿主，不能继续发育，可长期处于幼虫状态，当有机会进入正常宿主体内时，才可发育为成虫，这种非正常宿主称为转续宿主。例如，卫氏并殖吸虫的囊蚴被野猪食入后，童虫大多数侵入肌肉，长期存活而无明显发育，处于滞育状态。人们可因生食野猪肉而感染卫氏并殖吸虫病，野猪是卫氏并殖吸虫的转续宿主。

第三节　寄生虫与宿主之间的相互作用

寄生虫侵入宿主的同时，寄生虫与宿主之间就已建立相互关系，包括寄生虫对宿主的损害及宿主对寄生虫的影响两个方面。寄生虫在宿主体内的移行、定居、发育和繁殖，均可对宿主造成损害。而宿主免疫系统针对寄生虫抗原产生的免疫应答：一方面力求将寄生虫消灭或局限，减少寄生虫对宿主的损害；另一方面也可产生不利于宿主的免疫病理损害。

一、寄生虫对宿主的作用

寄生虫进入宿主，使宿主的局部和全身发生病理、生化、免疫等方面不同程度的损害，其主要表现在以下 3 个方面。

1. 夺取营养　在宿主体内，寄生虫生长、发育及繁殖所需的营养物质均来自宿主，寄生虫的数量越多，对宿主营养的掠夺也越严重。一些肠道寄生虫不仅直接吸收宿主的营养物质，还妨碍宿主吸收营养，致使宿主出现营养不良。例如，寄生于消化道的阔节裂头绦虫可摄取维生素 B_{12}，引起少数患者出现巨幼细胞性贫血。

2. 机械性损伤　寄生虫的侵入及在宿主体内移行、定居和繁殖，均可导致宿主组织损伤或破坏。例如，血吸虫的尾蚴虫侵入人体皮肤时引起尾蚴性皮炎；肺吸虫的童虫在宿主体内移行引起肝、肺等多个组织器官损伤；细粒棘球绦虫的棘球蚴在

肝、肺等器官内寄生时，对局部组织器官形成压迫；疟原虫在红细胞内大量繁殖，导致红细胞破裂。

3. 毒性作用与免疫病理损伤　寄生虫在宿主体内生长、发育和繁殖过程中的排泄物、分泌物、蜕皮液、虫体和虫卵死亡的崩解物等均可作为毒性物质或抗原引起组织损害或免疫病理反应。例如，寄生于肝胆管内的肝吸虫，其分泌物、代谢产物可引起胆管上皮增生，附近肝实质萎缩，胆管局限性扩张，管壁增厚，进一步发展可致上皮瘤样增生，虫卵和死亡虫体崩解物等可成为胆石的核心，引起肝胆石症。血吸虫虫卵内毛蚴分泌的可溶性抗原与宿主抗体结合形成抗原抗体复合物沉积到肾小球基底膜，引起患者出现肾小球肾炎。

二、宿主对寄生虫的作用

宿主对寄生虫的作用决定了寄生虫在宿主体内的存亡及演化。宿主的固有免疫系统构成天然屏障，皮肤、黏膜、体液和吞噬细胞等构成宿主抵抗寄生虫感染的第一道防线。例如，从皮肤进入的血吸虫尾蚴或钩虫丝状蚴，有一部分会在皮肤内被杀死；胃酸可杀死部分进入胃内的寄生虫；血液中各种吞噬细胞能有效杀死进入血液内的寄生虫；组织内各种细胞对在组织中移行或定居的寄生虫可进行包围、攻击甚至杀灭。宿主血液中各种免疫效应细

胞、成分、抗体等的适应性免疫反应是宿主抵抗寄生虫感染的重要机制。

宿主的遗传、饮食和营养等因素也是决定寄生虫感染的重要因素。例如，Duffy 抗原阴性血型的西非黑种人对间日疟原虫具有固有免疫力；红细胞缺乏葡萄糖 -6- 磷酸脱氢酶基因杂合子者对恶性疟原虫感染也具有一定的固有抵抗力；高蛋白饮食不利于许多肠道原虫的发育，可以抑制原虫感染，而低蛋白饮食的原虫感染者容易出现临床症状，甚至出现严重的并发症。

（王美莲　罗恩杰）

第三十四章 寄生虫感染与免疫

寄生虫感染与免疫是机体抵御和清除寄生虫及其有害产物的一种生理过程，与宿主的易感性、抵抗力及寄生虫病的发病机制有密切关系。宿主对寄生虫的免疫反应，主要表现为免疫系统识别寄生虫的反应，包括非特异性免疫和特异性免疫。对寄生虫感染的免疫学研究，有助于深入了解寄生虫病的发病机理、免疫诊断、血清流行病学调查及免疫预防等方面。

第一节 寄生虫抗原的特点

由于寄生虫生活史和组织结构的复杂性及其发育过程中的遗传差别等原因，寄生虫抗原非常复杂，且种类繁多。

1. 寄生虫抗原的复杂性及多源性 按抗原来源或虫体结构可分为表面抗原、体抗原和代谢抗原等；按虫体的化学成分可分为蛋白或多肽、多糖、糖蛋白、糖脂抗原等；按虫体的发育阶段可分为不同的期抗原；按抗原的功能可分为诊断性抗原、保护性抗原、致病性抗原等。寄生虫抗原来源如下。

（1）表面抗原（surface antigen） 表面抗原来自寄生虫表膜，是与宿主接触的界面，也是宿主识别和诱导宿主产生免疫反应的主要抗原成分。例如，疟原虫环子孢子蛋白具有很强的免疫原性，在研制抗疟疫苗方面有重要意义。

（2）体抗原（somatic antigen） 体抗原来自寄生虫虫体，较稳定，常有一定的免疫原性，但不如表面抗原和代谢抗原的免疫原性强。

（3）代谢抗原（metabolic antigen） 包括寄生虫的排泄分泌（excretory/secretory，ES）物、幼虫蜕皮液和囊液等，其中排泄分泌物中的抗原也称为ES抗原。代谢抗原与宿主免疫系统直接接触，是诱导宿主产生保护性免疫应答及引起免疫病理反应的重要抗原，同时又可作为免疫诊断的检测对象。

因此，这类抗原在寄生虫感染免疫中备受重视。例如，日本血吸虫可溶性虫卵抗原在免疫诊断和免疫病理上均具有重要作用。

此外，寄生虫循环抗原（circulating antigen，CAg）是指活的寄生虫排放到宿主体液中的大分子微粒，主要是排泄分泌物或脱落物中具有抗原性、且能被免疫学试验所证实的物质。检测CAg能提示是否有活的寄生虫存在，可判断现症患者及评价疗效等，故CAg也是一种诊断性抗原（diagnostic antigen）。凡能引起宿主对体内寄生虫或对再感染产生保护性免疫的抗原均称为保护性抗原（protective antigen）。

2. 寄生虫抗原的属、种、株及其特异性 寄生虫的不同属、种、株，同一种、株的不同发育阶段，既有共同抗原，又有各自的特异性抗原。不同种、株的寄生虫诱导的免疫应答不能有效地抑制或（和）杀伤其他种、株的寄生虫；同一种、株寄生虫不同发育阶段所诱导的免疫应答也不能抑制或（和）杀伤该种株的其他发育阶段。共同抗原可刺激机体产生共同抗体，是免疫诊断时出现交叉反应的主要原因。因此，为了提高寄生虫病免疫诊断的特异性，应对特异性抗原进行分离和纯化。单克隆抗体及DNA重组技术的应用，推动了寄生虫特异性抗原的研究。

第二节 寄生虫感染的免疫应答类型

免疫应答（immune response）是指宿主对特异的寄生虫抗原产生的免疫反应过程，包括固有免疫

（innate immunity）和适应性免疫（adaptive immunity）。前者是先天性的，不是针对某一种抗原异物，故又称非特异性免疫（non-specific immunity）；后者是针对某种特定的寄生虫的，当再次接触或不断接触这些特定的寄生虫时，宿主的应答强度则有所增强，这种免疫应答必须在抗原物质刺激机体免疫系统后才形成，故也称为特异性免疫（specific immunity），包括体液免疫和细胞免疫。

1. 固有免疫　固有免疫是人类在长期进化过程中形成的，受遗传因素控制，具有种的特性和相对稳定性。对各种寄生虫感染都有一定的抵抗力，没有特异性。固有免疫主要通过健康机体的各种生理屏障，如皮肤、黏膜及胎盘等抵御某些寄生虫的侵入，或通过胃酸对某些寄生虫发挥杀伤作用，或通过血液、体液或组织中的吞噬细胞、嗜酸性粒细胞（EC）、自然杀伤（NK细胞）及补体等对侵入的虫体发挥杀灭作用，故固有免疫也称为天然免疫（natural/native immunity）。人对某些寄生虫具有完全的抵抗力，如人对鸡蛔虫和鸟类疟原虫等具有先天性免疫力，不被它们感染，也属于固有免疫。

2. 适应性免疫　适应性免疫是指寄生虫侵入宿主后，其抗原物质刺激宿主免疫系统产生抗体和免疫活性细胞，从而使宿主具有抵抗或杀伤该种寄生虫的能力。由于适应性免疫是后天获得的，故又称为后天免疫。适应性免疫反应的防御功能是通过许多不同类型的细胞和分子之间相互协调发挥作用的。适应性免疫保留了天然免疫清除入侵寄生虫的防御能力，而且具有"记忆"功能，对再次感染将产生更为强烈的免疫应答，称为免疫记忆（immunologic memory），免疫记忆是研究抗寄生虫疫苗的重要基础。另外，所有的正常免疫应答在寄生虫抗原刺激后随着时间的推移，其反应强度将逐渐减弱，这种现象称为"自我限制"（self-limitation）。这是由于抗原诱导的免疫应答可导致抗原的消除，随着抗原的逐步消除，淋巴细胞活化条件逐步丧失，免疫应答水平相应减弱。有些寄生虫不能被机体有效地清除时，则可导致免疫应答并产生病理性损害。

由于宿主和寄生虫的种类及宿主与寄生虫之间相互关系的不同，适应性免疫大致可分为以下两类。

（1）消除性免疫（sterilizing immunity）　消除性免疫是指人体感染寄生虫后所产生的免疫应答，既能清除体内的寄生虫，又能对再感染具有完全的、稳定的抵抗力。热带利什曼原虫引起的皮肤利什曼病所产生的免疫属于此类，即人体在获得免疫力后，热带利什曼原虫被完全消除，临床症状消失，并对再感染具有长期的特异的抵抗力。此种类型在寄生虫感染中很少见。

（2）非消除性免疫（non-sterilizing immunity）非消除性免疫是寄生虫感染中最常见的一种免疫现象，大多数寄生虫感染后均可诱导宿主产生一定程度的抗感染的免疫力，但这种免疫力不能完全清除宿主体内已有的寄生虫，只能使其维持在低虫荷水平；如果用药物将体内的寄生虫清除后，宿主已获得的免疫力也就随之消失。带虫免疫（premunition）和伴随免疫（concomitant immunity）均属于非消除性免疫。

1）带虫免疫：带虫免疫是一种适应性免疫类型。某些血液内寄生原虫（如疟原虫、弓形虫、锥虫等）诱导的特异性免疫应答，使体内寄生虫增殖减慢，虫体数量降低维持在低密度水平，导致临床痊愈，对再感染也具有一定的抵抗力，但宿主体内的寄生虫未被完全清除。这种免疫力取决于寄生虫的存在。例如，人体感染疟原虫时，当未经治疗但临床发作停止以后，体内疟原虫的数量维持在低水平，但未被完全清除，对同种疟原虫的重复感染具有一定的免疫力。

2）伴随免疫：伴随免疫是另一种适应性免疫类型。某些蠕虫感染后体内的活成虫使宿主产生获得性免疫，对再感染时侵入的幼虫具有一定的抵抗力，但这种免疫对体内的成虫不发生影响，因此成虫可继续存活，这种活动性感染和免疫并存的现象称为伴随免疫。例如，日本血吸虫感染宿主后，活的成虫能使宿主产生适应性免疫，这种免疫对体内已存在的成虫无作用，成虫可继续存活，但可作用于侵入的早期童虫，因而可以防御再次感染。这是因为成虫表面具有宿主成分，不被免疫系统识别，童虫不具备这种特性，易受免疫攻击。然而成虫和童虫有共同抗原，故成虫诱导的免疫应答通过交叉反应可防止童虫感染。

免疫应答包括抗原的处理与呈递、T细胞的活化和细胞因子的产生及发生体液免疫和细胞免疫效应。具体的免疫应答过程及机制参见医学免疫学教材。

第三节　免疫逃避

某些寄生虫侵入免疫功能正常的宿主体内后能逃避宿主的免疫攻击而继续生存的现象称为免疫逃避（immune evasion）。这种现象是寄生虫与宿主在长期相互适应过程中形成的，其发生机制包括以下几个方面。

1. 解剖位置的隔离　细胞、组织和腔道内的寄生虫，因特有的生理屏障使之与免疫系统隔离，如寄生在红细胞内的疟原虫及寄生在眼部或脑部的猪带绦虫囊尾蚴。有些细胞内寄生虫，宿主的抗体难以对其发挥中和作用和调理作用。例如，寄生在吞噬细胞中的利什曼原虫和弓形虫，虫体可在细胞内形成纳虫空泡（parasitophorous vacuole），借以逃避宿主细胞内溶酶体酶的杀伤作用。有些寄生虫在宿主体内可形成保护性囊壁如棘球蚴，虽然其囊液具有很强的抗原性，但由于具有较厚的囊壁，因此可逃避宿主的免疫攻击。对于腔道内寄生虫，血液循环中的抗体不能有效地发挥杀伤作用，分泌型的 IgA 杀伤能力有限，加上这些寄生虫又难以与其他免疫效应细胞接触，因此也能逃避宿主的免疫攻击。

2. 表面抗原的改变　寄生虫表面抗原性质的改变是导致寄生虫免疫逃避的主要原因。

（1）抗原变异　寄生虫的不同发育阶段一般都具有其特异性抗原，即使在同一发育阶段，有些虫种的抗原也可产生变化。例如，布氏锥虫表面的糖蛋白抗原可不断更新，不断产生新的变异体（variant），使变异前的抗原刺激所产生的抗体对新的变异体不起作用，故可逃避宿主的免疫攻击。这种抗原变异现象也见于寄生在红细胞内的恶性疟原虫。

（2）抗原伪装与分子模拟　有些寄生虫能将宿主的抗原成分结合在体表，形成抗原伪装（antigen disguise）；有些寄生虫体表能表达与宿主组织相似的成分，称为分子模拟（molecular mimicry）。例如，寄生在皮肤内的曼氏血吸虫童虫的体表不含有宿主抗原，但肺期童虫表面则可结合宿主的血型抗原（A、B 和 H）和组织相容性抗原，将其本身的表面抗原伪装起来，从而逃避宿主的免疫攻击。

（3）表膜脱落与更新　蠕虫的表膜处于不断脱落与更新状态，使与表膜结合的抗体随之脱落。

3. 抑制宿主的免疫应答　有些寄生虫的抗原可直接诱导宿主产生免疫抑制，其主要机制如下。

（1）特异性 B 细胞克隆的耗竭　一些寄生虫感染常可诱发宿主产生高 Ig 血症，提示多克隆 B 细胞激活，产生大量无明显保护作用的抗体。至感染晚期，虽有抗原刺激，但 B 细胞已不能分泌抗体，说明多克隆 B 细胞的激活导致了能与抗原反应的特异性 B 细胞的耗竭，抑制了宿主的免疫应答，甚至出现继发性免疫缺陷。

（2）抑制性 T 细胞（Ts）的激活　Ts 细胞激活可抑制免疫活性细胞的分化和增殖，如感染利什曼原虫、血吸虫和旋毛虫的小鼠有特异性 Ts 的激活，产生免疫抑制。

（3）虫源性淋巴细胞毒性因子　寄生虫的排泄分泌物中有些成分具有直接的淋巴细胞毒性作用或可抑制淋巴细胞激活。例如，肝片形吸虫的排泄分泌物可使淋巴细胞凝集，枯氏锥虫排泄分泌物中的 30kDa 和 100kDa 蛋白可抑制宿主外周血淋巴细胞增殖和 IL-2 的表达。寄生虫释放的这些淋巴细胞毒性因子也是产生免疫逃避的重要机制。

（4）封闭抗体的产生　有些结合在寄生虫表面的抗体不仅无杀虫作用，反而可阻断有杀虫作用的抗体与之结合，这类抗体称为封闭抗体。已证实在感染曼氏血吸虫、丝虫和旋毛虫的宿主体内存在封闭抗体，这种现象可用于解释在血吸虫病流行区低龄儿童虽有高滴度抗体水平，但对再感染无保护力的现象。

第四节　超敏反应

宿主对寄生虫感染所产生的免疫应答，一方面对宿主具有不同程度的保护作用，可抵抗再次感染，对宿主有利；另一方面也可引起超敏反应（hypersensitivity），俗称变态反应（allergy）或过敏反应（anaphylaxis）。超敏反应是指机体对某些寄生虫抗原初次应答后再次接受相同抗原刺激时，发生的一种以机体生理功能紊乱或组织细胞损伤为主的特异性免疫应答。根据发生机制和临床特点，将超敏反应分为 4 型：①Ⅰ型超敏反应，又称过敏反应或速发型超敏反应；②Ⅱ型超敏反应，又称为细胞毒型（cytotoxic type）或细胞溶解型（cytolytic type）超敏反应；③Ⅲ型超敏反应，又称免疫复合物型（immune complex type）或血管炎型超敏反应；④Ⅳ型超敏反应，也称为迟发型超敏反应。Ⅰ、Ⅱ、Ⅲ型为抗体介导，Ⅳ型主要为 T 细胞和巨噬细胞所介导。各型超敏反应可见于不同种类的寄生虫病，有些寄生虫病如血吸虫病和疟疾等，可出现多种类型的超敏反应。超敏反应在寄生虫的致病机制中具有重要意义，各型超敏反应的发生机制和临床特点参见医学免疫学教材。

（崔　晶）

第三十五章　寄生虫病的流行与防治

寄生虫病在一个地区的流行必须具备三个基本条件，即传染源、传播途径和易感人群，这三个条件通常称为寄生虫病流行的三个基本环节。当这三个环节在某一地区同时存在并相互联系时，可造成寄生虫病的流行。寄生虫病的流行在数量上可表现为散发、暴发、流行和大流行，在地区上可表现为地方性和自然疫源性，在时间上可表现出季节性，在人群中的分布则有年龄、性别、职业及民族等差异。此外，寄生虫病的流行还受自然因素、生物因素和社会因素的影响。

第一节　寄生虫病流行的基本环节

1. 传染源　寄生虫病的传染源包括感染有寄生虫的患者、带虫者及保虫宿主（家畜、家养动物或野生动物）。作为寄生虫病的传染源，其体内必须存在有或从其体内排出、并能在外界或另一宿主体内继续发育的寄生虫的某个阶段，如疟疾患者或带虫者血中存在的疟原虫成熟配子体、丝虫病患者血中的微丝蚴、血吸虫病患者或保虫宿主从粪便中排出的血吸虫卵、滴虫性阴道炎患者白带中的滋养体等。有些寄生虫病的传染源是人，如疟疾；有些是人和家畜或野生动物，如日本血吸虫病、并殖吸虫病；有些是家养动物，如包虫病。因此，人体寄生虫病的传染源因虫种的不同，可以是人，或者动物，或者是人和动物。以人或（和）家畜作为传染源的寄生虫病，在其他条件具备时，易于在人群中流行；而以野生动物为传染源的寄生虫病，则因人们进入原发性自然疫源地而感染。从广义上说，寄生虫病的传染源不仅指体内有寄生虫的宿主，也指那些有感染期寄生虫存在的外界环境，如含有血吸虫尾蚴的水体（疫水）、钩虫感染性幼虫的土壤（疫土）及寄生有感染期寄生虫的中间宿主或昆虫媒介等。

2. 传播途径　寄生虫从传染源排出，在外界或中间宿主体内发育至感染期（infective stage）后进入另一宿主的整个过程，称为寄生虫病的传播途径。人体寄生虫病常见的传播途径有以下几种。

（1）经水传播　如果水源被某些寄生虫的感染期（虫卵或包囊等）污染，人可因饮水或接触疫水而感染，如饮用被溶组织内阿米巴、蓝氏贾第鞭毛虫包囊或隐孢子虫卵囊污染的水可感染这些寄生虫。经饮水传播的寄生虫病称为水源性寄生虫病（water-borne parasitosis）。其特点是病例分布与供水范围相一致，不同年龄、性别、职业者均可发病。经接触疫水传播的寄生虫病，其患者均有疫水接触史，发病特点不仅有地区性和季节性差异，还有职业性差异。

（2）经食物传播　肉类等食物本身含有寄生虫的感染期，人可因生食或半生食含有感染期寄生虫的食物而感染，如生食或半生食含幼虫的猪肉可能感染猪带绦虫、旋毛虫等，生食或半生食含囊蚴的淡水鱼、蟹可感染华支睾吸虫、并殖吸虫等。经食物传播的寄生虫病称为食源性寄生虫病（food-borne parasitosis）。其特点是同批患者有共同分享某一食物的历史，而未进食该食物者不发病。此外，我国不少地区均以人粪作为肥料，粪便中的感染期虫卵如蛔虫卵、鞭虫卵污染蔬菜后，人因生食未洗净的蔬菜而感染该种寄生虫。

（3）经土壤传播　有些直接发育型的线虫，如钩虫虫卵直接在土壤中发育为感染性幼虫，人通过接触土壤而感染。

（4）经空气（飞沫）传播　有些寄生虫的感染期虫卵可通过空气或飞沫传播。例如，蛲虫卵可在空气中飘浮，并可随呼吸进入人体。

（5）经节肢动物传播　某些医学节肢动物在寄生虫病传播中起着重要的作用，如蚊传播疟疾和丝虫病，白蛉传播黑热病等。经节肢动物传播的寄生虫病除具有一定的地区性和季节性等特点外，还具有病例分布与媒介节肢动物分布一致的特点。

（6）经人体直接传播　有些寄生虫可通过人

际之间的直接接触而传播，如阴道毛滴虫可通过性接触而传播，疥螨可由直接接触患者皮肤而传播。直接传播大多引起散在的病例发生，病例的多少与接触的频繁程度有关。

寄生虫进入人体的途径称为感染途径，也称为感染方式。寄生虫感染人体的方式有：①经口感染，是最常见的寄生虫感染方式，许多寄生虫的感染期可通过被其污染的食物、水及中间宿主而进入人体，如蛔虫、鞭虫、华支睾吸虫、并殖吸虫、猪带绦虫和细粒棘球绦虫等；②经皮肤感染，有些寄生虫的感染期存在于土壤或水内，当接触到人的皮肤时即可钻入皮肤而感染人体，如钩虫的丝状蚴和日本血吸虫的尾蚴等；③经节肢动物叮刺感染，有些寄生虫的感染期存在于节肢动物体内，当节肢动物叮刺吸血时即可进入人体，如丝虫、疟原虫经蚊叮刺感染；④接触感染，同经人体直接传播；⑤自体感染，有些寄生虫可以在宿主体内引起自体内感染，如猪带绦虫和短膜壳绦虫；⑥经胎盘感染，当孕妇患某些寄生虫病时，在胎盘屏障受到损害的情况下，有些寄生虫可进入胎儿体内引起宫内胎儿感染，导致先天性寄生虫病，如先天性弓形虫病及先天性疟疾等；⑦经输血感染，若供血者血液内有红内期疟原虫存在时，即可引起输血性疟疾，从理论上讲，经输血感染的寄生虫还有杜氏利什曼原虫及弓形虫等；⑧经乳汁感染，哺乳期妇女感染钩虫时，钩虫幼虫在其体内移行过程中可进入乳腺随乳汁而感染婴幼儿，引起婴幼儿钩虫病，但此种感染方式甚为少见。

3. 易感人群　　易感人群是指对某种寄生虫缺乏免疫力或免疫力低下而处于易感状态的患者。除了某些遗传因素，如西非黑种人因红细胞膜上无 Duffy 血型抗原而不感染间日疟原虫，以及遗传性疾病镰状细胞性贫血患者不感染恶性疟原虫外，所有未感染过寄生虫的人，不论男女老幼、种族肤色，对人体寄生虫一般都是易感的。人体感染寄生虫后，除对少数虫种可产生消除性免疫外，多数为带虫免疫，当寄生虫从人体消失后，这种免疫力便逐渐消失而重新处于易感状态。易感性还与年龄有关，流行区儿童的免疫力一般低于成年人，非流行区的人进入流行区后也会成为易感者。

第二节　影响寄生虫病流行的因素

1. 自然因素　　自然因素包括地理环境和气候因素，如温度、湿度、雨量、光照等。自然因素通过对寄生虫病流行环节的影响而发挥作用。地理环境和气候因素既可直接影响寄生虫在外界环境中的生长发育，如温暖潮湿的环境有利于钩虫卵的发育，也可通过影响生物种群（如中间宿主及媒介节肢动物）而间接影响寄生虫的发育，如温度低于 16℃或高于 30℃，疟原虫在蚊体内发育变慢，并退化变性，直至死亡；血吸虫毛蚴的孵化和尾蚴的逸出除需要水外，还与温度、光照等条件有关，而适宜的温度又增加了人群接触疫水的机会，因而有利于血吸虫病的流行。自然因素还可影响中间宿主及媒介节肢动物的分布、孳生、繁殖和活动，如温暖潮湿的气候既适合于蚊虫的生长和繁殖，也适合于蚊虫吸血活动，增加传播疟疾和丝虫病的机会，故南方是我国疟疾高发区，而东北地区则少见；同样，丝虫病也主要流行于黄河以南地区。

2. 生物因素　　有些寄生虫在其生活史过程中需要中间宿主或节肢动物的存在，这些中间宿主或节肢动物的存在与否，决定了这些寄生虫病能否流行。例如，日本血吸虫的中间宿主钉螺在我国的分布不超过北纬 33.7°，故我国北方地区无血吸虫病流行。卫氏并殖吸虫的中间宿主川卷螺和溪蟹主要孳生于山涧溪流中，因而卫氏并殖吸虫病主要流行于山区或丘陵地带。

3. 社会因素　　社会因素包括社会制度、经济状况、生活条件、文化水平、医疗卫生保健条件及生产方式和生活习惯等。社会因素各方面落后的国家或地区容易发生寄生虫病流行；欧美国家弓形虫感染率高与家庭饲养宠物的比例较高有关。

社会因素、自然因素和生物因素三者常相互作用，共同影响寄生虫病的流行。

第三节　寄生虫感染与寄生虫病的特点

寄生虫的生活史比较复杂，有多个发育阶段，其中能使人体感染的阶段称为感染阶段或感染期（infective stage）。寄生虫侵入人体并能生活或长或短一段时间，但无明显临床表现，这种现象称为寄生虫感染（parasitic infection）。有明显临床表现的寄生虫感染称为寄生虫病（parasitosis）。人体感染寄生虫后处于什么状态，与人体内寄生虫的密度密切相关，当虫体的密度较低时，人体没有明显的临床症状，当虫体的密度达到并超过"界限"（threshold）时才有明显的症状，出现寄生虫病。"界限"的高低因虫种、个体遗传素质、营养及免疫功能等因素而异。

1. 带虫者、慢性感染与隐性感染　人体感染寄生虫后没有明显的临床症状和体征，但能传播病原体，这些感染者称为带虫者（carrier）。广义上讲，带虫者包括人和动物。由于带虫者没有明显的临床表现常被忽视，因此在流行病学上常成为重要的传染源。

人体感染寄生虫的数量不多时，临床症状较轻，若未经治疗则逐渐成为慢性感染（chronic infection），慢性感染是寄生虫病的重要特点之一。多次感染或急性感染后治疗不彻底，未能清除所有病原体，也常常转入慢性持续感染。寄生虫在人体内的生存时间一般较长，这与人体对绝大多数寄生虫不能产生消除性免疫有关。在慢性感染期，常同时伴有人体组织损伤和修复性病变，如血吸虫病流行区大多数血吸虫病患者属慢性感染，这些患者体内既有虫卵肉芽肿的形成，也伴有纤维化的产生。丝虫病患者的淋巴管阻塞及旋毛虫病患者肌肉中的幼虫囊包等，均属于急性感染后未及时治疗或治疗不彻底而形成的慢性感染。

隐性感染（inapparent infection）是指人体感染寄生虫后，没有出现明显的临床表现，也不易用常规方法查出病原体的一种寄生现象。例如，蠕虫中的粪类圆线虫和原虫中的刚地弓形虫、隐孢子虫等机会致病寄生虫，在机体抵抗力正常时常处于隐性感染状态；当机体免疫力下降或免疫功能不全时，如长期使用抗肿瘤药物、免疫抑制剂或艾滋病患者，这些寄生虫的增殖力和致病力均大大增强，出现明显的临床症状和体征，严重时可致患者死亡。

2. 多寄生现象　人体同时感染两种以上寄生虫时称多寄生现象（polyparasitism）。在消化器官内，多寄生现象普遍存在，如人体可同时感染蛔虫、鞭虫、蛲虫、华支睾吸虫和猪带绦虫等。不同虫种生活在同一宿主体内可能会相互促进或相互制约，增强或削弱它们的致病作用，如蛔虫和钩虫同时寄生时对贾第虫起抑制作用，而有短膜壳绦虫寄生时则有利于贾第虫的生存。此外，一个患者也可同时感染消化道寄生虫和组织内寄生虫，如蛔虫和脑囊虫、猪带绦虫和旋毛虫等。因此，进行病原学检查时，在查到一种寄生虫之后，若患者的临床表现无法用该种寄生虫的致病作用来解释，还应进一

步检查是否有其他寄生虫感染。

3. 幼虫移行和幼虫移行症

（1）幼虫移行　有些蠕虫的感染期在进入人体以后，幼虫需要经过血管或组织等处移行，而后到达寄生部位生长、发育，这属于寄生虫幼虫的正常移行。例如，蛔虫、钩虫幼虫在人体内的移行是其生活史过程中必需的，因此幼虫经肺部移行时引起的过敏性肺炎，不属于幼虫移行症。

（2）幼虫移行症（larva migrans）　是指一些蠕虫幼虫侵入非正常宿主后，不能发育为成虫，但这些幼虫可在人体内长期存活并移行，引起局部或全身性病变。例如，犬弓首线虫（*Toxocara canis*）幼虫侵入人体，由于人不是其适宜宿主，幼虫在人体内不能发育为成虫，而是在体内移行侵犯各组织器官，造成严重损害。

根据幼虫侵犯的组织器官及症状，可将幼虫移行症分为以下两种类型。

1）内脏幼虫移行症（visceral larva migrans）：幼虫侵入人体后在内脏器官中移行，引起以内脏器质性病变与功能损害为表现的疾病。例如，犬弓首线虫是引起内脏幼虫移行症最常见的病原体；广州管圆线虫（*Angiostrongylus cantonensis*）幼虫进入人体后侵犯中枢神经系统，引起中枢神经系统损害，临床上出现嗜酸性粒细胞增多性脑膜炎或脑膜脑炎。此外，猪蛔虫（*Ascaris suum*）、肝毛细线虫（*Capillaria hepatica*）、犬恶丝虫（*Dirofilaria immitis*）、棘颚口线虫（*Gnathostoma spinigerum*）、斯氏并殖吸虫（*Paragonimus skrjabini*）、肝片形吸虫（*Fasciola hepatica*）及曼氏迭宫绦虫（*Spirometra mansoni*）等的幼虫，也常可引起内脏幼虫移行症。

2）皮肤幼虫移行症（cutaneous larva migrans）：幼虫侵入人体后主要在皮下移行，皮肤可出现线状红疹或游走性包块，如巴西钩口线虫（*Ancylostoma braziliense*）和犬钩虫（*A. caninum*）幼虫引起的匐行疹（creeping eruption）；棘颚口线虫幼虫、斯氏并殖吸虫和肝片形吸虫的童虫及曼氏裂头蚴等在皮下较深部位的组织中移行时引起的游走性皮下结节或包块。部分禽类和家畜的血吸虫尾蚴感染人体后引起的尾蚴性皮炎及粪类圆线虫幼虫引起的皮炎，一般不列入皮肤幼虫移行症，因前者的幼虫不在皮肤内移行，而后者的幼虫仅局限于会阴部，属于体外自身感染。

有些蠕虫既可引起内脏幼虫移行症，也可引起皮肤幼虫移行症。例如，斯氏并殖吸虫童虫可从内脏移行到皮下组织，同时引起内脏及皮肤的病变。引起内脏幼虫移行症的蠕虫种类繁多，临床表现复杂多样，但其共同临床特征是在出现器官损害（如肺、肝、眼、脑等处的肉芽肿性病变）的同时，常伴有长期发热、嗜酸性粒细胞增多、高球蛋白血症及 IgE

水平升高等变态反应征象。由于幼虫移行症的病原学检查比较困难，常不易获得阳性结果，临床上常被误诊，应引起足够的重视。

4. 异位寄生 异位寄生（ectopic parasitism）是指寄生虫在常见寄生部位外的器官或组织内的寄生，由异位寄生引起的损害称异位损害（ectopic lesion）。例如，班氏吴策线虫成虫正常寄生于上、下肢等处淋巴系统，但可异位寄生于女性乳房而引起乳房丝虫性结节；卫氏并殖吸虫正常寄生于肺部，但也可寄生于脑等器官或组织；日本血吸虫虫卵正常应沉积在肝、肠，但也可在脑、肺等处出现。异位寄生一般仅针对蠕虫而言，但实际上有些原虫也有异位寄生现象。例如，溶组织内阿米巴寄生在子宫颈及阴道内时，可引起宫颈重度糜烂和阴道溃疡；结肠小袋纤毛虫寄生在女性生殖道引起血性白带等，均可视为原虫的异位寄生。这些异位寄生或异位损害增加了寄生虫病临床诊断的复杂性。

5. 嗜酸性粒细胞增多、IgE 水平升高与高球蛋白血症

（1）嗜酸性粒细胞增多和 IgE 水平升高 多数蠕虫感染常伴有外周血液及虫体（或虫卵）所在局部组织中嗜酸性粒细胞增多和 IgE 水平升高，其中以组织和血液内寄生的血吸虫、并殖吸虫、旋毛虫、丝虫等感染，以及引起内脏幼虫移行症的寄生虫较为明显。在肠道内寄生但经血液或（和）组织内移行的蠕虫（如蛔虫和钩虫等），在急性感染期或感染早期也常引起嗜酸性粒细胞增多和 IgE 水平升高。蠕虫感染引起嗜酸性粒细胞增多的原因，主要是寄生虫与宿主组织接触，不断释放出抗原物质引起肥大细胞、T 细胞、补体反应及寄生虫的嗜酸性粒细胞趋化因子。原虫感染时嗜酸性粒细胞增多不明显甚至可能减少。IgE 水平升高是由于虫体的变态原刺激了肥大细胞，导致 IgE 的释放。IgE 在寄生虫感染免疫中起着一定的调节作用。嗜酸性粒细胞增多和 IgE 水平升高对宿主起着双重作用，既可杀伤或辅助攻击寄生虫、调节免疫应答，又可导致宿主组织损伤并引起超敏反应。需要指出，嗜酸性粒细胞增多只是蠕虫感染时的一种表现（也可见于其他过敏性疾病），而嗜酸性粒细胞增多症，也称为热带肺嗜酸性粒细胞增多症（tropical pulmonary eosinophilia），一般仅指丝虫感染引起的隐性丝虫病。

（2）高球蛋白血症 在血液原虫感染时，如疟疾和黑热病等，因这类原虫常含有致有丝分裂因子，后者可激活 B 细胞转化为浆细胞而分泌 IgG 或 IgM，故常出现高球蛋白血症，但这类抗体多属于非特异性的，特异性的仅占一小部分。

第四节 寄生虫病流行的特点

1. 地方性 某种疾病在某一地区经常发生，无须自外地输入，这种情况称为地方性。寄生虫病的流行和地理分布常有明显的地方性，这种特点与以下因素有关：第一是由中间宿主或媒介节肢动物的分布所决定的。例如，日本血吸虫病的流行区与钉螺的分布相一致。第二与气候条件有关。例如，钩虫病在我国黄河以南地区广泛流行。但在气候干旱的西北地区则很少流行。第三与居民的生活习惯有关。例如，华支睾吸虫病常流行于有吃生鱼或半生鱼习惯的地区，并殖吸虫病流行于有生吃或半生吃溪蟹或蝲蛄的地区，牛带绦虫病主要流行于有生吃牛肉的少数民族地区。第四与生产方式有关。例如，钩虫病主要流行于黄河以南用新鲜人粪施肥的旱地农作物地区；细粒棘球绦虫成虫寄生于犬小肠、卵随粪便排出污染外界环境（水源、牧场或畜圈等），人因接触感染的犬、被污染的草地或剪羊毛等而感染，因此，包虫病主要流行于牧区。

2. 季节性 由于温度、湿度、雨量、光照等气候条件对寄生虫及其中间宿主和媒介节肢动物种群数量的消长产生影响，因此许多寄生虫病的流行常有明显的季节性。生活史中需要节肢动物宿主的寄生虫，其传播季节常与节肢动物宿主出现的季节相一致。例如，黄淮平原疟疾的流行季节与中华按蚊出现的季节相一致。温暖、潮湿的条件有利于钩虫卵及钩蚴在外界的发育，因此钩虫感染多见于春夏季节。人群的生产活动和生活活动也可影响寄生虫病流行的季节性，如急性血吸虫感染常见于夏秋季节的插秧或捕鱼等生产活动中。有些寄生虫病（如旋毛虫病）的流行本来无明显的季节性，但人类的行为对旋毛虫病的发病季节有明显的影响，暴发病例多发生于节假日、当地居民的传统节日或婚丧庆典等宴会时。在北半球，旋毛虫病主要发生于 12 月至次年 2 月，与此时家庭屠宰猪的数量及猪肉消费量增加有关；而在南半球的阿根廷和智利，旋毛虫病的高发季节则在冬季的 6～8 月，与此时当地居民狩猎活动增多、摄入野味增加有关。

3. 自然疫源性 在脊椎动物和人之间自然传播的寄生虫病，称为人兽共患寄生虫病（parasitic zoonoses），也称为动物源性寄生虫病（zoonotic parasitic disease）。在人迹罕至的原始森林和荒漠地区，这些寄生虫病可以一直在脊椎动物之间互相传播，不需要人的参与，人类偶然进入该地区后，脊椎动物体内的寄生虫可通过一定途径传播给人，如荒漠型黑热病。这类不需要人的参与而存在于自然界的人兽共患寄生虫病常具有明显的自然疫源性，这类地区称为原发性自然疫源地。有些人兽共患寄生虫病，还可存在于人群居住和生产活动的地区，它们可以在动物与动物之间、人与人之间及动物与人之间互相传播，如华支睾吸虫病、并殖吸虫病及日本血吸虫病等，这类地区称为继发性自然疫源地。这种自然疫源性寄生于人类的寄生虫绝大多数是由动物寄生虫进化而来。在寄生虫病的防治工作中，应对自然疫源地引起足够重视，特别是随着经济建设的发展，在涉及野外活动，如探险、地质勘探、修筑铁路及开发新的旅游区时，应对自然疫源

地的人兽共患寄生虫病做好预防工作。

此外，近年来出现的一些新现寄生虫病（neo-emerging parasitic disease）多具有明显的自然疫源性，如微小隐孢子虫（*Cryptosporidium parvum*）、毕氏肠上皮细胞微孢子虫（*Enterocytozoon bieneusi*）、海伦脑炎微孢子虫（*Encephalitozoon hellem*）、兔脑炎微孢子虫（*Encephalitozoon cuniculi*）、卡耶塔环孢子虫（*Cyclospora cayetanensis*）、徐氏拟裸茎吸虫（*Gymnophalloides seoi*）、台湾棘带吸虫（*Centrocestus formosanus*）、钩棘单睾吸虫（*Haplorchis pumilio*）、福建棘隙吸虫（*Echinochasmus fujianensis*）、喉兽比翼线虫（*Mammomonogamus laryngeus*）等，新现寄生虫病将成为重要的公共卫生问题，可给人民的健康和生命安全带来潜在的严重威胁。

第五节　寄生虫病的防治原则

如前所述，寄生虫病的流行必须同时具有传染源、传播途径和易感人群三个基本环节。寄生虫病防治的基本原则是控制寄生虫病流行的这三个环节。从理论上讲，如果切断其中任何一个环节，都可终止寄生虫病的流行，但对于那些已经广泛流行的寄生虫病，在目前还不具备突破一环就能将其消灭的条件下，必须采取综合性防治措施，将控制传染源、切断传播途径和保护易感人群有机地结合起来，才能有效地控制和消灭寄生虫病。

1. 控制传染源　在寄生虫病传播过程中传染源是主要环节。在流行区，通过普查，发现和治疗患者及带虫者，查治和处理保虫宿主，控制或消灭传染源。

2. 切断传播途径　通过加强粪便和水源管理，注意环境和个人卫生，控制和杀灭媒介节肢动物和中间宿主等措施，切断寄生虫病的传播途径。

3. 保护易感人群　人类对各种寄生虫感染大多缺乏先天的特异性免疫力，对易感人群采取必要的保护措施是预防寄生虫感染的最佳方法。关键在于加强健康教育，改变不良的饮食习惯和行为方式，提高居民的健康意识。对某些寄生虫病（如疟疾等）可预防性服药，必要时在暴露的皮肤上涂抹防护剂及驱避剂等。

在寄生虫病的防治工作中，还应加强对寄生虫病的疫情监测，包括人群发病情况、传播媒介、中间宿主和保虫宿主及流动人口的监测，尤其是对流动人口的监测更为重要。例如，我国近年来的疟疾患者主要是输入性疟疾，2016年、2017年全国报告境外输入性疟疾病例分别为3321及2861例，均占当年全国报告病例总数的99.9%，主要为境外（非洲、东南亚等）感染的归国劳务人员。1979～2017年我国共报告境外输入性非洲血吸虫病（埃及血吸虫病与曼氏血吸虫病）378例，主要来自安哥拉、莫桑比克、南非等非洲国家和地区。一旦发现寄生虫病的疫情回升或境外输入性寄生虫病，应立即采取措施，及时控制寄生虫病的传播和流行。此外，流行区应根据当地每种寄生虫病的流行情况制订具体的防治方案，对于水源性寄生虫病的防治，重点是加强粪便管理和水源保护，注意饮食卫生；对于食源性寄生虫病的防治，其关键措施是把好"病从口入"关，改变不良的饮食习惯及加强肉品检疫等。

（崔　晶）

第三十六章 线 虫

第一节 概 述

线虫（nematode）属于线形动物门，是无脊椎动物种群中一个庞大的群体，种类繁多，目前在自然界中已知虫种有 100 万余种。这些线虫分布广泛，大多数在自然环境中营自由生活，仅有一小部分营寄生生活，可寄生于植物、无脊椎动物、脊椎动物和人体的体表与体内。已知寄生于人体的有 100 余种，我国常见的或对人体健康造成较大伤害的仅 10 余种，皆属于线虫纲（Nematoda）。

一、形态

（一）成虫

典型的线虫呈线形或圆柱形，两侧对称，体表光滑，不分节。虫体大小差异较大，大者体长可达 1m 以上，如麦地那龙线虫；小者体长只有 1～2mm，如粪类圆线虫；大多数寄生性线虫体长为 1～

15cm。虫体前端较钝圆，后端逐渐变细。线虫均为雌雄异体，通常雌虫较大，尾端尖直；雄虫较小，尾端卷曲呈钩状或膨大呈伞状，尾部结构特征具有虫种鉴别的意义。

1. 体壁 线虫体壁（body wall）自外向内由角皮层、皮下层及纵肌层 3 层组织组成（图 36-1）。

（1）**角皮层** 由皮下层分泌形成的无细胞结构，质地柔韧，有一定的弹性，是虫体的保护层。角皮层主要由蛋白质（角蛋白、胶原蛋白）、碳水化合物及少量脂类等化学成分组成，并含有一些酶类，具有生物代谢活性。角皮层覆盖于整个虫体体表、口孔、肛孔、排泄孔及阴道等部位。在虫体的前端和后端，角皮层常形成一些特殊的组织结构和器官，如环纹、唇瓣、乳突、翼、交合伞、交合刺等，这些结构与虫体的感觉、运动、附着和交配等生理功能相关，同时也是虫种鉴定的重要依据。

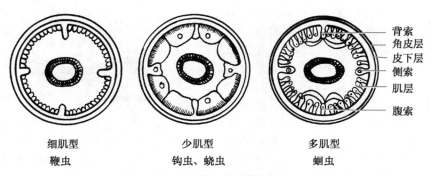

		背索
		角皮层
		皮下层
		侧索
		肌层
		腹索

| 细肌型 | 少肌型 | 多肌型 |
| 鞭虫 | 钩虫、蛲虫 | 蛔虫 |

图 36-1 线虫体壁横切面

（2）**皮下层** 紧邻角皮层，由合胞体上皮细胞所构成，无细胞界限，其主要功能为分泌形成角皮层。皮下层含有丰富的糖原颗粒、酯酶、磷酸酶、线粒体及内质网等组织成分和亚细胞结构。此层在虫体背腹中线及两侧向原体腔内突出增厚，形成 4 条纵索，分别称为背索、腹索和侧索。在背索、

腹索中有纵行的神经干穿行；两侧索较粗大，除有纵行的神经干穿行外，其内还有排泄管通过。

（3）**纵肌层** 位于皮下层内侧，由单一纵行排列的肌细胞所构成。这些肌细胞是由可收缩的肌纤维部分和不可收缩的细胞体构成。肌纤维部分紧邻皮下层，内含肌球蛋白和肌动蛋白，两者协同作

用使肌肉收缩与松弛，控制着虫体的运动；细胞体向原体腔内突入，含有细胞核、线粒体、内质网、核糖体等细胞器，是虫体重要的能量储存体。该层肌细胞被纵索分割为4个索间区，根据每区肌细胞的数量、大小、形态及排列方式不同，可将纵肌层分为3种肌型：①多肌型（polymyarian type），为肌细胞多而长，突入原体腔内明显的肌型，如蛔虫；②少肌型（meromyarian type），肌细胞少而大，一般只有2～5个大肌细胞，如钩虫；③细肌型（holomyarian type），肌细胞体积小，但细胞数量密集，如鞭虫（图36-1）。

2. 原体腔　　在线虫体壁与消化道之间存有腔隙，无上皮细胞覆盖（体腔膜），故称假体腔（pseudocoelom）或原体腔（protocoele）。原体腔内充满液体，是虫体的血淋巴，线虫的消化及生殖等组织器官浸没其中，借助体液流动完成组织器官间氧和营养物质的交换及代谢产物的排泄。原体腔液处于密封的体壁中，具有流体静压的作用，能将肌肉收缩产生的压力向各方传递，在线虫的运动、摄食、排泄等方面起着重要作用，并对内部组织器官具有一定的保护作用。

3. 消化系统　　线虫具有完整的消化系统，包括消化管和腺体两部分。消化管由口孔、口腔、咽管（食管）、中肠、直肠和肛门组成。口孔在头部顶端，通常环绕有角质结构的唇瓣。不同虫种口腔形状也不同，有的虫种口腔大而深，角皮层很厚，形成口囊（buccal capsule）。口囊的大小和形状在不同的虫种之间存在差异，其内的切器形状和数量也具有特异的虫种形态特征，因此口囊不仅可用于摄食和虫体的附着，也可作为虫种鉴别的重要依据。咽管，也称食管，圆柱形，后段可膨大为咽管球，其形状和数目是重要的分类特征之一。这种咽管球的结构使咽管成为一肌性泵，口腔和咽管前部肌肉的收缩与舒张，配合咽管周围的流体静力压使得口腔 - 咽管交替开闭，呈唧筒样摄取食物。大多数线虫的咽管壁肌肉内有3个咽管腺：背面1个，开口于口腔内；亚腹位2个，开口于咽管腔内。腺体细胞的分泌物主要是一些酶类，可以帮助虫体消化食物，如蛋白酶、淀粉酶、纤维素酶及乙酰胆碱酯酶等。咽管与中肠相连处常有3叶活瓣，可控制食物的流向，防止反流。肠管为非肌性结构，肠壁由单层柱状上皮细胞构成，细胞内缘具微绒毛，外缘为基膜。肠细胞内含有丰富的线粒体、内质网、糖原颗粒及核蛋白体等，具有吸收和输送营养物质的功能。雄虫的直肠末端则与射精管末端汇合，共同通入泄殖腔开口于体外，雌虫的肛门与生殖孔分开，通常位于虫体末端的腹面（图36-2）。

4. 生殖系统　　为细长弯曲的管状结构，雄虫生殖系统通常为单管型，由睾丸、贮精囊、输精管、射精管及交配附器构成。射精管最后开口于泄殖腔。有些虫种在射精管处有一对腺体，能分泌黏性物质，交配后栓塞于雌虫的阴门。雄虫尾端多具单个或成对角质交合刺，由引带和神经控制，可自由伸缩。雌虫生殖系统大多为双管型，也有单管型者（如旋毛虫），每一管道均包括卵巢、输卵管、受精囊、子宫、阴道和阴门等部分。卵母细胞在受精囊内与精子结合受精。两个排卵管末端汇合通入一个阴道，开口于虫体腹面的阴门。阴门的位置虽然依虫种而异，但均在肛门之前（图36-2）。

5. 排泄系统　　分为有管型和腺型两种。有尾感器纲的虫种为管型结构，无尾感器纲的虫种为腺型结构。管型结构有一对长排泄管，位于虫体两侧的侧索内，并由一短横管相连，构成H形、U形等形状，依虫种而异。在横管中央腹面有一小管经排泄孔通向体外。一些虫种尚有一对排泄腺与横管相通，其分泌物参与虫体的脱鞘过程。仅有少数虫体为腺型结构，其排泄细胞含有一个大细胞核，位于肠管前端，开口于咽部神经环附近的腹面（图36-2）。

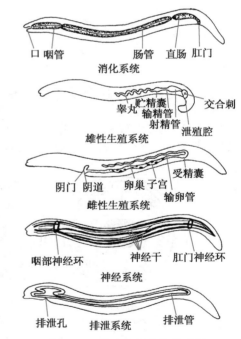

图36-2　线虫内部结构模式图

6. 神经系统　　线虫的神经系统主要包括神经环、神经干和感觉器官。咽部的神经环是线虫的神经中枢；向前发出3对神经干，支配口周的感觉器官；向后发出3～4对纵行的神经干，位于背索和腹索中，控制虫体的运动和感觉功能。线虫的感觉器官主要是分布在头端和尾端的乳突、头感器和尾感器。头乳突的形态与分布位置是重要的分类特征。这些感觉器官不仅使虫体对机械的或化学的刺激做出反应，还能调节腺体的分泌，有些虫种缺尾感器，如旋毛虫、鞭虫、肾膨结线虫等。有的驱虫药如左旋咪唑，其作用机制就是干扰虫体的神经系统功能，引起虫体肌肉麻痹而随粪便排出体外（图36-2）。

（二）虫卵

寄生线虫卵一般为卵圆形或椭圆形，无卵盖，卵壳黄色、棕黄色或无色。卵壳自外而内由3层结构组成，为卵黄膜（或称受精膜）、壳质层和蛔甙层（或称脂层）。①卵黄膜，此层薄，有加固虫卵的作用，光学显微镜下不易见到；②壳质层（chitin），较厚，具有一定的硬度，是卵壳主要的组成部分，能抵抗一定的机械压力；③蛔甙层（ascaroside），薄，含脂蛋白和蛔甙，具有调节渗透作用的功能，可防止虫卵内水分丢失并阻止外界化学物质对虫卵的破坏作用。有些虫种如蛔虫卵，除以上3层外，卵壳外还包被了一层子宫分泌物形成的蛋白质膜，有保持虫卵水分、延长存活时间的作用。虫卵内容物依虫种而异，在排出体外时：有的含有1个卵细胞，如蛔虫卵；有的卵细胞正在分裂中，形成4个或8个卵细胞，如钩虫卵；有的已经发育成蝌蚪期胚胎，如蛲虫卵；有的为卵胎生，直接产出幼虫，如丝虫和旋毛虫。

二、生活史

线虫的生活史基本包括卵、幼虫和成虫3个发育阶段。卵的发育和孵化需要适宜的条件，包括温度、相对湿度、光照、pH及二氧化碳分压等。有的虫种的虫卵能在外界环境中发育并孵化出幼虫，进一步发育为感染期幼虫感染人体，如钩虫；有的虫卵只发育至含感染期幼虫的卵，进入人体后在肠道的特殊环境条件下才能孵化出幼虫，如蛔虫。孵化的机制在于卵内幼虫可分泌脂酶、壳质酶和蛋白酶，这些酶可使卵壳溶解，同时加上卵内幼虫的活动，最终导致卵壳破裂，幼虫孵出。幼虫生长发育过程中最为明显的特征是蜕皮。蜕皮时，皮下层组织先行增厚，旧角皮与其分离，同时皮下层组织的表面逐渐形成新的角皮层。旧角皮在幼虫分泌的蜕皮液（主要是亮氨酸氨基肽酶）作用下，自内向外逐层溶解，最终导致其破裂而被蜕去。一般线虫的幼虫分为4期，即需要蜕皮4次后方可进入成虫期，通常在第2次蜕皮后发育为感染期幼虫，第4次蜕皮后发育为成虫。

线虫生活史类型可根据发育过程中是否需要中间宿主分为两型：①直接型，这类线虫又称为土源性线虫，生活史简单，发育过程中无须中间宿主，感染期虫卵或幼虫可直接进入人体发育，肠道寄生线虫大多属于此型，如蛔虫、钩虫、鞭虫、蛲虫等。②间接型，这类线虫又称为生物源性线虫，发育过程中需中间宿主，幼虫在中间宿主体内发育至感染期后，再经媒介昆虫叮咬或经口感染人体，组织内寄生线虫大多属于此型，如丝虫、旋毛虫。

三、生理

（一）营养与代谢

1. 营养来源 线虫成虫的寄生部位不同，营养来源也略有不同。寄生于肠腔中的线虫，多以肠内消化或半消化营养物质为食，如蛔虫、鞭虫；某些虫种可咬破肠黏膜，以血液或组织液为食，如钩虫；寄生于组织和器官内的线虫，常以体液或组织液为食，如丝虫、旋毛虫。

2. 代谢 包括糖类代谢、蛋白质代谢和脂类代谢。

（1）**糖类代谢** 线虫的营养来源不尽相同，但是获取能量的途径均为糖类代谢。在氧充分时，均能通过三羟酸循环获取足够的能量，氧的来源可以通过体壁渗透的方式从寄生环境中获得，也可从宿主血液中吸取。当氧不充足时，代谢受到抑制，能量供应不足，虫体发育受阻，严重者可引起虫体死亡，虽然很多线虫可通过厌氧途径来维持低代谢水平，但往往不能弥补缺氧造成的损害。蛔虫由于长期适应于肠腔的低氧环境，具有较完善的糖酵解及延胡索酸还原酶系统的代谢途径，可从无氧代谢中获得较多的能量。某些驱虫药物的作用，就是干扰线虫糖类代谢，影响能量供应，导致虫体死亡。

（2）**蛋白质代谢** 氨基酸及蛋白质代谢在线虫的生长发育、繁殖产卵等过程中广泛存在，如雌蛔虫每天产卵20万个以上，需要大量的蛋白质，这些蛋白质多沉积在卵母细胞内，用于构成卵壳的结构成分，而不是作为虫体的能量来源。氨基酸及蛋白质代谢的主要产物是氨，它能改变细胞的pH、影响细胞的通透性等，对虫体是有害的。游离氨的排出主要是通过体表扩散，而离子状态的铵则是通过肠道排出，而不是经过排泄系统排出体外。

（3）**脂类代谢** 线虫的脂类代谢是需氧的，与其寄生环境中氧分压有关。当氧气充足时，脂肪酸可氧化释放能量；在缺氧条件下，脂类代谢变缓或停止，游离脂肪酸可形成甘油三酯。多数线虫的幼虫以脂类代谢为主，维持最低的能量代谢。

（二）呼吸与渗透

线虫无呼吸系统与循环系统，氧气大多通过其体壁吸收并扩散至体内各组织器官内。有的虫种，氧是通过食物摄入消化道的，再向四周扩散。有的虫体含有血红蛋白，与氧的亲和力高，可用来储存氧气，以供缺氧时使用。在线虫的吸收与排泄过程中，水的渗透作用很重要，虫体体表及其他一些部位均能进行水的交换。另外，虫体体表有类脂成分，易于某些亲脂分子通过渗透作用进入体内，如有机磷等杀虫剂就是利用这种渗透作用穿透体壁而发挥杀虫功效的。

四、致病性

线虫对人体的危害程度取决于寄生的虫种、寄生数量、发育阶段、寄生部位及宿主的免疫状态和防御能力等。

1. 幼虫所致损害　　幼虫通过各种途径感染人体并在体内移行过程中，可对相应的组织脏器造成损害。例如，钩虫丝状蚴经皮侵入人体可引起钩蚴性皮炎；蛔虫和钩虫的幼虫在体内移行时会引起蛔蚴性肺炎和钩蚴性肺炎；旋毛虫幼虫寄生于骨骼肌细胞内可导致肌肉炎症；一些非人体正常寄生线虫的幼虫可引起皮肤或内脏幼虫移行症，如犬蛔虫、犬弓首线虫等。

2. 成虫所致损害　　成虫所致损害是指线虫成虫寄生于人体所造成的营养不良、机械性损伤、化学性刺激及免疫病理反应等，可导致组织出现损伤、出血、炎症、细胞增生等病变。通常寄生部位不同会引起不同的临床表现。例如，肠道线虫主要引起消化道症状，如腹痛腹泻、恶心呕吐、营养不良等表现。组织内寄生线虫对人体的危害一般较肠道线虫严重。例如，丝虫可引起淋巴管阻塞的象皮肿，广州管圆线虫寄生于中枢神经系统造成脑膜脑炎和脑膜炎。

五、分类

我国常见的寄生于人体的线虫，根据有无尾感器划分为两纲，其分类见表36-1。

表36-1　重要医学线虫分类

纲	目	科	属	种
尾感器纲 Phasmidea （分肠纲 Secementea）	杆形目 Rhabditida	类圆科 Strongyloididae 小杆科 Rhabditidae	类圆线虫属 *Strongyloides* 同（小）杆线虫属 *Rhabditella*	粪类圆线虫 *S. stercoralis* 艾氏同（小）杆线虫 *R. axei*
	圆线目 Strongylida	钩口科 Ancylostomatidae	钩口线虫属 *Ancylostoma*	十二指肠钩口线虫 *A. duodenale*
				犬钩口线虫 *A. caninum*
				巴西钩口线虫 *A. brazliense*
				锡兰钩口线虫 *A. ceylanicum*
			板口线虫属 *Necator*	美洲板口线虫 *N. americanus*
		毛圆科 Trichostrongylidae	毛圆线虫属 *Trichostrongylus*	东方毛圆线虫 *T. orientalis*
				艾氏毛圆线虫 *T. axei*
				枪形毛圆线虫 *T. probolurus*
				蛇形毛圆线虫 *T. colubriformis*
			血矛线虫属 *Haemonchus*	捻转血矛线虫 *H. contortus*
		管圆科 Angiostrongylidae	管圆线虫属 *Angiostrongylus*	广州管圆线虫 *A. cantonensis*
		网尾科 Dictyocaulidae	网尾线虫属 *Dictyocaulus*	丝状网尾线虫 *D. filaria*
				胎生网尾线虫 *D. viviparus*

续表

纲	目	科	属	种
		夏伯特科 Oesophagostomatidae	结节线虫属 *Oesophagostomum*	哥伦比亚结节线虫 *O. columbianum*
				辐射结节线虫 *O. radiatum*
		比翼线虫科 Syngamidae	兽比翼线虫属 *Mammomono*	喉兽比翼线虫 *M. laryngeus*
	蛔目 Ascaridida	蛔科 Ascarididae	蛔线虫属 *Ascaris*	似蚓蛔线虫 *A. lumbricoides*
		弓首科 Toxocaridae	弓首线虫属 *Toxocara*	犬弓首线虫 *T. canis*
				猫弓首线虫 *T. cati*
		异尖科 Anisakidae	异尖线虫属 *Anisakis*	异尖线虫 *Anisakis* sp.
	尖尾目 Oxyurida	尖尾科 Oxyuridae	住肠线虫属 *Enterobius*	蠕形住肠线虫 *E. vermicularis*
	旋尾目 Spirurida	颚口科 Gnathostomatidae	颚口线虫属 *Gnathostoma*	棘颚口线虫 *G. spinigerum*
		筒线科 Gongylonematidae	筒线虫属 *Gongylonema*	美丽筒线虫 *G. pulchrum*
		吸吮科 Thelaziidae	吸吮线虫属 *Thelazia*	结膜吸吮线虫 *T. callipaeda*
		龙线科 Dracunculidae	龙线虫属 *Dracunculus*	麦地那龙线虫 *D. medinensis*
		盘尾科 Onchocercidae	吴策线虫属 *Wuchereria*	班氏吴策线虫 *W. bancrofti*
			布鲁线虫属 *Brugia*	马来布鲁线虫 *B. malayi*
				帝汶布鲁线虫 *B. timori*
				彭亨布鲁线虫 *B. pahangi*
				派特布鲁线虫 *B. patei*
			恶丝虫属 *Dirofilaria*	犬恶丝虫 *D. immitis*
			曼森线虫属 *Mansonella*	常现曼森线虫 *M. perstans*
				链尾曼森线虫 *M. streptocerca*
				奥式曼森线虫 *M. ozzardi*
			罗阿线虫属 *Loa*	罗阿罗阿线虫 *L. loa*
			盘尾线虫属 *Onchocerca*	旋盘尾线虫 *O. volvulus*
无尾感器纲 Aphasmida （有腺纲 Adenophorea）	嘴刺目 Enoplida	毛形科 Trichinellidae	旋毛形线虫属 *Trichinella*	旋毛形线虫 *T. spiralis*
		鞭形科 Trichuridae	鞭虫属 *Trichuris*	毛首鞭形线虫 *T. trichiura*
		毛细科 Capillariidae	毛细线虫属 *Capillaria*	肝毛细线虫 *C. hepatica*
	膨结目 Dioctophymatida	膨结科 Dioctophymatidae	膨结线虫属 *Dioctophyma*	肾膨结线虫 *D. renale*

第二节　似蚓蛔线虫

似蚓蛔线虫（*Ascaris lumbricoides* Linnaeus，1758）简称蛔虫，寄生于人体小肠，是最常见的肠道寄生虫之一，可引起蛔虫病（ascariasis）和各种并发症。犬弓首线虫（*Toxocara canis*，简称犬蛔虫）和猫弓首线虫（*Toxocara cati*，简称猫蛔虫）是犬和猫常见的消化道寄生虫，其幼虫偶然侵入人体，可引起内脏幼虫移行症。我国古代医书早在 2400 年前就有关于蛔虫病的描述，称之为"蛟""蚘虫""长虫"。蛔虫在我国以农村地区人群感染为主，且具有分布广、感染率高的特征。

一、形态

1. 成虫　为寄生于人体肠道中最大的线虫。虫体呈长圆柱形，头、尾两端逐渐变细，形似蚯蚓，成虫活体呈肉粉色或微黄色，死后灰白色。体表可见细小横纹和两条明显的侧索。口孔位于虫体顶端，口腔为不规则的三角形，3 片唇瓣呈"品"字形排列于口周，背唇瓣 1 个，较大，亚腹唇瓣 2 个，略小，唇瓣内缘有很多细齿，侧缘有感觉乳突。肛门位于尾端腹面。

雌虫大小为 (20 ～ 35)cm×(0.3 ～ 0.6)cm，尾端尖直，生殖器官为双管型，盘绕在虫体后 2/3，阴门位于虫体前 1/3 处的腹面。雄虫略小，大小为 (15 ～ 31)cm×(0.2 ～ 0.4)cm，尾端向腹面卷曲，生殖器官为单管型，尾部有一对镰刀状交合刺（图 36-3）。

2. 虫卵　自蛔虫感染者或患者粪便排出的蛔虫卵有受精卵和未受精卵两种。受精卵呈宽椭圆形，大小为 (45 ～ 75)μm×(35 ～ 50)μm，卵壳较厚，由外向内分别为受精膜、壳质层及蛔苷层，壳质层厚而明显，另外两层很薄，在普通光学显微镜下难以区分。卵壳外是一层由虫体子宫分泌物形成的凹凸不平的蛋白质膜，在肠道内被胆汁染成棕黄色，蛋白质膜是蛔虫卵区别于其他线虫卵的重要形态特征之一。早期卵内含有 1 个大而圆的卵细胞，与卵壳间形成新月形空隙，随着卵细胞的分裂，此空隙逐渐消失，最后形成内含幼虫的感染期虫卵。另外，虫卵外层的蛋白质膜易脱落，成为脱蛋白质膜蛔虫卵，此虫卵表面光滑，无色透明，应注意与钩虫卵相鉴别。未受精卵呈长椭圆形，大小为 (88 ～ 94)μm×(39 ～ 44)μm，卵壳和蛋白质膜均较受精卵薄，无蛔苷层，内含许多大小不等的折光颗粒（图 36-4）。

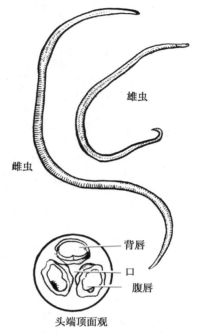

图 36-3　蛔虫成虫及头端结构

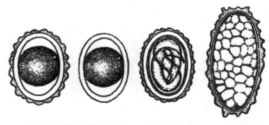

受精卵　脱蛋白膜受精卵　感染期虫卵　未受精虫卵

图 36-4　蛔虫卵形态

二、生活史

蛔虫生活史为直接发育型，属土源性线虫，生活史不需要中间宿主，包括虫卵在外界土壤中的发育和虫体在人体内的发育两个阶段。

1. 在外界的发育　雌虫产出的虫卵大多为受精卵，随粪便排出体外，在外界只有受精卵才能进一步发育，未受精卵不发育。在潮湿、荫蔽、氧气充足和适宜温度（21 ～ 30℃）的土壤中，约经 2 周，卵内细胞分裂发育为幼虫，再经 1 周，卵内幼虫第 1 次蜕皮后发育为 2 期幼虫，这种虫卵即感染期虫卵（infective egg）。

2. 在人体内的发育 虫体在人体内的发育分为幼虫在人体内的移行和成虫在小肠内的寄生两个阶段。

感染期虫卵污染食物、饮水后，经口被人误食，卵内幼虫在小肠消化液和低氧等条件刺激下，分泌透明质酸酶和蛋白酶等孵化液消化卵壳，最后破壳而出。孵出的幼虫钻入小肠黏膜和黏膜下层，侵入小静脉或淋巴管中，随血液或淋巴液循环，经肝、右心移行至肺，穿过肺泡毛细血管进入肺泡，在此经第 2 和第 3 次蜕皮后发育为 4 期幼虫，约停留 10 天，再沿支气管、气管上行至咽部。随宿主吞咽动作再次进入消化道，最终在小肠内经第 4 次蜕皮成为童虫，再经数周逐渐发育为成虫（图 36-5）。

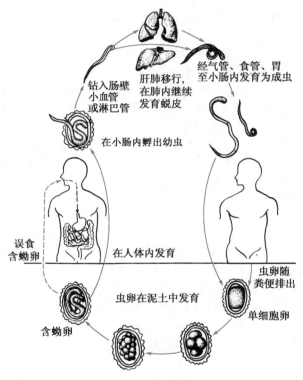

图 36-5 蛔虫生活史

蛔虫成虫寄生于人体小肠，以空肠最常见，其次为回肠，以肠腔内消化和半消化食物为营养来源。雌、雄虫成熟交配后，一条雌虫每天排卵可达 20 万～ 24 万个。自感染期虫卵进入人体到雌虫开始产卵需 60 ～ 75 天。成虫在人体内存活时间通常为 1 年左右。

三、致病性

蛔虫的致病性包括幼虫在体内移行和成虫寄居对宿主的损害作用，主要包括掠夺营养、机械性损伤、超敏反应和并发症。

（一）幼虫致病

幼虫在体内移行时，不仅可造成组织器官的机械性损伤，还可释放抗原性物质，导致局部和全身的超敏反应，其严重程度取决于感染的程度、感染数量及宿主免疫状况，病变处可见出血、水肿及嗜酸性与中性粒细胞浸润。

1. 肺蛔虫症 幼虫在体内移行过程中，在肺部停留时间最长，因此肺部病变最为明显，可引起蛔虫性肺炎或蛔虫性哮喘。临床上可出现发热、咳嗽、咳血痰、胸闷、哮喘、嗜酸性粒细胞增多等。肺部 X 线检查，可见浸润性病变。痰液检查可见有嗜酸性粒细胞与夏科 - 雷登晶体（Charcot-Leyden crystal），有时还可检获蛔虫幼虫。血液检查可见嗜酸性粒细胞增多，IgE 和 IgM 升高。这种单纯性肺部炎性细胞浸润和血中嗜酸性粒细胞增多的现象通常称为肺蛔虫症，也称 Löeffler 综合征。病程持续 7 ～ 10 天，多数患者在发病 4 ～ 14 天后自愈。

2. 超敏反应 幼虫蜕皮及代谢产物还可引起全身性超敏反应，如发热、荨麻疹、血管神经性水肿等症状。已有研究证实，存在于蛔虫幼虫的蜕皮液和虫体原体腔中相对分子质量为 14 000 的蛔虫体液过敏原是使宿主发生过敏反应的主要蛋白质成分。严重感染时，幼虫还可侵入眼、甲状腺、肝、脾、脑、肾等组织器官，引起异位损害。

（二）成虫致病

蛔虫对人体的致病作用主要由成虫所致，主要病征包括以下几方面。

1. 掠夺营养引起营养不良 成虫寄生于小肠内，以肠腔内消化和半消化食物为食，掠夺宿主营养。同时，蛔虫唇齿的机械作用及代谢产物还可损伤肠黏膜，影响机体对蛋白质、脂肪、碳水化合物及维生素等营养物质的吸收。患者常表现有食欲不振、恶心、呕吐、脐周间歇性疼痛、腹泻等消化道症状，称肠蛔虫症。严重的儿童患者甚至影响其生长发育。

2. 超敏反应 成虫的代谢产物及虫体死亡后的崩解产物均是强变应原，被机体吸收后可引起 IgE 介导的 I 型超敏反应。患者可出现荨麻疹、皮肤瘙痒、血管神经性水肿及结膜炎等，严重者可出现蛔虫中毒性脑病等症状。儿童感染者还常伴有神经精神症状，如惊厥、夜间磨牙、失眠等神经症状。

3. 并发症 蛔虫成虫具有游走性和钻孔的习性，当感染者出现发热、胃肠病变、食入辛辣食物、使用麻醉剂或进行不适当的驱虫治疗等环境因素变化时，可刺激虫体钻入与肠壁相通的各种管道，如胆总管、胰腺管和阑尾中，引起相应的胆道蛔虫症、蛔虫性胰腺炎和蛔虫性阑尾炎。此外，大量蛔虫扭结成团还可引起肠梗阻。胆道蛔虫症是临床上蛔虫感染后最为常见且危害最大的一种并发症，其次为肠梗阻。

（1）胆道蛔虫症　为临床上最常见的蛔虫并发症，占严重并发症的64%。是成虫钻入开口于肠壁的胆管，多见于胆总管，阻塞胆道，引起胆汁淤积、胆道大出血和胆囊破裂等损害。患者以中、青年多见，女性多于男性。患者的主要临床症状是突发性剑突下偏右的剧烈绞痛，可向右肩、背部放射，有钻顶感，发作时患者辗转不安，常伴有恶心、呕吐等，发作间歇则如常人或有轻微疼痛。绞痛多以蛔虫正在钻入时最为剧烈。当虫体完全进入胆管后，疼痛反而缓解。体检时剑突下稍偏右侧有局限性压痛点，无腹肌紧张。严重者还可合并化脓性胆管炎、胆囊炎、胆结石、胆道大出血、胆汁性腹膜炎和蛔虫性肝脓肿等并发症。

（2）肠梗阻　由于大量虫体扭结成团，堵塞肠管，同时肠管反射性痉挛促进肠梗阻的发生。阻塞可发生在小肠各段，以回肠多见。患者主要表现为突发性脐周阵发性绞痛，并伴有恶心、呕吐、腹胀、腹泻、便秘等症状，常可吐出虫体。体检时脐右侧可触及柔软、无痛、可移动性的团块或条索状物，肠鸣音亢进。重者可合并肠扭转、肠套叠和肠坏死等病征。

（3）蛔虫性阑尾炎　其患者症状和体征均与其他病因所致的阑尾炎相似，表现为转移性右下腹痛，体检右下腹有明显压痛及反跳痛。严重者也可发生阑尾穿孔，导致腹膜炎。

四、实验诊断

确诊本病的主要依据是病原学检查，即检获虫卵、幼虫和成虫。

1. 病原学检查

（1）粪便直接涂片法　由于蛔虫产卵量大（每条雌虫每日产卵量约24万个），常采用直接涂片法检查粪便中的虫卵。一张涂片虫卵检出率约为80%，3张涂片检出率可达95%。

（2）浓集法　必要时可采用饱和盐水浮聚法或沉淀集卵法，可提高检出率。

（3）改良加藤厚涂片法　该方法既可定性又可定量，简便易行，检出率高，目前已应用于大面积普查工作中。

（4）试验性驱虫法　对临床疑似蛔虫病者，而粪检虫卵阴性，可予试验性驱虫法，根据排出虫体的形态进行鉴定及确诊。此种情况可能是仅有雄虫寄生（占蛔虫感染的3.4%~5%），或雌虫尚未发育成熟。

2. 免疫学检测　因病原学检查蛔虫卵的方法简便易行，故免疫学方法应用较少，主要应用于流行病学调查。间接红细胞凝集试验（IHA）、ELISA等均有应用。

五、流行

蛔虫病呈全球性分布，主要流行于温热、潮湿的热带和亚热带地区（如非洲、亚洲和拉丁美洲），这些地区经济不发达，卫生条件差。我国是蛔虫病分布范围最广、感染人数最多的国家，流行特点为农村高于城市，儿童高于成人。2015年全国人体重点寄生虫病现状调查结果显示，蛔虫在人群中的感染率为1.36%；2001~2004年蛔虫人群感染率为12.57%；1988~1992年蛔虫人群感染率为47.00%。该调查结果表明，蛔虫等土源性线虫人群感染率与贫困水平呈正相关，随着人们生活水平的提高、经济的发展及综合防治措施的完善，蛔虫感染率呈逐步降低的趋势。

蛔虫病患者和带虫者是本病的传染源，人误食被感染期虫卵污染的蔬菜、瓜果或饮不洁水而被感染。造成蛔虫感染率高、分布广泛的原因主要有：①蛔虫产卵量大，1条雌虫每天可产卵约24万个。②虫卵对外界不良环境的抵抗力强，在荫蔽的土壤或蔬菜上，虫卵一般能存活1年。虫卵还可完整地通过蝇、蟑螂的消化道并仍具感染性；由于有蛔甙层的保护作用，虫卵对一些强酸等化学品有一定的抵抗力。③传播途径广泛，使用未经无害化处理的人粪施肥和随地大便，使蛔虫卵广泛污染土壤及环境，虫卵还可随家禽及昆虫的机械性携带扩大传播范围。④生活史简单，发育过程不需要中间宿主，虫卵在外界直接发育至感染期，从而造成对人体的感染。

六、防治

蛔虫感染的防治应采取综合性防治措施，包括普查普治、加强粪便管理和卫生宣传教育工作。

1. 驱虫　对患者和带虫者进行驱虫治疗，是控制传染源的重要措施。常用的驱虫药物有阿苯达唑、甲苯达唑或左旋咪唑。学龄儿童可采用集体驱虫，服药时间可选择在感染高峰期后的秋、冬季节。

2. 管理粪便　加强粪便管理是切断传播途径的重要措施。建立无害化粪池，可采用五格三池贮粪法或沼气池发酵法，利用粪水中游离氨的作用和厌氧发酵杀灭虫卵及各种病原菌。

3. 保护易感人群　加强卫生宣传教育工作，普及卫生知识，提高防病意识，讲究个人卫生和饮食卫生，做到饭前、便后洗手，不生食未洗净的蔬菜瓜果，不饮生水等，从而减少感染机会。

第三节　毛首鞭形线虫

毛首鞭形线虫（*Trichuris trichiura* Linnaeus，1771）简称鞭虫，是人体较常见的肠道寄生虫之一。其成虫主要寄生于人体回盲部，引起鞭虫病（trichuriasis）。鞭虫的成虫最早由意大利科学家 Morgani 在 1740 年发现，鞭虫卵最早由法国学者在新石器时代的粪化石中发现，我国学者在 2300 多年前的西汉古尸中发现了人鞭虫卵。

一、形态

1. 成虫　　外形似马鞭，虫体前 3/5 较纤细，后 2/5 明显粗大。鞭虫的成虫活体时呈肉红色或暗红色，死后呈灰白色。其头端有口腔和咽管，口腔极小，具有一尖刀状口矛，活动时可从口腔中伸出。咽管微细，前段肌性，后段腺性，咽管外由呈念珠状排列的杆状细胞组成的杆状体所包绕。杆状细胞具有分泌功能，其分泌物可消化宿主组织和细胞，并具抗原性。虫体后段粗短部分含有肠管及生殖器官等。肛门位于虫体末端。雌虫体长为 35 ～ 50mm，尾端直，末端钝圆，阴门位于虫体粗大部前方的腹面；雄虫较雌虫略小，体长为 30 ～ 45mm，尾部大多向腹面呈螺旋状卷曲，有交合刺 1 根，外有可伸缩的交合刺鞘包绕。雌、雄虫生殖器官均为单管型。

2. 虫卵　　呈纺锤形或腰鼓形，多被胆汁染成黄褐色，大小为 (50 ～ 54)μm×(22 ～ 23)μm，卵壳较厚，由外向内分别为卵黄膜、壳质层和脂层。虫卵两端各有一透明的塞状突起，称盖塞或透明栓。虫卵随粪便排出时，内部的卵细胞尚未分裂，在外界适宜条件下，卵细胞逐渐分裂并发育为幼虫（图 36-6）。

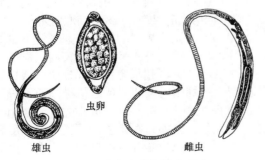

图 36-6　鞭虫成虫与虫卵形态

二、生活史

鞭虫属土源性线虫，生活史简单，为直接发育型，人是其唯一宿主。成虫主要寄生于人体盲肠内，也可寄生于结肠、直肠及回肠下段，以血液、组织液及肠细胞为营养。每条雌虫每天可产卵 0.5 万 ～ 2 万个，虫卵随粪便排出体外，在外界环境温度为 26 ～ 30℃、湿度适宜的条件下，经 3 ～ 5 周的时间发育为含幼虫的感染期虫卵。感染期虫卵污染食物、饮水后经口感染人体，在小肠内，消化液的作用可使卵内幼虫活动加剧，并分泌壳质酶等，降解破坏盖塞，幼虫用口矛刺破脂层，在卵壳一端的盖塞处逸出，钻入肠黏膜上皮内摄取营养，经 10 天左右的发育后，幼虫重新返回到肠腔，再移行至盲肠，钻入黏膜至黏膜下层摄取营养，逐渐发育为成虫（图 36-7）。

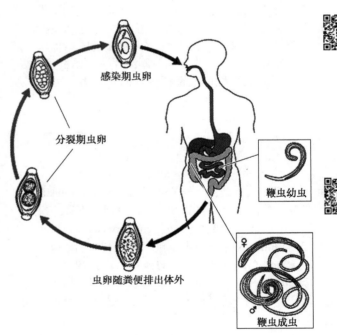

图 36-7　鞭虫的生活史

成虫在人体内的寿命一般为 1 ～ 5 年。自误食感染期卵至成虫产卵，历时 1 ～ 3 个月。

三、致病性

鞭虫感染人体后，轻度至中度感染者多无明显症状或仅有轻微腹泻，在进行粪便检查时检获虫卵，才发现有鞭虫感染。当寄生的虫体数量较多时，患者可出现慢性失血，临床表现为头晕、食欲不振、恶心呕吐、慢性腹泻、下腹部阵发性疼痛、大便隐血，甚至出血和贫血等症状。引起这些症状的原因为，鞭虫细长的前段可插入肠黏膜、黏膜下层甚至是肌层，造成组织的机械性损伤，同时虫体的分泌物和代谢产物等均可刺激机体产生炎症反应，导致肠黏膜组织充血、水肿或点状出血，严重者甚至出现溃疡。少数患者由于肠壁细胞炎性增生，组织明显增厚，形成肉芽肿等病变。另外，每条虫体每日可吸血 5μl，这也是鞭虫致重度感染者产生贫血的原因之一。发生严重感染的儿童可出现营养不良、发育迟缓、贫血、食土癖等表现，偶有脱肛的现象。部分患者还可出现发热、荨麻疹、嗜酸性粒细胞增多等，且易并发肠道细菌感染，从而加重病情甚至诱发其他疾病如阑尾炎、阿米巴痢疾等。

四、诊断

目前，病原学检查仍是确诊鞭虫病的重要依据。一般以粪便中检获虫卵为诊断依据，常用方法有粪便直接涂片法、饱和盐水浮聚法和沉淀集卵法等。在临床上，由于鞭虫卵较小，为避免漏检，需反复检查，以提高检出率。若需确定感染程度，可采用定量透明法（改良加藤厚涂片法）作虫卵计数。

对粪检阴性但又疑似为本病感染者，可行乙状结肠镜或直肠镜检查，以查见寄生的成虫及损伤的肠黏膜为确诊依据。本法的诊断价值较高，临床上易漏诊、误诊的患者可通过本法明确诊断。

五、流行

鞭虫呈世界性分布，全球感染者有 6 亿～8 亿，多见于温暖潮湿的热带、亚热带及温带地区的发展中国家。在我国，鞭虫感染呈全国性分布，感染人数众多，对人群特别是少年、儿童健康造成很大危害，且具有儿童高于成人、南方高于北方、农村高于城市的流行特点。近年来，鞭虫病的防控工作取得了显著的成绩，2015 年全国人体重点寄生虫病现状调查结果显示，鞭虫的感染率已由 2005 年的 4.63% 下降至 1.02%，这与我国土源性线虫病防控工作的科学施策、规范推进，社会经济的快速发展及人民生活水平显著提高关系密切。

六、防治

鞭虫的防治原则与蛔虫相同，加强粪便管理和注意个人卫生是控制鞭虫病的有效措施。常用驱虫药物为阿苯达唑和甲苯咪唑，如感染者患有贫血，应补充铁剂。一般情况下，鞭虫的药物驱虫效果不及蛔虫，这可能与其前段插入肠黏膜内而较少受到药物攻击有关，故需反复治疗方可达到理想效果。

第四节　蠕形住肠线虫

蠕形住肠线虫（*Enterobius vermicularis* Linnaeus, 1758）也称蛲虫，主要寄生于人体回肠下段、盲肠、阑尾和结肠，引起蛲虫病（enterobiasis）。1758 年，Linnaeus 最早对本虫进行描述和命名。随后，Leuckart（于 1865 年）、Grassi（于 1879 年）和 Calandruccio（于 1888 年）等陆续阐明了该虫的生活史。我国考古学研究表明蛲虫病在我国流行已有 2100 年以上的历史。

一、形态

1. 成虫　虫体较细小，乳白色，形似线头。头端顶部中央有一口孔，口孔周围有 3 个唇瓣。显微镜下可见虫体角皮具细小横纹，头端的角皮向外膨出形成头翼。咽管末端膨大呈球状，形成咽管球。雌虫体长为 8～13mm，宽为 0.3～0.5mm，虫体由头端逐渐增粗，中部略膨大，之后向尾部逐渐变细，尾端

尖直；生殖系统为双管型，前后排列的 2 个子宫汇合并通入阴道，阴门开口于虫体腹面前、中 1/3 交界处；肛门位于腹面中、后 1/3 交界处。雄虫体积明显小于雌虫，大小为 (2～5)mm×(0.1～0.2)mm，尾端向腹面卷曲，显微镜下可见尾翼、数对乳突及一根长约 70μm 的交合刺；生殖系统为单管型，射精管与直肠末端共同构成泄殖腔，并经肛门通向体外。

2. 虫卵　呈不规则的椭圆形，光镜下虫卵两侧不对称，一侧较扁平，另一侧稍突起，形似略拉长的英文字母"D"。扫描电镜研究证明，蛲虫卵的立体构型为不规则的椭球体或近似椭圆的不等面三角体。虫卵大小为 (50～60)μm×(20～30)μm，无色透明。卵壳自外向内为蛋白质膜、壳质层和脂层。电镜下虫卵的一端有一粗糙小区，为幼虫的孵出口，卵内幼虫成熟后自此口孵化逸出。虫卵自子宫排出时，内容物多已发育至蝌蚪期幼虫，即蝌蚪胚（图 36-8）。

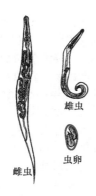

雄虫

雌虫

虫卵

图 36-8 蛲虫成虫与虫卵形态

二、生活史

蛲虫成虫可寄生于人体回肠下段、盲肠、阑尾、结肠和直肠等处，重度感染时，虫体的寄生甚至波及胃和食管等部位。虫体依靠头翼、唇瓣和食管球的收缩附着在肠黏膜上，也可游离于肠腔，以肠腔内容物、组织液和血液作为营养来源。

雌、雄虫交配后，大多数雄虫死亡并随粪便排出体外，故宿主肠道内雄虫数量往往少于雌虫。雌虫成熟后，子宫内充满虫卵，但在肠内高温和低氧压的环境条件下，一般不排卵或仅排出少量的虫卵。当宿主睡眠后，受孕雌虫经结肠移行到直肠，因肛门括约肌在睡眠状态时较为松弛，雌虫容易从肛门爬出至肛周皮肤，在此由于温度、湿度、氧压等环境条件的改变，雌虫子宫强力收缩，开始大量排卵，一条雌虫可产卵 4600 ～ 16 000 个。雌虫产卵后大多数自然死亡，但也有少数雌虫可再钻入肛门；或进入阴道、尿道等处异位寄生。

产自肛周皮肤上的蛲虫卵在温度为 34 ～ 36℃、相对湿度为 90% ～ 100% 和氧气充裕的适宜条件下，卵内蝌蚪胚发育很快，自母体排出后 6h 左右，即可发育为成熟幼虫，并蜕皮 1 次，成为感染期虫卵。

雌虫的产卵活动极易导致肛周皮肤刺痒，当患儿用手搔抓时，虫卵污染手指，再经口食入而形成肛门 - 手 - 口自体重复感染。感染期虫卵也可污染食物、玩具或散落于衣裤、被褥等物品上而被食入，或随空气吸入等方式造成感染；此外，有部分虫卵可在肛门黏膜表面孵化出幼虫，经肛门侵入肠道，造成宿主逆行感染。

感染期虫卵被吞食后，在十二指肠内经消化液作用而孵化，幼虫沿小肠下行，途中经 2 次蜕皮，至结肠再蜕皮 1 次而最终发育为成虫。

自感染期虫卵进入人体至虫体发育成熟并产卵需 2 ～ 6 周。雌虫寿命较短，一般为 2 ～ 4 周，最长可达 101 天（图 36-9）。

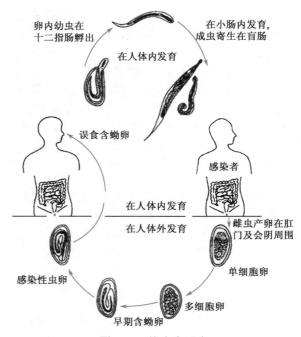

卵内幼虫在十二指肠孵出

在小肠内发育，成虫寄生在盲肠

在人体内发育

误食含蛲卵

感染者

在人体内发育

在人体外发育

雌虫产卵在肛门及会阴周围

感染性虫卵

单细胞卵

多细胞卵

早期含蛲卵

图 36-9 蛲虫生活史

三、致病性

蛲虫侵入人体后，有两个方面的致病原因：一方面是成虫寄生于肠道内，导致肠黏膜轻度机械性损伤，产生慢性炎症和消化道功能紊乱；另一方面是雌虫在肛周皮肤产卵和虫卵孵化出幼虫的过程中释放出某些化学物质，刺激皮肤黏膜引发局部免疫病理反应，导致肛门及会阴部瘙痒，以及搔抓后所致的继发性感染。

蛲虫病患者因感染程度和机体免疫状态的不同，在临床上所表现的症状和体征也不同。患者多为儿童，最主要的临床表现是肛门皮肤瘙痒，其他症状包括烦躁不安、注意力不集中、食欲下降、夜惊、失眠、夜间磨牙等；蛲虫病患者除有上述症状外，也可表现为腹痛、腹泻、恶心、呕吐，甚至出现阑尾炎等。因蛲虫可出现异位寄生，其所形成的以虫体或虫卵为中心的肉芽肿病变，会造成机体的严重损害。蛲虫异位寄生涉及的部位较为广泛。

1. 阑尾寄生 蛲虫成虫常寄生在人体的盲肠、结肠及回肠的下段，因阑尾与盲肠直接相连，蛲虫也很容易钻入阑尾，引起蛲虫性阑尾炎。据统计，在经外科手术治疗的阑尾炎患者中，发现有 6.3% ～ 26.6% 的患者在进行常规手术病理活组织检查时，发现阑尾中有蛲虫的寄居，故蛲虫可能是导致阑尾炎的病因之一。蛲虫性阑尾炎的症状特点为疼痛部位不定，显示慢性阑尾炎症状者较多。如能早期进行驱虫治疗，可免于阑尾切除治疗。

2. 泌尿生殖道寄生 因解剖位置的关系，蛲虫雌虫在爬出肛门后,可经阴道、宫颈侵袭至女性子宫和输卵管中,引发阴道炎、子宫颈炎、子宫内膜炎和输卵管脓肿等,严重者甚至并发输卵管穿孔。

3. 腹腔与盆腔寄生 蛲虫可经患者的泌尿生殖道进入腹腔与盆腔,并在局部形成肉芽肿组织而造成宿主组织脏器的损害。有病例报告在16个月大的女婴盆腔内发现有组织肿块,病损累及肠道组织,手术病理切片证实为蛲虫性肉芽肿。

4. 肠壁寄生 若患者肠黏膜受损,蛲虫可经损伤的部位进入肠壁。曾有病例报告,在一患者尸检时发现其直肠、结肠和回肠有数万个小溃疡,并在其肠壁中检出数万条蛲虫。

5. 其他部位寄生 由蛲虫感染引起的皮肤损害、肺部损害和蛲虫性哮喘的病例也有报告。

四、诊断

由于蛲虫通常不在人体肠道内产卵,故在粪中检查到虫卵的阳性率极低。临床上,蛲虫感染常采用肛门拭子法(包括透明胶纸法和棉签拭子法,其中以透明胶纸法为主)进行病原学检查,检查的时间应为患者晨起便前或洗澡前,从其肛门黏膜上采取虫卵。在进行病原学诊断的同时,可将患者诉说的肛周瘙痒、失眠不安等临床症状作为辅助诊断的依据。

五、流行

蛲虫病分布遍及全球,其感染者一般为18岁以下儿童或青少年,估计全世界蛲虫感染者有4亿人以上,以北半球发达国家人群常见。有调查研究表明,美国小学生蛲虫感染率为20%～30%,社会福利机构工作者的感染率可达50%,且白种人比黑种人对蛲虫更易感。2015年全国人体重点寄生虫病现状调查报告显示,在被调查的28个省(自治区)的848 210人中,蛲虫感染人数为1237,阳性率为0.15%,5～9岁儿童感染率高,海南省人群感染率最高。目前我国农村儿童感染率高于城市,儿童高于成人,男女感染率无差异。蛲虫的感染呈明显家庭聚集性和集体聚集性,这是儿童的不良习惯,加之学校、幼儿园等集体机构儿童彼此密切接触,感染机会增多,造成蛲虫病患者与其接触者相互传播感染。

蛲虫为土源性线虫,生活史极简单,患者和带虫者是传染源,主要感染方式为肛门-手-口直接感染,其他的感染方式有接触感染、吸入感染。在患者的衣裤、被褥、室内家具及地面上均可检查到蛲虫卵,加之蛲虫卵可随尘埃飘浮于空气中,因而直接接触被污染的物品,或吸入尘埃中的蛲虫卵,是集体感染的主要方式。也有人认为蛲虫卵可在肛周孵化,孵出的幼虫经肛门侵入肠腔发育为成虫,形成逆行感染。

六、防治

蛲虫病具有易治难防的特点,蛲虫寿命较短,对各种肠道驱虫药物均较敏感,驱虫常采用阿苯达唑或甲苯达唑治疗,治愈率接近100%。

根据本病的流行特点,在驱虫治疗的同时,应重点预防重复感染,普及蛲虫病的相关知识,改善环境卫生,讲究个人卫生和家庭卫生,勤剪指甲、勤洗手、勤换内衣,定期烫洗、晾晒被褥等,教育儿童不吮手指、饭前便后洗手,并对儿童玩具定期清洗和消毒。

第五节 十二指肠钩口线虫和美洲板口线虫

钩虫(hookworm)是钩口科线虫的统称,至少包括17属和100个种,其中属于人兽共患的钩虫有9种。寄生于人体的钩虫主要有两种,即十二指肠钩口线虫(*Ancylostoma duodenale* Dubini, 1943)(简称十二指肠钩虫)和美洲板口线虫(*Necator americanus* Stiles, 1902)(简称美洲钩虫)。锡兰钩口线虫(*Ancylostoma ceylanicum* Loose, 1911)和犬钩口线虫[*Ancylostoma caninum*(Ercolani, 1859)Hall, 1913]偶尔寄生于人体。巴西钩口线虫(*Ancylostoma brazliense* Gonez de Faria, 1910)的感染期幼虫也可侵入人体,但一般不能发育为成虫,仅引起皮肤幼虫移行症(cutaneous larval migrans),因引起的皮疹呈匐行线状,故称匐行疹(creeping eruption)。钩虫寄生于人体小肠,引起钩虫病(hookworm disease)。在肠道线虫中钩虫的危害性最大,不但可损伤肠黏膜造成消化道功能紊乱,而且可使人体长期慢性失血,重度感染可导致严重贫血。全世界钩虫感染人数约9亿,目前我国居民的钩虫感染率为2.62%,推算全国钩虫感染人数为1697万,是严重危害人民健康的寄生虫病之一。

一、形态

1. 成虫　虫体细长，为 1cm 左右，半透明，肉红色，死后呈灰白色。虫体前端较细，顶端有一发达的口囊，由坚韧的角质构成。因虫体前端向背面仰曲，形成颈弯，仰曲程度因虫种而异。口囊的上缘为腹面，下缘为背面。十二指肠钩虫的口囊呈扁卵圆形，其腹侧缘有 2 对钩齿，外齿一般较内齿略大，背侧中央有一半圆形深凹，两侧微呈突起。美洲钩虫的口囊呈椭圆形。其腹侧缘有 1 对板齿，背侧缘则有 1 个呈圆锥状的尖齿。钩虫的咽管长度约为体长的 1/6，其后端略膨大，咽管壁肌肉发达，肌纤维的交替收缩与松弛形成"唧筒"样作用，有利于钩虫的吸血并挤入肠道。肠管壁薄，由单层上皮细胞构成，内壁有微细绒毛，有利于氧及营养物质的吸收和扩散。十二指肠钩虫与美洲钩虫尾端分别向背面、腹面弯曲，形成的体态可作为两种钩虫的鉴别特征之一。

虫体前端有 3 种单细胞腺体：①头腺 1 对，位于虫体两侧，前端与头感器相连，开口于口囊两侧的头感器孔，后端可达虫体中横线前后。头腺主要分泌抗凝素及乙酰胆碱酯酶，其分泌活动受神经控制。②咽腺 3 个，位于咽管壁内，其主要分泌物为乙酰胆碱酯酶、蛋白酶及胶原酶。乙酰胆碱酯酶可破坏乙酰胆碱，从而影响神经介质的传递作用，降低宿主肠壁的蠕动，有利于虫体的附着。③排泄腺 1 对，呈囊状，游离于原体腔的亚腹侧，长可达虫体中、后 1/3 交界处，腺体与排泄横管相连，分泌物主要为蛋白酶，能抑制宿主血液凝固。

钩虫雄性生殖系统为单管型，由睾丸、贮精囊和射精管组成。雄虫末端膨大，为角皮延伸形成的膜质交合伞。交合伞由 2 个侧叶和 1 个背叶组成，其内有肌性指状辐肋，依其部位分别称为背辐肋、侧辐肋和腹辐肋。背辐肋的分支特点是鉴定虫种的重要依据之一。雄虫有 1 对交合刺。雌虫末端呈圆锥形，有的虫种具有尾刺，生殖系统为双管型，阴门位于虫体腹面中部或其前、后。阴门的位置也可作为鉴别虫种的依据。

根据虫体外形、口囊特点，雄虫交合伞外形及其背辐肋分支、交合刺形态，雌虫尾刺的有无及阴门的位置等，十二指肠钩虫与美洲钩虫成虫形态和鉴别要点见表 36-2 和图 36-10 ～图 36-13。

表 36-2　十二指肠钩虫与美洲钩虫成虫形态鉴别要点

鉴别要点	十二指肠钩虫	美洲钩虫
大小 /mm	♀：（10 ～ 13）×0.6 ♂：（8 ～ 11）×（0.4 ～ 0.5）	♀：（9 ～ 11）×0.4 ♂：（7 ～ 9）×0.3
体形	前端与后端均向背面弯曲，体呈"C"形	前端向背面仰曲，后端向腹面弯曲，体呈"∫"形
口囊	腹侧前缘有 2 对钩齿	腹侧前缘有 1 对板齿
交合伞	撑开时略呈圆形	撑开时略呈扁圆形
背辐肋	远端分两支，每支再分 3 小支	基部先分两支，每支远端再分两小支
交合刺	两刺呈长鬃状，末端分开	一刺末端呈钩状，常包套于另一刺的凹槽内
阴门	位于体中部略后	位于体中部略前
尾刺	有	无

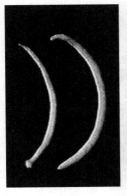 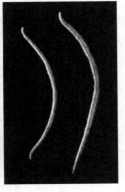

十二指肠钩虫　　　　美洲钩虫

图 36-10　两种钩虫成虫

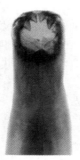 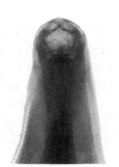

十二指肠钩虫　　　　美洲钩虫

图 36-11　两种钩虫的口囊（光学显微镜）

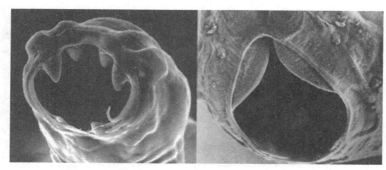

十二指肠钩虫口囊（两对钩齿）　　　　　美洲钩虫口囊（1对板齿）

图 36-12　两种钩虫的口囊（扫描电镜）

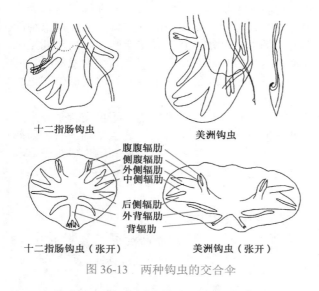

十二指肠钩虫　　　　　美洲钩虫

腹腹辐肋
侧侧辐肋
外侧辐肋
中侧辐肋
后侧辐肋
外背辐肋
背辐肋

十二指肠钩虫（张开）　　　　美洲钩虫（张开）

图 36-13　两种钩虫的交合伞

2. 幼虫　　分为杆状蚴和丝状蚴。自卵内刚孵出的幼虫称杆状蚴（rhabditiform larva），为自由生

活期幼虫，虫体体壁透明，前端钝圆，后端尖细，口腔细长，有口孔，咽管前段较粗，中段细，后段则膨大呈球状。杆状蚴有 2 期，第 1 期杆状蚴大小为（0.23 ～ 0.4）mm×0.017mm；第 2 期大小约为 0.4mm×0.029mm。丝状蚴（filariform larva）大小为（0.5 ～ 0.7）mm×0.025mm，体表覆盖鞘膜，为第 2 期杆状蚴蜕皮时残留的旧角皮，对虫体有保护作用。当丝状蚴侵入人体皮肤时，鞘膜即被脱掉。口腔封闭，在与咽管连接处的腔壁背面和腹面各有 1 个角质矛状结构，称为口矛或咽管矛。口矛既有助于虫体的穿刺作用，其形态也有助于丝状蚴虫种的鉴定。丝状蚴的咽管细长，约为虫体的 1/5。

由于两种钩虫的分布、致病性及对驱虫药物的敏感程度均有差异，因此鉴别两种钩虫丝状蚴在流行病学、生态学及防治方面都有实际意义。两种钩虫丝状蚴的鉴别要点见表 36-3。

表 36-3　寄生于人体的两种钩虫丝状蚴的鉴别要点

鉴别要点	十二指肠钩虫	美洲钩虫
外形	圆柱形，虫体细长，头端略扁平，尾端较钝	长纺锤形，虫体较短粗，头端略圆，尾端较尖
鞘横纹	不显著	显著
口矛	透明丝状，背矛较粗，两矛间距宽	黑色杆状，前端稍分叉，两矛粗细相等，两矛间距窄
肠管	管腔较窄，为体宽的 1/2，肠细胞颗粒丰富	管腔较宽，为体宽的 3/5，肠细胞颗粒少

3. 虫卵　　椭圆形，两端钝圆，卵壳较薄，无色透明，大小为（57 ～ 76）μm×（36 ～ 40）μm，随粪便排出时，卵壳内通常含 2 ～ 4 个卵细胞，卵壳与卵细胞之间有明显空隙（图 36-14）。在便秘者粪便内或粪便放置过久时，卵内细胞可继续分裂为多细胞期，呈桑椹状卵。十二指肠钩虫卵与美洲钩虫卵极为相似，不易区别。

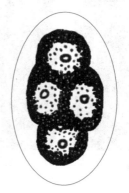

图 36-14　钩虫卵

二、生活史

两种钩虫的生活史相似（图 36-15），成虫寄生

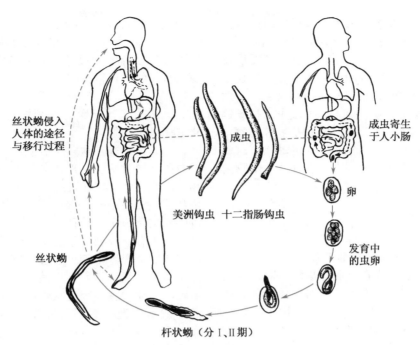

丝状蚴侵入人体的途径与移行过程

成虫

美洲钩虫 十二指肠钩虫

丝状蚴

杆状蚴（分Ⅰ、Ⅱ期）

成虫寄生于人小肠

卵

发育中的虫卵

图 36-15 钩虫生活史

于人体小肠上段，借口囊内的钩齿或板齿咬附于肠黏膜，以吸取宿主血液为食，也可以淋巴液、肠黏液及脱落的上皮细胞为食。雌雄成虫交配后产卵，虫卵随宿主粪便排出体外，在温暖（25～30℃）、潮湿（相对湿度 60%～80%）、荫蔽、含氧充足的疏松土壤中，虫卵内细胞不断分裂，24h 内第 1 期杆状蚴自卵内孵出。此期幼虫以细菌及有机物为食，生长很快，在 48h 内进行第 1 次蜕皮，发育为第 2 期杆状蚴。此后，虫体继续增大，并可将摄取的食物贮存于肠细胞内。经 5～6 天后虫体口腔封闭，停止摄食，咽管变长，进行第 2 次蜕皮后发育为丝状蚴，具有感染宿主的能力，又称感染期幼虫。丝状蚴口孔封闭而不进食，多生存于泥土表面或 1～2cm 深的表层土壤内，但只有当其被土粒上的薄层水膜围绕时方可生存，并常呈聚集性活动，在污染较重的一小块土中，常可检获数千条幼虫。此期幼虫还可借助覆盖于其体表水膜的表面张力，沿植物茎或草枝向上爬行，最高可达 22cm 左右。丝状蚴在土壤中的存活时间与温度有关。温度过高，丝状蚴活动增强，营养消耗多，并由于口孔封闭不能进食，随着体内营养的大量消耗，其感染能力逐渐下降甚至死亡。但温度过低，丝状蚴呈僵直状态，存活时间也很难长久。45℃时只能存活 50min；−10～12℃时只能存活 4h，因此冬季钩虫幼虫大多死亡。干燥和直射的阳光也不利于丝状蚴的生存，在阳光下曝晒仅 2h 即死亡。十二指肠钩虫丝状蚴的适宜生存温度为 22～26℃，美洲钩虫为 31～34.5℃，在此条件下可存活 6 周左右。在

感染季节气候条件适宜时，丝状蚴可存活 15 周或更久。

丝状蚴对环境温度的变化十分敏感，具有明显的向温性和向湿性，当与人体皮肤（通常为脚和手）接触后，受人体表温度刺激，幼虫活动能力显著增强，依靠其机械的穿刺运动及酶的化学作用，通过毛囊、汗腺或皮肤破损处主动钻入人体皮肤内。多数幼虫进入皮肤时脱去鞘，经 0.5～1h 后穿过皮肤，在皮下组织内移行，24h 后进入小静脉或淋巴管，经右心由肺动脉至肺。大部分幼虫穿过微血管进入肺泡，并借助于小支气管、支气管上皮细胞纤毛的运动，向上移行至咽，部分幼虫可随痰被咳出，大部分幼虫随宿主的吞咽活动，经食管、胃到达小肠，此过程大约需要 1 周。幼虫在小肠内迅速生长发育，经 2 次蜕皮发育为成虫。自幼虫钻入皮肤至成虫交配产卵需 5～7 周。雌虫产卵数因虫种、虫数、虫龄而不同，每条十二指肠钩虫日平均产卵为 1 万～3 万个，美洲钩虫为 0.5 万～1 万个。在冬季，人体内的钩虫有时会出现短期停止排卵的现象。成虫在人体内一般可存活 3 年左右，个别报道十二指肠钩虫可存活 7 年，美洲钩虫可存活 15 年。

十二指肠钩虫幼虫进入人体后的发育速度有很大差别，部分幼虫在进入小肠前可以"暂停发育"状态滞留于组织内，并长期在人体内移行，经过一段时间后再进入肠腔发育，这种现象称为迁延移行（persisting migrans）。幼虫的这种迁延移行现象出现的原因尚不清楚，在美洲钩虫尚未发现此现象。

钩虫除主要经皮肤感染外，丝状蚴如被人吞

食，少数未被胃酸杀死的幼虫也可直接在肠腔内发育成熟；而自口腔和食管黏膜侵入血管的幼虫，仍循上述途径到达肠腔发育为成虫。此外，还发现母体内的幼虫可通过胎盘侵入胎儿体内；有人报道在产妇乳汁中查见活动的第3期美洲钩虫幼虫，因此钩虫也有可能经母乳感染。除人体外，十二指肠钩虫偶可寄生于猪、狮、虎、犬、灵猫及猴等动物，美洲钩虫也可寄生于猩猩、猴及犀牛等动物，这些动物可作为钩虫的转续宿主。人若生食这些动物肉类，也可能受感染。

三、致病性

两种钩虫的致病机制相似，幼虫的入侵、入侵后在肺部的移行及成虫在小肠定居均可对人体造成损害，但以成虫在小肠寄生阶段对人体的危害最严重，可造成患者慢性失血。与美洲钩虫相比，十二指肠钩虫引起皮炎者较多，成虫导致的贫血也较严重，同时还是引起婴儿钩虫病的主要虫种，因此，十二指肠钩虫较美洲钩虫对人体的危害更大。人体感染钩虫后是否出现临床症状，除与钩蚴侵入皮肤的数量及成虫在小肠寄生的数量有关外，也与人体的健康状况、营养条件及免疫力有密切关系。仅在粪便中查到钩虫卵而未出现任何临床表现者称为钩虫感染（hookworm infection）；在粪便中查到钩虫卵并有不同程度的临床表现者则称为钩虫病（hookworm disease）。

钩虫病的临床表现可分为3期，即幼虫的皮肤侵袭期、肺部移行期及成虫的肠道寄生期。

1. 幼虫所致病变及症状　病变主要是丝状蚴侵入皮肤和幼虫在肺部移行对宿主造成的损害。

（1）钩蚴性皮炎　人赤手赤足在田间劳动，接触土壤，丝状蚴侵入皮肤后数分钟至1h后，足趾或手指间皮肤较薄处或足背部及其他暴露的皮肤处可出现充血斑点或丘疹，有烧灼感，即钩蚴性皮炎。因患者病灶皮损处奇痒难忍，俗称"着土痒"、"地痒疹"（ground itch）、"痒疙瘩"或"粪毒"。搔破后常有继发感染，形成脓疮，最后经结痂、脱皮而愈，病程2～3周，继发感染时病程可达1～2个月。本病常见于春夏之交，人体接触含钩蚴的泥土后皮炎的发生率达88%～100%，以足部为多见，感染地点多为香蕉园、蔬菜园、甘蔗地及红薯地或矿井等地。

（2）呼吸系统病变　大量钩蚴急性感染时幼虫移行至肺，穿破微血管，可引起出血及炎症细胞浸润，患者可出现阵发性咳嗽、血痰及哮喘，甚至大量咯血。伴有发热、畏寒等症状，有时也表现咽喉部痒痛、干咳、声音嘶哑等。重者呈剧烈干咳和

哮喘发作，表现为嗜酸性粒细胞增多性哮喘，胸部X线检查显示肺纹理增粗或点片状浸润阴影。由于幼虫移行至肺为一过性，故常在受染后3～5天出现症状，经数日至10余日可自愈，长者可达1～2个月。

2. 成虫所致疾病　成虫寄生于小肠，引起消化道症状和贫血。

（1）消化道症状　成虫以口囊内的钩齿或切板咬附在肠黏膜上，形成多处散在性出血点、小溃疡及糜烂病灶，病灶直径为3～5mm，也可形成大块片状出血性瘀斑，深度可达黏膜下层甚至肌层，可引起消化道出血或偶尔大出血。镜下可见肠壁黏膜层、固有层及黏膜下层均有嗜酸性粒细胞及淋巴细胞浸润。患者早期可出现食欲亢进、乏力、上腹部不适或隐痛，继而出现消化功能紊乱，如恶心、呕吐、腹痛、腹泻等症状。钩虫病引起的腹泻呈黏液样或水样便，临床上常被误诊为急性或慢性肠炎。腹痛的特点是持续性、弥散性，尤以上腹部及脐周为剧痛，每日常伴有2～3次痉挛性加剧。后期患者常因贫血、胃酸降低而食欲减退、便秘、体重逐渐减轻等。重症患者胃肠道钡餐X线检查可见十二指肠下段和空肠上段的黏膜纹理紊乱、增厚、蠕动增加，易被激惹而呈节段性收缩现象等。

（2）贫血　钩虫对人体的主要危害是慢性失血引起的贫血。钩虫以钩齿或板齿及口囊咬附肠壁，以摄取血液和肠黏膜为营养，使患者长期慢性失血，铁和蛋白质不断耗损，再加上患者营养不良，铁和蛋白质不能得到有效补偿，从而造成血红蛋白的合成速度比细胞新生速度慢，使红细胞体积变小、色泽变浅，故呈低色素小细胞性贫血。轻度患者表现为头昏、乏力、轻度气促、心悸等；中度患者表现为黏膜苍白，下肢轻度水肿，明显气急、心悸、四肢乏力、耳鸣、眼花、头昏、心率增快等；重度患者除上述症状加重外，可出现皮肤蜡黄、面部及全身浮肿，尤以下肢为甚，以及胸腔积液、心包积液等贫血性心脏病的表现，劳动能力丧失。故钩虫病又俗称为"黄肿病"或"懒黄病"。长期严重贫血与缺氧可引起心肌脂肪变性，心脏扩大，甚至并发心力衰竭。组织缺氧与其他营养缺乏可引起指甲扁平、脆裂、反甲、毛发干燥脱落等。妇女则可引起停经、流产等。此类患者目前已较少见。

钩虫造成患者慢性失血的原因有：①钩虫以其锐利的钩齿、板齿咬破肠黏膜，损伤小血管引起出血；②钩虫吸血的同时头腺不断分泌抗凝素，从而利于吸血并使咬附部位黏膜伤口不断渗血，其渗血量与虫体本身的吸血量大致相等；③虫体吸血后将血液迅速经其消化道排出，这是因为咽管频繁收

缩与扩张形成了"唧筒"样作用，增加宿主的失血量；④虫体经常更换咬附部位，形成新的伤口，原伤口仍继续少量渗血。不同虫种所导致的失血量不同，应用放射性同位素 ^{51}Cr 等标记红细胞或蛋白质，测得每条钩虫每天所致的失血量，美洲钩虫为 20 ～ 100µl。十二指肠钩虫可能因虫体较大，钩齿的结构及排卵量较多等原因，其所致失血量是美洲钩虫的 6 ～ 7 倍，为 140 ～ 400µl。此外，钩虫对肠道的损伤，会影响营养物质的吸收，也加重了贫血的程度。

（3）异嗜症 少数钩虫病患者表现为喜食一些粗硬食物，如生米、生豆等。贫血较重者，还喜食茶叶、碎纸、木屑、破布、煤渣、泥土、瓦片、炉灰、烟蒂等，此种现象称为"异嗜症"（allotriophagy）。异嗜症发生的原因不明，可能与铁的耗损有关，给患者服用铁剂后，症状可自行消失。

（4）消化道出血 钩虫病引起的消化道出血以黑便、柏油样便、血便和血水便为主，出血时间迁延不断而贫血严重。国内已报道 270 多例钩虫病消化道出血。钩虫病所致消化道出血常被误诊为消化道溃疡、食管胃底静脉曲张破裂出血等而致严重后果，应引起高度重视。例如，山东医学高等专科学校（沂水校区）曾报道两例钩虫病引起的消化道大出血被误诊为溃疡病出血而施行胃次全切除术。

（5）婴幼儿钩虫病 几乎全部由十二指肠钩虫引起。临床症状为急性便血性腹泻，大便呈黑色或柏油样，面色苍白，食欲减退，发热，精神萎靡，肺偶可闻及罗音，心尖区有明显收缩期杂音，肝脾肿大，贫血多较严重，生长发育迟缓等，近半数患儿有显著浮肿。国内报告的 500 多例婴儿钩虫病中，发病年龄多在 5 ～ 12 个月，其中有 25 例为出生后 26 天以内发病的新生儿钩虫病，包括出生后即发病 1 例，加上患婴母亲在孕期有钩虫感染史，故认为这 25 例患儿为先天性钩虫感染（胎内感染）。婴儿钩虫病的临床特征为：①贫血严重，80% 的病例红细胞计数在 $2 \times 10^6/\mu l$ 以下，血红蛋白低于 50g/L，可能与婴儿肠黏膜柔嫩、血管丰富，被钩虫咬附后容易出血有密切关系；②合并症多，出现支气管炎、消化不良合并症者达 30% ～ 40%；③严重影响生长发育，预后差，死亡率达 3.6% ～ 6.0%，甚至高达 12%，北京、山东及福建等地均有报道婴幼儿钩虫病因严重贫血而输血达 10 ～ 20L，但因未及时驱虫治疗而最后仍死亡者。

（6）嗜酸性粒细胞增多 钩虫感染早期或急性期的患者，外周血中嗜酸性粒细胞常达 15% 以上，甚至高达 86%。由于感染钩虫后需要 5 ～ 7 周才能在粪便中检到虫卵，故因早期不能从粪便中检出虫卵而易被误诊，必须结合流行病学史、血中嗜酸性粒细胞增多和临床症状方可确诊。

四、诊断

从粪便检查虫卵，或经钩蚴培养检出幼虫是确诊本病的依据。

1. 直接涂片法 简便易行，适用于感染率较高的地区，但对于轻度感染者易漏诊。

2. 饱和盐水浮聚法 钩虫卵相对密度约为 1.06，在饱和盐水（相对密度 1.20）中，容易漂浮。该方法操作简单，是诊断钩虫感染最常用的方法，检出率较直接涂片法高 5 ～ 6 倍。在大规模普查时，可用 15%、20% 的盐水，其检查效果与饱和盐水法相同。

3. 改良加藤法 采用定量板 - 甘油孔雀绿玻璃纸透明计数虫卵的方法，简单易行，能定量检测感染度，也可用于疗效考核及流行病学调查。操作时须掌握适宜的透明时间，若放置过久，钩虫卵透明过度则不易观察。

4. 钩蚴培养法 检出率与饱和盐水浮聚法相似，此法在光镜下可观察幼虫形态并鉴别虫种，但需培养 5 ～ 6 天才能得出结果，可用于流行病学调查。

在流行区患者如有咳嗽、哮喘等症状时，可做痰液检查，查出钩蚴也可确诊。

五、流行

1. 地理分布 钩虫病呈世界性分布，在欧洲、美洲、非洲、亚洲和大洋洲均有流行，以热带、亚热带为甚。目前全球钩虫感染人数约为 9 亿。钩虫病在我国分布极为广泛，在黄河以南的广大地区钩虫病流行较为严重，东北、华北、西北地区钩虫感染率较低。北方以十二指肠钩虫为主，南方则以美洲钩虫为主，但两种钩虫混合感染较为普遍，长江流域是以十二指肠钩虫为主的混合感染区。随着防治工作的开展，目前钩虫的感染率已有所下降，感染度也明显降低，大部分感染者为轻度感染，即每克粪便虫卵数低于 3000 个。据 2015 年全国人体重要寄生虫病调查结果，全国居民钩虫感染率为 2.62%，推算全国钩虫感染人数为 1697 万，感染率最高的为四川（14.55%），其次为海南（8.10%）与重庆（5.67%）；在人群分布方面，感染率最高的为 80 ～ 84 岁年龄组（8.77%），其次为 65 ～ 69 岁（8.05%）与 75 ～ 79 岁（7.87%）；女性的感染率（2.96%）显著高于男性（2.29%）；以农民的感染率最高（1.43%），其次为家庭妇女（1.21%）及工人（0.79%）。

2. 流行因素

1）传染源：包括钩虫病患者和带虫者。

2）流行因素：①含钩虫卵的粪便污染土壤；②气候温暖潮湿，适宜于虫卵、钩蚴的发育与存活；③人们在生产和生活过程中有接触疫土的机会，如在夏秋季种植红薯、玉米、桑、烟、棉等旱地作物并施用未经处理的人粪肥料，在栽插薯秧、采桑、烟等生产活动中，皮肤与疫土接触而感染。钩虫卵及钩蚴在外界的发育需要适宜的温度、湿度及土壤条件，因而感染季节各地也有所不同。在我国南部如广东省，气候温暖、雨量充足，故感染季节较长，几乎全年均有感染机会；四川省则以每年4～9月为感染季节，5～7月为流行高峰；而山东省每年8月为高峰，9月即下降。若住房周围的土壤被粪便污染，也可造成流行。在矿井下的特殊环境，由于温度高、湿度大，空气流通不畅、阳光不能射入等，如粪便管理不善也可引起钩虫病流行。此外，吃生菜也可导致钩蚴经口感染人体。

婴儿钩虫病的感染途径除经胎盘感染和经母乳传播外，母亲在田间劳动时，将婴儿放在染有钩蚴的草地上或将尿布晾在被钩蚴污染的地面上，未经晾干即使用，可使婴儿感染；我国北方农村，婴儿还可通过用沙袋代替尿布或睡沙袋而被感染。

六、防治

1. 局部治疗　钩蚴钻入皮肤后24h，大部分

幼虫尚停留在局部皮下，此时可采用皮肤透热疗法，将受染部位浸入53℃热水中约20min，或用热毛巾敷于皮炎部位10min，可杀死局部组织中的幼虫。将左旋咪唑涂剂或15%噻苯达唑软膏涂于皮炎处，能快速止痒消肿。

2. 驱虫治疗　常用的驱虫药物有阿苯达唑和甲苯达唑。两种药物并服疗法常有提高疗效的作用，如赛特斯片剂治疗钩虫病患者排虫快，副反应少而轻微，不需处理可自行缓解。此外，噻嘧啶（pyrantel）及伊维菌素（ivermectin）也具有较好的驱虫效果，但噻嘧啶对美洲钩虫的效果较差。

钩虫病患者的贫血一般不需输血，但如果孕妇及婴幼儿钩虫病患者贫血特别严重、急需纠正时，可谨慎地给予小量输血，但速度要慢，以免发生心力衰竭与肺水肿。需强调的是，钩虫病患者在输血纠正贫血后和补充铁剂的同时，还必须给予驱钩虫治疗；否则，单纯输血或补充铁剂无效。

3. 粪便管理和个人防护　不在旱地作物施用未经处理的人粪，对粪便应采取无害化处理，提倡用泥封堆肥，沼气池、粪尿混合贮存等方法处理粪便，以杀灭粪便中的钩虫卵。在流行区的夏秋天钩虫易感季节不要赤足下地作业，应使用一些简单工具，尽量减少皮肤与土壤的接触机会。在手、足等皮肤暴露处涂抹1.5%左旋咪唑硼酸酒精或15%噻苯咪唑软膏等，可减少感染钩虫的机会。

第六节　粪类圆线虫

粪类圆线虫 [*Strongyloides stercoralis*（Bavay, 1876）Stiles and Hassall, 1902] 是一种兼性寄生虫，既可营自由生活，也可营寄生生活。在寄生生活中，成虫主要寄生在宿主（人、犬、猫、狐狸等）小肠内，幼虫可侵入肺、脑、肝、肾等组织器官，引起类圆线虫病（strongyloidiasis）。如果免疫功能受累宿主感染此虫，可引起全身播散性感染，导致病情加重，甚至死亡，故此虫也是一种机会致病性线虫。

一、形态

1. 自生世代　虫体细长，体壁薄，体表具细横纹。雌虫大小为（1.0～1.7）mm×（50～75）μm，尾端尖细，生殖系统为双管型，子宫前后排列，成熟成虫子宫内有呈单行排列的各发育期虫卵，阴门位于体腹面中部略后。雄虫大小为（0.7～1.0）mm×（40～

50）μm，尾端向腹面卷曲，具两根交合刺。

2. 寄生世代　在宿主体内的生活阶段包括成虫、虫卵、杆状蚴和丝状蚴。雌虫大小为1.0mm×（0.05～0.075）mm，虫体半透明，体表具细横纹，尾尖细，末端略呈锥形，口腔短，咽管细长，为体长的1/3～2/5。生殖器官为双管型，子宫前后排列，各含虫卵8～12个，单行排列（图36-16）。阴门位于距尾端1/3处的腹面。在人体内有无雄虫寄生，目前尚无定论，但在动物体内发现有雄虫存在。雄虫短小，大小为0.7mm×（40～60）μm。

虫卵形似钩虫卵，但较小，大小约为70μm×40μm，部分卵内含一条胚蚴。

丝状蚴即感染期幼虫，细长，长0.6～0.7mm，咽管约为体长的1/2。尾端分叉，生殖原基位于虫体后部。粪类圆线虫的丝状蚴与钩虫和东方毛圆线虫的幼虫极为相似，应注意鉴别。

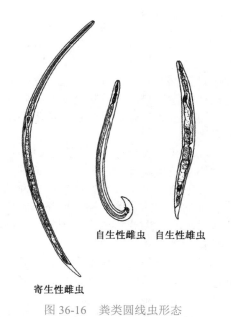

自生性雌虫　自生性雄虫

寄生性雌虫

图 36-16　粪类圆线虫形态

二、生活史

粪类圆线虫的生活史较复杂，包括在土壤中的

自生世代和在宿主体内的寄生世代。

1. 自生世代　外界生活的成虫在温暖、潮湿的土壤中产卵，数小时内虫卵孵出杆状蚴，在 1～2 天内经 4 次蜕皮后发育为自生世代的成虫（图 36-17）。在外界环境条件适宜时，自生世代可多次进行。当外界环境不利于虫体发育时，从卵内孵出的杆状蚴蜕皮 2 次，发育为丝状蚴。丝状蚴对宿主具有感染性，可经皮肤或黏膜侵入人体，开始寄生世代。

2. 寄生世代　丝状蚴侵入人体皮肤后，经静脉系统、右心至肺，穿过肺部毛细血管进入肺泡后，大部分幼虫沿支气管、气管逆行至咽部，随宿主的吞咽动作被咽下至消化道，钻入小肠黏膜，经两次蜕皮发育为成虫。少数幼虫在肺部和支气管也可发育成熟。寄生在小肠的雌虫多埋藏于肠黏膜内，并在此产卵。虫卵发育很快，数小时后即可孵化出杆状蚴，并自黏膜内逸出，进入肠腔，随粪便排出体外。自丝状蚴感染人体至杆状蚴排出，至少需要 17 天。被排出的杆状蚴，既可经两次蜕皮直接发育为丝状蚴感染人体，也可在外界间接发育为自生世代的成虫。

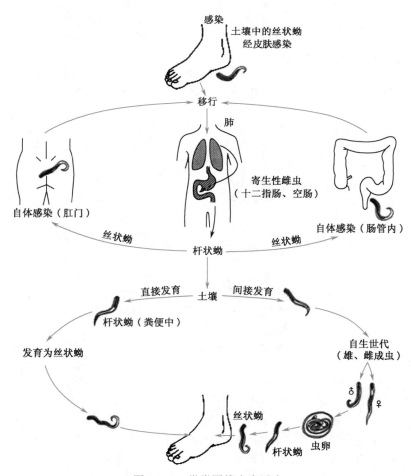

图 36-17　粪类圆线虫生活史

当宿主机体免疫功能低下或发生便秘时，寄生于肠道中的杆状蚴可迅速发育为具有感染性的丝状蚴，这些丝状蚴可在小肠下段或结肠经黏膜侵入血液循环，引起体内自身感染（endoautoinfection）。当排出的丝状蚴附着在肛周时，则可钻入皮肤，导致体外自身感染（exoautoinfection）。

有的虫体可寄生在肺或泌尿生殖系统，随痰排出的多为丝状蚴，随尿排出的多为杆状蚴。

三、致病性

粪类圆线虫的致病作用与其感染程度、侵袭部位及人体健康状况，特别是机体免疫功能状态有密切关系。在流行区，人感染粪类圆线虫后可表现出 3 类不同的病型：第一类由于有效的免疫应答，轻度感染可被清除而无临床症状；第二类为持续存在的慢性自身感染（可长达数十年），可间歇出现胃肠道症状；第三类为播散性超度感染（disseminated hyperinfection），在长期使用激素、免疫抑制剂或艾滋病患者中可引起播散性超度感染，幼虫可进入脑、肝、肺、肾及泌尿系统等器官，导致弥漫性的组织损伤，患者可出现腹泻、肺炎、出血、脑膜炎及败血症等，甚至因严重衰竭而死亡。

粪类圆线虫病患者的主要临床表现有以下几个方面。

1. 皮肤损伤　　丝状蚴侵入皮肤后，可引起小出血点、丘疹，伴有刺痛和痒感，甚至可出现移行性线状荨麻疹，如有自体外感染，病变常可反复出现在肛周、腹股沟、臀部等处皮肤。因幼虫在皮肤内移行较快，故引起的荨麻疹蔓延速度也很快，每小时可达 10cm 以上。荨麻疹出现的部位及快速蔓延的特点是粪类圆线虫幼虫在皮肤移行的重要诊断依据。

2. 肺部症状　　丝状蚴在肺部移行时，穿破毛细血管，引起肺泡出血及细支气管炎性细胞浸润。轻者可表现为过敏性肺炎或哮喘，重度感染者可出现咳嗽、咯痰、持续性哮喘、呼吸困难、嗜酸性粒细胞增多等；幼虫偶可因黏液阻塞在支气管内发育为成虫，若在其中寄生繁殖时则病情加重，病程更长；肺部弥漫性感染的病例，可出现高热、肺功能衰竭，尸检时可见肺内有大量幼虫，肺泡大量出血。胸部 X 线检查肺部表现为栗粒状或网状结节样阴影，有时可见肺空洞和胸膜渗出。

3. 消化道症状　　成虫寄生在小肠黏膜内所引起的机械性刺激和毒性作用，轻者表现为以黏膜充血为主的卡他性肠炎；重者可表现为水肿性肠炎或溃疡性肠炎，甚至引起肠壁糜烂，导致肠穿孔，也可累及胃和结肠。患者可出现恶心、呕吐、腹痛、长期腹泻、黏液样血便、里急后重等，并伴有发热、贫血和全身不适等症状；有些急性病例可有恶臭或泡沫样粪便。国内报道有重症粪类圆线虫感染并发消化道大出血和死于以慢性肠梗阻为主要表现的粪类圆线虫病例。

4. 播散性粪类圆线虫病　　丝状蚴在自身超度感染者体内，还可移行扩散到心、脑、肺、胰、卵巢、肾、淋巴结、甲状腺等处引起广泛性的损伤，形成肉芽肿病变，导致发生播散性粪类圆线虫病。这种病例常见于长期使用免疫抑制剂、细胞毒药物者或各种消耗性疾病（如恶性肿瘤、白血病、结核病等）患者及先天性免疫缺陷和艾滋病患者。组织学研究证实，重度感染病例淋巴结和脾脏的胸腺依赖区均缺乏淋巴细胞，宿主对幼虫缺少炎症反应和免疫应答。由于大量幼虫在体内移行，可将肠道细菌带入血液，引起败血症；可造成各种器官的严重损害；可出现强烈的超敏反应，如过敏性肺炎、过敏性关节炎、化脓性脑膜炎等。迄今为止，已报道有 100 多例因粪类圆线虫重度自身感染致死的病例。国外报道 1 例死于粪类圆线虫病并发化脓性脑膜炎的患者，尸检时发现结肠、肝、肺、心内膜及脑膜等处均有幼虫，同时伴有化脓性脑膜炎病变，并在蛛网膜下腔的炎症细胞群中发现了数条丝状蚴；国内报道 1 例粪类圆线虫重度感染患者，检查发现每克粪便含 8126 条幼虫，痰涂片在低倍镜下每个视野可见 2 ～ 5 条活幼虫，该患者曾用大量可的松类药物。

四、诊断

本病缺乏特有的临床表现，临床上常被误诊。首先应询问患者有无与泥土的接触史。对同时出现有消化道和呼吸系统症状的患者应考虑本病的可能，并做进一步的检查。本病早期可出现嗜酸性粒细胞增多，消化道或呼吸系统症状，用抗生素或抗病毒药物治疗后病情不能得到控制。对于此类患者应考虑本虫感染的可能性，并按常规做粪类圆线虫检查。

1. 病原学诊断　　主要依靠从粪便、痰、尿或脑积液中检获杆状蚴或丝状蚴为确诊依据，也可在腹泻患者的粪便中检出虫卵或从肠胃黏膜组织病理切片中查见虫体。直接涂片法查幼虫的检出率低，约为 62%。沉淀法的检出率可达 75%，贝氏分离法或改良醛醚法的幼虫检出率可达 98%。由于患者有间歇性排虫现象，故应反复多次进行病原检查。观察虫体时，滴加鲁氏碘液，可使幼虫显现棕黄色，且虫体的结构特征清晰，便于鉴别。如果在患者的24h粪便中同时查见杆状蚴和丝状蚴，则提示存在自身感染。

2. 血清学诊断　应用鼠类圆线虫脱脂抗原做ELISA以检测患者血清中的特异性抗体，阳性率可达94%以上。对轻、中度感染者具有较好的辅助诊断价值。

3. 其他检查　在轻、中度粪类圆线虫感染病例，白细胞总数和嗜酸性粒细胞百分比升高，部分早期感染者嗜酸性粒细胞可达50%。将胃和十二指肠液引流查病原体，对胃肠粪类圆线虫病诊断的价值大于粪检。

五、流行与防治

粪类圆线虫主要分布在热带、亚热带及温带和寒带地区，呈散发感染。全球约有1亿人感染粪类圆线虫，特别是在免疫力低下的人群中粪类圆线虫病的致死率高达60%～85%，粪类圆线虫病在我国广西和云南等地存在局部流行，人群自然感染率最高的是广西扶绥（14.49%），其次是柳江（8.67%）及临桂（6.66%），桂西山区两村的平均自然感染率为3.69%；云南勐海的人群感染率为11.6%，黄河下游黄泛区人群的自然感染率为1.29%。本虫的流行因素与钩虫相似，气候温暖潮湿的土壤适宜自生世代循环发育，增加了人体感染的机会；人的感染主要是与土壤中的丝状蚴接触所致。由于本虫幼虫对环境的抵抗力较弱，故本病的流行并不严重，据2015年全国人体重要寄生虫病调查结果，我国农村居民粪类圆线虫的感染率为2.70/100 000。然而，由于激素类药物和免疫抑制剂的使用增多，本病患者有增多的趋势。

粪类圆线虫病的防治原则与钩虫病相似，除加强粪便与水源管理及做好个人防护外，更应注意避免发生自身感染，使用激素类药物和免疫抑制剂前，应进行粪类圆线虫的常规检查，如发现有本虫感染，应及时给予驱虫治疗。在应用驱虫药物治疗的同时，患者应保持大便通畅，注意肛门周围清洁，以防自身感染。此外，对犬、猫也应进行检查和治疗。

治疗粪类圆线虫病的驱虫药物以噻苯达唑（thiabendazole）的效果最好，一个疗程的治愈率达95%。但本药的副作用较多，肝、肾功能不好者慎用。阿苯达唑的治愈率可达90%以上。噻嘧啶和左旋咪唑也有一定的疗效。对重度感染或自身感染者需要用药2～3个疗程才能获得理想的治疗效果。也有用伊维菌素（ivermectin）治愈顽固性粪类圆线虫病的报道。

第七节　旋毛形线虫

旋毛形线虫 [*Trichinella spiralis*（Owen，1835）Railliet，1895] 简称旋毛虫，其成虫和幼虫分别寄生于同一宿主的小肠和骨骼肌细胞内。猪、鼠、熊等150多种动物及人可作为该虫的宿主。该虫引起的旋毛虫病（trichinellosis）是一种重要的食源性人兽共患寄生虫病，主要因生食或半生食含有旋毛虫幼虫囊包的猪肉或其他动物肉类所致，临床上主要表现为发热、眼睑水肿、皮疹、肌肉疼痛等，重症患者可因并发症而死亡。

自从旋毛虫被发现后，过去一直认为旋毛虫属只有一个种，即 *T. spiralis*，近年来根据生物学、遗传学、生物化学和分子生物学的研究结果，已将旋毛虫属分为9个种，即旋毛虫（*T. spiralis*，T1）、乡土旋毛虫（或北方旋毛虫，*T. nativa*，T2）、布氏旋毛虫（*T. britovi*，T3）、伪旋毛虫（*T. pseudospiralis*，T4）、穆氏旋毛虫（*T. murrelli*，T5）、纳氏旋毛虫（或南方旋毛虫，*T. nelsoni*，T7）、巴布亚旋毛虫（*T. papuae*，T10）、津巴布韦旋毛虫（*T. zimbabwensis*，T11）及巴塔哥尼亚旋毛虫（*T. patagoniesis*，T12），以及3个分类地位尚未确定的基因型（genotype），即 *Trichinella* T6、T8和T9，其中伪旋毛虫、巴布亚旋毛虫及津巴布韦旋毛虫在肌肉内不形成幼虫囊包。我国已发现存在两个种，即旋毛虫和乡土旋毛虫。*T. spiralis* 分布广泛，是引起人体旋毛虫病的主要病原体，多数死亡病例是由此种旋毛虫所致。

Manson于1881年首次在我国厦门猪肉中发现此虫。1964年在西藏林芝地区发现第一例人体旋毛虫病，此后在云南、西藏、四川、广西、湖北、河南、山西、北京、辽宁、吉林、黑龙江等地先后发生数百起旋毛虫病，估计目前全国感染人数超过4000万。

一、形态

1. 成虫　微小，细线状，乳白色，表皮光滑，头端较尾端稍细。雄虫大小为（1.0～1.8）mm×（0.03～0.05）mm，雌虫大小为（2.5～3.5）mm×0.05mm。咽管为体长的1/3～1/2，在咽管后段的背侧为杆状体（stichosome），由数十个排列成串的单层圆盘状杆细胞（stichocyte）所组成，杆细胞分泌物经小管排入咽管腔，具有消化功能和抗原性。两性成虫的生殖器官均为单管型。雄虫末端有两片叶状交配附器（alae），无交合刺。雌虫子宫较长，中段含虫卵，后段和近阴道处则充满幼虫，自阴门产出，阴门位于虫体前 1/5 处（图 36-18）。

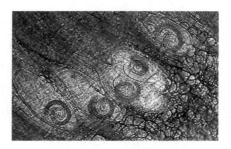

图 36-19　旋毛虫幼虫囊包

中间宿主（图 36-20）。旋毛虫在完成生活史过程中不需要在外界发育，但必须转换宿主才能继续下一代生活史。人、猪、犬、猫、鼠、野猪及熊等多种野生动物和马等食草动物均可作为本虫的宿主。

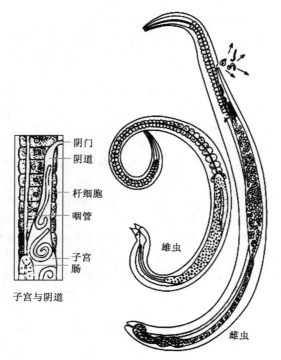

图 36-18　旋毛虫成虫

子宫与阴道

阴门
阴道
杆细胞
咽管
子宫
肠
雄虫
雌虫

2. 幼虫　　刚产出的幼虫称为新生幼虫（newborn larvae），大小约为 124μm×6μm。在骨骼肌内发育为成熟的幼虫，也称感染性幼虫、成囊期幼虫（encapsulated larvae）或肌肉期幼虫（muscle larvae），大小为 1.0mm×0.03mm。因为幼虫假体腔内含有血红蛋白，所以呈淡橙红色，尤其是当大量幼虫集中在一起时，这一特征更为明显。成熟幼虫卷曲于骨骼肌内的梭形囊包中。囊包大小为（0.25～0.5）mm×（0.21～0.42）mm，其长轴与骨骼肌纤维平行排列。一个囊包内通常含有 1～2 条幼虫（图 36-19）。囊包壁由内、外两层构成，内层厚而外层较薄，由成肌细胞退变及结缔组织增生形成。幼虫的咽管结构与成虫的相似。

二、生活史

旋毛虫成虫寄生于宿主小肠，主要在十二指肠和空肠上段，幼虫则寄生于同一宿主的骨骼肌细胞内，因此，被旋毛虫寄生的宿主既是终宿主，也是

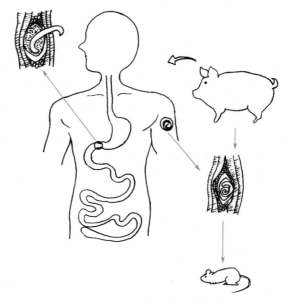

图 36-20　旋毛虫生活史

宿主主要是由于食入含有活幼虫囊包的肉类及肉制品而感染。在胃内消化酶的作用下，幼虫自囊包内逸出，并钻入十二指肠及空肠上段的肠黏膜中，24h 后返回肠腔；在感染后 48h，幼虫经 4 次蜕皮发育为成虫。少数虫体可侵入腹腔或肠系膜淋巴结处寄生。感染后 3～5 天，虫体生殖系统发育成熟，雌雄虫交配，雄虫随即死亡，雌虫子宫内的虫卵发育为幼虫，约在感染后 5 天开始产幼虫。每条雌虫一生可产1500～2000 条幼虫，产幼虫期可持续 4～16 周或更长。雌虫寿命一般为 1～2 个月，少数达 3～4个月。

产于肠黏膜内的新生幼虫，侵入局部淋巴管或小静脉，随淋巴和血液循环到达全身各处，但只有到达骨骼肌内的虫体才能进一步发育。幼虫的机械性刺激及其代谢产物的化学性刺激，使肌细胞受损，出现炎症细胞浸润，纤维组织增生。受累的肌

细胞出现了结构和功能的明显变化而转变为营养细胞（保姆细胞，nurse cell），其功能是给幼虫提供所需的营养物质并保护幼虫免遭宿主免疫反应的破坏。营养细胞被一层源于宿主的胶原所覆盖，胶原囊周围由毛细血管网包裹，至此形成了营养细胞-感染性第 1 期幼虫复合体（nurse cell-infective first stage larva complex），即旋毛虫幼虫囊包。在感染后 26 天，幼虫周围形成囊包。幼虫最后定居于骨骼肌，被侵犯的肌肉以膈肌、咀嚼肌、舌肌、肋间肌、肱二头肌和腓肠肌等为多见，可能是因为这些肌肉活动频繁，血液供应丰富，侵入的幼虫数量较多及肌糖原含量较低，有利于囊包的形成。成熟囊包对新宿主具有感染性，被新宿主吞食后，又可重复其生活史。囊包若无机会进入新宿主，多在感染后半年，囊包两端开始钙化，幼虫则逐渐丧失感染能力并随之死亡，最后整个囊包钙化，但有时钙化囊包内的幼虫可继续存活数年。幼虫在人体内最长可存活 30 年，在其他哺乳动物体内则可生存到动物死亡。

三、致病性

旋毛虫的主要致病阶段是幼虫，其致病作用与食入幼虫的数量、活力和幼虫侵犯部位及人体对旋毛虫的免疫力等因素有关。轻者可无症状，重者临床表现复杂多样，如未及时诊治可在发病后 3 ～ 7 周内死亡。旋毛虫引起临床表现的最低感染剂量为 70 ～ 150 条幼虫。本病死亡率国外为 6% ～ 30%，国内约为 3%，在暴发流行时可达 10%。根据虫体侵犯部位和临床表现，可将旋毛虫的致病过程分为连续的 3 个阶段。

1. 侵入期（肠道期）　侵入期指幼虫在小肠内脱囊并钻入肠黏膜发育为成虫的过程，病程约 1 周。由于脱囊幼虫和成虫侵入肠黏膜，尤其是成虫以肠绒毛为食，加之虫体的排泄-分泌物及大量幼虫的刺激，引起十二指肠和空肠广泛炎症。病变局部充血、水肿、灶性出血，甚至出现表浅溃疡等。患者可出现恶心、呕吐、腹痛、腹泻或便秘等症状。除严重感染者外，患者的胃肠道症状一般较轻微，常被患者忽视。此期患者可同时伴有厌食、乏力、低热等全身反应。

2. 幼虫移行期（肠外期）　幼虫移行期也称为肌肉期（muscular phase），即新生幼虫随淋巴、血液循环到达各器官及侵入骨骼肌内发育为幼虫囊包的过程，病程 2 ～ 3 周。新生幼虫在移行过程中可穿破各脏器的毛细血管，其毒性代谢产物引起全身中毒症状及过敏反应，导致全身性血管炎和肌炎。患者的典型临床表现为发热、眼睑和

面部水肿、过敏性皮疹、肌肉疼痛及外周血中嗜酸性粒细胞增多等。

一般在发病后第 2 周出现持续性发热，体温常为 38 ～ 40℃。水肿以眼睑、眼眶周围及面部最为常见，常在感染后 1 周内出现并可持续 1 周，消失后罕见复发；重者可伴有下肢甚至全身水肿、肺水肿、胸腔和心包腔积液等。部分患者可出现眼球结膜水肿、出血及指、趾甲下线状或半月形出血。幼虫侵入骨骼肌后，引起肌纤维变性、肿胀、排列紊乱、横纹消失、肌细胞坏死、崩解、肌间质轻度水肿并有炎症细胞浸润。全身性肌痛是本病最为突出的症状，肌肉肿胀，有硬结感，压痛与触痛明显，尤以腓肠肌、肱二头肌及肱三头肌为甚，重症患者常呈强迫屈曲状而不敢活动，几乎呈瘫痪状态。部分患者可伴有咀嚼吞咽和说话困难，呼吸和动眼时均感疼痛，患者感觉极度乏力。眼部肌肉受累时可出现眼眶疼痛、斜视、复视等。幼虫侵入其他脏器时导致小动脉和毛细血管损伤，也可引起急性炎症与间质水肿，如心肌炎、肺炎、脑炎等。心肌可有不同程度的损害，主要是心肌、心内膜的充血、水肿，间质性炎症甚至心肌坏死，可伴有嗜酸性粒细胞和单核细胞的浸润及肉芽肿形成，心肌炎并发心力衰竭是本病患者死亡的主要原因。幼虫移行损害肺毛细血管时可导致灶性出血或广泛性肺出血、肺水肿、支气管肺炎等。在重度感染者体内，幼虫可侵入中枢神经系统引起非化脓性脑膜脑炎和颅内压增高，大脑皮层下可见肉芽肿样结节。少数患者可出现眼眶蜂窝组织炎、眼球突出、视网膜静脉曲张、视网膜出血、视力模糊、皮下肿块、皮肌炎、肝和肾功能损害等。

3. 囊包形成期（恢复期）　囊包形成期为受损肌细胞修复过程，病程 4 ～ 16 周。随着虫体长大、卷曲，寄生部位的肌细胞逐渐膨大呈纺锤状，形成梭形肌腔包绕虫体。囊包形成的同时，急性炎症消退，全身症状逐渐减轻或消失，但肌痛可持续数月之久。重症患者可因并发心肌炎、肺炎或脑炎等而死亡。

四、诊断

旋毛虫病因无特异性的症状和体征，临床诊断较困难，故流行病学资料非常重要。患者常有生食或半生食肉类的病史，在本病暴发时同批患者常能追溯到聚餐史。当同一个家庭或社区有 2 个以上成员出现发热、眼睑或面部水肿及肌痛时，应考虑本病并做进一步检查。

1. 病原学诊断　从患者肌肉组织中查出旋毛虫幼虫是最准确的诊断方法。一般于发病后 10 天

以上从腓肠肌、肱二头肌或三角肌摘取米粒大小的肌肉（0.2～0.5g）压片镜检，查到旋毛虫幼虫或梭形囊包即可确诊，但因受摘取肌肉组织局限性的影响，在发病早期和轻度感染者肌肉活检阳性率不高。肌肉活检后应用压片镜检法可看清囊包的完整结构及其中所含的幼虫，一般不需肌肉组织切片检查。若对肌肉标本进行组织切片病理检查，则可发现旋毛虫幼虫的不同断面、胶原囊的存在、炎性细胞的浸润和肌细胞的嗜碱性转变。患者如有吃剩的残余肉类，也应镜检或进行动物接种，以资佐证。

2. 血清学诊断 检测患者血清中的特异性抗体是目前诊断本病的主要辅助手段，包括间接荧光抗体试验（IFAT）、ELISA 及蛋白质印迹（Western blot）等，阳性检出率均可达 90% 以上。其中以应用肌幼虫 ES 抗原的 ELISA 敏感性最高，是目前诊断人体旋毛虫病最常用的检查方法，当 ELISA 结果阳性时，应再进行蛋白质印迹检测，以进一步证实 ELISA 阳性标本或排除 ELISA 的假阳性结果。最近，我国学者应用旋毛虫成虫 ES 抗原、重组的旋毛虫 31kDa 蛋白及丝氨酸蛋白酶检测抗旋毛虫抗体 IgG，对于早期旋毛虫病的诊断具有很好的敏感性和特异性。应用双抗体夹心 ELISA 检测旋毛虫循环抗原具有早期诊断和疗效可考核的优点。

3. 其他检查 外周血中嗜酸性粒细胞增多是诊断旋毛虫病的重要线索，感染后第 2 周嗜酸性粒细胞开始增多，3～4 周时达高峰，占白细胞总数的 10%～40% 甚至高达 90%。此外，患者血清中肌组织特异的酶（如肌酸磷酸激酶、乳酸脱氢酶等）活性明显升高。

五、流行

旋毛虫病呈世界性分布，以前在欧洲及北美国家曾严重流行，以后通过严格的猪肉检疫，发病率已明显下降。目前，旋毛虫病在俄罗斯及东欧国家、墨西哥、智利、阿根廷、泰国、越南、老挝等地仍严重流行，且近年来在法国和意大利发生了多起由食马肉引起的本病暴发，在美国和加拿大发生了多起由食熊、海象、美洲狮等野生动物肉类引起的本病暴发，现已将其列入再现性疾病（re-emerging disease）。

旋毛虫病是一种动物源性寄生虫病，目前已知猪、野猪、犬、鼠等 150 多种动物自然感染有旋毛虫，这些动物互相残杀吞食或摄食尸肉而互相传播。猪的感染主要是由于吞食含有旋毛虫幼虫的肉屑（泔水或垃圾）、鼠类或污染的食料。我国除海南省以外的省（自治区、直辖市）均有动物感染旋毛虫的报道，河南个别乡镇猪的感染率曾达 50.4%。

人体感染主要是由生食或半生食含幼虫囊包的猪肉及肉制品引起，猪是人体旋毛虫病的主要传染源。近年来随着居民饮食习惯的改变，已发生多起由食羊肉、马肉、犬肉及野猪肉等引起的本病暴发，在北美和欧洲野生动物肉类与马肉已成为当地的主要传染源。马、牛、羊等食草动物的感染可能是其饲料中掺入了含旋毛虫的肉屑、泔水或在放牧时食入了被腐烂动物尸体污染的青草所致。

人体旋毛虫病的流行具有地方性、群体性、食源性和季节性的特点。据 2001～2004 年全国重要寄生虫病调查结果，10 个省（自治区、直辖市）的人群旋毛虫血清阳性率为 3.31%，最高的为云南（8.26%），估计目前全国旋毛虫感染人数超过 4000 万。我国北方地区居民一般无食生肉的习惯，本病的暴发多由聚餐时吃"涮猪肉"、"涮羊肉"、爆炒猪肉片或未煮熟的肉馅饺子所致；散发病例多由家庭生熟刀砧不分、尝生饺子馅等所致。

旋毛虫病虽可见于一年四季，但本病的暴发多发生在冬季，如在美国、立陶宛及黎巴嫩，本病暴发集中在圣诞节和元旦期间；在我国，本病的暴发多发生于冬至、元旦及春节前后。这可能与冬季猪肉消费量增加及狩猎活动增多有关。

六、防治

旋毛虫囊包内的幼虫抵抗力强，耐低温，在 −15℃下可存活 20 天，在 −12℃时可存活 57 天，腐肉中可存活 2～3 个月。在我国长春市曾发生一起 9 人因摄入室外冰冻（−22～−15℃）保存 11～33 天的犬肉而患旋毛虫病的事件。熏烤、腌制及曝晒等常不能杀死囊包内的幼虫。旋毛虫幼虫不耐热，在肉块中心温度达到 71℃时，囊包内的幼虫即可被杀死。因此，预防本病的关键措施是广泛开展健康教育，改变不良的饮食习惯和烹饪方法，不生食或半生食猪肉及其他动物肉类和肉制品，所有肉类均应充分做熟，生、熟食品刀砧分开，防止生肉屑污染餐具。

改善养猪方法，提倡圈养，管好粪便，保持猪舍清洁卫生，饲料应煮沸 30min，以防猪的感染。消灭鼠类。加强肉类检疫，未经宰后检疫的肉类不准上市和销售，感染旋毛虫的肉类要坚决销毁。

阿苯达唑（albendazole）为目前国内治疗本病的首选药物，不仅能驱除肠内早期脱囊幼虫和成虫及抑制雌虫产幼虫，还可杀死移行期幼虫和肌肉中的幼虫。虽然糖皮质激素有非特异性消炎、退热与抗过敏作用，但激素可延长旋毛虫感染的肠道期而增加患者的肌肉虫荷，故激素仅用于重症患者，且必须与阿苯达唑联合应用。

第八节 丝 虫

丝虫是一类由吸血节肢动物传播的寄生线虫，其幼虫通过蚊、蚋、虻和蠓等吸血节肢动物传播给两栖类、爬行类、禽类和哺乳类动物及人类。丝虫成虫在人体内主要寄生于淋巴系统、皮下组织、心血管和体腔等组织器官内，导致丝虫病（filariasis），对人体健康产生严重的危害。

丝虫隶属旋毛目（Spirurida），共有 537 个虫种。目前已知寄生于人体的丝虫有 5 属 8 个种，其名称、寄生部位、传播媒介、致病性、地理分布及微丝蚴生物学特征见表 36-4。

表 36-4 寄生于人体的丝虫名称、寄生部位、传播媒介、致病性、地理分布及微丝蚴生物学特征

虫种	寄生部位	传播媒介	致病性	地理分布	微丝蚴生物学特征
班氏吴策线虫（Wuchereria bancrofti）	淋巴系统	蚊	淋巴结和淋巴管炎、鞘膜积液、乳糜尿、象皮肿	世界性，北纬 40°至南纬 30°	具鞘膜，头隙长宽相等，体核分布均匀，无尾核，在血液具夜现周期性
马来布鲁线虫（Brugia malayi）	淋巴系统	蚊	淋巴结和淋巴管炎、象皮肿	亚洲东部和东南部	具鞘膜，头隙长：宽＝2：1，体核不均，有尾核，在血液具夜现周期性
帝汶布鲁线虫（B. timori）	淋巴系统	蚊	淋巴结和淋巴管炎、象皮肿	帝汶岛和小巽他群岛	具鞘膜，头隙长：宽＝3：1，有尾核，在血液呈亚周期性
罗阿罗阿线虫（Loa loa）	皮下组织	斑虻	皮肤肿块，也可致各脏器损害	西非和中非	具鞘膜，头隙长宽相等，体核分布至尾端，在尾尖处有一较大的核，在血液呈昼现周期性
旋盘尾线虫（Onchocerca volvulus）	皮下组织	蚋	皮肤结节、失明	非洲、中美和南美洲	无鞘膜，头隙长宽相等，尾端尖细，无尾核，寄生于皮下
链尾曼森线虫（M. streptocerca）	皮下组织	库蠓	常无致病性	西非和中非	无鞘膜，头隙长，尾部弯曲，体核较少，有尾核，寄生于皮下
常现曼森线虫（M. perstans）	胸腔、腹腔	库蠓	无明显致病性	非洲、中美和南美洲	无鞘膜，头隙长宽约相等，体核分布至尾端，尾端平钝，在最后一个核周围虫体略膨大，在血液无周期性
奥氏曼森线虫（Mansonella ozzardi）	腹腔	库蠓	无明显致病性，偶尔致阴囊水肿	中美和南美洲	无鞘膜，头隙长略大于宽，尾端弯曲似钩状，尾部体核呈 7～9 个单列，无尾核，在血液和皮下无周期性

由班氏吴策线虫、马来布鲁线虫所致的淋巴丝虫病（lymphatic filariasis）和由旋盘尾线虫所致的"河盲症"（river blindness）是严重危害人体健康的丝虫病。我国曾是丝虫病流行的重灾区，国内仅有班氏吴策线虫病与马来布鲁线虫病两种流行，近年也有少数回国人员在国外感染罗阿罗阿线虫等病例的报道。

一、形态

1. 成虫 班氏吴策线虫和马来布鲁线虫的形态与结构相似。

成虫丝线状（图 36-21），乳白色，表皮光滑，体表从头至尾具环状横纹。头端膨大呈椭圆形或球形，顶部正中有圆形的口孔，其外周有两圈乳突，班氏吴策线虫内外两圈乳突各 4 个；马来布鲁线虫内圈乳突 6 个，外圈乳突 4 个。肛孔位于尾端的腹面。班氏吴策线虫雄虫大小为（28.2～42）mm×（0.1～0.15）mm；马来布鲁线虫雄虫大小为（13.5～28.1）mm×（0.07～0.11）mm。两种雄虫尾部均向腹面螺旋卷曲 2～

6 圈，生殖器官为单管型，睾丸位于虫体前部，两根交合刺从虫体尾端的泄殖孔中向外伸出，大小及形状各异。班氏吴策线虫雌虫大小为（58.5～105）mm×（0.2～0.3）mm；马来布鲁线虫雌虫为（40～69.1）mm×（0.12～0.22）mm。两种雌虫尾部略向腹面弯曲，生殖器官为双管型，阴门在靠近头端稍后的腹面。卵巢位于虫体后部，子宫管状粗大，几乎占满整个体腔。丝虫为卵胎生，子宫起始端内的卵细胞逐步发育，在靠近阴门处，随着卵胚细胞分裂增殖形成胚胎至幼虫，其外的卵壳形成包裹于虫体外的鞘膜，此期的幼虫称为微丝蚴（microfilaria）。

2. 微丝蚴 呈细杆状，头端钝圆，尾端尖细。经染色后可见虫体外包有鞘膜，并在虫体内见有许多圆形或椭圆形的体核。头端无体核区称为头间隙或头隙，在虫体的前端 1/5 处有一环带状无核区，称为神经环。虫体尾部逐渐变细，近尾端腹面有一肛孔。有些丝虫微丝蚴的尾端具有尾核或无尾核，视虫种而异（表 36-4）。班氏微丝蚴和马来微丝蚴的主要形态区别见表 36-5、图 36-22。

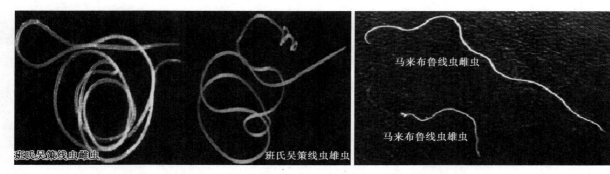

图 36-21　班氏吴策线虫和马来布鲁线虫雌雄虫形态

表 36-5　班氏微丝蚴与马来微丝蚴的形态鉴别要点

鉴别要点	班氏微丝蚴	马来微丝蚴
大小 /µm	(244～296) × (5.3～7.0)	(177～230) × (5.0～6.0)
体态	柔和、弯曲较自然	硬直、大弯上有小弯
头间隙（长：宽）	较短（1：1 或 1：2）	较长（2：1）
体核	圆形或椭圆形，各核分开，排列整齐，清晰可数	椭圆形，大小不等，排列紧密，常互相重叠，不易分清
尾核	无	2 个，前后排列，尾核处角皮略膨大

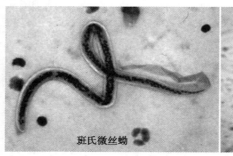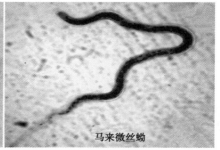

图 36-22　班氏微丝蚴和马来微丝蚴的形态

二、生活史

班氏吴策线虫与马来布鲁线虫的生活史过程基本相似，都需经幼虫在中间宿主蚊体内发育和成虫在终宿主人体内发育两个阶段（图 36-23）。

1. 在人体内发育　丝虫雌、雄成虫寄生于人体淋巴系统，即淋巴管和淋巴结内，以淋巴液为营养发育成熟并交配，雌虫产出微丝蚴。微丝蚴可停留在附近的淋巴系统内，但大多数随淋巴液经胸导管进入血液循环，并在此寄居。微丝蚴也可异位出现在乳糜尿、乳糜胸腔积液、心包积液和骨髓内，其寿命一般为 2～3 个月。

两种丝虫成虫寄生于人体淋巴系统的部位不同：马来布鲁线虫多寄生于上、下肢浅部淋巴系统，以下肢为多见；班氏吴策线虫除寄生于浅部淋巴系统外，更多的寄生于深部淋巴系统中，常见于下肢、阴囊、精索、腹股沟、腹腔、肾盂等处，并且还可异位寄生于眼前房、乳房、肺或脾内。

丝虫感染期幼虫侵入人体后，需要 6～12 个月雌雄虫发育成熟并开始产出微丝蚴，雌虫可持续产微丝蚴长达 10 年。两种丝虫成虫寿命一般为 4～10 年，个别可达 40 年。

由于不同地理株丝虫种间生物学特性有一定的差异，微丝蚴在肺血管和外周血管中呈规律性出现，微丝蚴一般在夜晚 8 时以后出现于外周血液中，班氏微丝蚴通常在晚上 10 时至次晨 2 时虫数达到高峰；马来微丝蚴则在晚上 8 时至次晨 4 时达到高峰。人们把微丝蚴这种在外周血液中出现夜多昼少的现象，称为夜现周期型（nocturnal periodicity）。

世界上多数地区的班氏吴策线虫与马来布鲁线虫属于周期型，我国流行的班氏吴策线虫与马来布鲁线虫也属于夜现周期型。

尽管国内外学者就关于微丝蚴夜现周期型的形成机制做了不少研究，但目前仍不清楚。有学者实验发现，人体动脉血氧含量多少、体温高低和志愿者昼夜睡眠时间改变等因素都会影响到微丝蚴的夜现周期特性，并且实验发现微丝蚴在感染者外周血液中出现的高峰时间通常与当地蚊媒叮吸人血活动时间的高峰保持一致。微丝蚴夜现周期型在临床病原学诊断和流行病调查时具有重要的意义。

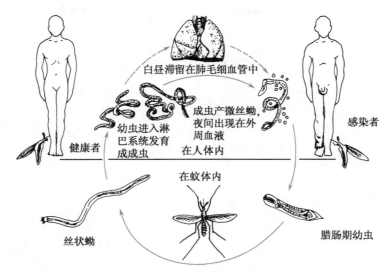

图 36-23　丝虫生活史模式图

2. 在蚊体内发育　当雌蚊叮吸微丝蚴血症者时，微丝蚴随血液进入蚊胃，通常 2h 后脱去鞘膜，穿过胃壁，经血腔侵入蚊胸肌。在胸肌内，虫体经两次蜕皮和消化道等器官的发育，由腊肠期幼虫逐渐发育为第三期蚴即感染期幼虫，同时造成蚊体的损伤。感染期幼虫体长 1.4～2.0mm。大多数感染期幼虫离开胸肌经血腔移入蚊喙中，少数移入腹腔或其他组织部位。当阳性雌蚊再叮吸人血时，感染期幼虫从蚊喙逸出，经皮肤伤口侵入人体。

微丝蚴在蚊体内只发育而没有增殖。在适宜的条件下，班氏微丝蚴在尖音库蚊体内发育至感染期幼虫所需时间为 10～16 天，而马来微丝蚴在中华按蚊体内发育至感染期幼虫则约需 7.5 天。

三、致病性

丝虫成虫、微丝蚴和感染期幼虫 3 个时期对人体都有致病作用，但最主要的致病阶段是成虫期。丝虫病通常为慢性感染性疾病，潜伏期多为 4～5 个月，其发病过程大体分为急性期超敏或炎症反应与慢性期阻塞性病变两种类型。此外，还有隐性丝虫病和少见的特殊临床表现类型。

（一）致病机制

1. 丝虫致淋巴管的损害　一般认为，虫体的寄生会导致宿主局部淋巴管机械性不完全或完全的阻塞，使淋巴回流受阻，淋巴管内压力增加，引发淋巴管扩张和通透性增加，出现皮下组织淋巴水肿。

2. 丝虫致免疫应答下调或抑制　丝虫病患者出现免疫应答下调或抑制现象可能表现有以下几个

方面：①外周血单核类细胞功能的下降，免疫应答反应较轻。②患者血清中的 IgE、嗜酸性粒细胞和肥大细胞水平有所上升，而 IgG4 的含量上升更为明显，IgG4 与丝虫变应原结合，阻遏了已结合在肥大细胞上的 IgE 与丝虫变应原的结合。同时，IL-10 的上调对 IgG4 反应又起到进一步的促进作用，阻遏抗体对丝虫病原的应答作用。③马来微丝蚴和成虫可分泌 β 转化生长因子，与宿主的 TGF-β 受体结合，使丝虫能够逃避宿主的免疫应答反应。④由 Th2 细胞分泌的 IL-4 激活的巨噬细胞称为旁路激活的巨噬细胞（alternative activated macrophage，AAMΦ），其参与了抑制淋巴细胞增殖的作用。寄生于淋巴系统的活丝虫不断释放排泄 - 分泌（ES）物质，诱导 Th2 细胞免疫应答反应，通过激活 AAMΦ 控制宿主炎症反应，同时又促进 Th2 细胞的免疫应答作用。

3. 宿主的免疫应答　丝虫病患者抗丝虫免疫既有 Th1 细胞参与的免疫应答作用，同时也有 Th2 细胞参与的免疫应答过程。这种免疫应答的产生及发展可能与宿主接触抗原的时间长短、强度和宿主先天性免疫功能有一定的关系。有学者提出 AAMΦ-CAMΦ 平衡学说：活的成虫不断释放 ES，激发 AAMΦ，以控制炎症反应，同时促进 Th2 细胞的免疫应答作用。当大量丝虫死亡后，则免疫应答方向朝 Th1 细胞倾斜，诱发了经典激活的巨噬细胞（classically activated macrophage，CAMΦ）参与炎症反应的过程，表现为患者出现严重慢性阻塞性病理损害和更多的丝虫被清除。当 AAMΦ 和 CAMΦ 达到一种平衡状态时，宿主表现为一方面可杀灭丝虫，另一方面能很好地控制炎症反应而不出现病理损害，这就是前面提到的无临床症状和体征微丝蚴血症者。

4. 沃尔巴克氏菌的共生作用 沃尔巴克氏菌（*Wolbachia*）是丝虫整个生长发育过程中一种必需的共生菌。沃尔巴克氏菌所含有的脂多糖（lipopolysaccharide，LPS）是丝虫患者出现淋巴结炎、淋巴管炎和丝虫热等炎症反应的促炎因子。沃尔巴克氏菌的 LPS 大量释放，在引起宿主急性炎症反应的同时，也可刺激宿主产生 IL-4、IL-10、IL-13、TGF-β 等抗炎症介质，以控制过度的炎症反应和防止内毒素所致休克的发生，结果使患者抵御再感染的能力下降。

5. 病原菌协同损害作用 在淋巴管的扩张和淋巴水肿存在的情况下，易引发细菌感染。细菌感染不但加重淋巴液的淤积，同时又促进了细菌更为严重的感染，所以在淋巴水肿或象皮肿发生时，由于细菌的感染和重力的作用，淋巴液淤积易出现在下肢悬雍的组织中，同时又会加重这种病理组织损害。

（二）临床表现

淋巴丝虫病的主要临床表现可分为无症状的微丝蚴血症、急性淋巴丝虫病、慢性淋巴丝虫病和超敏性淋巴丝虫病 4 种类型。

1. 无症状的微丝蚴血症 流行区大多数丝虫感染者主要表现为微丝蚴血症阳性，而无临床症状。这些感染者多数是在丝虫病普查或因其他疾病进行常规检查时被发现。

2. 急性淋巴丝虫病 多数急性淋巴丝虫病患者可出现淋巴管（结）炎，班氏布鲁线虫病患者可出现精索炎、附睾和睾丸炎。

（1）急性淋巴管（结）炎 淋巴管炎以下肢急性炎症为主，从腹股沟和股淋巴结开始，沿大腿内侧淋巴管走向出现"逆行性"延伸的炎症，在大腿内侧皮肤出现一条红线，即离心型淋巴管炎。当小腿出现网状淋巴管炎，也称丹毒样皮炎时，表现为局部弥漫性红肿、剧痛和烧灼感。淋巴结炎可在腹股沟触及疼痛、柔软的淋巴结。

（2）精索炎、附睾和睾丸炎 为班氏吴策线虫病急性期的主要临床症状，常与淋巴管炎同时发生。患者发病急、出现寒战和高热，伴有单侧或双侧的腹股沟或阴囊持续性疼痛，阵发性加重，有时可有向附近器官或腹部放射性疼痛。体检可触及增粗的精索、肿大的附睾和睾丸。在精索、附睾、睾丸表面出现肿块，病程一般持续 3～5 天。

3. 慢性淋巴丝虫病 急性淋巴丝虫病患者由于病程迁延不愈、反复发作逐渐发展为慢性淋巴丝虫病，也有些患者无明显的急性炎症病史。慢性淋巴丝虫病患者淋巴管增厚、扩张、瓣膜功能丧失，导致淋巴液回流障碍，或淋巴液滞留而形成慢性丝虫病的症状和体征。

（1）淋巴水肿（lymphedema）和象皮肿（elephantiasis） 淋巴管的阻塞导致淋巴液外渗，形成淋巴水肿。淋巴水肿多见于下肢、阴囊和阴茎、女性阴唇和乳房等处（图36-24）。淋巴液不断渗透入组织中，刺激纤维组织增生，使局部皮肤变粗变硬，犹如大象皮肤，即象皮。

马来布鲁线虫病象皮肿仅限于肢体，而且下肢象皮肿一般不过膝部；班氏吴策线虫病象皮肿好发部位依次为肢体、外生殖器、股部和乳房等，而且下肢象皮肿常波及全腿，形成巨型象皮肿。

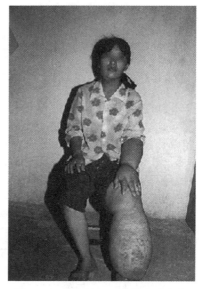

图 36-24　丝虫病下肢象皮肿患者

（2）鞘膜积液（hydrocele） 病变阻塞了精索、睾丸淋巴管，致使淋巴液反流入鞘膜腔内，形成睾丸鞘膜积液。

（3）乳糜尿（chyluria）或淋巴尿（lymphuria） 由于主动脉前淋巴结或肠干淋巴结受阻，从小肠吸收的乳糜液经腰淋巴干反流到泌尿系统，导致肾淋巴丛曲张破裂，乳糜随尿排出，形成乳糜尿。

4. 超敏性淋巴丝虫病 在我国，约有 1% 班氏吴策线虫感染者表现为长期阵发性咳嗽、哮喘或呼吸困难，夜间症状明显加重，患者常只能以半卧位入睡。胸片可见结节状或弥漫的肺部损伤，嗜酸性粒细胞含量升高可达 3×10^9/L，血清中的 IgE 及特异性丝虫抗体水平明显升高，而外周血液检查时微丝蚴血症多为阴性。此症状可能的产生病因是微丝蚴寄居肺部毛细管产生的过敏性反应，又称为热带肺嗜酸性粒细胞增多症。

四、诊断

在流行区，对临床表现有淋巴管炎、淋巴结炎及反复性发热的患者，临床上应考虑感染丝虫病的可能，而对于有象皮肿、鞘膜积液或乳糜尿等体征的患者，一般可做出初步诊断，但确诊取决于实验室检查。

1. 病原学检查　　从患者的外周血液、体液或活检物中查到微丝蚴和成虫时可作为确诊本病的依据。由于微丝蚴有夜现周期性现象，故采血时间应以晚 9 时至次晨 2 时为宜。

（1）厚血膜法　　检查微丝蚴首选的方法。取末梢血三大滴（相当于 60mm³）涂成 2.5cm×1.5cm 大小的厚血膜片，染色后镜检，且具有鉴别虫种的意义。

（2）新鲜血滴法　　取末梢血一大滴加盖片镜检，可观察到活体微丝蚴，但不能鉴别虫种。

（3）海群生白天诱出法　　白天给患者口服海群生 2～6mg/kg，服药后 30～60min 采血检查。此法可用于夜间取血不方便的门诊患者，但对低密度感染者易漏检。

此外，用离心沉淀物涂片法可检测鞘膜积液、淋巴液、腹水、胸腔积液和乳糜尿中的微丝蚴。用直接查虫法和活组织切片检查淋巴系统、淋巴结和组织内虫体。

2. 免疫学检测　　免疫学检测用于检查患者血清中的特异性抗体或抗原，以供临床辅助诊断、流行病学调查和疾病防疫监测。常用的方法有酶联免疫吸附试验（ELISA）、单克隆抗体（McAb）-ELISA和免疫色谱技术（immunochromatography）等。

3. 分子生物学检测　　根据马来布鲁线虫 HhaI 家族两端序列合成的一对引物能特异地扩增马来布鲁线虫的 DNA，结合种的特异探针应用，可特异性地检出 50μl 血内的 1 条马来微丝蚴，对流行区现场收集的标本进行检测，敏感性可达 100%，特异性为 95.4%。另外，PCR-ELISA 方法也是一种用于丝虫检测的特异、敏感、快速和经济的方法。

五、流行

1. 分布范围　　淋巴丝虫病主要有 3 种类型：①班氏吴策线虫病呈全球性分布，占丝虫感染病例的 90%；②马来布鲁线虫病仅在亚洲流行，导致其余大部分感染病例；③帝汶布鲁线虫在全球感染病例中只占少许。

据 2018 年 5 月 WHO 报告，全世界共有 52 个国家约 8.56 亿人受到淋巴丝虫病的威胁。有 2500 万男性患有鞘膜积液，1500 多万人患有淋巴水肿。此外，还有 3600 万人长期伴有慢性疾病的表现。

我国仅有班氏吴策线虫病和马来吴策线虫病两种丝虫病流行。1877 年、1879 年，Manson 在厦门最早发现蚊媒传播班氏吴策线虫病。1933 年，冯兰洲在浙江湖州第一次证实我国也有马来布鲁线虫病流行，并于 1934 年证实我国中华按蚊（*Anopheles sinensis*）和常型曼蚊（*Mansonia uniformis*）为其传播媒介。2006 年 3 月，我国所有流行区已达到消灭丝虫病的标准（GB20048—2006《丝虫病消除标准》）。

2. 流行环节及影响流行的因素

（1）传染源　　微丝蚴血症阳性的患者和带虫者。

（2）传播媒介　　在我国，传播班氏吴策线虫病的主要媒介是淡色库蚊（*Culex pallens*）与致倦库蚊（*Culex quinquefasciatus*），其次是中华按蚊；而主要传播马来布鲁线虫病的媒介为中华按蚊和嗜人按蚊（*Anophelex anthropophagus*）。在东南沿海地带及岛屿上，东乡氏伊蚊（*Aedes togoi*）也是这两种淋巴丝虫病的传播媒介之一。

（3）易感人群　　在淋巴丝虫病流行区，男女老少均可被感染。

六、防治

在流行区，开展丝虫感染普查普治和防蚊灭蚊活动是防治丝虫病最有效的措施。2006 年，我国已达到 WHO 要求的消除丝虫病标准，当前防治工作的重点是对流行区做好防治后期疫情监测工作，以巩固防治丝虫病的成果。

疫情监测工作的主要内容是对人群进行病原学检查、血清学检测和蚊媒监测。在保证监测质量的同时，也要对遗留的象皮肿、乳糜尿等慢性阻塞性患者进行相关治疗，以提高淋巴丝虫病的防治效果。

对微丝蚴血症阳性者主要采用药物如枸橼酸乙胺嗪（海群生）和伊维菌素（ivermectin）治疗，也可用阿苯达唑与海群生或伊维菌素联合治疗淋巴丝虫病。

灭蚊是防止丝虫病传播的重要措施，如使用经杀虫剂处理的蚊帐或室内滞留喷洒措施等，保护流行地区人口免受感染。

第九节　广州管圆线虫

广州管圆线虫 [*Angiostrongylus cantonensis*（Chen, 1935）Dougherty, 1946] 是由我国学者陈心陶于 1933 年、1935 年分别在广州家鼠及褐家鼠体内发现的，命名为广州肺线虫（*Pulmonema cantonensis*），

后由 Matsumoto 于 1937 年在台湾报道，到 1946 年才由 Dougherty 定名。本虫隶属于线形动物门尾感器纲圆线目管圆科管圆线虫属。成虫寄生于啮齿类动物肺部血管，幼虫可以侵入人体引起嗜酸性粒细胞增多性脑膜脑炎或脑膜炎，是一种人畜共患病。首例人体广州管圆线虫病由 Nomura 和 Lin 于 1945 年在台湾发现。因近年来不断有新发病例报道，2004 年卫生部将广州管圆线虫病列为我国新发传染病。

一、形态

1. 成虫 细长线状，体表光滑，具微细环状横纹。头端钝圆，头顶中央有一小圆口，四周有环状唇，缺口囊。食道棍棒状，肛孔位于虫体末端。雄虫长（11～26）mm×（0.21～0.53）mm，尾端略向腹面弯曲，交合伞对称，呈肾形。雌虫长（17～45）mm×（0.3～0.66）mm，尾端呈斜锥形，子宫双管型，与充满血液的肠管缠绕形成明显的红白相间的螺旋纹。阴门位于虫体尾端，开口于肛孔之前。

2. 幼虫 广州管圆线虫的幼虫期有 5 个发育阶段：第一期幼虫可从终宿主粪内检出，虫体细长，大小为（250～290）μm×（14～18）μm；具侧翼，咽管约为虫体长度的 1/2，生殖原基约在肠中部稍前处，尾端逐渐变尖，背侧有一凹陷。第二期幼虫较第一期幼虫略大，体表具外鞘；体内有许多折光颗粒，尤以肠道内最明显。第三期幼虫体大小为（462～525）μm×（22～27）μm；体表具有两层外鞘，头端稍圆，尾部顶端突变尖细，排泄孔、肛孔及生殖原基更为清晰可见。第四期幼虫体长约为第三期幼虫的 2 倍，此期幼虫可区别雌雄；雌性幼虫的前端有双管形子宫，阴道开口于虫体近末端肛孔处；雄性幼虫后端膨大，发育中的单生殖管位于虫体后 1/3，并可见到泄殖腔背面的交合刺及交合刺囊。第五期幼虫体长、宽都较前期幼虫有增加，雄性幼虫具有一小交合伞，与成虫相似，交合刺囊及交合刺均清楚可见；雌性幼虫阴门已形成，生殖器官位于虫体后半部，肠管弯曲、浅褐色，伴生殖管缠绕。

3. 虫卵 长圆形，卵壳薄而透明，新鲜产出的虫卵大小为（64.2～82.1）μm×（33.8～48.3）μm，含有单个细胞。取自雌虫的虫卵多为单细胞期，取自鼠肺内的虫卵多为多细胞期或内含幼虫。

二、生活史

广州管圆线虫的终宿主为褐家鼠、黑家鼠及多种野鼠等大鼠类啮齿动物。人、小鼠类、家兔、豚鼠及猴为其非正常宿主。中间宿主有淡水螺类如福寿螺（大瓶螺）、爪哇田螺等，陆地蜗牛类如褐云玛瑙螺（非洲大蜗牛、东风螺）、短梨巴蜗牛等，还有蛞蝓类（"鼻涕虫""旋马虫"）等软体动物。转续宿主包括青蛙、蟾蜍、涡虫、淡水鱼、虾、蟹和海蛇，甚至猪、牛和鸡等也可作为其转续宿主。

成虫寄生于终宿主的肺动脉内，偶见于右心。雌虫产出的虫卵随血液入肺毛细血管，孵出第一期幼虫，此幼虫穿破肺毛细血管进入肺泡，沿呼吸道上行至咽，再被吞入消化道，随宿主粪便一起被排出。第一期幼虫在体外潮湿或有水的环境中运动活泼，可存活 2～3 周。当被中间宿主吞入或主动侵入其体内后，经两次蜕皮后发育为第三期幼虫，即感染性幼虫。大鼠类等终宿主因吞食含有感染性幼虫的中间宿主、转续宿主及被感染性幼虫污染的食物而感染。感染性幼虫经终宿主的胃到达小肠，穿过肠壁，入血液循环散布全身，但多数幼虫沿颈总动脉到达脑部，再经两次蜕皮发育为第五期幼虫，最后幼虫再次通过血脑屏障，再由静脉到达肺动脉，经 2 周左右发育为成虫（图 36-25）。

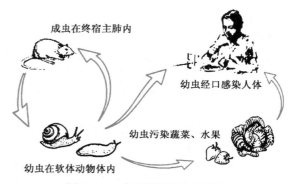

图 36-25　广州管圆线虫生活史

人主要因生食或半生食含感染性幼虫的中间宿主螺、蛞蝓或转续宿主而感染，也有报道称生食被感染性幼虫污染的蔬菜、瓜果或喝生水也可感染。此外，动物实验证明，感染性幼虫可经皮肤主动侵入宿主。因为人不是其适宜宿主，本虫在人体内的移行、发育大致与幼虫感染另一种非适宜宿主——小鼠类似；幼虫一般只停留在脑和脊髓中，而不在肺血管完成发育，故虫体在人体内停留在第四期和第五期幼虫或成虫早期（性未成熟）阶段。但当机体免疫力低下时，虫体似可移入肺动脉并可完成发育。我国台湾曾报告从人肺检获到成虫，而且在雌虫子宫内发现含有虫卵；广州有报告从人肺动脉检获大量雌、雄成虫，并形成血栓。

三、致病性

广州管圆线虫病是一种人畜共患寄生虫病。

因为人体通常不是广州管圆线虫适宜的终宿主，在人体内很难发育成熟，所以幼虫是其主要的致病阶段。幼虫通过迁移并侵犯中枢神经系统而引发的疾病，可能与幼虫的嗜神经性有关。侵犯人体中枢神经系统后，幼虫在脑和脊髓内移行造成组织损伤及其死亡后引起的炎症反应，可导致嗜酸性粒细胞增多性脑膜脑炎或脑膜炎，以脑脊液中嗜酸性粒细胞显著升高为特征。病变集中在脑组织，除大脑和脑膜外，还可波及小脑、脑干和脊髓。主要病理改变是虫体移行和死亡虫体刺激引起的脑部血管扩张或形成栓塞，导致脑组织充血、出血、水肿、嗜酸性炎性反应及肉芽肿性反应。患者最明显的症状为急性剧烈头痛或脑膜脑炎表现，其次为颈项强直，可伴有颈部运动疼痛、恶心呕吐、低度或中度发热、下肢肌无力、尿潴留、排便障碍。本病的潜伏期为3～36天，平均为16天。少数患者在进食螺肉数小时后即有腹痛、恶心的症状，有些患者首发症状为发热、打喷嚏等类似感冒的症状。也有个别患者皮肤会出现斑丘疹或荨麻疹，持续数天后消失。头痛部位多发生在前额、枕部和双颞部，一般为胀裂性、阵发性加剧，乃至不能忍受，止痛药仅对45%的病例有短时间缓解。严重时可出现昏迷、意识障碍、痴呆甚至死亡。部分患者伴有视觉损害、坏死性视网膜炎、视力障碍和眼外肌瘫痪等眼部异常，以及神经系统异常表现、缓慢进行性感觉中枢损害和面瘫等体征。大多数患者能完全恢复，严重感染则导致慢性致残性疾病。我国报道死亡病例有4例，均为儿童，经过病理诊断证实为以成虫为主要特征的感染，尸检发现成虫侵害儿童的肺动脉，虫卵损伤肺组织，形成虫卵结节，导致呼吸循环衰竭而死亡。这种情况是否与儿童免疫功能低下有关，尚有待进一步研究。此外，还有鼻部、眼部感染广州管圆线虫的报道。

四、诊断

广州管圆线虫病临床症状复杂，病原体检出率低（约5%），诊断应结合流行病学史、临床表现及实验室检查结果等。有急性剧烈头痛、恶心、呕吐、发热等临床症状，检查见脑膜刺激征，且有近期吞食或接触广州管圆线虫中间宿主或转续宿主的流行病学史，可考虑本病。结合脑脊液、血常规、免疫学检查，或抗蠕虫药治疗效果，可对本病进行临床诊断；脑脊液检查具有重要参考意义，如脑脊液压力升高，外观浑浊呈乳白色，白细胞总数明显增多，其中嗜酸性粒细胞超过10%；血常规检查可见外周血液嗜酸性粒细胞增多；应用ELISA或IFAT检查血清或脑脊液中的抗体或循环抗原，是目前较常用的免疫学辅助诊断方法；此外，头颅CT或MRI等影像学检查，具有一定的辅助诊断价值。在脑脊液或眼等部位查见广州管圆线虫幼虫可确诊本病。诊断时应注意与其他寄生虫引起的脑部病变、脑膜炎、脑脊髓膜炎及神经性头痛等相鉴别。

五、流行与防治

1. 流行　广州管圆线虫病分布于热带和亚热带地区，主要流行于东南亚地区、太平洋岛屿、非洲、加勒比海地区。近10年，新报道广州管圆线虫病病例的国家和地区包括肯尼亚、牙买加、巴西南部和东北部、西班牙金丝雀岛屿、美国佛罗里达州、欧洲的瑞士及小安的列斯群岛等地。我国大陆首例广州管圆线虫病由何竞智（1984年）在广东徐闻县发现。1996年前，我国大陆仅报道过3例，但此后的6年间已猛增至73例。1997～2008年在浙江、福建、台湾、北京、广东、云南大理等地陆续出现多起广州管圆线虫病的暴发流行。目前，我国至少有10个省区发现有广州管圆线虫分布。这些新情况的出现表明，广州管圆线虫对人群健康已构成了一定的威胁。广州管圆线虫引起的公共卫生问题已经受到高度重视。

广州管圆线虫病是中国重要的动物传播性传染病。广州管圆线虫可寄生于几十种哺乳动物，包括啮齿类、犬类、猫类和食虫类，其中主要是啮齿类，尤其是鼠类；终宿主国内外均以褐家鼠和家鼠较普遍，此外有黄胸鼠、黄毛鼠、臭鼩鼱、小家鼠、白腹巨鼠、屋顶鼠、板齿鼠和蛛猴。大鼠类是最主要的传染源。我国台湾省报告褐家鼠感染率为8%～71%，日本报告褐家鼠的感染率多数为14.3%～77.0%，我国报告的鼠类的总感染率为0.08%～16.5%。褐家鼠和黄胸鼠的感染率最高，分别为1.6%～30.1%和1.92%～18.12%。其中间宿主和转续宿主多达50余种。我国广东、海南、云南、浙江、台湾和香港等地发现的中间宿主主要有褐云玛瑙螺、福寿螺、圆田螺、铜锈环棱螺等。人类的感染主要是由不良的饮食习惯所引起，如生食或半生食水产食物的习惯。太平洋的一些岛屿、泰国及我国沿海一带和台湾等地的居民有生食或半生食螺、虾、鱼、蟹的习惯。我国浙江、福建等沿海地区居民有生食或半生食虾、蟹及其制品的习惯，这些都与本病的传播有关。

广州管圆线虫病是一种人畜共患病，人是广州管圆线虫的非适宜宿主。该虫很少能在人体肺部发育为成虫，位于中枢神经系统的幼虫一般不能离开人体感染其他宿主继续发育。因此，人作为传染源的意义不大。但近年来也有该虫在人肺内发育为成虫的报道。

2. 防治　预防本病要大力开展卫生宣传教育工作，增强群众自我保护意识。不生食或半生食中间宿主（螺类）及转续宿主的肉类，不吃生蔬菜、不喝生水。对淡水螺等食物要监测和管理，从事螺类及其制品加工人员要避免污染和感染。加强环境卫生和灭鼠工作对预防本病有十分重要的意义。阿苯达唑（albendazole）对本病有良好疗效，若患者能得到及时的诊断与治疗，则效果好、预后佳。治疗时应注意虫体在脑和脊髓内死亡引起的过敏等不良反应，可配合地塞米松及甘露醇等对症治疗。

第十节　其他线虫

一、东方毛圆线虫

毛圆线虫（*Trichostrongylus*）是一类寄生在反刍类动物和人消化道的寄生虫，可引起毛圆线虫病。多数毛圆线虫寄生在草食动物体内，偶可寄生在人体的毛圆线虫有东方毛圆线虫、蛇行毛圆线虫、艾氏毛圆线虫和枪形毛圆线虫，以及目前尚未定种的毛圆线虫属线虫（*Trichostrongylus* sp.）。在我国，寄生在人体的毛圆线虫主要是东方毛圆线虫（*Trichostrongylus orientalis* Jimbo，1914）。

成虫纤细，无色透明，头端钝圆，口囊不明显，咽管圆柱状，为体长的 1/7 ～ 1/6。雄虫长 3.8 ～ 5.5mm，生殖系统为单管型，尾端交合伞由左右两叶组成，交合刺一对，末端有小钩，在交合刺之间有一引带。雌虫长 5.5 ～ 6.5mm，尾端为锥形，生殖系统为双管型，子宫内含有虫卵 5 ～ 16 个。

虫卵大小为（80 ～ 100）μm×（40 ～ 47）μm，长椭圆形，一端较圆，另一端稍尖，不对称，无色透明，似钩虫卵而略长，壳薄，两端可见间隙，尤以尖细端明显。新鲜粪便中的虫卵内含 10 ～ 20 个卵胚细胞，呈葡萄状（图36-26）。

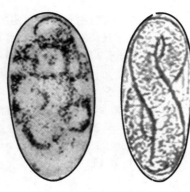

图36-26　东方毛圆线虫卵

虫卵随宿主粪便排出后在土壤中发育，24h 内幼虫孵出，经两次蜕皮发育为感染期幼虫。人因生食入含有感染期幼虫的蔬菜或含吮草叶时经口感染。感染期幼虫在宿主小肠内经第三次蜕皮后钻入肠黏膜，数日后逸出，进行第四次蜕皮，然后虫体头端插入肠黏膜，发育为成虫。少数虫体可经皮肤感染人，经心脏、肺、气管、食道移行后，入胃至小肠发育为成虫。成虫通常寄生在空肠上段，偶可达十二指肠、胃、结肠，甚至大肠。成虫以纤细的头部侵入宿主的黏膜内，当寄生虫体数量较多时，可致炎症反应。轻度感染一般无明显症状，严重者可出现腹痛、腹泻、食欲不振、头痛、乏力、贫血及嗜酸性粒细胞增多等症状。本虫常与钩虫合并感染，但其所致腹痛症状较后者稍重。

本病诊断以粪便中查见虫卵为准。粪检方法常用饱和盐水浮聚法，也可用培养法检查丝状蚴。应注意与钩虫和粪类圆线虫的虫卵或丝状蚴相区别。

东方毛圆线虫主要分布于农村，似有一定的地区性。例如，四川潼南县人群感染率高达 50%。2006 年，马洪生等调查河北农村东方毛圆线虫感染，人群感染率为 0.04%。全国人体肠道寄生虫感染调查结果表明，查到 18 个省（自治区、直辖市）存在本虫的感染，其中以海南的感染率最高，为 0.729%，湖北、江西、浙江、云南、青海、福建、贵州等省的感染率均超出了全国平均水平（0.026%）。估计全国感染人数约 27 万。其他毛圆线虫属虫种（*Trichostrongylus* sp.）在全国人群中的感染率为 0.033%，估计全国感染人数达 37 万，其中西藏、广东、安徽、湖北 4 个省（自治区、直辖市）的感染率较高。

本病的防治原则与钩虫相同。

二、美丽筒线虫

美丽筒线虫（*Gongylonema pulchrum* Molin，1857）是许多反刍动物和猪、猴、熊等口腔与食道黏膜及黏膜下层的寄生虫，偶可在人体寄生，引起人兽共患的美丽筒线虫病（gongylonemiasis）。最早的人体病例是由 Leidy 于 1850 年在美国费城发现的，此后世界各地陆续有散在的病例报道。我国自 1955 年在河南发现首例患者后，迄今已报道百余例，分布于山东、黑龙江和辽宁等 20 省（自治区、直辖市）。

成虫细长，乳白色，体表有纤细横纹。虫体前端表皮具明显纵行排列、大小不等、数目不同的花缘状表皮突，在前段排成4行，延至近侧翼处增为8行。口小，漏斗形，位于前端中央，左右两侧各具1个分为3叶的唇，在两唇间的背、腹侧各有间唇1个。寄生于反刍动物体内的虫体要比寄生于猪、鼠和人体内的大。从人体获得的虫体，雌虫大小为（32～150）mm×（0.2～0.53）mm，雌虫尾部钝锥状，不对称，稍向腹面弯曲，子宫粗大，内含大量虫卵。雄虫大小为（21.5～62.0）mm×（0.1～0.3）mm，雄虫尾部有明显的膜状尾翼，两侧不对称，交合刺两根，长短、形状各异（图36-27）。

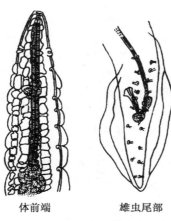

体前端　　　　雄虫尾部

图36-27　美丽筒线虫

成虫寄生于终宿主的口腔、食道、咽的黏膜和黏膜下层。雌虫产出的含蚴卵经破损黏膜进入消化道并随粪便排出。若虫卵被中间宿主吞入，卵内幼虫在中间宿主消化道内孵出，并穿过肠壁进入血腔，经两次蜕皮后发育为囊状的感染性幼虫。终宿主吞食含感染性幼虫的中间宿主后，幼虫即破囊而出，侵入胃或十二指肠黏膜，再向上移行至食道、咽或口腔黏膜内寄生，经1.5～2个月后发育为成虫。虫体的寄生部位不固定于一处，移动速度较快，且可隐匿不现，间隔一定时间后，又重新出现。成虫在人体寄居一般不产卵。寄生虫体数量可为一至数十条，在人体寄生的时间一般为1.5年，也可长达10年。

本虫在人口腔内的寄生部位依次为上下唇、颊部、舌部、软硬腭、齿龈、扁桃体及咽喉等处的黏膜及黏膜下层。虫体在寄生部位自由活动和移动，可造成机械性刺激和损伤，导致黏膜上出现小疱和乳白色的线形弯曲隆起、局部肿胀、水疱、血疱。患者可表现轻重不等的症状。轻者口腔内有异物蠕动感、发痒、轻微肿胀疼痛、黏膜粗糙、唾液增多等；重者舌颊麻木僵硬、活动不便，影响说话，声音嘶哑或吞咽困难等。若虫体在食道黏膜下层寄

生，可造成黏膜浅表溃疡，引起吐血。嗜酸性粒细胞增多，甚至可高达20%。此外，个别患者可有咳嗽、胸闷、痰中带血等症状。部分患者也可出现精神神经症状，如神经过敏、精神不安、失眠及噩梦等。一旦取出虫体后，症状立即消失。根据口腔症状，于病变局部黏膜的线状隆起处，以针挑破取出虫体，作虫体鉴定是确诊本病的依据。

美丽筒线虫病呈世界性分布，是一种由虫媒传播的人兽共患寄生虫病。其传染源可能是水牛、黄牛、山羊、绵羊、马、驴、骡、骆驼、猪、犬和鼠等动物。传播途径可能是通过误食本虫的中间宿主如蜚蠊、甲虫、蝗虫、螳螂、天牛等多种昆虫；或饮用被美丽筒线虫感染期幼虫污染的水而偶然感染。

治疗方法是在局部麻醉下，挑破寄生部位黏膜取出虫体。预防措施为注意饮食卫生，以免误食甲虫、蜚蠊及有关昆虫，不喝生水和不吃不洁的生蔬菜等。

三、结膜吸吮线虫

结膜吸吮线虫（*Thelazia callipaeda* Raillet and Henry，1910）隶属于吸吮科吸吮属，其种类较多，主要寄生于犬、猫等家养动物，也可感染狐狸、狼、野生猫科动物等野生食肉动物及人类。寄生于人体的有结膜吸吮线虫（*Thelazia callipaeda* Railliet and Henry，1910）和加利福尼亚吸吮线虫（*Thelazia californiesis* Rofoid and Williams，1935）两种。其中加利福尼亚吸吮线虫主要见于美国，我国人体感染仅见于前者。结膜吸吮线虫感染引起人兽共患吸吮线虫病（thelaziasis）。因该病例最早在福建和北京发现，故被称为华裔吮吸线虫或称“眼线虫”。另外，由于人体感染病例多报告于亚洲及远东地区，故本病也称“东方眼虫病”。近年来，在欧洲一些国家也发现动物及人体感染的病例。

在我国，Fischer在1917年于重庆首次在犬的结膜囊内发现本虫。人眼结膜吸吮线虫病例最早则发现于北京（Stuckeg于1917年发现）和福建（Trimble于1917年发现）。此后，国内外陆续有本虫寄生于人眼的报道。我国是世界上结膜吸吮线虫病例数最多的国家，1917～2016年全国29个省（自治区、直辖市）已报告本病626例。

成虫呈细长线状，乳白色、半透明。头端钝圆，具外观呈圆形的角质性口囊，口孔呈六边形，无唇瓣。口囊外周具两圈乳突。体表除头部和尾部外，具有微细横纹，横纹边缘锐利呈锯齿形。雄虫大小为（4.5～17.0）mm×（0.20～0.80）mm，尾端向腹面弯曲。交合刺两根，长短不一，形状各异。活体时可见交合刺从泄殖腔伸出，虫体死亡时长交合刺缩回虫体

内。雌虫大小为 (6.2 ～ 23.0) mm×(0.30 ～ 0.85) mm。生殖器官为双管型，阴门位于体前端食管与肠支连接处的前方。生殖方式为卵胎生。虫体后段子宫内有大量虫卵，至虫体中段时可见卵内已有幼虫形成，接近虫体阴门段子宫内有呈盘曲状的幼虫顺序排列，卵壳则演变成包被幼虫的鞘膜，幼虫经阴门直接产出。

虫卵椭圆形，壳薄，大小为 (54 ～ 60) μm×(34 ～ 37) μm。在近阴门端的虫卵，其内的卵细胞已发育为盘曲幼虫，卵壳则演变成包被幼虫的鞘膜。产出的幼虫大小为 (350 ～ 414) μm×(13 ～ 19) μm，盘曲状，尾部连接着一鞘膜囊（图 36-28）。

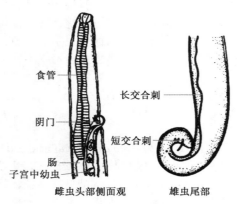

食管
长交合刺
阴门
短交合刺
肠
子宫中幼虫
雌虫头部侧面观　　雄虫尾部

图 36-28　结膜吸吮线虫

结膜吸吮线虫生活史需要两个宿主。终宿主主要是犬、猫等家养动物，狐狸、狼、野生猫科动物等野生食肉动物及人。中间宿主或传播媒介为果蝇。成虫寄生于终宿主的眼结膜囊及泪管内，雌虫产出具有鞘膜的初产蚴于眼结膜囊内，当果蝇舐吸终宿主眼部分泌物时，初产蚴随眼分泌物进入蝇的消化道，脱去鞘膜，穿过胃壁侵入血腔，经两次蜕皮发育为感染期幼虫，并移至果蝇口器。当感染的果蝇再舐吸人或其他动物眼部分泌物时，感染期幼虫自果蝇口器逸出，进入宿主眼部继续发育，再经两次蜕皮发育为成虫。从感染期幼虫进入终宿主至发育为成虫所需时间为 35 ～ 50 天。成虫寿命可达 30 个月以上。

成虫寄生于人眼结膜囊内，以上结膜囊外眦侧为多见，也可见于眼前房、泪小管、泪腺及眼睑结膜等处。多侵犯一侧眼，少数病例可双眼感染。寄居虫数一至数条，最多可达 30 余条。由于虫体表面锐利环形皱褶的摩擦、口囊吸附作用等机械性损伤，加上虫体分泌排泄物的刺激和继发细菌感染等，可引起眼结膜炎症反应及肉芽肿形成。轻者无明显症状，或有眼部异物感、痒感、刺痛、流泪、畏光、分泌物增多、疼痛等，一般无视力障碍。婴幼儿不敢睁眼，有用手抓眼的动作，可发现患儿眼

内有白色线状小虫爬行。重感染者可出现结膜充血、滤泡增生、局部溃疡、角膜浑浊等症状。如寄生在眼前房，可有丝状阴影移动感、睫状充血、房水浑浊、眼压升高、视力下降。泪小管肿胀时，可出现泪点外翻。临床上曾报道结膜吸吮线虫寄生于玻璃体内的病例。

诊断时可用眼科镊或棉签从患者眼部取出虫体，置生理盐水平皿中，可清楚地观察虫体形态，在显微镜下观察虫体特征即可明确诊断。

过去认为，结膜吸吮线虫主要分布在中国、日本、朝鲜、印度、缅甸、菲律宾、泰国等亚洲国家及俄罗斯的远东地区。近年来，除了新增越南、印度尼西亚、孟加拉国等亚洲国家有病例外，在欧洲的意大利、法国、西班牙等国也出现了人体感染病例。我国于 1917 年首次报道人体感染病例，迄今已报告 600 多例，分布于包括台湾在内的 29 个省（自治区、直辖市），其中湖北、山东、河南、江苏、安徽、陕西等地的病例较多。已证实冈田绕眼果蝇（*Amiota okadai*）是我国结膜吸吮线虫的中间宿主和传播媒介。流行高峰在 6 ～ 9 月，这与蝇类季节消长一致。婴幼儿感染者多见，养犬、猫或野外露宿者为高危人群，农村多于城市。传染源（保虫宿主）主要为犬，以及猫、兔等动物。

本病治疗方法简便，可用 1% 地卡因、1% ～ 2% 可卡因或 1% 普鲁卡因滴眼，虫体受到药液刺激可自行从眼角爬出，用镊子或消毒棉签将虫体取出，症状即可消失。然后用 3% 硼酸水冲洗结膜囊，并点滴抗生素。若虫体寄生在前房可行角膜缘切开取虫，术后作抗炎等处理。虫体较多者，常须多次治疗，口服肠虫清等驱虫药彻底杀灭幼虫即可治愈。

预防本病的关键在于搞好环境卫生，防蝇、灭蝇，加强犬、猫等动物管理，注意个人卫生和眼部清洁，防止蝇舐吸眼部，是预防本病感染的主要措施。

四、棘颚口线虫

颚口线虫隶属于泡翼总科（Physalopteroidea）颚口科（Gnathostomatidae）颚口属（*Gnathostoma* Owen, 1836）。本属的种类较多，迄今报道 20 余种，被确定的至少有 12 种。本属成虫主要寄生于哺乳类的胃、食道、肾和肝等。有些种类的幼虫可寄生于人体，引起皮肤或内脏颚口线虫病。其中棘颚口线虫（*G. spinigerum* Owen, 1836）和刚棘颚口线虫（*G. hispidium* Fedtschenko, 1872）是导致人体颚口线虫病的常见种类。另外，双核颚口线虫（*G. binucleatum* Almeyda-Artigas, 1991）、日本颚口线虫（*G. nipponicum* Yamaguti, 1941）、马来西亚颚口线虫（*G. malaysiae* Miyazaki et Dunn, 1965）、杜氏颚

口线虫（*G. doloresi* Tubangui, 1925）和韦氏颚口线虫（*G. vivarina*）也有感染人体的报道。在我国已发现有棘颚口线虫、刚棘颚口线虫和杜氏颚口线虫3种。

成虫短粗，活时鲜红色，稍透明，两端稍向腹面弯曲，头部球形，上有8圈小钩，口周有两个大的唇。颈部狭窄，体前半部和近尾端处被有很多体棘；体棘的形状和大小因部位而异，具有分类学意义。雄虫长11～25mm，尾部钝圆，在泄殖腔的周围有一"Y"形的无体棘区，尾端有4对有柄乳突，一对交合刺，长短不等。雌虫长25～54mm，阴门位于体中部略后处。

虫卵呈椭圆形，大小为（62～79）μm×（36～42）μm，一端有帽状透明塞，内含1～2个卵细胞（图36-29，图36-30）。

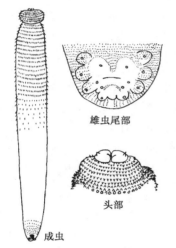

雄虫尾部

头部

成虫

图36-29　棘颚口线虫（成虫、头部）

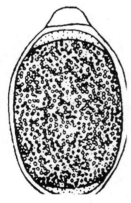

图36-30　棘颚口线虫卵

成虫寄生于终宿主的胃壁瘤块中，多数终宿主体内只有单个瘤块，瘤块上有小孔通入胃腔，虫体产出的虫卵经此孔落入消化道后随粪便排出。在27℃的水中，经7天孵出第一期幼虫，幼虫被第一中间宿主剑水蚤吞食后，经7～10天发育为第二期幼虫。当含幼虫的剑水蚤被第二中间宿主（多为淡水鱼、蛙）吞食后，大部分移行至肌肉，1个月后发育为第三期幼虫。含有第三期幼虫的鱼或蛙被蛇、鸡、猪、鸭及多种灵长类等动物食入，幼虫不能进一步发育，故为转续宿主。终宿主（犬、猫等动物）食入感染有棘颚口幼虫的第二中间宿主（主要为乌鳢、泥鳅、黄鳝等）或转续宿主后，第三期幼虫在其胃内脱囊，并穿过胃肠壁移行至肝、肌肉或结缔组织发育，在近成熟时，返回宿主胃壁，在黏膜下形成瘤块，逐渐发育为成虫。一个瘤块中常有一至数条虫体寄生。感染后100～150天，在终宿主的粪便中可检出虫卵。

人是本虫的非正常宿主，幼虫偶可寄生于人体。常通过生食或半生食含第三期幼虫的淡水鱼类或转续宿主而感染。在人体组织内寄生的虫体仍停留在第三期幼虫或性未成熟的成虫早期阶段。幼虫在人体内可存活数年，长者可达10年以上。

棘颚口线虫对人的致病作用主要是幼虫在人体组织中移行及其分泌的乙酰胆碱、含透明质酸酶的扩散因子、蛋白水解酶等分泌物和代谢产物所造成的机械损伤和刺激，引起皮肤或内脏幼虫移行症。皮肤幼虫移行症可在全身各部位出现匐行疹或间歇性大小不等的皮下游走性包块。局部皮肤表面稍红，有灼热感和水肿，可有痒感，疼痛不明显。幼虫在人体内脏移行游窜，可累及多个器官和组织，引起内脏幼虫移行症。其致病部位极为广泛，临床表现因寄生部位的不同而异，可在消化、呼吸、泌尿系统中移行或寄居，引起相应的症状。一旦侵入脑、眼、肺、肝等人体重要器官，将造成严重后果，如进入眼、脊髓和脑可引起嗜酸性粒细胞增多性脑脊髓炎，可导致患者死亡。

皮肤活检查出虫体是确诊皮肤型颚口线虫病的可靠方法，内脏型颚口线虫病常需要手术取出虫体进行鉴定，或者依据有生食或半生食淡水鱼或转续宿主史，血中嗜酸性粒细胞增多（10%～96%）及免疫学方法辅助诊断。

本虫主要分布于亚洲，以日本和泰国最为严重。我国迄今已报道颚口线虫病58例，其中54例由棘颚口线虫引起，这些病例分布于浙江、江苏、安徽、湖南、湖北、山东、河南、江西、广东、海南、台湾、陕西、福建、上海、黑龙江等地。棘颚口线虫第二中间宿主和转续宿主的种类繁多，世界各地的报道已达104种，包括鱼类、两栖类、爬行类、鸟类和哺乳类等。人体感染病例大多与生食或半生食鱼类、鸡、鸭和猪肉等因素有关，也有经胎盘、子宫内或经皮肤感染的报道。

治疗主要靠手术取出虫体，也可用阿苯达唑杀虫。预防方法是避免生食或半生食鱼类、禽鸟类、两栖类、爬行类和哺乳类等动物肉类。此外，在处理含有本虫的肉类时，应戴手套，防止经皮肤感染。

五、异尖线虫

异尖线虫（*Anisakis* Dujardin，1845）的终宿主是海生哺乳类，故被认为是海生哺乳类的蛔虫。由其导致的异尖线虫病（anisakiasis，Herringworm disease）是一种重要的食源性及海洋自然疫源性人兽共患寄生虫病。我国于 1993 年将水生动物异尖线虫病列入了《中华人民共和国禁止进境的动物传染病、寄生虫病名录》。

异尖线虫的种类繁多，已报道有 30 多个属。可寄生的鱼类多达数百种。迄今发现能感染人体的有 10 余种，归类于 4 属内，即异尖线虫属（*Anisakis*）、伪地新线虫属（*Pseudoterranova*）、对盲囊线虫属（*Contracaecum*）和宫脂线虫属（*Hysterothylacium*）。

异尖线虫属成虫的形态因虫种不同而有一定差异，简单异尖线虫的虫体稍粗短，头部细，向尾部渐渐变粗，大小为 65mm×2mm。典型异尖线虫一般较细长，大小为 90mm×1.5mm。抹香鲸异尖线虫的虫体最为粗大，大小为 100mm×4.5mm。

异尖线虫属幼虫的外形呈长纺锤形，无色微透明，胃部呈白色，在水中蠕动如蚯蚓状。虫体长 12.5～30mm。头部为融合的唇块，腹侧有一明显的钻齿，其腹侧稍后二亚腹唇之间，为排泄管开口。

生活史以简单异尖线虫为例，成虫寄生在终宿主海栖哺乳动物如海豚、鲸等的胃内，其头部钻入宿主的胃壁。胃内雌虫产出的虫卵随宿主粪便排入海水，在适宜温度（约 10℃）下，发育成第一期幼虫，在卵内蜕皮一次，进而发育为第二期幼虫。在海水中被中间宿主海生浮游甲壳类（如磷虾等）摄取并在其消化道内发育，在血体腔内蜕皮成为第三期幼虫，再随浮游甲壳类动物被终宿主摄取，在终宿主体内发育为成虫。第三期幼虫也可被海中鱼类或软体动物作为营养源而摄取，穿过这些宿主的消化管到达腹腔，进而移行到各种脏器如肠系膜、卵巢、肝、胰和肌肉，在脏器表面和肌肉内形成囊包或呈游离状态寄生于腹腔或脏器表面。在鱼体内及乌贼体内的幼虫几乎不再进一步发育。这些动物作为转续宿主，其体内幼虫和囊包数量逐渐积累增多。海栖哺乳类捕食这类转续宿主可被感染，在其胃内发育为成虫。

人因食入含有异尖线虫幼虫的海鱼而感染。异尖线虫第三期幼虫具有较强的钻刺力，幼虫如被人食入后，可在口腔、扁桃体、食道、胃、十二指肠、小肠、大肠等各部钻入体内。除个别病例外，大多都是幼虫致病。其病理学特征主要是大量嗜酸性粒细胞浸润的蜂窝组织炎和嗜酸性肉芽肿的形成。初次感染时症状极轻，故常吃生鱼的患者往往不易发觉，在患者多次摄入幼虫后，机体逐步变为致敏状态。主要临床表现为：①多在食海鱼后 2～20h 内发病；②突然发生上腹部剧痛，这是幼虫钻入胃或小肠壁中所致；③并有呕吐、饱胀，偶有腹泻等症状；④也有表现为嗜酸性粒细胞肉芽肿形成的慢性经过者。本病的症状和体征因幼虫钻入的部位不同而异，应与胃及十二指肠溃疡、胃肿瘤、胆囊炎、胆石症、急性阑尾炎、肠梗阻、末端回肠炎及妇科疾病等相鉴别。根据幼虫的侵入部位不同分为：胃异尖线虫病、肠异尖线虫病、食道异尖线虫病和肠外异尖线虫病及过敏反应等。

异尖线虫病以胃肠道的症状为主，结合饮食史等可提示诊断。若胃镜检查检出幼虫可明确诊断，但并非所有的病例均能检出虫体。肠外的异尖线虫病更需做活组织检查发现虫体方能确诊。手术切除标本，可经病理检查做出诊断。此外，X 线钡剂检查不失为有效的诊断手段之一。纤维内窥镜检查可以同时取出虫体，兼有诊断和治疗双重功效。免疫血清学检查对肠异尖线虫病及消化道外异尖线虫病的诊断更具有重要意义。

异尖线虫属的分布，不论是终宿主的感染还是鱼类的感染在世界各地都存在，南半球的感染率稍低于北半球。人体异尖线虫病首先于 1960 年由荷兰学者 van Thiel 报道，此后大量病例在日本、荷兰、太平洋岛屿、美国、加拿大、欧洲南部及斯堪的那维亚半岛等有进食生鱼或半生的海产品的国家和地区被发现。迄今，已有近 30 个国家和地区报道了 3 万多例人体感染病例。伴随着国际饮食文化交流的增多和饮食方式的多样化，异尖线虫病在全球呈增多和扩散趋势。我国于 2013 年在大连报道首例异尖线虫感染人体的病例。我国沿海地区鱼类异尖线虫幼虫感染较多，加之一些地方居民有喜食生鱼的习惯，因此需加强对防治本病感染的宣传和教育。

目前本病尚无特效的治疗药物。胃或食道异尖线虫病应立即做纤维内窥镜检查，尽快将虫体取出。可避免虫体长期残留体内（包括死虫）引起抗原及机械性刺激作用。对于肠异尖线虫病，不要急于手术，应尽量采取对症保守疗法，在抗感染和抗过敏处理的同时，加强病情观察。

本病预防重于治疗，异尖线虫幼虫对酸的抵抗力较强，胃酸反而能增强其活动性。但其对热和低温的抵抗力很差，冷冻处理和充分加热对预防异尖线虫病很有效。不吃生鱼是最好的预防方法。

（崔 昱　王中全　姜 鹏）

第三十七章 吸 虫

第一节 概 述

吸虫（trematode）属于扁形动物门（Platyhelminthes）的吸虫纲（Trematoda）。该纲包含3目：单殖目（Monogenea）、盾腹目（Aspidogastrea）和复殖目（Digenea）。寄生于人体的吸虫都属于复殖目，称为复殖吸虫（digenetic trematode）。复殖吸虫种类繁多，生活史复杂，分为无性世代和有性世代，前者大多寄生在软体动物体内，后者则寄生在脊椎动物体内。

一、形态

复殖吸虫成虫大多数外观呈叶状或舌状，体扁平，两侧对称，个别种属如血吸虫似圆柱形，虫体大小因种而异。虫体表面光滑或覆盖有小棘的角质层。具有两个附着器官——吸盘，包括口吸盘和腹吸盘。具有生殖孔和排泄孔，前者通常位于腹吸盘的前缘或后缘处，个别虫种具有生殖吸盘，后者位于虫体的后端（图37-1）。

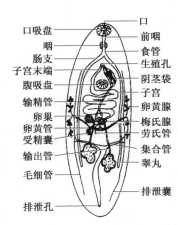

图 37-1　复殖吸虫成虫形态构造模式图

1. 体壁　吸虫的体壁是由皮层（tegument）和皮下层的细胞体构成，为合胞体（syncytium）结构，覆盖于虫体的体表。皮层和细胞体之间有胞

质小管相通。皮层整层为胞质性，无核也无细胞界线，由外质膜（external plasma membrane）、基质（matrix）和基质膜（basal plasma membrane）组成。体棘位于基质膜之上，感觉器位于基质中，有纤毛伸出体表，另一端有神经突（nerve process）与神经系统相通。基膜之下为基层（basement layer），分为外环肌和内纵肌。基层之下的皮层细胞（tegumentary cell）较大，内有细胞核、内质网、核糖体、吞噬体、线粒体和高尔基体。有许多胞质通道与基质相通，也有通到虫体内的实质细胞（parenchymal cell），胞质内及胞质通道中均有许多分泌小体。吸虫的体壁具有保护、吸收营养和感觉等功能（图37-2）。

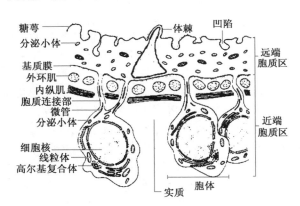

图 37-2　复殖吸虫成虫体壁结构示意图

2. 消化系统　包括口、前咽、咽、食管和肠管。口位于口吸盘中，位于虫体的前端或偏腹面；前咽短小或缺失；咽为肌质构造，呈球状；咽和肠管之间为食管；肠管在腹吸盘前分为两支，沿虫体两侧下行，以盲端终止，少数吸虫的两肠管在体后部合成为单一的盲管，未被消化吸收的废物经口排出。肠壁由单层细胞组成，表面具有伸向肠腔的扁平状或指状突起，以增加吸收面积。

3. 生殖系统　除裂体科吸虫是雌雄异体外，

复殖吸虫具有雌雄两性生殖系统，称为雌雄同体。雄性生殖系统由睾丸、输精管、贮精囊、前列腺、射精管等组成，有的虫种射精管与阴茎相连；雌性生殖系统除卵巢、输卵管、卵模、子宫、阴道外，尚有卵黄腺、梅氏腺及劳氏管等器官。输卵管由卵巢发出，虫体两侧卵黄腺管汇合成的卵黄总管、受精囊及劳氏管等均与输卵管相通；输卵管远端为卵模，后者周围有梅氏腺，卵模远端与子宫相通。阴道及射精管（或阴茎）分别开口于生殖腔，经生殖孔通向体外。复殖吸虫成虫的生殖系统发达，成虫每日产卵数量大。

4. 排泄系统 为对称的管状系统，由焰细胞（flame cell）、毛细管、集合管、排泄囊和排泄孔等组成。排泄液借纤毛的颤动而进入焰细胞胞腔，然后经毛细管、集合管集中到排泄囊，最后从排泄孔排出体外。

5. 神经系统 复殖吸虫的神经系统不发达。有神经节一对，位于咽的两侧，相当于神经中枢。每侧的神经节向前后各发出 3 条神经干，分布于虫体背面、腹面和侧面，向后的神经干之间有横索相连。由神经干发出的神经末梢到达口、腹吸盘及整个皮层。

二、生活史

复殖吸虫的生活史较为复杂，除进行成虫期的有性生殖外，还存在幼虫期的无性生殖，形成世代交替，同时具有宿主转换。宿主转换包括在有性世代寄生的宿主（终宿主）和无性世代寄生的宿主（中间宿主）间的转换。有些吸虫在无性世代还需转换宿主（第一中间宿主、第二中间宿主等）或通过转续宿主进入终宿主体内。成虫寄生于人体或其他哺乳动物。第一中间宿主（或唯一的中间宿主）多为淡水螺类；多数吸虫还需淡水水生动物作为其第二中间宿主，或淡水水生植物作为其传播媒介。成虫自体或异体受精后产卵，自宿主体内排出的虫卵因虫种不同处于不同发育时期，但均需在水中发育并孵出毛蚴（肝吸虫除外）；毛蚴（miracidium）侵入螺体或含毛蚴卵直接被螺类吞食后，在螺体内毛蚴转变为胞蚴（sporocyst）；胞蚴通过其体内胚细胞团分裂、分化进行无性增殖，发育形成多个雷蚴（redia）；雷蚴体内的胚细胞团又分化发育为大量的尾蚴（cercaria）。多数吸虫尾蚴成熟后自螺体分批逸出，侵入第二中间宿主或附着于水生植物表面，逐渐发育为带有囊壁的囊蚴（encysted metacercaria）。囊蚴为多数吸虫的感染期，经口感染终宿主，在终宿主小肠内脱囊，脱囊后的幼虫多需经过一段时间的移行到达最终寄生部位，发育为成虫。裂体科吸虫的生活史比较特殊，只需一个中间宿主，尾蚴为其感染期，经皮肤感染终宿主。

三、生理

复殖吸虫在其种系发生过程中不仅在形态、结构上发生了变化，也产生了适应在宿主体内寄生生活的生理功能，这种广泛的适应性和迅速应变能力是吸虫的重要生理特征之一。

吸虫的营养主要来源于宿主肠内容物、肠黏膜、血液或组织液，因虫种和寄生部位差异而不同，消化过程主要在吸虫的肠内进行，但有的吸虫兼有细胞外和细胞内消化。寄生吸虫与宿主体液间有一层变动着的界面，这种界面既存在于虫体的体表，也存在于虫体消化管道的内面。气体（如氧气）和小分子物质可经此界面直接进入虫体，如有的吸虫可以通过体表皮层吸收葡萄糖、氨基酸、纤维素、核苷酸等。因此，此界面可称为营养界面。吸虫的代谢产物、分泌物等也可经此界面排出体外。

吸虫主要通过有氧代谢和无氧代谢获得能量。一般以糖作为主要的能源，其次为蛋白质与脂肪酸。吸虫通过皮层吸收己糖，以被动扩散或易化扩散方式进行，后者摄入速度比前者快，吸收后多以糖原形式贮存于虫体实质中。许多吸虫的寄生期处在低氧压的环境中，主要通过无氧糖酵解获取能量，但有些幼虫需从有氧代谢中获取一定的能量，以适应自身快速增长的需要。氨基酸不是成虫能量的主要来源，而合成蛋白质所需的氨基酸是经消化道和体表从其所处的组织周围吸收。吸虫缺少脂类代谢，脂肪酸均来源于宿主，吸虫自身仅有加长某些脂肪链的功能，吸虫的脂类积存于虫体的组织和排泄系统中。

吸虫在宿主体内寄居的不同部位含氧量的差别较大，各种吸虫利用氧的途径、需氧的程度各异，有氧代谢不是其能量的主要来源。氧溶解于吸虫皮层或肠道内壁而进入体内，可被游离的血红蛋白携带至各种组织中，复殖吸虫生活史过程经历几个氧压很不相同的生活环境。例如，虫卵、毛蚴和逸出螺体的尾蚴处在氧压高的环境；胞蚴、雷蚴和未成熟的尾蚴处在氧压低的环境；在物体表面结囊后的后尾蚴和生活在血液中的成虫处在氧压高的环境；而中间宿主组织内的囊蚴和消化道中的成虫处在氧压低的环境。因而，在氧压变化的不同环境中生存，吸虫呼吸代谢也发生相应的变化。

四、致病性

吸虫对人体的危害程度与虫种、寄生数量、寄生部位及人体对寄生虫的抵抗力有关。多数吸虫的致病期为成虫期，其损伤的部位往往是虫体所寄生的部位。例如，卫氏并殖吸虫童虫在人体组织器官移行可引起相应部位病变；斯氏狸殖吸虫可引起皮肤和内脏幼虫移行症。血吸虫病可视为免疫性疾病，虫卵为主要致病期，其虫卵可溶性抗原诱发宿主机体产生肉芽肿和纤维化，为晚期血吸虫病的主要病理改变。

五、分类

我国常见的寄生于人体的吸虫分类见表37-1。

表37-1 我国常见的寄生于人体的吸虫及其主要寄生部位

科	属	种	寄生部位
后睾科 Opisthorchiidae	支睾属 Clonorchis	华支睾吸虫 C. sinensis	肝胆管
异形科 Heterophyidae	异形属 Heterophyes	异形异形吸虫 H. heterophyes	肠管
片形科 Fasciolidae	姜片属 Fasciolopsis	布氏姜片吸虫 F. buski	小肠
	片形属 Fasciola	肝片吸虫 F. hepatica	肝胆管
并殖科 Paragonimidae	并殖属 Paragonimus	卫氏并殖吸虫 P. westermani	肺（或脑）
	狸殖属 Pagumogonimus	斯氏狸殖吸虫 P. skrjabini	皮下（或肝）
裂体科 Schistosomatidae	裂体属 Schistosoma	日本裂体吸虫 S. japonicum	门脉系统
棘口科 Echinostomatidae	棘隙属 Echinochasmus	日本棘隙吸虫 E. japonicus	小肠

第二节 华支睾吸虫

华支睾吸虫 [*Clonorchis sinensis*（Cobbold，1875）Looss，1907] 又称肝吸虫（liver fluke）。成虫寄生于人体的肝胆管内，引起华支睾吸虫病（clonorchiasis），也称肝吸虫病。本虫于1874年首次在印度一名华侨肝胆管内发现。我国于1975年在湖北江陵从西汉古尸和战国楚墓古尸中发现肝吸虫虫卵，证明该病在我国流行已有2300年以上的历史。

一、形态

1. 成虫 虫体狭长、背腹扁平、前端稍窄、后端钝圆，外形似葵花籽，体表无棘，雌雄同体。虫体大小一般为（10～25）mm×（3～5）mm，体薄而柔软，活体时呈淡红色，死后为灰白色。口吸盘较大，位于虫体前端，腹吸盘略小，位于虫体前1/5处。口位于口吸盘的中央，咽呈球形，食管短，其后为肠支。肠支分为两支，沿虫体两侧直达后端，肠支末端为盲端。雄性生殖器官有睾丸一对，前后排列位于虫体后1/3处，呈分支状。雌性生殖器官有卵巢、子宫等，位于睾丸之前（图37-3）。

2. 虫卵 形状呈芝麻粒状，淡黄褐色，平均大小约为29μm×17μm。卵壳较厚，前端有卵盖，卵盖和卵壳交接处的卵壳突起称肩峰，虫卵后端卵壳有疣状突起，卵内为一发育成熟的毛蚴（图37-3）。

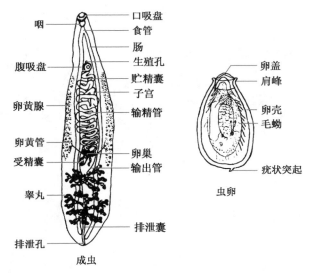

图37-3 华支睾吸虫成虫和虫卵

3. 囊蚴 椭圆形，平均大小为138μm×158μm。囊壁两层，迂曲在囊内的幼虫可见口吸盘、腹吸盘及排泄囊。

二、生活史

华支睾吸虫生活史为典型的复殖吸虫生活史，包括成虫、虫卵、毛蚴、胞蚴、雷蚴、尾蚴、囊蚴及后尾蚴等阶段。终宿主为人和肉食哺乳动物（猫和犬等），第一中间宿主为淡水螺类，如豆螺、沼螺、涵螺等，第二中间宿主为淡水鱼、虾。

成虫寄生于人和哺乳动物的肝胆管，虫卵随胆汁排入肠道后随粪便排出体外，入水后被第一中间宿主淡水螺吞食，毛蚴在螺的消化道内孵出并钻出肠壁逐渐发育为胞蚴，胞蚴体内的胚细胞团经无性生殖形成许多雷蚴，由雷蚴无性生殖形成尾蚴。成熟的尾蚴从螺体内逸出，遇到适宜的第二中间宿主淡水鱼、虾，则侵入其体内，主要在肌肉组织发育为囊蚴。人和哺乳动物因食入含有活囊蚴的第二中间宿主而感染，囊蚴内幼虫在十二指肠脱囊而出，然后经胆总管到达肝胆管逐渐发育为成虫。童虫也可经肠壁钻入腹腔或经血管到达肝胆管，从感染囊蚴到成虫产卵需1个月左右，成虫寿命一般为 20 ～ 30 年（图 37-4）。

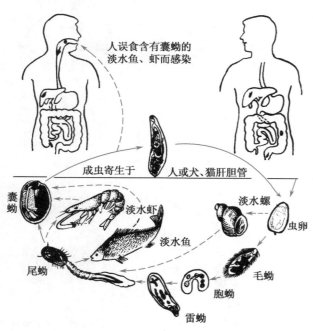

图 37-4　华支睾吸虫生活史

三、致病性

1. 致病机制　　华支睾吸虫病的危害性主要是患者的肝受损，病变主要发生于肝的次级胆管。成虫在肝胆管内破坏胆管上皮及黏膜下血管，虫体分泌物、代谢产物和机械性刺激等因素可引起胆管内膜及胆管周围的超敏反应及炎性反应，出现胆管上皮增生及胆管局限性的扩张，扩张多呈圆柱形或囊状。受累胆管多呈腺瘤样改变，感染严重时在门脉区周围可出现纤维组织增生和肝细胞的萎缩变性。胆管壁增厚、管腔相对狭窄和虫体阻塞胆管，导致胆汁流通不畅，往往容易合并细菌感染，可出现胆管炎、胆囊炎、阻塞性黄疸或胆管肝炎，甚至形成胆汁淤积性肝硬化。

胆汁中可溶的葡萄糖醛酸胆红素在细菌性 β-葡萄糖醛酸苷酶的作用下变成难溶的胆红素钙，这些物质可与死亡的虫体碎片、虫卵，胆管上皮脱落细胞等形成胆结石。因此，华支睾吸虫感染常并发胆管感染和胆石症，胆石的核心常有华支睾吸虫卵。

华支睾吸虫病的并发症和合并症很多，其中较常见的有胆囊炎、胆管炎、胆结石、肝胆管梗阻和胆管肝炎等，虫体也可侵入胰腺管内，引起急性胰腺管炎和胰腺炎。

华支睾吸虫的感染还可以引起胆管上皮细胞增生而致胆管癌。近年来，华支睾吸虫感染能诱发肝胆管癌的观点得到认同。研究表明，华支睾吸虫病诱发胆管癌的概率较其诱发肝癌高 5 倍。2009 年 2 月在世界卫生组织（WHO）有关生物致癌因素审定工作会议上提出"华支睾吸虫致人类胆管癌证据充分"，但其发病机制尚不清楚。

2. 临床表现　　华支睾吸虫病的病变程度因感染轻重而异。感染的潜伏期一般为 1 ～ 2 个月。轻度感染者无明显临床症状或症状很轻微；中度感染者有消化不良、食欲减退、疲劳乏力、肝区隐痛、肝脏肿大（尤以左叶为甚）及腹痛、腹泻、消瘦等；重度感染时，在急性期主要表现为过敏反应和消化道不适，包括发热、胃痛、腹胀、食欲减退、四肢无力、肝区痛、嗜酸性粒细胞增多等，但大多数患者急性期症状不明显。临床上见到的病例多表现为慢性症状，患者往往经过几年才逐渐出现以消化系统为主的临床症状，包括疲乏、上腹不适、食欲减退、厌油腻、消化不良、腹痛、腹泻、肝区隐痛、头晕等。常见的体征有肝肿大、多在左叶，质软，有轻度压痛，脾肿大较常见。严重感染者伴有头晕、消瘦、水肿和贫血等，在晚期可造成肝硬变腹水，甚至导致死亡。儿童严重感染可引起发育不良、贫血、低蛋白血症、水肿、肝肿大和发育障碍，以致肝硬化，极少数患者甚至可致侏儒症。

四、诊断

1. 病原学诊断　　有生食或半生食鱼肉史，并有在流行区生活、工作、旅游史，临床表现可疑者，应考虑本病。但必须进行粪便检查或十二指肠液引流物检查，发现虫卵是确诊的依据。一般感染后 1 个月可在大便中发现虫卵，常用的方法有以下 3 种。

（1）涂片法　　因虫卵较小，粪便直接涂片法容易漏检，定量透明厚涂片法（改良加藤法，Kato-Katz technique）在大规模肠道寄生虫调查中是最有效的粪便检测方法之一，可用于虫卵的定性和定量检查。

（2）集卵法　　此法检出率较直接涂片法高，

主要用沉淀集卵法，常用水洗离心沉淀法和乙醚离心沉淀法。集卵法的检出率为80%～90%。

（3）十二指肠液引流物检查　在粪便内查不到虫卵的可疑患者可用此法，检出率几乎达100%。该技术较复杂，一般患者难以接受。胆汁引流还可见活成虫。

2. 免疫学诊断　以华支睾吸虫成虫抗原采用酶联免疫吸附试验等方法检测患者血清中特异性抗体。利用特异性多抗或单抗建立双夹心酶联免疫吸附试验来检测患者血清中华支睾吸虫抗原，更能直接反映虫体在体内的寄生和感染状况。无论采用哪种方法，免疫学检查均有假阳性和假阴性结果的发生。因此，正确的诊断要结合临床症状、体征及粪便检查的结果。

3. 影像学检查　B超、CT和MR检查显示肝内弥漫性中小胆管不同程度扩张、管壁粗糙、增厚等胆管炎声像或影像图。

五、流行

1. 分布　华支睾吸虫病是重要的食源性寄生虫病，主要分布于亚洲的远东地区，如中国、日本、朝鲜和东南亚各国。2015年全国人体重要寄生虫病现状调查报告显示，我国除北京、天津、河北、山西、辽宁、重庆、云南、海南、陕西、甘肃、宁夏、青海、西藏13个省（自治区、直辖市）未发现华支睾吸虫感染者外，其余18个省（自治区、直辖市）均有不同程度的流行，全国加权感染率为0.47%，加权感染率最高的为广西（6.68%），其次为广东（1.92%）、黑龙江（1.62），推算全国感染人数为598万人，流行地区范围、感染率及感染人数较第二次全国人体重要寄生虫病调查有显著变小或下降。

2. 流行因素

（1）传染源　除寄生于人体外，华支睾吸虫的成虫还可广泛寄生于多种家畜及野生的哺乳动物体内，常见的有猫、犬、猪、狐狸、野猫、野鼠等。因此，华支睾吸虫病的传染源除患者和带虫者外，猫、犬、猪等也是重要的保虫宿主。有报道，2010～2012年在广东珠三角地区检查家猫516只，其中214只感染华支睾吸虫，阳性率高达41.47%。

（2）传播途径　华支睾吸虫病的传播有赖于粪便中的虫卵有机会入水，而且水中存在第一、第二中间宿主，以及当地人群有生吃或半生吃淡水鱼虾的习惯。能作为华支睾吸虫第一中间宿主的淡水螺种类较多而且分布广泛。在我国已证实的有4科6属9种，常见的如纹沼螺、长角涵螺、赤豆螺和短沟卷螺。作为第二中间宿主的淡水鱼在我国有12科39属68种，几乎所有淡水鱼均可作为第二中间宿主。已有资料表明，细足米虾、巨掌沼虾、中华长臂虾和螯虾等淡水虾也能作为第二中间宿主。

（3）易感人群　该病的流行有明显地方性，主要和当地的饮食习惯有关，在有生食和半生食鱼虾习惯的地区，该病感染率较高。其中男性感染率高于女性，成年人感染率高于儿童。广东主要通过吃"鱼生""鱼生粥"或烫鱼片而感染；东北地区，特别是朝鲜族居民主要通过生鱼佐酒而感染；也有北方儿童从河沟、池塘捉鱼烧烤而感染的报道。如果有抓鱼不洗手，切过生鱼的刀及砧板切熟食，用盛放生鱼的器皿盛放熟食等生活习惯，也可造成该病的感染。

六、防治

1. 控制传染源　治疗患者、带虫者，治疗或扑杀感染动物。吡喹酮（praziquantel）是治疗该病的首选药物，阿苯达唑（albendazole）也有较好的效果。家养的猫和犬粪便检测阳性的应给予治疗。在感染率超过40%的重度感染地区，应全民服药；感染率低于20%的地区，对重点人群进行防治，措施均为年服药1次，经连续3年的防治，可取得很好的防治效果。

2. 切断传播途径　加强粪便管理，避免粪便污染鱼塘造成鱼的感染。本病是生食或半生食含有囊蚴的淡水鱼、虾所致，预防应抓住经口感染这一环节，防止食入活囊蚴是防治的关键。

3. 保护易感人群　做好宣传与教育工作，使群众了解本病的危害性及其传播途径，自觉不生吃或者是半生吃鱼肉、虾肉，注意饮食卫生、改变不良饮食习惯。华支睾吸虫囊蚴对热较为敏感，实验证明1mm厚的鱼片在90℃水中1s，囊蚴即可死亡，60℃时15s可被杀死。因此，应注意鱼肉及所用餐具的加热处理。除做好人的饮食卫生外，还应注意不用生鱼、虾喂养猫、犬等动物。

第三节　肝片形吸虫

肝片形吸虫（*Fasciola hepatica* Linn，1758）是一种寄生在牛、羊和其他哺乳类动物肝胆管内的常见寄生虫。人体也可以被感染，导致肝片形吸虫病（fascioliasis hepatica）。

一、形态

肝片形吸虫与姜片虫同属片形科（Fasciolidae），是大型吸虫之一。活虫呈棕红色，大小为（2～5）cm×（0.8～1.3）cm，叶形，虫体前端有明显突起，称为头锥。腹吸盘较小，不甚明显，位于头锥基部水平。肠支树枝状，有许多侧分支。睾丸两个，高度分支，在虫体中部前后排列。卵巢较小，分支细。虫卵呈长椭圆形，大小为（130～150）μm×（63～90）μm，黄褐色，有小盖，卵内充满卵黄细胞，卵细胞不易看清（图37-5）。

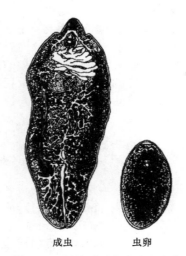

成虫　　　　虫卵

图37-5　肝片形吸虫成虫和虫卵

二、生活史

肝片形吸虫的成虫主要寄生于牛、羊等哺乳动物，偶可寄生于人，中间宿主为椎实螺类。成虫寄生在终宿主的肝胆管内，虫卵随胆汁入肠道后随粪便排出体外。虫卵入水后，在适宜条件下孵出毛蚴。毛蚴钻入椎实螺体内，在螺体内经过一代胞蚴及两代雷蚴的发育繁殖后，逸出的尾蚴附着在水生植物上形成囊蚴。囊蚴被终宿主吞食后在小肠上段逸出幼虫，幼虫穿过肠壁入腹腔，钻破肝被膜入肝脏进入肝胆管。在移行过程中，部分童虫可停留在其他内脏器官如肺、脑、眼眶、皮下等处异位寄生。从感染囊蚴到粪便排出虫卵最短需10～11周，整个生活史的完成约需5个月。成虫每天可产卵20 000个。在绵羊体内寄生的最长纪录为11年，在人体可达12～13年。

三、致病性

肝片形吸虫成虫和童虫均可致病，引起的损害主要表现在两个方面：一方面是童虫在体内移行引起组织的损伤和炎症，在肝移行造成损伤性肝炎，常出现急性症状如高热、腹痛、荨麻疹、胃肠道症状及肝脾肿大。另一方面是成虫在肝胆管内寄生期间对胆管的机械性和化学刺激，引起慢性胆管炎和胆管上皮细胞增生。患者表现为胆绞痛、上腹痛，有恶心厌油、黄疸等症状。可伴随有低白蛋白血症与高免疫球蛋白血症。本虫还可异位寄生于皮下、腹壁、脑、肺及膀胱等处。

肝片形吸虫感染者的临床表现可分为急性、潜隐和慢性3个时期，也有少数为无症状带虫者。

1. 急性期　相当于童虫在组织中的移行过程，也称侵袭期，发生在感染后2～12周，突发高热、腹痛，并伴有胀气、呕吐、腹泻或便秘、肝肿大、贫血和嗜酸性粒细胞增高等表现。有些患者还可出现肺和皮肤超敏反应症状。此期表现持续2～4周。

2. 潜隐期　通常在感染后4个月左右，相当于虫体已经进入胆管，患者出现急性症状减退或消失，在数月或数年内无明显不适，或稍有胃肠不适，而病变在发展之中。

3. 慢性期　为成虫在胆管内寄生引起胆管炎和胆管上皮细胞增生阶段，也称阻塞期，主要有乏力、左上腹疼痛或胆绞痛、恶心、厌食脂肪食物、贫血、黄疸和肝肿大等表现。

4. 异位损害　或称肝外肝片形吸虫病。童虫在腹腔中移行时，可穿入或随血流到达肺、胃、脑、眼眶及皮下等处，引起相应部位的损害。

四、诊断

粪便或十二指肠引流液沉淀检获虫卵可确诊。虫卵应与姜片吸虫卵、棘口吸虫卵相鉴别。

对急性期、胆管阻塞患者及异位寄生的病例，采用免疫检测有助于诊断，用ELISA和IFA等方法检测患者血清中特异性抗体均有较高的敏感性。

五、流行与防治

1. 流行　肝片形吸虫呈世界性分布。在我国，肝片形吸虫散发于15个省（自治区、直辖市），其中以甘肃省的感染率为最高。2015年调查显示，农村地区感染率为1.00/100 000。肝片形吸虫寄生的宿主甚为广泛，除牛、羊外，还可寄生于猪、马、犬、猫、驴、兔、猴、骆驼、象、熊、鹿等动物。

人体感染多因生食水生植物如水田芹等茎叶或喝生水而感染囊蚴引起。在低洼潮湿的沼泽地，牛、羊的粪便污染环境，又因有椎实螺类的存在，牛、羊吃草时较容易造成感染。

2. 防治　卫生宣传教育是预防的重要措施，注意饮食卫生，不生食水生植物。治疗患者的药物首选硫双二氯酚（bitin），其他药物有吡喹酮、阿苯达唑和三氯苯达唑等。

第四节　布氏姜片吸虫

布氏姜片吸虫（*Fasciolopsis buski* Lankester，1857）简称姜片虫，是寄生于人体、猪的小肠的大型吸虫，可引起姜片吸虫病（fasciolopsiasis）。1873年在我国广东省首先发现本病。中医称之为"赤虫"，早在 1600 多年以前我国东晋时期已有记载。姜片虫病主要流行于亚洲，故又称为亚洲大型肠吸虫（giant Asian intestinal fluke）。

一、形态

1. 成虫　虫体硕大肥厚，活体呈肉红色，背腹扁平，前尖后钝，近椭圆形，大小为（20～75）mm×（8～20）mm×（0.5～3）mm，体表有棘，雌雄同体，是寄生在人体的最大吸虫。口吸盘在虫体前端，腹吸盘紧靠口吸盘之后。腹吸盘肌肉发达呈漏斗状，比口吸盘大 4～5 倍。咽和食管短，两肠支沿虫体两侧呈波浪状下行至虫体后端，末端为盲管。睾丸两个，前后排列于虫体后半部的大半，高度分支呈珊瑚状，具长袋状阴茎袋。卵巢呈分支状，子宫管状，盘曲在卵巢与腹吸盘间，无受精囊，有劳氏管，卵黄腺发达，广泛分布于虫体两侧（图 37-6）。

2. 虫卵　椭圆形，大小为（130～140）μm×（80～85）μm，是人体寄生虫中最大的蠕虫卵。虫卵浅黄色，卵壳薄而均匀，一端有一不明显的小卵盖，内含一个卵细胞和 20～40 个卵黄细胞（图 37-6）。

二、生活史

姜片虫需要有两种宿主才能完成其生活史。中间宿主是扁卷螺，终宿主是人和猪。以菱角、荸荠、茭白、藕、水浮莲、水浮萍等水生植物作为植物媒介。

成虫寄生于人体或猪的小肠内，卵随粪便排出，落入水中后，在适宜的温度（26～32℃）条件下经 3～7 周的发育即可从卵内孵出毛蚴，毛蚴侵入中间宿主扁卷螺的淋巴间隙中，经 1～2 个月完成胞蚴、母雷蚴、子雷蚴及尾蚴各阶段的发育增殖。成熟的尾蚴从螺体中分批逸出，在水生植物表面黏附，然后分泌成囊物质形成囊蚴。人和猪生食含有这种囊蚴的水生植物而感染，在终宿主的消化

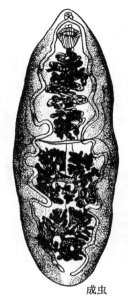
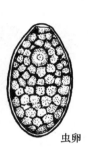

成虫　　　　　虫卵

图 37-6　布氏姜片吸虫成虫和虫卵

道，囊蚴在小肠消化液和胆汁的作用下，脱囊逸出后尾蚴，后尾蚴借吸盘附着于肠壁，在肠内经 1～3 个月发育为成虫，成虫寿命约 1 年（图 37-7）。

三、致病性

姜片虫的致病作用包括机械性损伤及虫体代谢产物被宿主吸收引起的超敏反应。

1. 致病机制　姜片虫主要寄生于人体的小肠上段，也可累及胃幽门和结肠。其腹吸盘吸力较大，可造成肠黏膜损伤，虫体摄取人体肠道内的营养物质，并遮盖肠壁黏膜，妨碍肠壁对营养物质的吸收。其代谢产物也可引起毒性反应。大量虫体（虫体可达数千条）寄生时可造成肠梗阻，当虫体进入阑尾时可导致阑尾炎。受伤肠黏膜可见充血、肿胀、黏液分泌增多及炎症反应，有时可致出血并形成溃疡。黏膜及黏膜下层均可见淋巴细胞浸润。

2. 临床表现　潜伏期 2～3 个月，由于感染虫体数量及人体的生理状况不同，临床表现颇有差别。感染轻者可无明显症状或仅有消化不良和腹部不适；感染重者可出现间歇性腹泻、腹痛、恶心、呕吐等症状，腹泻和便秘交替出现，或长期慢性腹

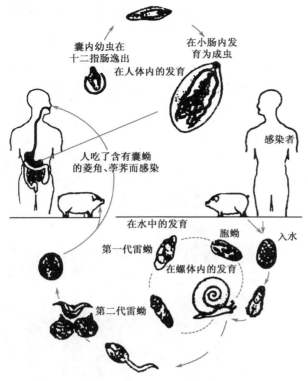

囊内幼虫在
十二指肠逸出

在小肠内发
育为成虫

在人体内的发育

感染者

人吃了含有囊蚴
的菱角、荸荠而感染

在水中的发育

胞蚴

入水

第一代雷蚴

在螺体内的发育

第二代雷蚴

图 37-7　布氏姜片吸虫生活史

泻；严重感染的儿童常有贫血、消瘦、眼睑、面部浮肿，甚至全身性浮肿，也可伴有腹泻、脱水及发育障碍。虫体数量较多扭结成块可引起肠梗阻，也可引起阑尾炎。姜片虫成虫偶尔可寄生在胆道，患者可出现右上腹反复隐痛，伴低热腹胀。

四、诊断

1. 病原学诊断　　检查虫卵可确诊。由于姜片虫卵大，容易识别，生理盐水涂片多可查见虫卵，也可用沉淀法集卵，要注意和肝片形吸虫卵相鉴别。如呕吐物或粪便中排出姜片虫者也可确诊。

2. 免疫学诊断　　免疫学方法作为辅助方法可用于感染早期或流行区大面积普查，如 ELISA 等。

五、流行与防治

1. 流行　　姜片虫病是人、猪共患的寄生虫病，主要流行于亚洲，如印度、孟加拉、泰国、印度尼西亚、菲律宾、日本及中国等国家。我国姜片虫病主要流行于种植经济水生植物（菱角、荸荠、茭白等）及用青饲料（如水浮莲、水浮萍、菱叶等）喂猪的地区，如安徽、浙江、福建、江苏、河南等地，感染者以青少年多见。2015 年调查显示，我国农村地区感染率为 1.70/100 000。

本病的流行除了因粪便入水（如将猪舍或厕所建在有水生植物的水体边或用粪便施肥），水中有扁卷螺的存在外，主要与生食菱角、荸荠等水生植物或喝生水，以及用青饲料喂猪密切相关。

2. 防治　　加强卫生宣传教育，以普及防治本病的知识。加强粪便管理，防止人、猪粪便通过各种途径污染水体；不生食水生植物、不喝生水，勿用青饲料喂猪；治疗首选药物为吡喹酮。

第五节　并殖吸虫

并殖吸虫是并殖吸虫属（*Paragonimus*）吸虫的统称，因成虫生殖器官并列而得名。成虫主要寄生于宿主的肺内，故又称肺吸虫（lung fluke），引起并殖吸虫病（paragonimiasis），也称肺吸虫病。并殖吸虫种类繁多，目前确认的有效种或亚种为 20 多种，我国较常见的有卫氏并殖吸虫（*P. westermani*）和斯氏狸殖吸虫（*P. skrjabini*），分别引起卫氏并殖吸虫病（又称肺吸虫病）和斯氏狸殖吸虫病，是重要的食源性寄生虫病。

一、卫氏并殖吸虫

1. 形态　　卫氏并殖吸虫 [*Paragonimus westermani* (Kerbert, 1878) Braun, 1899] 的成虫椭圆形，肥厚，背面隆起，腹面扁平，雌雄同体；活体呈红褐色，死后为灰白色；长宽之比约为 2 : 1，大小

为（7.5 ~ 12）mm×（4 ~ 6）mm，体表有细小皮棘。口吸盘在虫体前端，腹吸盘在体中横线偏前处，口吸盘与腹吸盘大小相当。肠管分两支，弯曲延伸至虫体后端。两个指状分支的睾丸左右并列于虫体后 1/3 处；卵巢分 5 ~ 6 叶；子宫盘曲成团，与卵巢并列于腹吸盘之后；卵黄腺由许多密集的卵黄滤泡组成，分布于虫体两侧。

虫卵呈金黄色不规则椭圆形，大小为（80 ~ 118）μm×（48 ~ 60）μm，卵盖大而倾斜，卵壳的近卵盖端较宽，卵壳薄厚不均，卵盖对端则较厚，卵内含一个卵细胞及 10 余个卵黄细胞（图 37-8）。

2. 生活史　　卫氏并殖吸虫的终宿主是人及犬、猫等肉食哺乳动物。第一中间宿主为川卷螺等淡水螺蛳，第二中间宿主为溪蟹和蝲蛄。

成虫寄生于人和犬、猫、虎、狼等食肉动物的肺内，虫卵随痰液咳出或吞痰后随粪便排出。虫卵

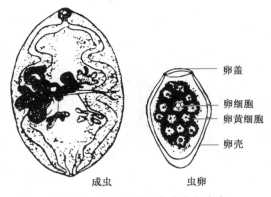

	卵盖
	卵细胞
	卵黄细胞
	卵壳

成虫　　　　虫卵

图 37-8　卫氏并殖吸虫成虫和虫卵

蚴、子雷蚴阶段的发育和无性增殖，约经 3 个月时间形成许多尾蚴。成熟尾蚴从螺体逸出并侵入第二中间宿主淡水蟹和蝲蛄，经 3 个月在蟹和蝲蛄体内形成囊蚴。人或肉食动物等终宿主因食入含活囊蚴的淡水蟹和蝲蛄而感染。在消化液作用下，囊蚴内的幼虫在终宿主小肠内脱囊转变为童虫，童虫穿肠壁进入腹腔，经过 1～3 周窜扰后，穿过横膈经胸腔进入肺。在移行过程中童虫逐渐长大，最后在肺中形成虫囊并逐渐发育为成虫。一个虫囊中一般含有两条成虫，有时也可见到 3 条或更多的成虫。自囊蚴进入终宿主至成虫成熟产卵需 2～3 个月。成虫寿命一般为 5～6 年，最多长达 20 年（图 37-9）。有些童虫可侵入终宿主的皮下等器官形成异位寄生，或持续移行于其他器官。

入水后，在适宜条件下约经 3 周发育为成熟毛蚴。毛蚴钻入第一中间宿主川卷螺体内，经胞蚴、母雷

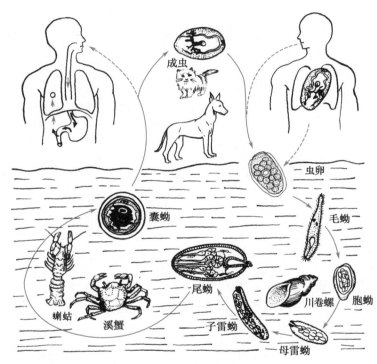

图 37-9　卫氏并殖吸虫生活史

3. 致病性　　卫氏并殖吸虫的致病主要是童虫或成虫在人体组织与器官内移行、寄居造成的机械性损伤，以及其代谢物等引起的免疫病理反应。根据病变过程可分为急性期及慢性期。

急性期主要由童虫移行引起的组织破坏、出血及其代谢产物所引起，可引起脏器浆膜炎和腹膜炎，甚至脏器间的广泛粘连。症状出现于食入囊蚴后数天至 1 个月，重感染者于数小时内即可出现症状。囊蚴脱囊后，童虫穿过肠壁引起肠壁出血。在腹腔、腹壁反复游窜，特别是大多数童虫从肝表面移行或从肝组织穿过，引起肝局部的出血、坏死。

此期全身症状可轻可重，轻度感染者表现为食欲不振、乏力、消瘦、低热等；重度感染者发病急，毒血症状明显，畏寒或高热，伴有胸痛、胸闷、咳嗽、腹痛、腹泻、肝大、腹水等。血象检查：白细胞数增多，可达（20～30）×10^9/L；嗜酸性粒细胞明显增多，一般为 20%～40%，高者可达 80% 以上。

慢性期由童虫进入肺后发育至成虫的过程所引起的病变大致可分为以下 3 期。

（1）脓肿期　　主要由虫体移行引起组织破坏和出血，肉眼可见病灶处呈窟穴状或隧道状，内含虫体和血液，并伴有炎性渗出，主要为中性粒细胞

及嗜酸性粒细胞等。病灶周围产生肉芽组织形成薄的脓肿壁，并逐渐形成脓肿。X线可见边缘模糊、界限不清的浸润性阴影。有胸水时，肋膈角变钝。

（2）囊肿期　因渗出性炎症，大量细胞浸润、聚集，最后细胞死亡、崩解、液化、脓肿内容物变成赤褐色果酱样液体。镜下可见坏死组织、夏科-雷登结晶和大量虫卵。囊壁因肉芽组织增生而肥厚。肉眼可见紫色结节状虫囊。X线可见边缘锐利的结节影。有时可见液面。如虫体转移形成的空囊与其他囊肿贯通，则X线可显示多房性囊样阴影。

（3）纤维瘢痕期　虫体死亡或转移，囊肿内容物经支气管排出或吸收，肉芽组织填充，最后病灶纤维化形成瘢痕。X线显示硬结性或条索状阴影。

以上3期病变常可同时见于同一器官内。

卫氏并殖吸虫病常累及全身多个器官，临床症状较复杂，根据主要损伤部位可分胸肺型、皮肤型、腹型、肝型、脑型及亚临床型等。胸肺型患者有咳嗽、胸痛、咳血痰或铁锈色痰等症状，胸部X线检查显示肺部有明显改变，易被误诊为肺结核或肺炎；皮肤型可见皮下游走性包块或结节；腹型可有腹痛、腹泻及血便等症状；肝型表现为肝大、肝痛、肝功能紊乱、转氨酶升高、白蛋白与球蛋白比例倒置等；脑型可出现阵发性剧烈头痛、癔病样发作、癫痫、瘫痪、视力障碍等颅内占位病征，或下肢无力、麻木、截瘫等脊髓受压的表现；亚临床型患者症状不明显，但多种免疫反应阳性，这类患者可能是轻度感染者，也可能是感染的早期或虫体已被消除的康复期。上述分型并不是绝对的，临床上常有多型并存于同一患者的情况。不论在急性期或慢性期，虫体代谢产物、虫体或虫卵死亡后的异性蛋白对人体产生过敏反应，均可引起非特异性症状。

4. 诊断　从痰和粪便中检出卫氏并殖吸虫卵是确诊的依据。痰标本可用10%氢氧化钠消化处理后离心，取沉淀涂片、镜检；检查粪便内虫卵主要用直接涂片法和离心沉淀法；也可活检皮下包块查找童虫。经病原学检查未见虫卵或虫体者可用免疫学方法进行辅助诊断，常用皮内试验等方法进行筛查。检查血清中的肺吸虫特异性抗体或抗原有辅助诊断价值，免疫检测常采用的方法是酶联免疫吸附试验（ELISA）等，循环抗原检测具有评价疗效和反映感染度的特点。

5. 流行　卫氏并殖吸虫病流行地区广泛，主要流行于亚洲，包括中国、日本、朝鲜、韩国、俄罗斯、菲律宾、马来西亚、印度、泰国，美国、墨西哥及巴西等美洲国家也有报道。2015年调查显示，我国农村地区感染率为1.70/100 000。我国26个省（自治区、直辖市）有病例报道，存在溪蟹型及蝲蛄型两种疫区，溪蟹型疫区点状散布，蝲蛄型疫区主

要在我国东北地区，目前两种疫区的特点是患者不多，呈点状分布，一经查出，很容易得到控制。

卫氏并殖吸虫病多流行在山区或丘陵地带，因山涧溪流适合第一和第二中间宿主繁殖生长与共居，肺吸虫患者的痰和粪便常污染溪水，造成中间宿主的感染；而且流行区的居民有吃生或腌制（或以酒腌泡）螃蟹或蝲蛄的习惯，故能引起肺吸虫病的流行。国外有因生食野猪肉而感染卫氏并殖吸虫的报道，卫氏并殖吸虫在猪体内发育为早期成虫阶段或保持在童虫状态，当人和虎豹等食入猪、野猪肉时，虫体即可进入终宿主体内继续发育为成虫，因此猪和野猪成为卫氏并殖吸虫的转续宿主。

6. 防治　卫氏并殖吸虫病是常见的食源性寄生虫病，卫生宣传教育是最重要的预防措施，提倡不生食螃蟹和蝲蛄及其制品。吡喹酮是治疗该病的首选药物。卫氏并殖吸虫童虫所致皮下包块或压迫脑脊髓的虫体结节可行手术切除。

二、斯氏狸殖吸虫

斯氏狸殖吸虫 [*Pagumogonimus skrjabini*（Chen，1959）Chen，1963] 是我国独有的并殖吸虫虫种，人是其非正常宿主，童虫寄生于人体可引起皮下型、内脏型幼虫移行症。

1. 形态　成虫呈长梭形，两端较尖，大小为（11～18.5）mm×（3.5～6）mm，长宽比例为（2.4～3.2）：1，最宽处在腹吸盘稍后处。口吸盘在虫体顶端，腹吸盘位于体前约1/3处，略大于口吸盘。子宫与卵巢左右并列于腹吸盘前，两个分支状睾丸左右并列在腹吸盘后（图37-10）。

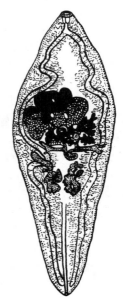

图37-10　斯氏狸殖吸虫

虫卵特征似卫氏并殖吸虫卵，不对称椭圆形，卵壳厚薄不匀、后端明显增厚。平均大小为76μm×46.5μm。卵内含卵细胞和卵黄细胞。

2. 生活史 斯氏狸殖吸虫的生活史与卫氏并殖吸虫相似，但其终宿主为果子狸、猫、犬等动物，第一中间宿主也与卫氏并殖吸虫不同。目前已证实能作为其第一中间宿主的有泥泞拟钉螺、微小拟钉螺、中国小豆螺、建国小豆螺和中国秋吉螺等。能作其第二中间宿主的是锯齿华溪蟹、雅安华溪蟹、河南华溪蟹、福建马来溪蟹、角肢南海溪蟹、鼻肢溪蟹和僧帽溪蟹等。

3. 致病性 人不是斯氏狸殖吸虫的适宜宿主，该虫在人体内不能发育为成虫，侵入的虫体大多处于童虫状态，到处游走难以定居，造成幼虫移行症。临床表现以皮下游走性包块或结节为主。皮下包块呈单个散发或多个成串，常见于胸背部、腹部，也可见于头颈、四肢、腹股沟、阴囊等处。包块边界不清，无明显红肿。活检可见隧道样虫穴、嗜酸性粒细胞浸润、肉芽肿性炎症、坏死渗出物及夏科 - 雷登结晶等，但童虫常不可见。

童虫引起的内脏型幼虫移行症表现复杂，临床不易诊断，应注意与肺结核、肝炎等鉴别。若童虫侵犯胸膜和肺部，可引起渗出性胸膜炎、胸腔积液、胸膜增厚粘连，临床症状常表现为咳嗽、胸痛、气急，胸部 X 线多有胸膜改变，或肺部可见边缘模糊的浸润阴影或囊状阴影；若童虫侵犯肝，则可有肝区疼痛、肝大、转氨酶升高等表现；童虫引起的脑型患者往往有蛛网膜下腔出血。儿童可有心包改变，表现心悸、气短、肝大、下肢水肿、颈静脉怒张。偶有眼部病变和髋关节被破坏。患者可有低热、乏力、食欲下降、血嗜酸性粒细胞明显增加等症。

本虫是人兽共患以兽为主的致病虫种，在动物体内，虫体可在肺部结囊、成熟产卵，引起类似卫氏并殖吸虫的一系列典型病变；还可侵入肝，在肝浅表部位形成急性嗜酸性粒细胞囊肿。

4. 诊断 由于成虫不寄生在人体内，痰和粪便中找不到虫卵。病原学诊断主要依靠皮下包块的活组织检查，皮下包块活检可见嗜酸性肉芽肿、坏死细胞渗出物及夏科 - 雷登结晶，查获童虫即可确诊；血象检查可见嗜酸性粒细胞明显增加。此外，主要的辅助诊断方法有 ELISA 等，可用于早期诊断及流行病学调查。

5. 流行 斯氏狸殖吸虫感染仅见于我国，流行区在青海至山东连线以南，已有病例报道的地区包括甘肃、山西、陕西、河南、四川、重庆、云南、贵州、湖北、湖南、江西、浙江、福建、广西、广东等 15 个省（自治区、直辖市）。本病的传染源不是人，而是患畜与患兽。

6. 防治 预防原则和措施与卫氏并殖吸虫相似。治疗药物首选吡喹酮，使用方法与卫氏并殖吸虫病的治疗相同。

第六节 血 吸 虫

血吸虫病分布于亚洲、非洲及拉丁美洲的 76 个国家和地区。世界卫生组织（WHO）估计，全球约 2 亿人罹患血吸虫病，有 6 亿人口受感染威胁。血吸虫为雌雄异体，故称裂体吸虫（*Schistosoma*）。寄生于人体的血吸虫主要有 6 种，即日本血吸虫（*S. japonicum* Katsurada，1904）、曼氏血吸虫（*S. mansoni* Sambon，1907）、埃及血吸虫（*S. haematobium* Bilharz，1852）、间插血吸虫（*S. intercalatum* Fisher，1934）、湄公血吸虫（*S. mekongi* Voge et al.，1978）和马来血吸虫（*S. malayensis* Greer et al.，1988）。其中，前三种流行最广，日本血吸虫病主要流行于亚洲的 6 个国家和地区，以中国和菲律宾最为严重。在湖南长沙马王堆及湖北江陵出土的 2100 多年前的西汉古尸体内均发现了典型的日本血吸虫卵，足以证明日本血吸虫病流行历史之悠久。1905 年，Catto 在新加坡解剖一例死于霍乱的福建籍华侨尸体时，在肠系膜静脉中检获了日本血吸虫成虫。同年，Logan 在湖南常德一名 18 岁男性青年的粪便中检出日本血吸虫卵。一般认为，日本血吸虫引起的病情最严重，是防治难度最大的血吸虫病。

一、日本血吸虫

日本血吸虫病曾流行于我国长江中下游及其以南地区 12 个省（自治区、直辖市）的 434 个县（市、区）。目前，除湖南、江西和安徽等省部分地区尚处于疫情控制阶段外，其余 9 省（自治区、直辖市）包括上海、浙江、福建、广东、广西、四川、云南、江苏和湖北分别达到传播阻断或传播控制标准。

（一）形态

1. 成虫 雌雄异体，虫体呈圆柱状，外观如线虫。雄虫乳白色，粗短扁平，长 12 ～ 20mm，前端有发达的口吸盘和腹吸盘，腹吸盘以下，虫体向两侧延展，并略向腹面卷曲，形成抱雌沟（gynecophoral canal）。雌虫细长，后段逐渐变粗，体长 20～25mm，腹吸盘大于口吸盘，由于肠管充满消化或半消化的血液，故呈黑褐色，常居留于抱雌沟内，与雄虫呈合抱状态（图 37-11）。通过合抱，雄虫的性信息素（pheromone）从体壁传递给雌虫，促进其生长。一般认为，单性雌虫不能发育至性成熟；而单性雄虫虽可发育成熟，但所需时间较长，体形也较小。

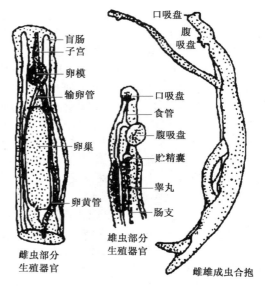

图 37-12　日本血吸虫的结构

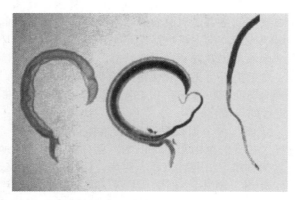

图 37-11　日本血吸虫成虫的形态

消化系统有口、食道、肠管。肠管在腹吸盘前背侧分为两支，向后延伸到虫体后端 1/3 处汇合成盲端。成虫以血液为食，雌虫摄血量远多于雄虫，其肠管内充满被消化的血红蛋白而呈黑色，肠内容物可经口排至宿主血液中。

雄虫生殖系统由睾丸、贮精囊和生殖孔组成。7 个椭圆形睾丸呈单行排列，位于腹吸盘背侧。生殖孔开口于腹吸盘后方。雌虫生殖系统由卵巢、卵腺、卵模、梅氏腺、子宫等组成。卵巢位于虫体中部，长椭圆形。输卵管出自卵巢后端，绕过卵巢而前行。虫体后端充满卵黄腺，卵黄管向前延长，与输卵管汇合成卵模，并为梅氏腺所围绕。卵模与子宫相接，子宫开口于腹吸盘的后方，内含虫卵 50～300 个（图 37-12）。

2. 虫卵　成熟虫卵大小平均为 89μm×67μm，椭圆形，淡黄色，卵壳厚薄均匀，无卵盖，卵壳一侧有小刺，表面常附有宿主组织残留物或粪渣，卵壳内侧有一薄层胚膜，内含成熟毛蚴，毛蚴与卵壳之间常有大小不等圆形或长圆形油滴状的头腺分泌物（图 37-13）。利用电镜观察，卵壳表面呈网状纤维基质及细颗粒状微棘；卵壳切面可见微管，贯通卵内外，毛蚴分泌的可溶性抗原可经卵壳微管释出。在粪便中所见虫卵大多为含毛蚴的成熟卵，而未成熟卵和死亡卵极其罕见。

3. 毛蚴　呈梨形或长椭圆形，左右对称，平均大小为 99μm×35μm，周身被有纤毛，是其活动器官。钻器或称顶突，位于体前端呈嘴状突起；体内前部中央有一袋状结构的顶腺，两个侧腺或称头腺位于顶腺稍后的两侧，呈长梨形，均开口于顶突（图 37-13）。

4. 尾蚴　血吸虫尾蚴为叉尾型，由体部及尾部组成，尾部又分尾干和尾叉。体长 100～150μm。全身体表被有小棘并具有许多单根纤毛的乳突状感觉器。体部前端为头器，头器中央有一个大的单细胞腺体，称头腺。口吸盘位于体前端，腹吸盘位于体部后 1/3 处，肌肉发达，具较强的吸附能力。在尾蚴体内中后部有 5 对单细胞钻腺（penetration gland），左右对称排列，其中 2 对位于腹吸盘前，称前钻腺，内含粗颗粒，为嗜酸性；3 对位于腹吸盘后，称后钻腺，内含细颗粒，为嗜碱性。前后 5 对钻腺分别由 5 对腺管向体前端分左右两束伸入头器，开口于顶端（图 37-13）。

（二）生活史

日本血吸虫的生活史比较复杂，包括在终宿主体内的有性世代和中间宿主钉螺体内的无性世代，生活史中有成虫、虫卵、毛蚴、母胞蚴、子胞蚴、尾蚴和童虫等 7 个阶段（图 37-13）。

日本血吸虫成虫主要寄生于终宿主的门脉-肠系膜静脉系统，借吸盘吸附于血管壁。雌虫产卵于静脉末梢内，虫卵大部分沉积于肠壁的小血管，小部分随血流入肝。虫卵发育成熟后，虫卵随坏死组织脱落入肠腔，随粪便排出体外。粪便中虫卵污染水源，在适宜条件下孵出毛蚴，侵入钉螺体内并逐渐发育形成母胞蚴、子胞蚴和尾蚴。人或动物接触

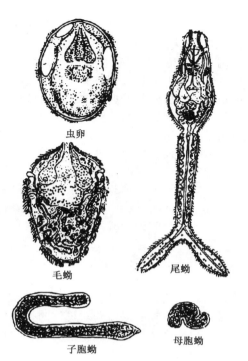

图 37-13　日本血吸虫卵及各期幼虫

含有尾蚴的水而感染。尾蚴侵入皮肤时脱去尾部，即为童虫。童虫钻入小静脉或淋巴管，随血流到右心、肺，穿过肺泡小血管到左心，随血液循环入肝内门脉系统，童虫在此暂时停留并继续发育。当性器官初步分化时，遇到异性童虫即开始合抱，并移行到门脉 - 肠系膜静脉寄居，发育成熟并交配产卵（图 37-14）。

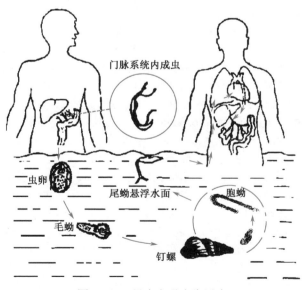

图 37-14　日本血吸虫生活史

1. 成虫产卵及卵的排出　　成虫寄生于终宿主肝外门脉 - 肠系膜静脉系统，可逆血流移行到肠黏膜下层的小静脉末梢产卵，雌虫产卵时可离开或半

离开雄虫的抱雌沟，阵发性地、成串地产出虫卵，每条雌虫每日可产卵 300 ～ 3000 个，产卵量因虫株、宿主及寄生时间长短不同而异。产出的虫卵部分沉积于肠壁小血管中，部分随血流进入肝。约经11 天，初产卵可发育为含毛蚴的成熟虫卵，并在组织中继续存活 10 天左右。由于毛蚴分泌物能透过卵壳，破坏血管壁，并使周围组织发炎坏死；同时肠的蠕动、腹内压增加，致使坏死组织向肠腔溃破，虫卵便随溃破组织落入肠腔，随粪便排出体外。不能排出的虫卵沉积在局部组织中，逐渐死亡、钙化。

2. 毛蚴的孵化　　含虫卵的粪便污染水体，在适宜条件下，卵内毛蚴孵出。毛蚴的孵出与温度、渗透压、光照等因素有关。一般温度愈高，孵化愈快，毛蚴的寿命也愈短，以 25 ～ 30℃最为适宜；低渗透压的水体、光线照射可以加速毛蚴的孵化；最适宜 pH 为 7.5 ～ 7.8。毛蚴孵出后，多分布在水体的表层，做直线运动，并有向温、向光和向上运动的特点。毛蚴在水中能存活 1 ～ 3 天，孵出后经过的时间愈久，感染钉螺的能力愈低。当遇到中间宿主钉螺，就主动侵入，在螺体内进行发育繁殖。

3. 幼虫在钉螺体内的发育繁殖　　钉螺是日本血吸虫唯一的中间宿主。毛蚴借前端钻器的吸附作用和侧腺分泌作用吸附螺软组织；同时，毛蚴顶腺细胞分泌蛋白酶以降解含有糖蛋白成分的细胞外基质，以利其钻入。随后，毛蚴不断交替伸缩，从已被溶解和松软的组织中进入螺体。毛蚴体表纤毛脱落，胚细胞开始分裂，两天后可在钉螺头足部及内脏等处发育为母胞蚴。母胞蚴体内出现生殖细胞，每个生殖细胞均可繁殖成子胞蚴。子胞蚴具有运动性，破壁而出，移行到螺肝内寄生。子胞蚴细长呈节段状，体内胚细胞可分裂、发育为许多尾蚴。一个毛蚴钻入钉螺体内，经无性繁殖产生成千上万的尾蚴，尾蚴在钉螺体内分批成熟。尾蚴形成所需时间与温度有关，需 44 ～ 159 天。发育成熟的尾蚴自螺体逸出水中并活跃游动。

4. 尾蚴逸出及侵入宿主　　影响尾蚴从钉螺逸出的因素很多，最主要的因素是水温，最适温度为20 ～ 25℃；光线对尾蚴逸出有良好的作用；水的pH 在 6.6 ～ 7.8 时，尾蚴逸出不受影响。尾蚴逸出后，主要分布在水面下，其寿命一般为 1 ～ 3 天。尾蚴存活时间与感染力因环境温度和水的性质及尾蚴逸出后时间的长短而异。当尾蚴遇到人或动物皮肤时，通过吸盘吸附在皮肤上，依其体内腺细胞分泌酶的作用、头器的伸缩及虫体运动等机械作用，协同完成钻穿宿主皮肤的过程。

5. 成虫定居及营养　　尾蚴脱去尾部，侵入宿主皮肤后，称为童虫（schistosomula）。从尾蚴侵入宿主到成虫成熟并开始产卵约需 24 天，产出的虫卵在组织内发育成熟需 11 天左右。成虫在人体内存活时间因虫种而异，成虫平均寿命约 4.5 年，最长可活 40 多年。

血吸虫生长发育的营养物质来自宿主，它具有两个吸收物质的界面，每一界面对吸收的物质具选择性。体壁附有吸收和交换等重要生理功能，目前认为单糖的摄入主要通过体壁而不是肠道，并且能吸收介质中的氨基酸。血吸虫摄取营养的另一个途径是肠道，虫体通过口腔不断吞食宿主的红细胞，据估计每条雌虫摄取红细胞数为 $3.3 \times 10^5/h$，而雄虫仅为 $3.9 \times 10^4/h$。红细胞被虫体内的蛋白分解酶消化，雌虫的酶活力远比雄虫高。

（三）致病性

血吸虫发育的不同阶段，包括尾蚴、童虫、成虫和虫卵均可对宿主产生不同的损害和复杂的免疫病理反应，主要致病阶段为虫卵。根据病因的免疫病理学特性，有学者认为血吸虫病属于免疫性疾病。

1. 尾蚴及童虫所致损害　尾蚴穿过皮肤可引起皮炎，局部出现丘疹和瘙痒，是一种速发型和迟发型变态反应。病理变化为毛细血管扩张充血，伴出血水肿，周围有中性粒细胞和单核细胞浸润。实验证明，感染小鼠的血清和淋巴细胞被动转移到正常小鼠，再用尾蚴进行初次攻击，同样可发生尾蚴性皮炎，说明这种免疫应答在早期是抗体介导的。

童虫在宿主体内移行时，所经过的器官（特别是肺）出现血管炎，毛细血管栓塞、破裂，产生局部细胞浸润和点状出血。当大量童虫在人体移行时，患者可出现发热、咳嗽、痰中带血、嗜酸性粒细胞增多，这可能是局部炎症及虫体代谢产物所致。

2. 成虫所致损害　成虫一般无明显的致病作用，少数可引起轻微的机械性损害，如静脉内膜炎等。其代谢产物、虫体分泌物、排泄物、虫体外皮层更新脱落的表膜等，在机体内可形成免疫复合物，对宿主产生危害。

3. 虫卵所致的损害　虫卵是日本血吸虫的主要致病阶段，其沉着在宿主的肝及肠壁等组织，所引起的肉芽肿和纤维化是血吸虫病的主要病变。

肉芽肿形成和发展的病理过程与虫卵发育有关。当卵内毛蚴成熟后，其分泌的酶、蛋白质及糖等物质称可溶性虫卵抗原（soluble egg antigen，SEA）。SEA 透过卵壳微孔缓慢释放，致敏 T 细胞，当再次遇到相同抗原后，刺激致敏的 T 细胞产生各种淋巴因子，诱发肉芽肿反应。研究结果表明：巨噬细胞吞噬 SEA，然后将处理过的抗原呈递给辅助性 T 细胞（Th），同时分泌白介素 1（IL-1），激活Th，使其产生各种淋巴因子，其中白介素 2（IL-2）促进 T 细胞各亚群的增生；γ- 干扰素增进巨噬细

胞的吞噬功能。此外，还有嗜酸性粒细胞刺激素（ESP）、成纤维细胞刺激因子（FSF）、巨噬细胞移动抑制因子（MIF）等吸引巨噬细胞、嗜酸性粒细胞及成纤维细胞等汇集到虫卵周围，形成肉芽肿，俗称虫卵结节。日本血吸虫卵常成簇成串沉积于组织内，所以虫卵肉芽肿的体积大，其细胞成分中嗜酸性粒细胞数量多，并有浆细胞。肉芽肿常出现中心坏死，称嗜酸性脓肿。在虫卵周围常常可见到抗原抗体复合物反应，用苏木素伊红染色的肝切片标本中，虫卵周围可见红色放射状条纹，称何博礼现象（Hoeppli phenomenon）。动物研究的结果表明，日本血吸虫卵肉芽肿的形成，属于 T 细胞介导的 IV 型变态反应。

虫卵肉芽肿的形成是宿主对致病因子的一种免疫应答。一方面，通过肉芽肿反应将虫卵破坏清除，并能隔离和清除虫卵释放的抗原，减少血液循环中抗原抗体复合物的形成和对机体的损害；另一方面，肉芽肿反应破坏了宿主正常组织，不断生成的虫卵肉芽肿及随后的纤维化，易于形成相互粘连的瘢痕组织，导致干线型纤维化及硬变等一系列病变。这类病变主要见于虫卵沉积较多的肝、肠组织。在肝内，重度感染患者门脉周围出现广泛的纤维化，肝切面上，围绕在门静脉周围长而白色的纤维束从不同角度插入肝内，称干线型肝纤维化（pipestem fibrosis），为晚期血吸虫病特征性病变。由于窦前静脉的广泛阻塞，门静脉高压，出现肝脾肿大、侧支循环、静脉曲张、上消化道出血、腹水等症状，故又称肝脾型血吸虫病（hepatosplenic schistosomiasis）。

4. 循环抗原及免疫复合物　血吸虫寄生在宿主静脉内，童虫、成虫和虫卵的代谢产物、分泌物和排泄物，以及虫体表皮更新的脱落物排入血液中，并随血液循环至各组织，成为循环抗原。在血吸虫感染宿主血内可检出的主要的循环抗原有：肠相关抗原（gut associated antigen，GAA）、表膜相关抗原（membrane associated antigen，MAA）和可溶性虫卵抗原（soluble egg antigen，SEA）。宿主对这些循环抗原可产生相应的抗体，抗原与抗体结合，形成免疫复合物。实验研究认为，血吸虫病患者合并肾损害时，出现的蛋白尿、水肿及肾功能减退与免疫复合物沉积引起的 III 型变态反应有关。

5. 临床表现　根据患者的感染度、营养、免疫状态、是否及时治疗等情况不同而异。日本血吸虫病病程可分为急性期、慢性期和晚期 3 个阶段。当尾蚴侵入皮肤后，部分患者局部出现丘疹或荨麻疹，雌虫开始大量产卵后，少数患者出现以发热为主的急性变态反应性症状，常在接触疫水后 1～2 个月出现，除发热外，还出现腹痛、腹泻、粪中带

有黏液及脓血、肝脾肿大及嗜酸性粒细胞增多,粪便检查血吸虫卵或毛蚴孵化结果阳性,称急性血吸虫病。然后,病情逐步转向慢性期,此时多数患者无明显症状和不适,或不定期处于亚临床状态,表现为乏力、消瘦、贫血、腹泻、肝脾肿大,在流行区90%的血吸虫病患者为慢性血吸虫病。重感染患者和少量多次重复感染后,部分患者开始发生晚期病变。晚期血吸虫病可分为巨脾、腹水及侏儒3型。在临床上常见的是以肝脾肿大、腹水、门脉高压、侧支循环所致食管下端及胃底静脉曲张为主的综合征。血吸虫肝硬化患者在晚期可并发上消化道出血、肝性昏迷等严重症状而致死。儿童和青少年如感染严重,可出现垂体前叶功能减退,影响生长发育和生殖,如侏儒症。

6. 异位寄生与异位损害 日本血吸虫成虫在门脉系统以外的静脉内寄生称异位寄生。如果成虫寄生或虫卵沉着在肝及肠壁组织以外的组织和器官并造成损害时,称为异位血吸虫病。常见的异位损害以脑及肺部多见,并曾在尸体解剖中发现肺部异位寄生的成虫。此外,国内外尚有胃、心包、肾、胰、甲状腺、十二指肠、阑尾、皮肤、睾丸鞘膜、阴囊、膀胱和子宫黏膜等处血吸虫异位寄生的报道。有研究表明,随着感染尾蚴数量的增加,感染动物出现异位寄生的概率也增多。多发生在大量尾蚴感染的急性期,而慢性期及晚期患者也可出现。晚期因肝纤维化,发生侧支循环,门腔系统吻合支扩大,肠系膜静脉的虫卵可被血流带到肺、脑或其他组织引起病变。

(四)免疫

1. 血吸虫抗原 血吸虫抗原种类很多,可根据抗原的来源、性质和诱发宿主免疫应答的功能等来分类。因此,研究和了解血吸虫抗原及其与宿主的相互作用是血吸虫病免疫学的一个重要部分。

2. 伴随免疫 通过动物实验观察发现,伴随免疫是初次感染的成虫引起的、针对再感染幼虫的一种免疫力。初次感染的成虫能逃避宿主的免疫攻击,因而能在已建立免疫应答的宿主血管内存活并产卵。由于虫体表面结合有宿主的抗原,逃避了宿主免疫系统的识别,这种现象称免疫逃避(immune evasion)。因此,伴随免疫是非消除性免疫,反映了血吸虫对寄生宿主的适应性,是一种宿主免疫效应与血吸虫逃避宿主免疫之间动态平衡的结果。

3. 免疫效应机制 关于血吸虫感染中适应性免疫效应机制的了解,一方面来自各实验动物模型的研究,另一方面取自于体外免疫效应机制的研究。影响血吸虫免疫效应机制的因素很多,且不同宿主抗血吸虫的免疫机制各不相同,迄今尚无一种实验动物模型能完全反映人体感染时产生免疫力的状况。资料表明:抗体、补体和免疫细胞参与了免疫效应;宿主的适应性免疫主要针对再次入侵的童虫,体内被清除的部位主要见于皮肤和肺;这种免疫力通常有种的特异性,并且免疫力是不完全的,有一部分攻击感染的虫体可逃避免疫攻击,在宿主体内完成发育。对曼氏血吸虫和埃及血吸虫的流行病学调查及治疗后对再感染抵抗力的研究表明,人体感染血吸虫后可产生对再感染的免疫力,且与年龄相关,10岁以下儿童对再感染的免疫力低,随着年龄增大,抗再感染的能力逐渐增强,这种免疫力是缓慢形成的。有研究证实,细胞毒性T细胞并无杀虫活性;抗体与细胞协同产生的针对童虫的细胞毒作用即抗体依赖性细胞介导的细胞毒作用(ADCC)是杀伤童虫的主要效应机制。曼氏血吸虫早期童虫的表面抗原与大鼠感染血清中的IgG2a或IgE结合,而后嗜酸性粒细胞的Fc受体与抗体的Fc片段结合,嗜酸性粒细胞与虫体表面密切接触,脱颗粒后,自颗粒中释放出主要碱性蛋白(major basic protein,MBP),分布于虫体表面,损伤皮层、杀死虫体。

(五)诊断

血吸虫病的诊断包括病原学诊断和免疫学诊断两大部分,具体方法可参见国家卫生标准中有关寄生虫病的诊断标准及其附录。

1. 病原学诊断 从粪便内检查虫卵或孵化毛蚴,以及从直肠黏膜活体组织检查虫卵。

(1)直接涂片法 重感染地区患者粪便或急性血吸虫病患者的黏液血便中常可检查到血吸虫虫卵,方法简便,但漏检率高。为了提高检出率,常需多次送检或一粪多检。

(2)毛蚴孵化法 可提高阳性检出率。在现场进行大规模粪便检查时,为了提高功效,常采用浓集的办法,如采用尼龙绢筛集卵法,可缩短集卵时间,降低损耗,便于流动性普查;采用塑料杯顶管孵化法,使毛蚴集中便于观察。

(3)改良加藤法 常用作血吸虫病患者粪卵的定量计数,可测定感染人群每克粪便虫卵数(eggs per gram,EPG),并考核防治效果。但由于其漏检率高,故不适宜用于对轻度流行区人群的普查。

(4)直肠黏膜活检 慢性及晚期血吸虫病患者肠壁组织增厚,虫卵排出受阻,故粪便中不易查获虫卵,可采用直肠镜检查。血吸虫病患者肠黏膜内沉积的虫卵,其中有活卵、变性卵和死卵。对未治疗患者检出的虫卵,不论死活均有参考价值;对已治疗患者,如有活卵或近期变性卵,表明受检者体内尚有活虫寄生。

2. 免疫学诊断

（1）抗体检测　　血吸虫病患者未经病原治疗，特异性抗体阳性的间接诊断意义较大。目前常用的方法有以下几种。

1）环卵沉淀试验（circunoval precipitin test, COPT）：通常检查 100 个虫卵，阳性反应虫卵数（环沉率）等于或大于 5% 时，即为阳性。粪检阳性者，COPT 阳性率为 94.1%～100%。健康人假阳性率为 3.1%，与肺吸虫病、华支睾吸虫病可出现交叉反应。患者经有效治疗后，COPT 阴转较慢。若血吸虫病患者距末次治疗时间已有 3～5 年，而 COPT 环沉率为 3% 或 3% 以上者，可结合临床表现考虑给予重复治疗。

2）间接红细胞凝集试验（indirect haemagglutination test, IHA）：与粪检阳性者的符合率为 92.3%～100%，正常人假阳性率在 2% 左右，与肺吸虫、华支睾吸虫、旋毛虫感染者可出现交叉反应。IHA 操作简便，用血量少，判读结果快。目前，国内应用广泛，多年来一直用于全国血吸虫病流行区疫情监测点的查病。

3）酶联免疫吸附试验（enzyme-linked immunosorbent assay, ELISA）：酶联免疫吸附试验的敏感性和特异性较高，阳性检出率为 95%～100%，假阳性率为 2.6%。目前其已被应用于我国血吸虫病疫情监测工作。近年来，在载体、底物及抗原的纯化方面都做了改良，如快速 -ELISA 等。

（2）检测循环抗原　　由于治疗后抗体在宿主体内存留较长时间，其阳性结果往往不能区分现症感染和既往感染，也不易于评价疗效。从理论上讲，循环抗原的检测有其优越性，但是要过渡到临床实用阶段仍有许多问题和影响因素亟待探讨与解决，如目前检测的方法有待改进和规范化，循环抗原在感染宿主体内消长规律及治疗后的转归机制等尚有待探讨。

此外，尚有许多种方法如免疫酶染色试验（IEST）、间接荧光抗体试验（IFAT）、胶乳凝集试验（LA）等。值得注意的是，近几年来单克隆抗体、免疫层析、基因工程、免疫传感器等新材料、新技术已经用于血吸虫病的实验诊断研究，这些方法虽处在不断发展与完善之中，但已经展示出潜在的应用价值。

（六）流行与防治

1. 地理分布与流行概况　　我国流行日本血吸虫病，新中国成立初期流行病学调查估算，我国有血吸虫病患者 1100 万以上。鉴于血吸虫病的严重危害，我国于 20 世纪 50 年代就开始全国血吸虫病的防治工作，先后分阶段采取了以灭螺为主、控制疾病为主和以控制传染源为主的综合防治策略，取得了举世瞩目的成就。但是，由于血吸虫的终宿主多，随着现代社会经济的发展，人畜流动频繁造成传染源的扩散；中间宿主钉螺广泛存在，消灭钉螺困难；加之吡喹酮单一治疗药物长期化疗带来的耐药性等，处于血吸虫病疫情控制阶段或传播控制初期的流行区，疫情仍有反弹的可能。2015 年调查显示，我国农村地区感染率为 0.80/100 000。近年，洞庭湖区仍有散在急性血吸虫病例发生，而且每年还有新的晚期患者出现。

2. 流行环节

（1）传染源　　日本血吸虫病是人兽共患寄生虫病，其终宿主除人以外，有 40 多种哺乳动物，特别是耕牛为主要传染源。由于储存宿主种类繁多、分布广泛，其防治工作难度加大。评价这些动物在流行病学上的意义，既要考虑这些动物数量及它们与人类之间的关系，还要考虑到动物粪便中的含卵量及其扩散与污染环境的程度。

（2）传播途径　　含有血吸虫虫卵的粪便污染水源、钉螺的存在及群众接触疫水，是三个重要的环节。粪便污染水的方式与当地的生产方式、居民生活习惯及家畜的饲养有密切关系。当水体中存在感染血吸虫的阳性钉螺时，便成为疫水，对人、畜具有感染性。

钉螺是日本血吸虫的唯一中间宿主，学名为湖北钉螺（*Oncomelania hupensis* Gredler, 1881）。螺壳小，圆锥形，有 6～8 个螺旋，长 10mm 左右，宽 3～4mm，壳口卵圆形，外缘背侧有一条粗的隆起称唇嵴。钉螺是两栖淡水螺类。钉螺雌雄异体、卵生。主要在春季产卵，一个雌螺一般产卵在 100 个以内。幼螺在水下生活，到秋季发育为成螺。钉螺寿命一般为 1～2 年。钉螺孳生地的特点是：土质肥沃、杂草丛生、水流缓慢。随着气温的变化，它可分布在孳生地的土表及土层（包括泥土裂缝、洞穴、草根四周）。钉螺的食性很广，包括腐败植物、藻类、苔藓等。钉螺在自然界生存的基本条件是适宜的温度、水、土壤和植物。

（3）易感人群　　不论何种性别、年龄和种族的人群，对日本血吸虫普遍易感。在多数流行区，年龄感染率通常在 11～20 岁升至高峰，然后下降。

3. 流行因素　　包括自然因素和社会因素两方面。自然因素很多，主要是影响血吸虫生活史和钉螺的自然条件，如地理环境、气温、雨量、水质、土壤等；社会因素是指影响血吸虫病流行的政治、经济、文化、生产运动、生活习惯等，如环境卫生、人群文化素质、经济水平、生产生活方式和行为等都直接影响到血吸虫病的流行。长江三峡库区血吸虫病传播危险因素增加，需要加以重视；退田还湖、平垸行洪、移民建镇，也将使钉螺面积回升和人、畜感染机会增多，都要及时加强血吸虫病流行疫情的监测工作。

4. 流行区类型　我国血吸虫病流行区，按地理环境、钉螺分布及流行病学特点可分为 3 种类型，即湖沼型、平原水网型和山区丘陵型。

（1）湖沼型　主要分布在湖南、湖北、江西、江苏、安徽等省的长江沿岸和湖泊周围。存在着大片冬陆夏水的洲滩，钉螺分布面积大，呈片状分布，占全国钉螺总面积的 80% 以上。

（2）平原水网型　主要分布在长江三角洲如上海、江苏、浙江等处，这类地区河道纵横，密如蛛网，钉螺沿河岸呈线状分布。人们因生产和生活接触疫水而感染。

（3）山区丘陵型　主要在我国南部，如四川、云南等地，而华东的江苏、安徽、福建、浙江，华南的广西、广东也都有此型。钉螺分布单元性很强，严格按水系分布，面积虽不很大，但分布范围广，环境极复杂。

5. 防治措施　我国血吸虫病流行严重、分布广泛、流行因素复杂，根据几十年来的防治实践和科学研究，制订了当前我国防治血吸虫病的防治策略和措施。2006 年 4 月，我国政府颁布了《血吸虫病防治条例》，使我国血吸虫病的防治步入依法防治、科学防治的轨道。到 2015 年底，全国所有流行县（市、区）除湖南外均达到传播控制标准；已经达到传播控制标准的县（市、区）达到传播阻断标准。

（1）查治患者、患畜，控制传染源　患者的确诊可同时或分别采用病原学和免疫学方法进行。现场大规模普查可根据实际情况采用综合查病方法。查出的患者、患畜要及时同步化疗。用药物杀灭其体内的血吸虫，降低其感染率和感染度，这既是消灭传染源的主要措施，又是控制临床发病、提高人体健康水平的重要手段。群体化疗的效果取决于化疗人群的覆盖面，当人群感染率在 5% 以下时，仅用化疗措施难以进一步降低其感染率。

（2）查螺、灭螺　灭螺可阻断传播途径，是控制日本血吸虫病流行的重要措施之一。湖沼地区主要是控制水位，结合地理情况、农田水利建设、当地居民生产生活方式、家畜放牧地点等影响因素，改变钉螺孳生的环境。平原水网区及部分丘陵地区主要是结合农田生产与水利建设工程灭螺，根据有螺水系分布特点，遵循先上游后下游、由近及远、先易后难的原则，以环境改造为主，局部配合应用药物灭螺为辅。

（3）改水改厕，加强粪便管理　实行安全用水是预防日本血吸虫感染的重要措施，建立安全水源点，如在房屋附近挖深井取水、在洲滩作业区开挖无螺水塘、河边开挖浅井水、人口密集区建自来水厂等；用物理或化学方法处理饮用水，如加热杀蚴，用生石灰、碘酊等杀死尾蚴。管理好人、畜粪便，防止血吸虫卵污染有螺环境，如建造无害化厕所、建沼气池，用氨水、生石灰、硝铵酸、敌百虫和过磷酸钙等化学试剂杀灭虫卵；实施家畜圈养、不让病畜粪便污染有螺的湖州草滩。

（4）开展健康教育，加强个人防护　要加强健康宣传教育，即对易感人群宣传血吸虫病的危害、防治知识与技能，以提高人们的自我保健能力与意识，从而达到防止血吸虫感染的目的。一般对流行区居民可开展"化疗依从性教育＋防护技能培训"，对学生可采取"视听教育＋防护技能培训＋奖励激励"等措施，并在疫区制定血防村规民约等。流行季节加强个人防护，可涂擦防护药或口服预防药。

（5）开展疫情动态监测　即在日本血吸虫流行区对人畜感染、钉螺消长等动态、趋势及有关的因素进行观察、记录、分析，为制定、评价、修改防治策略和措施提供科学依据。

二、曼氏血吸虫

曼氏血吸虫（*Schistosoma mansoni* Sambon, 1907）在 1902 年被 Manson 在西印度群岛发现，1907 年 Sambon 将其定名为曼氏血吸虫，主要分布在非洲、中东、加勒比海地区、巴西、委内瑞拉、苏里南等 54 个国家和地区，全球受其感染的人数约 8000 万。它寄生于门脉血管内，虫卵有明显的侧刺，病变主要在结肠和肝，产生虫卵肉芽肿与纤维化，与日本血吸虫病相似但较轻。急性期有发热、腹泻、肝肿大、压痛等症状。慢性期有纤维化引起的门脉高压症状；巨脾与食管下端静脉曲张破裂大出血等。治疗血吸虫病的有效药物为吡喹酮，但该药不能阻止再次感染，单一药物的长期大规模现场应用，血吸虫产生耐药性的问题也值得关注。

（一）形态与生活史

曼氏血吸虫为雌雄异体，它的生活史分为有性和无性生殖世代。生活史过程包括成虫、虫卵、毛蚴、母胞蚴、子胞蚴、尾蚴、童虫 7 个阶段，与日本血吸虫生活史相似。

1. 成虫　曼氏血吸虫 95% 的成虫寿命为 2.7 ～ 4.5 年，平均寿命为 3.3 年。个别病例体内少数成虫最多可存活 26 ～ 30 年。成虫主要寄生在终宿主的大肠、盲肠的肠系膜静脉中，借吸盘吸附于血管壁，以血液为营养。曼氏血吸虫的表皮对其致病尤其重要。合抱的雌雄虫体通常逆血液流移行至肠黏膜下层小静脉的末梢产卵。

2. 虫卵 随粪便排出的虫卵呈棕黄色，长椭圆形。卵的大小随发育程度及宿主种类而略有不同。一般长 112～175μm，宽 45～68μm。无卵盖，具有一个明显的侧棘，侧棘长 20μm。卵内含发育的胚或成熟的毛蚴。

3. 毛蚴 呈梨形或长椭圆形。长 150～180μm，宽 70～80μm，外部的表皮被纤毛覆盖，利于其在水中移动。顶突位于前端，呈嘴突起状。体内前部中央为呈袋状的顶腺，两侧是呈长梨形的单细胞侧腺。腺体分泌物中含有中性黏多糖、蛋白质和酶等物质，被称作可溶性虫卵抗原（soluble egg antigen, SEA）。毛蚴含有光感受器，具有积极的向光趋向性；毛蚴可背离重力影响向上游动，多分布于水体的表层；在中间宿主存在的地方，毛蚴的化学感受器可以探测到由双脐螺释放的脂肪酸和一些胺类分泌物，毛蚴会向含这些物质的地方移动，使侵入中间宿主的机会增多。

4. 中间宿主 曼氏血吸虫的中间宿主是双脐螺，盘状，螺层在一个平面上旋转，直径可达 7～22mm。双脐螺生活在淡水中，以摄食水生植物和水藻为生。双脐螺为扁卷螺科扁卷螺亚科中的一个属，包括光滑双脐螺（*Biomphalaria glabrata*）、亚氏双脐螺（*Biomphalaria alexandria*）、苏丹双脐螺（*Biomphalaria sudanica*）、浦氏双脐螺（*Biomphalaria pfeifferi*）等。双脐螺无厣，水生性，与钉螺水陆两栖不同。

5. 胞蚴 进入双脐螺体内，曼氏血吸虫毛蚴体表纤毛脱落，胚细胞分裂，在双脐螺头足部及内脏等处形成具有薄壁、充满胚细胞的母胞蚴。母胞蚴体内的胚细胞经过分裂、增殖形成许多呈长袋状的子胞蚴。子胞蚴具有运动性，发育成熟后自母胞蚴逸出，并移行至螺体肝和生殖腺组织中寄生。子胞蚴体内的胚细胞，经胚球阶段发育为大量尾蚴。成熟的尾蚴从子胞蚴体前端破裂处进入螺体组织，在头腺分泌物的作用下从双脐螺体内逸出。

6. 尾蚴 曼氏血吸虫的尾蚴属叉尾型，长 280～360μm，分体部和尾部，尾部又分尾干和尾叉。尾蚴外被一层多糖膜，称糖萼（glycocalyx）。体部前端为头器，内有一单细胞头腺。腹吸盘周围有 5 对左右对称排列的单细胞腺体，称钻腺。2 对前钻腺内含钙、碱性蛋白和多种酶类，具有粗大的嗜酸性分泌颗粒；3 对后钻腺内含丰富的糖蛋白和酶，具较细的嗜碱性分泌颗粒。尾蚴从螺体逸出后在水中一般可存活 1 天，其感染力因环境温度、水的性质和尾蚴逸出后时

间长短而异。尾蚴在水中游动时若与宿主皮肤接触，即利用其吸盘黏附于皮肤表面，然后借助腺体分泌物的酶促作用，体部的强烈伸缩活动和尾部的摆动而钻穿宿主皮肤。

7. 童虫 尾蚴钻入宿主皮肤时脱去尾部，进入血流，在体内移行直至到达寄生部位，在发育为成虫之前均称为童虫（schistosomulum）。到达肝后（肝门型童虫），童虫开始摄食红细胞，逐渐完成肠管和性腺的发育成熟。感染后 25～28 天，性成熟的雌雄血吸虫配对，沿肝门静脉逆血液循环迁移到肠系膜分支寄生、交配，感染后 30～35 天产卵。

（二）流行

曼氏血吸虫分布于从阿拉伯半岛至巴西、苏里南、委内瑞拉和加勒比的一些岛屿。曼氏血吸虫病作为人畜共患病，其传染源的范围很广泛，而且其保虫宿主已在多个国家被发现，迄今报道有 40 种哺乳动物有曼氏血吸虫自然感染，终宿主主要是人、狒狒和啮齿动物。中间宿主存在广泛，为扁卷螺科中的双脐螺（*Biomphalaria*），彻底消灭钉螺不仅困难而且可能影响生态平衡。易感者即曼氏血吸虫感染缺乏免疫力而易感染的人或动物，一般是少儿或流动人员，他们易发生急性血吸虫感染。加之吡喹酮单一治疗药物长期化疗使有些虫株表现出耐药性等，血吸虫病疫情形势依然严峻。

流行的区域性较明显，与螺孳生地分布、人群活动情况和村庄、气温等均有关。在肯尼亚发现，长期干燥的天气使一处小流行区的螺蛳孳生地消失，导致该地区的血吸虫病传播停止。流行区不同人群感染也不完全一致，通常一社区内的大部分虫卵仅来源于一小部分的居民，呈聚集分布。在埃塞俄比亚和巴西，50% 的虫卵来自 5%～6% 的社区感染人群。不同年龄组的人群感染率及感染度也不一致，在巴西，高感染率主要发生在 10～14 岁年龄组。

（三）防治

1. 防治策略 安全饮水和水利设施缺乏造成的人与疫水接触时间延长，是感染血吸虫病的主要原因。曼氏血吸虫病防治策略的重点在于对患者及感染者进行吡喹酮定期治疗。防治目标是降低疾病发病率，缓解并治愈高危人群症状、防止感染者病情恶化成晚期慢性血吸虫病。防治重点在于疫区学龄儿童与易感人群如孕妇、哺乳期妇女及职业接触疫水的人群，如渔民、农民、灌溉工人等。

2. 防治对策 类似日本血吸虫病的防治，采取灭螺即阻断传播途径的方式，是控制曼氏血吸

虫病流行的措施之一。开展保护性化疗，用吡喹酮降低感染率和感染度，这既是消除传染源的主要措施，又是控制临床发病、提高人体健康水平的重要手段。通过健康教育，加强宣传血吸虫病的危害、防治知识与技能，以提高人们的自我保健意识与能力；通过水利基础设施改善、安全用水与个人防护，减少人与疫水接触的时间，从而降低被感染的概率。

三、埃及血吸虫

埃及血吸虫（*Schistosoma haematobium* Bilharz, 1852）是由德国病理学家 Bilharz 于 1851 年在埃及首先发现的。埃及血吸虫分布于非洲、马尔加什和中东。根据埃及古尸木乃伊中的研究，本病在非洲已存在数千年之久。最早在埃及莎草纸记载有血尿的报道并称之为 aga 疾病；古代巴比伦的医书上也有关于虫子引起膀胱出血的记载。在非洲和西亚，不少国家同时有埃及血吸虫和曼氏血吸虫的分布，其防治原则与曼氏血吸虫的防治相同。

现将寄生于人体的 3 种血吸虫列表比较（图 37-15～图 37-17，表 37-2）。

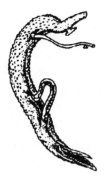

图 37-15 曼氏血吸虫雌雄成虫合抱

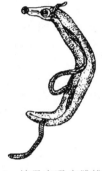

图 37-16 埃及血吸虫雌雄虫合抱

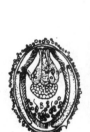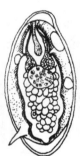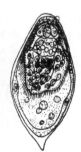

日本血吸虫　　　曼氏血吸虫　　　埃及血吸虫

图 37-17 3 种主要血吸虫虫卵的比较

表 37-2 寄生于人体的 3 种血吸虫的主要区别

鉴别点		日本血吸虫	曼氏血吸虫	埃及血吸虫
雄虫	大小 /mm 表皮 睾丸数	（9～22）×（0.5～0.55） 光滑，仅在抱雌沟有小棘 7（6～9）	（6～14）×1.1 背侧多有结节，上有皮棘 6～9（4～13）	（10～15）×（0.75～1） 有小结节 4（4～5）
雌虫	大小 /mm 卵巢位置 子宫内卵数	（12～28）×0.3 约在虫体中线 50 个以上	（7～17）×1.16 在中线之前 常为 1 个	（16～20）×0.25 在中线之后 10～30 个
虫卵	大小 /μm 特点 排出途径	（7～106）×（50～80） 卵圆形，一侧有小刺 粪便	（112～182）×（45～73） 长卵圆形，侧刺长而大 粪便	（83～187）×（40～73） 纺锤丝，一端有小刺 尿液
成虫寄生部位		肝外门脉及肠系膜上、下静脉	肠系膜静脉及痔静脉丛	膀胱静脉及骨盆静脉丛
宿主病变部位		主要在肝、肠壁	主要在肝、肠壁	膀胱和生殖器官
中间宿主		钉螺	双脐螺	水泡螺
保虫宿主		种类繁多的家畜和野生动物	狒狒、猴、田鼠等	田鼠、狒狒
流行区		亚洲（中国、日本、菲律宾、印度尼西亚）	非洲、拉丁美洲、西印度群岛	非洲、亚洲西部、葡萄牙

四、尾蚴性皮炎

尾蚴性皮炎（cercarial dermatitis）在我国水稻产区又称稻田皮炎，在美国、加拿大沼泽地区因游泳而感染称"游泳痒"等，多是禽类或畜类血吸虫尾蚴侵入人体皮肤所引起的疾病。这类血吸虫在人体内不能发育为成虫，世界各地均有报道，成为一些地区常见病、多发病，其病原种类很多，国外报道的至少有 60 种，我国常见的是毛毕属尾蚴和东毕属尾蚴。

毛毕属（Trichobilharzia）血吸虫如包氏毛毕吸虫（T. paoi）、集安毛毕吸虫（T. jianensis）、眼点毛毕吸虫（T. ocellata）、巨毛毕吸虫（T. gigantica）及中山毛毕吸虫（T. zhongshani）等。包氏毛毕吸虫成虫寄生在鸭体内，虫卵随粪便排至外界，中间宿主为椎实螺（Lymnea），尾蚴发育成熟后自螺体逸出，分布于水中各处，以水面下居多。东毕属（Orientobilharzia）血吸虫如土耳其斯坦东毕吸虫（O. turkestanica），成虫寄生于牛、羊体内，中间宿主也为椎实螺，逸出的尾蚴常分布于水面下数厘米处，渐渐下降，然后又上升，如此反复上下运动。当人体皮肤接触到田、沟水内的上述尾蚴，则可被感染，引起尾蚴性皮炎。

尾蚴侵入皮肤后，局部有刺痛痒感觉，几小时后尾蚴侵入处由小斑点渐变成小米粒大小突出的红色丘疹，有痒感。在一两天内丘疹发展成绿豆般大小，周围有红晕及水肿，有时可连成风疹团。如搔破皮肤，则可引起继发性感染，病变部位多见于手、足及上、下肢等经常接触疫水的部位。经动物实验观察，初次感染，局部皮肤有组织溶解现象，重复感染则出现巨噬细胞和粒细胞浸润。尾蚴腺体分泌物是诱发病变的原因，而局部皮肤炎症反应则属于 I 型和 IV 型变态反应。

我国尾蚴性皮炎分布地区广泛，有吉林、辽宁、上海、江苏、福建、广东、湖南、四川等地，传染源主要是牛和家鸭，人体感染主要是在稻田劳动或放养牛、鸭时接触疫水所致。各地气候条件、媒介螺蛳生态、尾蚴发育时间及劳动方式不同，故各地皮炎流行季节也有所差别。在辽宁，感染季节较短，自 5 月下旬至 6 月上旬为高峰，7 月下旬逐渐消失；在四川，感染季节在 3～10 月，高峰在 5 月。

防治尾蚴性皮炎应根据各地情况采取有效措施。①局部止痒可用 1%～5% 樟脑酒精或鱼黄软膏（鱼石脂、硫黄、氧化锌）涂擦，多种中药泡洗有止痒、消炎作用，症状重者可服用抗过敏药物如息斯敏等。②加强牛粪、禽类的管理，防止污染水体；结合农田管理，采用物理、化学等方法灭螺；在流行季节下田劳动时注意做好个人防护，常用的涂擦防护剂有邻苯二甲酸二丁酯软膏、松香软膏等。

第七节　其他吸虫

一、异形吸虫

异形吸虫（Heterophyid trematodes）是一类属于异形科（Heterophyidae）的小型吸虫，体长仅 0.3～0.5mm，最大者也不超过 2～3mm。在我国常见的异形吸虫有 10 多种，已有人体感染报告的共 5 种，它们是异形异形吸虫（Heterophyes heterophyes V. Siebold, 1852）、横川后殖吸虫（Metagonimus yokogawai Katsurada, 1912）、钩棘单睾吸虫（Haplorchis pumilio Looss, 1899）、多棘单睾吸虫（H. yokogawai Katsuta, 1932）与台湾棘带吸虫（Centrocestus formosanus Nishigori, 1924）。除前两种在台湾报告的病例数较多外，在大陆人体感染的病例较少。2015 年调查显示，我国农村地区异形科吸虫感染率为 1.90/100 000。

1. 形态与结构　成虫呈长梨形，大小为（1～1.7）mm×（0.3～0.4）mm，口吸盘较腹吸盘小，生殖吸盘位于腹吸盘的左下方。睾丸 2 个，位于肠支末端的内侧。贮精囊弯曲，卵巢在睾丸之前紧接卵模，卵黄腺在虫体后部两侧各有 14 个。子宫很长，曲折盘旋，向前通入生殖吸盘（图 37-18）。虫卵大小为（28～30）μm×（15～17）μm，棕黄色，有卵盖。

2. 生活史　成虫寄生在鸟类与哺乳动物的肠管。在我国第一中间宿主为淡水螺，种类很多；第二中间宿主为淡水鱼，包括鲤科与非鲤科鱼类，偶然也可在蛙类寄生。卵很小，为（23～30）μm×（12～17）μm，外观与大小都和华支睾吸虫卵相似，鉴别有困难。生活史包括毛蚴、胞蚴、雷蚴（1～2 代）、尾蚴与囊蚴。

3. 致病与诊断　成虫很小，在肠管寄生时可钻入肠壁，因此虫体和虫卵有可能通过血液到达其他器官。在菲律宾，曾在心肌中发现成虫，脑、脊髓、肝、脾、肺与心肌有异形吸虫卵沉着，并可能造成严重后果。重度的消化道感染可出现消瘦等消化道症状。因各种异形吸虫卵形态与华支睾吸虫卵形态近似，难以鉴别，故主要以成虫鉴定虫种。

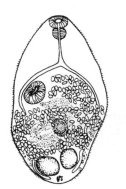

横川后殖吸虫

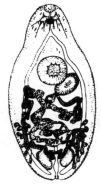

异形异形吸虫

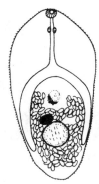

扇棘单睾吸虫

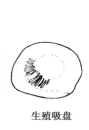

生殖吸盘

图 37-18 几种异形吸虫成虫

4. 防治 主要注意饮食卫生，不吃未熟的鱼肉和蛙肉，以防感染。可使用吡喹酮治疗。

二、棘口吸虫

棘口吸虫是一类属于棘口科（Echinostomatidae）的中、小型吸虫，种类繁多，全世界已报告 600 多种，主要见于鸟类，其次是哺乳类、爬行类，少数见于鱼类。在人体寄生的棘口吸虫多数病例见于东南亚，我国已报告有 10 种，其中日本棘隙吸虫（*Echinochasmus iaponicus* Tanabe，1926）在福建与广东有局部的流行，受检的 3639 人中感染率为 4.9%。近些年来，叶形棘隙吸虫（*Echinochasmus perfoliatus* Gedoelst，1911）、卷棘口吸虫 [*Echinostoma revolutum*（Frohlich，1802）Loss，1899]、九佛棘口吸虫（*Echinochasmus jiufoensis* Liang，1990）在广东省有人体感染的病例报告。

日本棘隙吸虫成虫呈椭圆形或长椭圆形，前端稍窄，后部钝圆且宽，体长 0.65～0.90mm，体宽 0.34～0.50mm。头领发达，具有头棘 24 枚，背部中央间断，头棘大小为（35～45）μm×7μm。腹吸盘位于体中央偏前方。较口吸盘大。睾丸两个，类圆形，位于体后 1/3 处，前后相接排列。卵黄腺自腹吸盘后缘开始分布，至虫体末端。子宫短，内含虫卵仅 1～3 个，卵大小为 80.2μm×51.5μm。

虫卵在水中经发育，孵出毛蚴。中间宿主为淡水螺类，毛蚴侵入后经胞蚴、母雷蚴、子雷蚴等期发育为尾蚴。尾蚴逸出后侵入第二中间宿主（软体动物、蝌蚪或鱼类）形成囊蚴，也可不逸出就在原宿主体内形成囊蚴。麦穗鱼的感染率最高（80.70%），感染度也最高，最多者一条鱼体内即可发现 3751 条囊蚴，囊蚴具感染性，被人或畜禽类吞食后即在小肠发育为成虫。

棘口吸虫病的病理变化主要见于消化道损害。虫体的头棘、体棘和吸盘对肠黏膜的机械刺激可引起肠炎和消化机能障碍。动物实验的病理变化主要是肠卡他性炎症和浅表黏膜上皮脱落、充血与炎症细胞浸润。人体轻度感染常无明显症状，临床表现有乏力、头昏、头痛、食欲不良、腹痛、肠鸣、腹泻、大便带血和黏液等胃肠症状；严重感染者可出现全身乏力、厌食、下肢浮肿、贫血、消瘦、发育不良，甚至合并其他疾病而死亡。在广西桂林、江苏苏州、湖北汉川与广州郊区先后报告因感染日本棘隙吸虫、抱茎棘隙吸虫和九佛棘隙吸虫死亡病例。

棘口吸虫是肠道寄生虫，粪便检查发现虫卵，即可做出诊断。但由于多种棘口吸虫的形态近似，常不易定种，因而需根据成虫形态才能确定。人体主要因吃未煮熟淡水鱼、吞食生蝌蚪等而感染，改变不良的饮食习惯是重要的预防措施。文献报道，吡喹酮对棘口吸虫有较好的远、近期疗效，其驱虫效果较好，副作用轻，给药方便，可作为治疗棘口吸虫病的首选药物。

（吕 刚 叶 彬 汪世平）

第三十八章 绦 虫

第一节 概 述

绦虫（cestode）属于扁形动物门（Platyhelminth）的绦虫纲（Cestoda），均营寄生生活，是人体常见的寄生虫。成虫背腹扁平，长如带状，又称带虫（tapeworm）。除极少数绦虫外，均为雌雄同体。大多数成虫寄生于脊椎动物的消化道中，生活史需 1～2 个中间宿主，在中间宿主体内发育为中绦期幼虫（metacestode），不同种类的中绦期幼虫的形态和名称不同。

寄生于人体的绦虫有多节绦虫亚纲的圆叶目（Cyclophyllidea）和假叶目（Pseudophyllidea）绦虫 30 余种，我国已报道的人体寄生绦虫有 16 种。

一、形态

1. 成虫 背腹扁平呈带状，左右对称，体分节，白色或乳白色。虫体长从数毫米至数米，由数个至数千个节片（segment 或 proglottid）组成。虫体分头节（scolex）、颈节（neck）、链体（strobilus）3部分。

头节位于虫体前端，细小，呈球形、方形或梭形。圆叶目绦虫头节的固着器官大多为 4 个圆形的吸盘（sucker），位于头节四周，中间可有半球形可伸缩的顶突（rostellum），顶突周围常有棘状或矛状的小钩排成一至数圈。假叶目绦虫头节呈梭形，固着器官为头节背腹两侧凹入形成的吸槽（bothrium）。绦虫以头节上的固着器官吸附在宿主肠壁上。

颈节紧接着头节，短而细，不分节，具有生发功能，链体上的节片由此长出。链体位于颈节之后，是虫体最显著部分，由 3～4 个节片至数千个节片组成。靠近颈节的节片较细小，其生殖器官尚未发育成熟，称未成熟节片或幼节（immature segment）；其后至链体中部的节片较大，生殖器官逐渐发育成熟，每个节片内含一套或两套雄性和雌性生殖器官，称成熟节片或成节（mature segment）；链体后部的节片中子宫内充满虫卵，称妊娠节片或孕节（gravid segment）。圆叶目绦虫链体后部的孕节最大，节片中除充满虫卵的子宫外，其他生殖器官均退化，其孕节子宫的形态特征是绦虫虫种鉴别的重要依据（图 38-1）。孕节可从链体上脱落，而新的节片又不断地从颈节长出，使绦虫保持一定的长度。绦虫的虫卵、头节、成节和孕节的特征是虫种的鉴定依据。

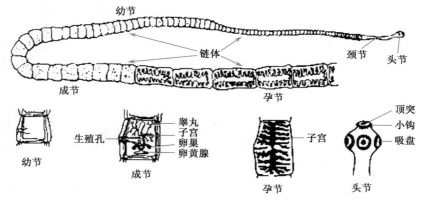

图 38-1　绦虫成虫

（1）体壁结构 绦虫的体壁由皮层、皮下层和实质组成。皮层是表层，是具有高度代谢活性的组织，其外表面密布微毛（microthrix），有固着作用，同时可擦伤宿主肠上皮细胞，增加吸收功能；微毛下是较厚的有大量空泡的胞质区，胞质区下有明显的基膜。整个皮层无细胞核。皮下层主要由表层肌组成，有环肌、纵肌及少量斜肌，均为平滑肌。节片成熟后肌纤维逐渐退化，孕节自链体脱落。实质组织中有大量核周体，核周体以连接小管穿皮下层和基膜与皮层相连。实质组织内还有含钙、镁的碳酸盐微粒，称为石灰小体，可能有平衡酸碱度和调节渗透压的作用。

（2）生殖系统　除极少数种类外，绦虫均雌雄同体，每个成熟节片均有雌、雄性生殖器官各一套，少数种类有两套雌、雄性生殖系统。

雄性生殖系统有几至几百个睾丸，每个睾丸发出一输出管，汇合成输精管。输精管盘曲延伸入阴茎囊，在阴茎囊内或外输精管可膨大成贮精囊。输精管在阴茎囊内接纳前列腺后延伸为射精管，其末端为阴茎，上有小刺或小棘，并能从阴茎囊伸出，为交配的器官。

雌性生殖系统有卵巢、卵黄腺、子宫及阴道等。卵巢多分成左右两叶，位于节片中轴的腹面。卵黄腺在圆叶目绦虫聚集成单一的团块，位于卵巢的后方，而在假叶目绦虫呈滤泡状，数量多，分散于实质的表层中。由卵黄腺发出的卵黄小管汇集成卵黄总管。卵巢发出的输卵管与阴道、卵黄管连接，膨大成卵模，与子宫相通。子宫呈管状或囊状，位于节片中部，管状子宫开口于腹面的子宫孔，囊状子宫无孔，随子宫内虫卵增多和发育而增大，或向两侧分支几乎占满整个节片。阴道略弯曲，与输卵管平行，近端常膨大为受精囊，远端开口于生殖腔或生殖孔的后方。

（3）神经系统　包括头节中的神经节和由它发出的6根纵行的神经干，左右侧各有一根主干和两根辅干，均贯穿于整个链体，在头节和每个节片中还有横向的连接支。感觉末梢分布于皮层，与触觉和化学感受器相连。

（4）排泄系统　由焰细胞和与其相连的4根纵行的排泄管组成。排泄管每侧两根，贯穿于链体，纵行排泄管间有横支相连。排泄系统除具排出代谢产物的作用外，还有调节体液平衡的功能。

2. 虫卵　假叶目绦虫和圆叶目绦虫的虫卵有明显的区别，前者与吸虫卵相似，椭圆形、卵壳较薄、一端有小盖，内有一个卵细胞和多个卵黄细胞；后者呈圆球形，有薄的卵壳和很厚的胚膜，内含已发育的幼虫，具有3对钩，称六钩蚴（onchosphere）。

二、生活史

绦虫的成虫均寄生于脊椎动物的消化道中，幼虫有多个发育阶段，虫卵自子宫孔或孕节脱落而排出体外。假叶目和圆叶目绦虫的生活史有很大差别。

（一）假叶目绦虫

发育过程需要两个中间宿主。虫卵自子宫孔排出后必须在水中孵出幼虫，幼虫有3对小钩，体外被有一层纤毛，称钩球蚴（coracidium）。钩球蚴在第一中间宿主淡水桡足类动物剑水蚤体内发育为中绦期幼虫原尾蚴（procercoid）。当第一中间宿主剑水蚤被第二中间宿主鱼或蛙吞食，原尾蚴穿肠壁进入体腔或肌肉，发育为裂头蚴（plerocercoid或sparganum）。裂头蚴已具成虫的外形，白色、带状，但体不分节，仅具有不规则的横皱褶，前端略凹入，伸缩能力很强。裂头蚴进入终宿主肠道后才能发育为成虫。

（二）圆叶目绦虫

生活史中需要一个中间宿主，个别种类可以无中间宿主。圆叶目绦虫一般无子宫孔，孕节的活动、挤压或破裂导致虫卵排出，被中间宿主吞食后孵出六钩蚴，并钻入肠壁经血流到达组织器官后发育为各种中绦期幼虫。中绦期幼虫被终宿主吞食后，在小肠中脱囊或翻出头节，由颈节不断长出节片，逐渐发育为成虫。

各种中绦期幼虫的结构和名称不同，常见的中绦期幼虫有以下几种类型（图38-2）。

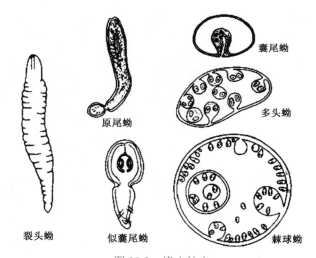

图38-2　绦虫幼虫

1. 囊尾蚴（cysticercus）　俗称囊虫（bladder worm），是半透明的黄豆大小的囊状体，其内充满囊液，囊壁上有一个内陷的头节。另一种囊尾蚴型幼虫囊内有多个头节，称多头蚴（coenurus）。

2. 棘球蚴（hydatid cyst）　又称包虫，囊较大，含有大量的原头蚴或原头节（protoscolex）和附着于囊壁或悬浮于囊液中的许多称为生发囊（brood capsule）的小囊，生发囊内又有许多原头蚴或小囊。一个棘球蚴囊内可有成千上万个原头蚴。另一种棘球蚴型幼虫囊较小，可不断向囊内或囊外芽生出若干个小囊，囊内头节较少，囊内充满胶状物，称为泡球蚴（alveolar hydatid cyst）或多房棘球蚴（multilocular hydatid cyst）。

3. 似囊尾蚴（cysticercoid） 体型较小，前端有较小的囊腔和较大的头节，后部是实心的带小钩的尾状结构。

三、生理

绦虫无消化道，成虫寄生于宿主的肠道，节片直接浸泡在宿主半消化的食物中，经皮层通过扩散、易化扩散和主动运输的方式吸收营养。皮层表面有大量的微毛，可增加吸收面积，同时擦伤肠黏膜，使营养物质渗透到虫体周围，便于其吸收。有的绦虫头节位于宿主肠绒毛间，顶突伸入肠腺，经胞饮方式吸收营养物质。绦虫可在宿主体内吸收糖类、脂肪酸、氨基酸、核苷、嘌呤、嘧啶及维生素等；绦虫将吸收的氨基酸、核苷、嘌呤、嘧啶合成虫体的蛋白质和核酸，但脂类的合成能力很弱。

绦虫主要靠糖代谢获得能量。成虫主要靠糖酵解获得能量，少数可通过三羧酸循环和电子传递系统获得能量；绦虫从蛋白质和脂类代谢获得的能量很少。

绦虫的成虫营有性生殖，其受精和交配可在同一个节片或同一虫体的不同节片间进行，也可以在不同虫体的节片间进行。有的中绦期幼虫可营无性生殖或芽生生殖，如棘球蚴可从囊壁生发层长出许多原头蚴和生发囊；曼氏裂头蚴在感染病毒或免疫功能受抑时，可异常芽生增殖引起增殖型裂头蚴病等。

四、致病性

绦虫的成虫寄生于宿主的肠道掠夺大量的营养物质，但绦虫引起症状的主要原因与头节的吸盘、小钩及微毛等造成肠黏膜的损伤及虫体代谢产物的刺激有关。成虫引起的症状一般不严重，可有腹部不适、饥饿痛、消化不良、腹泻或腹泻与便秘交替、消瘦、乏力等症状；个别虫种如阔节裂头绦虫因大量吸收宿主的维生素 B_{12} 导致贫血。但多数患者无明显症状。

某些绦虫的幼虫可寄生于人体组织器官，其危害远比成虫严重。例如，囊尾蚴和裂头蚴可寄生于皮下和肌肉内引起结节与游走性包块；也可侵入眼、脑等重要器官造成严重的后果；棘球蚴可寄生于人体的肝、肺等组织造成严重危害，若其囊液流入组织可诱发超敏反应而导致休克，甚至造成死亡。

五、分类

我国常见人体绦虫的分类见表 38-1。

表 38-1 我国常见人体绦虫的分类

目	科	属	种
假叶目 Pseudophyllidea	裂头科 Diphyllobothriidae	迭宫属 *Spirometra*	曼氏迭宫绦虫 *S. mansoni*
		裂头属 *Diphyllobothrium*	阔节裂头绦虫 *D. latum*
圆叶目 Cyclophyllidea	带科 Taeniidae	带属 *Taenia*	链状带绦虫 *T. solium*
			肥胖带绦虫 *T. saginata*
			亚洲带绦虫 *T. asiatica*
		棘球属 *Echinococcus*	细粒棘球绦虫 *E. granulosus*
			多房棘球绦虫 *E. multilocularis*
	膜壳科 Hymenolepididae	膜壳属 *Hymenolepis*	微小膜壳绦虫 *H. nana*
			缩小膜壳绦虫 *H. diminuta*
		假裸头属 *Pseudanoplocephala*	克氏假裸头虫 *P. crawfordi*
	囊宫科 Dilepididae	复孔属 *Dipylidium*	犬复孔绦虫 *D. caninum*
	戴维科 Davaineidae	瑞列属 *Raillietina*	西里伯瑞列绦虫 *R. celebensis*

第二节　曼氏迭宫绦虫

曼氏迭宫绦虫（*Spirometra mansoni* Joyeux and Houdemer, 1928）又称孟氏裂头绦虫。成虫主要寄生于犬、猫等食肉动物的小肠，偶然寄生于人体，引起曼氏迭宫绦虫病，其中绦期幼虫裂头蚴可寄生于人体引起曼氏裂头蚴病（sparganosis mansoni），其危害远大于成虫。

一、形态

1. 成虫　　大小为（60～100）cm×（0.5～0.6）cm。头节细呈小指状，长 1.0～1.5mm，宽 0.4～0.8mm，其背、腹面各有一条纵行的吸槽。颈节细长。链体由 1000 个节片组成，节片一般宽大于长，但远端的节片长宽略相等。成节和孕节的结构基本相似，均有发育成熟的雌雄性生殖器官各一套。肉眼可见节片中部突起的子宫。

雄性生殖系统睾丸呈小泡状，有 320～540 个，分布于节片中部的两侧。由睾丸发出的输出管在节片中央汇合成输精管，输精管弯曲向前膨大而形成贮精囊和阴茎，开口于雄性生殖孔。雌性生殖系统卵巢分两叶，位于节片后部中央，自卵巢发出的输卵管末端膨大形成卵模。卵模连接于子宫，其外有梅氏腺包绕。卵黄腺分布于实质的表层。子宫呈螺旋状盘曲重叠，位于节片中央，子宫孔开口于阴道之后。孕节子宫内充满虫卵（图 38-3）。

2. 裂头蚴　　带状，乳白色，大小约为 300mm×0.7mm，活动时伸缩能力较强。头端膨大，中央有一明显凹陷，与成虫头节相似，但无吸槽。体不分节，但具有不规则横皱纹，末端多呈钝圆形（图 38-3）。

3. 虫卵　　橄榄形，两端稍尖，大小为（52～76）μm×（31～44）μm，浅灰褐色，卵壳较薄，一端有卵盖，内含一个卵细胞和若干个卵黄细胞（图 38-3）。

二、生活史

曼氏迭宫绦虫生活史中需要 3 个宿主，终宿主主要是猫和犬，虎、豹、狐等食肉动物也可作为终宿主；第一中间宿主是剑水蚤，第二中间宿主主要为蛙；蛇、鸟类和猪等多种脊椎动物为其转续宿主。人可成为其第二中间宿主、转续宿主或终宿主。

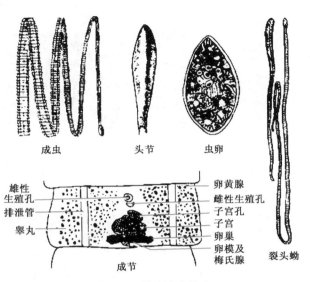

图 38-3　曼氏迭宫绦虫

成虫寄生于犬、猫、虎等食肉动物的小肠内。虫卵自子宫孔产出后随宿主粪便排出体外，在水中适宜温度下，经 3～5 周的发育后，孵出周身披有纤毛、椭圆形或近圆形的钩球蚴。钩球蚴在水中做无定向螺旋式运动，若被第一中间宿主剑水蚤吞食后脱去纤毛，穿过肠壁，在其体腔内发育为原尾蚴。含有原尾蚴的剑水蚤被第二中间宿主蝌蚪吞食，随蝌蚪发育为蛙时原尾蚴也发育为裂头蚴。裂头蚴有较强的伸缩能力，常移行至蛙的肌肉，以大腿及小腿部分为最多。如受感染的蛙被蛇、鸟、猪等非正常宿主吞食，裂头蚴不在其肠内发育为成虫，而穿出肠壁，在腹腔、肌肉及皮下等处继续生存，因此，蛇、鸟、猪为其转续宿主。猫、犬等终宿主因吞食了感染裂头蚴的第二中间宿主或转续宿主后，裂头蚴在终宿主肠内发育为成虫。一般感染后 3 周，在终宿主粪便中开始出现虫卵。成虫在猫体内可存活 3 年半（图 38-4）。裂头蚴的寿命较长，在人体内可存活 12 年，最长可达 35 年。

三、致病性

曼氏迭宫绦虫的成虫与裂头蚴均可寄生于人体，但成虫较少寄生于人体，对人的致病力也不明显。成虫寄生时一般可无明显症状，主要是虫体的机械性刺激和化学性刺激可引起中、上腹部不适，以及微痛、恶心、呕吐等轻微的消化道症状。

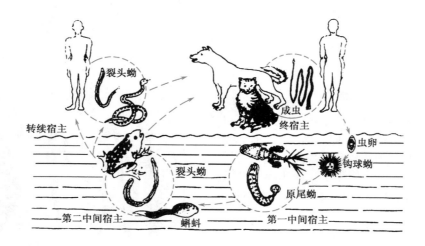

图38-4　曼氏迭宫绦虫生活史

裂头蚴寄生于人体引起曼氏裂头蚴病，其危害远比成虫严重。裂头蚴对人体的危害程度与其移行和寄生部位有关。原尾蚴或裂头蚴可经皮肤、黏膜或经口感染人体。常见寄生部位是四肢躯体皮下、眼部、口腔颌面部、脑部及内脏。在寄生部位形成嗜酸性肉芽肿性囊包，甚至发生脓肿。囊包直径1～6cm，内有盘曲的裂头蚴一至数条。

1. 皮下裂头蚴病　　常见于躯干、下肢、头颈部、外生殖器和乳房，常形成圆形、条索状、0.5～5cm大小的游走性皮下结节或包块。可有瘙痒及爬虫感，若伴有炎症时可有微痛、触痛，有时可有荨麻疹。

2. 眼裂头蚴病　　常累及单侧眼睑或眼球，出现眼睑红肿、结膜充血、畏光、流泪、微痛、奇痒、异物感或爬虫感，可伴有恶心、呕吐及发热等症状。在红肿的眼睑或结膜下，可有约1cm的游走性、硬度不等的条索状物或肿块。若肿块破溃，裂头蚴可自行逸出而自愈；严重者可出现角膜溃疡、虹膜睫状体炎、玻璃体浑浊，甚至并发白内障或继发性青光眼而失明；若侵入眼球深部可发生眼球凸出、眼球运动障碍。眼裂头蚴病多由患者以蛙肉、蛇肉敷贴眼部所致。

3. 口腔颌面部裂头蚴病　　常在口腔黏膜或颊部皮下有0.5～3cm的硬结或条索状结节，患处可有红肿、发痒及爬虫感，多有小白虫（裂头蚴）逸出史。多数病例有用蛙肉或蛇肉治疗牙痛病史。

4. 脑部及中枢神经系统裂头蚴病　　临床表现似脑瘤，患者出现阵发性头痛、癫痫发作或偏瘫，严重时可出现呕吐、视力障碍、抽搐、肢体麻木、瘫痪及昏迷等神经系统症状。

5. 内脏裂头蚴病　　少见，根据裂头蚴的移行及定居位置而出现不同的临床症状。可见于腹腔、泌尿生殖道、呼吸道等处，并引起相应的临床症状。

6. 增殖型裂头蚴病　　其是一种罕见的裂头蚴病，虫体较小而不规则，最长不超过2mm，可侵犯除骨组织外的组织器官，以芽生方式增殖，认为可能是患者免疫功能受抑制或并发病毒感染后，裂头蚴分化不全所致。还有一种增殖裂头蚴病，虫体大小为10mm×1mm，最长达24mm，呈多态形，有不规则的芽和分支，可在各种组织中芽生增殖，导致严重后果。

目前，这两种裂头蚴病的发病机制尚不清楚。

四、诊断

曼氏迭宫绦虫成虫感染时可在粪便检查虫卵或驱虫后做出诊断。裂头蚴感染时可从局部检获虫体作出诊断，必要时进行动物感染实验。询问病史，用蛙皮、蛙肉或蛇肉敷贴史，生饮蛇血或生吞蛇胆史，喝生水及生食或半生食蛙、蛇、鸟及各种动物肉的病史，对诊断有一定的参考价值。

脑裂头蚴病诊断较困难，结合临床症状和CT、MRI等辅助检查综合诊断。也可用裂头蚴抗原进行皮内试验、酶联免疫吸附试验、间接荧光抗体等各种免疫学试验。

五、流行

曼氏迭宫绦虫分布虽广，但成虫感染人体很少，国外仅日本、俄罗斯等少数国家有报道。国内病例报道20多例，分布在上海、广东、台湾、四川及福建等省（直辖市），年龄最小者3岁，最大者58岁。

曼氏裂头蚴病分布非常广泛，多见于亚洲，欧洲、美洲、非洲和大洋洲也有报道。截至2019年6月，我国有1000多例病例报道，但实际的裂头蚴感染者数量应远超正式报道的病例数。已报道的病例分布于广东、吉林、辽宁、福建、四川、广西、湖南、浙江、云南、上海、北京、台湾等21个省（自治区、直辖市）。感染者年龄为0～62岁，以10～30岁感染率最高，男性感染率高于女性。2015年调查显示，我国农村地区感染率为0.40/100 000。

人体感染裂头蚴的途径有以下3种：①局部敷贴生蛙肉或蛇肉为主要感染途径，占半数以上。我国某些地区，民间传说蛙有清凉解毒作用，用生蛙肉敷贴眼、口颊、外阴等部位的脓肿或伤口，裂头蚴即可经伤口、皮肤、黏膜和眼眶等处侵入人体。②吞食生的或半生的蛙肉和蛇、鸟等转续宿主肉。因民间有吞食活蛙肉治疗疮疖、食生蛇肉、生饮蛇血、生吞蛇胆等陋习，裂头蚴可穿肠壁入腹腔，并移行到全身其他部位。③喝生水时误食含原尾蚴的剑水蚤而经口感染。

六、防治

裂头蚴病主要经口和皮肤、黏膜感染，因此加强宣传教育对预防裂头蚴病有重要意义。不用蛙肉、蛙皮或蛇皮、蛇肉敷贴脓肿或伤口，不食生的或半生的蛙、蛇、鸟、猪等动物肉类，不生食蛇血、生吞蛇胆，不生食各种野生动物肉，不饮生水，以防感染。

肠道内成虫感染可用槟榔、南瓜子或吡喹酮、丙硫咪唑等药物驱除。

裂头蚴病治疗依虫体的寄生部位和数量而定，主要靠手术取虫。手术时应注意将虫体尤其是头部取尽，以防复发。也可用40%酒精普鲁卡因局部注射杀虫。脑裂头蚴病的最佳治疗方法是手术摘除，药物治疗常无效。对内脏及不宜手术的裂头蚴病可用吡喹酮或丙硫咪唑等药物治疗。增殖裂头蚴病治疗困难，多采用保守治疗。

第三节　阔节裂头绦虫

阔节裂头绦虫（*Diphyllobothrium latum* Linn，1758）又称阔节绦虫（broad tapeworm）或鱼绦虫（fish tapeworm），成虫寄生于人体引起阔节裂头绦虫病，也可寄生于犬科食肉动物，但其裂头蚴寄生于各种鱼类。

一、形态

1. 成虫　形态与曼氏迭宫绦虫相似。虫体较长，可长达10m，由3000～4000个节片组成，为绦虫中最大的一种。头节匙形，细小，大小为（2～3）mm×（0.7～1.0）mm，其背、腹侧各有一深凹的吸槽。颈节细长。成节的宽度显著大于长度，为宽而扁的矩形，内含雌、雄性生殖系统。睾丸数为750～800个，腺泡状。卵巢分两叶，子宫盘曲呈玫瑰花状，位于中央，雄性生殖孔和阴道共同开口于节片前部腹面的生殖腔。孕节较大，大小为（2～4）mm×（10～12）mm，最宽20mm，但末端孕节宽相近。孕节的构造与成节基本相同（图38-5）。

2. 虫卵　近卵圆形，浅灰褐色，大小为（55～76）μm×（41～56）μm，卵壳较厚，一端有明显的卵盖，另一端有小棘，内含一个卵细胞和若干个卵黄细胞（图38-5）。

二、生活史

与曼氏迭宫绦虫相似，不同之处是其第二中间宿主为淡水鱼类，人是其主要的终宿主。

成虫主要寄生于人及犬、猫、熊、狐等食肉动物的小肠内。虫卵随粪便排出，落入水中，15～25℃时经1～2周孵出钩球蚴。钩球蚴在水中被第一中间宿主剑水蚤吞食，在其血腔内经2～3周发育为原尾蚴；受感染的剑水蚤被鱼吞食后，原尾蚴穿出肠壁，从腹腔进入鱼的肌肉、内脏等处经1～4周发育为裂头蚴；终宿主食入感染裂头蚴的鱼时，裂头蚴以头节附着于肠壁，经5～6周发育为成虫。每条成虫每天可产卵100万个以上，成虫寿命为5～13年，最长可达25年或更长。

三、致病性

由于成虫寄生于肠道，多不会引起特殊的病理变化，多数感染者无明显的临床症状，少数可有乏力、四肢麻木、腹泻或便秘交替、饥饿感、嗜食盐等轻微的症状。由于成虫过大，虫体有时可扭曲成团，引起肠梗阻或阻塞胆囊、胆管，甚至导致肠穿孔。

少数患者可并发绦虫性贫血，一般为轻、中度贫血，可能与绦虫消耗宿主的维生素B$_{12}$和虫体的代谢产物以损害宿主的造血功能有关。患者除一般类似恶性贫血的表现外，还可出现运动失调、感觉异常、深部感觉消失、眩晕等神经功能紊乱现象。

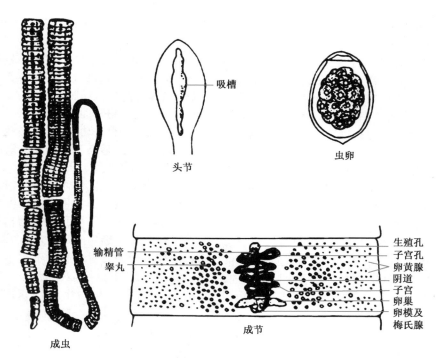

图 38-5　阔节裂头绦虫

四、诊断

诊断主要依靠在粪便中查获节片或虫卵。

五、流行

阔节裂头绦虫主要分布于欧洲，尤其是北欧、中欧，也可见于美洲及亚洲的亚寒带和温带地区。加拿大的北部、俄罗斯北部及西伯利亚中部、芬兰、瑞士等地发病率高。我国仅在黑龙江、台湾、吉林、广东有数例报道。2015年调查显示，我国农村地区感染率为 0.40/100 000。

人体感染是误食含裂头蚴的生鱼或半生的鱼所致。不同人群有不同的食鱼方式，如食生鱼、盐腌。流行地区人粪污染河、湖等水源是导致流行的重要原因。

六、防治

预防的关键在于宣传教育，改变食鱼习惯，不吃生的或未熟的鱼。加强对犬、猫等动物的管理，避免人及动物粪便污染水源。

驱虫方法同其他绦虫，可用槟榔、南瓜子或吡喹酮，对并发贫血患者应补充维生素 B_{12}。

第四节　链状带绦虫

链状带绦虫（*Taenia solium* Linnaeus，1758）又称猪带绦虫、猪肉绦虫或有钩绦虫。其成虫寄生在人的小肠内，可引起猪带绦虫病；幼虫寄生在人体皮下、肌肉、眼、脑等处，引起囊尾蚴病（cysticercosis）。

我国古代医书《金匮要略》和《诸病源候论》对绦虫病就有较深入的认识，当时把牛带绦虫和在形态上很近似的猪带绦虫统称为"寸白虫"或"白虫"，并对绦虫病的传播途径也有较可靠的观察，将其传染与吃生肉或炙而未熟的肉联系起来。这对带绦虫病的研究及对本病的防治都起了一定的作用。

一、形态

1. 成虫　体长而扁，带状，乳白色，薄而透明，体长 2～4m，前端较细，向后渐扁阔。虫体分为头节、颈节及链体。头节近似球形，直径 0.6～1mm，有 4 个杯状吸盘，顶端有可伸缩的顶突，其上有小钩 25～50 个，排列成内外两圈；颈节纤细，长 5～10mm。链体由 700～1000 个节片组成，近颈节及链体前段的幼节短而宽；位于中段的成节较大，近方形，生殖孔位于每一节片侧缘的中部，不规则地分布于链体两侧，每节中均有雌雄性生殖器官各一套，睾丸 150～200 个，卵巢在节片后 1/3 的中央，除左右两大叶外，在子宫与阴道之间另有一中央小叶，卵黄腺位于卵巢之后；位于后段的孕节窄长，节片内充满虫卵的子宫向两侧分支，每侧 7～13 支，每一支又多分支，呈不规则的树枝状，每一孕节中约含 4 万粒虫卵（图 38-6）。

2. 虫卵 呈球形或近似球形，直径 31～43μm。卵壳很薄，自孕节散出后，卵壳多已脱落。卵壳内为胚膜，胚膜较厚而坚固，棕黄色，具有放射状条纹。胚膜内侧为薄而透明的幼胚外膜，紧包六钩蚴，六钩蚴呈球形，具 3 对小钩。

3. 幼虫 称为猪囊尾蚴（cysticercus cellulosae）或猪囊虫（bladder worm），为卵圆形，大小约 5mm×10mm，乳白色，半透明，囊内充满透明液体。囊壁分两层，外为皮层，内为间质层，有一向内翻卷收缩在囊内的头节，其形态与成虫头节相似。

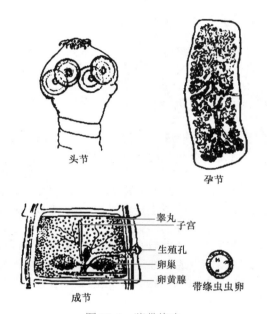

图 38-6 猪带绦虫

二、生活史

人是猪带绦虫的终宿主，中间宿主为猪和野猪。人也可作为猪带绦虫的中间宿主。曾有用猪囊尾蚴成功感染灵长类动物的报道。

成虫寄生在人的小肠内，以头节固着于肠壁，孕节多逐节或数节从链体脱落，随粪便排出体外。自链体脱落的孕节仍具活动力，孕节挤压而使虫卵散出。当虫卵或孕节被猪等中间宿主吞食时，虫卵在其十二指肠内经消化液的作用，胚膜破裂，六钩

蚴逸出，钻入肠壁进入血管或淋巴管，经血液循环或淋巴系统到达中间宿主身体的各部位，约经 10 周发育为成熟的猪囊尾蚴。

含囊尾蚴的猪肉称为"米猪肉"或"豆猪肉"。猪囊尾蚴在猪体内寄生的部位以股内侧肌最多，再依次为深腰肌、肩胛肌、咬肌、腹内斜肌、膈肌、心肌、舌肌等运动较多的肌肉，还可以寄生于脑、眼等处。猪囊尾蚴在猪体内可存活数年。

人因吃生的或未煮熟的"米猪肉"而感染。在小肠受胆汁刺激，囊尾蚴头节外翻，附着于肠壁，经 2～3 个月发育为成虫。随粪便排出的孕节或虫卵，如被人误食，则在 24～72h，六钩蚴自胚膜逸出，钻入肠壁，随血液循环或淋巴系统至身体各部分，约经 10 周发育为成熟的囊尾蚴，但不能继续发育为成虫。猪囊尾蚴在宿主体内平均可存活 3～5 年，或更久；成虫的寿命可达 25 年（图 38-7）。

三、致病性

1. 成虫 寄生于人体小肠内，引起猪带绦虫病。虫体数量多为一条，也可数条。一般患者无明显症状，多因在粪便中发现节片而就诊。但由于头节上具顶突及小钩等附着结构，以及虫体毒素和代谢产物的作用，患者可表现为腹部不适或隐痛、消化不良、腹泻、体重减轻等症状；少数可致肠梗阻或穿破肠壁引起肠穿孔、腹膜炎。国内曾有成虫出现在非消化道引起异位寄生的报道。

2. 猪囊尾蚴 寄生于人体各部所致囊尾蚴病又称囊虫病，危害远较成虫寄生重。它的感染方式有 3 种：①自体内感染，如绦虫病患者反胃、呕吐时，由于肠道的逆蠕动，将孕节返入胃中引起感染；②自体外感染，患者误食自己排出的虫卵而引起感染；③异体感染，误食他人排出的虫卵引起的感染。

囊尾蚴病的危害情况因囊尾蚴的数量及寄生部位而不同。人体寄生的囊尾蚴可有一至数千个，寄生部位很广，依常见的顺序为：皮下组织、肌肉、脑、眼、心、肝、肺、腹膜等。疏松的结缔组织与脑室中的囊尾蚴多呈圆形，直径为 5～8mm；脑底部的囊尾蚴形状可变为有分支或葡萄样的突起，称为葡萄状囊尾蚴（cysticercus racemosus）。组织内的囊尾蚴被一层纤维囊所包围，其外有细胞浸润，以后发生纤维性变，囊尾蚴死后逐渐钙化。与活囊尾蚴相比，囊尾蚴死后的崩解产物可诱发脑、眼等重要脏器更为剧烈的急性或慢性炎症反应。

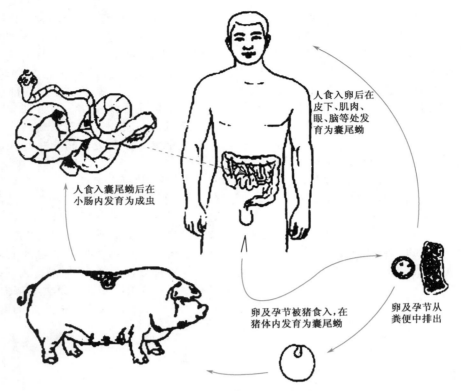

图 38-7　猪带绦虫生活史

人体囊尾蚴病可依其寄生部位分为以下 3 类。

（1）皮下及肌肉囊尾蚴病　囊尾蚴位于皮下、黏膜下或肌肉组织内形成结节。寄生于皮下的囊尾蚴数目可有一至数千个，以躯干较多，四肢较少。常分批出现，并可逐渐自行消失。寄生于肌肉中的囊尾蚴，感染轻时可无症状或仅有肌肉疼痛感觉。寄生数量多时，可自觉肌肉酸痛无力、发胀、麻木或呈假性肌肥大。

（2）脑囊尾蚴病　此型最常见，危害最大。脑囊尾蚴病的症状复杂多样，可全无症状，但也有的极为严重，甚至突然死亡。通常病程缓慢，其发病时间以感染后 1 个月至 1 年最为多见，最长时间可达 30 年。癫痫发作、颅内压增高和精神症状是脑囊尾蚴病的三大主要症状。以癫痫发作最为多见，包括大发作、小发作和精神运动性发作。据资料记载，有癫痫发作的占脑囊虫病患者的 61%。囊尾蚴寄生于脑实质、蛛网膜下腔和脑室均可引起颅内高压，表现为头痛、呕吐、神志不清、视力模糊等症状。精神症状及脑血流障碍，表现为神经衰弱、精神分裂、抑郁、躁狂、半身不遂、失语、眼底病变等。此外，少数患者可表现为急性或亚急性脑膜炎症状。脑囊尾蚴病在临床上分为 6 型，即癫痫型、脑实质型、蛛网膜下腔型、脑室型、混合型和亚临床型。不同类型患者的临床表现及其严重性不同，治疗原则与预后也不同。脑囊尾蚴病患者在脑炎的发病上起诱导的作用，并可使脑炎病变发展迅速而致死亡。

（3）眼囊尾蚴病　囊尾蚴可寄生于眼的任何部位，但绝大多数在眼球深部，如玻璃体（占眼囊尾蚴病的 51.6%）及视网膜下（占 37.1%）。通常累及单眼，少数双眼同时有囊尾蚴寄生。症状轻者表现为视力障碍，眼底镜检查可见虫体的蠕动，重者可失明。眼内囊尾蚴的寿命为 1～2 年。活时患者一般尚能忍受，但死亡后会产生强烈刺激，导致视网膜炎、脉络膜炎或脓性全眼球炎，甚至产生视网膜剥离，并发白内障、青光眼，终至眼球萎缩而失明。

四、诊断

1. 猪带绦虫病的诊断　询问病史及饮食史对发现猪带绦虫病有一定的价值。但该虫节片的蠕动能力较弱，所以会影响孕节和虫卵的检出率，对可疑的患者应连续数天进行粪检，甚至可试用驱虫来确定虫种。将检获的头节或孕节夹在两张载玻片之间轻压后，观察头节及孕节即可确诊。采用肛门拭子法可提高虫卵的检出率，但因为其虫卵的形态与牛带绦虫卵相同，所以不能依据虫卵确诊。

2. 囊尾蚴病的诊断　囊尾蚴病的诊断较为困难，因囊尾蚴寄生部位的深浅而异。皮下和浅表部位的囊虫结节为囊尾蚴感染的特征之一，可作为诊断的依据，结节多呈圆形或椭圆形，直径为 0.5 ～ 1cm，硬度有如软骨，与周围组织不粘连，无压痛。确诊可用手术摘除囊尾蚴进行活检。眼囊尾蚴病用眼底镜检查易于发现。在脑和深部组织中的囊尾蚴可用 X 线、B 超、CT 及 MRI 等影像仪器检查，结合脑囊虫病的典型症状来判别。

囊尾蚴病患者产生的抗体（IgG、IgM 等）与猪囊尾蚴无菌囊液制成的抗原进行免疫血清学试验，也有助于囊尾蚴病的诊断。目前常用的免疫学方法有 ELISA 和 Dot-ELISA，为抗体检测方法；此外，还可用单克隆抗体检测囊虫病患者体内的循环抗原（CAg），不仅可确定活动感染而且可考核疗效。

五、流行

猪带绦虫在全世界分布很广，除因为宗教教规而禁食猪肉的国家和民族没有或少有感染外，主要流行于欧洲、中南美一些国家及印度等国。在我国分布也较广泛，在一定地区可呈地方性流行，如云南、四川。2015 年调查显示，我国平均感染率为 0.06%，各省份西藏的感染率最高，为 9.83%，各生态区藏南山地高寒生态区的感染率最高，为 7.91%。患者一般以青壮年为多，男性多于女性，农村多于城市。本病不仅严重危害人民健康，也影响养猪产业的发展。

造成猪带绦虫流行的因素：①饲养不善使猪感染，我国普遍采用栏圈养猪，但有的地方则不用圈，或是仔猪散放，可吃到患者粪便中的虫卵。在地方性流行地区，居民不习惯使用厕所，或人厕畜圈相连（连茅圈），使受染机会增加。各地猪的囊尾蚴感染率为 1% ～ 30%。②不良的食肉习惯及烹饪方法，我国人民一般无吃生肉的习惯，但个别地区居民喜吃生的猪肉或野猪肉，也有的用热汤烫吃，如温度不够，则可感染猪带绦虫。大锅烧大块肉或是炒菜时搅拌不匀，砧板切生肉和生菜污染，也都可致感染。

猪囊尾蚴的感染或流行是误食猪带绦虫卵所致。用新鲜人粪施肥，虫卵或孕节污染环境，不良

的个人卫生习惯以致误食虫卵。虫卵在外界的抵抗力较强，4℃ 左右能存活一年，-30℃ 也可存活 3 ～ 4 个月，37℃ 则存活 7 天左右。70% 乙醇、3% 来苏、酱油和食醋对虫卵几乎不起作用，2% 碘酒和 100℃ 高温可杀死虫卵。

六、防治

1. 治疗患者

（1）猪带绦虫病的治疗　　因为猪带绦虫在人肠道寄生，致患绦虫病，并有继发囊尾蚴病的风险，所以要及早并彻底为患者驱虫治疗。常用的药物有吡喹酮、灭绦灵、阿苯达唑等。中草药槟榔和南瓜子分别作用于虫体前部和后部，在硫酸镁的协同下，驱除绦虫。服药后留置排泄物 24h，仔细检查有无头节，如未得头节，要继续随访，2 ～ 3 个月后复查，未再发现孕节或虫卵，可视为治愈；否则应复治。注意处理孕节或虫卵，以免扩散。

（2）囊尾蚴病的治疗　　治疗囊尾蚴病的方法可用手术摘除囊尾蚴。但在特殊部位或较深处的囊尾蚴往往不易施行手术，仅能给予药物治疗。近年的研究证明，吡喹酮和丙硫咪唑可使囊尾蚴变性和死亡，有较好的疗效。在治疗中也要注意，如脑囊尾蚴病还要给予抗癫痫药物和激素等；治疗过程中因虫体死亡可导致癫痫发作、颅内压增高，甚至发生脑疝而死亡。建议在医生密切观察下进行治疗。

2. 注意个人卫生及肉食加工　　必须大力宣传以革除不良习惯，并加强个人卫生和饮食卫生，烹调时务必将肉煮熟。肉中囊尾蚴在 54℃ 经 5min 可被杀死。切生、熟食物的砧板要分开。

3. 改进猪的饲养　　猪必须建圈饲养，并与人厕分开。

4. 严把肉类检验关　　搞好城乡肉类的卫生检验，肉类供应市场之前必须经过严格的检验和处理。肉内囊尾蚴在 -13 ～ -12℃ 经 12h 可被冻死。严禁出售"米猪肉"。

第五节　肥胖带绦虫

肥胖带绦虫（*Taenia saginata* Coeze，1782）又称牛带绦虫、牛肉绦虫或无钩绦虫。

一、形态

牛带绦虫与猪带绦虫在形态上很相近（图 38-8），

但具有以下主要区别，见表 38-2。

二、生活史

人是牛带绦虫唯一的终宿主。牛带绦虫的成虫寄生于人体小肠的上段，以头节固着于肠壁，孕节

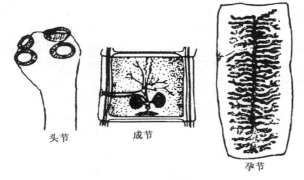

头节　　　成节　　　孕节

图 38-8　牛带绦虫

表 38-2　两种带绦虫的区别

鉴别点	猪带绦虫	牛带绦虫
体长	2～4m	4～8m 或更长
节片	700～1000节，节片较薄，略透明	1000～2000节，节片较肥厚，不透明
头节	球形，直径约1mm，具顶突及两圈小钩，有25～50个	略呈方形，直径1.5～2.0mm，无顶突、小钩
成节	卵巢分左右两叶及中央小叶	卵巢仅有左右两叶
孕节	子宫分支不整齐，每侧7～13支	子宫分支较整齐，每侧15～30支，支端多分叉
囊尾蚴	头节具小钩，可寄生于人体致囊尾蚴病	头节无小钩，不寄生于人体

多单节脱离链体，随宿主粪便排出体外。自链体脱落的孕节仍具显著的活动力，有的可自动从肛门逸出。孕节和虫卵污染草地和水源，如被中间宿主牛食入，卵中的六钩蚴即在小肠孵出，钻入肠壁，并随血液循环到周身各处，经60～70天发育为牛囊尾蚴（cysticercus bovis），当人食生的或未煮熟的含有囊尾蚴的牛肉时，经消化液的作用，囊尾蚴中的头节即在小肠中翻出，附着于肠壁，经8～10周发育为成虫，成虫的寿命可达20年以上。除牛以外，牛带绦虫卵也可感染羊、羚羊、长颈鹿、美洲驼等动物，并可在它们（中间宿主）体内发育为牛囊尾蚴。

三、致病性

人对牛带绦虫卵中的六钩蚴具有自然免疫力，所以人体几乎没有牛囊尾蚴的寄生，人感染牛带绦虫一般多为一条。但在流行地区多条感染也多见，平均感染在两条左右，国内感染条数最多的为31条。

牛带绦虫最突出的症状是在患者肛门周围作短时间的蠕动，几乎所有患者都能自己发现排出孕节及肛门瘙痒。患者一般无明显症状，仅时有腹部不

适、消化不良、腹泻、体重减轻等症状；有时脱落的孕节，当遇到回盲瓣的阻挡时，可引起回盲部剧痛；偶尔节片还可引起阑尾炎等并发症。同时，偶有异位寄生的报道。

四、诊断

因为牛带绦虫的孕节活动力强，常自肛门逸出或在粪便中发现排出的孕节，所以询问病史对发现牛带绦虫病患者有价值，这也往往是患者就医时的主诉。牛带绦虫的确诊在于从粪便中检获孕节，将其夹在两张载玻片中观察子宫分支的数目可确定虫种。用肛门拭子法查获虫卵的机会比粪检更多，但仅依虫卵的形态无法区分是哪种带绦虫寄生。

五、流行

牛带绦虫为一世界性分布的寄生虫，我国西藏、云南、四川等地有牛带绦虫病的流行。患者以青壮年为多，一般男性稍多于女性。造成牛带绦虫病流行的因素：①流行地区多不习惯使用厕所，致使粪便污染牧场、水源和地面。牛带绦虫卵在外界可存活8周左右或更长时间，牛在放牧时很可能吃到孕节或虫卵而受感染；有的地区将粪便直接排在河水或牛栏里，牛的受染机会更多。牛的囊尾蚴感染率可高达40%。②当地居民喜将新鲜牛肉切碎，加以佐料生食，或稍风干，或略腌制成"酸牛肉"不经烹炒即食用，或在篝火上烤食大块牛肉，中间未熟而造成感染。③非流行地区无吃生肉的习惯，偶有因肉未煮熟或因切生菜时从刀砧上污染了牛囊尾蚴而造成散发病例。

六、防治

1. 治疗患者　牛带绦虫仅寄生于人，在流行地区应进行普查、普治，以消灭传染源。驱虫常用中草药南瓜子、槟榔合并服用，疗效好，不良反应少。多数患者在5～6h内即排出完整的虫体；如只有部分虫体排出时，可用温水坐浴，使虫体慢慢排出，切不可用力拉断，致使虫的前段或头节遗留在消化道内。用过的水应适当处理以免虫卵扩散。服药后应留置排泄物24h，仔细检查有无头节，如未得头节，要加强随访。经三四个月未再发现节片或虫卵，可视为治愈；如仍有孕节或虫卵排出，应再行治疗。其他驱虫药物如灭绦灵（氯硝柳胺）、

吡喹酮、甲苯咪唑、二氯甲双酚等也有一定的驱虫效果。

2. 注意个人卫生及食肉安全　在流行区要大力宣传改变旧习惯，使用厕所，不食生肉。肉类必须煮熟、煮透。切生、熟菜的刀、砧板分开使用，保持其清洁。

第六节　棘球绦虫

棘球蚴病（echinococcosis）是由棘球绦虫属的幼虫寄生于人或动物体内所引起。其发育过程中需要哺乳类动物分别作为终宿主（肉食类）和中间宿主（反刍类、啮齿类等）。

棘球绦虫的分布几乎遍及世界各国，其幼虫阶段所致人、畜的棘球蚴病危害人体健康并使畜牧业遭到重大经济损失。目前认为可以引起人体棘球蚴病的棘球绦虫主要有两种，即细粒棘球绦虫（*Echinococcus granulosus* Batsch，1786）和多房棘球绦虫（*E. multilocularis* Leuckart，1863）。

一、细粒棘球绦虫

细粒棘球绦虫的幼虫引起人体的棘球蚴病，也是一种人畜共患病，其流行已成为全球性的公共卫生问题。

（一）形态

1. 成虫　成虫是绦虫纲中最细小的一种，长 2～7mm，由头节及链体组成。除头节、颈节外，有幼节、成节和孕节各一节，偶或多一节。头节呈梨形，有顶突和 4 个吸盘，顶突由丰富的肌肉组织构成，伸缩力很强，其上有大小相同的两圈呈放射状整齐排列的小钩 28～48 个。成节有雌雄性生殖器官各一套，生殖孔位于节片一侧的中部偏后，睾丸 45～65 个，分布于生殖孔的前后方。孕节最长，其生殖孔开口于节片一侧中部，子宫具不规则的囊状侧突，内含 200～800 个虫卵（图 38-9）。

2. 幼虫　幼虫又称棘球蚴（hydatid cyst），外形为圆形或近似圆形，或其他不规则形状的囊状体（图 38-10）。棘球蚴的大小可因寄生时间的长短、寄生部位和宿主的不同而异；大小从直径不足一厘米到数十厘米，由囊壁及囊内含物组成：①囊壁，分两层，外层为乳白色、半透明的角皮层（cuticle layer）或角质层。此层由多糖蛋白复合物组成，厚约 1mm，较脆弱，易破裂，无细胞结构，裂开的角皮层呈多层纹理状。内层为有细胞结构的生发层（germinal layer）或称

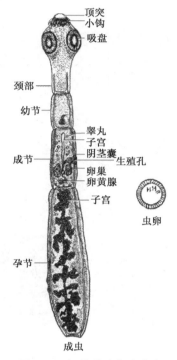

图 38-9　细粒棘球绦虫成虫

胚层。此层厚约 20μm，紧贴在角皮层内，基质内可见许多细胞核。电镜下可见无数微毛（或称绒毛状突），由生发层生出并延伸至角皮层内。②内含物，棘球蚴内的生发层可向囊内生长出许多小囊，包括生发囊（brood capsule）、子囊（daughter cyst）及原头蚴（protoscolex）。囊内充满无色透明的棘球蚴液（hydatid fluid）。③生发囊，也称育囊，由生发层直接发育而来，是仅有一生发层的小囊，直径约 1mm，内含数十个原头蚴。破裂后的生发囊，其生发层收缩，原头蚴翻出。④原头蚴，为椭圆形或圆形，大小约 170μm×122μm，绝大多数原头蚴的顶突内陷，具 4 个吸盘和数十个小钩及石灰小体或钙颗粒（图 38-11）。⑤子囊，可由棘球蚴囊的生发层直接生长，也可由原头蚴、生发囊进一步发育形成。子囊壁的结构与棘球蚴囊相似。囊内也可生长原头蚴、生发囊，或与子囊结构相似的小囊，称为孙囊（granddaughter cyst）。

有的母囊无原头蚴、生发囊等，则称为不育囊（infertile cyst）或无头囊（acephalo cyst）。⑥棘球蚴砂（hydatid sand），或称囊砂，是游离于囊液中的原头蚴、生发囊及小的子囊。手术时取囊内棘球蚴砂镜检作为确诊的依据，如手术时棘球蚴砂外溢可造成继发性棘球蚴感染。⑦囊液，无色透明或略带淡黄色，内含蛋白质、肌醇、卵磷脂、尿素及少量糖、无机盐和酶。棘球蚴液中的蛋白质具有抗原性。

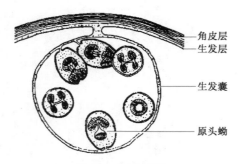

图 38-10　棘球蚴

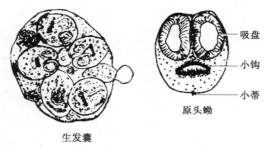

图 38-11　生发囊和原头蚴

3. 虫卵　　与牛带绦虫、猪带绦虫卵难以区别。

（二）生活史

细粒棘球绦虫的成虫寄生于食肉类动物犬、豺、狼的小肠上段，利用顶突小钩及吸盘固定于肠绒毛基部隐窝内。犬、狼或豺是本虫的重要终宿主。中间宿主为偶蹄类，如羊、牛、骆驼、鹿及鼠等某些啮齿类与灵长类（包括人）。成虫脱落的孕节或虫卵随终宿主粪便排出，污染周围环境，如被中间宿主吞食，则六钩蚴在肠内孵出，经肠壁血管进入血液循环到达各器官，在 3～5 个月内发育成为直径 1～3cm 的棘球蚴，以后每年增长 1～5cm，棘球蚴在人体内可存活 40 年。一个直径 10cm 的棘球蚴内常可含上万原头蚴。棘球蚴被犬、狼等终宿主吞食后，其所含的每个原头蚴都可发育为一条成虫。从原头蚴发育至成虫约经 8 周（图 38-12）。

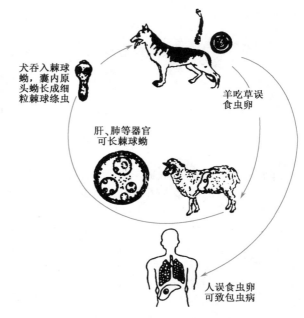

图 38-12　细粒棘球绦虫的生活史

（三）致病性

棘球蚴病也称包虫病，棘球蚴对人体危害的严重程度要视其寄生部位、体积大小和数量多少而异。在人体的常发部位是肝及腹腔（继发感染）（占 55%～77%）；此外，还有肺（8%～30%）、肾（0.33%～3%）、骨（0.2%～2.0%）、脑（1%～1.54%），其他组织、器官如肌肉、脾、心脏、眼、甲状腺、淋巴结等也可被寄生。棘球蚴生长缓慢，需 5～10 年达到较大的程度。最易感染的人群是学龄前儿童，但病变常在成人时期发展至严重阶段。棘球蚴发育至一定程度，在囊的周围多出现急性炎症反应和单核细胞浸润，逐渐形成一个纤维性外囊，其囊壁约厚 1mm。

1. 机械性损害　　棘球蚴不断发育生长，对组织、器官造成机械性压迫，引起细胞、组织萎缩、坏死。有些棘球蚴的直径可大至 30～40cm。①肝棘球蚴：多侵犯右叶，可有肝区疼痛、坠胀不适、肝大、上腹饱满、食欲不振等。根据肝内部位不同，可出现液性震颤、黄疸、腹水等。②肺棘球蚴：多见于右肺下叶，可引起咳嗽、咯血、呼吸困难、胸痛等呼吸道症状。如果棘球蚴和支气管相通，有时可随痰咳出小的生发囊、子囊或角皮层。③颅脑棘球蚴：多发生于硬脑膜、颅骨等处。常见为单发性囊肿，也可同时有数个大小不等的棘球蚴，其临床表现为占位性病变、颅内压增高、头痛、恶心、呕吐，甚至可出现癫痫、偏瘫等。④骨棘球蚴：多发生于脊椎及骨盆，其外形常随骨髓腔而变形，骨组织常呈蜂窝状，易导致骨折，患者仅有慢性疼痛，不易确诊。

2.继发性棘球蚴 棘球蚴受外力作用，囊壁破裂，可造成继发性棘球蚴病。例如，破裂至胆道，可有炎症和梗阻，在胆道内发育成无数的小棘球蚴，阻塞胆道；破入腹腔造成继发性包虫囊肿。

3.毒性和超敏反应 患者可有食欲减退、消瘦、儿童发育障碍、荨麻疹和血管神经性水肿等。棘球蚴液溢出可致过敏反应，如大量进入血液循环常可出现严重的过敏性休克，甚至突然死亡。

（四）诊断

棘球蚴病的病程缓慢，临床表现极其复杂，早期确诊困难。应依据流行病学资料、临床症状、影像学特征和实验室检查结果综合诊断。询问病史，了解患者是否来自流行区，是否有与犬等动物或皮毛的接触史有一定参考意义；腹部无痛性包块有重要参考价值；X射线、B超、CT、MRI等检查结果有很大帮助；有时可在患者痰、胸腔积液、腹水或尿等检获棘球蚴碎片或原头蚴，可确诊。血清学试验是常用的重要辅助诊断方法。

酶联免疫吸附试验（ELISA）、金标免疫渗滤法和金标免疫层析法等血清学试验是常用的重要辅助诊断方法。ELISA用于普查的准确率、敏感度较高，但不能区分囊型或泡型包虫病。为了提高诊断准确率，同时用2～3项血清学试验检测可相互弥补不足。

（五）流行

细粒棘球绦虫呈世界性分布，畜牧业发达的地方往往是此病流行区。我国是世界上棘球蚴病流行严重的国家之一，主要分布于西北、华北及西南广大农牧区。甘肃、宁夏、青海、新疆、内蒙古、西藏、四川、陕西、河北及广西等省（自治区、直辖市）均有病例报道；其他省份也有散发病例。第二次全国人体重要寄生虫病现状调查报告显示，我国棘球蚴病在人群中的血清阳性率为12.04%，患病率为1.08%。在西北5省（自治区）的流行区人群患病率为0.6%～4.5%，有的牧区牧民感染率可高达7%或更高。目前，全国受棘球蚴病威胁的有近7000万人。

在自然界，细粒棘球绦虫在野生动物狼或犬与反刍动物之间传播；在人的生产活动中，促成犬、狼与多种家畜之间的相互传播。在牧区犬吞食含棘球蚴的家畜脏器而感染。细粒棘球绦虫卵随犬的粪便排出，污染周围环境，虫卵对低温（-50～-30℃）、干燥及常用消毒剂、化学试剂都有较强的抵抗力。例如，在20%煤酚皂精溶液中可存活6～24h，20%甲醛内可存活24h。在流行区，虫卵污染周围环境，包括牧场、畜舍、皮毛、土壤及水源，犬等动物的身体各部也可沾有虫卵，

因此虫卵感染人体的机会很多。虫卵还可随犬或人的活动及尘土、风、水散播在人及家畜活动的场所，许多人则在生活、生产活动及接触动物的过程中被感染。

细粒棘球绦虫具有较广泛的宿主适应性，幼虫在不同的中间宿主体内营无性增殖。成虫在自体受精的过程中可产生突变类型，这些类型有可能形成独特的遗传株系。在一定的地理景观条件下，终宿主和中间宿主动物之间形成了较固定的动物间循环关系。①森林型（北极型）：分布于较寒冷的地带，以犬、狼和鹿之间形成野生动物循环。②畜牧型：呈世界性分布，以犬和有蹄类家畜之间循环为特点，其中又有羊/犬、牛/犬、猪/犬、马/犬等不同株系。我国分布较广的是绵羊/犬型循环、牦牛/犬型循环，主要在青藏高原与甘肃的高山草甸和山麓地区及四川西部藏区。

（六）防治

在防治工作中要采取以预防为主的综合性防治措施。

1）应注意做好群众性的卫生宣传教育工作，并建立必要的制度，严格合理处理病畜及其内脏，不用其喂犬，提倡深埋或焚烧。

2）对患者采取手术治疗，手术中注意防止发生继发感染及过敏性休克。

3）丙硫咪唑、甲苯咪唑等药物可试用于较小的棘球蚴或术后。

4）此外，可采用在B超指引下，进行穿刺棘球蚴囊，抽取囊液，灌注固定液（95%乙醇），再抽取囊液后，配合化疗。

5）对牧犬应定期进行药物驱虫以消灭传染源。

二、多房棘球绦虫

多房棘球绦虫成虫主要寄生于狐，其幼虫寄生于啮齿类或食虫类和人类，引起人体泡球蚴病（alveolar echinococcosis, Ae），或称多房性包虫病（multilocular hydatidosis）。两种棘球绦虫的形态结构等区别可见表38-3。

表38-3 两种棘球绦虫的区别

鉴别点	细粒棘球绦虫	多房棘球绦虫
主要中间宿主	反刍动物（家畜、鹿科）、马、猪，若干种灵长类及人	啮齿类（田鼠科）、牦牛、绵羊和人等
主要终宿主	犬、狼等犬属食肉动物	狐、犬、狼等
棘球蚴特征	常是单独的囊，内充满液体，外有纤维组织层结构。常见于肝、肺等器官，囊内可有原头蚴、生发囊等	多房性小囊，与周围组织间无被膜分隔，囊内可有原头蚴、胶状物。常见于肝

续表

鉴别点	细粒棘球绦虫	多房棘球绦虫
成虫体长；节片数	2.0～7mm；4～6节	1.2～3.7mm；4～5节
顶突钩数	28～46个	14～34个
成节的位置	倒数第二个节片	倒数第三个节片
睾丸数及在成节内分布	25～80个平均分布于生殖孔前、后	26～36个主要分布于生殖孔后部
生殖孔在成节内位置	体侧中部或偏后	体侧中部偏前
孕节子宫形状	有侧囊	简单的囊状

1. 形态及生活史 多房棘球绦虫外形纤细，长1.2～3.7mm，虫体多4～5节组成。常见的终宿主为狐、犬、狼、獾，偶可寄生于猫体内。在有多房棘球绦虫寄生的终宿主体内，也可同时有细粒棘球绦虫寄生。

中间宿主为田鼠、麝鼠、旅鼠、灰松鼠和其他野生啮齿类动物及牦牛、绵羊和人等。当体内带有泡球蚴的鼠或动物脏器被狐、犬和狼等终宿主吞食后，约经45天，原头蚴可以发育为成虫并排出孕节和虫卵。成虫寄生在终宿主小肠，孕节及虫卵随粪便排出，鼠类等因觅食终宿主粪便而受感染，人则因误食虫卵而感染。

2. 致病性 泡球蚴每个囊的直径为0.1～1mm，很少超过3mm。外面有一非常薄的角皮层包绕（或具不完整的角皮层）。囊与周围组织一般没有明显的界线分隔。可能通过以下两种方式发育，一种是外生性出芽发育，即由六钩蚴发育成泡球蚴；另一种发育类型是内生性隔膜形成。泡球蚴可在1～2年使被寄生的脏器形成无数泡状的小囊。呈蜂窝状的小囊还可向器官的表面蔓延至体腔内，犹如恶性肿瘤。常见的泡球蚴病多侵犯肝，所以常误诊为肝癌或肝硬化。泡球蚴在脏器内常呈弥漫性浸润，而波及整个器官。有时可因肝功能衰竭导致肝昏迷，门静脉高压并发消化道大出血而死亡。有的病情可持续数年，出现腹水、黄疸。有的症状与肝细粒棘球蚴病相似，如肝区疼痛，有压迫感并能触及包块，但泡球蚴病患者肝区触诊时有结节感。除肝外还可经淋巴或血液循环转移至肺、脑等处，其他部位如皮下、脾、膀胱等器官组织都可被寄生。数年以上的泡球蚴常出现钙化或坏死。囊周围常有较厚的一层纤维组织包绕，囊内无液体或仅有少量囊液。有的泡球蚴内可见少量原头蚴。泡球蚴患者的脏器同时也可感染有细粒棘球蚴。

3. 诊断 用于细粒棘球蚴病的各种诊断方法都适用于多房棘球蚴患者，但应与其他疾病如肝癌、肝硬化、肝海绵状血管瘤相鉴别。

4. 流行 多房棘球绦虫在地理分布上不像细粒棘球绦虫那么广泛，主要流行于北半球高纬度地区及冻土地带，从加拿大北部、美国阿拉斯加州，至日本北海道、俄罗斯西伯利亚，遍及北美、欧、亚三洲；我国宁夏、新疆、青海、甘肃、黑龙江、西藏、北京、陕西、内蒙古和四川等10个省（自治区、直辖市）的69个县中均有病例报告。多房棘球绦虫也属动物源性寄生虫，野生动物间通过啮齿类传播。随着人类活动范围的逐步扩大，如人的狩猎、旅游活动及某些地区的特殊风俗习惯，增加了人与野生动物及其生活环境接触的机会。

5. 防治

1）除用于防治细粒棘球绦虫的措施外，在了解本地区流行因素的基础上对专业或业余狩猎人员、动物学工作者及野外勘探人员进行宣传教育。

2）开展灭鼠活动。

3）泡球蚴病的治疗主要靠手术，还可用药物治疗，阿苯达唑、甲苯咪唑或吡喹酮都有一定的效果。

第七节 微小膜壳绦虫

微小膜壳绦虫［*Hymenolepis nana*（V. Siebold, 1852）Blanchard, 1891］，又称短膜壳绦虫，主要寄生于鼠类，也可寄生于人体小肠，引起微小膜壳绦虫病（hymenolepiasis nana）。

一、形态

1. 成虫 为小型绦虫，体长为5～80mm，平均为20mm，宽为0.5～1.0mm。头节呈球形，直径为0.13～0.40mm，具有4个吸盘和可伸缩的顶突，顶突上有20～30个小钩排成一圈。颈节较细长。链体由100～200个节片组成，最多可达千个以上节片。所有节片均宽大于长，并由前向后宽度逐渐增大，孕节可达（0.15～0.3）mm×（0.8～1.0）mm，生殖孔均位于节片的同一侧。成节3个较大的圆球形睾丸横列在节片中部，阴茎囊及贮精囊明显。卵巢呈分叶状，位于节片中央，其后方有球形的卵黄腺。孕节子宫呈袋状，其内充满虫卵（图38-13）。

2. 虫卵 近圆形或椭圆形，大小为（48～60）μm×（36～48）μm，无色透明。卵壳很薄，内有较厚的胚膜，胚膜两端略隆起，并发出 4～8 根丝状物，弯曲延伸在卵壳与胚膜之间，内含六钩蚴（图 38-13）。

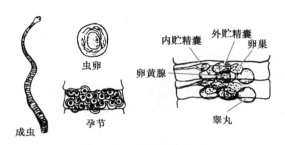

图 38-13 微小膜壳绦虫

二、生活史

微小膜壳绦虫的发育可以经中间宿主，也可不经中间宿主体内的发育而直接感染（图 38-14）。

1. 直接感染与发育 成虫寄生在鼠和人的小肠，孕节或虫卵随宿主粪便排出体外，若被终宿主吞食，虫卵在小肠孵出六钩蚴。六钩蚴侵入肠绒毛，经 3～4 天发育为似囊尾蚴（cysticercoid），似囊尾蚴再经 6～7 天的发育后回肠腔，借头节的小钩和吸盘吸附在肠壁上，发育为成虫。自感染虫卵到发育为成虫并排出孕节或虫卵需 2～4 周，成虫的寿命为数周。若孕节在宿主肠道中较长时间滞留时，孕节被消化释出虫卵，并在肠内可孵出六钩蚴，经上述发育过程而发育为成虫，造成自体感染；自体感染后体内寄生的成虫数量较多，常造成严重感染。

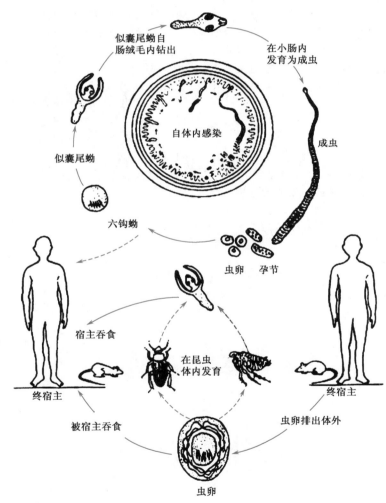

图 38-14 微小膜壳绦虫生活史

2. 经中间宿主感染和发育 微小膜壳绦虫也可经中间宿主传播。多种蚤类，如犬栉首蚤、印鼠客蚤、致痒蚤等，以及面粉甲虫和拟谷盗等可作为中间宿主。中间宿主吞食虫卵后，六钩蚴经肠壁进入血腔，在血腔内发育为似囊尾蚴。终宿主误食含有似囊尾蚴的中间宿主时也可被感染。

三、致病性

致病作用主要是成虫头节上的吸盘、小钩和体表微毛对宿主肠壁的损伤，以及虫体的分泌物所致。可出现肠黏膜坏死，黏膜上皮细胞溶解，甚至达肌层形成溃疡，伴有淋巴细胞和中性粒细胞的浸润。

人体感染数量少时，患者一般无明显症状，严重感染者，尤其是儿童可出现恶心、呕吐、食欲不振、腹痛、腹泻等胃肠道症状，以及头痛、头晕、烦躁、失眠和惊厥等神经症状；患者有时也可出现皮肤瘙痒、荨麻疹等过敏症状。

研究证明，鼠类感染后对再感染产生一定的免疫力，主要表现为虫体的生长、发育受抑制，成虫产卵量的减少和产卵期缩短，加速成虫的排出而缩短寄生时间，使侵入宿主体内的幼虫不能全部发育成熟而感染程度降低等。人体感染微小膜壳绦虫后，可出现嗜酸性粒细胞增多、血液黏度增加，并产生特异性的 IgG 和 IgM。研究证明，这些特异性免疫球蛋白能破坏肠腔和绒毛中的六钩蚴，致敏的T细胞加速成虫的排出、抑制生殖力、抑制虫体的生长，嗜酸性粒细胞在抑制微小膜壳绦虫再感染中也起着重要作用。

四、诊断

从粪便中查到孕节或虫卵即可诊断。常用生理盐水涂片法，可采用水洗沉淀法或浮聚浓集法提高检出率。

五、流行

微小膜壳绦虫呈世界性分布，感染率为 0.3% ～50%，在温带和热带地区较多见。国内分布广泛，2015 年调查显示，农村地区感染率为 5.80/100 000。各年龄组均可感染，但以 10 岁以下儿童感染率较高，男性多于女性。

由于微小膜壳绦虫生活史可以不需要中间宿主，可以由虫卵直接感染人体。虫卵自孕节散出后便具有感染性，本虫的感染与个人卫生习惯有关。虫卵在尿粪中能存活较长时间，但对外界干燥环境的抵抗力弱，在外界干燥环境中很快失去传染性，因此感染多是直接接触粪便或污染便器，再经手到口感染。在儿童聚集的场所常易传播；偶然误食带有似囊尾蚴的中间宿主是流行的另一个原因。此外，由于自体重复感染造成顽固性寄生，也有一定的流行病学意义。国内曾有一次驱虫 37 982 条的病例。

鼠类在本病的流行上起着贮存和传播的作用。

六、防治

治疗患者，防止传播和自身感染；加强宣传教育，养成良好的个人卫生习惯；注意环境卫生，消灭鼠类、蚤类；注意营养和提高抵抗力是预防本病的重要措施。

驱虫治疗可用吡喹酮。

（蒋立平）

第三十九章 原虫概述

原虫（protozoa）为单细胞真核生物，属原生动物界。原虫种类繁多，分布极其广泛，目前已发现约 65 000 种，其中大部分营自由生活，分布在海洋、土壤、水体或腐败物内。寄居于人体和动物的原虫包括致病性和非致病性的原虫 40 余种，其中致病性原虫又称医学原虫（medical protozoa），对人类健康和畜牧业生产均会造成严重危害。

一、形态特征

原虫形态多样，呈叶状、球形或不规则形状，体积较小，直径为 2～200μm，由细胞膜、细胞质和细胞核组成。

（一）细胞膜

细胞膜覆盖于原虫虫体表面，由一层或一层以上的单位膜组成，也称质膜或表膜（pellicle）。原虫的包膜与其他生物膜一样，是一种具有可塑性、流动性、不对称性并嵌有蛋白质的脂质双层分子结构。表膜外层膜蛋白和脂质常与多糖分子结合形成厚厚的细胞被或表被，又称糖萼（glycocalyx）。表膜中具有众多的受体、配体、各种酶类和其他多种抗原成分，是与宿主细胞和寄生环境直接接触的部位，可引起宿主产生较强的免疫反应，并参与原虫的营养、排泄、运动、感觉和侵袭等多种生物学功能。

（二）细胞质

原虫的细胞质由基质、细胞器和内含物组成。原虫的代谢和营养储存均在细胞质内进行。

1. 基质 主要成分是蛋白质，由肌动蛋白组成的微丝和由管蛋白组成的微管支持原虫的形态并与虫体的运动有关。有些原虫的细胞质有外质（ectoplasm）和内质（endoplasm）之分。外质透明，呈凝胶状，主要有运动、摄食、排泄、感觉和保护等作用。内质呈溶胶状，其内含有细胞器、细胞核和各种内含物，是新陈代谢的重要场所。有些原虫的细胞质则无内质、外质之分，是均匀一致的。

2. 细胞器 原虫细胞器的类型多样，有运动细胞器、膜质细胞器和营养细胞器。

（1）运动细胞器 包括伪足（pseudopodium）、鞭毛（flagellum）和纤毛（cilium）。伪足是外质暂时性突出部分，无定形，可呈舌状、指状或叶状。鞭毛细长呈丝状，位于虫体前端、侧面或后部。纤毛短而密，常均匀分布于虫体表面。此外，有些鞭毛虫和纤毛虫还具备其他特殊的运动细胞器如波动膜（undulating membrane）和吸盘等。运动细胞器主要与运动有关，也可作为原虫分类的重要器官之一。

（2）膜质细胞器 由细胞膜分化而成，包括线粒体、高尔基体、内质网、溶酶体、动基体和微体等，主要参与原虫的能量合成代谢。

（3）营养细胞器 包括胞口（cytostome）、胞肛（cytopyge）和伸缩泡（contractile vacuole）等，主要参与原虫的摄食和排泄功能。原虫细胞质中含多种内含物，有时可见食物泡、糖原泡和拟染色体（chromatoid body）等营养小体。一些原虫细胞质内含有虫体的代谢产物［如疟原虫的疟色素（hemozoin）］或共生物（如病毒），特殊的内含物也可作为虫种的鉴别标志。

（三）细胞核

细胞核是维持原虫生命和繁殖的重要结构，由核膜、核质、核仁和染色质组成。核膜由双层单位膜组成，膜上的微孔是核内外物质交换的通道。染色质包含 DNA、蛋白质和少量的 RNA。其中浓缩的染色质呈块状结构，称为核仁，核仁主要由 RNA 组成。不同原虫染色质颗粒和核仁的位置各异。寄生原虫的核分为两种类型。

1. 泡状核（vesicular nucleus） 多数原虫的核为泡状核，染色质少，呈颗粒状，分布于核质或核膜内缘，具有 1 个核仁。

2. 实质核（compact nucleus） 少数原虫如纤毛虫的核为实质核，核大而不规则，染色质丰富，常具有1个以上的核仁。

二、生理

1. 营养与代谢 原虫摄取营养的方法有多种，可以通过表膜内陷吞噬食物、体表渗透吸收营养和胞饮（pinocytosis）摄取，也可以通过胞口将食物摄入。各种途径摄入的食物经水解酶的作用消化、分解和吸收。

原虫的能量代谢与其他生物没有本质的区别，包括有氧代谢、厌氧代谢和兼性厌氧代谢。绝大多数寄生性原虫为兼性厌氧生物。在血液、体液或细胞内寄生的原虫，主要行有氧代谢；在肠道寄生的原虫行兼性厌氧代谢或厌氧代谢。寄生性原虫生长过程中需要大量的蛋白质和氨基酸，可分解宿主体内的蛋白质，以合成自身的蛋白质。在分解代谢过程中，原虫可利用自身的各种酶类，将体内蛋白质分解为氨，将糖和脂肪分解为水、二氧化碳和其他小分子物质，并释放出虫体活动所需的能量。

2. 分泌与排泄 原虫摄食后，通过分泌体内的酶行消化作用。有些原虫可以分泌组织溶解酶而侵入宿主组织；虫体代谢后所产生的代谢产物可直接通过体表或经胞肛等方式排泄。对宿主而言，寄生性原虫分泌的溶解酶类和排泄物等都可以作为抗原，引起宿主的免疫损害或产生毒素作用。

3. 生殖 原虫的生殖方式依不同虫种而异。叶足虫和鞭毛虫等营无性生殖，即以二分裂或多分裂而增殖，细胞核先分裂为两个，胞质再分裂，形成两个子体；或核先经多次分裂，胞质再分裂并包绕每个核，最后形成数个或多个子代，如疟原虫的裂体生殖（schizogony）。在无性生殖方式中还有出芽生殖，根据形成子体的逸出情况分成外出芽（exogenous budding）和内出芽（endogenous budding）。孢子虫等除了无性生殖外，还有有性生殖，包括配子生殖和接合生殖。有些原虫的生活史则为无性生殖和有性生殖交替进行的世代交替生殖方式。

三、生活史

通常把生活史中活动、摄食和增殖阶段的原虫称为滋养体（trophozoite），滋养体是主要的致病阶段。当生活史中出现不利条件时，滋养体团缩，水分被吸收，分泌成囊物质形成囊壁，即成囊（encystment）。成囊后的原虫形成包囊（cyst）或卵囊（oocyst），两者均为不生长发育、活动和摄食的阶段，是原虫重要的感染阶段，通常在外界有较强的抵抗力。根据医学原虫传播的特点可分为以下3个类型。

1. 人际传播型 本型原虫的生活史只需一个宿主，经直接、间接接触或中间媒介的携带而传播。生活史仅有滋养体阶段的阴道毛滴虫，以及生活史有滋养体和包囊两个阶段的多数肠道原虫如阿米巴原虫、鞭毛虫和纤毛虫等均属于此类型。

2. 循环传播型 本型原虫的生活史需一种以上脊椎动物，分别进行有性或无性生殖，形成世代交替现象，如刚地弓形虫以猫作为终宿主，以人、鼠和猪等作为中间宿主。

3. 虫媒传播型 本型原虫需要在吸血昆虫体内生长发育，并进行有性或无性生殖，发育为感染阶段，再由媒介昆虫叮咬、吸血传播，如疟原虫、利什曼原虫和锥虫就属于此类型。

四、致病性

寄生性原虫和具有致病性的自生生活原虫可引起人体多种疾患，引起疾病的严重程度与虫种、株系、数量、毒力、寄生部位、宿主的免疫状态及其他病原生物的协同作用等有关。原虫对宿主的损害主要由以下因素造成。

1. 增殖破坏作用 原虫侵入人体组织细胞后可以大量增殖，引起寄生细胞的破坏，如此反复，造成宿主细胞被大量破坏并出现临床症状。例如，疟原虫寄生在人红细胞内大量增殖，引起红细胞大量破坏而出现临床症状；溶组织内阿米巴滋养体在宿主肠黏膜下肠壁组织中大量增殖而破坏肠黏膜，导致肠壁出现烧瓶样溃疡而致一系列症状；蓝氏贾第鞭毛虫滋养体在肠壁表面大量增殖造成吸收功能受阻而致腹泻。

2. 播散侵袭作用 原虫具有快速且大量繁殖的能力，使其具有从原发病灶向邻近或远处组织播散的能力，从而累及多个器官。例如，利什曼原虫可在巨噬细胞内大量繁殖，引起巨噬细胞破裂并造成邻近细胞组织的炎症反应、水肿等；溶组织内阿米巴滋养体可以经血播散，侵入肝或肺等器官引起脓肿；锥虫在局部增殖后可以经血播散，最终造成组织器官受累。

3. 机会致病作用 有些原虫感染免疫功能正常的宿主后并不出现明显的致病作用及临床症状，呈隐性感染状态。当各种因素如极度营养不良、晚期肿瘤、长期使用免疫抑制剂、艾滋病等造成宿主的免疫功能受损时，原虫表现出异常增殖、致病力增强，患者可出现明显的临床症状，甚至危及生命。这类原虫又称机会致病性原虫，常见的机会致病性原虫有弓形虫、隐孢子虫和微孢子虫等。例如，弓形虫脑病和隐孢子虫感染引起严重腹泻等均是艾滋病患者晚期死亡的重要原因。

五、常见原虫的分类

通常可根据运动细胞器的类型和生殖方式，将原虫分为叶足虫、鞭毛虫、孢子虫和纤毛虫四大类（表39-1）。生物学分类隶属于原生生物界（Protista）原生动物亚界（Protozoa）下属的三个门。常见医学原虫及其分类见表39-1。

表39-1　4类人体寄生原虫的形态

纲	目	科	种
动鞭纲 Zoomastigophorea	动基体目 Kinetoplastida	锥虫科 Trypanosomatidae	杜氏利什曼原虫 *Leishmania donovani*
			热带利什曼原虫 *Leishmania tropica*
			巴西利什曼原虫 *Leishmania braziliensis*
			布氏冈比亚锥虫 *Trypanosoma brucei gambiense*
			布氏罗得西亚锥虫 *Trypanosoma burcei rhodesiense*
			枯氏锥虫 *Trypanosoma cruzi*
	毛滴虫目 Trichomonadida	毛滴虫科 Trichomonadidae	阴道毛滴虫 *Trichomonas vaginalis*
			口腔毛滴虫 *Trichomonas tenax*
			人毛滴虫 *Trichomonas hominis*
			脆弱双核阿米巴 *Dientamoeba fragilis*
叶足纲 Lobosea	双滴虫目 Diplomonadida	六鞭毛科 Hexamitidae	蓝氏贾第鞭毛虫 *Giardia lamblia*
	阿米巴目 Amoebida	内阿米巴科 Entamoebidae	溶组织内阿米巴 *Entamoeba histolytica*
			结肠内阿米巴 *Entamoeba coli*
			哈门氏内阿米巴 *Entamoeba hartmani*
			布氏嗜碘阿米巴 *Iodamoeba butschlii*
			微小内蜒阿米巴 *Endolimax nana*
			齿龈内阿米巴 *Entamoeba gingivalis*
		棘阿米巴科 Acanthamoebidae	卡氏棘阿米巴 *Acanthamoeba castellanii*
	裂核目 Schizopyrenida	双鞭阿米巴科 Dimastiamoebidiae	福氏耐格里阿米巴 *Naegleria fowleri*
孢子纲 Sporozoasida	真球虫目 Eucoccidiida	疟原虫科 Plasmodiidae	间日疟原虫 *Plasmodium vivax*
			三日疟原虫 *Plasmodium malariae*
			恶性疟原虫 *Plasmodium falciparum*
			卵形疟原虫 *Plasmodium ovale*
		弓形虫科 Toxoplasmatidae	刚地弓形虫 *Toxoplasma gondii*

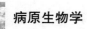

续表

纲	目	科	种
		肉孢子虫科 Sarcocystidae	人肉孢子虫 *Sarcocystis hominis*
		爱美虫科 Eimeriidae	贝氏等孢子虫 *Isospora belli*
		隐孢子虫科 Cryptosporidae	微小隐孢子虫 *Cryptosporidium parvum*
动基裂纲 Kinetofragminophorea	毛口目 Trichostomatida	小袋科 Balantidiidae	结肠小袋纤毛虫 *Balantidium coli*

第四十章 叶 足 虫

叶足虫属于肉足鞭毛门（Sarcomastigophora）的叶足纲（Lobosea），形态特征为具有叶状伪足的运动细胞器。生活史一般分活动的滋养体期和不活动的包囊期，营无性繁殖。叶足纲中只有溶组织内阿米巴可引起人类疾病。此外，某些营自由生活的阿米巴偶然可以侵入人体，引起严重的疾病。

第一节　溶组织内阿米巴

溶组织内阿米巴（*Entamoeba histolytica* Schaudinn, 1903）属内阿米巴科的内阿米巴属。其与无致病性的迪斯帕内阿米巴（*E. dispar*）和莫西科夫斯基内阿米巴（*E. moshkovskii*）虽形态相似，但同工酶、限制性片段长度多态性和抗原性不同。

一、形态

溶组织内阿米巴可分滋养体（trophozoite）和包囊（cyst）两个不同的发育时期。

1. 滋养体　　滋养体直径为 12～60μm，其形态与虫体多形性和寄生部位有关。从有症状患者组织中分离的滋养体常含有摄入的红细胞，有时也可见白细胞和细菌。滋养体借助单一定向的伪足运动，有透明的外质和富含颗粒的内质，具一个球形的泡状核，直径为 4～7μm。纤薄的核膜边缘有单层均匀分布、大小一致的核周染色质粒（chromatin granules）。核仁小，直径为 0.5μm，常居中，周围围以纤细无色的丝状结构。但生活在肠腔或有菌培养基中的滋养体直径则为 10～30μm，不含红细胞（图 40-1）。

2. 包囊　　滋养体在肠腔里形成包囊的过程称为成囊（encystation）。滋养体在肠腔以外的脏器或外界不能成囊。在肠腔内滋养体逐渐缩小，停止活动变成近似球形的包囊前期（precyst），以后变成 1 核包囊并进行二分裂增殖。胞质内有一呈短棒状的营养储存结构即拟染色体（chromatoid body），具虫株鉴别意义。未成熟包囊尚有糖原泡（glycogen vacuole），核 1～2 个。成熟包囊有 4 个核，圆形，直径为 10～20μm，包囊壁厚 125～150nm，光滑，核为泡状核，与滋养体的相似但稍小（图 40-2）。

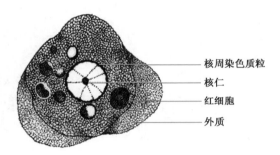

核周染色质粒
核仁
红细胞
外质

图 40-1　溶组织内阿米巴滋养体

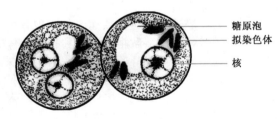

糖原泡
拟染色体
核

图 40-2　溶组织内阿米巴包囊

二、生活史

人为溶组织内阿米巴的适宜宿主，猫、犬和鼠等偶尔也可作为其宿主。溶组织内阿米巴的生活史包括包囊期和滋养体期（图 40-3）。其感染期为含 4 核的成熟包囊。被粪便污染的食品、饮水中的感染性包囊经口摄入通过胃和小肠，在回肠末端或者结肠中性或碱性环境中，由于包囊内的虫体运动和肠道内酶的作用，包囊壁在某一点变薄，囊内虫体多次伸长，伪足伸缩，虫体脱囊而出。4 核的虫体经 3 次胞质分裂和 1 次核分裂后形成 8 个滋养体，随即滋养体在结肠上端摄食细菌并进行二分裂增殖。虫体在肠腔内下移的过程中，随着肠内容物的脱水作用和环境变化等因素的刺激，经历圆形的包囊前期，虫体分泌成囊物质形成包囊，随粪便排出宿主体外。包囊在外界潮湿环境中可存活并保持感染性数日至一个月，但在干燥环境中易死亡。在肠内的

滋养体可侵入肠黏膜后，吞噬红细胞，破坏肠壁，引起肠壁溃疡，引起肠阿米巴病；滋养体也可随血流进入其他组织或器官，引起肠外阿米巴病。随坏死组织脱落进入肠腔的滋养体，可随粪便排出体外，滋养体在外界自然环境中只能短时间存活，即使被吞食也会在通过上消化道时被消化液杀死。

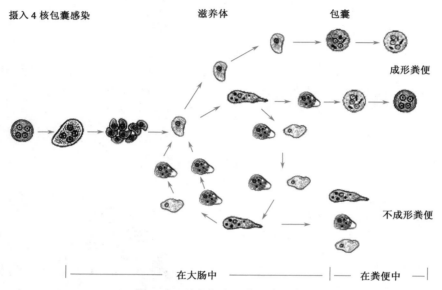

图 40-3　溶组织内阿米巴生活史

三、致病性

1. 致病机制　溶组织内阿米巴滋养体具有侵入宿主组织或器官、适应宿主的免疫反应和表达致病因子的能力。滋养体表达的致病因子可破坏细胞外间质，接触依赖性地溶解宿主组织和抵抗补体的溶解作用，其中破坏细胞外间质和溶解宿主组织是虫体侵入的重要方式。这些致病因子的转录水平是调节其致病潜能的重要机制。影响溶组织内阿米巴的致病性因素中，有 3 种致病因子已在分子水平被广泛研究和阐明，即介导吸附于宿主细胞的半乳糖 / 乙酰氨基半乳糖可抑制性凝集素（Gal/GalNAc inhibitable lectin）；在宿主细胞上形成孔状破坏的阿米巴穿孔素（amoeba pores）；溶解宿主组织的半胱氨酸蛋白酶（cysteine proteinase）。

滋养体首先通过半乳糖 / 乙酰氨基半乳糖可抑制性凝集素吸附在肠上皮细胞，接着分泌穿孔素和半胱氨酸蛋白酶以破坏肠黏膜上皮屏障和穿破细胞，杀伤宿主肠上皮细胞和免疫细胞，引起溃疡，进而导致肠外感染。凝集素介导滋养体吸附于宿主结肠上皮细胞、中性粒细胞和红细胞等表面。该凝集素在吸附后还具有重要的溶细胞作用。此外，凝集素还参与细胞信号转导和具抗补体作用。阿米巴

穿孔素是一组包含在滋养体胞质颗粒中的小分子蛋白家族。滋养体在与靶细胞接触时或侵入组织时可注入穿孔素，使靶细胞形成离子通道，导致宿主细胞被损害和溶解。半胱氨酸蛋白酶是虫体最丰富的蛋白酶，属于木瓜蛋白酶家族，具有多个同分异构体，可使靶细胞溶解或降解补体 C3 而激活补体替代途径，蛋白酶则降解补体的裂解产物 C3a 和 C5a，从而抵抗补体介导的抗炎反应；滋养体的半胱氨酸蛋白酶也可降解血清型和分泌型 IgA。

最近的研究显示，肠道阿米巴病是溶组织内阿米巴与宿主免疫系统互相作用的结果，整个致病过程中糖 - 蛋白质的互作起着关键的作用。此外，溶组织内阿米巴的致病还受到其他因素的影响，其中宿主肠道共生菌群、宿主的先天性免疫和获得性免疫力起着重要作用。

2. 病理变化　肠阿米巴病多发于盲肠或阑尾，也易累及乙状结肠和升结肠，偶累及回肠。急性病例滋养体可突破黏膜肌层，引起液化坏死灶，形成的溃疡可深及肌层，并可与邻近的溃疡融合，引起大片黏膜脱落。典型的病变是口小底大的烧瓶样溃疡，溃疡间的黏膜正常或稍有充血水肿，这与细菌引起的弥漫性炎性病灶不同。除重症外，原发病灶仅局限于黏膜层。镜下可见滋养体、组织坏死

伴少量的炎症细胞，以淋巴细胞和浆细胞浸润为主，由于滋养体可溶解中性粒细胞，故中性粒细胞极少见。阿米巴肿（amoeboma）是结肠黏膜对阿米巴刺激的增生反应，主要是组织肉芽肿伴慢性炎症和纤维化。虽仅有 1% ～ 5% 的患者伴有阿米巴肿，但需与肿瘤进行鉴别诊断。

肠外阿米巴病的病理特征以无菌性、液化性坏死为主，周围以淋巴细胞浸润为主，极少伴有中性粒细胞，滋养体多在脓肿的边缘。以肝脓肿最为常见，病变由早期滋养体侵入肝内小血管引起，继而出现急性炎症反应，以后病灶扩大，中央液化，脓肿大小不一，由坏死变性的肝细胞、红细胞、胆汁、脂肪滴、组织残渣组成。其他组织也可出现脓肿，如肺、腹腔、心包、脑、生殖器官、皮肤等。

3. 临床表现 阿米巴病的潜伏期为 2 ～ 26 天，2 周多见。起病突然或隐匿，呈暴发性或迁延性，可分成肠阿米巴病和肠外阿米巴病。

（1）肠阿米巴病（intestinal amoebiasis） 溶组织内阿米巴滋养体侵袭肠壁引起肠阿米巴病。常见部位在盲肠和升结肠，其次为直肠、乙状结肠和阑尾，有时可累及大肠全部和一部分回肠。临床过程可分急性或慢性。急性期的临床症状从轻度、间歇性腹泻到暴发性、致死性的痢疾。典型的阿米巴痢疾常有腹泻、一日数次或数十次，粪便果酱色、伴奇臭并带血和黏液，80% 的患者有局限性腹痛、不适、胃肠胀气、里急后重、厌食、恶心、呕吐等。急性暴发性痢疾则是严重和致命性的肠阿米巴病，常为儿科的疾病。从急性型可突然发展成急性暴发型，患者有大量的黏液血便、发烧、低血压、广泛性腹痛、强烈而持续的里急后重、恶心、呕吐和出现腹水，60% 的患者可发展成肠穿孔，也可发展成肠外阿米巴病。有些轻症患者仅有间歇性腹泻。慢性阿米巴病则长期表现为间歇性腹泻、腹痛、胃肠胀气和体重下降，可持续一年以上，甚至 5 年之久。有些患者出现阿米巴肿（ameboma），也称阿米巴性肉芽肿（amebic granuloma），病变呈团块状损害而患者多无临床症状。在肠钡餐透视时酷似肿瘤，病理活检或血清阿米巴抗体阳性可鉴别诊断。肠阿米巴病最严重的并发症是肠穿孔和继发性细菌性腹膜炎，呈急性或亚急性过程。

（2）肠外阿米巴病（extraintestinal amoebiasis）是肠黏膜下层或肌层的滋养体进入静脉、经血行播散至其他脏器引起的阿米巴病。以阿米巴性肝脓肿（amebic liver abscess）最常见。患者以青年男性为多见，脓肿多见于右叶，且以右叶顶部为主。全部肠外阿米巴病例中有 10% 的患者伴发肝脓肿。

临床症状有右上腹痛并可向右肩放射，发热和肝肿大、伴触痛，也可表现为寒战、盗汗、厌食和体重下降，少部分患者甚至可以出现黄疸。肝脓肿穿刺可见"巧克力酱"样脓液，且可检出滋养体。肝脓肿可破裂入胸腔（10% ～ 20%）或腹腔（2% ～ 7.5%），少数情况下可破入心包，肝脓肿破入心包往往是致死性的。多发性肺阿米巴病常发生于右肺下叶，多因肝脓肿穿破膈肌而继发，主要有胸痛、发热、咳嗽和咳"巧克力酱"样的痰。X 线检查可见渗出、实变或脓肿形成、积脓，甚至形成肺支气管瘘管。脓肿可破入气管引起呼吸道阻塞。若脓肿破入胸腔或气管，引流配合药物治疗十分重要，但死亡率仍近 15% ～ 30%。1.2% ～ 2.5% 的患者可出现脑脓肿，而脑脓肿患者中 94% 合并有肝脓肿，往往是在中枢皮质的单一脓肿，临床症状有头痛、呕吐、眩晕、精神异常等。45% 的脑脓肿患者可发展成脑膜脑炎。阿米巴性脑脓肿的病程进展迅速，如不及时治疗，死亡率高。皮肤阿米巴病少见，常由直肠病灶播散到会阴部引起，会阴部损害则会散布到阴茎、阴道甚至子宫；也可因肝脓肿破溃而发生于胸腹部瘘管周围。

四、诊断

1. 病原学诊断 包括显微镜检查滋养体和包囊、粪检培养法和核酸诊断。

（1）生理盐水涂片法 对于肠阿米巴病而言，粪检仍为最有效的手段。这种方法可以检出活动的滋养体。一般在稀便或脓血便中滋养体多见，滋养体内可见被摄入的红细胞。粪便中的虫体在受到尿液、消毒水等污染后会迅速死亡，应注意快速检测、保持 25℃ 以上的温度、防止尿液等污染，还要注意某些抗生素、致泻药或收敛药、灌肠液等均可影响虫体的生存和活动，从而影响检出率。对肝脓肿穿刺液等也可行涂片检查，穿刺和检查时应注意虫体多在脓肿壁上。另外，镜下滋养体需与宿主肠组织细胞鉴别，鉴别要点为：①溶组织内阿米巴滋养体大于宿主肠细胞；②胞核与胞质大小比例小于宿主肠细胞；③滋养体为泡状核，核仁居中，核周染色质粒清晰；④滋养体胞质中可含红细胞和组织碎片。

（2）碘液涂片法 对慢性腹泻患者以检查包囊为主，可作碘液染色，以显示包囊的胞核，同时与其他阿米巴进行鉴别诊断。用甲醛乙醚法沉淀包囊可以提高 40% ～ 50% 的检出率。另外，对于一些慢性患者，粪检应持续 1 ～ 3 周，多次检查，以防漏诊。

（3）体外培养 培养法在诊断和保存虫种

方面有重要意义，且比涂片法敏感。培养物常为粪便或脓肿抽出物。用 Robinson 培养基，对亚急性或慢性病例检出率比较高。在粪便检查中，溶组织内阿米巴必须与其他肠道原虫相区别，尤其是结肠内阿米巴（*Entamoeba coli*）和哈门氏内阿米巴（*Entamoeba hartmani*）。目前有许多方法可用于鉴别溶组织内阿米巴和迪斯帕内阿米巴，如同工酶分析、酶联免疫吸附试验、多聚酶链反应（polymerase chain reaction，PCR）等。

（4）活体组织检查　　以内窥镜直接观察肠黏膜溃疡病灶，从溃疡边缘取材；对肝脓肿患者，作肝穿刺，从脓肿壁边缘取材。两种材料均可做生理盐水涂片或病理切片，观察滋养体。

（5）核酸诊断　　这是近十年来发展较快而且十分敏感和特异的诊断方法。可分离脓液、穿刺液、粪便培养物、活检的肠组织、皮肤溃疡分泌物、脓血便甚至成形粪便中虫体的 DNA，而后以特异性的引物进行多聚酶链反应。通过对扩增产物进行电泳分析，可以区别溶组织内阿米巴和其他阿米巴原虫。

2. 血清学诊断　　自从溶组织内阿米巴无菌培养成功后，血清学诊断发展很快。大约有90%的患者可用 ELISA 从血清检查到相应的特异性抗体。WHO 专门委员会建议，显微镜下检获含4核的包囊应鉴定为溶组织内阿米巴/迪斯帕内阿米巴；粪中检测出含红细胞的滋养体应高度怀疑为溶组织内阿米巴感染；血清学检查结果高滴度强阳性，应怀疑为溶组织内阿米巴感染；阿米巴病仅由溶组织内阿米巴引起。

3. 影像学诊断　　对肠外阿米巴病，如肝脓肿可应用超声波检查、计算机断层扫描（CT），肺部病变则以 X 线检测为主。影像学诊断应结合血清学试验、DNA 扩增分析和临床症状等资料，综合分析，以期做出早期、准确的诊断。

4. 鉴别诊断　　肠阿米巴病应与细菌性痢疾相鉴别，后者起病急，发烧，全身状态不良，粪便中白细胞多见，抗生素治疗有效，阿米巴滋养体阴性。阿米巴性肝脓肿则应主要与细菌性肝脓肿相鉴别，后者往往发生在50岁以上的人群，全身情况较差，伴发热、疼痛，既往有胃肠道疾病史，阿米巴滋养体检查阴性。同时阿米巴肝脓肿也应与肝癌、肝炎或其他脓肿相鉴别。

五、流行与防治

1. 流行与传播　　溶组织内阿米巴病呈世界性分布，但常见于热带和亚热带地区，如印度、印度尼西亚、撒哈拉沙漠、热带非洲和中南美洲。2015年调查显示，我国平均感染率为0.06%，各省份西藏的感染率最高，为0.5%，各生态区黔中部喀斯特生态区的感染率最高，为1.56%。

阿米巴病的发生与卫生条件和社会经济状况的关系要比与气候因素的关系更为密切。肠道阿米巴病和阿米巴肝脓肿以男性发病率为高，男女比例分别为2∶1和7∶1，但是带包囊者的男女比例相似，提示女性以某种未知的保护机制抵抗阿米巴的侵入。近年来，溶组织内阿米巴的感染率在男性同性恋者中呈上升趋势。我国某些省市 HIV/AIDS 患者血清中抗溶组织内阿米巴抗体阳性率为7.9%，明显高于非 HIV 感染者。也有报告显示，我国的一些男性同性恋者具有相当高的抗溶组织内阿米巴抗体血清阳性率。阿米巴病也为获得性免疫缺陷症常见合并症，但并不增加严重感染的危险性。患阿米巴病的高危人群包括旅游者、流动人群、弱智低能人群、同性恋者，而严重感染往往发生在小儿尤其是新生儿、孕妇、哺乳期妇女、免疫力低下的患者、营养不良或患恶性肿瘤的患者及长期应用肾上腺皮质激素的患者。在某些热带和亚热带地区感染的高峰年龄为14岁以下的儿童和40岁以上的成人。

阿米巴病的传染源为粪便中持续带包囊者（cyst carrier 或 cyst passenger）。包囊的抵抗力较强，在适当温、湿度下可生存数周，并保持有感染力，但对干燥、高温的抵抗力不强。通过蝇或蟑螂消化道的包囊仍具感染性。溶组织内阿米巴的滋养体抵抗力极差，并可被胃酸杀死，无传播作用。人体感染的主要方式是经口感染，食用含有成熟包囊的粪便污染的食品、饮水或使用污染的餐具均可导致感染。食源性暴发流行则是由不卫生的用餐习惯或食用由包囊携带者制备的食品而引起。另外，有口-肛性行为的人群，粪便中的包囊可直接经口侵入，所以阿米巴病在欧、美、日等国家和地区被列为性传播疾病（sexually transmitted disease，STD），我国尚未见报道，但应引起重视。

2. 治疗　　甲硝唑（metronidazole）为目前治疗阿米巴病的首选药物。对于急性或慢性侵入性肠阿米巴病患者均适用，口服几乎100%吸收。此外，替硝唑（tindazole）、奥硝唑（ornidazole）和塞克硝唑（secnidazole）似有相同作用。但有资料显示甲硝唑或替硝唑等主要用于组织感染，无根治肠腔病原体的作用，故不应用于治疗无症状携带者。一般来说，无症状的包囊携带者，若为迪斯帕内阿米巴感染则无须治疗，但由于区别溶组织内阿米巴和迪斯帕内阿米巴的方法与技术还未广泛应用，而且10%的带包囊者为溶组织内阿米巴感染，因此对无症状的带包囊者仍建议予以治疗。此外，由于阿米巴表面凝集素可刺激 HIV 复制，HIV 感染者若并发感染阿米巴，则无论是致病或不致病的均应予以治疗。对于带包囊者的治疗应选择肠壁不易吸收且副作用低的药物，如巴龙霉素（paromomycin）、喹碘方（iodoquinofonum）、安特酰胺（diloxanide）等。肠外阿米巴病，如肝、肺、脑、皮肤脓肿的治疗也以甲硝唑为主，氯喹也为有效药物。肝脓肿者

采用药物治疗配以外科穿刺引流，可以达到较好的效果。中药大蒜素、白头翁等也有一定的作用，但仅用中药较难达到根治的目的。

3. 预防　　阿米巴病是一个世界范围内的公共卫生问题，在治疗该病的同时，还应采取综合措施防止感染，具体的方法包括对粪便进行无害化处理，以杀灭包囊；保护水源、食物，免受污染；搞好环境卫生和驱除有害昆虫；加强健康教育，以提高自我保护能力。

第二节　其他消化道阿米巴

寄生于人体消化道的阿米巴除溶组织内阿米巴外，其余均为腔道共栖原虫，它们一般不侵入人体组织，但在重度感染或宿主防御功能减弱时也可产生不同程度的黏膜浅表炎症，在合并细菌感染时可引起腹泻或肠功能紊乱。

一、迪斯帕内阿米巴

迪斯帕内阿米巴（*Entamoeba dispar* Brumpt, 1925）是与溶组织内阿米巴形态相同、生活史相似的另一虫种，可引起人结肠的病理学改变。迪斯帕内阿米巴与溶组织内阿米巴可通过同工酶分析、ELISA 和 PCR 分析进行鉴别。用 ELISA 以单克隆抗体检测溶组织内阿米巴表面半乳糖 / 乙酰氨基半乳糖凝集素靶抗原具有敏感性高和特异性强的特点，目前在欧、美、日等诸多国家和地区已有检测试剂盒出售。而用 PCR 则可直接从 DNA 水平鉴别两种阿米巴，其中以检测编码 29kDa/30kDa 多胱氨酸抗原的基因最为特异和可行。

二、结肠内阿米巴

结肠内阿米巴（*Entamoeba coli* Grassi, 1879）是人体肠道常见的共栖原虫，常与溶组织内阿米巴共同存在。其形态与溶组织内阿米巴相似，滋养体直径为 15 ～ 50μm，核内含大而偏位的核仁和大小不一、排列不齐的核周染色质粒，胞质内含颗粒、空泡和食物泡，多含细菌但不含红细胞。包囊较溶组织内阿米巴的大，直径为 10 ～ 35μm，核 1 ～ 8 个，成熟包囊偶可超过 8 个核。未成熟包囊内含糖原泡和草束状的拟染色体（图 40-4）。生活史和流行情况与溶组织内阿米巴相似，成熟包囊经口感染宿主，除人外，鼠、猪、犬等动物肠内也有发现。

结肠内阿米巴在结肠寄生，一般不侵入组织，也无临床症状。2015 年调查显示，我国平均感染率为 0.13%，各省份西藏感染率最高，为 3.59%，各生态区藏南山地生态区感染率最高，为 5.42%。粪便检查发现包囊或滋养体即可诊断，但应与溶组织内阿米巴相鉴别。

三、哈门氏内阿米巴

哈门氏内阿米巴（*Entamoeba hartmani* von Prowazek, 1912）的生活史和形态与溶组织内阿米巴相似。因虫体较小，曾被称为小宗溶组织内阿米巴。滋养体直径为 4 ～ 12μm，包囊为 4 ～ 10μm（图 40-4）。流行病学调查中，常以包囊小于 10μm 为界线与溶组织内阿米巴包囊相区别。但值得注意的是溶组织内阿米巴包囊在治疗后或在营养不良的患者体内也可能会变小。该虫对人不致病，滋养体不吞噬红细胞，仅在猫、犬引起阿米巴性结肠炎。为区别溶组织内阿米巴和哈门氏内阿米巴，可应用血清学或多聚酶链反应作辅助诊断。哈门氏内阿米巴呈世界性分布，2015 年调查显示，我国农村地区感染率为 38.60/100 000。感染与食用被粪便污染的食物或饮入被粪便污染的水源有关。与溶组织内阿米巴鉴别可避免不必要的治疗。

四、微小内蜒阿米巴

微小内蜒阿米巴（*Endolimax nana* Wenyon & O'Connor, 1917）为寄生于人、猿、猴、猪等动物肠腔的小型阿米巴。滋养体直径为 6 ～ 12μm，核型特别，有一粗大明显的核仁，无核周染色质粒。胞质量少，食物泡内含细菌。滋养体以其短小、钝性而透明的伪足做迟缓运动。在大肠中成囊，包囊直径为 5 ～ 10μm，成熟

包囊内含 4 个核（图 40-4）。一般认为是非致病的，但也有该虫可能与腹泻有关的报道。微小内蜒阿米巴的诊断以粪检为主，但需与哈门氏内阿米巴和布氏嗜碘阿米巴相鉴别。该虫体积比哈门氏内阿米巴小，且含粗大核仁。胞核与布氏嗜碘阿米巴相似，但包囊较小。本虫呈世界性分布，但少于结肠内阿米巴。2015 年调查显示，我国农村地区感染率为 85.50/100 000。由于虫体较小，粪检不易检出。对甲硝唑敏感。

五、布氏嗜碘阿米巴

布氏嗜碘阿米巴（*Iodamoeba butschlii* von Prowazek，1912），因包囊期具有特殊的糖原泡而得名。该虫寄生于结肠，虫体稍大于微小内蜒阿米巴，滋养体直径为 8 ～ 20μm，有大而明显的核仁，与核膜间绕有一层几乎无色的颗粒，这一结构是鉴别的主要特征之一。无核周染色质粒，胞质内含粗大的颗粒和空泡。包囊直径为 5 ～ 20μm，糖原泡圆形或卵圆形，边缘清晰，常把核推向一侧。碘染糖原泡呈棕色团块，铁苏木素染色为泡状空隙（图 40-4）。布氏嗜碘阿米巴无致病性，特殊的糖原泡和核结构是鉴定本虫的主要依据。

六、齿龈内阿米巴

齿龈内阿米巴（*Entamoeba gingivalis* Gros，1849）为人及许多哺乳动物齿龈部的共栖型阿米巴，生活史中仅有滋养体期。滋养体直径为 10 ～ 20μm，其形态与溶组织内阿米巴相似。伪足内、外质分明，活动迅速。食物泡常含细菌、白细胞，偶有红细胞。核仁明显，居中或略偏位，有核周染色质粒（图 40-4）。通过对其核糖体小亚基单位 RNA 基因的 PCR 产物进行限制性内切核酸酶分析，发现其失去继发性成囊能力。齿龈内阿米巴偶有子宫内感染的报告，但仅在置有宫内节育器和细菌感染时发生。最近有齿龈内阿米巴引起肺部感染和胸腔感染的报告，值得关注。在口腔疾病患者或正常人口腔中均可检获，以前者检出率较高。在牙周病、牙周炎的患者口腔中检出率达 50% 以上，但病理切片中不曾发现虫体侵入组织。齿龈内阿米巴呈世界性分布。我国平均感染率为 42.25%，其中健康人平均感染率为 38.88%，口腔门诊患者平均感染率为 55.90%。该虫无包囊期，以直接接触感染为主，或由飞沫传播。

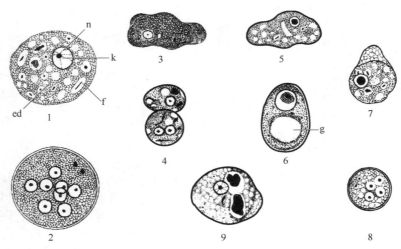

图 40-4　消化道内非致病性阿米巴模式图

1. 结肠内阿米巴滋养体；2. 结肠内阿米巴包囊；3. 哈门氏内阿米巴滋养体；4. 哈门氏内阿米巴；5. 布氏嗜碘阿米巴滋养体；6. 布氏嗜碘阿米巴包囊；7. 微小内蜒阿米巴滋养体；8. 微小内蜒阿米巴包囊；9. 齿龈内阿米巴滋养体；k. 核仁；n. 核周染色质粒；ed. 内质；f. 食物泡；g. 糖原泡

第三节　致病性自由生活阿米巴

在自然界存在着多种自由生活的阿米巴，其中有些是潜在的致病原，可侵入人体的中枢神经系统、眼部和皮肤，引起严重损害甚至死亡，以双鞭毛阿米巴科的耐格里属（*Naegleria*）和棘阿米巴属（*Acanthamoeba*）多见。

一、形态和生活史

自由生活的致病阿米巴生活史较简单，在自然界中普遍存在于水体、淤泥、尘土和腐败植物中。滋养体以细菌为食，行二分裂繁殖，并可形成包囊。耐格里属阿米巴滋养体呈长椭圆形，平均大小为22μm×7μm，虫体一端有单一的圆形或钝性的伪足，另一端形成指状的伪尾区。滋养体的核为泡状核，核仁大而居中，胞质内含食物泡。扫描电镜下可见虫体表面不规则，有褶皱，具多个吸盘状结构，该结构与虫体的毒力、侵袭力和吞噬力有关。在不适环境或水中，滋养体可发展成有2～4根鞭毛的鞭毛型。鞭毛型可做活泼运动，不取食，不分裂，也不形成包囊。此型往往在24h后又转为阿米巴型。当人在水中（如游泳）时，鞭毛型或阿米巴型滋养体可侵入鼻腔黏膜增殖，并沿嗅神经通过筛状板入颅内。包囊呈圆形，直径为7～10μm，囊壁光滑有孔，核与滋养体的核相似（图40-5）。

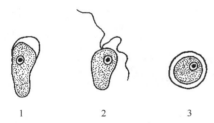

图40-5　耐格里属阿米巴

1.滋养体（阿米巴型）；2.滋养体（鞭毛型）；3.包囊

棘阿米巴属的阿米巴的滋养体呈长椭圆或圆形，直径为15～46μm，体表有尖而透明的棘刺状伪足（acanthopodia），做无定向缓慢运动，胞核呈泡状，无鞭毛型。包囊圆形，外壁皱缩，内壁光滑。不同种的棘阿米巴形态和大小各异，有圆球形、星形、六角形、多角形等（图40-6）。棘阿米巴在外界不良条件下形成圆形包囊，在利于生长的条件下脱囊而成滋养体，经破损的皮肤黏膜或角膜侵入人体，寄生在眼、皮肤等部位，血行播散至中枢神经系统。

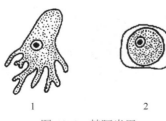

图40-6　棘阿米巴

1.滋养体（棘状突）；2.包囊

二、致病性

致病性自由生活阿米巴具有突破人体防御机能，在人体内繁殖并致病的能力。耐格里属阿米巴中致病的主要是福氏耐格里阿米巴（*N. fowleri*），往往引起儿童或未成年者的原发性阿米巴性脑膜脑炎（primary amoebic meningoencephalitis，PAME），自1961年首次报道至今全世界已有近200例。此病潜伏期为1～7天，早期以上呼吸道症状为主，伴高烧、呕吐，1～2天后即出现脑水肿征象，迅速转入瘫痪、谵妄、昏迷，患者常在1周内死亡。病理切片可见类似细菌性脑膜炎的特征，以中性粒细胞浸润为主，少数为嗜酸性粒细胞、单核细胞或淋巴细胞，宿主组织中仅可检出滋养体而无包囊。

棘阿米巴中的致病种主要是卡氏棘阿米巴（*A. castellanii*），感染主要发生在抵抗力低下的人群，如虚弱、营养不良、应用免疫抑制剂或AIDS患者。病原体入侵途径尚不完全清楚，已知可经损伤的皮肤眼角膜、呼吸道或生殖道侵入人体，引起阿米巴性皮肤损害、阿米巴角膜炎（amoebic keratitis，AK）和肉芽肿性阿米巴性脑炎（granulomatous amebic encephalitis，GAE）。棘阿米巴引起肉芽肿性阿米巴性脑炎以占位性病变为主。潜伏期较长，脑脊液中以淋巴细胞为主，病灶中滋养体和包囊可同时存在。肉芽肿性改变为其病理特征。棘阿米巴引起的阿米巴性皮肤损害主要是慢性溃疡，75%的AIDS患者有此并发症。由于棘阿米巴包囊耐干燥，可随尘埃飘起，通过污染角膜而致慢性或亚急性角膜炎和溃疡。患者眼部有异物感、畏光、流泪、视力模糊等症状，反复发作可致角膜溃疡甚至角膜穿孔。近年来，随着隐形眼镜的使用，棘阿米巴角膜炎的发病率逐渐升高。

三、诊断

病史结合病原学诊断。通过脑脊液或病变组织涂片可见中性粒细胞数增加，湿片中可见活动的滋养体。也可取脑脊液、眼的排泄物、角膜刮取物或活检的病变角膜涂布在有大肠杆菌的琼脂平板上进行培养，一般3～7天可见滋养体或包囊。血清学诊断可用间接血凝试验、间接荧光抗体试验等，但一般无法做出早期诊断。近年来也有人开始应用PCR技术检测患者分泌物中的阿米巴DNA或用DNA探针进行诊断。

四、防治

对于自由生活阿米巴引起的中枢神经系统感

染，用二性霉素 B 静脉给药，可缓解临床症状，但死亡率仍在 95% 以上。也有报告称利福平可以治疗患者。戊烷脒（pentamidine）合并口服磺胺药有望治愈 GAE 患者。阿米巴性角膜炎的治疗主要是用抗真菌和抗阿米巴的眼药（诸如洗必泰、聚六甲基双胍、新霉素、多黏菌素 B、克霉唑等），药物治疗无效者可考虑角膜成形术或角膜移植。皮肤阿米巴病患者则应保持皮肤清洁，同时以戊烷脒治疗。为预防感染这类阿米巴，应避免在不流动的水或温水中游泳，在温泉浸泡洗浴时应避免鼻腔接触水，启用长期未用的自来水时应首先放去水管内的积水。对婴幼儿和免疫力低下或 AIDS 患者尤应加强防治，及时治疗皮肤、眼等的棘阿米巴感染，这是预防 GAE 的有效方法。

第四十一章 鞭 毛 虫

寄生于人体的鞭毛虫隶属于肉足鞭毛门（Sarcomastigophora）的动鞭纲（Zoomastigophorea），是以鞭毛作为运动细胞器的原虫。滋养体阶段有一或数根鞭毛，少数无鞭毛。种类繁多，分布很广，生活方式多种多样。营寄生生活的、寄生在

人体的鞭毛虫主要有：①寄生在消化道和泌尿生殖器官的鞭毛虫，如蓝氏贾第鞭毛虫、阴道毛滴虫、人毛滴虫、口腔毛滴虫和脆弱双核阿米巴等；②寄生在血液和组织中的，如利什曼原虫和锥虫等。

第一节 蓝氏贾第鞭毛虫

蓝氏贾第鞭毛虫（*Giardia lamblia* Stiles，1915），又称十二指肠贾第虫（*G. duodenalis*）或小肠贾第虫（*G. intestinalis*），简称贾第虫。1681 年，其被荷兰学者 van Leeuwenhoek 在自己的粪便中首先发现。此虫全球分布，热带和温带多见，儿童特别敏感。近十多年来，由于旅游事业的发展，在旅游者中发病率较高，故又称旅游者腹泻，已引起各国的重视。蓝氏贾第鞭毛虫寄生在人体小肠、胆囊，主要在十二指肠，

可引起腹痛、腹泻和吸收不良等症状，称贾第虫病（giardiasis），该病已被列为全世界危害人类健康的十大主要寄生虫病之一，为人体消化道中最常见的鞭毛虫。

一、形态

本虫生活史中有滋养体和包囊两个发育阶段（图 41-1）。

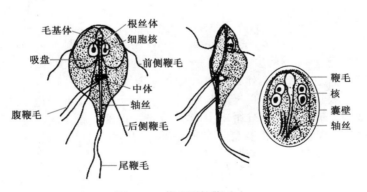

图 41-1 蓝氏贾第鞭毛虫

1. 滋养体 呈半个倒置梨形，长 9.5 ~ 21μm，宽 5 ~ 15μm，厚 2 ~ 4μm。两侧对称，前宽后细，腹面扁平，背面隆起。腹面前半部向内凹陷成吸盘（adhesive disc），虫体借此吸附在宿主肠黏膜上。虫体前端吸盘区中线两侧各有一个卵圆形细胞核，核内无核仁。有 4 对鞭毛，按其位置分别为前侧鞭毛、后侧鞭毛、腹鞭毛和尾鞭毛各 1 对，鞭毛均发自两核前部之间的基体（kinetosome）。

所有鞭毛轴丝在逸出虫体前需穿越细胞质。前鞭毛轴丝分别从对侧吸盘区的基体发出，从虫体侧面穿过，逸出虫体。尾鞭毛轴丝是直的，彼此靠近，将虫体分成两个相等的部分。虫体借助于 8 根鞭毛，绕着长轴摆动，运动活跃，典型运动如落叶飘动。一对大而弯曲、深染的中体（median body）位于吸盘之后。虫体没有真正的轴柱。滋养体内无线粒体、滑面内质网、高尔基体和溶酶体。在永久染

341

色标本中易见的特征是虫体形状、细胞核、轴丝（axoneme）和中体。

2. 包囊 为椭圆形，囊壁较厚，光滑无色，大小为（10～14）μm×（7.5～9）μm。在活标本可见核和中体。碘液染色后呈黄绿色，由于在固定时细胞质皱缩，通常可见囊壁与细胞质之间的空隙。未成熟的包囊有2个核，成熟的包囊具4个核（多偏于一端）、2个中体，以及双倍数目的在滋养体期所见的细胞质鞭毛、轴丝（图41-1）。

二、生活史

蓝氏贾第鞭毛虫生活史分两个阶段：滋养体和包囊。成熟的四核包囊为感染期，包囊随污染食物和饮水进入人体，通过胃进入十二指肠，不久四核滋养体脱囊逸出，并继续完成胞质分裂后，形成2个滋养体，吸附到小肠上寄生。滋养体主要寄生在人的十二指肠内，有时也可在胆囊内，借吸盘吸附肠壁，营纵二分裂法繁殖。如果滋养体落入肠腔而随食物到达回肠下段或结肠腔后，环境改变，虫体成囊，首先鞭毛缩短，不再伸出，然后细胞质浓缩，并分泌一层厚的透明囊壁，包囊以坚韧的囊壁防止虫体在环境温度改变、脱水和氯气消毒剂中变化。包囊随粪便排出，一般在硬度正常粪便中只能找到包囊。滋养体则可在腹泻者粪便中发现。包囊在外界的抵抗力较强，为传播阶段。

三、致病性

1. 致病机制 贾第虫感染可导致小肠黏膜可逆的病理组织学改变，滋养体一般并不侵入小肠黏膜上皮组织，仅以其腹吸盘和虫体边缘吸附、嵌入肠黏膜上皮细胞表面。但在大量滋养体寄生时，虫体不仅阻隔了肠黏膜的吸收面积，还可侵入肠黏膜。小肠黏膜呈现典型的卡他性炎症病理组织学改变，表现为黏膜固有层急性炎性细胞和慢性炎性细胞浸润，上皮细胞绒毛变短变粗，长度与腺腔比例变小，上皮细胞坏死脱落，黏膜下派尔集合淋巴结明显增生等。

贾第虫的致病机制尚不完全清楚。一般认为，患者发病情况与虫株毒力、机体免疫和肠道内环境等多种影响因素有关。来源不同的虫株具有截然不同的致病力。虫体寄生数量多时，形成机械阻隔，与宿主竞争营养。滋养体通过吸盘吸附于肠黏膜上造成的刺激与损伤，以及原虫分泌物和代谢产物对肠黏膜微绒毛的化学性刺激，破坏了肠黏膜的吸收功能，也可使维生素 B_{12} 吸收减少。肠内细菌的协同作用等，在不同程度上可使肠功能失常。二糖酶

缺乏是宿主腹泻的原因之一，二糖酶在贾第虫患者和模型动物体内均有不同程度的缺乏。动物实验显示，二糖酶水平降低时，滋养体可直接损伤小鼠的肠黏膜细胞，造成小肠微绒毛变短，甚至扁平。

宿主的非特异性免疫，如乳汁内的游离脂肪酸及肠黏膜等本身对贾第虫感染具有一定程度的拮抗作用。宿主的体液免疫和细胞免疫对贾第虫感染均有不同程度的保护作用。宿主的免疫状态是临床症状轻重不同的重要因素，低丙种球蛋白血症、先天或后天血内丙种球蛋白缺乏和免疫功能低下者（如艾滋病患者）感染贾第虫后可出现慢性腹泻和吸收不良等严重临床症状。

2. 临床表现 少数感染贾第虫包囊者（成人约13%，儿童约17%）为无症状带囊者，另一部分则出现临床症状。潜伏期平均为1～2周，长者可达45天。

初起症状有恶心、厌食、上腹及全身不适，或伴低烧或寒战，此后可出现突发性恶臭水泻、胃肠胀气、上中腹部痉挛性疼痛。粪内偶见黏液，极少带血。部分患者急性期持续数天即可自行消退，转为无症状带囊者。幼儿患者病程可持续数月，出现吸收不良、脂肪泻、衰弱和体重减轻症状。急性期需与急性病毒性肠炎、细菌性痢疾、食物中毒、急性肠阿米巴病、致病性大肠埃希菌引起的"旅游者腹泻"等进行鉴别。

部分未得到及时治疗的急性期患者可转为亚急性或慢性期。亚急性期表现为间歇性排恶臭味软便（或呈粥样），伴有腹胀、痉挛性腹痛，或有恶心、厌食、胃灼热、头痛、便秘和体重减轻等。慢性期患者比较多见，表现为周期性稀便，味甚臭，病程可达数年而不愈。严重感染且得不到及时治疗的患儿病程可持续很长时间，并常常导致营养吸收不良和身体发育障碍。

当虫体寄生在胆道系统时，可引起胆囊炎或胆管炎，出现上腹疼痛、食欲不振、肝肿大及脂肪代谢障碍等症状。

四、诊断

1. 病原诊断

（1）粪便检查 用生理盐水涂片法检查滋养体，经碘液（2%）染色涂片检查包囊，也可用甲醛乙醚沉淀或硫酸锌浓集法检查包囊。通常在成形粪便中检查包囊，而在水样稀薄的粪便中查找滋养体。因包囊形成、排出具有间歇性特点，检查时可采用隔天粪检并连续三检的方法，以提高检出率。

（2）十二指肠液或胆汁检查 粪便多次阴性者可用此法，以提高阳性检出率。用十二指肠引流法，

标本直接镜检或用离心浓集法检查，阳性率可达75%。

（3）肠内试验法（enterotest）　标本采集具体做法是：禁食后，嘱患者吞下一个装有尼龙线（成人线长140cm，儿童线长90cm）的胶囊。将线的末端经胶囊一端的小孔引出并粘在受试者颈部或口外侧。吞下的胶囊在体内溶解后，尼龙线便自行松开、伸展，可达十二指肠和空肠，经4h后缓缓拉出尼龙线，取线上的黏附物镜检。

（4）小肠活体组织检查　经内窥镜在小肠Treitz韧带附近摘取黏膜组织，标本可先做压片初检，或固定后用Giemsa染色，虫体染成紫色，而肠上皮细胞着粉红色，依此可将二者鉴别开。

2. 免疫学诊断方法　ELISA、直接免疫荧光抗体试验（DFA）和对流免疫电泳（CIE）等方法有较高的敏感性和特异性。此类方法常作为一种辅助诊断手段，适用于流行病学研究和调查。

3. 分子生物学方法　用生物素标记的贾第虫滋养体全基因组DNA或用放射性物质标记的DNA片段制成的DNA探针，对本虫感染具有较高的敏感性和特异性。使用PCR方法检测粪便中贾第虫也在实验研究之中，这些方法均尚未广泛用于临床。PCR方法作为检测诊断技术，在水源、环境、食品的监测中前景广阔。

五、流行

贾第虫病分布呈世界性，据WHO估计全世界感染率为1%～20%。感染者多见于环境卫生差、医疗水平低的地区。发展中国家的儿童感染此病非常普遍，在发达国家此病常发生于1～4岁及20～40岁这两个年龄段。在发展中国家，贾第虫病占腹泻患者的20%左右，比例为5%～43%；在发达国家这一比例为3%～7%。在俄罗斯特别严重，美国也接近于流行。贾第虫病的流行常与饮水有密切关系，美国、加拿大、英国、瑞典、澳大利亚、新西兰都曾由水源污染引起贾第虫病暴发流行。近年来，有关艾滋病患者及同性恋者合并贾第虫感染的

报道不断增多。一些家畜和野生动物也常为本虫宿主。我国分布也很广泛，2015年调查显示，我国平均感染率为0.6%，各省份西藏的感染率最高，为1.00%，各生态区海南中部山地生态区感染率最高，为1.56%。儿童高于成人，乡村人群感染率高于城市，夏秋季节发病率较高。

1. 传染源　为粪便内含有包囊的带虫者、患者或动物。动物宿主包括家畜（如牛、羊、猪、兔等）、宠物（如猫、犬等）和野生动物（河狸）。感染者一次粪便排出的包囊数可达4亿，一昼夜可排9亿。

2. 传播途径　人服用被包囊污染的食物或水而感染。包囊在水中可存活4天，在含氯化消毒水（0.5%）中可存活2～3天，在粪便中包囊的活力可维持10天以上，但在50℃或干燥环境中很易死亡。包囊在蝇的消化道内可存活24h；在蟑螂消化道内经12天仍有活力，表明昆虫在某些情况下可能成为传播媒介。"人-人"传播途径多见于小学校、托儿所和家庭成员之间；粪-口传播方式在人口过度拥挤、用水不足和卫生状况不良的地区较为普遍，同性恋者常导致包囊的间接粪-口传播。

3. 易感人群　人及动物高度敏感，人吞食10个活包囊即可被感染，任何年龄的人群对本虫均易感。旅游者、男性同性恋者、胃切除患者、胃酸缺乏及免疫球蛋白缺陷患者易受感染，儿童患者多见，年老体弱者和免疫功能缺陷者尤其易感。

六、防治

彻底治愈患者、带虫者。加强人和动物宿主粪便管理，监测、防止水源污染和加强水源保护是预防本病的重要措施。注意饮食卫生和个人卫生，共用的儿童玩具应定期消毒。艾滋病患者和其他免疫功能缺陷者，应特别注意防范贾第虫感染。治疗常用药物有甲硝唑（灭滴灵）、替硝唑、丙硫咪唑等。巴龙霉素（pramomycin）多用于治疗有临床症状的贾第虫患者，尤其是感染本虫的怀孕妇女。近年来报告吡喹酮也有效。

第二节　阴道毛滴虫

阴道毛滴虫（*Trichomonas vaginalis* Donne，1837），是1836年Donne首先在阴道脓性分泌物和男性泌尿生殖道分泌物中发现的，阴道毛滴虫寄生在阴道及泌尿道，主要引起滴虫性阴道炎（trichomoniasis）或泌尿道炎症，属于性传播的一种传染病，呈全球性分布，人群感染较普遍。

一、形态

本虫生活史仅有滋养体期，无包囊期。典型滋养体呈梨形或椭圆形，条件不佳或虫体衰老时，虫体变圆，细胞质内有大量折光颗粒，甚至有空泡，多见于人工培养的样本。滋养体的大小依虫种来源

和分裂时间不同而变化较大，一般宽 10 ~ 15μm，长 7 ~ 32μm，无色透明，有折光性。虫体前端有 4 根等长的前鞭毛，第五根鞭毛向后，沿波动膜外缘内侧呈波浪式延伸，与波动膜外缘等长，无游离缘。波动膜是虫体一侧向外隆起形成的双层膜结构，表面光滑，是虫体的运动细胞器，长占虫体的 1/3 ~ 2/3。轴柱（axostyle）从虫体前端向后端延伸，贯穿虫体，于虫体后端伸出，其末端尖有附着作用，常附有阴道上皮细胞或碎片等。胞核位于前端 1/3 处，为椭圆形泡状核，核的上缘有 5 颗排列成杯状的基体，由此发出鞭毛。胞质内有深染的颗粒，沿轴柱平行排列，为氢化酶体（hydrogenosome），是该虫特有的酶系。虫体柔软多变，活动力强，无定向运动，波动膜使虫体旋转运动，而前鞭毛起推动力的作用（图 41-2，图 41-3）。阴道毛滴虫的基因组大小约 160Mb，高度重复性部分占总基因组的 65%。基因组中大约包括 60 000 个蛋白质编码基因。

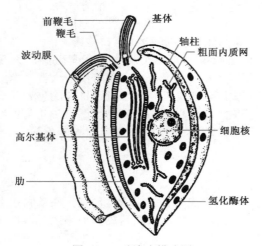

图 41-2　毛滴虫模式图

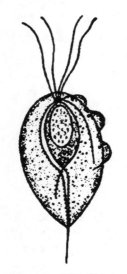

图 41-3　阴道毛滴虫

二、生活史

阴道毛滴虫的生活史简单，滋养体既是致病体，又是感染体。虫体以纵二分裂或多分裂方式繁殖，以吞噬和吞饮摄取白细胞、细菌和细胞渗出液，虫体在外界环境中的生活力较强，有一定抵御不良环境的能力，所以阴道毛滴虫除了直接接触传播外还可通过间接接触传播。滋养体寄生在女性阴道、尿道、膀胱和尿道旁腺，偶尔在前庭大腺，以阴道后穹窿多见；男性感染者一般寄生于尿道、前列腺、精囊，也可在睾丸、附睾或包皮下寄生。

三、致病性

1. 致病机制　　滴虫性阴道炎的主要病理组织学改变为阴道壁黏膜充血、水肿，上皮细胞变性脱落，白细胞浸润等，轻度感染阴道黏膜无异常。

阴道毛滴虫的致病力与虫株毒力及宿主的生理状态有关。正常情况下，健康妇女的阴道环境，因乳酸杆菌的作用而保持酸性（pH3.8 ~ 4.4），可抑制虫体或其他细菌生长繁殖，这称为阴道的自净作用。若泌尿生殖系统功能失调，如妊娠、月经后使阴道内 pH 接近中性，则有利于滴虫和细菌的生长。而滴虫寄生于阴道时，消耗糖原，妨碍乳酸杆菌的酵解作用，影响了乳酸的浓度，从而使阴道的 pH 转变为中性或碱性，滴虫得以大量繁殖，更促进继发性细菌感染，加重炎症反应。

滴虫致病与妇女生殖系统生理和妇科疾病有关。阴道毛滴虫在 pH < 5 或 pH > 7.5 的环境中繁殖受抑制，月经前后阴道生理的变化较大，特别是月经后阴道 pH 接近中性，又富有营养（血清），有利于滴虫的繁殖，所以月经后妇女滴虫感染率和发病率较高。

滴虫性阴道炎往往和其他妇科疾病同时存在，妇科疾病引起的阴道黏膜厚度和糖原代谢障碍，有利于滴虫的寄生和侵袭。妊娠期间子宫内膜炎感染的增加与滴虫感染有关。

阴道中细菌群落的改变和酵母或螺旋体的感染，有利于滴虫的侵入。链球菌、类白喉杆菌等细菌的存在可改变阴道的 pH，使其趋于碱性。而阴道毛滴虫在阴道消耗糖原，影响乳酸杆菌的酵解作用及乳酸的生成，使阴道 pH 趋于中性或碱性，滴虫得以大量繁殖，同时又有利于其他细菌的繁殖，这些因素均为滴虫的致病及发病创造了良好的条件。

当将阴道毛滴虫与哺乳动物细胞在体外一起培养时，阴道毛滴虫表现出一种接触依赖性细胞病变效应（contact-dependent cytopathic effect）。虫体对靶细胞的杀伤为直接接触方式，而非吞噬方式。至少有 4 种毛滴虫表面蛋白参与该杀伤方式的细胞黏附过程。此外，虫体的鞭毛还可分泌细胞离散因子（cell-detaching factor），该因子能够促使培养的哺乳动物细胞离散。该现象与临床所见的阴道黏膜病变上皮细胞脱落相似。细胞离散因子的生成量与临床感染的严重程度相一致。因此，离散因子可能是本虫的毒力标志之一。另有实验表明，滴虫性阴道炎的临床症状还受到阴道内雌激素浓度的影响：雌激素浓度越高，临床症状越轻。其原因可能是 β- 雌二醇降低了细胞离散因子的活性。基于这一理论，临床上可在阴道内置人雌激素丸剂，用以提高局部雌激素浓度，从而达到治疗的目的。

2. 临床表现　　多数女性感染者症状不明显或无临床表现。有症状者，常见的主诉为外阴部瘙痒，阴道白带增多，严重时外阴感到灼热刺痛，性交痛，甚至影响工作或睡眠。阴道内窥镜检查时可见分泌物增多，呈灰黄色，泡状，伴有臭味，也有呈乳白色的液状分泌物，阴道壁可见弥散性黏膜充血和鲜红色的点状损害，或仅见片状充血或正常黏膜。当伴细菌感染时白带呈脓液状或粉红状。在滴虫侵犯尿道时可有尿频、尿急和尿痛症状，有时还可见血尿。少数病例可有膀胱炎。有学者认为宫颈肿瘤、子宫颈癌与阴道滴虫感染有关。此外，由于阴道毛滴虫可吞噬精子，或因阴道炎影响精子的存活，而有可能引起不育。

产妇感染本虫后，在分娩过程中，有可能将滴虫传染给婴儿，感染主要见于呼吸道和眼结膜，表现为呼吸道和结膜的炎性病变。

男性感染者常无临床表现而呈带虫状态，但可招致配偶的连续重复感染。在其尿道分泌物或精液内有时可查得虫体。当感染累及前列腺、贮精囊、或高位输尿管时症状往往比较严重，可出现尿痛、夜尿，前列腺肿大及触痛和附睾炎等症状。尿道分泌物内常含虫体。有学者认为本虫可吞噬精子，或因感染分泌物增多影响精子活力，而导致男性不育症。

四、诊断

以取自阴道后穹隆的分泌物、尿液沉淀物或前列腺液中查见滋养体为确诊依据。常用的方法有：生理盐水直接涂片法或涂片染色法（瑞氏或姬氏液染色），镜检滋养体；也可用培养法，将分泌物加入肝浸液培养基内，37℃温箱内孵育 48h 后镜检，检出率较高，可作为疑难病例的确诊及疗效评价的依据。

用诊断试剂盒，如 ELISA 和胶乳凝集试验（LAT）等在阴道分泌物中查抗原，阳性率可达94%，PCR 技术也可用于该病的诊断。

五、流行

阴道毛滴虫呈世界性分布，感染率各地不同，以女性 20 ～ 40 岁年龄组感染率最高，平均感染率为28%。据 WHO 报道，全球每年有 1.7 亿人感染阴道毛滴虫，传染源为滴虫性阴道炎患者和无症状带虫者或男性感染者。传染途径主要通过性交直接传播，男女双方都可感染，性从业者感染率高，也可通过公共浴池、浴具、公用游泳衣裤、坐式厕所而间接传播、感染。滋养体在外环境的抵抗力强，黏附在厕所地板上的滋养体可生存 30min，在潮湿的毛巾、衣裤中可存活 23h，在 40℃水中能活 102h，在 2 ～ 3℃水中可活 65h，在普通肥皂水中可活 45 ～ 150min。

六、防治

发现无症状的带虫者及患者都应及时诊治以控制和减少传染源，治疗的同时要注意其配偶的治疗。常用的口服药物为甲硝咪唑（灭滴灵，metronidazole），但在妊娠 3 个月内禁用甲硝咪唑，妊娠 3 个月后或哺乳期也要慎用，仅在局部治疗失败后使用，在治疗期间禁忌饮酒。婴儿感染后有症状者，出生 28 天后可用甲硝咪唑治疗，局部可用滴维净。阴道保持酸性环境效果较好，可用 1：5000高锰酸钾液冲洗阴道。

预防原则为定期普查普治，同时应注意男性的检查及治疗。开展卫生宣传教育工作，提高人们对阴道毛滴虫危害的认识。注意个人卫生，特别是经期卫生。改善公共卫生设施，净化公共浴厕，不使用公用泳衣裤和浴具，提倡蹲式厕所和淋浴，对坐式马桶应注意消毒处理，避免间接接触感染。

第三节　其他毛滴虫

一、人毛滴虫

人毛滴虫 [*Trichomonas*（*Pentatrichomonas*）*hominis* Daraine，1860] 也称人五毛滴虫，呈全世界分布，是寄生于肠道的鞭毛虫，多见于盲肠、结肠。生活史只有滋养体期，虫体呈卵圆形或梨形，大小为 7.7μm×5.3μm，形如阴道毛滴虫，具前鞭毛 3 ～ 5 根，一般为 4 根，一根后鞭毛从虫体前端伸出，与虫体平行，伸向后端，构成波动膜的外缘，波动膜的内侧有一弯曲、杆状的肋与虫体相连，肋与波动膜等长。染色标本中肋是一个重要的诊断特征，后鞭毛从虫体后端伸出为游离鞭毛。活滋养体做快速旋转运动，无方向性，波动膜较长，使虫体旋转运动，前鞭毛作为推动力。滋养体运动缓慢时才容易观察其形态。一个细胞核位于虫体前端，靠近鞭毛的起点（基体），核内染色质分布不均匀，可见小的核仁，位于核中心。胞质内含有食物泡和细菌。轴柱起源于虫体前端，向后延伸，从虫体后端伸出，轴柱末端尖。此虫染色困难，因此其形态特征不易看清（图 41-4）。

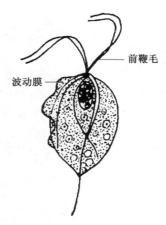

图 41-4　人毛滴虫

虫体以纵二分裂法繁殖，具有一定的抵抗力，滋养体为感染期。

本虫呈世界性分布，以热带和亚热带较为常见。感染率各地不同，我国为 0.2% ～ 9.4%，以儿童较常见。人毛滴虫一般不致病，但有学者认为该虫对幼儿及儿童致病，与病原菌协同致病或机体抵抗力低下时可引起成人致病。最常见的病原学诊断方法为粪检，在含有大量黏液、不成形粪便中查找病原体。除粪便涂片镜检查滋养体外，也可采用人工培养基（Boeck&Drobhla 二氏培养基）培养分离虫体。本虫的临床意义不大，人的感染由于污染食物和水经口而入，或经手入口传播，也可经蝇类机械传播。人毛滴虫可感染犬、猫、小鼠和其他啮齿类动物，这些动物在自然界可作为保虫宿主。如腹泻时可试用甲硝咪唑（灭滴灵）、卡巴肿等治疗，中药雷丸效果良好。

二、口腔毛滴虫

口腔毛滴虫（Trichomonas tenax Muller，1773）为寄生于口腔的梨形鞭毛虫，仅有滋养体期。滋养体很小，平均长度 6.5 ～ 7.5μm，前鞭毛 4 根，后鞭毛无游离末端，波动膜稍长于阴道毛滴虫，有 1 个卵圆形或椭圆形的细胞核，位于体前中央部，核内染色质粒丰富、深染。轴柱较纤细，沿虫体末段伸出（图 41-5）。本虫在口腔内以食物残渣、上皮细胞和细菌为食，纵二分裂法繁殖，寄生于人体口腔，定居于牙垢、龋齿的蛀穴、齿龈脓溢袋和扁桃体隐窝内，常与齿槽化脓同时存在。本虫有无致病力尚无定论，有学者认为口腔毛滴虫为口腔共栖原虫；也有文献资料报道其与牙龈炎、牙周炎、单纯龋齿、冠周炎等有关。曾有呼吸道感染及扁桃体陷窝内查见本虫的报告，也曾有吸入后引起支气管炎和肺炎的临床病例报道。实验诊断可用牙龈刮拭物作生理盐水涂片镜检或作体外培养确诊。滋养体对外环境的抵抗力较大，在室温下可生存 3 ～ 6 天。接吻是本虫的直接传播方式；也可借飞沫或污染的食物、餐具间接传播。本虫无须治疗，平时注意口腔卫生，虫体可被清除，保持口腔卫生是预防本虫感染最有效的方法。

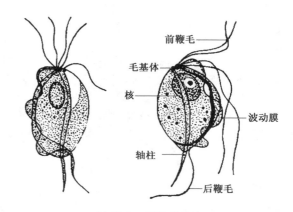

图 41-5　口腔毛滴虫

三、脆弱双核阿米巴

脆弱双核阿米巴（Dientamoeba fragilis Jepps& Dobell，1918）呈世界性分布，为寄生于盲肠、结肠的阿米巴型鞭毛虫，迄今只发现无鞭毛的滋养体期，本虫结构及抗原特性均符合鞭毛虫的特征，所以它不是一种阿米巴，很可能是失去鞭毛的滴虫，故列入毛滴虫科。

脆弱双核阿米巴滋养体呈阿米巴样，直径 3 ～ 18μm，一般为 7 ～ 12μm，在新鲜粪便中运动活跃，具有透明的叶状伪足，伪足边缘呈锯齿状，内质、外质清晰，活滋养体可见细胞核和透明、活泼运动的伪足。在染色标本中两个核明显可见，无核周染色质粒，核仁比较大，核仁多由 4 ～ 8 颗染色质粒组成，一般为对称排列，在适宜染色标本中在两核之间可见核外纺锤体（extranuclear spindle）。食物泡中含有吞噬的细菌，可能分布在整个细胞质（图41-6）。

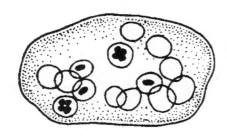

图41-6　脆弱双核阿米巴滋养体

此虫寄生在人和猴的盲肠及结肠上段的黏膜腺窝内，不侵犯肠黏膜，以细菌、酵母、淀粉颗粒为食，极少吞食红细胞。一般情况下不侵入组织，不引起症状，国内曾有报告可引起腹泻、恶心、呕吐等消化道症状。本虫可能在腹泻或半成形粪便中大量存在。在厌食、腹部不适或腹泻病例中，因其是唯一的寄生虫种，故怀疑本虫偶然有致病性，但致病机理尚不清楚。国外资料显示，15%～27%的受染者表现临床症状，主要有腹泻、腹痛、粪内带血或黏液、恶心、呕吐等。国外报道，在一般人群中，本虫流行率为1.5%～20%，但特殊人群的可能性更高；国内浙江、江苏、山东、北京和台湾等有病例报道。

可将患者排出的新鲜粪便立即保存在PVA固定液中，镜检诊断。虫体形态比较典型，检出率高。其诊断鉴别特征有三点：①双核；②核周无染色质粒；③核仁由4～8个染色质粒组成。

传播途径目前尚不清楚，曾做经口感染试验，未能成功，该虫与蛲虫合并感染者较多，有人认为可能通过蛲虫卵或蛲虫幼虫而传播。治疗可选用四环素、抗肠道阿米巴药物、碘化对苯二酸（iodoquinol）或巴龙霉素。

第四节　杜氏利什曼原虫

利什曼原虫（*Leishmania* spp.）的种类很多，分别寄生于人、哺乳动物（犬、沙鼠等）和爬行动物（蜥蜴）体内。其生活史有前鞭毛体（promastigote）和无鞭毛体（amastigote）两个时期。前者寄生于昆虫（白蛉或罗蛉）的消化道内，后者寄生于哺乳动物或爬行动物的细胞内，通过白蛉或罗蛉传播。人类利什曼病（leishmaniasis）是由20多种（亚种）利什曼原虫所引起的疾病的总称。

利什曼原虫种类由临床学、病理学、免疫学、生物化学、地理分布和分子生物学等的差异来鉴别。每个地区有其独特的媒介和疾病类型。一般利什曼病可以以下3种形式出现。

1）皮肤利什曼病（cutaneous leishmaniasis）：以原发性皮肤溃疡为主要临床表现，病原体很多，如热带利什曼原虫（*L. tropica*）和大型利什曼原虫（*L. major*）等。主要流行于中东及北非一些国家、俄罗斯南部及中亚地区，我国新疆也曾有病例报告。埃塞俄比亚利什曼原虫（*L. aethiopica*）致埃塞俄比亚皮肤利什曼病，常见皮肤结节型，流行于埃塞俄比亚及肯尼亚。墨西哥皮肤利什曼病由墨西哥利什曼原虫（*L. mexicana*）引起，流行于墨西哥及南美亚马孙河地区。

2）皮肤黏膜利什曼病（mucocutaneous leishmaniasis）：又称鼻咽黏膜利什曼病（espundia），由巴西利什曼原虫（*L. braziliensis*）等引起。以皮肤溃疡，鼻、口腔、咽部黏膜肿胀、破损为主，可破坏软组织及软骨。流行于中、南美洲。

3）内脏利什曼病（visceral leishmaniasis）：由杜氏利什曼原虫复合体［如 *Leishmania donovani*（Laveran et Mesnil，1903）］等引起，主要病变在内脏。分布在南亚、中东、北非、地中海沿岸、南美北部的一些国家，中国北部和西北部流行也曾较严重。

我国的利什曼病主要是由杜氏利什曼原虫引起的。杜氏利什曼原虫的无鞭毛体主要寄生在肝、脾、骨髓、淋巴结等器官的巨噬细胞内，常引起全身症状，如发热、肝脾肿大、贫血、鼻衄等。在印度，患者皮肤上常有暗的色素沉着，并有发热，故又称黑热病（kala-azar）。该病致病力强，很少能够自愈，如不治疗常因并发症而死亡。

1903年，内脏利什曼病的病因被Leishman和Donovan两位内科医生于患者脾涂片中发现。Rogers于1903年首先培养虫体，并证实杜氏利什曼原虫有一个鞭毛阶段；Nicolle在1908年发现某些哺乳动物（特别是犬）可作为此虫的保虫宿主；到1942年，Swaminath及其合作者用志愿者试验证实杜氏利什曼原虫感染是由白蛉传播的。

该病分布于热带和亚热带非洲、南美和亚洲，此外，在亚洲温带和地中海地区也有分布。在亚洲、非洲和欧洲由白蛉传播，在南美洲由罗蛉传播。各种动物，包括犬、猫、狐、豪猪、猴、沙鼠、仓鼠、松鼠和食蚁兽等均可作为本虫的保虫宿主。

一、形态

生活史有两个阶段：在人和保虫宿主体内的无鞭毛体，在媒介昆虫白蛉体内的前鞭毛体。

寄生于人和其他哺乳动物单核吞噬细胞内的无鞭毛体又称利杜体（Leishman-Donovan body），虫体很小，卵圆形虫体大小为（2.9～5.7）μm×（1.8～4.0）μm；圆形虫体直径为2.4～5.2μm，常见于巨噬细胞内。经瑞氏染液染色后，原虫胞质呈淡蓝色或深蓝色，内有一个较大的圆形核，呈红色或淡紫色。动基体（kinetoplast）位于核旁，着色较深，细小，杆状（图41-7）。在油镜下有时可见虫体从前端颗粒状的基体（basal body）发出一条根丝体（rhizoplast）。基体靠近动基体，在光镜下难以区别。

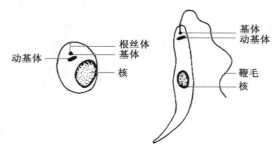

图41-7 杜氏利什曼原虫

在透射电镜下，虫体由内外两层表膜包被，每一层为一个单位膜。在内层表膜下有排列整齐的管状纤维，称为膜下微管（subpellicular microtubule）。微管数目、直径、间距等在种、株鉴定上有一定意义。虫体前端的表膜向内凹陷，形成一袋状腔，称为鞭毛袋。内有一根很短的鞭毛（光镜下的根丝体）。基体为中空圆形。动基体为腊肠状，其内有一束与长轴平行的纤丝。动基体在虫体发育过程中可分出新的线粒体，因此实际上它是一个大线粒体。其他线粒体呈泡状或管状，内有少数排列不整齐的板状嵴。类脂体圆形或卵圆形。内质网不发达，呈管状或泡状。核一个，卵圆形，大小约1.5μm×1.0μm。核膜两层，可见核孔。核仁1～2个（图41-8）。

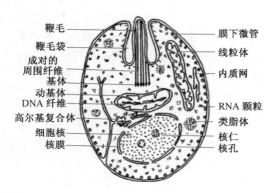

图41-8 杜氏利什曼原虫无鞭毛体超微结构模式图

前鞭毛体寄生于白蛉消化道。成熟的虫体呈梭形，大小为（14.3～20）μm×（1.5～1.8）μm，核位于虫体中部，动基体在前部。基体在动基体之前，由此发出一鞭毛游离于虫体外。前鞭毛体运动活泼，鞭毛不停地摆动。在培养基内常以虫体前端聚集成团，排列成菊花状。有时也可见到粗短形前鞭毛体，这与发育程度不同有关。

利什曼原虫的核外DNA主要集中在动基体内，因此又称k-DNA，为线粒体DNA，是由许多微环（minicircle）和少数大环（maxicircle）所组成的网状结构。微环容易分离、提纯，且有不同属、种甚至株DNA序列同源性的差异。分析k-DNA微环的DNA序列的同源性，为在分子水平上区分利什曼原虫不同的种株提供了新手段。

二、生活史

1. 在白蛉体内发育 当雌性白蛉（传播媒介）叮刺患者或被感染的动物时，血液或皮肤内含无鞭毛体的巨噬细胞被吸入胃内。经24h，无鞭毛体发育为早期前鞭毛体，此时虫体呈卵圆形，鞭毛也已开始伸出体外；48h后发育为短粗的前鞭毛体或梭形前鞭毛体，体形从卵圆形逐渐变为宽梭形或长度超过宽度3倍的梭形，此时鞭毛也由短变长；至第3～4天出现大量成熟前鞭毛体，长11.3～15.9μm（有时可达20μm），活动力明显加强，并以纵二分裂法繁殖。分裂时，基体、动基体及核首先分裂，然后虫体自前向后逐渐一分为两个子体；原来的鞭毛留在一个基体上，另一个基体重新生出一根鞭毛（图41-9）。在数量急增的同时，逐渐向白蛉前胃、食道和咽部移动，一周后具感染力的前鞭毛体大量聚集在口腔及喙。当白蛉叮刺健康人时，前鞭毛体即随白蛉唾液进入人体。

2. 在人体内发育 感染有前鞭毛体的雌性白蛉叮吸人体或哺乳动物时，前鞭毛体即可随白蛉分泌的唾液进入其体内。一部分前鞭毛体被多形核白细胞吞噬消灭，另一部分则进入巨噬细胞。前鞭毛体进入巨噬细胞后逐渐变圆，失去其鞭毛的体外部分，向无鞭毛体期转化，同时巨噬细胞内形成纳虫空泡（parasitophorous vacuole）。此时巨噬细胞的溶酶体与之融合，使虫体处于溶酶体的包围之中。无鞭毛体在巨噬细胞的纳虫空泡内不但可以存活，而且进行分裂繁殖，最终导致巨噬细胞破裂。游离的无鞭毛体又进入其他巨噬细胞，重复上述增殖过程（图41-9）。

利什曼原虫侵入巨噬细胞的机制：利什曼原虫首先黏附于巨噬细胞，黏附后原虫随巨噬细胞的吞噬活动进入细胞，而非前鞭毛体主动入侵巨噬细胞。黏附的途径大体可分为两种：一种为配体-受体途径；另一种为前鞭毛体吸附的抗体和补体与巨噬细胞表面的 Fc 或 C3b 受体结合途径。

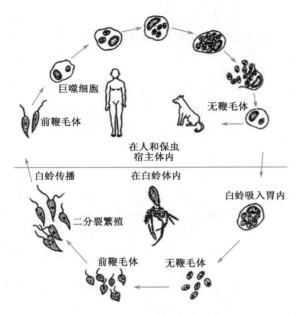

图 41-9　利什曼原虫生活史

机体对利什曼原虫的杀伤：利什曼原虫在巨噬细胞内寄生和繁殖，其抗原可在巨噬细胞表面表达。宿主对利什曼原虫的免疫应答属细胞免疫，效应细胞为激活的巨噬细胞。通过细胞内产生的活性氧杀伤无鞭毛体，含有无鞭毛体的巨噬细胞坏死可清除虫体。抗体在宿主杀伤利什曼原虫的过程中也起了作用。

三、致病性

人体感染杜氏利什曼原虫后，在人体，潜伏期可短于 10 天，也可长于 1 年，但通常 2～4 个月即可出现全身性症状和体征。内脏利什曼病一般开始缓慢，具有低热和精神不适症状，随后出现进行性消瘦和贫血、白细胞及血小板减少、血清丙种球蛋白明显增高、白/球蛋白率倒置、蛋白尿和血尿。由于血小板减少，患者常发生鼻衄、牙龈出血等症状。体检可见脾、肝、淋巴结肿大，腹部因肝、脾肿大而膨出。晚期患者面部两颊有时出现色素沉着。由于全血细胞减少，免疫受损，易并发各种感染性疾病如肺炎等，常可导致患儿死亡；急性粒细胞缺乏症是内脏利什曼病的另一严重并发症。患者如不及时治疗，病情不断恶化，多数在患病后 1～2 年内并发其他疾病而死亡。

有些病例可急性发作，常有寒战、发热、呕吐，可在短期（6～12 个月）内死亡，伴随症状有水肿、黏膜出血、呼吸困难和腹泻。轻型病例可存活多年，也有自愈病例的报道。

无鞭毛体在巨噬细胞内大量繁殖，使巨噬细胞大量破坏和增生，从而导致肝、脾、淋巴结肿大，其中脾肿大最为常见（95%）。由于浆细胞大量增生和患者肝功能受损，患者白蛋白生成减少，从而导致白/球蛋白率倒置。此外，由于患者脾功能亢进和免疫溶血，血细胞遭到大量破坏，导致红细胞、白细胞和血小板减少。蛋白尿及血尿的出现，可能是患者发生肾小球淀粉样变性及肾小球内有免疫复合物的沉积所致。内脏利什曼病患者出现免疫受损时，不仅有特异性细胞免疫的抑制，而且对其他病原生物产生细胞免疫和体液免疫反应的能力降低，即非特异性抑制，这可能与患者体内原虫大量繁殖、产生抗原太多、机体处于免疫无反应状态有关，因此患者极易并发各种感染而导致死亡。

人体对杜氏利什曼原虫无先天免疫力，内脏利什曼病多见于婴儿及儿童。患者经特效药物治疗后，痊愈率较高，一般不会再次感染，可获得终生免疫。

在我国，内脏利什曼病有下列特殊临床表现。

1）后黑热病皮肤利什曼疹（post-kala-azar dermal leishmanoid）：部分内脏利什曼病患者在用锑剂治疗过程中或在治愈后数年甚至十余年后，仍可发生皮肤利什曼病，患者在面部、颈部、四肢或躯干等部位出现许多含有利什曼原虫的皮肤结节，结节呈大小不等的肉芽肿，面部、颈部常有暗色丘疹，有的酷似瘤型麻风。该型大多分布于我国平原地区，更常见于印度、苏丹。

2）淋巴结型利什曼病（lymph glands visceral leishmaniasis）：此型患者的特征是无内脏利什曼病病史，但有局部淋巴结肿大，常大小不一，位较表浅，无压痛，无红肿，嗜酸性粒细胞增多。淋巴结活检可在类上皮细胞内见无鞭毛体。多数患者一般情况良好，少数可有低热和乏力，肝、脾很少触及，嗜酸性粒细胞常增多。本病患者多数可以自愈。

3）皮肤利什曼病（cutaneous leishmaniasis）：皮肤利什曼病常发生皮肤溃疡，溃疡中有脓液流出。如溃疡发生在肘、膝及手腕关节部位时，可使患者丧失部分劳动能力；继发感染后，可引发淋巴管炎。面部皮肤溃疡愈合后可残留瘢痕。在克拉玛依，皮肤利什曼病患者有时可出现结节性痒疹样皮肤损害，皮损部位奇痒难忍，搔破后又极易发生感染。患者以青壮年为主，媒介为硕大白蛉吴氏亚种，其病原尚不清楚。

四、诊断

1.病原检查

（1）穿刺检查

1）涂片法：常用骨髓穿刺物作涂片、染色、镜检。原虫检出率为80%～90%。淋巴结穿刺应选取表浅、肿大者，检出率为46%～87%；也可做淋巴结活检。脾穿刺检出率较高，可达90.6%～99.3%，但不安全，一般少用。

2）培养法：将上述穿刺物接种于NNN培养基，置于22～25℃温箱内。经一周，若培养物中查见运动活泼的前鞭毛体，则判为阳性结果。培养过程应注意严格无菌操作。

3）动物接种法：穿刺物接种于易感动物（如地鼠、黄鼠、BALB/c小鼠等），1～2个月后取肝、脾作印片或涂片，瑞氏染液染色，镜检。

（2）皮肤活组织检查　　在皮肤结节处用消毒针头刺破皮肤，取少许组织液，或用手术刀刮取少许组织作涂片，染色后镜检。

2. 免疫诊断法　　包括检测血清抗体和血清循环抗原等方法。

（1）检测血清抗体　　如间接血凝试验（IHA）、ELISA、对流免疫电泳（CIE）、直接凝集试验、间接荧光试验（IF）等，阳性率高，假阳性率也较高。近年来，用分子生物学方法获得纯抗原，降低了假阳性率。

（2）检测血清循环抗原　　将单克隆抗体抗原斑点试验（McAb-AST）用于诊断内脏利什曼病，阳性率高，敏感性、特异性、重复性均较好，仅需微量血清即可，还可用于评价疗效。

3. 分子生物学方法　　近年来，用PCR、k-DNA探针杂交法及Dip-stick法诊断杜氏利什曼病取得了较好的效果。目前这些方法开始得到应用推广。

五、流行

杜氏利什曼病属人兽共患疾病。除在人与人之间传播外，也可在动物与人、动物与动物之间传播。本病分布很广，亚、欧、非、拉美等洲均有本病流行。在亚洲主要流行于印度、中国、孟加拉和尼泊尔；东非、北非、欧洲的地中海沿岸地区和国家，原苏联的中亚地区，中、南美洲的部分国家也有此病流行。在我国，内脏利什曼病流行于长江以北的广大农村，包括山东、河北、河南、江苏、安徽、陕西、甘肃、新疆、宁夏、青海、四川、山西、湖北、辽宁、内蒙古及北京市郊等16个省（自治区、直辖市）。近年来，内脏利什曼病主要发生在新疆、内蒙古、甘肃、四川、陕西、山西等6个省（自治区）。全国第二次人体重要寄生虫病现状调查中，在新疆、甘肃、四川、山西、贵州、内蒙古等6个省（自治区）进行的黑热病患病率调查结果显示，在被调查的16 295人中，患病率为0.59%；发现的96例患者中，新疆、四川和甘肃分别为85例、6例和5例。

根据传染来源的不同，利什曼病在流行病学上大致可分为3种不同的类型，即人源型、犬源型和自然疫源型，分别以印度、地中海盆地和中亚细亚荒漠内的黑热病为典型代表。我国由于幅员辽阔，利什曼病的流行范围又广，包括平原、山丘和荒漠等三种不同类型的地区，因此这三种不同类型的利什曼病在国内都能见到。它们在流行历史、寄生虫与宿主的关系及免疫等方面有着明显差别，在流行病学上也各有其特点，现归纳如下。

1. 人源型（平原型）　　多见于平原，分布在黄淮地区的苏北、皖北、鲁南、豫东及冀南、鄂北、陕西关中和新疆南部的喀什等地，主要是人的疾病，可发生后黑热病皮肤利什曼疹，犬类很少感染，患者为主要传染源，这类地区内脏利什曼病已被控制，近年未再发现新病例，但偶可发现后黑热病皮肤利什曼疹。

2. 犬源型（山丘型）　　多见于西北、华北和东北的丘陵山区，分布在甘肃、青海、宁夏、川北、陕北、冀东北、辽宁和北京市郊各县，主要是犬的疾病，人的感染大都来自病犬，患者散在，一般不会形成大的流行。这类地区为我国目前利什曼病主要流行区，传播媒介为近野栖或野栖型中华白蛉。

3. 自然疫源型（荒漠型）　　分布在新疆和内蒙古的某些荒漠地区。主要是某些野生动物的疾病，在荒漠附近的居民及因开垦或从事其他活动而进入这些地区的人易感染此病。患者几乎全是幼儿，2岁以下患者占90%以上。来自外地的成人如获感染，可发生淋巴结型利什曼病，病例散发。

有些地区还能见到由荒漠型发展到犬源型或从犬源型过渡到人源型的各种中间类型。在犬源型利什曼病流行的西北等山丘地区，很可能有自然疫源型同时存在，犬的感染可不断地来自某些野生动物中的保虫宿主。

六、防治

由于在广大流行区采取查治患者、杀灭病犬和消灭白蛉的综合措施，我国利什曼病防治工作成绩卓著，患病人数由1951年的53万人降至1960年以后每年100例左右。但有些地区还偶然可见后黑热病皮肤利什曼疹和未彻底治愈的患者，在西北的丘陵和荒漠地区情况复杂，传染源和传播媒介在一些地区还普遍存在，每年仍有少数新患者出现。因此，为了巩固现有的防治成果，以及尽快在全国范围内达到控制及消灭利什曼病的目的，进一步加强防治工作仍具有十分重要的意义。

1. 治疗患者 葡萄糖酸锑钠是治疗内脏利什曼病的特效药，注射低毒高效的葡萄糖酸锑钠，疗效可达 97.4%。抗锑患者采用戊烷脒（pentamidine）、二脒替（stilbamidine）、羟脒替（hydroxystilbamidine isothionate）。抗化疗且有脾高度肿大及脾功能亢进者，可考虑脾切除。

2. 控制病犬 感染犬的鉴别和消灭在预防利什曼病上是有效的措施，但对丘陵山区犬类的管理有一定困难，需寻找有效措施加以控制。

3. 消灭白蛉 在平原地区采用杀虫剂室内和畜舍滞留喷洒杀灭中华白蛉。在山区、丘陵及荒漠地区对野栖型或偏野栖型白蛉，采取防蛉、驱蛉措施，以减少或避免白蛉的叮刺。

第五节 锥 虫

锥虫（trypanosoma）是一种血鞭毛原虫（hemoflagellate protozoa），寄生于鱼类、两栖类、爬虫类、鸟类、哺乳类及人的血液或组织细胞内，为锥虫病（trypanosomiasis）的病原体。人类锥虫病有两种不同类型。一型是非洲型，引起非洲锥虫病（African trypanosomiasis），或称睡眠病（sleeping sickness），其病原体为布氏锥虫复合体（*Trypanosoma brucei* complex）的三个亚种，即布氏冈比亚锥虫（*Trypanosoma brucei gambiense*）、布氏罗得西亚锥虫（*T. brucei rhodesiense*）和布氏锥虫（*Trypanosoma brucei brucei*）。锥鞭毛体寄生在患者的血液、淋巴结和中枢神经系统中。另一型是美洲型，引起美洲锥虫病（American trypanosomiasis），或称夏科氏病（Chagas' disease），其病原体为克氏锥虫（*Trypanosoma cruzi* Chagas，1919），无鞭毛体寄生在人体的单核巨噬细胞系统、心肌和神经节细胞内，而锥鞭毛体寄生在血液中。人的锥虫病是一种流行病和地方病，如不治疗，几乎全部死亡。我国尚无人锥虫病的报道。寄生于人的锥虫依其感染途径可分为两大类，即通过唾液传播的涎源性锥虫与通过粪便传播的粪源性锥虫。

一、布氏冈比亚锥虫与布氏罗得西亚锥虫

布氏冈比亚锥虫（*Trypanosoma brucei gambiense* Dutton，1902）与布氏罗得西亚锥虫（*T. b. rhodesiense* Stephens&Fantham，1910）同属于人体涎源性锥虫，是非洲锥虫病或称睡眠病的病原体，舌蝇为传播媒介。布氏冈比亚锥虫分布于西非和中非靠近河边的环境中，而布氏罗得西亚锥虫分布于东非的大草原上。两种锥虫在形态、生活史、致病及临床表现上有共同特征。

1. 形态 两种锥虫在人体内寄生，皆为锥鞭毛体（trypomastigote），具多形性（pleomorphism）特点，可分为细长型、中间型和粗短型（图41-10）。在用姬氏液或瑞氏液染色的血涂片中，虫体胞质呈淡蓝色，核居中，呈红色或红紫色。动基体为深红色，点状。波动膜为淡蓝色。细胞质内有深蓝色的异染质（volutin）颗粒。细长型长 20～40μm，游离鞭毛可长达 6μm，动基体位于虫体后部近末端。粗短型长 15～25μm，宽 3.5μm，游离鞭毛短于 1μm，或者鞭毛不游离，动基体位于虫体近后端。动基体为腊肠型，含 DNA，一端常生出细而长的线粒体。鞭毛起自基体，伸出虫体后，与虫体表膜相连。当鞭毛运动时，表膜伸展，即成波动膜。

2. 生活史 这两种锥虫的锥鞭毛体在病程的早期存在于血液、淋巴液内，晚期可侵入脑脊液。在三型锥鞭毛体中，仅粗短型对舌蝇具有感染性。雄或雌舌蝇吸入含锥鞭毛体的血液，在中肠内，粗短型进行繁殖，并转变为细长的锥鞭毛体，以二分裂法增殖。约在感染 10 天后，锥鞭毛体从中肠经前胃到达下咽，然后进入唾液腺。在唾液腺内，锥鞭毛体附着于细胞上，并转变为上鞭毛体（epimastigote）。经过增殖最后转变为循环后期锥鞭毛体（metacyclic trypomastigote），其外形短粗，大小约为15μm×2.5μm，无鞭毛，对人具感染性。当这种感染舌蝇刺吸人血时，循环后期锥鞭毛体随涎液进入皮下组织，转变为细长型，繁殖后进入血液（图41-10）。

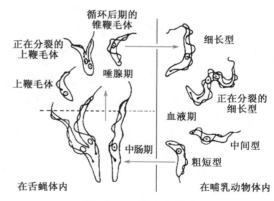

图 41-10 锥虫生活史

3. 致病性 两种锥虫侵入人体以后的基本过程包括：锥虫在局部增殖所引起的局部初发反应期，锥虫在体内散播的血淋巴期和侵入中枢神经系统的脑膜脑炎期。

（1）初发反应期　　锥虫在侵入的局部增殖，引起由淋巴细胞、组织细胞及少数嗜酸性粒细胞和巨噬细胞组成的细胞浸润，局部红肿，称锥虫下疳（trypanosomal chancre）。锥虫下疳约在感染后第6天出现，初为结节，以后肿胀，形成硬结，有痛感，约3周后消退。

（2）血淋巴期　　锥虫进入血液和组织间淋巴液后，出现广泛淋巴结肿大，淋巴结中的淋巴细胞、浆细胞和巨噬细胞增生。感染后5～12天，血中出现锥虫。由于保护性抗体的出现及虫体抗原变异，血中锥虫数目出现交替上升与下降现象，间隔时间为2～10天，虫血症高峰持续2～3天，伴有发热、头痛、关节痛、肢体痛等症状，发热持续数天，可自行下降进入无热期，隔几天后再次上升。淋巴结普遍肿大，尤以颈后部、颌下、腹股沟淋巴结显著。颈部后三角部淋巴结肿大［温特博特姆征（Winterbottom sign）］是冈比亚锥虫病的特征。还可出现深部感觉过敏［克朗德尔征（Kerandel sign）］，脾充血、肿大，可发生心肌炎、心外膜炎及心包积液。

（3）脑膜脑炎期　　锥虫侵入中枢神经系统可在发病后几个月或数年才出现。锥虫入侵后发生弥漫性软脑膜炎，脑皮质充血和水肿，神经元变性，胶质细胞增生。主要表现为性格改变、精神淡漠，以后出现异常反射，深部感觉过敏、共济失调、震颤、痉挛、嗜睡，最后昏睡。

两种锥虫病的病程有所不同，冈比亚锥虫病呈慢性过程，病程数月至数年。罗得西亚锥虫病呈急性过程，病程为3～9个月。有些患者在中枢神经系统未受侵犯以前即死亡。

4. 诊断

（1）涂片检查　　取患者血液涂片染色镜检。当血中虫数多时，锥鞭毛体以细长型为主，血中虫数因宿主免疫反应而下降时，则以粗短型居多。另外，淋巴液、脑脊液、骨髓穿刺液、淋巴结穿刺物也可涂片检查。

（2）动物接种　　以上述体液接种于犬、小鼠或豚鼠。此法适于布氏罗得西亚锥虫，但不适用于布氏冈比亚锥虫。

（3）血清学诊断方法　　常用ELISA、间接荧光抗体试验等方法检查。

（4）分子生物学方法　　近年来应用PCR及DNA探针技术诊断锥虫病，敏感性、特异性均较高。

5. 流行和防治　　冈比亚锥虫病的主要传染源为患者及感染者。牛、猪、山羊、绵羊、犬等动物可能是储存宿主。主要传播媒介为须舌蝇（*Glossina palpalis*）、拟寄舌蝇（*G. tachinoides*）和 *G. fuscipes*。这类舌蝇在沿河边或森林的稠密植物地带孳生。

罗得西亚锥虫病的传染源为动物及人。主要传播媒介为刺舌蝇（*G. morsitans*）、淡足舌蝇（*G. pallidipes*）种团及 *G. swynnertoni*。这类舌蝇孳生在东非热带草原和湖岸的矮林地带及植丛地带，嗜吸动物血，在动物中传播锥虫，人因进入这种地区而感染。2017年8月，中国发现了第一例输入性布氏罗得西亚锥虫病感染病例。

防治锥虫病的主要措施包括发现、治疗患者和消灭舌蝇。治疗药物苏拉明（Suramine）对两种锥虫的早期均有效；如锥虫已侵犯中枢神经系统，须用有机砷剂。改变孳生环境，如清除灌木林、喷洒杀虫剂能有效消灭舌蝇。

二、枯氏锥虫

枯氏锥虫（*Trypanosoma cruzi* Chagas, 1909）是枯氏锥虫病即夏氏病的病原体，属人体粪源性锥虫，锥蝽为此病的传播媒介，主要分布于南美和中美，故又称美洲锥虫病。

1. 形态　　枯氏锥虫在它的生活史中，因寄生环境不同，有三种不同形体：无鞭毛体、上鞭毛体和锥鞭毛体（图41-11）。

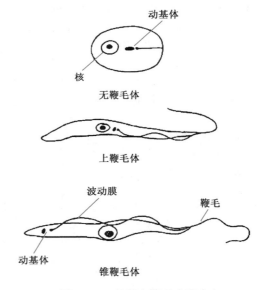

图41-11　各种血鞭毛虫形态

（1）无鞭毛体（amastigote）　　存在于细胞内，圆形或椭圆形，直径为2.4～6.5μm，具核和动基体，无鞭毛或有很短的鞭毛。

（2）上鞭毛体（epimastigote）　　存在于锥蝽的消化道内，纺锤形，长20～40μm，动基体在核的前方，游离鞭毛自核的前方发出。

（3）锥鞭毛体　　存在于血液或锥蝽的后肠内（循环后期锥鞭毛体），大小为（11.7～30.4）μm×

(0.7～5.9)μm，游离鞭毛自核的后方发出，在血液内外形弯曲如新月状。

2. 生活史　传播媒介锥蝽可栖息于人房内，多夜间吸血。主要虫种为骚扰锥蝽（*Triatoma infestans*）、长红锥蝽（*Rhodnius prolixus*）、泥色锥蝽（*T. sordida*）、大锥蝽（*Panstrongylus megistus*）等。

雌性或雄性锥蝽的成虫、幼虫、若虫都能吸血。在锥蝽自人体或哺乳动物吸入含有锥鞭毛体的血液数小时后，锥鞭毛体在前肠内失去游离鞭毛，在14～20h后，转变为无鞭毛体，在细胞内以二分裂法增殖；然后再转变为球鞭毛体（spheromastigote）进入中肠，发育为上鞭毛体。上鞭毛体以二分裂法增殖，在吸血后第3～4天，上鞭毛体出现于直肠，并附着于上皮细胞上。第5天后，上鞭毛体变圆，发育为循环后期锥鞭毛体。当受感染的锥蝽吸血时，鞭毛体随锥蝽粪便经皮肤伤口或黏膜进入人体。

血液内的锥鞭毛体侵入组织细胞内转变为无鞭毛体，进行增殖，形成假囊（充满无鞭毛体的细胞），约5天后一部分无鞭毛体经上鞭毛体转变为锥鞭毛体，锥鞭毛体破假囊而进入血液，再侵入新的组织细胞。

此外，人还可通过输血、母乳、胎盘或食入被传染性锥蝽粪便污染的食物而感染。

3. 致病性　分为以下3个时期。

（1）潜伏期　为1～3周，此期无鞭毛体在细胞内繁殖，所产生的锥鞭毛体在细胞之间传播，并存在于血液中。

（2）急性期　锥虫侵入部位的皮下结缔组织出现炎症反应，局部出现结节，称为夏氏肿（Chagoma）。例如，侵入部位在眼结膜处则出现一侧性眼眶周围水肿、结膜炎及耳前淋巴结炎（Romana氏征）。这两种体征的病变都是以淋巴细胞浸润和肉芽肿为特点。主要临床表现为头痛、倦怠和发热、广泛的淋巴结肿大及肝脾肿大，还可出现呕吐、腹泻或脑膜炎症状，心脏症状为心动过缓、心肌炎等。此期持续4～5周，大多数患者由急性期恢复，病程进入隐匿期，有些患者则转为慢性期。

（3）慢性期　常于感染后10～20年后出现，主要病变为心肌炎、食管与结肠的肥大和扩张，继之形成巨食管（megaesophagus）和巨结肠（megacolon），患者进食和排便均感严重困难。在慢性期，血中及组织内很难找到锥虫。

4. 诊断　在急性期，血中锥鞭毛体多，可采用血涂片检查。

在隐匿期或慢性期，血中锥虫少，可用免疫学方法，也可用动物接种法，即用人工饲养的锥蝽幼虫吸食受检者血，10～30天后检查该虫肠道内有无锥虫。

对于检测虫数极低的血标本，可采用PCR及DNA探针技术，其检出率很高。

5. 流行和防治　夏氏病广泛分布于中美洲和南美洲，主要在居住条件差的农村流行，患者多数是在幼年感染。

枯氏锥虫在多种哺乳动物如狐、犰狳、松鼠、食蚁兽、犬、猫、家鼠等寄生，在森林的野生动物之间通过锥蝽传播。从野生动物传播到家养动物，再传播到人，而后在人群中流行。

本病尚无有效的治疗方法，硝基呋喃（nitrofuran）类衍生物Beyer2502（商品名Lampit）对急性期或慢性期的早期有一定的效果，能降低血中虫数，使临床症状减轻，但妇女孕期禁用。

改善居住条件和房屋结构，不使锥蝽在室内孳生，喷洒滞留杀虫剂可杀灭室内锥蝽。

（何深一）

第四十二章　孢　子　虫

孢子虫在分类学上属顶复门（Apicomplexa）孢子虫纲（Sporozoa）。孢子虫均营寄生生活，为细胞内寄生原虫。孢子虫的生活史较为复杂，有两种生殖方式，即无性的裂体增殖（schizogony）、孢子增殖（sporogony）和有性的配子生殖（gametogony）。孢子虫因虫种不同，可以在同一个宿主或分别在两个不同宿主体内完成其两种生殖方式。

常见的寄生于人体且危害性较大的孢子虫有：血孢子目（Haemosporidia）的疟原虫（*Plasmodium*）、真球虫目（Eucoccidia）的弓形虫（*Toxoplasma*）和隐孢子虫（*Cryptosporidium*），其他还有肉孢子虫（*Sarcocystis*）和等孢球虫（*Isospora*）等。

第一节　疟　原　虫

疟原虫（*Plasmodium*）是引起疟疾（malaria）的病原体。寄生于人的疟原虫有 4 种，即间日疟原虫 [*Plasmodium vivax*（Grassi and Feletti，1890）Labbe，1899]、恶性疟原虫 [*P. falciparum*（Welch，1897）Schaudinn，1902]、三日疟原虫 [*P. malariae*（Laveran，1881）Grassi and Feletti，1890] 和卵形疟原虫 [*P. ovale*（Graig，1900）Stephens，1922]，分别引起间日疟、恶性疟、三日疟和卵形疟。在我国分布最广、最常见的是间日疟原虫，主要分布在北纬 25°～33° 的长江以南各省；恶性疟原虫在北纬 33° 以南地区、北纬 25° 以南地区更为多见；三日疟原虫和卵形疟原虫较少见，偶有国外输入病例报道。疟原虫有严格的宿主特异性，在自然界中，寄生于两栖类、爬行类、鸟类、哺乳类等动物的疟原虫，大多数的种类一般不寄生于人体。三日疟原虫除寄生于人体外，也可寄生于非洲一些猿类。目前，诺氏疟原虫（*P. knowlesi* Sinton & Mulligen，1932）被公认是感染人类的第五种疟原虫。越来越多的证据表明，一种主要感染猕猴的诺氏疟原虫也可感染人。1954 年报道了第一例人类自然感染诺氏疟原虫病例，为美国陆军的一名调查员在马来西亚森林中工作时感染，从 2004 年起东南亚地区的一些国家陆续报告了人感染诺氏疟原虫的病例。我国在 2006 年、2014 年和 2017 年分别报道从缅甸、马来西亚和印度尼西亚输入我国云南、广东和河南三省的诺氏疟原虫感染病例。

疟原虫是人体疟疾的病原体，我国在公元前商殷时代已对疟疾的症状有所认识，在古时中外一些医学家以为疟疾是由恶浊之气——"瘴气"引起的。直到 1880 年由法国学者 Laveran 在恶性疟原虫患者血液中发现疟原虫，并经过一个世纪许多学者的研究，才基本阐明疟原虫的形态和生活史。疟疾是一种由按蚊传播的寄生虫病，虫体主要寄生于人体红细胞，并经裂体增殖（schizogony），引起相应的临床症状。

一、形态

疟原虫的形态主要以红细胞内期原虫为代表，血涂片经瑞氏或姬氏染色，在光学显微镜下可见疟原虫的细胞核被染成紫红色或红色，细胞质呈蓝色；疟色素（malarial pigment）散在或集中分布于细胞质内，为棕黄色、棕褐色或黑褐色；细胞质中有一个或数个空泡。4 种人体疟原虫的结构基本相同，但虫体形态仍有明显区别，而且被疟原虫寄生的红细胞在形态上也可发生变化，并且具有鉴别虫种的意义（彩图Ⅳ；表 42-1），虫体染色后可见有以下特征。

1. 滋养体　滋养体（trophozoite）为疟原虫的生长发育期，可分为小滋养体和大滋养体。裂殖子侵入红细胞后，随着虫体的增大，细胞质并不明显增多，虫体中间为一大的空泡，细胞质被挤成环状，细胞核位于虫体的一侧，此时即为小（早期）滋养体，也称环状体（ring form）。随着虫体的生长发育，间日疟原虫和卵形疟原虫经 8～10h、恶性疟原虫约经 10h、三日疟原虫经 24h，虫体明显增大，胞质伸出伪足，同时胞质中出现少量疟色素。随着间日疟原虫继续发育，伪足活动增加，形态出现多种变化，虫体出现 1～3 个空泡，胞质中疟色素也增加，此时即为大滋养体，也称为晚期滋养体。被寄生的红细胞也明显胀大，颜色变浅，并可出现被染成淡红色的小点，称为薛氏点（Schuffner's dot）。恶性疟原虫环状体在外周血液中发育后，逐渐进入各种器官组织的毛细血管、血窦或其他血流缓慢处，因被虫体寄生的红细胞发生明显的棘突，可与血管内皮细胞或正常红细胞发生黏附，并继续发育为大滋养体和裂殖体，故在外周血液中常检测不到恶性疟原虫的大滋养体和裂殖体。4 种疟原虫滋养体和被寄生的红细胞变化有所不同（表 42-1）。

2. 裂殖体 经过约 40h 的发育，间日疟原虫大滋养体开始增殖，此时虫体变圆，胞质内空泡消失，核进行分裂，称为未成熟裂殖体（immature schizont）。随着核的分裂，胞质也继之分裂，而疟色素趋于集中，分裂的胞质逐渐包绕一个核而形成裂殖子，此时虫体发育成为成熟裂殖体。间日疟原虫成熟裂殖体含有 12～24 个裂殖子，常为 16 个，排列不规则，疟色素集中成堆。4 种疟原虫成熟裂殖体所含裂殖子数目及排列形式不同。

3. 配子体 红内期疟原虫经过几个裂体增殖后，部分裂殖子侵入红细胞后不再进行裂体增殖，而逐渐发育为雌配子体（female gametocyte）或雄配子体（male gametocyte）。间日疟原虫的配子体呈椭圆形或圆形，疟色素均匀分布于虫体内，有一个核。染色后可见雌性配子体几乎占满胀大的红细胞，胞质色深蓝、致密，核稍小而致密、深红色、多位于虫体的一侧。雄性配子体胞质浅蓝色略带红色，核大而疏松、淡红色、多位于虫体的中央。不同种疟原虫配子体的形状、核的位置、疟色素颗粒的大小及分布情况各有其特征。

表 42-1 薄血膜中 4 种疟原虫的形态比较

鉴别点	间日疟原虫	恶性疟原虫	三日疟原虫	卵形疟原虫
环状体	胞质淡蓝色，环较大，约为红细胞（RBC）直径的 1/3；核 1 个，偶有 2 个；RBC 内通常只寄生 1 个虫体	环纤细，约为 RBC 直径的 1/5；核 1～2 个；RBC 内常有 2 个虫体寄生，虫体常位于 RBC 边缘	胞质深蓝色，环较粗，约为 RBC 直径的 1/3；RBC 内常含 1 个虫体	形似三日疟原虫
大滋养体	1 个核；胞质增多，形状不规则，有伪足伸出；疟色素棕黄色，细小杆状，分散在胞质内	一般不出现在外周血液内。体小，圆形，胞质深蓝色；疟色素黑褐色，集中	体小，圆形或带状，空泡小或无，也可呈大环状；核 1 个；疟色素深褐色、粗大、颗粒状，常分布于虫体边缘	体较三日疟原虫大，圆形，空泡不显著；核 1 个；疟色素似间日疟原虫，但较大
裂殖体	核开始分裂；胞质随着核的分裂呈圆形，空泡消失；当发育为成熟裂殖体时，裂殖子 12～24 个，排列不规则；疟色素集中	外周血不易见到。开始虫体似大滋养体，但核分裂成多个；当发育成熟时，裂殖子 8～36 个，排列不规则；疟色素集中	体小，圆形，空泡消失，核开始分裂；当发育成熟时，裂殖子 6～12 个，常为 8 个排成一环；疟色素常集中在中央	体小，圆形或卵圆形，空泡消失；当发育成熟时形似三日疟原虫；疟色素集中在中央或一侧
雌配子体	虫体圆形、卵圆形，占满胀大的 RBC，胞质蓝色；核小致密，深红色，偏向一侧；疟色素分散	新月形，两端较尖，胞质蓝色；核致密，深红色，位于中央；疟色素黑褐色，分布于核周	小于正常红细胞，圆形；胞质深蓝色；核 1 个，较小、致密，深红色，偏于一侧；疟色素多而分散	形似三日疟原虫；疟色素似间日疟原虫
雄配子体	虫体圆形，胞质蓝而略带红色；核大，疏松，淡红色，位于中央；疟色素分散	腊肠形，两端钝圆，胞质蓝而略带红色；核疏松，淡红色，位于中央；疟色素分布于核周	小于正常 RBC，圆形；胞质浅蓝色；核 1 个，较大疏松，淡红色，位于中央；疟色素分散	形似三日疟原虫；疟色素似间日疟原虫
被寄生红细胞变化	除环状体外，其余各期均胀大，色淡；常见较多鲜红色、细小的薛氏点	正常或略小，可有数powerful粗大、紫红色的茂氏点	正常或略小；偶见少量、淡紫色、微细的西门氏点	略胀大，色淡，部分长形，边缘呈锯齿状；常见较多红色、粗大的薛氏点，在环状体期即可出现

4 种疟原虫对所寄生的红细胞有一定的选择性。间日疟原虫和卵形疟原虫主要寄生于网织红细胞，三日疟原虫选择寄生于衰老的红细胞，恶性疟原虫可寄生于各种红细胞。配子体在人体外周血液中出现的时间也有所不同，间日疟原虫一般在经历 2 次红内期裂体增殖后，在外周血液中可查到配子体；而恶性疟原虫要在虫体经历 4～6 次红内期裂体增殖后，才能查到配子体。从红细胞膜的超微结构变化可见，被疟原虫感染的红

细胞膜上出现结节、凹陷 - 小泡复合体（caveola-vesicle complex）或胞质裂缝（cytoplasmic），可能为光镜下所见的间日疟原虫的薛氏点或恶性疟原虫的茂氏点。

二、生活史

寄生于人体的 4 种疟原虫生活史基本相同，需要人和雌性按蚊两个宿主（图 42-1）。

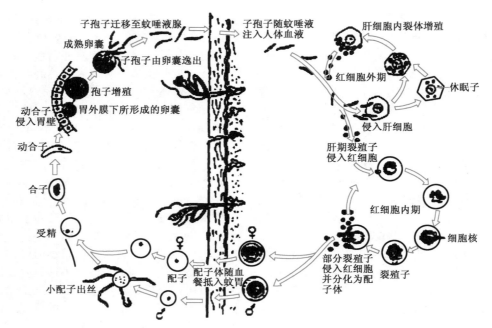

图 42-1　疟原虫生活史

（一）在人体内的发育

疟原虫在人体内先后在肝细胞和红细胞内发育。在肝细胞内为裂体增殖，称红细胞外期；在红细胞内发育包括红细胞内裂体增殖期和配子体形成，为有性期的开始。

1. 红细胞外期（exo-erythrocytic stage，简称红外期）　当唾腺中带有成熟子孢子（sporozoite）的雌性按蚊叮吸人血时，子孢子随唾液侵入人体，并随血液入肝。子孢子表面的环子孢子蛋白（circums-porozoite protein，CSP）与肝细胞表面的疟原虫受体相结合，子孢子释放出棒状体内贮存的分泌物，作用于接触的肝细胞膜，在感染后约 30min，虫体主动侵入肝细胞。虫体在肝细胞内发育和裂体增殖，形成红外期裂殖体（exo-erythrocytic schizont），成熟的红外期裂殖体内含数以万计的裂殖子（merozoite），当胀破被寄生的肝细胞时，裂殖子释出，进入血窦。一部分逸出的裂殖子被巨噬细胞等吞噬，另一部分裂殖子经血液侵入红细胞，开始红细胞内期的发育。红外期只有一代，并不反复循环。间日疟原虫完成红外期的时间约 8 天，恶性疟原虫约 6 天，三日疟原虫为 11 ～ 12 天，卵形疟原虫为 9 天。一般认为，子孢子侵入肝细胞后不留任何抗原物质，因此在红外期发育期间无免疫应答的产生，宿主也不表现临床症状。

间日疟原虫子孢子具有两种不同的遗传学类型，即发育快的速发型子孢子（tach sporozoite，TS）和发育较慢的迟发型子孢子（brady sporozoite，BS）。侵入肝细胞内的速发型子孢子，一般约经 8 天时间完成红外期的发育。而迟发型子孢子需经 6 ～ 12 个月的休眠期，复苏后才进入红外期的裂体增殖，这种经休眠期的子孢子称为休眠子（hypnozoite）。除间日疟原虫外，卵形疟原虫也有休眠子，而恶性疟原虫和三日疟原虫无休眠子。

2. 红细胞内期（erythrocytic cycle，简称红内期）　红外期的裂殖子进入血流后很快侵入红细胞，裂殖子侵入红细胞的过程包括：①裂殖子通过特异部位识别并附着于红细胞膜表面受体；②红细胞膜在环绕裂殖子处凹入形成纳虫空泡（parasitopho-rous vacuole）；③裂殖子入侵完成后纳虫空泡封闭。整个过程有 10 ～ 15min。

侵入红细胞内的裂殖子先形成环状体，经大滋养体、未成熟裂殖体，最后形成含有一定数量裂殖子的成熟裂殖体。在红细胞受染后 48h 左右，红细胞明显胀大，表面出现泡状隆起，加上裂殖子的活动，红细胞破裂，裂殖子快速逸出进入血液。红细胞释出的裂殖子一部分被单核细胞、中性粒细胞等吞噬消灭，另一部分又侵入其他正常红细胞，进入新的红内期裂体增殖过程。完成一代红内期裂体增殖，间日疟原虫约需 48h，恶性疟原虫需 36 ～ 48h，三日疟原虫约需 72h，卵形疟原虫约需 48h。恶性疟原虫的早期滋养体在外周血液中经十余小时的发育，因寄生的红细胞发生明显的棘突，可与血管内皮细胞发生黏附，逐渐隐匿于微血管、血窦或其他血流缓慢处，继续发育成大滋养体及裂殖体，在一般情况下，这两个时期虫体在外周血液中不易查到。

3. 配子体形成　疟原虫经几代红内期裂体增殖后，部分裂殖子侵入红细胞后不再进行裂体增殖而发育成雌、雄配子体。恶性疟原虫的配子体主要在肝、脾、骨髓等器官的血窦或微血管里发育，成熟后始出现于外周血液中。配子体的进一步发育需在蚊胃中进行，否则在人体内经 30 ～ 60 天即衰老变性而被消灭。

（二）在按蚊体内的发育

疟原虫在蚊体内的发育主要经历有性的配子生殖（gametogony）和无性的孢子增殖（sporogony）两个阶段。

1. 配子生殖 当雌性按蚊叮吸疟疾患者或带虫者血液时，虫体随血液进入蚊胃，但只有雌、雄配子体能在蚊体内存活并进入配子生殖。雌配子体从红细胞逸出，发育为不活动的椭圆形或圆形的雌配子（female gamete）；雄配子体通过出丝形成雄配子（male gamete），雄配子脱离母体，钻入雌配子后受精形成圆球形合子（zygote）。合子逐渐变为长形香蕉状、能活动的动合子（ookinete）。动合子穿入蚊胃壁，停留于胃弹性纤维膜（基底膜）下，虫体在此处变圆、分泌囊壁物形成球形的卵囊（oocyst），随着卵囊的长大逐渐向蚊胃壁外突出。

2. 孢子增殖 在卵囊形成 2 ～ 3 天后，虫体的核开始分裂，随着核的反复分裂，胞质也继之分裂，部分胞质与核形成了成孢子细胞，子孢子以出芽的方式从成孢子细胞表面长出，并脱离成孢子细胞体，形成子孢子（sporozoite）而游离于卵囊内，此时已为成熟卵囊。一个卵囊内可含有 1000 ～ 10 000 个子孢子，子孢子成梭形可从卵囊壁微孔钻出或随卵囊破裂后释出，随蚊血腔中的血淋巴移行至蚊体内各组织，其中进入蚊唾腺内的子孢子具传染性。当蚊再次叮人吸血时，子孢子随蚊唾液侵入人体，并进入人体内发育。

在 25 ～ 30℃、相对湿度 70% ～ 80% 的条件下，间日疟原虫在按蚊体内发育成熟时间为 9 ～ 10 天、恶性疟原虫为 10 ～ 12 天、三日疟原虫为 25 ～ 28 天、卵形疟原虫约为 16 天。外界温度或湿度不适宜时，疟原虫在蚊体内成熟时间有时可长达 35 天。进入蚊体内的配子体如活性正常，而血餐中配子体的数量不足 12/μl，也可影响到配子生殖。蚊对虫体的易感性也有一定的差异，在我国中华按蚊对间日疟原虫的易感性要比恶性疟原虫高。

疟原虫寄生于人体，可通过虫体表膜的渗透、胞饮或吞噬方式从宿主细胞内摄取营养。

葡萄糖是红内期疟原虫主要的能量来源，通过糖酵解产生 ATP 获得能量，葡萄糖酵解途径主要见于疟原虫的滋养体时期。其他代谢途径有二氧化碳固定和戊糖磷酸途径。6- 磷酸葡萄糖脱氢酶（G6PD）是戊糖磷酸途径所需要的酶，恶性疟原虫主要从宿主内获得此酶，一旦 G6PD 缺乏时，可影响疟原虫分解葡萄糖，导致疟原虫发育障碍，因此 G6PD 缺乏者对恶性疟原虫有一定的抗性。

疟原虫从宿主红细胞内的血红蛋白水解产物中获得氨基酸。虫体经胞口摄入血红蛋白，经酸性肽链内切酶和氨基肽酶的协同作用消化分解血红蛋白为珠蛋白和血红素。珠蛋白在酶的作用下再分解为几种氨基酸以供虫体合成自身的蛋白质。血红素最后形成一种复合物即疟色素，因不易被溶解和吸收而留在食物泡的壁上。在红内期裂体增殖过程中，疟色素逐渐融合成团，随着裂体增殖完成后被排入血流。由于肝细胞内不产生血红蛋白，故肝细胞内寄生的疟原虫不产生疟色素。

疟原虫在嘌呤合成方面，主要依靠补救合成途径或利用现成的嘌呤碱基和核苷。参与嘌呤补救途径的酶有腺苷酸脱氢酶、嘌呤 - 核苷磷酸化酶等。疟原虫利用对氨基苯甲酸（PABA）和三磷酸鸟苷（GTP）经某些酶的作用可合成二氢叶酸（DHF）；DHF 在二氢叶酸还原酶的作用下，还原成具有活性的辅酶——四氢叶酸（THF），THF 在疟原虫的多种生物合成途径中是很重要的辅助因子。一旦宿主的细胞中缺乏 PABA，会进而影响 THF 的生成，影响细胞内寄生的疟原虫生长繁殖。

疟原虫不能储存脂类，也不能合成脂肪酸与胆固醇，这些物质主要依靠宿主提供，如从宿主血浆中获得游离脂肪酸等。红内期虫体所需的脂类可由葡萄糖代谢的产物组成，其中主要为磷脂。可见被虫体寄生的红细胞，其磷脂含量明显增多，而且晚期疟原虫比早期疟原虫含磷脂多，磷脂增多与疟原虫膜的合成有关。另外，血浆中的胆固醇对维持疟原虫及受染细胞的膜的完整性也起到重要作用。

三、致病性

红外期疟原虫对人体肝细胞有一定的损害作用，但一般并不表现明显的临床症状，虫体对人体的致病作用主要是由红内期原虫裂体增殖所致。疟原虫对人体的致病与侵入的虫种、虫株、数量及人体对疟原虫的免疫应答状态有关。

1. 潜伏期 疟原虫侵入人体至疟疾发作症状出现的间隔时间为潜伏期，其中包括疟原虫红外期生长发育的时间和红内期原虫经数代裂体增殖、虫体量达到疟疾发作阈值的时间。间日疟短潜伏期为 11 ～ 25 天，长潜伏期可达 6 ～ 12 个月，甚至更长；恶性疟为 7 ～ 27 天；三日疟为 18 ～ 35 天；卵形疟为 11 ～ 16 天。潜伏期的长短与疟原虫种、株的生物学特性有关，也与感染疟原虫的数量与方式、宿主免疫力及服用抗疟药等有关。在我国疟疾流行区均有间日疟长潜伏期和短潜伏期两种类型，在南方地区表现短潜伏期者居多，而在北方地区表现长潜伏期者有增多现象，这与间日疟原虫不同地理株间的差异相关，也与间日疟原虫子孢子具有遗传学上两种不同类型有关，卵形疟原虫存在同样的子孢子遗传学上表型的差异。当侵入感染者的虫体数量较多、输血输入大量红内期虫体或机体免疫力低下时，感染者一般表现为潜伏期较短；而服用抗疟药物者也可延长潜伏期。

2. 疟疾发作　典型的疟疾发作（paroxysm）表现为周期性寒战、高热和出汗退热3个连续阶段。疟疾发作是由红内期原虫裂体增殖所致，疟原虫经几次裂体增殖后，当血中的虫体密度达到发作的最低值［称为发热阈值（threshold）］时，在临床上就可表现发作现象。发热阈值因疟原虫种株、宿主免疫力和耐受力的差异有所不同，间日疟原虫的发热阈值为 10～500/μl 血，恶性疟原虫为 500～1300/μl。引起疟疾发作的原因是红细胞内期成熟裂殖体胀破红细胞后，大量的裂殖子、原虫代谢产物及红细胞碎片进入血液，其中部分被单核细胞、中性粒细胞吞噬，并可刺激这些细胞产生 TNF-α、IL-1 等内源性致热原，内源性致热原和疟原虫的代谢产物共同作用于宿主下丘脑的体温调节中枢，引起发热。由于感染初期疟原虫在肝细胞内发育并不同步，裂殖子以不同时间不同数量侵入红细胞，间日疟早期也可每天发作，三日疟每天或隔日发作。但经过几次发作后，侵入红细胞数量多的虫体逐渐占优势，从而出现有规律的周期性发作。由于这种周期性发作与疟原虫红内期裂体增殖周期一致，间日疟和卵形疟为隔日发作一次，三日疟为隔两日发作一次，恶性疟为 36～48h 发作一次。同时感染两种疟原虫患者、儿童患者或初到流行区感染者，发作多不典型。随着机体对疟原虫产生的免疫力逐渐增强，虫体的增殖受到限制或大部分原虫被消灭，发作自行停止。

典型疟疾发作时，首先表现为全身颤抖，面色苍白，口唇和指甲发紫，患者感觉寒冷，即使在盛夏盖多床被，仍感觉不暖。经 1～2h 后，体温逐渐上升，高达 39～40℃或更高，皮肤灼热，脸面绯红，可伴有剧烈头痛、全身酸痛，儿童或病重的成人患者有时可发生惊厥、谵妄或昏迷。经 4～6h 后，患者开始出汗，常表现大汗淋漓，继之体温急剧下降，患者感觉乏力。经数次发作后，如无重复感染，发作常可自行停止，但无免疫力的初次发作患者一般发作次数较多，甚至可发作十余次之多。

3. 再燃与复发　急性疟疾患者发作停止后，如无重复感染，因体内残存的少量红细胞内期原虫经抗原变异或宿主的抵抗力和对疟原虫的特异性免疫力下降，残存的红细胞内期原虫又重新大量增殖，引起疟疾的发作，称为再燃（recrudescence）。疟疾初发停止后，红细胞内期原虫已被消灭，而宿主也没再被感染，由原先侵入肝细胞内的迟发型子孢子，经过数月或年余的休眠后复苏，发育释放的裂殖子再进入红细胞繁殖，这时引起疟疾的发作称为疟疾复发（malaria relapse）。由于恶性疟原虫和三日疟原虫无迟发型子孢子，故不会引起疟疾的复发，而间日疟和卵形疟既有再燃，又有复发。在无再感染的情况下，临床上将间日疟三个月内的再次发作，认为是由残存的红细胞内期原虫引起的；而三个月以上的间日疟再次发作，认为是由肝细胞内迟发型子孢子引起的。

4. 贫血　疟疾发作数次后，可出现贫血症状，且发作次数越多，病程越长，贫血越严重，尤以恶性疟为甚。疟疾患者的贫血程度常超过疟原虫对红细胞直接破坏的程度，引起这种贫血的原因有：①直接破坏，红细胞内期原虫裂体增殖，造成被寄生红细胞的直接破坏。②脾巨噬细胞吞噬红细胞的功能亢进，由于抗体的调理作用和 T 细胞分泌的 IFN-γ 及 TNF-β 等细胞因子作用，脾巨噬细胞不但吞噬受染的红细胞，还大量吞噬正常红细胞。③骨髓中红细胞生成受到抑制，疟原虫抗原刺激 CD4⁺ Th 细胞产生 IFN-γ 和巨噬细胞集落因子（GM-CSF）等，从而刺激巨噬细胞分泌大量 TNF-α，TNF-α 的高量表达可直接抑制骨髓生成红细胞。④免疫病理，疟原虫寄生的红细胞膜隐蔽抗原暴露，刺激机体免疫系统产生抗自身红细胞抗体，导致红细胞的破坏；宿主产生的抗疟原虫抗体，与附着在正常红细胞上的疟原虫抗原形成抗原抗体复合物，可激活补体造成红细胞溶解破坏，也可增强巨噬细胞对红细胞的吞噬能力，或造成红细胞膜发生改变产生自身免疫原性，引发正常红细胞的破坏。

5. 脾肿大　疟疾初发者在 2～3 次发作后即可出现脾肿大，反复感染或长期不愈者，脾肿大更为明显。主要是脾充血和单核吞噬细胞增生所致，又因吞噬细胞沉积大量疟色素，致脾颜色变深。疟疾初发者经抗疟治疗，脾可恢复正常。慢性患者因脾高度纤维化，质地变硬，包膜增厚，即使经抗疟治疗，也不能恢复正常。故在疟疾流行区，脾肿大和发热者常为主要疟疾血检对象；9 岁以下人群脾肿率可作为划分流行区的指标之一。

6. 凶险型疟疾　主要发生在疟疾流行区的儿童、少年和无免疫力人群，如误诊或延误治疗，会导致血中原虫数量剧增而出现凶险症状。常表现为昏迷、高热（≥40℃）、抽搐（24h 内发生 2 次以上）、严重贫血（血红蛋白≤50g/L）、肾功能衰竭等症状，如不及时诊治，死亡率极高。

凶险型疟疾的临床类型有脑型疟、超高热型、胃肠型和疟疾型肾病等，其中以脑型疟最常见、病情也最为严重，主要由恶性疟原虫所致，也有间日疟原虫引起脑型疟的报道。脑型疟常表现为持续高热、剧烈头痛、谵妄、颈项强直、尿闭、昏迷，出现病理性反射等症状。随着病情发展可出现脑水肿、多器官功能衰竭等并发症，脑型疟可在病程中转为超高热型而死亡。目前，对凶险型疟疾的发病机制，绝大多数学者倾向于微血管阻塞学说。研究表明：疟原虫感染的红细胞表膜上有许多疣突（knob protrusion），其中含有虫源性抗原，主要成分为恶性疟原虫红细胞表面蛋白 1（PfEMP1），其可与脑部微血管内皮细胞发生特异性粘连，使微血管阻塞造成重要脏器组织缺氧、局部细胞变性、坏死及全身性的功能紊乱。特别是引起脑部组织局部缺氧和脑细胞死亡，从而影响中枢神经系统功能。

超高热型起病急，体温常迅速升高至 41℃ 以上，并持续不退。临床表现为皮肤灼热、气促、烦躁、谵妄，常发展为深昏迷，在数小时内死亡。胃肠型除有畏寒、发热外，还常有明显呕吐、腹痛、腹泻和里急后重，多数预后较好。如出现严重呕吐、腹泻、脱水，可因休克和肾功能衰竭而死亡。疟疾型肾病多为重度恶性疟患者伴有的肾损伤，为 III 型超敏反应所致的免疫病理性改变。但可随病情控制而有所缓解，也可由反复感染导致肾损害，儿童患者多由急性肾小球肾炎导致肾病综合征。

7. 其他类型疟疾 输血性疟疾是由输入疟原虫感染者新鲜血液引起，临床表现与蚊媒传播的疟疾相似，一般潜伏期较短，即使是间日疟和卵形疟，在根治后也没有复发现象。先天性疟疾是胎盘受损后引起的垂直传播，或分娩过程中母体血液污染胎儿伤口所致，胎儿出生后即见有贫血、脾肿大，血检可查获疟原虫。婴幼儿疟疾一般起病慢，热型不规则，发作症状不典型，常伴有神经系统或消化系统症状，高热时可有惊厥或抽搐，出现有贫血症状时发展较快，病死率远较成人高。

四、免疫

（一）固有免疫

固有免疫是由宿主遗传特性所决定的对疟原虫感染的抵抗力，如人体对其他脊椎动物的疟原虫的先天不感染性或不易感。但近年来，不时有疟疾患者血液中检出猴疟原虫感染的报告，已引起人们高度重视。在生物进化过程中，人和一些脊椎动物形成了对某些种疟原虫易感，而对另一些疟原虫不易感。已知间日疟原虫在红细胞膜上的受体是 Duffy 血型抗原，由于西部非洲黑种人和美国黑种人 Duffy 血型阴性基因者缺少间日疟受体决定簇，这些 Duffy 抗原阴性者对间日疟原虫感染存在天然抗性。此外，遗传基因所造成的镰状红细胞（HbS）贫血患者或红细胞缺乏葡萄糖 -6- 磷酸脱氢酶（G6PD）患者，对恶性疟原虫具有抵抗力。

（二）适应性免疫

疟原虫感染人体后，刺激机体免疫系统而产生一系列免疫应答反应。对疟疾的获得性免疫存在种、株和不同发育期的特异性。疟原虫的保护性抗原主要在虫体表面，统称表面抗原，子孢子、红细胞外期（红外期）裂殖子、红细胞内期（红内期）裂殖子及感染的红细胞表面均有抗原成分。在疟原虫生活史的发育各期，既有共同抗原，又有期特异性抗原。红内期虫体的不同发育阶段，抗原成分和含量都有变化，同时也可将一些虫体抗原成分转移至红细胞表面。环状体期的特异性蛋白较少，滋养体和裂殖体期则有较多的特异性蛋白。疟原虫的抗体主要作用于裂殖子，使裂殖子凝集，阻止裂殖子钻入新的红细胞。近年发现恶性疟原虫和间日疟原虫的配子体表面也存在保护性抗原。

1. 体液免疫 疟原虫特异性抗体在疟疾保护性免疫中仍具重要作用，特别是在高疟疾流行区成人的 Ig 明显高于非流行区，甚至可高出 7 倍以上。当疟原虫感染出现原虫血症后，血清中 IgG、IgM 和 IgA 抗体水平明显升高，但具有特异性作用的抗体仅有 5% 左右，主要是 IgM。感染后 3 ～ 6 天即可出现抗体，8 ～ 16 天后达到高峰，抗体滴度与虫荷成正比。抗体能作用于游离在血液中的裂殖子，与虫体或红细胞膜上的虫体抗原结合后，在虫体表面形成复合物，其结果为：①改变虫体的黏附作用、阻断与宿主细胞的结合、干扰虫体钻入宿主红细胞的能力；②影响虫体膜的运输和营养，导致膜损伤；③介导 ADCC 效应及吸引巨噬细胞吞噬。机体也可以产生作用于子孢子的体液免疫，在疟疾流行区的人群表现抗子孢子抗体阳性，该抗体能有效地抑制子孢子入侵肝细胞。

2. 细胞免疫 在疟疾感染过程中，细胞免疫具有重要的作用。由疟原虫抗原刺激 CD4+ Th 细胞产生 INF-γ、粒细胞 - 巨噬细胞集落因子（GM-CSF）等细胞因子，这些细胞因子和疟原虫抗原共同刺激巨噬细胞产生适量 TNF-α，对疟原虫具有杀灭作用；也可见宿主体内 CD8+ Th 细胞量明显升高，对疟原虫的增殖具有抑制作用。

3. 带虫免疫和免疫逃避 人体感染疟原虫后，机体可产生一定的免疫力，拮抗同种疟原虫的再感染，而同时宿主血液内又有低水平的原虫血症，这种免疫状态称为带虫免疫。虽然宿主感染疟原虫后，通过产生体液免疫和细胞免疫应答，抑制疟原虫的发育增殖，但疟原虫也有较强的适应能力，可拮抗宿主的免疫杀伤作用，疟原虫具有逃避宿主免疫效应的现象称为免疫逃避。产生免疫逃避的原因可能有：①寄生于人体的疟原虫的红外期和红内期虫体，均在宿主细胞内生活，细胞内的虫体可逃避抗体的作用；②寄生于宿主体内的疟原虫，通过表面抗原的变异，产生与前身抗原决定簇不一致的变异体，逃避机体已产生抗体的特异性杀伤作用；③免疫抑制作用的产生等。

五、诊断

疟疾的临床诊断可根据患者典型的周期性发作的症状和在流行区的居留史，以及对患者外周血液检查，查获虫体即可确诊。

1. 病原学检查　病原学检查主要采用厚、薄血膜法，从受检者耳垂或指尖取血，制作厚、薄血膜涂片，经吉姆萨或瑞氏染色后镜检查找红内期原虫或配子体。薄血膜涂片染色操作简便，能识别虫种和各发育阶段的形态特征，适用于临床诊断，但容易漏检。厚血膜涂片对虫体的检出率较高，但识别难度较大。除重症患者外，恶性疟原虫的大滋养体和裂殖体在外周血液一般难以查到，恶性疟初发时只能找到环状体，配子体在外周血液出现红内期裂殖子10天后才能查获，所以要注意选择适宜的采血时间。一般恶性疟在发作开始时采血，间日疟或三日疟在发作后数小时至10余小时采血。对疑似疟疾患者可分别在发作和发作后数小时至10余小时采血镜检，可避免漏检。

2. 免疫学诊断　常用的方法有ELISA、放射免疫法等。世界卫生组织推荐由单克隆抗体等制备的免疫浸条，用于检测疟原虫感染者的特异性抗原，如Dipstick试验，该试验的敏感性和特异性均达80%以上，且操作简便、重复性好，是一种具有应用潜力的快速诊断方法，但体内仅为红外期虫体或成熟配子体的受检者，不能检出其恶性疟原虫的感染。用于检测HRP-Ⅱ抗原的快速诊断方法如Para-Sight^{TM}（Becton Dickinson）、ICT Malaria PfTest（ICT Diagnostics Sydney）和OptiMAL^R（Flow Inc Portland，OR）诊断试验，免疫色谱试验（ICT）及快速诊断疟原虫乳酸脱氢酶等的方法在对疟疾的诊断和疗效考核等方面显示出很好的优势。抗红内期裂殖体的抗体检测方法较多，仅在临床上作为辅助诊断，主要用于疟疾的流行病学调查、防治效果的评估及输血对象的筛选，常用的方法有间接荧光抗体法、间接血凝试验和ELISA等。

3. 分子生物学方法　用不同的核酸探针检测疟原虫，可用于流行病学调查和抗疟措施的效果评价上。PCR技术可检测疟原虫的核酸，采用巢式PCR-ELISA技术可检测新鲜抗凝血样本和滤纸干血滴，但技术条件和要求较高，现场应用受到一定的限制。

六、流行

在当今，疟疾仍是一种常见的、重要的寄生虫病。据WHO《2018年世界疟疾报告》显示，2017年全球估计有2.19亿疟疾病例，而2016年为2.17亿例。但在此之前几年，全球感染疟疾人数一直稳步下降，从2010年的2.39亿人减至2015年的2.14亿人。2017年，约70%疟疾病例和死亡病例集中在11个国家，其中10个为非洲国家：布基纳法索、喀麦隆、刚果（金）、加纳、马里、莫桑比克、尼日尔、尼日利亚、乌干达、坦桑尼亚，另一个为印度。这10个非洲国家的疟疾病例数比前一年增加了350万例；印度在减轻其疟疾负担方面取得了明显进展。据估计，2017年，全球有43.5万人死于疟疾。与之相比，2016年疟疾死亡人数是45.1万人，2010年是60.7万人。2017年，世界卫生组织非洲区域疟疾死亡人数占所有疟疾死亡人数的93%。2017年全球报告疟疾死亡人数相对2010年下降17.2万例，虽然世界卫生组织非洲区域是2017年疟疾死亡人数最多的区域，但其在死亡人数下降中占比达88%。

我国曾是疟疾流行严重的国家，经过多年的防治，我国的疟疾感染者从1955年的6000万人下降至2010年的7433人。我国政府在2010年启动了中国消除疟疾行动，提出到2020年实现全国消除疟疾的目标，2011年我国疟疾总发病数为4158例，比2010年的发病数7433例下降了44.06%，死亡人数只有30例。2013年报告疟疾病例为4128例、2014年是3078例、2015年是3288例、2016年是3321例。虽然2015年和2016年的疟疾发病人数比2014年有所上升，但到2017年全国828个机构累计报告疟疾病例2861例，较2016年（3321例）下降13.9%，全国范围内无本地感染病例报告，境外输入性病例2858例（99.9%，2858/2861），输血感染病例3例（0.1%，3/2861）。2017年全国第一次实现了无本地感染疟疾病例，所以对重点疫情地区加强境外输入性疟疾的监测和管理，是对我国巩固消除疟疾成果、2020年实现全国消除疟疾目标的重要措施之一。

（一）分布

疟疾的流行呈地方性或暴发性，地方性流行区可因大量非流行区人口流入，使免疫人群比例减少而呈现暴发性流行。全球温带地区多有疟疾流行，4种疟疾的流行分布有一定的区域性，间日疟分布最广，遍布热带、亚热带和温带，但以中美洲和东南亚为多见；非洲以恶性疟为主；三日疟主要见于非洲中部和西部；卵形疟除非洲局部地区外，其他地区已极为少见。

我国自 20 世纪 70 年代进行大规模的多省联防、服药根治措施以来，各地的疟疾发病率、病死率、无症状原虫携带率都有大幅度的下降，大面积的暴发流行得到控制，基本消灭疟疾的范围在逐渐扩大。到 21 世纪，我国疟疾疫情得到有效控制，但输入性疟疾疫情已成为我国面临的新挑战，在 2017 年全国共报告的 2861 例病例中，中国籍病例 2675 例（占总病例数的 93.5%），外国籍病例 186 例（占 6.5%）；男女性别比为 11.4：1，主要集中在 20～49 岁组（占总例数的 80.8%）；间日疟 573 例（占病例数的 20.0%），恶性疟 1822 例（占 63.7%），三日疟 67 例（占 2.3%），卵形疟 352 例（占 12.3%），混合感染 37 例（占 1.3%），诺氏疟原虫感染 1 例；疟疾病例数位居前 5 位的省（自治区），依次为广西（382 例）、云南（325 例）、江苏（239 例）、山东（209 例）和四川（209 例）。因此，在我国局部地区疟疾的传播和流行风险依然存在。过去，我国疟疾分布区可分为：①北纬 33°以北地区，为非稳定性低疟区，为单纯间日疟流行；②北纬 25°～33°地区，为非稳定性中低疟区，山区和丘陵地区为中疟区，平原地区为低疟区，间日疟和恶性疟均有流行，但以间日疟为多数；③北纬 25°以南地区，属高疟区，但在山区为高疟区，平原地区还是低疟区，以恶性疟为多见，间日疟次之，三日疟散在，卵形疟仅见于云南边陲和海南岛；④西北和华北的荒漠干旱地区，西南的高寒地区和华北的山区为天然无疟区。

（二）流行环节

1. 传染源 外周血液中含有成熟配子体的患者和带虫者为疟疾的传染源。间日疟原虫的配子体一般在红内期虫血症后的 2～3 天出现，恶性疟原虫在原虫血症后 7～11 天可出现，而且发作次数越多，配子体数量也越多，则传染性越大。血中雌、雄配子体的数量、比例和成熟程度都影响传播的成功率。

2. 传播途径 按蚊是疟疾的自然传播媒介，在我国能传播疟疾的按蚊有 8 种，其中重要的是中华按蚊、嗜人按蚊、微小按蚊和大劣按蚊 4 种。从我国长期的疟疾流行区域分布来看：中华按蚊是我国广大平原地区疟疾传播的主要媒介；嗜人按蚊是北纬 33°以南地区疟疾传播媒介，多为点状分布；

微小按蚊为北纬 25°以南地区的传疟媒介，在长江以北地区也有该蚊分布；大劣按蚊是海南岛和东南亚的重要传疟媒介。这 4 种按蚊传播疟疾的能量为大劣按蚊最强，嗜人按蚊次之，微小按蚊和中华按蚊最弱。

输血传播疟疾过去主要见于高疟区，由于输入的为红内期虫体，即使是输入间日疟原虫也无远期复发。在我国输血管理中已将疟原虫的检测列为常规检测项目，从而明显降低了输血疟疾的发病率。

孕妇患有疟疾时，疟原虫可以通过胎盘传给胎儿，引起先天性疟疾。某些静脉药瘾者也可通过共用注射器的方式感染疟原虫。

3. 易感人群 除由遗传学特性决定对某些疟原虫具有先天性免疫力和高疟区婴儿可从母体获得一定抵抗力外，我国人群对疟疾普遍易感。感染疟原虫后血中可产生特异性抗体，具有一定的免疫力，但维持时间一般较短。由于疟疾免疫主要为带虫免疫，这种带虫状态的免疫在高疟区的成人中多见，而婴幼儿较少见，所以在流行区婴幼儿中感染率高、感染度重，发病也较严重。非流行区居民对疟原虫一般都无免疫力，当大量非流行区人口进入高疟区时，容易发生暴发流行。

除流行 3 个环节外，影响疟疾流行的还有自然因素和社会因素。在自然因素中最重要的是温度和雨量，温度决定疟疾的传播季节和地理分布；而雨量影响到蚊虫的孳生环境、蚊媒的种群数量变动和疟疾发病的高峰，甚至还影响到疟疾的暴发流行。社会因素包括政治制度、社会经济、文化素质、卫生状况、人类活动及风俗习惯等，均可影响疟疾的传播和流行。

七、防治

近 20 年来，在全世界范围内所采取的防治疟疾措施，并没有使疟疾感染人数得到控制，1998 年 WHO 提出的"击退疟疾"计划，预计在 2010 年可使疟疾死亡人数降低 1/2，但到 2004 年疟疾死亡人数反而上升了 3 倍。在 2007 年，第六十届世界卫生大会决定，从 2008 年起，每年的 4 月 25 日作为"世界疟疾日"。我国将每年 4 月 26 日定为"全国疟疾日"，在疟疾防治上主要采取加强、落实灭蚊和综合性的防治疟疾措施。2010 年 5 月，我国 13 个部委共同发布《中国消除疟疾行动计划（2010—2020年）》，其中总目标为：到 2015 年，全国除云南部分边境地区外，其他地区均无本地感染疟疾病例；到 2020 年，全国实现消除疟疾的目标。阶段目标为：所有三类县，到 2015 年，实现消除疟疾的目标。所有二类县以及除云南部分边境地区外的一类县，到

2015 年，无本地感染疟疾病例；到 2018 年，实现消除疟疾的目标。云南边境地区的一类县，到 2015 年，疟疾发病率下降到万分之一以下；到 2017 年，无本地感染疟疾病例；到 2020 年，实现消除疟疾的目标。

（一）疟疾预防

预防要在结合爱国卫生运动、开展群众性宣传教育、针对疟疾流行的环节等方面采取相应的措施：①治疗原虫血症的患者；②消灭传疟媒介；③加强个人防护。进入疟区旅游或工作须服预防药，服药应从进入疟区前一周开始，持续到离开疟区后 6～8 周。为防止产生耐药性，所用药物可每 3 个月换一种。

常用预防药物有复方喹哌、醋酸硝喹片、磷酸喹哌（用于抗氯喹恶性疟流行区）、乙胺嘧啶、阿奇霉素。

（二）疟疾治疗

1. 控制症状的药物 主要有氯喹、奎宁、甲氟喹、咯萘啶、青蒿素及其衍生物等，杀灭裂殖子的作用强、生效快。

2. 控制远期复发和传播的药物 主要药物是伯氨喹啉，能杀灭间日疟原虫和卵形疟原虫红外期的裂殖体和休眠体，并能杀灭各种疟原虫的配子体，具有防止疟疾传播的作用。

3. 病因预防的药物 主要药物为乙胺嘧啶，对各种疟原虫红内期虫体有抑制作用，但不能阻止已成熟的裂殖体分裂，对临床症状的控制作用缓慢。该药也可抑制配子体在蚊体内的发育。乙胺嘧啶与磺胺多辛（又名周效磺胺）配伍使用，防止疟疾发作的效果较好。在防止恶性疟原虫敏感株的急性发作时，可用乙胺嘧啶和磺胺多辛。

（三）疟疾监测

疟疾是国际监测的 5 种主要传染病之一，也是消灭疟疾后期疟疾防治的综合性工作，主要是对发病率已降至 0.1% 以下流行地区进行监测。监测的内容包括：病例侦查、病例分类和疫点流行病学调查。此外也包括对媒介蚊种、居民发病情况和疫点相关的社会因素等进行调查，加强对流动人口和环境卫生的管理等，都应列入疟疾监测工作的范围。

第二节　刚地弓形虫

刚地弓形虫（*Toxoplasma gondii* Nicolle & Manceaux，1908）属真球目（Eucoccidiida）弓形虫科（Toxoplasmatidae），由法国学者 Nicolle 和 Manceaux 在刚地梳耻鼠（*Ctenodactylus gondii*）的肝脾单核细胞内发现，因虫体呈现弓形，故命名为刚地弓形虫。弓形虫呈世界性分布，具有广泛的宿主，猫或猫科动物为其终宿主，人和许多脊椎动物为其中间宿主，可引起人兽共患的弓形虫病。1923 年，捷克的眼科医生 Janku 首次在一例先天性脑积水、小眼畸形伴黄斑区缺损的婴儿视网膜中发现此虫的包囊。我国首例弓形虫感染是钟惠澜等于 1957 年从一例患者的肝穿刺涂片中发现的。人体感染弓形虫后，多数呈无症状的隐性感染，但在宿主免疫功能低下时，可引起中枢神经系统损伤和全身播散性感染。因此，弓形虫被视为医学上重要的机会致病性原虫，近年来已引起人们的高度重视。

一、形态

弓形虫的生活史较复杂，其整个生活史包括 5 种形态，即速殖子、包囊、裂殖体、配子体和卵囊，在中间宿主体内仅见前两种形态，而在终宿主体内上述 5 种形态俱存。对人体具致病或感染性的阶段为速殖子、包囊和卵囊。

1. 速殖子 速殖子主要寄生于中间宿主的有核细胞内，呈不对称的新月形，一端较尖，另一端钝圆，一侧扁平，另一侧膨隆，大小为（4～7）μm×（2～3）μm。经吉姆萨染色后，可见核位于虫体中央偏后，呈紫红色，胞质呈蓝色，在虫体靠尖端半部有染成浅红色的颗粒为副核体。从有核细胞内逸出游离于体液或组织液中的速殖子能作螺旋式转动。在细胞内寄生的虫体以内二芽、二分裂及裂体增殖 3 种方式不断增殖，含有数个至十几个虫体、由宿主细胞膜包绕的滋养体集合体称为假包囊（pseudocyst）。电镜下，可见虫体前端有胞器（organelle）、类锥体（conoid）、棒状体（rhoptry）和膜下微管等（图 42-2），这些结构在虫体与宿主细胞发生黏附、定位和侵袭过程中发挥重要作用。

2. 包囊 寄生于中间宿主组织内，为圆形或椭圆形，直径小的有 5μm，大的可至 100μm 以上。囊内可包含虫体数个至数千个。包囊最外层为虫体分泌的一层富有弹性的坚韧囊壁，囊内为生长缓慢、不断增殖的缓殖子（bradyzoite）。缓殖子在形态上与速殖子相似，但是虫体较小，核稍偏后（图 42-2）。包囊可在宿主组织内长期存活，在一定条件下可破裂，释出的缓殖子又侵入周围的细胞形成新的包囊。

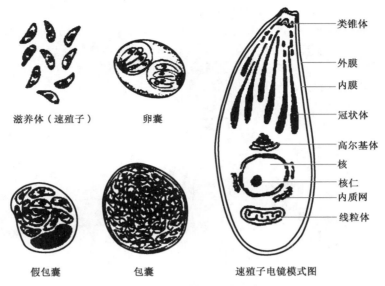

滋养体（速殖子）　　卵囊

假包囊　　包囊　　速殖子电镜模式图

类锥体
外膜
内膜
冠状体
高尔基体
核
核仁
内质网
线粒体

图 42-2　刚地弓形虫形态

3. 卵囊　卵囊随猫科动物的粪便排出体外，刚排出的卵囊未发育成熟，呈圆形或椭圆形，大小为 10～12μm，有两层光滑透明的囊壁，囊内充满均匀的小颗粒。成熟的卵囊多为椭圆形，大小为（9～11）μm×（11～14）μm，内含 2 个孢子囊，每个孢子囊内含有 4 个新月形的子孢子（图 42-2）。

二、生活史

弓形虫的生活史是典型的循环传播型，在整个生长发育过程中需要两类脊椎动物分别作为其终宿主和中间宿主。在猫或猫科动物小肠上皮细胞内完成有性生殖，同时也可在肠外其他组织进行无性增殖，故猫或猫科动物是弓形虫的终宿主兼中间宿主。而在其他脊椎动物和人体内只进行无性增殖，这些脊椎动物和人是弓形虫的中间宿主（图 42-3）。弓形虫对中间宿主的选择极不严格，除哺乳动物外，鱼类、爬行类、鸟类和人都是中间宿主。弓形虫对寄生组织的选择性也无明显的特异性，除红细胞外，可寄生于任何有核细胞。

1. 在中间宿主体内的发育　当发育成熟的卵囊（主要存在于受弓形虫感染的猫的粪便或被这种粪便污染的食物、水和土壤中）和中间宿主组织中的包囊或假包囊被人、猪、牛、羊和鼠等食入后，在肠内分别释出子孢子、缓殖子和速殖子，随即侵入肠壁经血液或淋巴进入单核巨噬细胞系统内寄生，并扩散至全身各器官组织，如脑、淋巴结、肝、心、肺和肌肉等有核细胞内。当机体免疫力较差、免疫功能缺陷或虫体毒力较强时，侵入宿主细胞内的虫体形成假包囊，引起急性感染。假包囊内生长迅速的滋养体又称为速殖子，速殖子以二分裂或内二芽增殖，直至细胞破裂，逸出的速殖子又侵入新的组织或细胞，如此反复繁殖。速殖子的繁殖速度极快，故对宿主细胞的破坏性较大。因此，速殖子是弓形虫寄生于人体内的主要致病阶段。虫体侵入宿主细胞是一个主动的过程，电镜下观察到虫体借前端的类锥体接触宿主的细胞膜，使细胞出现凹陷，再借助棒状体分泌的一种酶即穿透增强因子（penetration enhancing factor, PEF），协同虫体主动侵入宿主细胞。此外，虫体也可通过细胞的吞噬作用进入宿主细胞内。在多数免疫功能正常的宿主体内，侵入宿主细胞内的速殖子的增殖速度受到抑制，并逐渐在虫体外周产生一层囊壁从而形成包囊，内含生长缓慢的滋养体，称为缓殖子，一般在感染后 8 天就可见包囊。包囊多见于脑、骨骼肌、心肌和视网膜等组织，在宿主体内可存活数月、数年甚至终生。包囊可因多种因素而破裂，释放出的缓殖子再重新侵入其他正常的有核细胞，继续缓慢发育增殖。因此，包囊是人体处于弓形虫隐性感染的主要形式，是中间宿主之间相互传播及中间宿主传播给终宿主的主要阶段。当机体免疫功能低下或长期应用免疫抑制剂时，包囊内的缓殖子可以被活化，导致组织内包囊破裂，释出的缓殖子可进入血液和其他新的组织细胞形成假包囊从而导致复发。

2. 在终宿主体内的发育　当猫或猫科动物吞食中间宿主的肉类或内脏中的包囊、假包囊或猫粪中的成熟卵囊后，在小肠内分别释出缓殖子、速殖子和子孢子，主要侵入回肠部的小肠上皮细胞内。经 3～7 天的发育增殖，虫体在上皮细胞内形成裂殖体，成熟后释出的裂殖子再侵入新的肠上皮细胞形成裂殖体，经过数代裂体增殖后，部分裂殖子发育为雌配子体和雄配子体，并继续发育为雌配子和雄配子，雌、雄配子受精后成为合子，最后发育为卵囊，卵囊随终宿主粪便排出体外。刚从猫粪排出的是未孢子化卵囊，在适宜的温度、湿度环境下，经1～5天后发育为孢子化的卵囊，即具有感染性的成熟卵囊。猫食入不同发育期的虫体后，排放出

卵囊的时间有所不同，通常在吞食包囊后3～5天、吞食假包囊后5～10天、吞食卵囊后20～24天可排出卵囊。吞食包囊后，几乎所有被感染的猫均可排出卵囊；而吞食假包囊或卵囊后，只有50%的猫可排出卵囊。

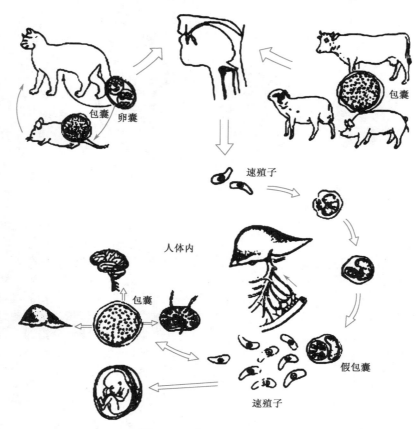

图 42-3　刚地弓形虫生活史

三、致病性

1. 致病机制　　弓形虫的致病作用与虫株的毒力及宿主的免疫状态有关。

（1）**虫株的毒力**　　根据虫株的侵袭力、繁殖速度、包囊形成与否及对宿主的致死率等，可将弓形虫分为强毒株和弱毒株。弓形虫强毒株繁殖快，可迅速致宿主死亡，目前国际上公认的强毒株的代表为 RH 株。弓形虫弱毒株增殖缓慢，受机体免疫状态的影响，在脑或肌肉等组织形成包囊，以 Beverley 株为其代表。

（2）**弓形虫的致病阶段**　　速殖子是弓形虫的主要致病阶段，以其对宿主细胞的侵袭力和在有核细胞内独特的内二芽殖法增殖破坏宿主细胞。包囊内的缓殖子是慢性感染的主要形式，包囊体积可因缓殖子的增殖而增大，压迫器官而引起功能障碍。当包囊增大到一定程度或因其他因素破裂时，游离

的虫体可诱发迟发型变态反应，形成肉芽肿、纤维化及钙化等，这些病变多见于脑和眼等部位。

（3）**危害宿主的因素**

1）弓形虫毒素（toxotoxin）：为存在于感染小鼠腹腔液中的一种毒性物质，将其接种于健康小鼠后，可引起小鼠惊厥、后肢麻痹或在数分钟内死亡，是导致感染小鼠死亡的原因之一。

2）弓形虫素（toxoplasma）：为弓形虫提取物，对鸡胚有明显的致畸作用，可能与胚胎发育异常有关。

3）弓形虫因子（toxofactor）：为弓形虫培养上清中的一种毒性物质，将其注入健康小鼠腹腔或静脉内，可使小鼠出现懒动、耸毛、体重减轻、肝脾肿大、胸腺缩小、流产、发育停滞及中枢神经系统受损等症状与体征。

2. 临床表现　　弓形虫在人群中具有高感染率和低发病率的特征。大多数感染处于隐性状态，无明显的症状和体征。但近年不断增多的报道显示，

弓形虫隐性感染可能与一些神经精神疾病有关。临床上将弓形虫病分为先天性和获得性两类。

（1）先天性弓形虫病（congenital toxoplasmosis）　指母亲在孕期感染弓形虫后，虫体经胎盘感染胎儿而引起的疾患。母体妊娠早期感染，可致死产、流产、早产、无脑儿、脑积水和小脑畸形等；妊娠中、晚期感染，受染胎儿或婴儿多数表现为隐性感染，有的出生后数月甚至数年才出现症状。先天性弓形虫病的典型表现为脑积水、大脑钙化灶、小脑畸形、视网膜脉络膜炎及精神和运动障碍等。此外，还可伴有全身症状，如新生儿发热、皮疹、呕吐、腹泻、黄疸、肝脾肿大、贫血、心肌炎和癫痫等。

（2）获得性弓形虫病（acquired toxoplasmosis）　指出生后由外界获得的感染，临床上占绝大多数，但并无明显的症状和体征，常需要与有关疾病进行鉴别诊断。多与患者的职业、生活方式和饮食习惯等有一定的关系。淋巴结肿大是最常见的临床表现之一，多见于颌下和颈后淋巴结。患者常伴有长期低热、乏力、不适、肝脾肿大或全身中毒症状。其次，弓形虫常累及一些重要脏器如脑和眼等。弓形虫眼病的主要特征以视网膜脉络膜炎多见，临床表现为视力突然下降，婴幼儿可出现对外界事物反应迟钝或斜视、虹膜睫状体炎、色素膜炎等，视力障碍的同时常伴有全身反应或多器官病变。免疫功能低下者常表现为脑炎、脑膜脑炎、癫痫和精神失常。获得性弓形虫病常继发于艾滋病、霍奇金淋巴瘤、白血病及使用大剂量细胞毒性药物或免疫抑制剂之后。据美国疾病控制中心报告，在 14 510 例艾滋病患者中并发弓形虫脑病者有 508 例，大多在 2～8 个月内死亡。

四、诊断

弓形虫病因无特异性临床症状和体征，必须借助病原学、免疫学或分子生物学等检查方法，病原学检查检获虫体是确诊弓形虫感染的主要手段；免疫学方法可根据检测的抗原和特异性抗体的动态变化，确定其感染状态。分子生物学方法如实时 PCR 和环介导等温扩增等是近年开发的两种基于 PCR 的方法，在实验研究中显示其具有高灵敏度和特异性，但分子生物学相关的实验诊断方法不能在临床上作为诊断早期感染的依据，其结果仅作为参考。

1. 病原学检查　病原学检查主要采用患者的血液、体液、分泌排泄物或可疑的病变组织，进行涂片染色或病理组织切片镜检；也可用上述标本材料作细胞培养或动物接种，分离虫体。

（1）涂片染色法　取急性期患者血液、胸水、腹水、脑脊液、骨髓和羊水等离心后的沉淀物，或可疑的病变组织涂片，经吉姆萨染色后镜检查找虫体。此方法简便，但阳性率不高，易漏检。也可用组织切片经免疫酶学或荧光染色，可提高虫体检出率。

（2）动物接种分离或细胞培养法　取患者上述体液的沉淀物或活组织穿刺物，接种于小白鼠腹腔内，一周后取腹腔液查找速殖子，镜检阴性时需盲目传代至少 3 次；也可将样本接种于离体培养的单层细胞，直接查找速殖子。动物接种和细胞培养法是比较常用的病原检查方法。

2. 血清学检查　由于弓形虫病原学检查比较困难且阳性率不高，血清学检查仍是广泛应用的重要辅助诊断手段。常用方法有以下几种。

（1）染色试验（dye test，DT）　为经典的血清免疫学方法，其特异性、敏感性和重复性均较好。由于活的弓形虫速殖子在致活因子的参与下，与样本中相应的特异性抗体反应，虫体表膜受损而不被亚甲蓝着色。因此，可通过活虫体染色情况来判读结果。镜检时 60% 虫体不被亚甲蓝着色者为阳性，反之为阴性。如检测滴度，以 50% 虫体不着色为阳性血清最高滴度。

（2）间接免疫荧光抗体试验　采用完整虫体为抗原，与血清中被测抗体反应后，再以荧光标记的第二抗体来检测相应抗体是否存在。此法可通过荧光标记不同类型及亚型的第二抗体，来检测同型与亚型抗体，其中对 IgM 的检测具有早期诊断价值。

（3）凝集试验　由于检测过程中不需要第二抗体，因而更适合于现场流行病学调查。常用的凝集试验包括改良凝集试验（MAT）、间接血凝试验（IHA）和乳胶凝集试验（LAT）。

（4）ELISA　是目前最常用的方法之一，诊断抗原包括速殖子可溶性提取物、代谢抗原及各种重组抗原；检测靶标包括抗体和循环抗原，用以早期诊断急性感染和先天性弓形虫病。临床上多采用同时检测 IgM 和 IgG 的方法来诊断现症感染。孕妇在怀孕期间，进行羊水或胎血检查，可以了解弓形虫抗体水平的动态变化、胎儿是否在子宫内受感染，有助于选择和采取相应措施，预防或减少不良后果的发生。

3. 分子生物学诊断　核酸检测方法包括常规 PCR、巢式 PCR、实时 PCR；常用的 DNA 靶标包括 *B1* 基因或 529bp 的重复序列、内部转录间隔序列（ITS-1）和 18S rDNA 序列。此外，环介导等温扩增技术也可用于人类和动物样本及水样本中弓形虫检测。

五、流行

1. 流行概况　本病为人兽共患的寄生虫病，呈世界性分布，几乎所有的海洋和陆生温血动物均可被寄生，人群感染相当普遍。据估计全球约 1/3 的人口呈弓形虫血清抗体阳性，但绝大多数是隐性感染。感染率具有明显的地域差异，欧美人群弓形虫抗体阳性率为 25% ～ 50%，少数发达国家弓形虫抗体阳性率高达 80% 以上；我国血清学阳性率为 5% ～ 20%，普通人群弓形虫抗体阳性率为 8.20%，孕妇为 8.60%，两者基本持平，癌症患者抗体阳性率高达 16.8%。家猫（主要是流浪猫）排出的卵囊是人和动物感染弓形虫的主要来源之一，且我国猫弓形虫感染率较高，约为 24.5%。动物感染也很普遍，尤其是与人关系比较密切的家畜（如牛、羊、猪、犬和兔等）的感染率相当高，可达 10% ～ 50%，是人体弓形虫感染的重要传染源，并严重影响畜牧业的发展。肉用动物的弓形虫抗体阳性率如绵羊为 13.87%、鸡为 19.00%、猪为 29.45%、山羊为 17.04% 及牛为 7.54%。

人类弓形虫感染的途径主要有 4 种：①食入被猫粪中弓形虫成熟卵囊污染的食物或饮水；②摄入含有包囊的未熟肉类或肉制品；③虫体经胎盘垂直传播；④其他途径，如输血、器官移植和生食乳品等。弓形虫广泛流行的原因有：①弓形虫生活史的多个阶段具有感染性；②中间宿主广泛，与人体关系密切的家畜均易感染；③可在终宿主之间、中间宿主之间及终宿主与中间宿主之间互相传播；④包囊可在中间宿主组织内长期存活；⑤卵囊的排放量大，且对外界的抵抗力强。卵囊具有双层囊壁，对酸、碱和消毒剂均有相当强的抵抗力，在室温下可生存 3 ～ 18 个月，在猫粪便内可存活 1 年，对干燥和热的抵抗力较差，80℃、1min 即可被杀死，因此加热是防止卵囊传播最有效的方法。

2. 流行环节

（1）传染源　动物是弓形虫病的主要传染源，其中猫和猫科动物是重要的传染源。初次感染弓形虫的孕妇可经胎盘传染给胎儿，是先天性弓形虫病的传染源。

（2）传播途径　传播途径有先天性和获得性两种。前者指胎儿在母体经胎盘血而感染。后者主要因食入未熟的含有弓形虫的肉、蛋和未消毒的牛奶等而感染；也可经皮肤、黏膜损伤处或经输血、器官移植而感染；接触被卵囊污染的土壤、水源也为重要的传播途径。节肢动物（蝇、蟑螂）携带卵囊也有一定的传播意义。

（3）易感人群　人类对弓形虫普遍易感，尤其是胎儿、婴幼儿、肿瘤和艾滋病患者，免疫缺陷和免疫功能受损患者比正常人易感，且隐性感染容易被活化而引发弓形虫病。然而，近年来在免疫力正常的人群，也有眼弓形虫病、脑弓形虫病、急性播散性弓形虫病、弓形虫心肌炎、弓形虫阑尾炎、睾丸弓形虫病等病例报道。此外，从事动物养殖、畜类屠宰、皮毛加工和兽医等职业的人群感染弓形虫的机会较多。喜生食和半生食动物肉食、蛋奶品，饲养猫类宠物的人群易感染弓形虫。

六、防治

加强对家畜、家禽和可疑动物的监管和隔离；加强肉类检疫、饮食卫生管理，宣传和教育群众不吃生或半生的肉、蛋和奶制品；不养猫类宠物，尤其是孕妇不要接触猫；孕妇要定期做弓形虫常规检查，以防止先天性弓形虫病的发生。对急性期患者应及时药物治疗，但至今尚无理想的特效药物。磺胺嘧啶（sulfadiazine）与乙胺嘧啶（pyrimethamine）联合使用，它们均为弓形虫叶酸的拮抗剂，对弓形虫速殖子的增殖有抑制作用，但其治疗存在疗程长、不良反应多等缺点，临床上禁用于孕妇。螺旋霉素由于毒性低、组织内分布浓度高，且不能通过胎盘，而被广泛应用于治疗妊娠期获得性急性弓形虫感染，可减少弓形虫的母婴传播。此外，阿奇霉素（azithromycin）等也具有抗弓形虫作用，但疗效仍不及乙胺嘧啶 - 磺胺嘧啶联合疗法，可用于对磺胺类药物过敏患者的替代治疗。罗红霉素（roxithromycin）、克林霉素（clindamycin）、阿托伐醌（atovaquone）和克拉霉素（clarithromycin）等均有抗弓形虫作用，可用于各类弓形虫病的治疗。近年来，国内外进行探索性抗弓形虫病治疗的报道很多，我国研究人员发现，一些中药或其提取物，如青蒿素及其衍生物、大蒜素、金丝桃素、白藜芦醇、甘草、补骨脂、厚朴、扁桃酸和松萝酸等，在体外实验中可对细胞内的弓形虫有明显的杀伤破坏作用。此外，研制高效、安全的弓形虫疫苗无疑是经济、实用的防治措施。

第三节　隐孢子虫

隐孢子虫（*Cryptosporidium* Tyzzer，1907）为一种人兽共患的寄生虫，广泛寄生于牛、羊、马和猪等哺乳动物、鸟类和爬行类动物，也可寄生于人体消化道，引起隐孢子虫病（cryptosporidiasis）。人隐孢子虫病于 1976 年由 Nime 和 Meisel 首先报道。寄生于人体的虫种主要为人隐孢子虫（*C. hominis*）和微小隐孢子虫（*C. parvum*），可引起患者严重腹痛及腹泻，甚至死亡。

一、形态

隐孢子虫生活史有滋养体、裂殖体、配子体、合子和卵囊（oocyst）5个发育阶段，各阶段均寄生于宿主胃肠黏膜中，其中卵囊为隐孢子虫唯一的感染阶段。卵囊呈圆形或椭圆形，直径4～6μm，囊壁稍厚且光滑，无色，成熟卵囊内含4个呈月牙形的子孢子（sporozoite）和1个残留体（residual body）。残留体呈暗黑色或棕色，由颗粒状物和空泡组成（图42-4）。未经染色的卵囊很难识别。经用改良抗酸染色后，标本背景为蓝绿色，卵囊呈玫瑰色，可提高对虫体的识别性。

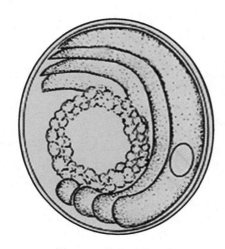

图42-4 隐孢子虫形态

二、生活史

隐孢子虫的生活史简单，整个发育过程不需要转换宿主（图42-5）。繁殖方式包括无性的裂体增殖和孢子增殖及有性的配子生殖，两种繁殖方式在同一宿主体内完成。虫体个体发育期均在宿主小肠上皮细胞膜与胞质间形成的纳虫空泡内进行。

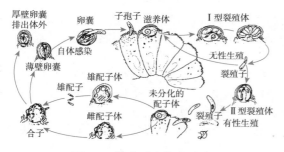

图42-5 隐孢子虫的生活史

隐孢子虫的卵囊内有4个子孢子。卵囊分为两种不同的类型，从宿主粪便中排出的为厚壁卵囊，而参与自体感染的为薄壁卵囊

卵囊随宿主粪便排出体外后即具感染性，被人和易感动物吞食后，经胆汁和消化酶的作用，囊内的4个子孢子逸出，附着于肠上皮细胞微绒毛上，再侵入细胞，在纳虫空泡内进行裂体增殖。子孢子先发育为滋养体，滋养体经3次核分裂发育为含有8个裂殖子的Ⅰ型裂殖体。裂殖子不断从成熟的Ⅰ型裂殖体中释放出来，再侵入其他上皮细胞：一部分重新发育为Ⅰ型裂殖体，为无性增殖阶段；另一部分发育为第二代滋养体。第二代滋养体经二次核分裂发育为Ⅱ型裂殖体。成熟的Ⅱ型裂殖体内含4个裂殖子，释出后的裂殖子发育为雌配子体和雄配子体，二者结合后形成合子，开始孢子增殖阶段。合子发育成卵囊，成熟的卵囊含4个裸露的子孢子。卵囊分薄壁和厚壁两种类型。薄壁卵囊（约占20%）只有一层单位膜，囊内子孢子逸出后直接侵入肠上皮细胞，进行裂体增殖，也可致宿主自身体内重复感染；厚壁卵囊（约占80%）在肠上皮细胞或肠腔内经孢子化，在囊内形成4个子孢子后，随宿主粪便排出体外。完成整个生活史需5～11天（图42-5）。孢子化的厚壁卵囊在外界环境中的抵抗力较强，可在低温或常温下存活数月并保持感染性。

三、致病性

隐孢子虫的致病机制尚不完全清楚，推测与多种因素有关。侵入人体的隐孢子虫寄居于小肠上皮细胞刷状缘形成的纳虫空泡内。空肠近端为感染虫体数量最多的肠段，严重感染可播散到整个消化道。此外，在呼吸道、胆囊、胆管、胰腺和扁桃体等处的上皮细胞中也可发现虫体。

隐孢子虫病的潜伏期为1周左右。轻度感染者，肠黏膜病理变化不明显；中度和严重感染者，小肠黏膜表面可出现凹陷、绒毛萎缩、变短、变粗或融合、移位，甚至脱落消失。肠黏膜的上述病理变化破坏了小肠的正常生理功能，因而导致消化吸收障碍和腹泻。患者临床症状的严重程度与机体的免疫状态有关。免疫功能正常者感染隐孢子虫后，经较短的潜伏期（3～8天）即出现症状。临床上常表现为自限性腹泻，水样便或黏液便，量大，每天数次，可有腹部痉挛性疼痛、恶心、厌食、发热和全身不适等症状。病程一般持续1～2周，症状逐渐减轻或消退而自愈。极少数病程超过1个月，个别病例病程可长达42～85天。临床症状消失后，患者粪便内卵囊的排出仍可持续数周。免疫功能异常患者的症状严重，常为持续性水泻，每日腹泻数次至数十次，粪便量每日可达5～10L。若患者的免疫缺陷状况得不到纠正，感染则不能被清除。病程可迁延数月甚至1年以上，导致营养吸收障碍、体重明显下降等，甚至可出现肠道外组织器官如肺和胆道系统的感染。患者合并肺部感染时可出现呼吸困难、声音嘶哑、喘息或哮喘，双肺可闻及广泛哮鸣音。寄生在胆囊时可引起胆囊炎或硬化性胆管炎。寄生在胰腺时可出现严重腹痛、胰腺增大、腹水、血清淀粉酶和碱性磷酸酶增多。值得关注的是，隐孢子虫是艾滋病患者合并肠道感染的常见病原体，感染后常危及患者的生命。欧洲和非洲的艾滋病患者并发隐孢子虫的感染率高达50%。美国的感染率为8%～37%，且多数为顽固性"霍乱样"水泻，每日达数十次，可造成患者严重脱水、电解质紊乱和营养不良，最终因全身衰竭而死亡。目前，国外已把隐孢子虫检查列为艾滋病患者的常规检查项目之一。

四、诊断

1. 病原学检查 新鲜或经甲醛固定后的标本均可用于诊断。从患者粪便、胆汁、痰液或支气管灌洗液等标本中查到卵囊即可确诊。浓缩后的标本在相差显微镜下，卵囊为明亮的双折光的圆形小体，内含子孢子和深色的颗粒状残留体。由于未染色的卵囊无色透明，易与标本中的非特异性颗粒相混淆，故需采用染色方法检查卵囊进行确诊。常用的染色法有以下几种。

（1）金胺-酚染色法 在荧光显微镜下观察，染色后卵囊呈圆形，发出乳白色略带绿色的荧光，中央淡染，似环状。

（2）改良抗酸染色法 染色后，标本的背景呈蓝绿色，卵囊为玫瑰红色，可见内部结构。本法的缺点为经染色后，标本中存在的非特异性红色抗酸颗粒易与卵囊相混淆，难以鉴别。

（3）金胺-酚改良抗酸染色法 先用金胺-酚染色后，再用改良抗酸染色法复染，克服了上述染色法的缺点。在光学显微镜下，卵囊同抗酸染色所见，但非特异性颗粒被染成蓝黑色，两者颜色截然不同，极易鉴别，使检出率和准确性大大提高，但染色步骤中的时间控制要求较为严格，否则会影响检测效果。

2. 免疫学检查 用荧光标记单克隆抗体法和酶联免疫吸附试验检测患者粪便中的卵囊或血清抗体，两者均有高度的特异性和敏感性。

3. 分子生物学检查 近年发展起来的多种PCR技术可用于检测粪便中的卵囊，敏感性和特异性都很高，特别适用于大样本中少量卵囊的检查，但检测结果一般仅供参考，不能作为隐孢子虫感染确诊的依据。

五、流行

1. 流行概况 隐孢子虫的分布呈世界性，在澳大利亚、美国、中南美洲、亚洲、非洲和欧洲均有隐孢子虫病流行。不同地区腹泻患者中隐孢子虫检出率不等，欧洲、北美洲隐孢子虫检出率为0.6%～20%，亚洲、大洋洲、非洲和南美洲为3%～32%，其中婴幼儿的阳性率更高。据调查，24%的AIDS患者腹泻便中可发现隐孢子虫卵囊，而只有6.1%免疫力正常的腹泻患者大便中发现隐孢子虫卵囊。国内自韩范等于1987年首次发现人体隐孢子虫病病例后，许多省市陆续开展了不同规模的调查。国内人群感染率为0.31%～15.21%，在婴幼儿腹泻便中隐孢子虫阳性率为3%左右。近年来，在英国和美国均有隐孢子虫腹泻暴发流行的报道。1993年美国威斯康星州密尔沃市有40万人水样腹泻，是水源性隐孢子虫病暴发流行所致。

2. 流行环节

（1）传染源 隐孢子虫病患者和无临床症状的卵囊携带者均可从粪便内检测出大量具有感染性的卵囊，是主要的传染源。动物传染源包括家畜如羊、猫、犬、兔和新生小牛等隐孢子虫易感动物，是重要的传染源。

（2）传播途径 人与人之间的传播主要通过被卵囊污染的手、饮用水和食物而感染。水源污染是造成隐孢子虫病在人群中暴发流行的主要原因。医务人员、实验室工作者及与牲畜密切接触的人员和兽医均有较多的感染机会。同性恋者之间的肛交可导致本虫的间接传播。痰中有卵囊者可通过飞沫传播。

（3）易感人群 人对隐孢子虫普遍易感。婴幼儿、接受免疫抑制剂治疗的患者，以及先天或后天免疫功能低下者更易感染本虫。

六、防治

隐孢子虫病在人群中传播的主要途径是患者和病畜的卵囊污染水源、食物。加强人畜粪便的管理，注意个人和饮食卫生是防止本病流行的基本措施。对于免疫功能低下的人群，尤其是艾滋病患者要加强保护。除加强免疫功能外，提倡喝开水（加热65～70℃、30min可杀死卵囊）是防止感染的一项重要措施。饮用牛奶也要彻底消毒。目前，对于本病的治疗尚无理想的有效药物。硝唑尼特是一种新型广谱抗寄生虫药，经美国食品药品监督管理局（FDA）批准用于治疗隐孢子虫病。硝唑尼特对无HIV感染的成人和儿童患者有效，使营养不良儿童的死亡率明显下降。巴龙霉素、螺旋霉素和阿齐霉素用于治疗隐孢子虫病有一些效果。国外报道口服巴龙霉素2周后，卵囊排出数量减少，但长期疗效仍不确定。国内用大蒜素治疗，也有一定的疗效。

第四节 其他孢子虫

一、肉孢子虫

肉孢子虫（Sarcocystis）属顶复门（Apicomplexa）孢子虫纲（Sporozoa）真球虫目（Eucoccidiorida）。本虫常寄生于食草动物，对畜牧业造成危害，偶尔寄生于人体。目前已知寄生于人体的肉孢子虫有 3 种：林氏肉孢子虫（S. lindemanni Rivolta，1878），也称为人肌肉肉孢子虫，人为中间宿主，终宿主未确定；牛人肉孢子虫［S. bovihominis（Railliet & Lucet，1891）Dubey，1976］，又名人肉孢子虫（S. hominis）；猪人肉孢子虫（S. uihominis Tadzos & Laarman，1976）。后两种的中间宿主分别是牛和猪，人、猕猴、黑猩猩为终宿主。因牛人肉孢子虫和猪人肉孢子虫的形态与生活史基本相同，且均寄生于人体小肠，统称为人肠肉孢子虫。

1. 形态与生活史 肉孢子虫的生活史主要有卵囊（oocyst）、孢子囊（sporozoite）、肉孢子囊（sarcocyst）3 种形态。肉孢子囊寄生于肌纤维，呈圆柱形或纺锤形，大小差异显著，在 0.1～5cm，电镜下可见囊内缓殖子被分隔成簇（图 42-6）。

成熟卵囊长椭圆形，内含 2 个孢子囊，因囊壁薄而脆弱，故孢子囊常随囊壁破裂而在肠内脱落，并随粪便排出。孢子囊呈椭圆形，壁双层而透明，内含 4 个子孢子，大小为（13.6～16.4）μm×（8.3～10.6）μm，牛人肉孢子虫的孢子囊较大。

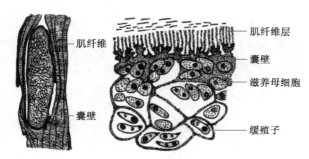

肌纤维层
囊壁
滋养母细胞
缓殖子
肌纤维
囊壁

图 42-6 肉孢子虫寄生于肌肉中

感染人肠肉孢子虫的终宿主粪便中的孢子囊或卵囊被中间宿主食入后，子孢子在其小肠内逸出，穿过肠壁进入血液，在多数器官的血管壁内皮细胞中形成裂殖体，进行几代裂体增殖后，裂殖子进入肌肉组织中发育为肉孢子虫囊，横纹肌及心肌多见。肉孢子虫囊内滋养母细胞或称母细胞（metrocyte）增殖生成缓殖子（bradyzoite）。中间宿主肌肉中的肉孢子虫囊被终宿主吞食后，缓殖子释出并侵入小肠固有层，无须经过裂体增殖就直接形成配子，雌、雄配子结合

成为卵囊，卵囊在小肠固有层逐渐发育成熟（图 42-7）。人肌肉肉孢子虫的中间宿主是人，其终宿主尚不明确，可能为食肉类哺乳动物、猛禽或爬行类。

2. 致病与诊断 肉孢子虫的致病作用一般不明显且常呈自限性。人体主要食入牛或猪等中间宿主肌肉中的肉孢子囊而感染，可出现消化道症状，如食欲减退、恶心、呕吐、间歇性腹痛、腹胀、腹泻等，严重者可发生贫血、坏死性肠炎、外周嗜酸性粒细胞增多。肌肉中的肉孢子囊可破坏所侵犯的肌细胞，随虫体长大可造成邻近细胞的压迫性萎缩，一旦其囊壁破裂，释放出毒性强烈的肉孢子毒素，则可作用于神经系统、心、肾上腺、肝和小肠，当大量毒素释放时可引起人致死。

诊断肉孢子虫病通常采用直接涂片法或蔗糖浮聚法，检查粪便中的卵囊或孢子囊，也可采用活组织法检查肌肉中的孢子囊。

3. 流行与防治 肉孢子虫病是一种人畜共患病，以动物感染为主，呈全球分布。迄今，在我国云南、广西、山东、甘肃和西藏有人肉孢子虫病例报道 300 余例，其中猪人肉孢子虫感染 143 例，牛人肉孢子虫感染 241 例，人体自然感染率为 4.2%～21.8%。感染主要与生食或半生食猪、牛肉的习惯有关。人肌肉肉孢子虫病病例报告较少，据可靠统计全世界人体感染病例仅 40 例，我国已报告 6 例，来自于山东、甘肃和西藏。

预防人肠肉孢子虫感染的主要措施是：加强猪、牛、羊等家畜的饲养管理；加强肉类的卫生检疫；生熟砧板分开使用；不食未熟肉类。对患者可试用复方新诺明（TMP-SMZ）、磺胺嘧啶（SD）、吡喹酮等药物，具一定的疗效。预防人肌肉肉孢子虫病，需加强终宿主的调查，防止其粪便污染食物和水源。目前尚无特效药物治疗。

二、贝氏等孢球虫

贝氏等孢球虫（Isospora belli Wenyon，1923）属真球虫目爱美球虫科，广泛寄生于人类及哺乳类、鸟类、爬行类动物的肠道内。一般认为寄生于人体的等孢球虫有贝氏等孢球虫（I. belli W，1923）和纳塔尔等孢球虫（I. natalensis Elsdon-Dew，1953），自 1953 年 Elsdon-Dew 首次报道人体感染纳塔尔等孢球虫以来，再无人体感染病例报道。

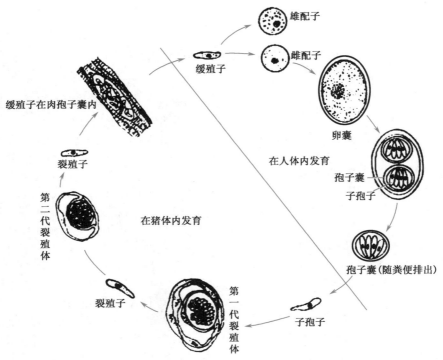

图 42-7　肉孢子虫生活史

1. 形态与生活史　　贝氏等孢球虫的卵囊呈椭圆形，大小为（20～33）μm×（10～19）μm，未成熟卵囊内含 2 个孢子囊，每个孢子囊含有 4 个半月形的子孢子和 1 个残留体（residual body），无囊塞。未成熟和成熟的卵囊可同时随粪便排出体外。纳塔尔等孢球虫的卵囊呈球形，大小为（25～30）μm×（21～24）μm，其形态特点类似于贝氏等孢球虫。

人因食入成熟卵囊污染的食物和饮水而感染，虫体在肠上皮细胞内发育，不需要中间宿主。子孢子在小肠逸出并侵入肠上皮细胞发育为滋养体，经裂体增殖发育为裂殖体，成熟裂殖体释放裂殖子再侵入邻近的上皮细胞继续进行裂体增殖，部分裂殖子形成雌配子体和雄配子体，雌、雄配子结合形成合子并进一步发育为卵囊，卵囊脱落入肠腔随粪便排出（图 42-8）。纳塔尔等孢球虫仅在非洲发现 2 个病例，生活史尚未明确。

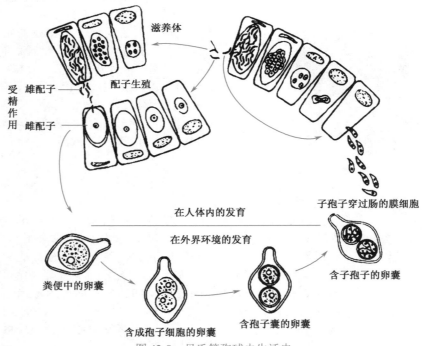

图 42-8　贝氏等孢球虫生活史

2. 致病性与诊断　人体感染贝氏等孢球虫后是否发病及病情轻重与机体免疫状态相关，多数感染者无症状或呈自限性腹痛、腹泻，而免疫功能低下或缺陷者，则因原虫持续繁殖并反复侵犯上皮细胞而呈重度感染，表现为持续性或脂肪性腹泻、体重下降，甚至死亡。患者在恢复期可持续排卵囊120天。

粪便检查发现该虫卵囊即可确诊。因卵囊微小，常易漏检，必要时可做十二指肠活组织检查以提高检出率。若见黏膜扁平或绒毛顶部膨大呈鼓槌状，小肠固有层淋巴细胞、浆细胞、嗜酸性粒细胞增多，则可进一步检查各期原虫。

3. 流行与防治　等孢球虫呈世界性分布，南美洲、非洲等热带地区国家人群的感染率较高。目前人体感染贝氏等孢球虫的报告逐渐增多，尤其在艾滋病感染者体内常并发等球虫病。在美国，艾滋病感染者等球虫病的发病率为15%，是免疫功能低下人群常见的机会致病性原虫之一。在我国，从20世纪50年代以来共发现感染者40例。

等孢球虫的卵囊对一般消毒剂不敏感，对外界环境的抵抗力强。在预防上主要是加强粪便管理，注意饮食卫生和个人卫生。乙胺嘧啶、磺胺嘧啶对治疗等孢球虫病有一定的疗效。

三、微孢子虫

微孢子虫（*Microsporidia*）是一类广泛寄生于动物体内的专性细胞内寄生原虫。目前已报道的微孢子虫有150属、1000多种。有关人体感染微孢子虫的最早报道是在1959年，随后陆续又有十几例被报道。1985年，Desportes在法国HIV感染者体内发现微孢子虫，其是引起艾滋病患者慢性腹泻的主要机会致病性原虫。

微孢子虫是原始真核生物。本虫无线粒体，含有类原核的微粒体，因其独特的结构和生物学特性，人们将其列为独立的原生动物门——微孢子虫门（微孢子虫纲微孢子虫属）。迄今已发现至少有6属约15种微孢子虫可感染人体，一般认为引起哺乳动物和人类致病的是：脑炎微孢子属的兔脑炎微孢子虫（*Encephalitozoon cuniculi*）和海伦脑炎微孢子虫（*Encephalitozoon hellem*），肠上皮细胞微孢子属的肠炎微孢子虫（*Enterocytozoon bieneusi*）和肠有隔微孢子虫（*Septata intestinalis*），微粒子属（*Nosema*）及匹里虫属（*Pleistophora*）中的某些种。

1. 形态与生活史　成熟孢子呈椭圆形，其大小因虫种而异，一般为1～3μm。用韦伯氏染色法使孢子染成红色，具折光性，孢壁光滑、着色深，中间淡染或苍白。透射电镜下孢子为卵圆形，孢子壁由内外两层构成。细胞核位于中后部，被螺旋形的极丝（或称极管）围绕。孢子的前端有一固定盘（anchoring）与极管相连，形成一突起，后端有一空泡。孢子母细胞呈香蕉形，一端较尖、另一端钝圆，大小为（3～5）μm×（4～8）μm；经HE染色后，可见细胞核位于虫体中部呈深紫红色，核与外膜之间有管状物，着色较淡（图42-9）。

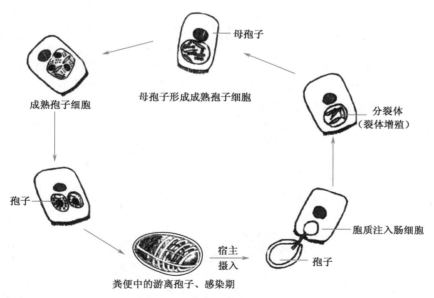

图 42-9　微孢子虫孢子生活史

不同微孢子虫的发育周期有所不同。一般认为，生活史主要包括裂体增殖和孢子增殖两个阶段，无有性生殖。裂体增殖和孢子增殖均在同一宿主体内进行，3～5天为一个周期。有的微孢子虫在宿主细胞纳虫空泡内生长繁殖，有的则直接在宿主细胞的胞质中生长，微粒子属的微孢子虫则是直接与宿主细胞质内接触生长发育。

微孢子虫生活史的第一阶段是裂体增殖期，具感染性的成熟孢子被宿主吞食而引起感染。孢子侵入宿主细胞的方式比较特殊，首先孢子与宿主细胞接触，孢子伸出极丝穿入宿主细胞，然后孢子质通过中空的极丝注入宿主细胞质内。孢子在靠近宿主细胞核的空泡内发育为裂殖体（或称分裂体），以二分裂或多分裂的方式进行繁殖，并可扩散到其他细胞。第二阶段是孢子增殖期，裂殖体发育为孢子体，形成大量的孢子，并逐渐成熟为感染性孢子。这些孢子可感染宿主的其他细胞，开始新的生活周期。当宿主死亡或被其他宿主捕食时，孢子释出并感染新宿主。肠道微孢子虫常寄生于宿主空肠和十二指肠的肠绒毛顶部。某些微孢子虫在外界环境中能存活 4 个月以上（图 42-9）。

2. 致病性与诊断　微孢子虫对人体的致病性因虫种而异。作为机会性致病原虫，微孢子虫感染者的临床表现与人体免疫状况密切相关。

微孢子虫病起病缓慢，潜伏期为 4～7 个月，临床症状依感染部位不同而异。目前报道最多的人体微孢子虫病的病原体是消化道微孢子虫，其中以肠炎微孢子虫为主，它与 HIV 感染密切相关，是艾滋病患者慢性腹泻的重要病原体之一。好发部位为空肠和十二指肠，虫体聚集于病变部位，病理变化通常较轻，可见肠绒毛轻度低平、变钝，严重时绒毛萎缩，肠上皮细胞退化、坏死、脱落。晚期形成肠囊肿。患者的主要症状为慢性腹泻、水样便，严重时出现脱水、低钾低镁血症，常伴有 D- 木糖和脂肪吸收障碍。其他部位的感染则是微孢子虫经消化道侵入人体后，经血液循环播散或向周围细胞扩散，引起肠外感染，如角膜炎、肝炎、胆囊炎、尿道炎、肾炎、膀胱炎、肌炎等。

微孢子虫病多无特异症状和体征，常见于免疫缺陷患者，多数感染者的 HIV 抗体阳性或有同性恋史。电镜检查病原体是目前诊断本病最可靠的方法，并可确定种属。利用光镜可检测粪便、尿液、十二指肠液、胆汁及其他体液中的微孢子虫孢子。组织活检标本经染色后也有诊断价值，且易于推广应用。目前主要采用的染色方法是韦伯氏染色法，也称改良三色染色法（modified trichrome stain）。

3. 流行与防治　微孢子虫病是一种人兽共患寄生虫病，呈世界性分布。在我国，已有人体感染微孢子虫的报道，香港于 1995 年和 1996 年共发现 14 例，广州 1997 年发现 1 例。据资料统计，有 10%～30% 不明原因的腹泻患者体内有微孢子虫感染，且 HIV 抗体多呈阳性。早在 1927 年就有免疫功能正常的小儿感染微孢子虫的报道，1994 年、1995 年在德国又报道了非 HIV 感染的数例老年人患微孢子虫严重腹泻。微孢子虫的传播方式尚不十分清楚。一般认为是宿主误食成熟孢子所致。另外，

该虫最常见于艾滋病患者，尤其是 HIV 阳性的男同性恋者，推测有性传播的可能。

本病的预防原则是加强对腹泻患者的检查，及时治疗以减少感染机会；注意个人卫生，加强饮食卫生和性卫生。迄今尚无较满意的治疗方法。据报道，甲硝唑、阿苯达唑对微孢子虫引起的慢性腹泻具有暂时性疗效，静脉注射磺胺二甲异恶唑（SIZ）治疗脑炎微孢子虫感染有一定的疗效，口服伊曲康唑（itraconazole）可以治疗脑炎微孢子虫属引起的结膜炎、角膜炎。提高患者的免疫功能是重要的支持疗法。

四、人芽囊原虫

一直以来，人芽囊原虫（*Blastocystis hominis*）被认为是一种对人体无害的酵母菌，现在的研究表明，人芽囊原虫是寄生于人和哺乳动物消化道内的致病原虫。其分类地位尚未完全明确。根据虫体超微结构特点，Zierdt 于 1988 年将其归属于肉足亚门阿米巴目芽囊原虫亚目，我国学者江静波和何建国于 1993 年提出该虫应属芽囊原虫新亚门（Blastocysta）芽囊原虫纲（Blastocystidea）芽囊原虫目（Blastocystida）芽囊原虫科（Blastocystidae）芽囊原虫属（*Blastocystis*）。

1. 形态与生活史　人芽囊原虫大小差异悬殊，直径为 4～63μm，多数为 6～15μm，形态结构复杂，体外培养有空泡型、颗粒型、阿米巴型和复分裂型 4 种形态。经碘染光镜观察，空泡型虫体呈圆形，直径 4～15μm，中央为透亮的大空泡，核 1～4 个，呈月牙状或块状。颗粒型虫体体内充满颗粒状物质，颗粒分为代谢性颗粒、脂肪颗粒和繁殖颗粒 3 种。阿米巴型虫体又称变形虫，似阿米巴滋养体，活体可见其伸出伪足运动缓慢，胞质内有细菌和许多小颗粒状物质。复分裂型虫体较大，内含多个子代虫体（图 42-10）。

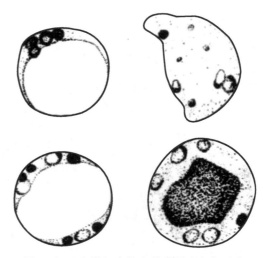

图 42-10　人粪便中的人芽囊原虫各期形态

人芽囊原虫除可广泛寄生于人和其他灵长类动物的小肠回盲部以外，还可寄生于犬、猫、猪、鼠、家兔、家禽、蛙、蛇、蚯蚓等多种动物体内。人芽囊原虫生活史尚不完全清楚，有学者通过观察认为其生活史为空泡型—阿米巴型—空泡型，空泡型可转变为颗粒型或复分裂型，阿米巴型是致病型虫体。其生殖方式包括：①二分裂，为主要的生殖方式；②孢子增殖，偶在空泡型虫体可见；③内二芽生殖，在阿米巴型虫体可见；④裂体增殖，在空泡型虫体可见。

2. 致病与诊断 人芽囊原虫病的发病机制尚未明确，目前多数学者认为该虫的致病力较弱。动物实验显示，人芽囊原虫及其溶出液对中华仓鼠卵巢细胞和腺癌 HT29 细胞有病理损害，死亡患者和动物尸检也观察到虫体侵入肠黏膜。人感染人芽囊原虫后是否发病与虫体数量、机体免疫状况有关。临床表现轻重不一，带虫者可高达 44.12%，重症感染者表现为急性或慢性胃肠炎，以腹泻最常见，并伴有腹胀、厌食、恶心、呕吐、全身不适等，甚至出现发热、寒战等症状。腹泻的性质多为水样便及糊状便，症状可持续存在，时间为数日至数年。腹泻也可反复出现，间歇时间为数天或数月。慢性迁延型病程多于急性病程，免疫功能正常的感染者多表现为自限性，病程 1~3 天。免疫功能低下人群，如艾滋病、器官移植、癌症、糖尿病等患者则易感且症状严重。

从粪便中检获虫体即可确诊，常用方法有生理盐水直接涂片法、碘液染色法、固定染色法及培养法。应注意与溶组织内阿米巴、哈门氏内阿米巴、微小内蜒阿米巴的包囊、隐孢子虫卵囊及真菌相鉴别。

3. 流行与防治 人芽囊原虫呈世界性分布，在亚洲、南美等发展中国家感染率较高，印尼爪洼地区 8~10 岁儿童的感染率高达 60%。发达国家的感染率相对较低，加拿大为 1.3%，日本为 0.5%。德国 HIV 感染者中感染率为 38%，有腹泻症状的旅行者中感染率为 14.7%。美国男同性恋者检出率高达 50% 以上。我国对人芽囊原虫的报道始于 1990 年，据 1988~1992 年全国人体寄生虫分布调查结果，全国平均感染率为 1.473%。2015 年全国人体重点寄生虫病现状调查报告显示，在被调查的 28 个省（自治区）的 848 210 人群中，人芽囊原虫加权感染率为 0.01‰，以贵州省人群加权感染率最高，为 5.69%；其次为广西和湖南，加权感染率分别为 4.52% 和 1.45%。人芽囊原虫病患者、带虫者及保虫宿主均可成为传染源。由于在患者粪便中常同时发现人芽囊原虫、溶组织内阿米巴或蓝氏贾第鞭毛虫，提示它们存在共同的传染源和类似的感染途经。

在预防上应加强粪便管理，做好宣传教育工作，注意个人卫生和饮食卫生，保护水源。症状轻者无须治疗便可自愈，重症患者可用甲硝唑、复方新诺明、呋喃唑酮（痢特灵）等治疗。中药黄连和鸦胆子也有一定疗效。

（徐大刚）

第四十三章 纤 毛 虫

纤毛虫（ciliate）隶属纤毛门动基裂纲，其滋养体外表被覆短而密的纤毛（cilium），体内有大核和小核。大多数纤毛虫营自生生活，少数为寄生生活。许多动物如牛、马、羊、豚鼠等的消化道里可有不同种类的纤毛虫寄生，在人体寄生的只有结肠小袋纤毛虫。

结肠小袋纤毛虫［*Balantidium coli*（Malmsten，1857）Stein，1862］属动基裂纲小袋科。该虫寄生于人体大肠内，可侵犯宿主肠壁组织，损伤肠黏膜，形成溃疡，引起结肠小袋纤毛虫痢疾（balantidial dysentery）。该虫是动物源性寄生虫，猪是重要的保虫宿主和传染源。

1. 形态 结肠小袋纤毛虫生活史中有滋养体和包囊两个阶段。

（1）滋养体 外形近似椭圆形，大小为（30～200）μm×（25～120）μm，为人体寄生原虫中最大者。虫体无色透明或呈淡绿灰色，表膜下为透明的外质，整个虫体体表覆盖纵行的纤毛，依靠纤毛有规则的摆动，虫体快速旋转。滋养体极易变形，在前端有胞口，此处纤毛较长，胞口下接胞咽，借助胞口纤毛的摆动，将颗粒状食物（淀粉粒、细胞、细菌、油滴状物）送入胞咽，进入胞咽内形成食物泡，消化后的残余物经体后三角形胞肛排出胞外。胞质内有两个伸缩泡（contractile vacuole），分别位于虫体中部和后部，其大小变化可调节渗透压。染色后可见虫体具大小各一个核，大核肾形，小核球形、位于大核凹侧。

（2）包囊 圆或卵圆形，直径46～60μm，新鲜标本呈淡黄绿色。囊壁厚，透明，两层。新形成的包囊在活体时可见到囊内滋养体具明显的纤毛，并在囊内运动，随着包囊的成熟纤毛逐渐消失。染色后的包囊可见明显的肾形细胞核（图43-1）。

2. 生活史 结肠小袋纤毛虫成熟包囊可随宿主粪便排出而污染环境，当人或猪等宿主食入后，包囊在小肠受消化液作用，滋养体脱囊而出，滋养体随肠内容物进入结肠定居。滋养体以淀粉颗粒、细菌及肠壁脱落的细胞为食，迅速生长，以二分裂法或接合生殖法进行繁殖。在培养基中滋养体主要以二分裂法繁殖，只是在培养初期虫体尚未适应环境时进行接合生殖。滋养体随肠内容物向肠道远端移行，由于肠内渗透压的改变，部分滋养体变圆，分泌成囊物质形成包囊，滋养体也可因宿主腹泻肠蠕动亢进而直接排出。寄生于人体的结肠小袋纤毛虫很少在体内形成包囊，多是离体后在外界形成包囊，而寄生在猪体内的虫体则多形成大量包囊后再排出体外（图43-2）。

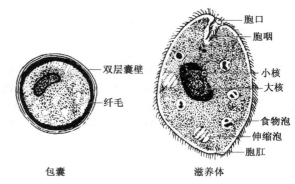

图43-1 结肠小袋纤毛虫

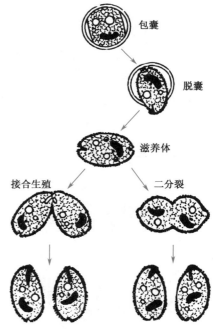

图43-2 结肠小袋纤毛虫生活史

3. 致病机制与临床表现 结肠小袋纤毛虫的致病性除受虫体自身因素影响外，还与宿主肠道环境及机体的免疫状态密切相关。滋养体可侵入肠黏膜及黏膜下组织，借助机械性运动、继发感染、虫体分泌透明质酸酶等物质，破坏宿主肠黏膜及黏膜下组织，形成溃疡而导致痢疾。宿主肠壁损伤、某些肠道共生细菌（金黄色葡萄球菌、肺炎球菌、肠道杆菌等）及富含糖和淀粉的食物等因素都能协同增强虫体的致病性。

结肠小袋纤毛虫引起的病理改变颇似溶组织内阿米巴痢疾，也形成边缘不整、火山口样溃疡，周围有嗜酸性粒细胞、淋巴细胞浸润。溃疡于黏膜下可相互融合、逐渐扩大，严重时出现大面积肠黏膜的破坏和脱落。病变处肠黏膜表面充血、水肿、点状出血，从溃疡组织可检获大量滋养体。病变部位常见于盲肠和直肠，严重者可侵犯整个大肠，偶见于回肠末端及阑尾。个别病例可并发肠外其他组织器官感染。

临床表现可分为无症状型、急性型、慢性型。无症状带虫者是重要的传染源。急性型又称痢疾型，患者可有腹痛、腹泻和黏液血便，腹泻次数可多达十余次，里急后重明显，甚至出现脱水、消瘦、营养不良等。慢性型表现为周期性腹泻，上腹部不适，持续排黏液稀便，也可便秘与腹泻交替出现。

4. 实验诊断 根据临床症状不易与其他病原体感染相区别，确诊需经病原学检查见有结肠小袋纤毛虫滋养体或包囊。常用的方法有以下 3 种。

（1）粪便直接涂片法 常为首选方法。因患者排虫常呈间歇性，故需反复检查以提高检出率。急性期患者体内的原虫多不形成包囊，以检查滋养体为主。滋养体在外界环境存活时间为 6h，故应就近取材立即检查。由于虫体大而形态特征明显，一般不易漏检。

（2）活组织检查 用乙状结肠镜取病变黏膜组织活检。

（3）原虫培养 用于培养溶组织内阿米巴的培养基均可培养结肠小袋纤毛虫。如需对虫体鉴定，可进行苏木素染色。

5. 流行 结肠小袋纤毛虫呈世界性分布，主要流行于热带、亚热带地区。我国分布广泛，在 17 个省份有散在病例报告，感染主要与饮食习惯相关，云南一些农村地区的感染率为 4.24%，西藏某些地区的感染率达 8%。结肠小袋纤毛虫还能感染猪、猴、鼠，其中猪是最重要的保虫宿主，其感染率在 60% 以上，在西藏个别地区高达 88%。一般认为人体感染主要来源于猪，粪便污染及蝇的机械携带是重要的传播方式。结肠小袋纤毛虫的滋养体和包囊对外界环境有较强的抵抗力，是重要的流行因素。

本病的防治原则与溶组织内阿米巴相同，除注意个人卫生和饮食卫生外，更要加强猪粪便的管理，保护水源。治疗患者首选甲硝唑（灭滴灵），硝基咪唑、金霉素、黄连素等也有较好的疗效。

（周晓茜）

第四十四章　医学节肢动物概述

节肢动物是无脊椎动物的重要门类，一般能够对人体造成直接损害或传播疾病的节肢动物统称为医学节肢动物（medical arthropod），医学节肢动物是人体传染病学、流行病学及公共卫生学的重要组成部分。具有成对而分节的附肢（appendage，如足、触角、触须等）的一大类高级无脊椎动物总称为节肢动物，是地球上数量与种类最多的一类动物，在生物学分类上属于动物界中的节肢动物门。

节肢动物有100多万种，在已经发现的130多万种生物物种中占了80%以上。其中危害人类健康、具有重要医学地位的节肢动物称为医学节肢动物（medical arthropod），俗称医学昆虫（medical insect）。研究医学节肢动物的形态、生活史、分类、生态、传病及防治措施的科学称为医学节肢动物学（medical arthropodology），通常也称为医学昆虫学（medical entomology）。

第一节　医学节肢动物的形态特征与分类

一、医学节肢动物的主要形态特征

1. 虫体通常由若干体节构成　这是医学节肢动物最明显的外部特征；体躯分节或不分节，身体两侧左右对称；体躯的分节情况根据种类的不同而不同。

2. 体壁由几丁质性的外骨骼构成　节肢动物从头到尾，各节都有骨化片，故它们具有较为坚韧的体壁；内骨骼在脊椎动物中起支撑体躯、附着肌肉、保护内脏的作用。节肢动物的类脊椎动物内骨骼的作用都是由体壁的几丁质完成的，故通常称之为外骨骼。外骨骼主要由几丁质和醌单宁蛋白组成，肌肉着生在内面，而表面有护蜡层覆盖，可防止水分丢失。

3. 具有成对的分节附肢　节肢动物一般都有成对的下颚、足、上颚、触须和下唇等，有的触角也成对长出。附肢的每一分节称为肢节（podite），肢节因基部着生的肌肉而能够自由活动。通常，基肢节（coxopodite）或基节（coxa）是指直接连接躯体的一节。

4. 循环系统开放式　其循环系统并不是一个封闭的系统，节肢动物的体腔同样为血腔，体腔内充满了血淋巴。血淋巴内除水分外，其化学成分包括碳水化合物、含氮化合物、无机盐类、脂类、激素、有机盐类及色素等。血淋巴能够直接在各组织器官间自由运行；仅在虫体的背面有一特殊的具有类似泵的作用的管腔，称为背血管，相当于节肢动物的一个心脏，是推动血淋巴在体内循环的主要器官。同时，背膈和腹膈有节奏地收缩，进而推动血淋巴朝着一定的方向流动。辅助搏动器官同样存在于很多节肢动物体内及其附肢基部，作用是驱动血淋巴进入末端部位。

5. 呼吸系统　节肢动物通过气门与气管进行气体交换。节肢动物的气体交换是通过与外界直接相通的特殊的气门及直接进入器官组织当中的气管进行的。

6. 消化系统　包括口和咽、食管、胃、肠及肛门。

7. 生殖系统　包括雌虫的受精囊、卵巢、输卵管及雄虫的贮精囊、睾丸、输精管和射精管等结构。

除此之外，节肢动物体内还有神经系统、内分泌系统、排泄系统及感觉器官等器官系统的生长分化。

二、医学节肢动物的分类

节肢动物门中有5纲与医学有关系，分别是昆虫纲（Insecta）、蛛形纲（Arachinida）、甲壳纲（Crustacea）、唇足纲（Chilopoda）、倍足纲（Diplopoda），其中昆虫纲和蛛形纲的节肢动物与医学最密切。

1. 昆虫纲 虫体分为头、胸、腹3部分。头部有触角1对，大多虫种都有1对复眼，有的还有单眼。胸部分3节，有足3对，通过气门呼吸；翅1～2对，但部分种类无翅。主要的医学类群有蚊、松毛虫、白蛉、蝇、蚤、臭虫、蚋、虱、蠓、蚋蠓和毒隐翅虫等。

2. 蛛形纲 虫体分头胸和腹两部分，头胸、腹愈合为躯体（idiosoma）。通常无触角，若虫和成虫均有4对足，仅有3对足的是幼虫。无翅，也通过气门呼吸。具有医学意义的主要有蜱、螨类、蜘蛛蝎及某些蜘蛛等。

3. 唇足纲 虫体狭长，通常由10节以上组成，无翅，通过气管呼吸，背腹视略扁。头部有触角1对，每一体节均有1对足，毒爪1对常存在于第1体节。与医学有关的代表性节肢动物为蜈蚣，人体可被其毒腺分泌的有毒物质伤害。

4. 甲壳纲 虫体分头胸和腹两部分，头胸部前方着生有触角2对，头胸部两侧生有步足5对，无翅，多数种类营水生生活并以鳃呼吸。与医学有关的种类有蝲蛄、淡水蟹、剑水蚤、淡水虾、镖水蚤等，它们可作为某些医学蠕虫的中间宿主。

5. 倍足纲 体呈长管状，分节，背腹略扁；整个虫体由头节与若干形状相似的体节构成。头部有触角1对；每节均有2对足，但第1体节除外。与医学有关的代表性节肢动物为马陆，其分泌物可致皮肤超敏反应；也有个别种类被证明为寄生虫的中间宿主。

第二节 医学节肢动物对人体的危害及其防治

一、医学节肢动物对人体的危害

节肢动物对人体的危害是多方面的，大致可分为直接危害和间接危害两大类。

（一）直接危害

1. 骚扰和吸血 蚊、蚤、虱、蚋、臭虫、蛀、蠓、蜱、螨等吸血的节肢动物都能叮刺吸血，被叮刺处会产生痒感，丘疹样荨麻疹可见于严重者患处。例如，疥螨主要以前足跗节爪突的机械性刺激损伤人体皮肤表层，并长期寄生于皮肤表层内，引起水疱、散在性小丘疹，奇痒无比，夜间入睡尤甚。

2. 刺蜇、毒害 有的节肢动物在刺蜇人体时，可将毒腺内毒汁注入宿主体内，引起局部红、肿和疼痛，严重者甚至可引起全身中毒症状。常见的有蝎子、蜈蚣和毒蜘蛛等；其中松毛虫、桑毛虫及毒隐翅虫的毒毛及毒液还可导致皮炎。有时松毛虫甚至可引起关节痛、疖肿等症状。

3. 致超敏反应 很多节肢动物及其分泌物、排泄物和在超敏反应过程中蜕下的皮壳等均具有抗原性，均可引起宿主的超敏反应。例如，粉螨、尘螨可致鼻炎、哮喘和皮炎等；蠓、蚊、蚤、臭虫和蚋等叮咬后，也常出现局部超敏反应。

4. 寄生 有些节肢动物可以直接寄生于人体体表或体内，从而造成一定损伤。例如，某些蝇类幼虫寄生于人体创口、泌尿系统、消化道、生殖系统、鼻、耳、眼等引起的蝇蛆症（myiasis），蠕形螨寄生于表皮引起的"酒糟鼻"、毛囊炎、皮炎，疥螨寄生于皮下所引起的疥疮（scabies），穿皮潜蚤寄生于皮下所引起的潜蚤病（tungiasis）等。

（二）间接危害

并非由其直接寄生于人体而引起的损伤称为节肢动物的间接危害，一般以通过携带传播病原体的形式导致人体致病，间接危害实际上是节肢动物对人体最重要的危害，病原体在这类节肢动物体内的繁殖和发育还是某些疾病唯一可以引起传播的途径。例如，蚊虫对于丝虫病传播的作用。能够携带传播疾病的节肢动物称为媒介昆虫，而由节肢动物，即媒介昆虫传播的疾病称为虫媒病（arbo-disease, vector borne disease）。其传播的方式有以下两种。

1. 机械性传播（mechanical transmission） 是指媒介昆虫体表、口器或消化道内附着有病原体，并通过媒介昆虫的机械携带传播给宿主，病原体的形态、数量、生物特性并未发生变化。例如，蝇传播伤寒杆菌、痢疾杆菌、结核分枝杆菌、霍乱弧菌等。

2. 生物性传播（biological transmission） 是指病原体必须在媒介昆虫体内经历发育和（或）繁殖后才具有对人体的感染性，是媒介昆虫传播疾病最重要的方式。例如，蚊传播疟原虫及乙型脑炎病毒，白蛉传播杜氏利什曼原虫等。病原体与媒介节肢动物的关系可以分为以下4种形式。

（1）发育式传播 是指病原体在节肢动物体内只有发育而没有繁殖过程，表现为病原体在节肢动物体内数量上没有增加，仅有形态结构及生理特性的变化。例如，丝虫的微丝蚴在蚊体内的发育，当其发育到丝状蚴阶段时，才具有感染力。

（2）繁殖式传播 是指病原体在节肢动物体内经过繁殖，数量增多，但无形态变化，节肢动物仅为病原体繁殖的场所。例如，鼠疫杆菌在蚤体内大量增殖，传播鼠疫。

（3）发育繁殖式传播　是指病原体在节肢动物体内不仅有阶段性发育，还通过繁殖使数量不断增加。例如，疟原虫配子体进入按蚊体内发育和增殖的过程。

（4）经卵传递式（遗传式）传播　是指有的病原体在节肢动物体内繁殖的同时，还可侵入卵巢并进一步通过卵传递到下一代甚至更多代，以致其后代体内也存在同样的病原体，从而始终延续传播疾病的特征。这种经卵传递的病原体可在节肢动物的不同发育阶段传播疾病。例如，森林脑炎病毒可经全沟硬蜱除虫卵期以外的各发育阶段传播疾病。

传播疾病是节肢动物对人体健康最大的危害，它们能在人与人之间传播，同时也能在动物与动物之间，甚至动物与人之间传播。有的节肢动物的寿命很长，且能长期保存病原体，因此节肢动物既是病原体的长期贮存宿主，又是某些疾病的传播媒介，对保持自然疫源性疾病的长期存在起着重要作用。

二、医学节肢动物的防治

医学节肢动物总的防治原则是综合防治。通过结合生产生活，因地制宜地采用各种合理手段和有效方法针对防治的对象，组成一套系统的防治措施，把防治对象的种群数量降低至不足以传播疾病的程度。医学节肢动物的防治方法包括环境防治、物理防治、化学防治、生物防治、遗传防治及法规防治等6个方面。

1. 环境防治　防治医学节肢动物的治本措施主要是通过改造并处理病媒节肢动物的孳生、栖息环境，塑造不利于它们的生存条件，其具体内容包括以下3个方面。

1）广泛开展爱国卫生运动，进行环境改造和环境处理，如修建和改造基础卫生设施，改造阳沟、阴沟和臭水沟等。

2）环境处理，例如，翻盆倒罐、清除蚊孳生地，或对蚊类孳生地进行水位波动、水闸冲刷、间歇灌溉，以及粪便、垃圾及特殊行业废弃物的无害化处理等。

3）搞好环境卫生，改善人群居住条件，以尽可能减少或避免人、媒介、病原体三者的接触机会，从而减少或防止虫媒病的传播。其中环境防治是根本，建立环境防治的长效机制是从根本上控制或消灭医学节肢动物的关键。

2. 化学防治　利用有效杀虫剂或驱避剂，通过触杀、熏杀及喂毒等作用，迅速杀灭或驱赶卫生害虫。在使用过程中，为了避免产生抗药性，要不断有计划地轮换或联合使用化学药剂。根据杀虫剂的化学性质，可将杀虫剂分为以下5类。

1）有机氯杀虫剂：如六六六（六氯化苯、六氯环己烷）、DDT（滴滴涕、二二三）和林丹、丙体六六六等。

2）有机磷杀虫剂：如倍硫磷、敌敌畏（DDVP）、杀螟松等。

3）氨基甲酸酯和氯基甲酸酯杀虫剂：如残杀威、西维因和混灭威等。

4）拟除虫菊酯杀虫剂：如溴氢菊酯、氯氰菊酯、二氯苯醚菊酯和胺菊酯等。

5）昆虫生长调节剂：如保幼激素类似物烯虫酯、发育抑制剂灭幼Ⅰ号等。

3. 物理防治　利用热、电、光、声等手段，捕杀、隔离或驱赶卫生害虫，如采用蝇拍、电子灭虫器、粘蝇纸或安装纱窗和纱门等，用于扑打卫生害虫或防止其进入室内。

4. 生物防治　是指利用生物或生物的代谢产物以防治害虫，其特点是不污染环境，对害虫有长期抑制作用。生物防治可分为三类：生物杀虫剂，如球形芽胞杆菌、苏云金杆菌等；捕食性生物，如养鱼以捕食蚊幼虫等；致病性生物，如真菌、线虫（索虫）、原虫（微孢子虫）、寄生蜂等。

5. 遗传防治　通过改变或置换昆虫体内的遗传物质，减弱其生存或繁殖能力，从而达到控制一个种群的目的。例如，用射线处理的绝育雄虫，释放它们与雌虫交配，使雌虫不能受精，从而控制虫数。

6. 法规防治　国家制定法规或公布条例，对某些重要媒介实行监管，或采取强制性措施消灭某些媒介，严把进出口检疫关，防止媒介节肢动物的传入。

（赵玉敏）

第四十五章 昆 虫 纲

第一节 概 述

昆虫纲（Insecta）是节肢动物最重要的纲，虫种最多，约有 80 万种，占整个节肢动物种群的 80% 以上，部分虫种会对人类健康造成危害。

一、形态

成虫体分头、胸、腹 3 部分。头部有 1 对分节的触角。大多数虫种有复眼 1 对。口器是摄食器官，通常由上、下颚各 1 对，上、下唇各 1 片和舌 1 个共 5 部分组成。根据口器结构和功能的不同，主要分为 3 种类型，即咀嚼式口器（蜚蠊）、刺吸式口器（蚊）和舐吸式口器（蝇）。胸部分前胸、中胸和后胸 3 部分，其腹面各有 1 对足，即前足、中足和后足；足由基节、转节、股节、胫节、跗节及前跗节组成；多数昆虫有翅 1 ～ 2 对。腹部呈长筒状或椭圆形，由 10 ～ 11 节组成，常明显可见 5 ～ 8 节，最后 2 ～ 4 节衍生为外生殖器和肛门。

二、发育与变态

昆虫由卵发育至成虫的过程中，其外部形态、内部结构、生理功能、生活习性及行为和本能发生一系列变化的总和称为变态（metamorphosis），主要分为以下两类。

1）完全变态（complete metamorphosis）：又称全变态，是指昆虫在其发育过程中，卵之后有幼虫、蛹和成虫 3 个时期，其主要特点是具有蛹期；各期在形态、结构、生理及生活习性等方面都明显不同，如蚊、蝇、白蛉、蚤和蠓等。

2）不完全变态（incomplete metamorphosis）：又称半变态或不全变态，是指昆虫在其发育过程中经过卵、若虫和成虫 3 期，没有蛹期，若虫与成虫在形态特征和生活习性等方面相似，仅若虫个体较小、性器官未发育成熟，如虱、臭虫及蜚蠊等。

昆虫的幼虫（若虫）破卵而出的过程称为孵化。幼虫（若虫）通常需要蜕皮数次，两次蜕皮之间的虫态称为龄，所对应的发育时间称为龄期，每蜕皮 1 次就进入一个新的龄期。幼虫发育为蛹的过程称为化蛹，蛹内虫体破蛹皮而出的过程则称为羽化。

本章主要阐述与医学有关的蚊、蝇、白蛉、蚤、虱、蠓、蚋、蛀、臭虫和蜚蠊。

第二节 蚊

蚊（mosquito）种类多、分布广，是最重要的医学昆虫。迄今已知全世界的蚊共有 40 属、3350 多个种和亚种；我国的蚊共有 18 属、380 多种和亚种。危害人类健康的蚊类主要是按蚊属（Anopheles）、库蚊属（Culex）及伊蚊属（Aedes）（表 45-1）。

表 45-1　3 属蚊各期形态的主要区别

期别	区别点	按蚊	库蚊	伊蚊
卵	形态	长舟状，有浮囊	长圆锥形，无浮囊	纺锤形，无浮囊
	在水面情况	单个散在，浮于水面	聚集呈筏状，卵块浮于水面	单个散开，沉于水底
幼虫	呼吸管	无（有呼吸孔 1 对）	有，细而长	有，粗而短

期别	区别点	按蚊	库蚊	伊蚊
幼虫	静态	平浮于水面下	倒挂在水面下	同库蚊
蛹	呼吸管	短而粗，开口宽，形似漏斗，前方有裂隙	细而长，开口小，前方无裂隙	长短不一，开口呈三角形，前方无裂隙
成蚊	体色	大多数灰褐色	大多数棕褐色	黑色、有白斑
	翅	大多数有黑白斑	大多数无黑白斑	无黑白斑
	停息姿态	身体与喙成一直线，与停息面成一角度	身体与喙成一角度，与停息面平行	同库蚊

一、形态

1. 成蚊　　小型昆虫，体长 1.6 ～ 12.6mm。体表有刺、鬃、鳞片等，体色灰褐、棕褐或黑色，体分头、胸、腹 3 部分（图 45-1）。

头部：似半球形，有复眼、触角及触须各 1 对。在前下方有一向前伸出的刺吸式口器，也称喙，末端有唇瓣 1 对。喙包含上内唇和舌各 1 个，上、下颚各 1 对，这 6 根针状器官被包藏在鞘状的下唇内，仅在刺吸血液或其他液汁时才伸出。按蚊雌、雄虫的触须均与喙等长；库蚊和伊蚊雌虫的触须比喙短。触角位于额部，在触须的背外侧，雌蚊的触角轮毛短而稀，雄蚊的触角轮毛长而密，这是区别雌雄的重要特征之一（图 45-2）。

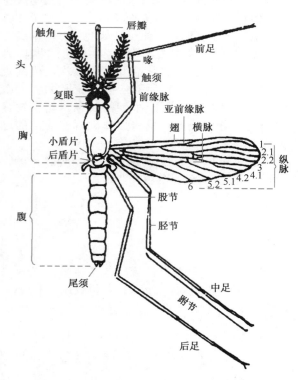

图 45-1　成蚊外部形态（雌）

胸部：分为前胸、中胸和后胸 3 节，中胸最发达。3 节胸的腹侧面各有足 1 对，其末端有爪 1 对。

前胸退化，中胸侧面有膜质前翅 1 对。蚊的翅脉比较简单，有前缘脉、亚前缘脉和 6 条纵脉，其中第 2、4、5 纵脉末端各分 2 支，第 1、3、6 纵脉均不分支（图 45-1）。翅脉上有鳞片组成的白斑或暗斑，其数目和位置也是蚊分类的重要依据。蚊的后胸有 1 对由后翅退化形成的平衡棒，有控制虫体平衡的作用。

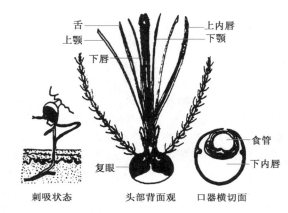

图 45-2　雌蚊口器构造

腹部：由 10 节组成，通常仅见 8 节，最后 3 节衍化为外生殖器。雌蚊腹部末端有尾须 1 对，雄蚊腹部末端则为钳状的抱握器，其结构复杂，是鉴别虫种的重要依据。

2. 卵　　长约 1mm，形状及色泽因种而异。按蚊卵呈舟状，有浮囊，相对密度较小，故可单个浮在水面；库蚊卵圆锥形，许多卵粘连在一起形成卵块（称卵筏），故可浮于水面；而伊蚊卵呈纺锤形，相对密度较大，故单个沉于水底部（图 45-3）。

3. 幼虫　　俗称孑孓，初孵化时长约 1.5mm，经 3 次蜕皮至 4 龄幼虫时，体长比 1 龄幼虫增长 8 倍左右。体分头、胸、腹 3 部分（图 45-3）。头部腹面有咀嚼式口器，头前部两侧还有触角、复眼及单眼各 1 对。胸部略呈方形，不分节。腹部由 9 节组成，按蚊幼虫腹节背面有背板及掌状毛，在第 8 腹节有呼吸孔 1 对，幼虫可平行地浮于水面呼吸；库蚊和伊蚊幼虫腹节背侧没有掌状毛，在第 8 腹节背侧有 1 根呼吸管，故虫体倒挂在水面下，可通过呼吸管伸出水面呼吸（图 45-3）。

4. 蛹　　呈逗点状，分头胸部和腹部，前者膨大，后者弯曲狭长。在头胸部的背面有呼吸管1对，按蚊的呼吸管为漏斗状，开口较大且有裂隙；库蚊的呼吸管为细长管状，开口小且无裂隙；伊蚊的呼吸管长短不一，有斜向或三角形开口，无裂隙（图45-3）。

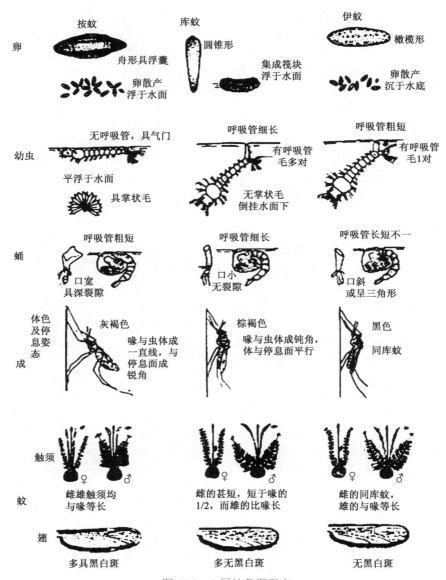

图 45-3　3 属蚊各期形态

二、生活史

蚊的生活史为完全变态，分为卵、幼虫、蛹及成虫4个时期。前3个时期生活于水中，成虫生活于陆地上。雌蚊产卵于水中，在夏季经2～3天即可孵化成幼虫，以水中的微小生物及其他有机物为食，经5～7天、蜕皮4次后化蛹，再经1～2天，羽化为成虫。蚊发育1代需7～15天，一年繁殖7～8代。

三、生态

1. 孳生地　　蚊产卵和生长发育的场所称为孳生地，主要类型有4种：①大型清洁静止型水体，如大面积的稻田、沼泽及河塘等，通常是中华按蚊的孳生地；②小型清洁型水体，如雨后积水的瓶、罐、盆、桶及缸等，是伊蚊孳生的场所；③清洁缓流型水体，如灌溉渠及山涧、小溪等，是微小按蚊的孳生场所；④污水型水体，如污水坑、污水沟及洼地积水等，是库蚊的孳生地。

2. 栖息地　　蚊饱食后停息的场所称为栖息地（habitat）。雌蚊吸血后通常栖息于较阴暗、潮湿、温暖和避风的场所。根据各种蚊的习性不同，可分为3个类型：①家栖型，饱血后仍在室内（人房、畜舍等）栖息，如淡色库蚊和致倦库蚊等；②半家栖型，在室内吸血，但饱食后即到室外栖息，如中华按蚊和日月潭按蚊等；③野栖型，自吸血到产卵均在野外，如大劣按蚊等。

3. 食性 仅雌蚊吸血，每次吸血的时间为数分钟，一只蚊的吸血量多在 3.5～5mg。雌蚊每次从吸血到产卵的周期称生殖营养周期（gonotrophic cycle）。雄蚊吸取植物汁液。雌蚊在 10℃以上即开始叮吸人或动物血，最适宜的温度为 20～35℃，相对湿度需在 50% 以上。蚊吸血时间和嗜吸对象因虫种而异，嗜吸人血的蚊种与疾病传播有关。

4. 交配与产卵 蚊交配主要在黄昏或黎明时分进行。交配前，许多蚊种的雄蚊在距地面 32～100cm 的空中群舞，雌蚊闻声飞入舞群，并与其中的 1 只雄蚊配对；雄蚊抱握雌蚊，即飞离舞群进行交配。

5. 活动时间与飞翔能力 蚊的活动与温度、湿度、光照及风力等因素有关。伊蚊多在白天活动，按蚊和库蚊则主要在夜间或黄昏和黎明时活动。蚊一般能飞 200～1000m，通常多在几十米至几百米飞翔、活动。有时还可随交通工具被带到更远的地方。

6. 季节消长与越冬 温度、湿度和雨量对蚊的季节消长有明显影响。在长江中下游，每年 3 月开始出现成蚊，5 月蚊密度上升，至 7～8 月达到高峰，然后逐渐下降。当气温低于 10℃时，已交配、吸血的雌蚊即将体内贮存的养料转化为脂肪，不食不动，藏在阴暗、潮湿和避风的场所（如地窖、地下室、树穴、山洞、防空洞及畜棚等处）越冬。多数蚊种以成蚊越冬，少部分蚊种以幼虫或卵越冬。

四、国内主要传病蚊种

1. 中华按蚊（Anopheles sinensis） 虫体中型或大型，灰褐色。触须较粗，有 4 个白环，顶部 2 个较宽。翅前缘脉有 2 个白斑，尖端白斑较大，第 5 纵脉后一分支（V5.2）端缘处有一白斑。腹节侧膜上有 T 形暗斑（新鲜标本易见）。

2. 嗜人按蚊（A. anthropophagus） 成蚊与中华按蚊相似。触须较细，靠近基部的第 4 个白环很窄，有时缺如。翅前缘脉尖端白斑小，V5.2 无白斑或不显著。腹节侧膜无 T 形暗斑。

3. 微小按蚊（A. minimus） 体型小，棕褐色。触须上有 3 个白环。翅前缘脉有 4 个白斑；除纵脉 6 外，各纵脉末端均有白斑。各足跗节为致暗色。

4. 大劣按蚊（A. dirus） 体型中等，灰褐色。触须上有 4 个白环，顶端白环最宽。翅前缘脉有 6 个白斑；纵脉 6 有 6 个黑斑。各足股节、胫节

和跗节均有白点；后足胫节和第一跗节关节处有一明显的宽白环。

5. 淡色库蚊与致倦库蚊 中等体型，淡褐色至深褐色，后者体色略深。喙无白环。腹节背板基部具淡色横带，前者淡色横带的后缘平直，后者淡色横带的后缘呈弧形。

6. 三带喙库蚊（Culex tritaeniorhynchus） 体型小，棕褐色。触须末端为白色，喙中段有一宽白环；各足跗节基部也有窄的白环。腹节背板基部均有中间稍向下突出的淡黄色窄带。

7. 白纹伊蚊（Aedes albopictus） 体型小，深黑或暗黑色。足有白环。中胸背板前半部正中有一明显的银白色纵纹，腹节背板 2～6 节有基白带。

五、与疾病的关系

1. 直接危害 蚊在吸血时通过叮刺而骚扰人类。叮刺时注入人体的涎液中含有溶菌酶、抗凝剂、凝集素、组胺等，这些化学物质有利于蚊的吸血；但对人体是过敏原，可致人体发生过敏反应，表现为被叮刺的局部皮肤出现红、肿、痒、疼等，常因搔抓而引起继发感染，造成更大的损害。

2. 间接危害 蚊对人体的主要危害是传播疾病，常可传播以下疾病。

（1）**疟疾** 按蚊为疟疾的传播媒介。在平原地区，疟疾媒介为中华按蚊；在长江流域的山丘地带，主要为嗜人按蚊；在南方山区和森林地区，主要为微小按蚊；而大劣按蚊则是我国海南山林及山麓地区的重要传疟媒介。

（2）**丝虫病** 淡色库蚊和致倦库蚊是班氏丝虫病的传播媒介；马来丝虫病的传播媒介是中华按蚊和嗜人按蚊，中华按蚊也可作为传播班氏丝虫病的次要媒介。

（3）**流行性乙型脑炎** 流行性乙型脑炎病毒通过蚊的吸血而传播、扩散，一般在夏秋季流行。传播媒介主要为三带喙库蚊、致倦库蚊、淡色库蚊及白纹伊蚊等。病原体可在蚊体内越冬，并可经卵传递至下一代。

（4）**登革热和登革出血热** 病原体为登革病毒。主要流行于拉美、东南亚、西地中海及太平洋热带和亚热带地区。在我国，曾在广东、广西及海南等地流行；福建、浙江也曾有过输入性登革热，并引起暴发流行。近几年我国登革热病例有较大增长趋势。主要传播媒介为埃及伊蚊和白纹伊蚊，有人认为致倦库蚊也是该病的传播媒介。

六、防治原则

1. 防蚊孳生 应重点搞好环境治理，减少

或消灭孳生场所，使蚊虫不能繁衍。例如，疏通沟渠、填平洼地、翻瓶倒罐、堵塞树洞、间歇灌溉稻田、清除杂草和灌木等。

2. 杀灭幼虫

（1）药物杀虫　主要是在每年3月和10月下旬杀灭孳生地的第一代和末代幼虫。常用药物有双硫磷、倍硫磷、敌敌畏（DDVP）、溴氰菊酯及马拉硫磷、毒死蜱等。

（2）物理杀虫　如水面撒油，可用废机油、柴油撒在水面，使幼虫窒息死亡，剂量为 $5 \sim 10ml/m^2$。

（3）生物杀虫　将柳条鱼、鲤鱼、非洲鲫鱼及草鱼等在稻田、水池中放养，吞食蚊幼虫，可明显减少中华按蚊及三带喙库蚊的密度。苏云金杆菌以色列亚种、球形芽胞杆菌及刺糖多孢菌等生物制剂对一般蚊种都有杀灭效果。

3. 杀灭成蚊　常用杀虫剂有DDVP、杀螟松、倍硫磷、辛硫磷、二氯苯醚菊酯及溴氰菊酯等。通常采用复配合剂，如0.4%二氯苯醚（3g）或0.2%苄呋菊酯（0.2g）与胺菊酯（1.8g）复配使用；也可采用拟除虫菊酯类与有机磷或氨基甲酸酯类的复配制剂，若加入增效剂（八氯二丙醚），则效果更好。

灭蚊灯因不需要任何化学灭蚊物质，是一种相对环保的灭蚊方式。另外，基于昆虫共生菌沃尔巴克氏菌的蚊媒和蚊媒病控制策略，可使蚊发生种群替换和种群压制，从而达到持续控制蚊媒种群和蚊媒病的效果。

4. 防蚊避蚊　安装纱门、纱窗，悬挂蚊帐，以防蚊叮咬。用拟除虫菊酯浸泡蚊帐防蚊，效果很好。在外露的皮肤上涂抹驱避剂，如避蚊胺，也可暂时防蚊叮咬。用蚊香或电蚊香也可在室内驱赶或击倒蚊虫，其主要成分为右旋丙烯菊酯和生物丙烯菊酯。

另外，基于3S技术（遥感技术、地理信息系统和全球定位系统）开发的病媒生物防治管理（VCMS）系统能极大地提高蚊等媒介生物传染病监测及防治的科学性、准确性和实时性，是我国未来城市病媒生物监测和防治的发展方向。

第三节　蝇

蝇（fly）种类繁多，分布很广，全世界已知的蝇类有64科、34 000多种，我国有4200余种。

一、形态

1. 成蝇　体长为 $5 \sim 10mm$，体色可呈暗灰、黄褐、蓝、绿及黑色等，有的还带有金属光泽。体表有细而软的毛及粗大而硬的鬃，后者着生的位置和数量是分类的重要依据之一。虫体分头、胸、腹3部分。

头部：半球形，有复眼1对。雌蝇两复眼间距宽，雄蝇的间距窄；但麻蝇除外，需根据其尾器是否外露而鉴别。头顶部有单眼3个。触角1对，口器多为舐吸式，仅少数为刺吸式。在舐吸式口器末端有1对唇瓣，局部布满假气管（图45-4），食物即由此被摄入。

胸部：蝇的前、后胸退化，但中胸发达。中胸背板上的鬃毛、斑纹均可作为分类依据。后胸两侧有平衡棒1对，中胸两侧有1对翅，翅上有6条纵脉，第4纵脉是否弯曲及其弯曲程度为重要分类依据。足3对，末端有爪及爪垫各1对，并有1个爪间突；爪垫上有浓密的细毛，可携带大量病原体（图45-4）。

腹部：分为10节，仅见5节，其余已退化或衍生为外生殖器；雄性外生殖器显露，其形态特征是分类的重要依据，也是区分麻蝇雌雄的依据。

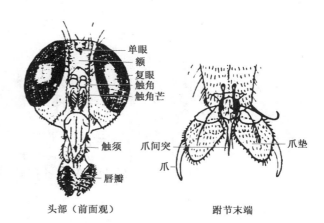

单眼
额
复眼
触角
触角芒
触须
爪间突
爪
爪垫
唇瓣

头部（前面观）　　跗节末端

图45-4　蝇的头部及跗节末端

2. 卵　乳白色，卵圆形或香蕉状，长约1mm。通常由数十甚至数百个卵堆积成块。

3. 幼虫　俗称蛆（maggot），圆柱状，前端略尖，后端较粗，呈截断状，无眼和足，乳白色。3龄幼虫第8节后侧有1对后气门，由气门环、气门裂及气门钮组成（图45-5）。后气门是呼吸孔道，也是鉴定虫种的重要依据之一。

4. 蛹　为围蛹，圆筒状，棕褐色至黑色，有时略带金属光泽，长 $5 \sim 8mm$。

二、生活史

蝇的发育为完全变态。除蝇科中的个别虫种和麻蝇直接产幼虫外，蝇的典型生活史均包括卵、幼虫、蛹和成虫4个阶段（图45-5）。成蝇羽化后1～2天即进行交配，通常雌蝇一生只交配1次。雌蝇每隔2～3天产卵1次，一生中产卵4～6次，甚至6次以上，有的可达10多次。在夏季，卵产出后1天即孵出幼虫。幼虫经2次蜕皮发育为3龄幼虫；此幼虫停止进食，离开孳生地，钻入周围干松的泥土中静止化蛹。幼虫经4～8天化为蛹，蛹经3～6天羽化为成蝇。成蝇寿命为1～2个月。在夏秋季8～10天即可完成一代的发育。

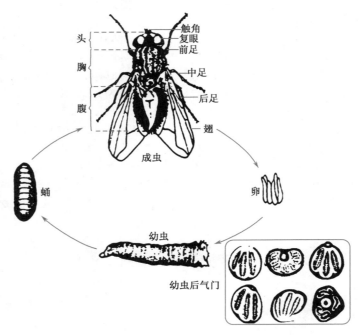

图45-5　蝇生活史

（标注：触角、复眼、前足、中足、后足、翅、成虫、蛹、卵、幼虫、幼虫后气门；头、胸、腹）

三、生态

1. 孳生地　幼虫以有机物为食。按孳生地性质的不同，可将其分为4种类型：①粪便类，包括人粪、畜粪和禽粪等；②垃圾类，包括各种垃圾，通常是一些混合型垃圾；③植物质类，包括腐败的瓜果、蔬菜及其他植物类物质；④动物质类，包括腥臭鱼内脏、肉类及腐败的动物尸体、其他各种动物性物质。

2. 食性

（1）吸血蝇类　成蝇口器刺吸式，雌雄蝇均吸血，如厩螫蝇和舌蝇等。

（2）非吸血蝇类　成蝇口器舐吸式，绝大多数蝇都属此类。此类蝇为杂食性，以食物、排泄物、分泌物、腐败动植物等为食，且边吃、边吐、边排粪，在传播疾病上具有重要意义。

（3）不食蝇类　成虫的口器退化，不食，全靠幼虫期储存的养料提供能量，但照常活动。例如，狂蝇幼虫期营寄生生活，而成虫则不取食。

3. 栖息与活动　蝇多在室外栖息与活动，通常于夜间停息在天花板、电线或悬挂物上，白天则在明亮处活动。活动范围直径一般为1～2km。飞翔能力强，有时还可随交通工具扩散至更大范围。

4. 季节消长　蝇对气温的适应性因虫种而异。在我国，通常将蝇类分为春秋型（如巨尾阿丽蝇）、夏秋型（如大头金蝇、丝光绿蝇、尾黑麻蝇）、夏型（如厩螫蝇）及秋型（如舍蝇）等4型。夏秋型和秋型蝇类与肠道传染病的关系最为密切。

5. 越冬　多数蝇类以蛹越冬，少数蝇类以幼虫越冬，以成虫越冬的极少。例如，金蝇、丽蝇及麻蝇等主要以蛹越冬，绿蝇及厕蝇的幼虫可在孳生地底层越冬，红头丽蝇、巨尾阿丽蝇及厩腐蝇的成虫多在地下室、灶房、地窖和墙缝、屋角等处越冬；但舍蝇的幼虫、蛹及成虫均可越冬。

四、我国常见蝇种

1. 舍蝇（*Musca domestica vicina*）　体长5～8mm，灰褐色。胸背部有4条黑色纵纹，翅第4纵脉末段向上急折弯成角状。腹部橙黄色，基部两侧特别明显，并有黑色纵行条纹。

2. 大头金蝇（*Chrysomyia megacephala*）　体

长 8 ～ 11mm，体躯肥大，头大并宽于胸部，体色带有青绿色金属光泽。复眼深红色，颊部橙黄色。

3. 丝光绿蝇（*Lucilia sericata*）　体长 5 ～ 10mm，体色带有绿色金属光泽，颊部银白色。

4. 棕尾别麻蝇（*Boettcherisca peregrina*）　体长 5 ～ 9mm，体色暗灰。胸部背面有 3 条黑色纵纹，前端较窄；翅脉暗棕色。腹部背面具黑白相间的棋盘状闪斑。

5. 巨尾阿丽蝇（*Aldrichina grahami*）　体长 5 ～ 12mm，胸部青灰色。中胸背板前部中央有 3 条黑色纵纹。腹部背面呈深蓝色，并带有金属光泽。

6. 厩腐蝇（*Muscina stabulans*）　体长 6 ～ 9mm，深灰色。胸部背面有 4 条黑色纵纹，中间的 2 条较为明显。翅第 4 纵脉末端与第 3 纵脉相距较远。

7. 夏厕蝇（*Fannia canicularis*）　体长 5 ～ 7mm，体型较小，灰黄色，外形略似舍蝇，但稍瘦小。胸部背面有 3 条暗黑色纵纹，有时不太明显。

8. 厩螫蝇（*Stomoxys calcitrans*）　体长 5 ～ 8mm，暗灰色，形似舍蝇，口器刺吸式。胸部背面有 4 条模糊的黑色纵纹，翅第 4 纵脉末端呈弧状弯曲。

五、与疾病的关系

1. 传播疾病

（1）机械性传播　蝇全身多毛，爪垫上不仅有细毛，还能分泌黏液；且蝇的取食频繁，又有边吃、边吐、边排便的习性，这些均利于蝇携带病原体传播。蝇类机械性传播的疾病主要有：①痢疾、伤寒、霍乱、脊髓灰质炎及肠道寄生虫病等消化道传染病；②肺结核和肺炎等呼吸道传染病；③沙眼和结膜炎等眼病；④雅司病、皮肤利什曼病、皮肤炎症、炭疽和破伤风等皮肤传染病。

（2）生物性传播　在非洲，舌蝇通过叮刺吸血传播锥虫病（俗称睡眠病），某些果蝇和家蝇等蝇类还可作为结膜吸吮线虫的中间宿主传播东方眼虫病。

2. 蝇蛆病　蝇蛆寄生在人或动物的组织器官内所致的疾病称为蝇蛆病（myiasis）。我国已报道的蝇蛆病有 300 多例，主要由狂蝇科、皮蝇科、胃蝇科、麻蝇科的幼虫引起。根据其寄生部位，可将蝇蛆病分为胃肠蝇蛆病，口腔、耳鼻咽蝇蛆病，眼蝇蛆病，泌尿生殖道蝇蛆病及皮肤蝇蛆病等。

六、防治原则

1. 环境防治　搞好环境卫生、清除孳生地是防蝇、灭蝇的根本措施。

2. 物理防治　对幼虫可采用密封堆肥（发酵产热）、密封水粪（沼气发酵）等方法杀灭；对蛹可采用土埋（夯实）、水淹等方法杀灭；对成蝇可采用人工扑打、粘蝇纸诱粘及捕蝇笼诱杀等方法灭蝇。安装纱门、纱窗等也可以防蝇。

3. 化学防治　可用敌百虫、马拉硫磷、倍硫磷及溴氰菊酯等药物杀灭幼虫和成蝇。WHO 推荐使用二氟苯隆、灭蝇胺、蚊蝇醚和杀虫隆等生长调节剂来控制蝇幼虫。

4. 生物防治　利用天敌灭蝇。例如，蛙类可吃成蝇，捞取的蝇蛆也可喂鸡、鸭等，寄生蜂也可灭蝇蛹，可用苏云金杆菌 H_9 的外毒素杀灭蝇蛆。

5. 遗传防治　可通过射线处理，使雄虫发生染色体易位，从而导致生育能力减弱。已研究多种方法，通过改变或替代其遗传物质，降低蝇类的生殖潜能，以达到防治目的。

6. 法规防治　制定必要的法律或法规条款，严把进出口检疫关，特别是要坚持对食品和水果的卫生监督、检查，依法进行防治。

第四节　白　蛉

白蛉（sandfly）属于白蛉亚科（Phlebotominae），是一类小型吸血昆虫，全世界有 600 多种，我国已报道的有 40 多种，分属于白蛉属、司蛉属及异蛉属。

一、形态

1. 成虫　体长 1.5 ～ 4mm，呈灰黄色，全身密被细毛（图 45-6）。头部球形，复眼圆而大，黑色。口器刺吸式，喙约与头等长。口腔与喙相连，形似烧瓶，后部常有口甲和色板。口腔后方为咽，内有咽甲。口甲、色板及咽甲的形态均为分类的重要依据。白蛉胸部隆起，呈驼背状，翅狭长，停息时竖起，与躯体约呈 45°。足细长、多毛。腹部分 10 节，第 9、10 节衍化为外生殖器，第 2 ～ 6 腹节背面生有浓密的长毛。根据毛的生长情况，可将白蛉分为竖立毛类、平卧毛类和交杂毛类 3 类。雄蛉外生殖器及雌蛉受精囊的形状和结构也是分类的重要依据。

2. 卵　长椭圆形，大小为 0.38mm×0.12mm。刚产出的卵呈灰白色，在空气中很快变成深褐色或黑色，与周围的土壤难以辨别。卵壳上有由反光纹理分割成的相对规则的小区，这些小区的形状及卵的大小因种而异。

3. 幼虫 细长，蠕虫状，乳白或淡褐色。体分头、胸、腹 3 部分，体长 1～3mm。分为 4 龄，1 龄幼虫尾端有 1 对尾鬃，2～4 龄幼虫均有 2 对尾鬃。

4. 蛹 体表无茧，淡黄色，长约 4mm。外观似鼓槌状，头部似槌头，腹部似槌柄，尾端有 4 龄幼虫蜕下的皮。

二、生活史

白蛉的发育为完全变态。其生活史有卵、幼虫、蛹和成虫 4 期（图 45-6）。卵产于地面泥土里、墙缝和洞穴等处，当条件适宜（25～30℃）时，经 6～12 天孵化为幼虫。幼虫以土壤中的有机物为食，经 25～30 天化蛹。蛹不食能动，经 6～10 天羽化为成虫。成虫羽化后 1～2 天即可交配。雌蛉一生只交配 1 次，吸血后产卵多次。雄蛉一般于交配后不久死亡，雌蛉可存活 2～3 周。白蛉在一年内通常只繁殖 1 代，产卵量一般为几十个至一百多个。

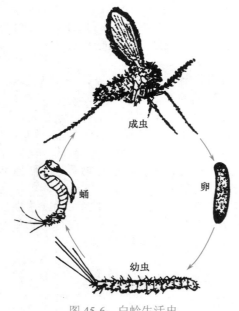

图 45-6 白蛉生活史

三、生态

1. 孳生地 白蛉幼虫生活在土壤中，在温、湿度适宜及环境荫蔽、土质疏松、富含有机物的地方孳生，如人房、畜舍、窑洞、墙缝及岩穴、鼠洞等处。

2. 食性 仅雌蛉吸血，雄蛉以植物汁液为食。雌蛉羽化后 24h 即可叮刺吸血，多在黄昏和黎明前进行。竖立毛类白蛉嗜吸人血和哺乳动物血，平卧毛类白蛉嗜吸鸟类、爬行类及两栖类动物的血。

3. 栖息与活动类型 根据其栖息特性可分为 3 种：①家栖型，成虫通常在室内、外阴暗和无风的场所栖息，如平原地区的中华白蛉、江苏白蛉等。②半家栖型，如黄土高原沟壑地带的中华白蛉。③野栖型，如西北荒漠地区的野栖型蒙古白蛉、吴氏白蛉及亚历山大白蛉等。白蛉的活动力弱，常作跳跃式飞行，其活动范围直径一般不超过 30m。

4. 季节消长 白蛉活动季节短。在北方平原地区，中华白蛉指名亚种始见于 5 月中下旬，至 6 月中旬达到高峰，于 9 月中下旬消失。

5. 越冬 白蛉多以 4 龄幼虫越冬，幼虫一般钻入 5～10cm 深的浅表土层内。

四、我国主要蛉种及其与疾病的关系

我国的主要蛉种是白蛉属的中华白蛉（*Phlebotomus chinensis*）和长管白蛉（*P. longiductus*）。两者的区别主要在于长管白蛉的受精囊管长度是囊体的 5.8 倍，而中华白蛉为 2.5 倍；长管白蛉生殖丝长度约为注精器的 10.6 倍，而中华白蛉为 5 倍。

白蛉不仅叮人吸血，还能传播利什曼病、白蛉热及巴尔通病等。在我国，白蛉仅传播黑热病。

五、防治原则

1. 清除孳生地 搞好人房、畜舍及禽圈的清洁卫生，大规模开垦荒地，破坏幼虫孳生环境，此为治本之法。

2. 药物杀蛉 白蛉对杀虫剂敏感，药杀见效快；特别是对家栖、半家栖型蛉种，用溴氰菊酯、马拉硫磷及杀螟松等进行室内喷洒，或用敌敌畏熏杀。

3. 个人防护 合理使用纱门、纱窗和蚊帐，涂抹驱避剂或用艾草等烟熏，防止白蛉侵袭和叮人吸血。

第五节 蚤

蚤（flea）俗称跳蚤，隶属于蚤目（Siphonaptera），全世界已知有 2500 种及亚种；我国有 651 种及亚种，主要虫种有印鼠客蚤（*Xenopsylla cheopis*）、致痒蚤（*Pulex irritans*）、猫栉首蚤（*Ctenocephalides felie*）等。

一、形态

成虫体小，长约 3mm，棕黄至棕褐色。虫体左右侧扁，分头、胸、腹 3 部分，全身生有鬃或刺，有的虫种还有栉。头部呈类三角形，触角1对，平时在触角窝内，雌、雄蚤交尾时才将其上举以挟持异性。口器刺吸式。胸部分为3节，无翅，3对足，长而发达，极善跳跃。腹部分10节，雄性的第8、9节和雌性的7～9节均变为外生殖器，第10节为肛节。雌蚤腹部钝圆，受精囊形状因虫种而异。雄蚤腹部末端狭窄、较尖，其上、下抱器的形态和结构因种而异。卵椭圆形，长0.4～1.0mm，初产出时呈白色，并有光泽，然后逐渐变为灰黄色。幼虫白色，蛆状，无眼、无足，分3龄，1龄幼虫有破卵器，体分头、胸、腹3部分。蛹长椭圆形，体外常黏附尘土、碎屑等。

二、生活史与生态

蚤的发育为完全变态，生活史包括卵、幼虫、蛹和成虫4个时期（图45-7）。卵在适宜温、湿度下经5天左右孵出幼虫。幼虫以宿主的皮屑及成蚤的血粪为食，经2～3周，晚期3龄幼虫身体变白、涎腺吐丝、作茧、化蛹。经1～2周（有时长达1年）后，蛹内成熟虫体破茧而出即为成虫。由卵发育至成虫一般需1个月。雌、雄蚤交配后吸血，经1～2天即可产卵，共可产卵数百个。蚤的寿命为1～2年。

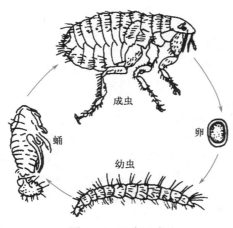

图45-7　蚤生活史

雌、雄蚤均吸血，通常在宿主皮毛或窝巢中活动和产卵。卵壳表面缺乏黏性，故最终都落在栖息和活动场所，如鼠洞、畜舍、禽圈、墙缝、屋角及床下等处。蚤常更换宿主，当宿主死亡变冷后，蚤即离开另觅宿主。蚤贪吸血液，以致消化不了而排血块。同时，蚤也十分耐饥饿，某些蚤可10个月以上不吸血。根据蚤对宿主的选择不同，可分为多宿主型、寡宿主型和单宿主型。根据蚤的寄生方式可将其分为游离型、固着型和固定型（如潜蚤）。其中多宿主型、游离型蚤在传播疾病中更为重要。

三、与疾病的关系

蚤对人体的危害除叮刺吸血、骚扰和潜入皮下寄生外，更重要的是传播多种疾病。

1. 鼠疫　病原体鼠疫杆菌通过印鼠客蚤、致痒蚤、方形黄鼠蚤及谢氏山蚤等在啮齿动物之间传播，并可传播给人体。鼠疫杆菌在蚤的前胃内繁殖，将前胃堵塞；当此蚤再吸新宿主血时，便将前胃内的细菌随反流的血液回流到新宿主体内而导致感染。

2. 鼠型斑疹伤寒　又称地方性斑疹伤寒。病原体莫氏立克次体通过印鼠客蚤、缓慢细蚤等吸血传播。立克次体在蚤胃上皮细胞内繁殖，随蚤粪污染叮咬的伤口而受染。

3. 绦虫病　蚤可作为犬复孔绦虫、缩小膜壳绦虫及微小膜壳绦虫的中间宿主。

四、防治原则

1. 清除孳生地　应结合防鼠、灭鼠工作进行，如清除鼠窝、堵塞鼠洞。同时，还应搞好环境卫生，室内应保持干燥、清洁，尤其是畜舍、禽圈及房内暗角等处要勤于打扫。

2. 防蚤灭蚤　加强对犬、猫等家畜、宠物的管理，定期给它们洗澡、梳理皮毛。必要时可用DDVP、敌百虫、杀螟松、马拉硫磷及倍硫磷等杀虫。用1%除虫菊酯、二氯苯醚菊酯等涂于犬、猫的毛皮，也可有灭蚤效果。在鼠疫流行时，应采取紧急措施灭鼠、防蚤灭蚤，加强个人防护。

第六节　虱

虱（louse）属于虱目（Anoplura），寄生于人体的虱有人虱（*Pediculus humanus*）和耻阴虱（*Phthirus pubis*）两种。人虱通常又可分为人体虱（*P. humanus humanus*）和人头虱（*P. humanus capitis*）两个亚种。它们是人体表的永久性寄生昆虫。

一、形态

人体虱成虫狭长，灰白色。雌虫长2.4～3.6mm，雄虫略小。体分头、胸、腹3部分。头略呈菱形，有1对退化的复眼，触角1对，口器刺吸式。胸部3节愈合；足3对，无翅。足末端弯曲的爪与胫节远端内侧的指状胫突相对，形成强有力的攫握器，可紧握宿主体表的毛发或内衣的纤维而不致掉落。腹部分节，明显可见8节。雌虫腹部较宽，末端呈"W"形；雄虫腹部较狭，末端呈"V"形（图45-8）。人头虱与人体虱的区别较小，其虫体略小、体色略深、触角稍粗短等。

卵俗称虮子。人虱卵呈长椭圆形，淡黄色，大小约为0.8mm×0.3mm；卵壳略透明，透过卵壳隐约可见内部胚胎；一端有盖，盖缘边界分明，若虫沿此缘脱盖而出；卵表面有黏性，黏附于衣服的纤维或毛上，并形成胶质套，不易脱落，人头发中的虮子常为孵化后的空卵壳（图45-8）。若虫形似成虫，但虫体较小，生殖器官尚未发育成熟。

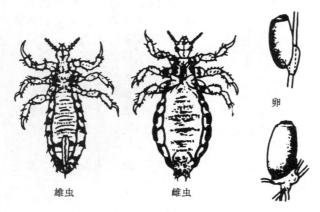

图45-8　人虱及卵

耻阴虱成虫形似蟹状，体长度与宽度略相等，腹部宽短，灰白色。雌虫体长1.5～2.0mm，雄虫稍小。胸腹部相连不可分，足3对，前足及其爪均细小，中、后足强壮，爪也较粗大。腹部前4节愈合，前3对气门斜列，第5～8节侧缘具锥状突起4对，上有刚毛（图45-9）。耻阴虱卵与人虱卵相似，仅比人虱卵小，卵盖较突出。

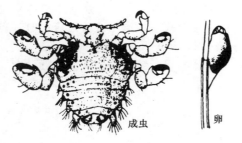

图45-9　耻阴虱及卵

二、生活史与生态

虱的发育为不完全变态，其生活史包括卵、若

虫和成虫3期。虱卵经5～9天孵出若虫，若虫经3次蜕皮发育为成虫。成虫和若虫均吸血。雌人虱于交配后2天开始产卵，每天产卵7～8枚，一生共产卵200～300枚；而耻阴虱产卵量小，约为30枚。在适宜温度（30℃左右）和相对湿度（76%）下，人虱完成一代发育需23～30天，耻阴虱则需34～41天。雌性人虱寿命为1～2个月，耻阴虱寿命不足1个月；雄虱寿命短，约为半个月。

人头虱主要寄生于人头发上，产卵于发根。人体虱主要生活在人体贴身衣裤上，产卵于衣裤的衣领、裤腰、皱褶等处。耻阴虱常寄生于人体阴毛、肛毛上，也可见于睫毛、腋毛、胸毛等处，产卵于毛的基部。虱不耐饥饿，若虫每天至少吸血1次，成虫则需多次吸血，且常边吸血、边排粪。虱对温、湿度变化极为敏感，既怕热又怕冷。当宿主患病而发热或因剧烈运动体温升高时，或者病死后尸体变凉时，虱即离开宿主，这些习性对虱传播疾病有重要意义。人虱的传播是由人与人之间的直接或间接接触引起的，耻阴虱的传播主要是性交或接触坐便器等。

三、与疾病的关系

1. 叮刺吸血和骚扰　虱叮咬吸血致局部损伤，出现丘疹或淤斑，并感到剧痒，搔破皮肤后可引起继发感染。耻阴虱叮咬部位还可出现蓝色斑痕，局部有虫爬感，遇热更甚；寄生在睫毛上，可引起睑缘炎。

2. 传播疾病

（1）虱型斑疹伤寒　又称流行性斑疹伤寒。病原体为普氏立克次体，主要通过人体虱传播。立克次体在虱胃上皮细胞内大量繁殖，细胞破裂后，病原体随虱粪排出。当此虱再吸新宿主血时，虱粪可污染皮肤伤口，或因虫体被压破，立克次体经伤口侵入人体内而感染。有人认为，病原体也可经呼吸道或因污染的手接触眼结膜而感染。此外，地方性斑疹伤寒由蚤传入人体后，也能由人虱进行传播。

（2）战壕热　也称五日热，由五日热立克次体引起。其症状与流行性斑疹伤寒相似，但较轻且病程较长。这种立克次体仅在人虱胃内或胃上皮细胞表面繁殖，经虱吸血传播，人体感染方式与流行性斑疹伤寒相似。

（3）虱传回归热　由俄拜氏疏螺旋体引起，经人体虱传播。病原体随患者血液被虱吸入后，经5～6天即可穿过虱胃壁进入血腔，并大量繁殖。人因虱体被压破后，虫体内螺旋体经皮肤伤口而感染。

四、防治原则

1. 防虱 注意个人卫生，做到"四勤"，即勤洗澡、勤更衣、勤洗被褥、勤洗头。预防耻阴虱还应做到洁身自好，防止通过不洁性交传播。

2. 灭虱 物理灭虱，如将有虱或矶子孳生的衣被蒸煮、熨烫或反复清洗。

药物灭虱，可用 DDVP、倍硫磷粉剂或水剂喷洒或浸泡受染衣被。对于人头虱、耻阴虱感染者，可将毛发剪短或剃光，并可用灭虱灵、0.02% 二氯苯醚菊酯、0.01% 氯氰酯醇剂或者洗洁精清洗、涂擦局部。20% ～30% 百部酊的灭虱效果也较好，对耻阴虱的杀灭效果尤佳。

第七节 蠓

蠓（hitting midge）俗称"小咬"或"黑蚊"。全世界有 5500 多种，我国约有 320 种，主要为台湾铗蠓（*Forcipomyia taiwana*）和同体库蠓（*Culicoides homotomus*）。

成虫黑色或深褐色，体长 1 ～ 4mm。头部近似球形，两复眼发达，呈肾形，雄蠓两眼间距近，雌蠓两眼间距较远。触角 1 对，呈丝状。口器发达，为刺吸式。胸部隆起，前、后胸小，中胸发达。翅短宽，呈卵形。足细长，仅铗蠓的爪间垫比较发达。腹部 10 节，雌蠓有尾须 1 对，雄蠓第 9、10 腹节转化为外生殖器。卵纺锤形，长 0.35 ～0.65mm，宽 0.02 ～ 0.07mm，新产卵灰白色，渐变深色。幼虫细长，呈蠕虫状，头部常角化呈浅棕色，其余体色为白色或灰白色，成熟幼虫体长 5 ～6mm。

蠓为完全变态，生活史包括卵、幼虫、蛹和成虫 4 个时期（图 45-10）。卵在适宜条件下，约 5 天孵出幼虫。幼虫在（27±1）℃时，经 22 ～ 38 天化蛹，再经 5 ～ 7 天羽化为成虫。仅雌蠓吸血，雄蠓吸食植物汁液。多数种类的蠓均在白天、黎明或黄昏时吸血。成虫多栖息于树丛、杂草、洞穴等避风、避光处。雄蠓交配后 1 ～ 2 天便死亡，雌蠓的寿命约 1 个月。

蠓叮人吸血，可致局部红肿、奇痒和发炎，甚至引起全身性过敏反应。蠓还可传播多种寄生虫病和病毒性疾病。曾从自然界捕获的台湾铗蠓体内分离出流行性乙型脑炎病毒。

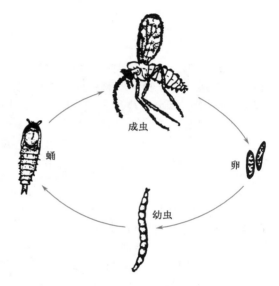

图 45-10 蠓生活史

防治原则主要是搞好环境卫生，消灭孳生场所。对于个人防护，可涂抹驱避剂驱蠓，或燃艾草驱蠓。在人房、畜舍，可用二二三、马拉硫磷或溴氰菊酯等喷洒杀虫；若被蠓叮咬，可用 10% 碱水、氨水或清凉油擦拭叮咬部位。

第八节 蚋

蚋属于蚋科（Simuliidae），俗称"黑蝇"（black fly）。全世界已知超过 1600 种，我国报道的有 200 多种，主要为北蚋（*Simulium subvariegatum*）和毛足原蚋（*Prosimulium hirtipes*）。

成虫深褐色或黑色，体长 1 ～ 5mm。头部复眼明显，雄蚋复眼较大，与胸背约等宽，雌蚋的复眼略窄于胸部，两眼被额明显分开。口器为刺吸式，短而粗。胸背部明显隆起，翅阔，纵脉发达。足短，其色泽是分类的重要依据之一；爪间突小，通常无爪垫。腹部 11 节，最后 2 节演化为外生殖器，这也是重要的分类依据。有的种类腹部背面还有银色闪光斑点，在分类学上有一定意义。卵略呈圆三角形，长 0.1 ～ 0.2mm，淡黄色。幼虫呈圆柱形，后端膨大，头部前端有 1 对放射状排列的刚毛。

蚋的发育为完全变态（图 45-11）。约经 5 天，卵孵化为幼虫。幼虫以水中微小生物为食，经 3 ～ 10 周发育成熟，作茧化蛹。蛹经 1 ～ 4 周羽化为成虫。

雄蚋不吸血，雌蚋交配后开始吸血，嗜吸畜、禽血，兼吸人血，吸血活动多在白天进行。成虫栖息于野草及河边灌木丛上。

蚋可传播盘尾丝虫病，导致河盲症。人被蚋叮刺还可引起皮炎，有时可发生强烈的过敏性反应，继发淋巴管炎、淋巴结炎及"蚋热"等。

防治原则与蠓相同。

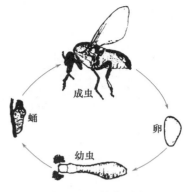

图 45-11　蚋生活史

第九节　虻

虻（tabanid fly）为一类大、中型吸血昆虫，其外形似蝇，多在马和牛身上叮刺吸血，故俗称"牛虻"或"马蝇"。又因其入室后，常在窗户玻璃上瞎撞，故又称"瞎虻"。全世界已知约 4300 种；我国有 440 多种，主要有广斑虻（Chrysops vanderwulpi）和华虻（Tabanus mandarmus）。

成虫长 3 ～ 40mm，体色较暗，呈棕褐色或黑色，多有较鲜艳的色斑和光泽。体粗壮，体表多细毛。头宽大，呈半球形，其复眼多具深绿色金属光泽和紫色斑纹。雄虻两复眼相接，雌虻两复眼分离。虻的口器位于唇基下方，其结构具有刺吸式和舐吸式口器的综合特征。取食时，先刺破皮肤，然后通过唇瓣上的拟气管吸血。翅宽大，透明或具色斑，在分类学上有重要意义。例如，斑虻属的翅有横带，麻虻属的翅有云雾斑，瘤虻属翅的横脉侧部多有小暗斑点等。足粗短。腹部可见 7 节，其颜色和斑纹是分类依据；第 8 ～ 11 节愈合在一起，演化为外生殖器。卵多呈纺锤形，黄白色，长 1.5 ～ 2.5mm。幼虫呈细长纺锤状，两端尖，淡黄色，长 1.1 ～ 5.5mm。蛹为裸蛹，呈淡绿黄色，长 10 ～ 32mm，可见明显的头胸部和腹部。

虻的发育为完全变态（图 45-12）。卵在适宜环境下，约经 1 周孵化为幼虫。成熟幼虫于干土中化蛹，蛹经 1 ～ 3 周羽化为成虫。

雄虻不吸血，以植物汁液为食；雌虻吸血，主要刺吸牛、马、驴等大型家畜的血，有时也侵袭其他动物和人类。虻白天活动，以阳光强烈的中午吸血最为活跃。成虫栖息于树木草丛中，多见于河边植被上。虻的飞行能力很强，每小时可飞行 45 ～ 60km。

虻叮刺人体可引起荨麻疹样皮炎，也可产生红肿块，消退较慢。其也为牲畜锥虫病的传播媒介，有些虻类还能传播罗阿丝虫病。

防治原则与蠓相同。

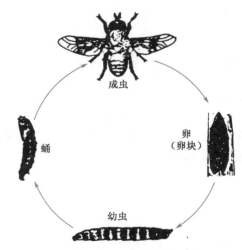

图 45-12　虻生活史

第十节　臭　虫

臭虫（bed bug）属于半翅目（Hemiptera），俗称"壁虱"，孳生于人的居室。嗜吸人血者有两种，即温带臭虫（Cimex lectularius）和热带臭虫（C. hemipterus）（图 45-13）。

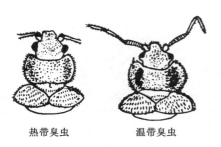

热带臭虫　温带臭虫

图 45-13　两种臭虫的头部和前胸

　　成虫椭圆形，背腹扁平，腹部较宽，红褐色，大小为（4～5)mm×3mm。体分头、胸、腹3部分。头部有复眼和触角各1对，口器刺吸式。胸部分3节，有足3对。前胸宽大，前缘凹入，温带臭虫的凹陷深，而热带臭虫的凹陷浅。中胸细小，背侧有翅基1对。腹部分10节，只见8节。雌虫腹部末端钝圆，有角质性生殖孔（图45-14）；雄虫腹部末端窄而尖，端部有一镰刀形阴茎，弯向左侧。卵黄白色，长椭圆形，大小为（0.8～1.3）mm×（0.44～0.62）mm，前端稍弯，有一倾斜的卵盖。

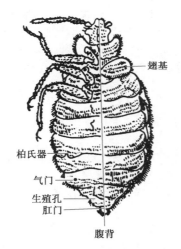

翅基

柏氏器

气门
生殖孔
肛门
腹背

图 45-14　臭虫的成虫（示背腹面）

　　臭虫为不完全变态，其生活史分卵、若虫、成虫3期（图45-15）。卵在18～25℃时约经1周孵出若虫。若虫分为5龄，约经3周即发育为成虫。刚发

育成熟的雌雄虫，需再经过1～2天才能交配。交配后的雌虫在饱血的情况下，可持续产卵2个多月，每天产2～8枚，一生可产75～540个卵。臭虫从卵发育至成虫的整个过程需6～8周，成虫寿命为9～18个月。在温带地区，臭虫一年可繁殖3～4代；在热带地区，一年可繁殖5～6代。

　　臭虫喜欢群居，若虫和成虫均嗜吸人血，昼伏夜出，饥饿时也可吸鼠类或鸟类等动物的血液；成虫的耐饥力很强，即使不吸血也可存活半年左右。臭虫白天隐匿于床、褥、垫、桌椅、墙壁、地板等处的缝隙内，也可隐匿于衣物、行李中而被携带扩散。

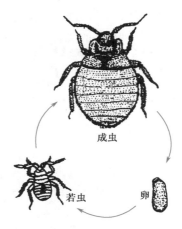

成虫

若虫　卵

图 45-15　臭虫生活史

　　臭虫主要是夜晚吸血骚扰，使人不能安睡，可致局部皮肤损害，奇痒难忍，有时还可引起剧烈过敏反应。臭虫是潜在的传播媒介，怀疑臭虫传播的疾病有40余种。在自然条件下曾在臭虫体内检测到鼠疫、麻风病、流行性斑疹伤寒、Q热、克氏锥虫、丝虫病等的病原体。在从床上捕捉的臭虫体内还可检出乙型肝炎表面抗原（HBsAg），且阳性率较高，故有传播乙型肝炎的可能。

　　防治臭虫的原则是：搞好居室卫生，用沸水烫杀臭虫，填塞家具、墙壁、地板、床、椅等缝隙，以清除臭虫孳生地；也可喷洒杀虫剂灭臭虫。

第十一节　蜚　蠊

　　蜚蠊（cockroach）俗称"蟑螂"，属蜚蠊目（Blattaria），种类繁多，约有5000种。但绝大多数虫种营野栖生活，只有少数虫种与人类的关系密切。我国室内常见蜚蠊有德国小蠊（*Blattella germanica*）、黑胸大蠊（*Periplaneta fuliginosa*）、澳洲大蠊（*P. australasiae*）、美洲大蠊（*P. americana*）及日本大蠊（*P. japonica*）等。

一、形态

　　成虫椭圆形，背腹扁平，棕褐色或红褐色，油亮光泽，大小因虫种而异，体长10～30mm。体

分头、胸、腹3部分。头部较小，略呈三角形，位于虫体最前端，有的隐藏在前胸背板的下方。口器为咀嚼式，向下弯曲，但可向前伸展。触角细长，呈丝状。胸部扁平，由前胸、中胸和后胸3部分组成，前胸背板较大，略呈扇形。翅2对，前翅为革质，后翅为膜质。足3对，十分发达。腹部分为10节，尾端有尾须1对，雄虫尾部还有1对腹刺。

卵荚外壳坚硬，呈褐色、红褐色或深褐色，其上部有一排锯齿状的龙骨线，卵孵化时由此处裂开。卵荚的形状多为钱包状，长约1cm，荚内含卵16～56粒。有些卵荚表面光滑，有的表面有纵向条纹。卵在卵荚中呈白色、半透明，垂直排列为两行。

我国常见的蜚蠊有5种，可根据大小及体色等鉴别。例如，黑胸大蠊、美洲大蠊和澳洲大蠊的虫体较大，体长分别为3.0cm、3.5cm和2.6～3.5cm；黑胸大蠊的体色为棕褐色，美洲大蠊和澳洲大蠊的体色为红色。日本大蠊的虫体大小中等，体长为2～3cm，深褐色。德国小蠊最小，体长为1.2～1.4cm，茶褐色。

二、生活史与生态

蜚蠊为不完全变态，分卵、若虫和成虫3期（图45-16）。雌虫在产卵前先分泌一种物质形成暗褐色坚硬的卵荚，刚产出的卵荚在雌虫腹部末端，经短暂携带后产下，黏附于黑暗隐蔽处。卵约1个月孵出若虫，其形似成虫，但翅尚未形成，生殖器官也未发育成熟。约经5个月羽化为成虫。从卵发育至成虫需数月至1年以上，其中大蠊属一般2年繁衍1个世代，而德国小蠊一年可繁殖2～3代。雌虫的寿命为6～12个月，雄虫的寿命稍短。

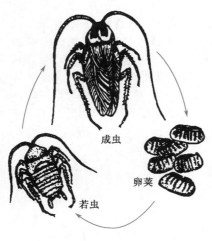

图45-16　蜚蠊生活史

蜚蠊分布很广，喜群居，白天隐藏于靠近食物、水、温暖而黑暗的夹缝里，以厨房、食堂、饭馆、食品厂和仓库等处较多，夜间出来摄食及交配。其活动的适宜温度为20～30℃，低于15℃时，绝大多数不动或微动。成虫、若虫均能越冬。蜚蠊为杂食性昆虫，嗜食含糖和淀粉的食物，也食人、畜排泄、分泌物及新鲜或腐败的食物，甚至啃咬书本、纸张、尼龙袜及纤维板等非食物性的物品。在没有食物时，有一定的耐饥力，但也可出现自相残杀现象。虫体分泌的蟑螂臭，奇臭难闻，若食物被污染，则无法食用。

三、与疾病的关系

1. 机械性传播　蜚蠊的体表和体内（主要是肠道）均能携带细菌、病毒、原虫包囊和蠕虫卵等多种病原体，病原体经蜚蠊消化道排出仍可存活。蜚蠊可传播结核、伤寒、霍乱、细菌性痢疾、阿米巴痢疾、蓝氏贾第鞭毛虫病、肠道蠕虫病及脊髓灰质炎等。

2. 生物性传播　蜚蠊还可作为美丽筒线虫、念珠棘头虫和长膜壳绦虫等寄生虫的中间宿主。

3. 过敏反应　接触蜚蠊虫体、吸入其尸体粉末或排泄物、食入被蜚蠊污染的食物或被蜚蠊叮咬后，可引起人的皮肤或呼吸器官的过敏反应。

四、防治原则

1. 环境防治　主要是保持室内清洁卫生，堵塞各种缝隙，妥善保藏食品和水源，及时清除垃圾。需翻箱倒柜捕杀蜚蠊，彻底清除卵荚，必要时可予以焚烧或烫杀。

2. 化学防治　对成虫主要采用化学药物杀灭，可用0.3%二氯苯醚菊酯、0.02%溴氰菊酯及氯氰菊酯等杀虫剂，它们对人、畜的毒性低，而对蜚蠊的毒杀效果好。此外，也可以5%马拉松或硼砂、林丹粉等喷粉杀虫；或用面包、糖、花生米等甜香食品作诱饵，配以2% DDVP或残杀威，制成片剂、颗粒剂、糊剂及水剂等作为毒饵诱杀蜚蠊，都有较好的灭蟑效果。

3. 粘捕和诱捕　在浸透信息素的纸片上涂黏合剂，作为诱捕器，简便有效，杀灭力强。

（陈盛霞）

第四十六章　蛛　形　纲

蛛形纲的重要组成部分是蜱和螨，它们为一类小型节肢动物，外形呈椭圆形或圆形。螨较小，体长通常在 3mm 左右。饱食后的蜱，最大者可达 30mm。蜱、螨类虫体的基本结构包括颚体和躯体两部分：颚体位于躯体的前端或前端的腹面，俗称假头；躯体不分节，成虫或若虫各有 4 对足，幼虫 3 对足。若虫与成虫的形态很相似，仅生殖器官尚未发育成熟，虫体较小。

第一节　蜱

蜱（tick）属于寄螨目蜱总科（Ixodidae），全世界已知 3 科，共 1000 余种；其中，我国有 2 科、11 属、120 多种，包括 100 多种硬蜱（Ixodidae）和 10 多种软蜱（Argasidae）。

一、形态

1. **硬蜱**　颚体位于躯体的前端，由颚基、螯肢、口下板及须肢构成。颚基为骨化区，呈六角形或矩形、方形等。螯肢 1 对，有锯齿状构造，是重要的切割器官。其腹面是口下板，两者共同组成口腔，上有呈纵行排列的几丁质性倒齿，为吸血时重要的穿刺与附着器官。须肢 1 对，位于螯肢的两侧，由 4 节构成，在蜱吸血时起固定和支撑作用。躯体呈袋状，多为褐色，两侧对称。在背面有盾板 1 块，雄蜱盾板几乎覆盖整个背面；雌蜱的盾板较小，仅占躯体背面的前半部，多呈卵圆形。有些蜱的盾板后缘形成不同形式的花饰，称为缘垛（图 46-1）。腹面有 4 对足，每足分为 6 节，即基节、转节、股节、胫节、后附节及跗节。基节部通常有内、外距，第 1 对跗节背缘亚末端处有一哈氏器，具嗅觉功能。生殖孔位于躯体腹面前半部的中央，肛门在后侧亚端部，其外周常有肛沟。此外，在第 IV 对足基节的后外侧有气门 1 对。

2. **软蜱**　颚体位于躯体腹面前部。颚基小，从背面看不见（图 46-2）。口下板不发达，齿较小。躯体背面无盾板，表面具颗粒状疣结构，或为皱纹、盘状凹陷。气门板小，位于第 IV 对足基节前外侧。无距刺，且跗节无爪垫。软蜱的成虫和若虫基节 I 和 II 之间有基节腺的开口，基节液有调节水分、电解质及血淋巴的作用；吸血时，病原体也随基节腺的分泌物污染宿主伤口而引起感染。

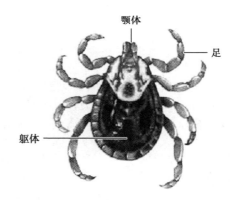

图 46-1　全沟硬蜱背面观

二、生活史

蜱的发育分为卵、幼虫、若虫和成虫 4 个发育阶段。卵呈圆形或椭圆形，直径 0.5 ～ 1.0mm，颜色淡黄至褐色，常粘集成堆，一般在 2 ～ 4 周内孵出幼虫，幼虫体小。只有 3 对足，在宿主体表吸饱血后落地，并蜕皮为若虫。硬蜱若虫仅 1 期，软蜱若虫则为 1 ～ 6 期。若虫在宿主体表再次吸血后，即蜕皮为成虫。成虫在宿主体表吸血时进行交配，待血液消化后产卵。硬蜱一生仅产卵 1 次，数量为几百个至几千个；软蜱可多次产卵，每次产 50 ～ 200 个，一生的产卵总量为 1000 个左右。

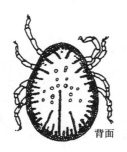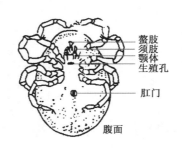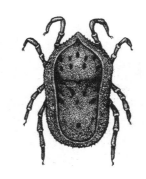

螯肢
须肢
颚体
生殖孔

肛门

背面　　　　　　　　腹面

图 46-2　波斯钝缘软蜱

由卵发育至成蜱，硬蜱为 3 个月至 3 年，软蜱为 2 个月至 2 年。蜱的寿命与虫种、取食情况及环境条件等有关，通常软蜱的寿命比硬蜱的长，在低温下比在高温下活的时间长。蜱的不同发育阶段有更换宿主的现象，根据更换的次数，可将蜱分为 4 种类型，即单宿主蜱、二宿主蜱、三宿主蜱及多宿主蜱。90% 以上的硬蜱为三宿主蜱，而软蜱都属于多宿主蜱。硬蜱多生活在森林、牧场、灌木丛及草原、山地的泥土或洞穴中和畜棚内，其幼虫和若虫在啮齿类、食虫类及鸟类等不同类型动物的体表吸血寄生，成虫多侵袭大型哺乳动物。软蜱的宿主范围很广，包括两栖类、爬行类、鸟类、哺乳类（包括人）等。

三、与疾病的关系

1. 致蜱瘫痪　蜱叮人吸血可致局部损伤和炎症反应。有的硬蜱唾腺分泌的神经毒素，可导致宿主运动神经纤维的传导阻滞，造成上行性肌肉麻痹，出现瘫痪；严重时，可致呼吸麻痹，引起呼吸衰竭而死亡，此称为蜱瘫痪。多见于儿童，在我国东北及山西曾有病例报告。

2. 传播疾病　蜱可以传播森林脑炎、莱姆病、蜱传回归热、苏格兰脑炎、克里米亚 - 刚果出血热、落基山斑疹热、北亚蜱媒斑点热、昆士兰蜱传斑疹伤寒、阵发性立克次体病、Q 热、土拉弗菌病等 10 多种传染病。

四、诊断

蜱较大，肉眼即可确认。根据背盾板的有无及其形状、大小和躯体背面的其他特征，一般可初步加以鉴定。进一步确认，需仔细在镜下观察有无眼、气门；气门板的形状及其位置，颚体位置及颚基形状，口下板上面的齿形及齿数等均为鉴别依据。我国的重要虫种有全沟硬蜱、草原革蜱、亚东璃眼蜱及乳突钝缘蜱等。

五、流行与防治

全沟硬蜱主要分布在辽宁、吉林、黑龙江、内蒙古、甘肃、新疆和西藏等地；草原革蜱分布在东北、华北、西北和西藏等地；亚东璃眼蜱分布在吉林、内蒙古及西北等地；乳突钝缘蜱分布在新疆及山西等地。

蜱的综合防治以环境防治、化学防治及个人防护为主。①环境防治：草原地带可采用牧场轮换和牧场隔离的办法灭蜱。根据蜱的生态习性，铲除灌木杂草，清理禽畜厩舍，堵洞塞缝以防蜱类孳生。同时，捕杀啮齿动物等。②化学防治：蜱类栖息及越冬场所应用敌敌畏、马拉硫磷等进行喷洒；在林区，对畜类可定期用药物杀蜱。③个人防护：进入有蜱的环境时，应穿着"五紧服"、长袜长靴，戴防护帽和手套。外露部分应涂抹避蚊胺、邻苯二甲酸酯等驱避剂，以防蜱侵袭。被蜱叮刺者，应及时就医，将蜱用烟头烫或突然拍打虫体寄生处皮肤，口器收缩即可完整取下虫体，并作必要的对症治疗。

第二节　恙　螨

恙螨（chigger mite）仅幼虫阶段寄生，其他各期营自生生活。世界上已知超过 3000 种及亚种，在我国有 500 多种。

一、形态

恙螨的分类以幼虫形态为主要依据，幼虫体长

0.2 ~ 0.5mm，色为红、橙、淡黄或乳白色。体分颚体和躯体两部分（图 46-3）。

1. 颚体　位于躯体前端，包括 1 对须肢和 1 对螯肢。1 对须肢的基节在腹面合成一片，每一须肢分 5 节，末端有一爪。螯肢分 2 节，基节宽壮，呈三角形；端节呈爪状，称为螯肢爪，能刺入宿主的皮肤取食。

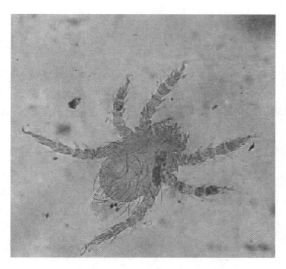

图 46-3　恙螨幼虫

2. 躯体　在颚体的后方，其背面有盾板 1 块。盾板的形状呈长方形、矩形、五角形、舌形等。盾板上通常有毛 5 根，但也有 4 根或 6 根的，按位置的不同分作前中毛、前侧毛和后侧毛。盾板的中部有两个圆形的感器基，由此生出感器，感器呈丝状、球拍状等。盾板左右两侧有眼 1 ～ 2 对，盾板后方躯体有横列的背毛，均为分类依据。足 3 对，各分 6 ～ 7 节，足的末端有爪 1 对和爪间突 1 个。

二、生活史

恙螨生活史分为卵、前幼虫、幼虫、若蛹、若虫、成蛹和成虫 7 个时期。卵呈球形，卵期 5 ～ 7 天。当卵壳破裂，逸出一个包有薄膜的幼虫称前幼虫；再经 10 天左右，幼虫孵出；幼虫在地面草丛里活动，当遇有宿主经过时，即爬至宿主体上，刺吸宿主组织液 2 ～ 3 天，饱食后落到地面，活动 3 ～ 7 天后静止不动形成若蛹；约经 1 周由若蛹蜕皮为若虫；若虫有 4 对足，形状与成虫相似，躯体呈 8 字形，密披绒毛，营自生生活，经 3 周后发育为成蛹，最后成虫从成蛹背面逸出。在 28℃ 条件下，恙

螨发育一代约需 130 天。成虫受精后，约经 12 天开始产卵，一生产卵 100 个至数百个。

三、生态

1. 孳生场所　恙螨孳生地主要是地势比较低洼、潮湿、杂草丛生的地方。

2. 宿主和寄生习性　多数恙螨幼虫的宿主较广泛，包括鼠类、麝、鸟类、爬行类和两栖类，有些种类也可侵袭人，吸取人体的组织液。

3. 活动　恙螨活动范围不大，多作点状分布，常形成"螨岛"，由于恙螨能在水中生活很久，因此在洪水或暴雨后极易扩散。

4. 季节消长　季节消长随各地温度和雨量不同而有差异，可分为夏季型、春秋型和秋冬型 3 型。例如，地里纤恙螨幼虫在广州地区 6 ～ 7 月出现高峰，9 ～ 10 月还有一个小高峰；小盾纤恙螨幼虫在上海呈明显秋型，出现时期为 10 ～ 12 月，以 11 月为最高；须纤恙螨 10 月出现，到次年 4 月为止，其高峰在 12 月。

四、与疾病的关系

1. 恙螨性皮炎　真恙螨类和新恙螨类一些种类的幼虫叮咬人体后，刺蜇处出丘疹，中央有水泡，周围组织坏死，形成茎口，水泡破裂后可继发感染。

2. 恙虫病　病原体为恙虫立克次体。由于恙螨只有幼虫时期营寄生生活，它以遗传方式来传播病原体。病原体能随幼虫经若虫至成虫而进入卵巢内卵细胞，下一代幼虫叮咬宿主时，病原体仍能随唾液注入宿主体内。我国传播恙虫病的主要媒介是地里纤恙螨。近年来的研究表明，恙螨也可作为流行性出血热病毒的传播媒介。

五、防治

防治原则同蜱。

第三节　疥　　螨

疥螨（itch mite）为寄生于人和哺乳动物表皮层内的专性寄生螨类，是疥疮的病原体。寄生于人体的疥螨为人疥螨（*Sarcoptes scabiei*）。

一、形态

疥螨微小，虫体略呈圆形或椭圆形，背面隆

起，体色乳白或浅黄（图 46-4）。雌螨大小为 (0.3 ～ 0.5) mm×(0.25 ～ 0.4) mm；雄螨大小为 (0.2 ～ 0.3) mm×(0.15 ～ 0.2) mm。颚体短小，螯肢呈钳状，须肢分为 3 节。躯体背面有横行的波状纹及成列的鳞片状皮棘，躯体后半部有几对杆状的刚毛和长鬃。足 4 对，短而粗，呈圆锥形；两对在前，有带柄的吸垫；另两对在后，若为雌螨，后两对足

末端均有 1 根长刚毛；若为雄螨，则第 3 对足末端有 1 根长刚毛，第 4 对足末端为柄状吸垫。雌螨躯体腹面后两对足之前的中央有一横裂的产卵孔，末端有一纵裂的阴道。雄螨的外生殖器位于第 4 对足基之间略后处。肛门位于体末，为一小圆孔。虫卵呈长椭圆形，淡黄色，壳薄，大小为 180μm×80μm。

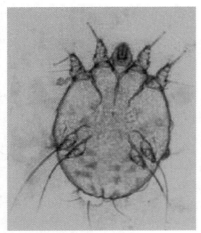

雌螨腹面

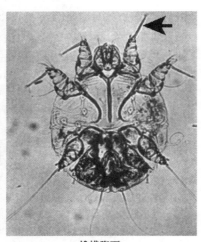

雄螨腹面

图 46-4　疥螨成虫

二、生活史

疥螨生活史包括卵、幼虫、前若虫、后若虫及成虫 5 个时期。虫体寄生在宿主表皮角质层内，啃食角质组织和淋巴液，并以其螯肢和爪挖掘一条与体表平行的纡曲隧道。隧道最长可达 10 ～ 15mm。雌性后若虫与雄性成虫交配后不久，雄虫死亡，而雌虫即在隧道内产卵（图 46-5）。雌虫每天产 2 ～ 4 个卵，一生可产 40 ～ 50 个卵。卵期一般为 3 ～

4 天，孵出的幼虫大小为 (0.12 ～ 0.16)mm×(0.1 ～ 0.15)mm，足 3 对，前 2 对足具柄状吸垫，后 1 对足有一长刚毛。幼虫很活跃，经 3 ～ 4 天蜕皮为若虫。若虫形似成虫，有 4 对足，但生殖器官尚未发育成熟。后若虫已有雌雄之别，雌性后若虫交配后挖掘窄而浅的隧道，在隧道内经 2 ～ 3 天蜕皮为成虫。从卵孵出幼虫至发育为成螨，一般需要 8 ～ 22 天，平均约 15 天。雌螨的寿命为 5 ～ 6 周。

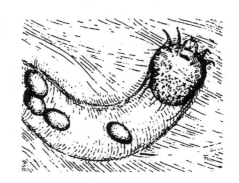

图 46-5　皮肤隧道中的雌疥螨及虫卵

三、致病性

疥螨多寄生于手指间、手腕屈面、肘窝、脐周、生殖器、腹股沟、下肢、踝及脚趾间等皮肤嫩薄皱褶部位，女性乳房下方也可寄生，在婴儿常波及全身。

引起疥疮的致病因素主要有两个：一是雄螨挖掘隧道的机械性损害；二是疥螨的排泄物和分泌物及死亡虫体的裂解产物所引起的超敏反应。典型的皮损为丘疹、水疱及隧道，多为对称性分布；皮肤被搔破后，可继发细菌感染，导致脓疱、毛囊炎和疖肿等。

局部剧烈的瘙痒是疥疮最显著的症状，尤以夜间为甚，影响睡眠和健康。

四、诊断

最可靠的方法是用消毒针头挑破隧道顶端表皮，取出疥螨；或以医用矿物油滴于患处，再用刀片轻刮，将刮出物置载玻片上，在镜下找到疥螨或其虫卵即可确诊。

1985 年，国内学者采用带有外光源的解剖显微镜直接观察皮损处疥螨隧道，可清晰地看到隧道内疥螨轮廓，一般在 1min 内即可确诊，阳性率为 92.5% ～ 97.65%。

五、流行

疥螨呈世界性分布，在儿童和青少年集体中感染率较高；在其他年龄组，也可感染。其传播方式主要是通过直接接触，如握手、同睡一床等，特别是在夜间睡眠时，疥螨在宿主皮肤上爬行和交配，传播机会更多。因疥螨离开宿主后，还可生存 3～10 天，并仍可产卵和孵化，因此也可通过患者的被服、手套、鞋袜等间接传播；公共浴室的更衣间也是重要的传播场所。

除人疥螨外，马、骆驼、牛、羊、猪、犬、兔和猫等哺乳动物也可有疥螨寄生，这些疥螨在交叉感染时寄生时间短，症状也较轻；其中，犬、兔及猫的疥螨传播给人的病例已有过报道，但一旦停止接触，阻断继续传播后，便很快痊愈。

六、防治

加强卫生宣传教育，注意个人卫生，勤洗澡、换衣，避免与患者直接接触，不穿患者的衣物。患者用过的被服、手套等，应用煮沸或其他消毒方法处理。发现患者应及时治疗，原则是杀螨、止痒、预防再感染和处理并发症。治疗药物有 5%～10% 硫磺软膏、10% 苯甲酸苄酯、10% 优力肤霜、3% 肤安软膏及复方敌百虫霜剂等，用药前应先用温水洗净患处，待干后再涂搽药物；治疗 1 周左右，如无新的皮损出现，即视为治愈。治疗中正确用药和坚持全疗程甚为重要。

第四节 蠕 形 螨

蠕形螨俗称毛囊虫（hair follicle mite），为小型永久性寄生螨，主要寄生于人与哺乳动物的毛囊和皮脂腺，可引起皮炎、睑缘炎等。寄生于人体的蠕形螨有两种，即毛囊蠕形螨（*Demodex folliculorum*）和皮脂蠕形螨（*D. brevis*），可致蠕形螨病。

一、形态

虫体狭长，呈蠕虫状，乳白色，半透明（图46-6）。成虫长 0.1～0.4mm，雌虫略大于雄虫。虫体整个躯体分为颚体、足体和末体 3 部分。颚体宽短，呈梯形，口器刺吸式，内有针状螯肢 1 对；须肢 1 对，分为 3 节，端部具细爪；足 4 对，粗短，套筒状。雄性生殖孔位于足体背面的第 2 对足基之间；雌性生殖孔在腹面第 4 对足基之间。末体细长，其表皮具有明显环状横纹；毛囊蠕形螨的末体较狭长，占躯体的 2/3～3/4，末端钝圆；皮脂蠕形螨的末体粗短，占躯体长度的 1/2，末端呈纺锤状。在虫体后端，有的具肛道，肛道的有无及其形状在分类学上有一定意义。毛囊蠕形螨的雌虫有一指状肛道，雄虫缺如；皮脂蠕形螨的雌、雄虫均无肛道。

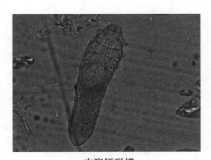
皮脂蠕形螨

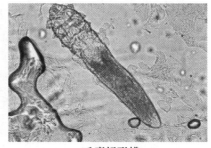
毛囊蠕形螨

图 46-6 两种蠕形螨

二、生活史

蠕形螨的生活史包括卵、幼虫、前若虫、若虫和成虫等 5 个时期。雌虫在毛囊或皮脂腺内产卵，卵无色，半透明，蘑菇状或蝌蚪状，大小约为 104μm×41.8μm，壳薄，卵内可见幼胚。幼虫细长，足 3 对，各跗节具有 1 对三叉爪，约经 72h 蜕皮为若虫。若虫比成虫细长，末体横纹不清晰。若虫不食不动，经 60h 发育，蜕皮为成虫。完成一代生活史约需 15 天，雄虫寿命为 4 个月左右，雄虫在交配后即死去。

蠕形螨寄生在人体各个部位，主要为额、鼻、鼻唇沟、头皮、颏部、颧部、外耳道及颈部、肩背、胸部、乳头、阴部和肛门等处。毛囊蠕形螨常多个在毛囊口群居，皮脂蠕形螨多单个寄生在皮脂腺内。蠕形螨主要刺吸宿主上皮细胞成分和皮脂腺分泌物，也可利用角蛋白为养料。

三、致病性

蠕形螨主要寄生在皮脂腺发达的部位，以颜面部为主，但一般无自觉症状，有时仅有轻微痒痛或刺痛感。本虫为条件致病螨，可引起毛囊扩张，毛囊皮变性；虫多时还可导致角化过度或角化不全及真皮层毛细血管增生、扩张，在皮脂腺内的虫体则可致皮脂腺分泌受阻。此外，蠕形螨的代谢产物可引起超敏反应，虫体进出活动携带病原体可致炎症反应，引起毛囊炎、皮脂腺炎症，表现为鼻尖和鼻翼两侧皮肤弥漫性潮红，出现充血、丘疹、红斑、脓疱、结痂及脱屑等，并可成批发生，经久不愈；严重时甚至可发生痤疮、疖肿。研究证明，蠕形螨还可引起睑缘炎、脱发症、外耳道瘙痒等；酒渣鼻患者常伴有毛囊蠕形螨感染，故多数人认为酒渣鼻的发生与毛囊蠕形螨感染密切相关。

四、实验诊断

从毛囊或皮脂腺分泌物中检出蠕形螨病原体即可确诊。检查蠕形螨的方法主要有两种。

1. 挤压涂片法　采用痤疮压迫器或洁齿器挤压或刮取局部毛囊或皮脂腺分泌物，也可用手指挤压，然后用解剖针将压出的分泌物或刮下的皮屑挑至载玻片，加 1 滴甘油使之透明，并盖上盖玻片，用小镊子轻压，使油脂均匀地摊开，在低倍镜下检查，必要时可用高倍镜观察。

2. 透明胶纸粘贴法　于睡前将面部洗净，再将事先剪好贴在载玻片上的透明胶纸启下，粘贴在颜面任何部位，主要是颊部及鼻部，次晨取下胶纸覆贴在载玻片上，在镜下检查。本法安全、简便、检出率高，并有治疗效果；同时，还可按胶纸面积

镜检计数，以测定感染度。

如为睑缘炎及脱发症患者，可拔取睫毛、头发置载玻片上，滴油、封片镜检。

五、流行

人体蠕形螨呈世界性分布，国外报道成人感染率为 27% ～ 100%；国内近期调查人群感染率为 27.2% ～ 70%，以毛囊蠕形螨感染多见，部分患者可同时感染两种蠕形螨。感染年龄为 4.2 月至 90 岁，几乎各年龄组均可感染，多见于 40 ～ 60 岁年龄组。但也有报道，5 岁以上直至成人，感染率可高达 97.58%。

蠕形螨昼夜均可出现于皮肤表面，可通过接触（主要是直接接触）传播。由于蠕形螨对外界环境的抵抗力较强，对温度及酸、碱的适应范围较大，普通肥皂、化妆品等均不能杀死它，故也可通过间接接触传播。

六、防治

加强卫生宣传教育，注意个人卫生，避免与患者密切接触，不与患者共用面盆、毛巾及衣物等生活用品，以预防感染。

治疗药物主要有 10% 硫磺软膏、苯甲酸苄脂乳剂和二氯苯醚菊脂霜剂等，外搽局部，症状很快减轻，但不易根治；若兼用内服药，如甲硝唑及维生素 B_6、氯喹等，则疗效更为理想。用 2% 甲硝唑冷霜，疗效也较满意。

第五节　尘　螨

尘螨（dust mite）普遍存在于人类居住和工作的环境中，是一种强烈的过敏原，可引起超敏反应性疾病。与人类健康关系密切的主要有 3 种，即屋尘螨（*Dermatophagoides pteronyssinus*）、粉尘螨（*D. farinae*）及埋内欧尘螨（*Euroglyphus maynei*），它们的形态基本相似。

一、形态

虫体呈长椭圆形，长 170 ～ 500μm（图 46-7）。颚体位于躯体前端，螯肢钳状。躯体表面有细密指状皮纹，背面部有狭长的盾板，雄虫躯体背后部还有后盾板。肩部有长鬃 2 对（埋内欧尘螨缺

此鬃）。生殖孔在腹面中央，肛门在虫体腹面近后端，雄螨肛侧有肛吸盘。足 4 对，跗节端部具钟形吸盘。

二、生活史

尘螨生活史包括卵、幼虫、第一若虫、第二若虫及成虫 5 期。在适宜条件（温度 25℃、相对湿度 80%）下，完成一代的发育约需 1 个月；雄螨寿命 60 天左右，雌螨寿命长达 150 天左右。

尘螨是一类啮食性自生螨，常以动物皮屑、面粉、棉籽饼及霉菌等粉末性物质为食。在适宜温度下，湿度是影响尘螨数量的决定性因素。

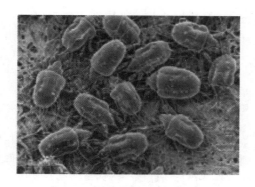

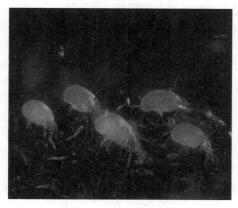

图 46-7 屋尘螨

三、致病性

尘螨可致超敏反应性疾病，统称为尘螨性过敏，属外源性超敏反应性疾患，患者多有家族过敏和个人过敏史，常见临床表现有 3 种。

1. **尘螨性哮喘** 是一种吸入性哮喘，初发多在幼年时期，可有婴儿湿疹史，经久不愈。临床特点为急性反复发作，发病时不能平卧，胸闷气急，呼吸缓慢而困难，严重时有发绀现象。发作持续时间短，并可突然缓解。

2. **过敏性鼻炎** 过敏性鼻炎具阵发性发作和消失的特点。表现为鼻孔奇痒、连续打喷嚏及排大量水样涕，鼻涕中可找到较多的嗜酸性粒细胞。本症常反复缓解和发作。

3. **过敏性皮炎** 幼儿期表现为面部湿疹，具有遗传倾向。成人主要为四肢屈面、肘窝和腘窝等部位的湿疹及苔藓样变，好发于冬季，且多年迁延不愈；病情发展可波及全身，甚至累及颜面部。

近年来，肺螨病的病例报道不断，该病多为吸入尘螨而致肺部感染。

四、诊断

尘螨性过敏往往有典型的病史。通过详细询问病史，包括个人过敏史、家族史，特别是发病季节情况、生活环境及典型征候等，即不难做出初步诊断；采用免疫学方法，可进行必要的辅助诊断；对肺螨病还可从痰中查见尘螨。

1. **皮内试验（ID）** 一般采用 1：10 000 或 1：100 000 的尘螨浸液做皮内试验，即在前臂屈侧注入 0.03ml 浸液，15～20min 后观察结果。凡丘疹超过原皮丘大小 50% 的，即为阳性。

2. **皮肤挑刺试验** 由于 ID 对皮肤刺激较大，易致假阳性，故近来采用 1：100 尘螨浸液做皮肤挑刺试验。具体方法是用针筒吸取 1：100 尘螨浸液 0.01ml 滴在前臂屈侧皮肤表面，以注射针头穿过液滴将皮肤轻轻挑起，以刺破表皮但又不出血为度。另用生理盐水在其上方 5cm 处做一空白对照，15～20min 后观察结果。丘疹直径超过 5mm 的，且空白对照无反应者，即视为阳性。

3. **黏膜激发试验** 用生理盐水将 1：100 尘螨浸液稀释成 1：1000、1：10 000 或 1：100 000，令患者仰面 45°，分别用生理盐水和 1：100 000 尘螨浸液滴入左右鼻腔下鼻甲黏膜，每次 1～2 滴；10～20min 后，试验侧出现流涕、鼻塞或打喷嚏等，而对照侧无反应者，即为阳性。

4. **ELISA** 凡吸入型哮喘、过敏性鼻炎患者，血清内 IgE 升高，有时甚至可为正常值的 2～5 倍。所以，采用 ELISA 检测患者血清中的特异性 IgE，对尘螨性过敏具有辅助诊断价值。

五、流行与防治

尘螨分布广泛，粉尘螨主要在面粉厂的口袋车间、棉纺厂的清花车间和食品仓库等场所的地面，屋尘螨孳生于卧室、理发室及枕头、被褥、不常洗涤的毛衣和棉衣上。尘螨性过敏呈世界性分布，其中以哮喘的危害最为严重。上海对哮喘患者做皮内试验，对尘螨浸液产生阳性反应的高达 85%～90%。儿童发病率高于成人，婴儿湿疹尤为多见；发病率有随年龄增长而降低的现象。尘螨性哮喘好发于春秋天，尤以秋季为甚，但少数病例可常年发生。

清除尘螨、减少过敏原是预防尘螨过敏性疾病发生的重要措施。低水平的过敏原环境对过敏者非常有益（室内每克屋尘中的尘螨数量最好不超过 10 只）。方法有：保持室内通风、干燥和清洁，勤洗衣服、床单和枕巾，清除尘螨及其代谢产物，并尽量避免暴露于有尘螨过敏原的环境，是预防尘螨性过敏的重要措施。使用高效但对人体无毒的杀螨剂，如尼帕净、灭螨磷、苯甲酸苄酯等，能有效杀灭尘螨。

治疗主要用尘螨浸液注射作脱敏疗法，从小剂量开始，多次注射，逐渐增加浓度，使机体产生免疫耐受性，从而减轻症状，控制发作。发作时也可用抗过敏药物及其他药物进行对症处理和治疗。

第六节 革 螨

革螨（gamasid mite）又称腐食螨，是一很大的类群，可叮咬吸血，引起革螨性皮炎。

一、形态

革螨体长一般为 0.2～1mm，大的可达 3mm。体呈卵圆形或椭圆形，少数呈圆形；体色呈黄色、黄褐色、褐色或鲜红色、淡红色，因虫种及其吸血程度而异。虫体分为颚体和躯体两部分（图 46-8）。颚体构造复杂，主要包括颚基、1 对杆状螯肢、1 对须肢，雄性螯肢演变为导精趾。革螨足 I 跗节背面亚端部有一跗感器，相当于蜱的哈氏器，为化学感受器，能感受氨、乙酸及驱避剂刺激。虫体背腹扁平，体表有许多刚毛，背盾板完整或分块；气门位于足基节 III 与 IV 之间的外侧，气门沟长，通常向前延伸至足基节 II。多数虫种躯体腹面近前缘有胸叉。雌虫腹面骨板分为多块，包括胸板、生殖板、腹板、肛板及足后板等；但有些虫种愈合成为生殖腹板或肛腹板。雄虫往往为全腹板，或分为 2 块。生殖孔位于胸板前缘。

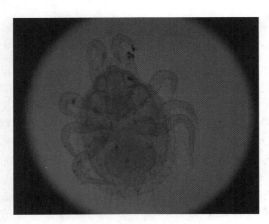

图 46-8 革螨（雌）

二、生活史

革螨的生活史包括卵、幼虫、第一若虫、第二若虫及成虫 5 期。革螨有卵生的、卵胎生的；也有直接产幼虫或第一若虫的；还有些种类可孤雌生殖。完成 1 代发育过程一般需 1～2 周。

根据生活方式，革螨可分为自主生活型和寄生生活型，后者为数较少。根据寄生部位，革螨有体表寄生型和体内寄生型；体表寄生型寄生于宿主体表，可引起皮炎并传播病原体；体内寄生型又称腔道寄生型，主要寄生于宿主的鼻腔、呼吸道、外耳道及肺部等。根据寄生时间久暂，体外寄生的革螨又可分为两个类型：①巢栖型，整个发育和繁殖过程都在宿主巢穴中进行，仅在吸血时才与宿主直接接触，对宿主无严格的选择性，如血革螨属、禽刺螨属及皮刺螨属等。②毛栖型，长期寄生在宿主体上，较少离开宿主，对宿主有较严格的选择性；离开宿主时，可在巢穴里生活，如赫刺螨属及厉螨属等。

革螨寄生的宿主十分广泛，包括啮齿类、爬虫类、小型食肉类动物及鸟类等，也可侵袭人。若虫、成虫均吸血，且可反复多次吸血。通常巢栖型的吸血量较大，耐饥力较强；毛栖型的吸血量较小，耐饥力也较差。有时革螨还吸组织液或淋巴液。

三、与疾病的关系

1. 致皮肤损害 革螨刺吸人血可致革螨皮炎，局部出现红色丘疹，奇痒，重者可出现荨麻疹。

2. 传播疾病 革螨可传播肾综合征出血热、森林脑炎、淋巴细胞脉络膜丛脑膜炎、立克次体痘、Q 热、北亚蜱媒斑点热、土拉伦菌病及圣路易脑炎等多种传染病。

四、诊断

如疑似革螨性皮炎或由革螨传播的疾患，可就地从鼠窝、巢穴等革螨孳生地取标本鉴定，以确定致病或传病的革螨种类。

五、防治

防治原则有：①环境防治，保持室内清洁，清理鼠洞、鸡窝、鸽巢。传病的革螨大多是寄生于鼠体或栖息鼠洞中的种类，故灭鼠是防治革螨的重要措施。②化学防治，有机磷杀虫剂的杀螨效果较佳。定期地面药物喷洒，动物饲养房和鼠洞内可用敌敌畏熏蒸，灭螨效果良好。③个人防护，可能接触革螨的工作人员，应穿"五紧服"，裸露部位涂抹驱避剂，如邻苯二甲酸二甲酯、避蚊胺（DETA）等。

（刘 希）

第四十七章　寄生虫学实验诊断技术

第一节　病原学诊断技术

病原学检查结果是寄生虫病诊断至关重要的证据，在寄生虫感染过程中，寄生虫的不同发育阶段可出现在宿主的排泄物、分泌物、血液、组织与组织液中。通过排泄物、分泌物、血液、组织或组织液等的检查查到寄生虫的某一发育虫期，诊断即可成立。

一、粪便检查

粪便检查是诊断寄生虫病常用的病原学检测方法。有些寄生于人体的蠕虫和原虫在生活史的某一时期可随宿主粪便排出体外。为了获得准确的结果，送检标本必须新鲜，送检时间一般不宜超过24h。如果检查肠内原虫滋养体，最好立即检查，或暂时保存在35～37℃条件下待查。盛粪便的容器须洁净、干燥；粪便中不可混入尿液和其他污染物，以免影响检查结果。具体方法如下。

（一）生理盐水直接涂片法

生理盐水直接涂片法（direct smear method）为最常见的粪检方法。本法适用于检查蠕虫卵（蛲虫卵除外）、原虫滋养体。此方法虽简便，但由于取材较少，检出率较低，若连续涂片3张，可提高检出率。粪便用生理盐水稀释，病原体在等渗环境下可保持原有形态和活力，便于观察。

原理：通过生理盐水的涂抹稀释作用，粪便标本分散在涂片中，这样既不妨碍透光作用，又能暴露病原体的形态结构，便于在镜检中识别，且较快出结果。

1. 蠕虫卵检查　　在洁净的载玻片中央滴一滴生理盐水，用竹签挑取绿豆大小的粪便，在生理盐水中涂抹均匀；涂片的厚度以载玻片置于报纸上能透过涂片粪膜隐约辨认其上的字迹为宜。一般在低倍镜下检查，如发现可疑虫卵转用高倍镜观察，观察时需加盖玻片，以免污染镜头。还应注意虫卵与粪便中一些异物的鉴别，如花粉、植物纤维、巨噬细胞、多形核细胞、脂肪等。虫卵具有一定的形状、大小、颜色和结构。

2. 原虫检查

（1）滋养体检查　　涂片方法同蠕虫卵检查。粪便应在排出后立即送检。取有脓血及黏液部分涂片，并注意保温，以便观察滋养体的活动。

（2）包囊碘液染色检查　　用于原虫包囊检查。碘液染色后可显示原虫包囊的核、拟染色体、糖原泡等形态。此法简便、经济且应用广泛，但不便使用油镜观察细微结构，且当包囊太小或包囊发育成熟后，囊内细胞核变多、变小，拟染色体及糖原泡消失后，不易鉴别虫种。

用碘液代替生理盐水滴加于洁净的载玻片上，挑取米粒大小的粪便置于碘液中，调匀涂片，加盖玻片。若需同时检查滋养体，可在同一玻片的另一侧滴一滴生理盐水，同上法涂抹粪便标本，再加盖玻片。这样可在加生理盐水的一侧查活滋养体，而加碘液的另一侧查包囊。染色后包囊呈黄色或浅棕色，糖原泡为棕红色，囊壁、核仁和拟染色体不着色。注意碘液的量不宜太多、太浓，否则着色过深，粪便凝成团块，包囊折光降低，结构不易看清，不利于观察（图47-1）。

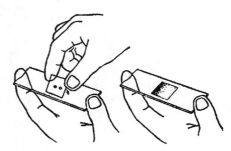

图 47-1　原虫包囊碘液染色操作方法

碘液配方：碘化钾 4g，溶于 100ml 蒸馏水中，再加入碘 2g，溶解后贮于棕色瓶中。

（3）隐孢子虫卵囊染色检查（金胺 - 酚 - 改良抗酸染色法）

1）试剂配制：①A液，金胺0.1g，苯酚5.0g，蒸馏水100ml；②B液，盐酸3ml，95%乙醇100ml；③C液，高锰酸钾0.5g，蒸馏水100ml；④D液，酸性复红4.0g，95%乙醇20ml，苯酚8ml，蒸馏水100ml；⑤E液，浓硫酸10ml缓缓加入90ml蒸馏水中，边加边摇；⑥F液，孔雀绿0.2g溶于100ml蒸馏水中。

2）染色过程：先将粪便标本在洁净的载玻片上涂成薄膜，自然干燥后用甲醇固定5min。滴加A液于粪膜上10～15min后水洗，滴加B液1min后水洗，再滴C液1min后水洗，待干；随后滴加D液于标本片上，5～10min后水洗，加E液1～10min后水洗，加F液1min后水洗，待干；置显微镜（油镜）下观察。

3）染色结果：染色后隐孢子虫卵囊呈玫瑰红色，圆形或椭圆形，背景蓝绿色。

（二）浓聚法（concentration method）

1. 沉淀法（sedimentation method）原理   此法利用原虫包囊和蠕虫卵的密度大可沉积于水底的特点提高检出率，但对密度较小的钩虫卵和某些原虫包囊则效果较差。

（1）重力沉淀法（自然沉淀法）   取粪便20～30g，加水成混悬液，经金属筛（40～60孔）或2～3层湿纱布过滤，再加清水冲洗残渣；过滤后粪液在容器中静置25min，倒去上层液，重新加满清水，以后每隔15～20min换1次水，如此重复换水3～4次，直至上层液澄清为止。最后倒去上层液，取沉渣做涂片镜检。如检查包囊，换水间隔时间宜延长至约6h。如检查血吸虫卵，沉淀时间不宜过长，以免卵内毛蚴孵化（图47-2）。

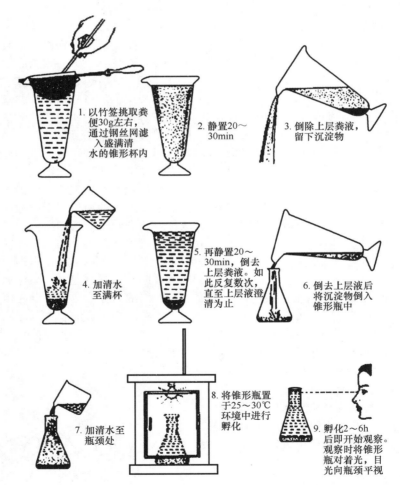

1. 以竹签挑取粪便30g左右，通过钢丝网滤入盛满清水的锥形杯内
2. 静置20～30min
3. 倒除上层粪液，留下沉淀物
4. 加清水至满杯
5. 再静置20～30min，倒去上层粪液。如此反复数次，直至上层液澄清为止
6. 倒去上层液后将沉淀物倒入锥形瓶中
7. 加清水至瓶颈处
8. 将锥形瓶置于25～30℃环境中进行孵化
9. 孵化2～6h后即开始观察。观察时将锥形瓶对着光，目光向瓶颈平视

图47-2　粪便沉淀及毛蚴孵化法

（2）离心沉淀法（centrifuge sedimentation）将上述滤去粗渣的粪液离心（1500～2000r/min）1～2min，倒去上层液，注入清水，再离心沉淀，如此反复沉淀3～4次，直至上层液澄清为止，最后倒去上层液，取沉渣镜检。

（3）汞碘醛离心沉淀法（merthiolate-iodine-formaldehyde centrifugation sedimentation method，MIFC）   此法可浓集、固定和染色，适用于原虫

包囊、滋养体及蠕虫卵和幼虫检查。取粪便 1g，加适量（约 10ml）汞碘醛液，充分调匀，用 2 层脱脂纱布过滤，再加入乙醚 4ml，摇 2min，离心（2000r/min）1～2min，即分成乙醚、粪渣、汞碘醛及沉淀物 4 层。吸弃上面 3 层，取沉渣镜检。

汞碘醛配制方法：①汞醛（MF）液，1/1000 硫柳汞酊 200ml，甲醛（40%）25ml，甘油 50ml，蒸馏水 200ml；②鲁氏碘液，碘 5g，碘化钾 10g，蒸馏水 100ml。

检查时取汞醛液 2.35ml 及 5% 鲁氏碘液 0.15ml 混合备用。但混合液在 8h 后即变质，不应再用；碘液也不宜于 1 周后再用。

（4）醛醚沉淀法（formalin-ether sedimentation）置 1～2g 粪便于小容器内，加水 10～20ml 调匀，将粪便混悬液经 2 层纱布（或 100 目金属筛网）过滤，离心（2000r/min）2min；倒去上层粪液，保留沉渣，加水 10ml 混匀，离心 2min；倒去上层液，加 10% 甲醛 7ml；5min 后加乙醚 3ml，塞紧管口并充分摇匀，取下管口塞，离心 2min，即可见管内自

下而上分为 4 层；取管底沉渣涂片镜检。如检查原虫包囊，可加鲁氏碘液染色，加盖片镜检。

此法不仅浓集效果好，而且不损伤包囊和虫卵的形态，易于观察和鉴定。对于含脂肪较多的粪便，此法效果优于硫酸锌浮聚法。但对布氏嗜碘阿米巴包囊、贾第虫包囊及微小膜壳绦虫卵等的检查效果较差。

2. 浮聚法（flotation method）原理 利用密度较大的液体，使原虫包囊或蠕虫卵上浮，集中于液体表面。常用的浮聚法有以下 3 种。

（1）饱和盐水浮聚法（brine flotation）此法用于检查钩虫卵效果最好，也可用于检查其他线虫卵和微小膜壳绦虫卵；但不适于检查吸虫卵和原虫包囊。用竹签取黄豆粒大小的粪便置于浮聚瓶（高 3.5cm，直径约 2cm 的圆形直筒瓶）中，加入少量饱和盐水调匀，再慢慢加入饱和盐水至液面略高于瓶口，以不溢出为止。此时在瓶口覆盖一载玻片，静置 15min 后，将载玻片提起并迅速翻转，镜检（图 47-3）。

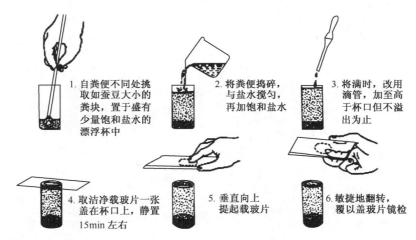

1. 自粪便不同处挑取如蚕豆大小的粪块，置于盛有少量饱和盐水的漂浮杯中
2. 将粪便捣碎，与盐水搅匀，再加饱和盐水
3. 将满时，改用滴管，加至高于杯口但不溢出为止
4. 取洁净载玻片一张盖在杯口上，静置 15min 左右
5. 垂直向上提起载玻片
6. 敏捷地翻转，覆以盖玻片镜检

图 47-3 饱和盐水浮聚法

饱和盐水配制：将食盐徐徐加入盛有沸水的容器内，不断搅动，直至食盐不再溶解为止。

（2）硫酸锌浮聚法（zinc sulfate centrifuge flotation）
1）原理：利用包囊的密度小于硫酸锌液的密度，经离心后集中于液体表面。
2）材料准备：离心管，普通离心机，33% 硫酸锌，载玻片。
3）操作方法：取粪便 1g，加清水 10ml 充分搅匀，经两层纱布滤入离心管内，2000～2500r/min 离心沉淀 1min。弃尽上液，加 33% 硫酸锌液（相对密度 1.18）1～2ml，调匀后再加此液至距管口 0.5～1cm 处，以 2000r/min 离心 1min，不要移动或振动离心管，垂直放置离心管。用金属圈轻轻钩取表面液膜 2～3 次，置于载玻片上立即镜检，若检查原

虫或包囊则应加盖玻片及碘液镜检。
4）注意事项：①离心沉淀后，应让离心机自然停止；②加硫酸锌液前要将管内上层残液尽量倒尽；③用金属圈蘸取液膜时轻轻接触液面，不可搅动液面；④离心后应立即取样检查，若放置时间超过 1h，包囊和吸虫卵会变形下沉，影响检查结果。

硫酸锌溶液配制：硫酸锌 40g，加水 100ml，充分溶解，用比重计测量，如高于 1.18，则加水，务必矫正至相对密度为 1.18 的硫酸锌液（33% 的溶液）。

（3）蔗糖溶液离心浮聚法（flotation method with sucrose solution）此法适用于检查粪便中隐孢子虫的卵囊。取粪便约 5g，加水 15～20ml，以 260 目尼龙袋或 4 层纱布过滤。取滤液离心 5～10min，吸弃上清液，加蔗糖溶液（蔗糖 500g，蒸

馏水 320ml，苯酚 6.5ml）再离心，然后如同饱和盐水浮聚法，取其表面液镜检（高倍镜或油镜）。卵囊透明无色，囊壁光滑，内含一小暗点和呈蛋黄色的子孢子。隐孢子虫的卵囊在漂浮液中浮力较大，常紧贴于盖玻片之下，由于 1h 后卵囊脱水变形不易辨认，故应立即镜检。也可用饱和硫酸锌溶液或饱和盐水替代蔗糖溶液。常见蠕虫卵、原虫包囊的相对密度见表47-1。

表 47-1 常见蠕虫卵、原虫包囊的相对密度

虫卵或包囊	相对密度	虫卵或包囊	相对密度
华支睾吸虫卵	1.170 ～ 1.190	蛲虫卵	1.105 ～ 1.115
姜片吸虫卵	1.190	受精蛔虫卵	1.110 ～ 1.130
肝片形吸虫卵	1.200	未受精蛔虫卵	1.210 ～ 1.230
日本血吸虫卵	1.200	毛圆线虫卵	1.115 ～ 1.130
带绦虫卵	1.140	溶组织内阿米巴包囊	1.060 ～ 1.070
微小膜壳绦虫卵	1.050	结肠内阿米巴包囊	1.070
钩虫卵	1.055 ～ 1.080	微小内蜒阿米巴包囊	1.065 ～ 1.070
鞭虫卵	1.150	蓝氏贾第鞭毛虫包囊	1.040 ～ 1.060

（三）毛蚴孵化法（miracidium hatching method）

1. 原理 血吸虫病患者的粪便中虫卵较少，直接涂片法不易检出。此法依据血吸虫卵内毛蚴在适宜温度的清水（温度 25 ～ 28℃，pH7.5 ～ 8.0）中短时间内孵出并接近水面做直线运动的特征而设计的方法。毛蚴孵化法还最常与自然沉淀法或尼龙筛集卵法联合用于血吸虫感染的诊断，经集卵后再行毛蚴孵化使之检出率较一般方法显著提高。

2. 器材准备 自然沉淀法或尼龙筛集卵法所需器材，孵化瓶器材（孵化瓶或锥形瓶、pH7.4 的无氯清水、带光源的恒温箱、放大镜、玻璃吸管、观察毛蚴日光光源）。

3. 操作方法 将自然沉淀法或尼龙筛集卵法收集的粪便沉渣，倒入孵化瓶内，加调试好 pH 的清水（pH7.5 ～ 8.0）置于瓶颈处，然后将孵化瓶移放在 25 ～ 28℃、有光照的条件下孵化毛蚴。孵育 4 ～ 6h 后取出检查毛蚴，若为阴性，继续孵化，于 24h 内每隔 4 ～ 6h 观察一次，仍为阴性，则报告为阴性。检查时面向光源，将孵化瓶移置黑色背景下，用肉眼或扩大镜观察，双目平视，注意在接近水面 1cm 水域处寻找快速运动的小白点，如针尖大小、菱形、乳白色、半透明，同时仔细观察这些小白点的运动特点（直线游动，碰壁迅速拐弯，即毛蚴）。但应特别注意与水中其他原生动物（如草履虫）相鉴别。若肉眼观察

鉴别困难，可用吸管吸出运动的小白点，置于载玻片上，用低倍镜进行鉴别，其基本形态特征是：梨形，体表有纤毛。如未发现毛蚴，可将孵化瓶中粪渣经 260 目过筛浓集，用吸管吸取粪渣涂片在镜下寻找虫卵，这样做可显著提高检出率（图 47-2）。

（四）肛门拭子检查法

肛门拭子检查法（anal swab）适用于在肛周产卵（蛲虫），或常在肛门附近发现虫卵（带绦虫）的虫卵检查。

1. 透明胶纸法（cellophane tape）

（1）原理 蛲虫雌成虫在患者肛周及会阴部皮肤上产卵，带绦虫孕节从肛门排出或主动爬出时，节片被挤破使虫卵黏附于患者肛周皮肤上，故利用胶纸粘取虫卵进行检查。

（2）材料准备 宽 2cm 透明胶纸带，载玻片，特种铅笔，显微镜。

（3）操作方法 ①将宽 2cm 的透明胶纸剪成长约 6cm 的小段；②将一端向胶面折叠约 0.5cm，再贴在干净的载玻片上；③将玻片一端写受检者姓名、编号等；④检查时，将胶纸揭下，用胶面粘贴肛门周围皮肤，然后将胶面平铺于载玻片上，在低倍镜下检查。

（4）注意事项 ①清晨起床后，在未排便之前检查；②胶纸与玻片之间有许多气泡时，镜检前可揭起胶纸，滴少量生理盐水后将胶纸平铺再镜检。

2. 棉签拭子法

（1）原理 湿棉签对肛周虫卵有黏附作用。

（2）材料准备 生理盐水，棉签，玻璃离心管，吸管，离心机。

（3）操作方法 先将棉签用生理盐水浸透，挤去过多的水分，在受检者肛周和会阴部皮肤拭擦，将此棉签放入盛有清水的离心管中，充分搅动，取出棉签，经离心沉淀（1500r/min，离心 2min）后倒去离心管中的上清液，吸沉渣镜检。也可将擦拭肛周的棉签放入盛有饱和盐水的试管或青霉素小瓶中，充分搅动，将虫卵洗入盐水中，迅速提起棉签，在试管内壁挤去盐水后弃之。再加饱和盐水至管口，并按饱和盐水浮聚法操作检查。该法与透明胶带法相比，检出率相近。

（五）钩蚴培养法（hatchingtest for hookworm larvae）

1. 原理 创造钩虫卵发育为钩蚴的条件，使钩虫卵的毛蚴在适宜条件下可在短时间内孵出，并利用钩蚴向湿性的特点浓集钩蚴。

2. 材料准备 滤纸条，竹签，1cm×10cm 试管，铅笔，冷开水，放大镜，培养箱。

3. 操作方法 取 1cm×10cm 试管一支加入

冷开水约 1ml，将滤纸剪成与试管等宽但较试管稍短的"T"形纸条，横条部分用铅笔写受检者姓名及编号，取蚕豆大小粪便，均匀涂在滤纸竖条上 2/3 部分，将纸条插入试管，下端浸入水中（注意勿使粪便混入水中），加塞置于 20 ～ 30℃ 条件下培养。培养过程中每天用滴管沿管壁滴入冷开水，以补充管内蒸发掉的水分，加水时勿冲在粪膜上。5 天后用肉眼或放大镜检查试管底水中有无钩蚴。钩蚴虫体透明，做蛇形活动。如为阴性，应继续培养至第 7 天；如气温太低，可将培养管放入温水（30℃左右）中数分钟后，再行观察。如需做虫种鉴定，可吸取培养管底部的沉淀物滴于载玻片上镜下观察。

此法是检查钩虫感染的有效方法，根据幼虫形态，可知寄生的钩虫种类，为研究药物对各种钩虫的驱虫效果和虫种分布提供了方便，如用定量粪便作培养，计数孵出的幼虫数目，可代替虫卵计数，测定感染度。

此法简单，且不需要使用显微镜，阳性率可比粪便直接涂片法高 7.2 倍，故适于做大规模的现场调查。但整个过程需时 5 天以上，气温低时要保温，且每天加水，手续较烦琐（图 47-4）。

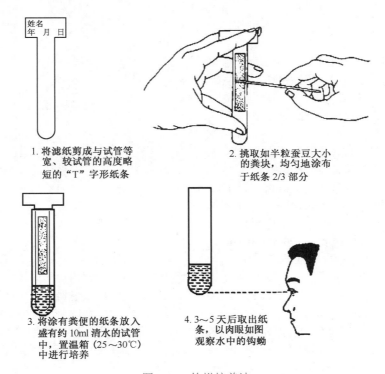

1. 将滤纸剪成与试管等宽、较试管的高度略短的"T"字形纸条

2. 挑取如半粒蚕豆大小的粪块，均匀地涂布于纸条 2/3 部分

3. 将涂有粪便的纸条放入盛有约 10ml 清水的试管中，置温箱（25～30℃）中进行培养

4. 3～5 天后取出纸条，以肉眼如图观察水中的钩蚴

图 47-4　钩蚴培养法

（六）虫卵计数法

虫卵计数法（egg counting）可用于估计人体内寄生虫的感染度，常用司徒尔（Stoll）氏法，即司氏稀释虫卵计数法。用特制的锥形瓶（或普通锥形瓶），容量为 65ml 左右，在锥形瓶的颈部相当于 56ml、60ml 处有两个刻度。先把 0.1ml/L NaOH 溶液倒入瓶内至 56ml 处，再慢慢地加入粪便，到液面上升到 60ml 处，然后放进玻璃珠 10 余颗，用橡胶塞塞紧瓶口，充分摇动，使其成为十分均匀的混悬液。计数时充分摇匀，用有刻度的小吸管吸取 0.075ml 或 0.15ml 粪液置于载玻片上，加盖片，在低倍镜下计数全片的虫卵数，乘以 200（取样 0.075ml）或 100（取样 0.15ml）即得每克粪便虫卵数。由于粪便的性状对估算结果有明显的影响，因此不成形粪便中的虫卵数应再乘粪便性状系数，即半成形粪便 ×1.5，软湿形粪便 ×2.0，粥状粪便 ×3.0，水泻粪便 ×4.0（图 47-5）。

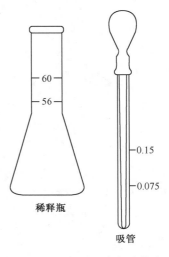

稀释瓶

吸管

图 47-5　司氏稀释虫卵计数法

$$雌虫数 = \frac{每克粪便含卵数 \times 24h粪便克数}{已知雌虫每天排卵总数}$$

$$成虫总数 = 雌虫总数 \times 2.0$$

（七）定量透明法

定量透明法适用于各种粪便内蠕虫卵的检查及计数。此法是应用改良聚苯乙烯作定量板，故又称改良加藤法（modified Kato's thick smear）。

1. 原理　利用粪便定量或定性厚涂片，以增加视野中虫卵数，可做虫卵定量检查。经甘油和孔雀绿处理，使粪膜透明，粪渣与虫卵产生鲜明的对比，便于光线透过和镜检。

2. 优缺点　①优点：操作过程中虫卵不会散失，虫卵一目了然，因此易计数，可做虫卵定量检查。②缺点：粪膜透明的时间较难掌握，如粪膜厚、透明时间短，虫卵难以发现；如透明时间过长则虫卵变形，也不易辨认。透明时间宜控制在 30min 以内。本方法适于蠕虫卵的检查。过硬和过稀的粪便不宜使用本法。

3. 材料准备　聚丙乙烯定量板（大小为 40mm×30mm×1.37mm，模孔为 8mm×4mm）及刮棒；100 目尼龙或金属筛网片（约 4cm×4cm）；亲水玻璃纸条（5cm×2.6cm）浸泡于甘油孔雀绿溶液（3% 孔雀绿水溶液 1cm，加甘油和水各 100ml）中 24h，至玻璃纸呈现绿色。压板，载玻璃纸准备。

4. 操作方法　①将筛网覆盖在粪标本上，刮取从筛孔挤溢出的粪便；②将定量板紧贴于载玻片上，把刮棒上取得的粪便填满模孔，刮去多余部分，掀起定量板，在粪样上覆盖含孔雀绿甘油的玻璃纸条，展平后用压板加压，粪样即可在玻璃纸和玻片之间铺成椭圆形（20mm×25mm）；③在 30 ～ 37℃ 温箱中透明约 0.5h 后镜检并作虫卵计数；④每克粪便虫卵数（egg per gram，EPG）为每板虫卵总数乘以 24，再乘以粪便性状系数（图 47-6）。

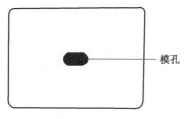

图 47-6　定量板

5. 注意事项　①粪膜要均匀铺开，不宜过厚。②透明时间要适度（尤对钩虫卵检查，透明时间宜短，不要超过 30min）。若粪膜过厚、透明时间短，虫卵难以发现；若透明时间过长，虫卵则变形，也不易辨认；或因虫卵透明而镜检时易漏检。③在定量应用中，为提高检出率，要求每一样标本做 3 张加藤片。

（八）淘虫检查法

为了考核驱虫效果，常需从粪便中淘取驱除的虫体进行鉴定与计数。取患者服药后 24 ～ 72h 的全部粪便，加水搅拌，用筛（40 目）或纱布滤出粪渣，经水反复冲洗后，倒在盛有清水的大型玻皿内。检查混杂在粪渣中的虫体时，应在玻皿下衬以黑纸。常见蠕虫每条雌虫每日排卵数见表 47-2。

表 47-2　各种蠕虫每条雌虫每日排卵数

虫名	产卵数/（日/条）（平均数）	虫名	产卵数/（日/条）（平均数）
华支睾吸虫	1 600 ～ 4 000（2 400）	牛带绦虫	97 000 ～ 124 000 个/孕节
姜片吸虫	15 000 ～ 48 000（25 000）	十二指肠钩虫	10 000 ～ 30 000（24 000）
卫氏并殖吸虫	10 000 ～ 20 000	美洲钩虫	5 000 ～ 10 000（9 000）
日本血吸虫	1 000 ～ 3 500	蛔虫	234 000 ～ 245 000（240 000）
猪带绦虫	30 000 ～ 50 000 个/孕节	鞭虫	1 000 ～ 7 000（2 000）

（九）带绦虫孕节检查法

绦虫节片用清水洗净，置于两张玻片之间，轻轻压平，对光观察内部结构，并根据子宫分支情况鉴定虫种。也可用注射器从孕节后端正中部插入子宫内徐徐注射碳素墨水或卡红，待子宫分支显现后计数。

卡红染液配制：钾明矾饱和液 100ml，卡红 3g，冰醋酸 10ml。混合液置于 37℃ 温箱内过夜，过滤后即可应用。

二、血液检查

血液检查是疟疾和丝虫病诊断的基本方法，也可用于检查杜氏利什曼原虫无鞭毛体、弓形虫滋养体等。涂制血膜用的载玻片用前需经洗涤液处理，再用自来水或蒸馏水冲洗，在 95% 乙醇中浸泡，擦干或烤干后使用。采血针用前必须消毒或用一次性针头，一人一针以免交叉感染。

（一）厚、薄血膜法查疟原虫

1. 原理　疟原虫寄生于红细胞，经制片、染色后，在显微镜下可鉴别疟原虫的虫种和虫期。

2. 试剂与器材　75% 酒精棉球、采血针、载玻片、甲醇、pH7.0 ～ 7.2 PBS 缓冲液、吉姆萨染液（或瑞氏染液）、显微镜等。

3. 操作方法

（1）采血　①采血时间：在普查时，一般无法考虑采血时间。在临床上，对现症患者一般可随时采血，但为了提高检出率，就应当考虑采血的适当时间。对典型发作的间日疟及三日疟患者，应选择发作后数小时至十余小时采血为好。此时疟原虫发育至环状体乃至大滋养体，虫体大，疟色素已形成，受染红细胞也出现变化，有利于疟原虫的检出。恶性疟原虫大滋养体和裂殖体是在皮下、脂肪和内脏微血管中发育的，通常在外周血液中不易查到，配子体在环状体出现1周后方能见于外周血液，故在发作时采血。②采血部位：从患者耳垂或指尖（以左手无名指为宜）取血，婴儿通常从大拇趾第二趾骨腹面针刺采血。③采血方法：用75%酒精棉球消毒取血部位皮肤，待干后用左手拇指和食指捏住采血部位，右手持针迅速刺入皮肤，待血液流出或轻轻挤出血滴，供制作涂片用，采血完毕用干棉球轻压伤口止血。

（2）制片　①薄血膜的制作：取1滴血于1张洁净的载玻片上，用左手拇指和中指夹持其两端，再选1张边缘平整、光滑的载玻片作推片，将推片的边缘中点与血滴接触，并与载玻片呈30°～45°夹角，待血滴沿推片边缘向两侧展开后，立即由右向左迅速推成薄血膜。理想的薄血膜要求红细胞均匀地铺成一层，无裂痕，其末端凸出呈舌尖形。注意：推片时用力和速度要均匀，不能中途停顿或重复推片，以免造成血膜断裂或厚薄不匀。如取血量多，夹角宜小；取血量小，则夹角可大些。②厚血膜的制作：用推片的一角接触刺血点上的血滴，取血2滴，置载玻片上，并从里向外作旋转涂布，使成直径为0.8cm大小的圆形血膜，厚薄要均匀，然后平置桌上，待自然干燥。③薄厚血膜同制作：用目测法将载玻片从右到左等分成6格，厚血膜涂在第3格中央，薄血膜涂在第4格前缘至第6格中部，第1、2格可用于贴标签，制作厚、薄血膜方法同上（图47-7）。

4. 固定与染色　血片必须充分晾干，否则染色时容易脱落。用小玻棒蘸甲醇或无水乙醇在薄血膜上轻轻抹过以固定血膜。如薄厚血膜在同一玻片上，切勿将固定液带到厚血膜上，因厚血膜固定之前必须进行溶血。可用滴管滴水于厚血膜上，待血膜呈灰白色时，将水倒去，晾干。在稀释各种染液和冲洗血膜时，如用缓冲液则染色效果更佳。

缓冲液的配制如下。1/15mol/L磷酸氢二钠液：无水磷酸氢二钠（Na_2HPO_4）9.464g，蒸馏水1000ml。1/15mol/L磷酸二氢钾液：磷酸二氢钾（KH_2PO_4）9.073g，蒸馏水1000ml。使用时将上述原液按表47-3配制成不同的pH缓冲液，染色时临时配成pH7.0～7.2的缓冲液。

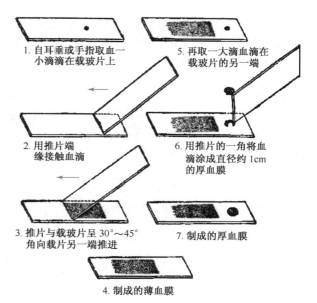

1. 自耳垂或手指取血一小滴滴在载玻片上
2. 用推片端缘接触血滴
3. 推片与载玻片呈30°～45°角向载玻片另一端推进
4. 制成的薄血膜
5. 再取一大滴血滴在载玻片的另一端
6. 用推片的一角将血滴涂成直径约1cm的厚血膜
7. 制成的厚血膜

图47-7　薄厚血膜制作步骤

表47-3　缓冲液配制

pH	1/15mol/L KH_2PO_4/ml	1/15mol/L Na_2HPO_4/ml	蒸馏水/ml
6.8	4.9	5.1	90.0
7.0	6.3	3.7	90.0
7.2	7.3	2.7	90.0

常用的染色剂有吉姆萨染剂（Giemsa's stain）和瑞氏染剂（Wright's stain）。

（1）吉姆萨染色法　此法染色效果稳定，血膜褪色较慢，保存时间较久，但染色耗时较长。

1）染液配制：吉姆萨染剂粉1g，甲醇50ml，纯甘油50ml。将吉姆萨染剂粉置于研钵中（最好用玛瑙研钵），加小量甘油充分研磨，加甘油再磨，直至50ml甘油加完为止，倒入棕色玻璃瓶中。然后分几次用少量甲醇冲洗研钵中的甘油染粉，倒入玻璃瓶，直至50ml甲醇用完为止，塞紧瓶塞，充分摇匀，置65℃温箱内24h或室温内1周后过滤。

2）染色方法：用pH7.0～7.2的缓冲液，将吉姆萨染液稀释；比例为15～20份缓冲液加1份吉姆萨染液。用蜡笔画出染色范围，将稀释的吉姆萨染液滴于已固定的薄厚血膜上，染色半小时（室温），再用上述缓冲液冲洗。血片晾干后镜检。

（2）瑞氏染色法　此法操作简便，适用于临床诊断，但甲醇蒸发甚快，掌握不恰当时易在血片上发生染液沉淀，并较易褪色，保存时间不长，多用于临时性检验。

1）染液配制：瑞氏染剂粉0.1～0.5g，甲醇97ml，甘油3ml。将瑞氏染剂加入甘油中充分研磨，然后加入少量甲醇，研磨后倒入瓶内，再分几次用甲醇冲洗研钵中的甘油溶液，倒入瓶内，直至用完为止，摇匀，24h后过滤待用。一般1～2周后再过滤。

2）染色方法：瑞氏染液含甲醇，薄血膜不需先固定；而厚血膜则需先经溶血，待血膜干后才能染色。染色前先将溶过血的厚血膜和薄血膜一起用蜡笔画好染色范围，以防滴加染液时四溢。滴染液使覆盖全部厚薄血膜上，30s～1min后用滴管加等量的蒸馏水，轻轻摇动载玻片，使蒸馏水和染液混合均匀，此时出现一层灿铜色浮膜（染色），3～5min后用水缓慢地从玻片一端冲洗（注意勿先倒去染液或直对血膜冲洗），晾干后镜检。

（二）厚血膜法查微丝蚴

1. 原理　丝虫微丝蚴周期性地出现在人体外周血中，经制片、染色、镜检可鉴别丝虫微丝蚴的种类。

2. 试剂与器材　75%酒精棉球、采血针、载玻片、pH7.0～7.2 PBS缓冲液、吉姆萨染液、显微镜等。

3. 操作方法　①采血：采血时间应以夜间9时至凌晨2时为宜，采血量多则检获率也高，采血方法与检查疟原虫的相同。②制片：从耳垂或指间取血三大滴（约60μl），滴在干净的载玻片中央，用另一载玻片一角将血液涂成1.5cm×2.5cm长方形或直径1.5～2.0cm的圆形厚血膜，边缘整齐，厚薄应均匀。自然晾干，注意防止落上灰尘或被昆虫舔食。加水溶血，即可镜检。③染色：如需鉴定虫种，血片应经染色后镜检，染色方法有瑞氏染色和吉姆萨染色，具体操作见疟原虫检查。④镜检：溶血后的血片，可直接镜检微丝蚴。在低倍镜下，微丝蚴为细长、无色透明、头端钝圆、尾端尖细的呈不同形状弯曲的虫体，其粗细、大小相似。应与棉纤维区别，棉纤维长短粗细不等，两端呈折断状，内部常有纵形条纹。染色后血片可进一步在高倍镜或油镜下镜检虫体内部特征结构，鉴别虫种。

三、体液检查

（一）痰液

痰液中可能查见肺吸虫卵、溶组织内阿米巴滋养体、细粒棘球蚴的原头蚴、粪类圆线虫幼虫、蛔蚴、钩蚴、尘螨、粉螨及其虫卵等。

1. 肺吸虫卵检查

1）直接涂片法：在洁净载玻片上先加1～2滴生理盐水，挑取痰液少许，最好选带铁锈色的痰，涂成痰膜，加盖玻片镜检。如未发现肺吸虫卵，但见有夏科-雷登晶体，提示可能是肺吸虫患者，多次涂片检查为阴性者，可改用浓集法。

2）浓集法：收集24h痰液，置于玻璃杯中，加入等量10% NaOH溶液，用玻璃棒搅匀，放入37℃温箱内，数小时后痰液消化成稀液状，再分装于数个离心管内，以1500r/min离心5～10min，弃去上清液，取沉渣涂片检查。

2. 溶组织内阿米巴滋养体检查　取新鲜痰液做涂片。天冷时应注意镜台上载玻片保温。高倍镜观察，如为阿米巴滋养体，可见其伸出伪足并做定向运动。

上述其他的蠕虫幼虫及螨类等宜用浓集法检查。

（二）十二指肠液和胆汁

可检查蓝氏贾第鞭毛虫滋养体、华支睾吸虫卵、肝片形吸虫卵和布氏姜片形吸虫卵等；急性阿米巴肝脓肿患者偶在胆汁中发现滋养体。

检查方法：可将十二指肠引流液滴于载玻片上，加盖玻片后直接镜检。为提高检出率，常将引流液加生理盐水稀释搅拌后，分装于离心管内，以2000r/min离心5～10min，吸取沉渣涂片镜检。如引流液过于黏稠，应先加10% NaOH消化后再离心。引流中的贾第虫滋养体常附着在黏液小块上，或虫体聚集成絮片状物。肝片形吸虫卵与姜片形吸虫卵不易鉴别，但前者可出现于胆汁中；而后者只见于十二指肠液中。

（三）尿液检查

取尿液3～5ml，离心（2000r/min）3～5min，取沉渣镜检。但乳糜尿需加等量乙醚，用力振荡，使脂肪溶于乙醚，然后吸去脂肪层，离心，取沉渣镜检。尿液中可查见阴道毛滴虫、丝虫微丝蚴、埃及血吸虫卵等。

（四）鞘膜积液

主要检查班氏微丝蚴。阴囊皮肤经碘酒消毒后，用注射器抽取鞘膜积液做直接涂片检查，也可加适量生理盐水稀释离心，取沉渣镜检。

（五）阴道分泌物

用于检查阴道毛滴虫。

1. 直接涂片法　用消毒棉签在受检查者阴道后穹窿、子宫颈及阴道壁上取分泌物，然后在有1～2滴生理盐水的载玻片上做涂片镜检，可发现活动的虫体。天气寒冷时，应注意保温。

2. 悬滴法　取阴道分泌物置于周缘涂抹一薄层凡士林盖玻片上的生理盐水中，翻转盖玻片小心覆盖在具凹孔的载玻片上，稍加压使两片粘合，液滴悬于盖玻片下面，镜检。

四、活检组织检查

从人体皮肤黏膜、肌肉、淋巴结、骨髓及肠黏膜取材，检查寄生虫虫体，以明确病原学诊断，是寄生虫病原学检查常用的方法之一。寄生于皮肤肌肉中的寄生虫较多，主要有旋毛虫幼虫、猪带绦虫囊尾蚴、曼氏迭宫绦虫裂头蚴、肺吸虫成虫和幼虫、疥螨、蠕形螨、蝇蛆、溶组织内阿米巴滋养体和棘颚口线虫幼虫等，从淋巴结中可能检查出的寄生虫有班氏吴策线虫和马布鲁线虫的成虫、杜氏利什曼原虫、弓形虫等。

（一）皮肤

1. 利什曼原虫　在皮肤上出现丘疹和结节等疑似皮肤型黑热病患者，可选择皮损较明显之处，作局部消毒，用干燥灭菌的注射器刺破皮损处，抽取组织液做涂片；或用消毒的锋利小剪，从皮损表面剪取一小片皮肤组织，以切面做涂片；也可用无菌解剖刀切一小口，刮取皮肤组织做涂片。以上涂片均用瑞氏或吉姆萨染液染色。如涂片未见原虫，可割取小丘疹或结节，固定后做组织切片染色检查。

2. 疥螨、蠕形螨　检查疥螨时，可采用两种方法：①针挑法，用消毒针尖挑破隧道上方皮肤，在隧道末端挑出疥螨，置于载玻片上，加1滴甘油，盖上盖玻片后镜检。或用放大镜直接检查皮损部位，发现隧道及其盲端内疥螨轮廓，用手术刀尖挑出虫体，镜检。②刮片法，取消毒的矿物油少许，滴在丘疹表面，用消毒刀片轻刮数下，至表皮上有微小渗血点为宜。将几个丘疹的刮取物置于载玻片上的矿物油滴中，加盖玻片镜检。

检查蠕形螨时，可采用如下方法：①挤压涂片法，用痤疮压迫器、弯镊子等，消毒后刮受检者皮肤，或用手指直接挤压皮肤，将刮出或挤出的皮脂腺分泌物涂于载玻片上，加1滴甘油或液体石蜡，再加盖玻片后轻压，使其均匀铺开，镜检。②透明胶纸粘贴法，取长5～6cm的透明胶纸，睡前贴于面部的额、鼻、鼻沟及颏部等处，次晨取下胶纸，贴在载玻片上镜检。如胶纸下气泡较多，可揭开后加1滴液体石蜡，再粘贴到载玻片上。

（二）肌肉活检

1. 旋毛虫幼虫　用外科手术从患者的腓肠肌、肱或股二头肌取米粒大小的肌肉一块，置于载玻片上，加50%甘油1滴，盖上另一载玻片，均匀用力压紧，低倍镜下观察。取下肌肉须立即检查，否则幼虫变得模糊，不易检查。

2. 猪囊尾蚴　摘取肌肉内的结节，剥除外层纤维被膜，在2张载玻片间压平、镜检。也可经组织固定后做切片染色检查。

（三）淋巴结穿刺或活检

1）从淋巴结中可查见班氏和马来丝虫成虫、杜氏利什曼原虫、弓形虫等：一般选腹股沟部，先将局部皮肤消毒，用左手拇指和食指捏住一个较大的淋巴结，右手取干燥无菌的6号针头刺入淋巴结，此时淋巴结组织液进入针内。稍待片刻，拔出针头，将针头内少量的淋巴结组织液注于载玻片上，做涂片染色检查。也可用摘除的淋巴结的切面做涂片，染色后镜检。

2）丝虫成虫：可用注射器从可疑的淋巴结节中抽取成虫，或剖检摘除的结节寻找成虫，也可做病理组织切片检查。

（四）骨髓穿刺

主要检查杜氏利什曼原虫无鞭毛体。一般常作髂骨穿刺，嘱患者侧卧，露出髂骨部位。视年龄大小，选用17～20号带有针芯的干燥无菌穿刺针，从髂前上棘后约1cm处刺入皮下，当针尖触及骨面时，再慢慢地钻入骨内0.5～1.0cm，即可拔出针芯，接上2ml的干燥注射器，抽取骨髓液。取少许骨髓液做涂片，用甲醇固定，同薄血膜染色法染色，油镜检查。

（五）肝组织穿刺

嘱患者仰卧，身体右侧要靠近床边，暴露肝部位，叩诊确定肝浊音的上界。穿刺部位以腋前线上的第7肋间、腋中线第8肋间或腋后线第9肋间为最适宜。术者站在患者的右侧，穿刺部位局部消毒后，用6～8号针头或小号腰椎穿刺针头安于20ml注射器上，刺入腹壁达肝包膜外，后拉注射器造成针筒负压。嘱患者吸气，在呼气后屏住呼吸，同时迅速将穿刺针刺入肝内1～2cm，随即拔出，将吸出的少许血液或组织液立即涂于载玻片上，镜检。

（六）直肠黏膜活检

用直肠镜从直肠黏膜病变组织内可查见日本血吸虫卵及溶组织内阿米巴滋养体。

1. 日本血吸虫卵　用直肠镜自直肠取米粒大小的黏膜一块，经生理盐水冲洗后，放在两个载玻片间，轻轻压平，镜检。各型血吸虫卵鉴别见表47-4。

表47-4　黏膜内未染色血吸虫卵的鉴别

鉴别点	活卵	近期变性卵	死卵（钙化卵）
颜色	淡黄至黄褐色	灰白至略黄色	灰褐至棕红色
卵壳	卵壳较薄	卵壳薄或不均匀	卵壳厚而不均匀
胚膜	轮廓清楚	轮廓清楚	轮廓不清楚
内含物	卵黄细胞、胚团或毛蚴	浅灰色或黑色小点，或折光均匀的颗粒或萎缩的毛蚴	两极可有密集的黑点，含网状结构或块状结构物

病原生物学

2. 溶组织内阿米巴　用乙状结肠镜观察溃疡形状,自溃疡边缘或深层刮取溃疡组织,置于载玻片上,加少量生理盐水,盖上盖玻片,轻轻压平,立即镜检。也可取出一小块病变的黏膜组织,固定切片,染色检查。

第二节　免疫学诊断技术

病原学检测技术虽有确诊寄生虫病的优点,但对早期和隐性感染,以及晚期和未治愈的患者常常出现漏诊。相反,免疫学诊断技术则可作为辅助手段弥补这方面的不足。随着抗原纯化技术的进步、诊断准确率的提高及标准化的统一,免疫学诊断技术已经更为广泛地应用于寄生虫病的临床诊断、疗效考核及流行病调查。本节重点介绍在寄生虫临床检验中常用的免疫学检验技术。

一、皮内试验

皮内试验(intradermal test,ID)是指在皮下注射抗原后引起的局部皮肤超敏反应。其是宿主受到寄生虫变应原刺激后,体内产生亲细胞特异性抗体(IgG 和 IgE)。患者皮内注入的虫体可溶性抗原与致敏肥大细胞表面抗体 IgE 相结合,释放组胺等生物活性物质,致使毛细血管扩张,引起注射抗原的局部皮肤出现皮丘和红晕的速发型超敏反应。

将受试者手腕内侧用乙醇消毒,选取 1ml 注射器皮内注射抗原 0.03ml,15min 后观察受试部位。丘疹直径大于或等于 0.8cm 者为阳性;反之为阴性。

此法简单易行,成本低,反应迅速且灵敏度高,主要用于流行病学筛查和蠕虫病的辅助诊断,如囊虫病、包虫病、血吸虫病等。

二、间接红细胞凝集试验

间接红细胞凝集试验(indirect hemagglutination test,IHA)以红细胞作为可溶性抗原的载体并使之致敏,致敏的红细胞与特异性抗体结合而产生肉眼可视的凝集现象,抗原与抗体间的特异性反应即由此而显现。常用红细胞为绵羊或 O 型人红细胞。

IHA 操作简便,特异性和敏感性均较理想,适用于寄生虫病的辅助诊断和现场流行病调查。现已用于诊断疟疾、阿米巴病、弓形虫病、血吸虫病、猪囊尾蚴病、旋毛虫病、卫氏并殖吸虫病和华支睾吸虫病等。

三、间接荧光抗体试验

间接荧光抗体试验(indirect fluorescent antibody assay,IFA)用荧光素(异硫氰基荧光素)标记第二抗体,利用抗原抗体反应的原理,可用于抗原或抗体的检测。本法具有较高的敏感性、特异性和重现性等优点,除可用于寄生虫病的快速诊断、流行病学调查和疫情检测外,还可用于组织切片中抗原定位及在细胞和亚细胞水平观察与鉴定抗原、抗体和免疫复合物。目前已用于疟疾、丝虫病、血吸虫病、卫氏并殖吸虫病、华支睾吸虫病、棘球蚴病及弓形虫病的诊断。

在荧光免疫分析的基础上,还发展了另一种基于非核素的免疫分析技术,即时间分辨荧光免疫测定(time-resolved fluoroimmunoassay,TRFIA)。该法是以镧系元素作为长效荧光标记物来标记抗原或抗体,用时间分辨技术测量荧光,对波长和时间两个参数进行信号分辨,从而极大地提高分析的灵敏度。该方法已应用于一些原虫的检测,如弓形虫、隐孢子虫等。

四、酶联免疫吸附试验

酶联免疫吸附试验(enzyme-linked immunosorbent assay,ELISA)把标记的抗原或抗体与包被于固相载体上的配体结合,再使之与相应的无色底物作用而显示颜色,根据显色深浅程度目测或用酶标仪测定吸光度(OD)值来判定结果。

本法可用于宿主体液、排泄物和分泌物中特异抗体或抗原的检测。已用于多种寄生虫感染的诊断和血清流行病学调查。

五、免疫酶染色试验

免疫酶染色试验(immunoenzyme staining test,IEST)以含寄生虫病原的组织切片、印片或培养物涂片为固相抗原,当其与待测标本中的特异性抗体结合后,可再与酶标记的第二抗体反应形成酶标记免疫复合物,后者可与酶的相应底物作用而出现肉眼或光镜下可见的呈色反应。本法适用于血吸虫病、卫氏并殖吸虫病、华支睾吸虫病、丝虫病、猪囊尾蚴病和弓形虫病等的诊断和流行病学调查。

六、免疫印迹试验

免疫印迹试验(immunoblotting)又称免疫印渍

或蛋白质印迹（Western blot），是由十二烷基硫酸钠 - 聚丙烯酰胺凝胶电泳（SDS-PAGE）、电转印及固相酶免疫试验三项技术结合为一体的一种特殊的分析检测技术。本法具有高度敏感性和特异性，可用于寄生虫抗原分析和寄生虫病的免疫诊断。

七、免疫胶体金技术

免疫胶体金技术（immune colloidal gold technique）是以胶体作为示踪标记物，利用特异性抗原抗体反应，通过带颜色的胶体金颗粒来放大免疫反应体系，使反应结果在固相载体上直接显示出来，用于检测样品中的抗原或抗体。在医学检验中的应用主要包括斑点金免疫渗滤试验（dot-immunogold filtration assay，DIGFA）、胶体金免疫层析诊断试验（gold immune-chromatographic assay，GICA）和快速试纸法（dipstick assay）等。免疫胶体金技术作为一种新的免疫学方法，因其具有快速简便、特异敏感、稳定性强、不需特殊设备和试剂、结果判断直观等优点，已在临床检验和其他领域得到广泛的应用，如妊娠试验、传染病病原抗体的检测、蛋白质的检测和药物测定等。目前，该技术应用于如恶性疟疾、弓形虫病、猪囊尾蚴病、曼氏血吸虫病、旋毛虫病和广州管圆线虫病的临床诊断。

八、诊断弓形虫感染的染色试验

染色试验（dye test，DT）是诊断弓形虫病的一种经典方法，具有高度的特异性和敏感性。其主要缺点是必须要求活的虫体和人血清，具有较高的危险性，检测也有一定的局限性。

1. 原理　将活弓形虫滋养体与正常血清混合，在 37℃孵育 1h 或室温孵育数小时后，大多数虫体失去原有的新月形特征，而变为圆形或椭圆形，此时若用碱性亚甲蓝染色则胞质深染。相反，将虫体与免疫血清和补体（辅助因子）混合时，则仍保持原有形态，对碱性亚甲蓝也不着色。

2. 材料和试剂

（1）辅助因子　取正常人血清，与弓形虫速殖子混合，于 37℃作用 1h，只有 90% 以上虫体被亚甲蓝染色，该血清方可使用，分装后置 −20℃备用。

（2）抗原制备　用弓形虫速殖子经腹腔感染小鼠，3 日后抽取腹腔液，以生理盐水离心（3000r/min、10min）3 次，收集纯净虫体，用含补体的血清稀释后，将虫液浓度调至约 50/HP。

（3）碱性亚甲蓝溶液　将亚甲蓝 10g，溶于 100ml 95% 乙醇中，制成饱和乙醇溶液，过滤

后取 3ml 再与 10ml 临时配制的碱性缓冲液（pH 11.0）混合。

（4）待检血清　经 56℃、30min 灭活，4℃保存备用。

3. 操作方法　取经生理盐水倍比稀释的待检血清，每管 0.1ml，加抗原液 0.1ml，置 37℃水浴 1h，加碱性亚甲蓝溶液 0.02ml/ 管，继续水浴 15min，自每管取悬液 1 滴镜检。

4. 结果判断　用显微镜计数 100 个弓形虫速殖子，统计着色和不着色速殖子比例数。以 50% 虫体不着色的血清稀释度为该份受试血清的最高稀释度。以血清稀释度 1 ∶ 8 阳性者判断为隐性感染；1 ∶ 125 阳性者为活动性感染；1 ∶ 1024 及以上阳性者为急性感染。

九、血吸虫环卵沉淀试验

血吸虫环卵沉淀试验（circumoval precipitin test，COPT）是专门用于诊断血吸虫病的免疫学试验。

1. 原理　血吸虫虫卵内毛蚴分泌的抗原物质经卵壳微孔渗出后，与待检血清中的特异性抗体结合，在虫卵周围形成光镜下可见的免疫复合物沉淀，即为阳性反应。产生阳性反应虫卵占全部虫卵的百分率称环沉率。

2. 试验步骤　在洁净的凹玻片中滴加待检血清 2 ～ 3 滴，用细针挑取适量鲜卵或干卵（100 ～ 150 个），混匀，加盖玻片，用石蜡密封，37℃保温 48h，低倍镜观察结果（必要时可至 72h）。

3. 结果观察　典型的阳性反应为卵壳周围出现泡状、指状、片状或细长卷曲状的折光性沉淀物。观察 100 个虫卵，计算环沉率。凡环沉率 ≥ 5% 者为阳性（在血吸虫病传播控制或传播阻断地区环沉率 ≥ 3% 者可判为阳性），1% ～ 4% 者为弱阳性。环沉率的动态变化在治疗上具有参考意义。

十、旋毛虫环蚴沉淀试验

取 50 ～ 100 条脱囊的旋毛虫活幼虫（冻干幼虫或空气干燥幼虫也可）放入待检血清中，37℃温育 24h，如 1 条以上幼虫体表出现泡状或袋状沉淀物附着，即为阳性反应。

旋毛虫环蚴沉淀试验有较高的敏感性和特异性，阳性率可高达 97% 以上，与常见的线虫（蛔虫、钩虫、丝虫、鞭虫）无交叉反应。一般在感染后的第 3 周末或症状出现后 10 ～ 20 天即可呈现阳性反应。旋毛虫环蚴沉淀试验操作简单，无须任何特殊设备，适合基层卫生单位应用。

第三节 分子生物学诊断技术

新近发展的分子生物学诊断技术即利用分子生物学的理论、技术和方法来研究人体内源性和外源性生物大分子及体系的存在与否及结构、表达情况，为疾病的预防、诊断、监测等提供依据，主要包括核酸诊断和蛋白质诊断，其在寄生虫病的诊断中显示了高度的敏感性和特异性，同时具有早期诊断和确定现症感染等优点。本项技术主要包括核酸探针（nucleic acid probe）、聚合酶链反应（polymerase chain reaction，PCR）和生物芯片（biochip）技术。

一、核酸探针技术

核酸探针是指用生物素、放射性核素、酶或其他半抗原标记的特定 DNA 或 RNA 片段。可将核酸探针分为基因组 DNA 探针、cDNA 探针、RNA 探针和人工合成的寡核苷酸探针等几类。在其与 DNA 样本杂交过程中，借助上述标记物可探查出特异性或差异性 DNA。碱基互补配对原则是本技术的基础。将样本核酸分子经加热或在强酸、强碱作用后，使其变性为单链状态，固定在载体硝酸纤维膜上，再与经小分子标记的核酸探针单链分子混合，在一定条件下使它们互补杂交结合。将未杂交的成分洗脱后，标记物显色，即可观察结果。

目前，核酸探针技术已用于疟原虫、隐孢子虫、贾第虫、锥虫、巴贝虫、弓形虫、丝虫、血吸虫、棘球蚴、猪带绦虫、肝片吸虫和猪囊虫等虫株的鉴定和相应疾病的诊断。

二、PCR 技术

PCR 是在引物介导下特异性扩增 DNA 的一种技术。它包括模板 DNA 热变性解链—引物与模板 DNA 退火—引物延伸 3 个步骤的循环过程。其基本原理是在实验条件下，根据温度的变化控制 DNA 解链和退火（引物与模板 DNA 结合），在引物启动和 DNA 聚合酶催化下，合成二引物特定区域内的 DNA 链。上述"解链—退火—延伸"3 个连续步骤为一个循环。经过 20～30 个循环反应，可使引物特定区域的 DNA 量增加至少十万至百万倍。

此外，PCR 具有特异性强、敏感性高、操作简便、快速、样品处理简单等优点。并且，在经典 PCR 技术基础之上又发展了原位 PCR、复合 PCR、套式 PCR、RT-PCR、巢式 PCR、实时 PCR 和免疫 PCR 等

各种不同的 PCR 技术。目前，PCR 技术多用于寄生虫病的基因诊断，分子流行病学研究和种株鉴定、分析等领域。已应用的虫株包括利什曼原虫、疟原虫、弓形虫、阿米巴、巴贝虫、旋毛虫、锥虫、隐孢子虫、贾第虫、猪带绦虫和丝虫等。

三、生物芯片技术

生物芯片技术是近年来生命科学与微电子学相互交叉渗透发展起来的一门高新技术，主要通过平面微细加工技术构建的微流行分析单元和系统，以实现对细胞、蛋白质、核酸及其他生物组分的准确、快速、大信息量检测，具有高度平行性、多样性、微型化和自动化的特点，其效率是传统检测手段的成百上千倍。目前已被广泛用于生命科学，也包括寄生虫学领域。

1. 基因芯片 基因芯片（gene chip）又称 DNA 芯片，是目前研究最多、技术最成熟的生物芯片。它将集成电路、计算机、半导体、激光共聚焦扫描、荧光标记探针等技术结合为一体，使众多的寡核苷酸探针有规律地排列在硅片上（探针密度可达 $10^5/cm^2$），用其可与带有荧光标记的 DNA 样品杂交，再通过计算机分析荧光信号获得待测 DNA 样品的序列信息。DNA 芯片技术具有快速、高效、敏感、经济、自动化等特点，大大提高了基因探针的检测效率。在寄生虫学领域，DNA 芯片技术主要用于病原体的诊断、检测和基因分型。目前，有关疟原虫、血吸虫等重要寄生虫的基因芯片研究已有报道，针对弓形虫、绦虫和旋毛虫等食源性寄生虫的基因芯片研究也取得了进展。

2. 蛋白质芯片 蛋白质芯片（protein chip）技术本质上就是利用蛋白质之间的互相作用，对样本中存在的特定蛋白质进行检测；是将位置及序列已知的大量蛋白质、多肽分子、酶、抗原、抗体以密集的分子排列方式预置在尼龙膜、硝酸纤维素膜、玻璃、聚丙烯酰胺凝胶等载体上，当荧光、免疫金等标记的靶分子与芯片上的探针分子结合后，通过激光共聚焦扫描或光耦合元件（CCD）对标记信号的强度进行检测，从而判断样本中靶分子的数量，以达到一次实验同时检测多种疾病或分析多种生物样本的目的；具有快速、高效、并进、高通量等特点，是蛋白质组研究的重要手段。目前蛋白质芯片技术已经在疟疾、弓形虫病和血吸虫病的诊断中发挥重要作用。

（杜 峰）

主要参考文献

罗恩杰 . 2016. 病原生物学 . 5 版 . 北京：科学出版社 .

世界卫生组织 . 2004. 实验室生物安全手册 . 3 版 . http://whqlibdoc.who.int/publication/2004/9241546506 chi. pdf[2018-10-11].

中华人民共和国国家卫生和计划生育委员会 . 2015. 中华人民共和国卫生行业标准 蛲虫病诊断（WS 469—2015）. 北京：中国标准出版社 .

中华人民共和国国家卫生和计划生育委员会 . 2017. 中华人民共和国卫生行业标准 蛔虫病诊断（WS 565—2017）. http://www.nhc.gov.cn/ewebeditor/uploadfile/2018/05/20180514104845244.pdf[2018-10-11].

中华人民共和国国务院 . 2004. 病原微生物实验室生物安全管理条例 . http://www.gov.cn/zwgk/2005-05/23/content_256.htm[2018-10-11].

中华人民共和国卫生部 . 2006. 人间传染的病原微生物名录 . http://www.moh.gov.cn/mohbgt/pw10602/200804/20471.shtml[2018-10-11].

中华人民共和国卫生部 . 2006. 中华人民共和国卫生行业标准 丝虫病诊断标准（WS 260—2006）. 北京：人民卫生出版社 .

Conner D H，Chandler F W. 1997. Pathology of Infectious Diseases. Stamford，CT：Appleton and Lange.

Kayser F H. 2005. Medical Microbiology. Berlin：Thieme Medical Publishers.